W0255984

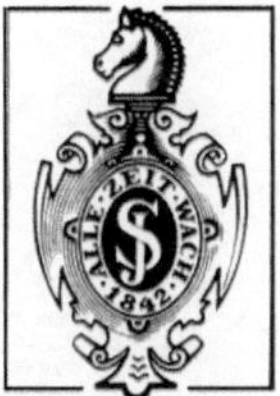
ALLE · ZEIT · WACH
1842

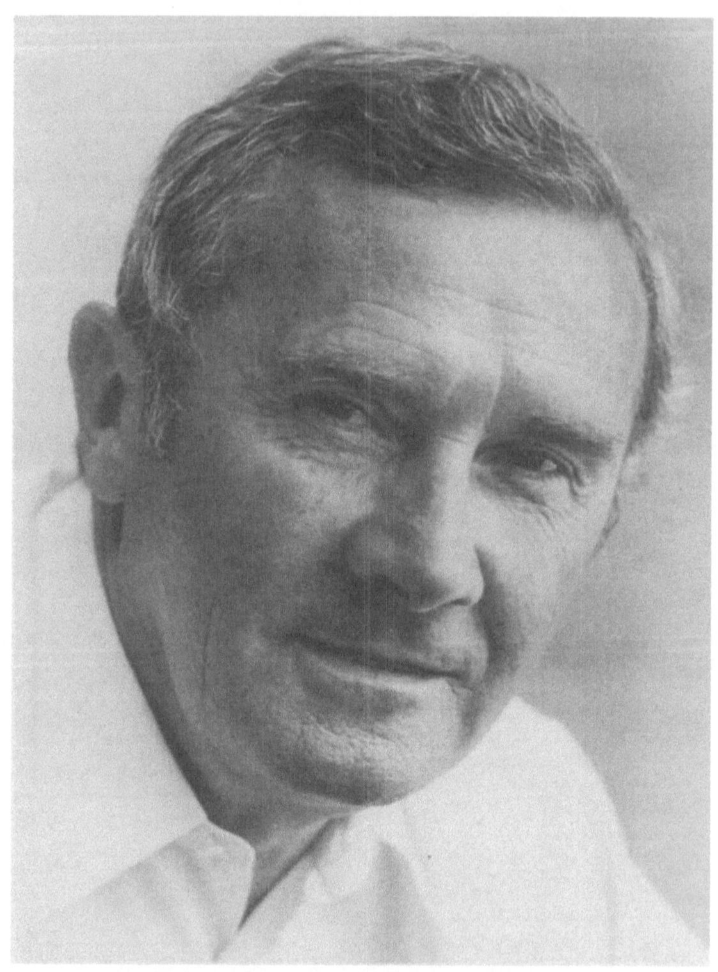

Prof. Dr. Dr. h. c. mult. Gotthard Schettler

Fortschritte in der Inneren Medizin

Prof. Dr. Dr. h. c. mult. Gotthard Schettler
zum 65. Geburtstag

Herausgegeben von
B. Kommerell P. Hahn W. Kübler
H. Mörl E. Weber

Mit 172 teilweise farbigen Abbildungen
und 160 Tabellen

Springer-Verlag
Berlin Heidelberg New York 1982

Prof. Dr. Burkhard Kommerell
Prof. Dr. Peter Hahn
Prof. Dr. Wolfgang Kübler
Prof. Dr. Hubert Mörl
Prof. Dr. Ellen Weber

Klinikum der Universität Heidelberg
Medizinische Klinik (Ludolf-Krehl-Klinik)
Bergheimer Straße 58, 6900 Heidelberg

ISBN-13: 978-3-642-68340-4 e-ISBN-13: 978-3-642-68339-8
DOI: 10.1007/978-3-642-68339-8

CIP-Kurztitelaufnahme der Deutschen Bibliothek. Fortschritte in der Inneren Medizin: Gotthard Schettler zum 65. Geburtstag/hrsg. von B. Kommerell. Berlin; Heidelberg; New York: Springer, 1982.
ISBN 3-540-11129-8 (Berlin, Heidelberg, New York)
ISBN 0-387-11129-8 (New York, Heidelberg, Berlin)
NE: Schettler, Gotthard: Festschrift; Kommerell, Burkhard [Hrsg.]

Satz u. Bindearbeiten: G. Appl, Wemding, Druck: aprinta, Wemding
2121/3140-543210

Geleitwort

Gotthard Schettler zum 65. Geburtstag am 13. April 1982

Keineswegs nur aus Pflichtgefühl, vielmehr aus Neigung und Freundschaft folge ich der Bitte der Schettler-Schüler, dem bunten Strauß ihrer wissenschaftlichen Arbeiten zum 65. Geburtstag eine Einleitung vorauszuschicken.

Mehr als die Spanne eines Menschenalters verbindet mich mit dem Jubilar. Gemeinsam haben wir mancherlei Werde- und Wandlungsvorgänge erlebt. Gefühle des Dankes und der Bewunderung, aber auch der Ermunterung und Hoffnung drängen sich mir auf. Lehren ist immer auch schwebendes wechselseitiges Geben und Empfangen. Mehr und mehr spürt aber der Ältere, wie sich die Waage einseitig senkt und wie der Lehrer von einst zum Lernenden des einstigen Schülers wird. Das war mir nie schmerzlich, sondern immer bereichernd. Unsere biologische Waage ist zuverlässig geeicht; daher sind Natur- und Lebensgesetze widerspruchslos, doch nicht untätig anzuerkennen.

Ein alter Chef ist Chronist aus Neigung; er darf auswählen. So ist es selbstverständlich, daß Marburg in meinen Betrachtungen dominiert.

Gotthard Schettler wurde am 13.4. 1917 im Pfarrhaus zu Falkenstein geboren. Nach dem Abitur in Auerbach (1936) entschied er sich – gleichbegabt für Musik wie für Wissenschaft – unter der Prägekraft eines bewunderten Landarztes schließlich für den Arztberuf. Das Medizinstudium erfolgte in Jena, Leipzig, Wien und Tübingen. Schon nach der Vorprüfung 1939 in Jena war Wehrdienst in Frankreich zu leisten. Dem Versehrten der Luftwaffe öffnete sich anschließend die Schülerkompanie in Leipzig und Wien, so daß das Medizinstudium fortgesetzt und 1942 mit Staatsexamen und Promotion in Tübingen abgeschlossen werden konnte. In Tübingen erfolgte unter H. H. Bennhold 1950 die Habilitation für Innere Medizin. – Drei Jahre bei Erich Letterer im Pathologisch-Anatomischen Institut Tübingen waren zunächst einer außergewöhnlich intensiven praktischen makro- und mikroskopischen Ausbildung – gemeinschaftlich mit Willy Masshoff – gewidmet; sehr frühzeitig aber auch wurde das Cholesteringebiet und die experimentelle Amyloidoseforschung erschlossen. Besonders fruchtbar war in dieser Zeit die Begegnung mit und die Arbeit in dem Butenandtschen biochemischen Institut, vor allem die Nähe zu Schmidt-Thomé und Ulrich Westphal. – Bald erfolgte die Hinwendung zum Forschungsgebiet Arteriosklerose und Herzkreislauferkrankungen. Mit dem Übergang in die Medizinische Universitätsklinik Tübingen traten Ernährungsfragen in den Vordergrund. Immer blieb die gesamte Innere Medizin Interessengebiet des klinisch ebenso talentierten wie versierten jungen Forschers. Mit der 1949 eingeleiteten und noch in Tübingen vollendeten Habilitation in der Tasche und mit Frau Gina und zwei Kindern, Petra und Jost, am Arm, erfolgte der Wechsel zur Marburger Universitätsklinik. Trotz allseitigen Wohlwollens gab es dort keinen Blitzstart. Auch damals trabte der Amtsschimmel langsam und war ungeheuer papiergefräßig. Vielerlei Briefwechsel und die Abgabe von 14 Anlagen, 4fachem Personalbogen, 2 mit Fotos, weiter 2 Meldebogen, Spruchkammerbescheid und politisches Führungszeugnis verzehrte er. Am 31.1. 1950 teilte der Verwaltungsdirektor Ranft durch den von Ministerialdirektor Viehweg unterzeichneten Erlaß mit, daß „der vorerst als Verwalter einer wissenschaftlichen Assistentenstelle angestellte pp. Schettler zum 1.4. 1950 planmäßiger wissenschaftlicher Assistent (mit beantragtem Beamtenverhältnis)" sei. Wissenschaftlicher Schwung und Begeisterung für das akademische Ziel bestimmten bei Schettlers die Rangfolge von Berufs- und Familienwünschen.

Wie Tübingen in den Nachkriegsjahren für uns in einer materiell knappen, ideell schier unbegrenzt entwicklungsfähigen Welt der Inbegriff lebens- und wissenschaftsfreudigen Neuaufbruchs war, so stellt sich Marburg als eine Zeit gemeinsamen Wachsens von menschlich wie wissenschaftlich unvergleichlicher Bedeutung dar.

Marburg 1949–1962! Große Zeit wunderbarer Fakultätsentfaltung: Wiedhopf (Chirurg), Benninghoff (Anatom), Hamperl (Pathologe), Villinger (Psychiater), Kaufmann (Frauenarzt), Mittermaier (Ohrenarzt), Zenker (Chirurg), Linneweh (Pädiater), Kyrieleis (Ophthalmologe), schließlich Bücher (Biochemiker), Kiese (Pharmakologe), Schwiegk und Hartmann (Polikliniker), Schmidt, Bieling, Herzberg, Förster, Siegert (Hygieniker) – und manche in der Wissenschaft wohlklingende Namen dazu.

Marburg war auch die Epoche guter Gemeinschaft später berühmt gewordener Oberärzte: Schlegel, Schettler, Schölmerich, Gross in der Medizinischen Klinik, Ober und Zander in der Frauenklinik, Hegemann, Heberer in der Chirurgischen Klinik, Boenninghaus in der HNO, Neubauer in der Augenklinik, Stutte und Ehrhardt in der Psychiatrie. Auch die kommenden Ordinarien Betz und Hildebrandt (Physiologie), Grundmann, Gedigk, Hübner (Pathologie), Hundeshagen (Nuklearmedizin) wurden von uns zeitweise „bebrütet". – Auf der Etage prospektiver Dozenten (Löhr, Waller, Gerok, Marx, Eggstein, Kaufmann, Nieth, von Oldershausen, Steinaly, Hartl, Schollmeyer, Wilmanns, Franke, Mainzer und Zysno u.a.) war es nicht anders, ein wahrhaft edler Wetteifer war im Gange. Böttner war umsichtiger geschäftsführender Oberarzt.

In diesem Orchester spielte Gotthard Schettler eine Konzertmeisterrolle auf Gleichklang und Gleichstrich mit lockerer Hand bedacht, interpretatorisch Solopartien und Kantilenen klangvoll vortragend. Die Marburger Klinik verdankt der Wachheit und Methodenkenntnis Gotthard Schettlers die Einführung und Entwicklung der Blutfettbestimmungen, der Elektrophorese- und der Clearanceverfahren. Im Fettstoffwechsellabor arbeiteten Gries, Eggstein, Jobst und Dietrich. Die Laborkapazität mußte erheblich erweitert werden, weil Löhr und Waller, Nieth, Aly und Wilmanns ihren Forschungsarbeiten moderne pathophysiologische Grundlagen geben mußten.

Ein breiter Wissenschaftsstrom durchzog Klinik und Fakultät, und ein frischer Wind beflügelte die Forschung. Gotthard Schettler hatte nicht nur als Assistent und Dozent, sondern später auch als Oberarzt bedeutenden Anteil daran. Der konsiliare Gedanken- und Patientenaustausch florierte und diente allen zu einer besonderen Erfahrungssammlung. Um den kollegialen Zusammenhalt war Gotthard Schettler stets bemüht, auch außerhalb der Klinik bei Musik und Sport.

Ein altes fernöstliches Sprichwort sagt: „Wenn Du Wasser trinkst, gedenke der Quelle!" – Deshalb durfte die Marburger Zeit so ausführlich dargestellt werden.

Gotthard Schettler wurde 1956 Nachfolger von Beckmann in Stuttgart-Bad Cannstatt. Die Arbeit an zwei räumlich getrennten Klinikbauten war nicht leicht, doch schon damals formierte sich eine Schettlersche Schule, beginnend mit Kommerell.

1961 erfolgte der Ruf auf das Ordinariat an der Medizinischen Poliklinik der Freien Universität Berlin. Daß der Betroffene – trotz großzügiger Rückkehrmöglichkeiten – auch unter den bedrückenden Verhältnissen des Mauerbaus nach Berlin ging, dort blieb und sich mit stillen mutigen Taten für viele Menschen hilfreich einsetzte, wurde und wird von Wissenden für immer hoch angerechnet werden.

1963 erfolgte der ehrenvolle Ruf auf den durch Ludolf Krehl, Richard Siebeck, Karl Matthes traditionell herausragenden Lehrstuhl für Innere Medizin in Heidelberg (denen Rufe nach Mainz und Marburg vorausgegangen waren).

Was alles hat sich seit dem Beginn dieses Direktoriats der Ludolf-Krehl-Klinik in unserem akademischen Leben und insbesondere in Heidelberg ereignet! Die in der Berliner Antrittsvorlesung abgehandelten „Krankheiten des Wohlstandes" erfuhren in der Heidelberger Zeit eine neouniversitäre Variante: die politfieberhafte Chorea academica, ein Leiden am Wohlstand der unbegrenzten Freiheiten und Gewährungen.

Bei allen weltanschaulichen Beben und strukturellen Umkristallisationen blieb die wissenschaftliche Leistung und die Ausstrahlung der Ludolf-Krehl-Klinik erhalten. Dieses Buch ist ein Beweis für ihre Vielfalt und Gründlichkeit.

Die Arbeiten dieses Bandes zeugen vom Wesen und Wirken des Schettlerschen Arbeitskreises, der schwerpunktmäßig auf dem Kreislaufgebiet die Koronarforschung, pathophysiologisch, chemisch und epidemiologisch, in Angriff nahm. Pionierarbeit wird auf dem Gebiet der klinischen Pharmakologie geleistet. Mit dem Beispiel des Chefs betreibt die Klinik wichtige Fortbildungsarbeit.

Bewundernswert ist die geistige und körperliche Leistungsfähigkeit des an der Spitze stehenden Mannes, der 1971/72 als Vorsitzender der Deutschen Gesellschaft für Innere Medizin ein neues strukturelles Konzept der Wiesbadener Tagung mit einer schärferen Unterscheidung der wissenschaftlichen und der praktischen Seite brachte. Seit 1962, also seit fast 20 Jahren – das ist ein Rekord! – ist Schettler mit Einfallsreichtum, Themenvielfalt, Organisations- und Lehrtalent Leiter des Kongresses für ärztliche Fortbildung in Berlin.

Darüber hinaus wartet er selbst mit bedeutenden wissenschaftlichen Werken auf: Lipidosen im Handbuch für Innere Medizin 1955; Arteriosklerose 1961 (auch englisch und spanisch); Taschenbuch der praktischen Medizin, 9 Auflagen; Kurzlehrbuch der Inneren Medizin in 2 Bänden, 5 Auflagen; Taschenbuch der Alterskrankheiten. – Mehrere Jahre leitete Gotthard Schettler die Internistenordinarienvereinigung. 5 Jahre, beginnend mit dem Dekanat der Heidelberger Fakultät, war er Mitglied und dann Vorsitzender des Fakultätentages.

Von 1962–1974 war er Chairman der Europäischen Arteriosklerosegruppe.

Gotthard Schettler ist Mitglied der New Yorker- und der Heidelberger Akademie der Wissenschaften. Eine besondere Auszeichnung ist nicht nur seine Mitgliedschaft, sondern auch seine 1980 erfolgte Wahl zum Obmann für Innere Medizin in der ältesten Deutschen Akademie der Naturforscher ‚Leopoldina' Halle.

Ehrendoktorwürden empfing er von der Medizinischen Fakultät der Technischen Universität München (1973) und von der Medizinischen Fakultät Edinburgh (1978).

Ein 592 Titel umfassendes Schrifttumverzeichnis und ein ganzes Register – man kann sagen: in der ganzen wissenschaftsbewußten Welt gehaltener – medizinischer Vorträge zeugen von der Vielfalt seines Arzttums, von seinem wissenschaftlichen Spürsinn und seinem Forscherniveau, aber auch von seinem unbändigen Fleiß und seiner hohen pädagogischen Fähigkeit.

Wer wünschte nicht, daß diese bewährte Potenz, diese wissenschaftliche und menschliche Kraft noch recht lange wirken möge!

Eine solche Betrachtung kann nicht enden, ohne ein Schlaglicht auf den Menschen und Künstler zu werfen. Arztsein ist kein Job, sondern eine Lebenshaltung und eine Daseinsweise. Grundlage muß solide Wissenschaft sein. Der Hintergrund ist Bildung und Mitmenschlichkeit. Auf ihm und vor ihm konnten sich Gotthard Schettlers besonders ausgeprägte Fähigkeiten entfalten: unbegrenzte Hilfsbereitschaft, berufliche Könnerschaft und klare Zielstrebigkeit. – Schettler war stets ein eifriger, krankenbettnaher Kliniker. Das Menschliche stand stets über der sicher beherrschten, und immer wieder modernisierten Technik. Seine somatische Konstitution bewahrte er sich – auch nach schwerer Erkrankung 1947/48 – durch sportliches Training. Im Skilauf und im Wasserskifahren brachte er es nicht nur früher zu bedeutenden Leistungen, sondern auch heute verweist er noch manchen Jüngeren in das Hinterfeld. Literatur und Musik bedeuten Gotthard Schettler besonders viel. Seit seiner Schülerzeit hat er das Klavierspiel mit hoher Virtuosität gepflegt und viele Klinikkonzertabende durch seine Musik unter Hinzuziehung und Stimulierung auch anderer Kräfte festlich gestaltet. Kunstverständnis für moderne Malerei und Graphik und breites Interesse für moderne Literatur erfüllen in dosi refracta die spärlichen Mußestunden und die Ferienzeiten. Allerdings: eine künstlerisch ebenso sensible, ungemein leistungsfähige und gastfreie Klinik- und Familienmutter, Frau Gina, hütet den häuslichen Herd und wacht über die schöpferische Pause, die ein ärztlich und akademisch so oft geforderter und für seine Kranken und Mitarbeiter immer einsatzfreudiger Arzt und Forscher braucht. – Einen gewissermaßen kammermusikalischen Wert im Klinik- und Fakultätskonzert haben der feinsinnige, facettenreiche Humor, die Improvisationsgabe und die Geistesgegenwart. Bewundernswert ist der geistige Schwung, gute persönliche Briefe zu schreiben, und die geradezu dichterische Fähigkeit, einfallsreiche Geburtstags- und muntere Festpostillen zu verfassen.

Kennerschaft im Medizinischen, Könnerschaft im Ärztlichen, Künstlerschaft im Menschlichen sind der harmonische Dreiklang, den wir beim 65. Geburtstag bewundernd vernehmen und dessen Klingen wir uns noch lange wünschen.

Hans Erhard Bock, Tübingen

Vorwort

Das vorliegende Buch – Fortschritte in der Inneren Medizin –, herausgegeben zum 65. Geburtstag von Herrn Professor Dr. Dr. h. c. mult. G. Schettler, soll die große Palette des wissenschaftlichen und klinischen Arbeitsgebietes von Gotthard Schettler aufzeigen. Freunde, engste Mitarbeiter und Schüler wollen mit ihren Beiträgen den Mann ehren, der ihnen in ihrer ärztlichen Entwicklung zahlreiche Impulse gegeben hat und der sie wissenschaftlich in vielseitiger Weise befruchtet hat. Das breite Inhaltsverzeichnis von Stoffwechsel-, Nieren-, Tumor-, Herz-, Gefäß- und gastroenterologischen Erkrankungen, sowie Arbeiten aus der klinischen Pharmakologie, zeigt, welchen weiten Bogen das medizinische Spektrum Schettlers umfaßt. Es möge auch gleichzeitig als Spiegel der außerordentlichen wissenschaftlichen Aktivität von Schettler verstanden werden.

Übersichtsreferate aus den wichtigsten Gebieten der Inneren Medizin wechseln mit Originalarbeiten ab und versuchen dadurch dem Leser aktuelle Probleme in der Inneren Medizin zu vermitteln. Das Buch soll einerseits den 65. Geburtstag von Schettler und seine wissenschaftliche Aktivität in bleibender Erinnerung halten, es soll aber auch Wissensstoff vermitteln, das dem Leser Anregung und neue Impulse geben möge. Wenn dieses Buch moderne Wissenschaft, praxisnahe Klinik und Menschlichkeit in der Medizin widerspiegelt, so ist die Idee des ärztlichen Handelns, wie sie Schettler versteht, verwirklicht worden. Möge dieses Buch auch für die jüngere Generation ein Zeichen setzen, wie heute moderne Medizin verstanden werden soll.

Es soll aber gleichzeitig auch ein Beispiel für den Wirkungsbereich einer modernen, funktionstüchtigen Universitätsklinik sein, die Schettler schon frühzeitig in hochspezialisierte Abteilungen aufgegliedert hat. Entscheidend ist dabei, daß er trotzdem die notwendige Gesamtheitsbetrachtung der Inneren Medizin nie außer acht gelassen hat.

B. Kommerell P. Hahn W. Kübler H. Mörl E. Weber

Vorwort des Verlegers

,Fortschritte in der Inneren Medizin' können in der Tat als Leitmotiv der Arbeiten von Prof. Dr. Dr. h. c. mult. G. Schettler als Lehrer und Forscher gelten. In nahezu allen Bereichen der Inneren Medizin hat er Anstöße gegeben, die neue Wege eröffneten. Der Springer-Verlag fühlt sich dem Jubilar in besonderer Weise verpflichtet und dankbar für vielfältigen fachlichen Rat und wertvolle Anregungen. Der Verlag erachtet es deshalb als eine besondere Ehre, daß seine Schüler ihn mit der Herausgabe dieses Bandes betraut haben.

Heinz Götze
Springer-Verlag

Inhaltsverzeichnis

Autorenverzeichnis

Prof. Dr. K. Andrassy
Klinikum der Universität Heidelberg, Medizinische Klinik, Bergheimer Straße 58, 6900 Heidelberg 1

Prof. Dr. F. Anschütz
Städtische Kliniken Darmstadt, Medizinische Klinik I, Grafenstraße 9, 6100 Darmstadt

Dr. L. Arab
Klinikum der Universität Heidelberg, Medizinische Klinik, Bergheimer Straße 58, 6900 Heidelberg 1

Priv.-Doz. Dr. J. Augustin
Klinisches Institut für Herzinfarktforschung, Medizinische Klinik, Bergheimer Straße 58, 6900 Heidelberg

Dr. R. Baumann
Klinikum der Universität Heidelberg, Medizinische Klinik, Bergheimer Straße 58, 6900 Heidelberg

Dr. F. U. Beil
Medizinische Universitätsklinik, Krankenhaus Eppendorf, Martinistraße 52, 2000 Hamburg 20

Dr. H. Bergdolt
Facharzt für Innere Krankheiten, Schloßstraße 14, 6908 Wiesloch

Prof. Dr. H. Bickel
Universitäts-Kinderklinik, Im Neuenheimer Feld 150, 6900 Heidelberg

Dr. C. Birr
Krankenhaus Rohrbach, Klinik für Thoraxerkrankungen, Amalienstraße 5, 6900 Heidelberg 1

Prof. Dr. U. Bleyl
Städtische Krankenanstalten Mannheim, Pathologisches Institut, Theodor Kutzer Ufer, 6800 Mannheim

Prof. Dr. Dr. h. c. H. E. Bock
Otfried-Müller-Straße, 7400 Tübingen

Prof. Dr. H.-G. Boenninghaus
Klinikum der Universität Heidelberg, Hals-, Nasen- und Ohrenklinik, Voßstraße 5–7, 6900 Heidelberg

Priv.-Doz. Dr. J. Bommer
Klinikum der Universität Heidelberg, Medizinische Klinik, Bergheimer Straße 58, 6900 Heidelberg 1

Priv.-Doz. Dr. G. Brecht
Radiologische Universitätsklinik, Sigmund-Freud-Straße 25,
5300 Bonn 1

Prof. Dr. T. Brecht
Medizinische Universitätsklinik, Sigmund-Freud-Straße 25, 5300 Bonn 1

Dr. R. Britsch
Klinikum der Universität Heidelberg, Medzinische Klinik, Bergheimer
Straße 58, 6900 Heidelberg 1

Dr. L. Buchholtz
Klinikum der Universität Heidelberg, Medizinische Klinik, Abteilung
Klinische Sozialmedizin, Bergheimer Straße 58, 6900 Heidelberg 1

Dr. Dr. rer. nat. R. Bühner
Sofienstraße 11, 6900 Heidelberg

Prof. Dr. P. Christian
Hans-Thoma-Straße 76, 6900 Heidelberg

Dr. B. Czechanowski
Klinikum der Universität Heidelberg, Medizinische Klinik, Bergheimer
Straße 58, 6900 Heidelberg 1

Priv.-Doz. Dr. P. Czygan
Klinkum der Universität Heidelberg, Medizinische Klinik, Bergheimer
Straße 58, 6900 Heidelberg 1

Dr. W. Därr
Medizinische Universitätsklinik, Krankenhaus Eppendorf,
Martinistraße 52, 2000 Hamburg 20

Prof. Dr. H. J. Dengler
Medizinische Universitätsklinik, Sigmund-Freud-Straße 25, 5300 Bonn 1

Priv.-Doz. Dr. D. Deppermann
Städtische Krankenanstalten, Medizinische Klinik II, Bremserstraße 79,
6700 Ludwigshafen

Dr. C. Diehm
Klinikum der Universität Heidelberg, Medizinische Klinik, Bergheimer
Straße 58, 6900 Heidelberg 1

Dr. R. Ding
Klinikum der Universität Heidelberg, Medizinische Klinik, Bergheimer
Straße 58, 6900 Heidelberg 1

Dr. H.-P. Dirks
Krankenhaus Rohrbach, Klinikum für Thoraxerkrankungen, Amalienstraße 5, 6900 Heidelberg 1

Prof. Dr. Dres. h. c. W. Doerr
Pathologisches Institut der Universität Heidelberg, Im Neuenheimer
Feld 220–221, 6900 Heidelberg

Priv.-Doz. Dr. G. Döhnert
Städtische Krankenanstalten, Pathologisches Institut, 4190 Kleve

Prof. Dr. J. Drews
Sandoz-AG, Pharma Forschung und Enwicklung, CH-4002 Basel

Prof. Dr. P. Drings
Krankenhaus Rohrbach, Klinik für Thoraxerkrankungen, Onkologische Sektion, Amalienstraße 5, 6900 Heidelberg 1

Dr. K.-J. Ebschner
Facharzt für Innere Medizin, Bahnhofstraße 1, 6930 Eberbach

Priv.-Doz. Dr. D. Feist
Universitäts-Kinderklinik, Im Neuenheimer Feld 150, 6900 Heidelberg

Dipl.-Psych. H.-L. Ferner
Klinikum der Universität Heidelberg, Medizinische Klinik, Bergheimer Straße 58, 6900 Heidelberg 1

Priv.-Doz. Dr. D. von Fournier
Klinikum der Universität Heidelberg, Frauenklinik, Voßstraße 9, 6900 Heidelberg

Dr. H. Fricke
Klinikum der Universität Heidelberg, Medizinische Klinik, Bergheimer Straße 58, 6900 Heidelberg 1

Prof. Dr. H. Fritsch
Städtisches Krankenhaus, Medizinische Abteilung, Grundelbachstraße 26, 6940 Weinheim

Priv.-Doz. Dr. D. Fritze
Klinikum der Universität Heidelberg, Medizinische Klinik, Bergheimer Straße 58, 6900 Heidelberg 1

Prof. Dr. H. E. Franz
Zentrum für Innere Medizin der Universität Ulm, Steinhövelstraße 9, 7900 Ulm

L. Gao
Klinikum der Universität Heidelberg, Medizinische Klinik, Bergheimer Straße 58, 6900 Heidelberg 1

Dr. H.-P. Geisen
Krankenhaus Rohrbach, Klinik für Thoraxerkrankungen, Amalienstraße 5, 6900 Heidelberg 1

Prof. Dr. L. S. Geisler
St. Barbara Hospital, Innere Abteilung, Barbarastraße 1, 4390 Gladbeck

Dr. R. Gnauck
Deutsche Klinik für Diagnostik, Aukammallee 33, 6200 Wiesbaden

U. Göbel
Planungsgruppe Medizin, Im Neuenheimer Feld 346, 6900 Heidelberg

Prof. Dr. H. Greten
Krankenhaus Eppendorf, I. Medizinische Universitätsklinik, Martinistraße 52, 2000 Hamburg 20

Dr. V. Grimm
Krankenhaus Rohrbach, Klinik für Thoraxerkrankungen, Amalienstraße 5, 6900 Heidelberg 1

Priv.-Doz. Dr. U. Gundert-Remy
Klinikum der Universität Heidelberg, Medizinische Klinik, Bergheimer Straße 58, 6900 Heidelberg 1

Dr. Dr. Grünn
Fachklinik Königstuhl, 6900 Heidelberg-Kohlhof

Dr. med. habil. M. Habs
Institut für Toxikologie und Chemotherapie, Deutsches Krebsforschungszentrum, Im Neuenheimer Feld 280, 6900 Heidelberg

Prof. Dr. K.-J. Hahn
BASF Sparte Pharma-Knoll AG, Klinische Forschung, Postfach 21 08 05, 6700 Ludwigshafen

Prof. Dr. P. Hahn
Klinikum der Universität Heidelberg, Medizinische Klinik, Abteilung Innere Medizin II, Bergheimer Straße 58, 6900 Heidelberg 1

Dr. P. Hammes
Deutsche Klinik für Diagnostik, Aukammallee 33, 6200 Wiesbaden

Dr. J. Harenberg
Klinikum der Universität Heidelberg, Medizinische Klinik, Bergheimer Straße 58, 6900 Heidelberg 1

Priv.-Doz. Dr. P. Hassenstein
Städtisches Krankenhaus Friedrichshafen, Medizinische Klinik II, Röntgenstraße 2, 7990 Friedrichshafen

Priv.-Doz. Dr. Ch. Hasslacher
Klinikum der Universität Heidelberg, Medizinische Klinik, Bergheimer Straße 58, 6900 Heidelberg 1

Dr. J. H. Hangstmann
Medizinische Universitätsklinik, Sigmund-Freud-Straße 25, 5300 Bonn 1

Dr. E. Hennig
Klinikum der Universität Heidelberg, Medizinische Klinik, Bergheimer Straße 58, 6900 Heidelberg 1

Prof. Dr. D. Herberg
Kreiskrankenhaus, Innere Abteilung, 7600 Offenburg

Prof. Dr. B. Hess
Vizepräsident der Max-Planck-Gesellschaft zur Förderung der Wissenschaften e. V., Rheinlanddamm 201, 4600 Dortmund

Priv.-Doz. Dr. C. Heuck
Klinikum der Universität Heidelberg, Medizinische Klinik, Bergheimer Straße 58, 6900 Heidelberg 1

Prof. Dr. R. Hild
St. Josefskrankenhaus, Innere Abteilung, Landhausstraße 25, 6900 Heidelberg

Dr. G. Hoffmann
Klinikum der Universität Heidelberg, Medizinische Klinik, Bergheimer Straße 58, 6900 Heidelberg 1

Prof. Dr. K.-D. Hüllemann
Medizinische Klinik St. Irmingard, Osternacher Straße 103, 8210 Prien/Chiemsee

Dr. M. Jacubeit
Klinikum der Universität Heidelberg, Medizinische Klinik, Bergheimer Straße 58, 6900 Heidelberg 1

Dr. G. Jenal
Chirurgische Universitätsklinik, Im Neuenheimer Feld 110, 6900 Heidelberg

Prof. Dr. H. Kaess
Städtisches Krankenhaus München-Schwabing, V. Medizinische Abteilung, Kölner Platz 1, 8000 München 40

Prof. Dr. G. van Kaick
Institut für Nuklearmedizin, Im Neuenheimer Feld, 6900 Heidelberg

G. von Kaiz-Welle
Klinikum der Universität Heidelberg, Medizinische Klinik, Bergheimer Straße 58, 6900 Heidelberg 1

Dr. W. Kämmerer
Klinikum der Universität Heidelberg, Medizinische Klinik, Bergheimer Straße 58, 6900 Heidelberg 1

Priv.-Doz. Dr. H. Kather
Klinisches Institut für Herzinfarktforschung, Medizinische Klinik, Bergheimer Straße 58, 6900 Heidelberg 1

Dr. M. Kaufmann
Klinikum der Universität Heidelberg, Frauenklinik, Voßstraße 9, 6900 Heidelberg 1

H. von Kenne
Klinikum der Universität Heidelberg, Medizinische Klinik, Bergheimer Straße 58, 6900 Heidelberg

Dr. M. Kleckow
Krankenhaus Rohrbach, Klinik für Thoraxerkrankungen, Amalienstraße 5, 6900 Heidelberg 1

Priv.-Doz. Dr. G. Klose
Krankenhaus Eppendorf, I. Medizinische Universitätsklinik, Martinistraße 52, 2000 Hamburg 20

Dr. C. O. Köhler
Fachklinik Königstuhl, 6900 Heidelberg-Kohlhof

Dr. M. Kohlmeier
Klinikum der Universität Heidelberg, Medizinische Klinik, Bergheimer Straße 58, 6900 Heidelberg 1

Dr. C. Königs
Krankenhaus Rohrbach, Klinik für Thoraxerkrankungen, Amalienstraße 5, 6900 Heidelberg 1

Prof. Dr. B. Kommerell
Klinikum der Universität Heidelberg, Medizinische Klinik, Abteilung Innere Medizin IV, Bergheimer Straße 58, 6900 Heidelberg 1

Dr. F. Kröger
Klinikum der Universität Heidelberg, Medizinische Klinik, Bergheimer Straße 58, 6900 Heidelberg 1

Priv.-Doz. Dr. W. Krone
Medizinische Universitätsklinik, Krankenhaus Eppendorf, Martinistraße 52, 2000 Hamburg 20

Prof. Dr. W. Kübler
Medizinische Universitätsklinik, Abteilung Innere Medizin III, Bergheimer Straße 58, 6900 Heidelberg 1

Prof. Dr. F. Kubli
Klinikum der Universität Heidelberg, Frauenklinik, Voßstraße 9, 6900 Heidelberg

Dr. H. M. Kuhn
Klinikum der Universität Heidelberg, Medizinische Klinik, Bergheimer Straße 58, 6900 Heidelberg 1

Priv.-Doz. Dr. P.-D. Lang
Boehringer Mannheim GmbH, Abteilung Stoffwechsel, Sandhofer Straße 116, 6800 Mannheim 31

Dr. G. Lanzinger-Rossnagel
Klinikum der Universität Heidelberg, Medizinische Klinik, Bergheimer Straße 58, 6900 Heidelberg 1

Prof. Dr. Dr. vet. h. c. H. G. Lasch
Klinikum der Justus-Liebig-Universität, Zentrum für Innere Medizin, Klinikstraße 36, 6300 Giessen

Prof. Dr. H. W. Leber †
Zentrum für Innere Medizin, Justus-Liebig-Universität, Klinikstraße, 6300 Giessen

Dr. V. Lenhard
Institut für Immunologie und Serologie der Universität Heidelberg, Im Neuenheimer Feld 305, 6900 Heidelberg

Priv.-Doz. Dr. M. Liersch
Evangelisches Krankenhaus Hamm, Werler Straße 110, 4700 Hamm

Prof. Dr. Dr. h. c. mult. F. Linder
Chirurgische Universitätsklinik, Im Neuenheimer Feld 110, 6900 Heidelberg

Priv.-Doz. Dr. P. Linhart
Deutsche Klinik für Diagnostik, Aufkammallee 33, 6200 Wiesbaden

Dr. J. Lohse
Städtisches Krankenhaus München-Schwabing, V. Medizinische Abteilung, Kölner Platz 1, 8000 München 40

Dr. L. Lorenz
Medizinische Klinik II, Städtisches Krankenhaus, Postfach 16 80, 7520 Pforzheim

Priv.-Doz. Dr. H.-G. Manke
Krankenhaus Rohrbach, Klinik für Thoraxerkrankungen, Amalienstraße 5, 6900 Heidelberg 1

Dr. J. Manthey
Klinikum der Universität Heidelberg, Medizinische Klinik, Bergheimer Straße 58, 6900 Heidelberg 1

Prof. Dr. W. Mäurer
Klinikum der Universität Heidelberg, Medizinische Klinik, Bergheimer Straße 58, 6900 Heidelberg 1

Dr. D. Matthes
Tannenwaldklinik, Martha-von-Opel-Weg 31, 6208 Bad Schwalbach

Dr. I. Mayer
Klinikum der Universität Heidelberg, Medizinische Klinik, Bergheimer Straße 58, 6900 Heidelberg 1

Prof. Dr. H. C. Mehmel
Klinikum der Universität Heidelberg, Medizinische Klinik, Bergheimer Straße 58, 6900 Heidelberg 1

Dr. M. Meuth
Klinikum der Universität Heidelberg, Medizinische Klinik, Bergheimer Straße 58, 6900 Heidelberg 1

Dr. M. Meves
Deutsche Klinik für Diagnostik, Aukammallee 33, 6200 Wiesbaden

Priv. Doz. Dr. G. Middelhoff
Klinisches Institut für Herzinfarktforschung, Medizinische Klinik, Bergheimer Straße 58, 6900 Heidelberg 1

Priv.-Doz. Dr. J.-G. von Mikulicz-Radecki
Facharzt für Innere Medizin, Friedrichring 10, 6800 Mannheim 1

Prof. Dr. H. Mörl
Klinikum der Universität Heidelberg, Medizinische Klinik, Bergheimer Straße 58, 6900 Heidelberg 1

Dr. P. Müller
Klinikum der Universität Heidelberg, Medizinische Klinik, Bergheimer Straße 58, 6900 Heidelberg 1

Dr. W. Nagel
Städtisches Krankenhaus, Medizinische Klinik II, Postfach 16 80, 7520 Pforzheim

Dr. S. Neuhauer
Krankenhaus Rohrbach, Klinik für Thoraxerkrankungen, Amalienstraße 5, 6900 Heidelberg 1

Prof. Dr. F. Nobbe
Bundeswehrkrankenhaus Ulm, Abteilung Innere Medizin, Oberer Eselsberg 40, 7900 Ulm

Prof. Dr. E. Nüssel
Klinikum der Universität Heidelberg, Medizinische Klinik, Abteilung Klinische Sozialmedizin, Bergheimer Straße 58, 6900 Heidelberg 1

Priv.-Doz. Dr. G. Oehler
Zentrum für Innere Medizin am Klinikum der Justus-Liebig-Universität, Klinikstraße 32b, 6300 Giessen

Dr. K. U. Oh
Klinikum der Universität Heidelberg, Medizinische Klinik, Bergheimer Straße 58, 6900 Heidelberg 1

Dr. D. Opherk
Klinikum der Universität Heidelberg, Medizinische Klinik, Bergheimer Straße 58, 6900 Heidelberg 1

Priv.-Doz. Dr. H. Orth
Centro Commune de Ricerca Euratom, Servizio Medico, I-21020 Ispra (Varese)

Priv.-Doz. Dr. P. Oster
Klinikum der Universität Heidelberg, Medizinische Klinik, Bergheimer Straße 58, 6900 Heidelberg 1

Priv.-Doz. Dr. E. Petzold
Klinikum der Universität Heidelberg, Medizinische Klinik, Bergheimer Straße 58, 6900 Heidelberg 1

Prof. Dr. T. Pfleiderer
Städtische Kliniken Darmstadt, II. Medizinische Klinik, Grafenstraße 9, 6100 Darmstadt

Prof. Dr. W. Piper
Fachklinik Königstuhl, 6900 Heidelberg-Kohlhof

Dr. C. Piper
Klinikum der Universität Heidelberg, Medizinische Klinik, Bergheimer Straße 58, 6900 Heidelberg 1

Prof. Dr. W. Rapp
St. Elisabeth-Klinik, Kapuzinerstraße, 6630 Saarlouis

Priv.-Doz. Dr. F. W. Rieben
St. Elisabeth-Klinik, Kapuzinerstraße, 6630 Saarlouis

Dr. G. Riedasch
Chirurgische Universitätsklinik, Abteilung für Urologie, Im Neuenheimer Feld 110, 6900 Heidelberg

Prof. Dr. E. Ritz
Klinikum der Universität Heidelberg, Medizinische Klinik, Bergheimer Straße 58, 6900 Heidelberg 1

Dr. I. Rothe-Kirchberger
Fachklinik Königstuhl, 6900 Heidelberg-Kohlhof

Dr. P. Rothmann
Rehabilitationsklinik und Hämophiliezentrum Heidelberg, Bonhoefferstraße 1, 6900 Heidelberg

Dr. J. F. Rösch
Medizinische Klinik II, Städtisches Krankenhaus, Postfach 1680, 7520 Pforzheim

Priv.-Doz. Dr. G. Rudofsky
Bundeswehrkrankenhaus Ulm, Abteilung Innere Medizin, Oberer Eselsberg 40, 7900 Ulm

Prof. Dr. R. Sanwald
Städtisches Krankenhaus Pforzheim, Medizinische Klinik II, Postfach 16 80, 7539 Pforzheim

Dr. D.-O. Schaefer
Klinikum der Universität Heidelberg, Medizinische Klinik, Bergheimer Straße 58, 6900 Heidelberg 1

Dr. B. Schellenberg
Klinikum der Universität Heidelberg, Medizinische Klinik, Bergheimer Straße 58, 6900 Heidelberg 1

Prof. Dr. K. Schimpf
Rehabilitationsklinik und Hämophiliezentrum Heidelberg, Bonhoefferstraße 1, 6900 Heidelberg

Prof. Dr. G. Schlierf
Klinikum der Universität Heidelberg, Medizinische Klinik, Bergheimer Straße 58, 6900 Heidelberg 1

Prof. Dr. D. Schmähl
Institut für experimentelle Toxikologie und Chemotherapie, Deutsches Krebsforschungszentrum, Im Neuenheimer Feld 280, 6900 Heidelberg

Priv.-Doz. Dr. H. Schmidt-Gayk
Klinikum der Universität Heidelberg, Medizinische Klinik, Bergheimer Straße 58, 6900 Heidelberg 1

Dr. H. Schmücker
Zentrum für Innere Medizin der Universität Ulm, Steinhövelstraße 9, 7900 Ulm

G. Schneider
Planungsgruppe Medizin, Im Neuenheimer Feld 346, 6900 Heidelberg

Prof. Dr. U. W. Schnyder
Universitätsspital Zürich, Dermatologische Klinik, Gloriastraße 31, CH-8091 Zürich

Prof. Dr. G. Schütterle
Zentrum für Innere Medizin der Justus-Liebig-Universität, Klinikstraße, 6300 Giessen

Dr. R. Schuhmacher
Klinikum der Universität Heidelberg, Medizinische Klinik, Bergheimer Straße 58, 6900 Heidelberg 1

Prof. Dr. D. Seidel
Medizinische Universitätsklinik, Zentrallabor, Robert-Koch-Straße 40, 3400 Göttingen

Dr. H. Seitz
Klinikum der Universität Heidelberg, Medizinische Klinik, Bergheimer Straße 58, 6900 Heidelberg 1

Dr. Ch. Sigg
Dermatologische Universitätsklinik, Gloriastraße 31, CH-8091 Zürich

Priv.-Doz. Dr. B. Simon
Klinikum der Universität Heidelberg, Medizinische Klinik, Abteilung Gastroenterologie, Bergheimer Straße 58, 6900 Heidelberg 1

Dr. U. Spohr
Klinikum der Universität Heidelberg, Medizinische Klinik, Bergheimer Straße 58, 6900 Heidelberg 1

Dr. R. Spiegelhalter
Zentrum für Innere Medizin der Justus-Liebig-Universität, Klinikstraße, 6300 Giessen

Dr. R. Stahlheber
Bahnhofstraße 13, 6723 Lustadt/Pfalz

Dr. Ch. Staiger
Klinikum der Universität Heidelberg, Medizinische Klinik, Bergheimer Straße 58, 6900 Heidelberg 1

Prof. Dr. A. Stiehl
Klinikum der Universität Heidelberg, Medizinische Klinik, Bergheimer Straße 58, 6900 Heidelberg 1

Dr. R. Spang
Klinikum der Universität Heidelberg, Medizinische Klinik, Bergheimer Straße 58, 6900 Heidelberg 1

Priv.-Doz. Dr. W. Tittor
LVA-Stoffwechselklinik, Bismarckstraße 31, 6990 Bad Mergentheim

Dr. J. Vollmar
Boehringer Mannheim, Sandhofer Straße 116, 6800 Mannheim 31

Dr. H. Vollmer
Kreiskrankenhaus, Innere Abteilung, 7600 Offenburg

Prof. Dr. P. Wahl
Klinikum der Universität Heidelberg, Medizinische Klinik, Bergheimer Straße 58, 6900 Heidelberg 1

Dr. E. Walter
Klinikum der Universität Heidelberg, Medizinische Klinik, Bergheimer Straße 58, 6900 Heidelberg 1

Prof. Dr. E. Weber
Klinikum der Universität Heidelberg, Medizinische Klinik, Abteilung Klinische Pharmakologie, Bergheimer Straße 58, 6900 Heidelberg

Prof. Dr. A. Weizel
Heinrich-Lanz-Krankenhaus, Innere Abteilung, Feldbergstraße 68–70, 6800 Mannheim 1

Dr. E. Windler
Medizinische Universitätsklinik, Krankenhaus Eppendorf, Martinistraße 52, 2000 Hamburg 20

Prof. Dr. K. zum Winkel
Klinikum der Universität Heidelberg, Zentrum Radiologie, Abteilung Allgemeine Radiologie, Strahlenklinik, Voßstraße 3, 6900 Heidelberg

Dr. A. Wirth
Klinikum der Universität Heidelberg, Medizinische Klinik, Bergheimer Straße 58, 6900 Heidelberg 1

Dr. H. Wohlenberg
Deutsche Klinik für Diagnostik, Aukammallee 33, 6200 Wiesbaden

Prof. Dr. J. Wollenweber
Deutsche Klinik für Diagnostik, Aukammallee 33, 6200 Wiesbaden

C. Yakpo-Wempe
Klinikum der Universität Heidelberg, Medizinische Klinik, Bergheimer Straße 58, 6900 Heidelberg 1

Priv.-Doz. Dr. H. Zebe
Kurklinik Fürstenhof, 3590 Bad Wildungen

Dr. med. habil. J. Zeller
Institut für Toxikologie und Chemotherapie, Deutsches Krebsforschungszentrum, Im Neuenheimer Feld 280, 6900 Heidelberg

Dr. P. Zeltsch
Rehabilitationsklinik und Hämophiliezentrum Heidelberg, Bonhoefferstraße 1, 6900 Heidelberg

Dr. K. Zimmermann
Rehabiliationsklinik und Hämophiliezentrum Heidelberg, Bonhoefferstraße 1, 6900 Heidelberg

Priv.-Doz. Dr. R. Zimmermann
Klinikum der Universität Heidelberg, Medizinische Klinik, Bergheimer Straße 58, 6900 Heidelberg 1

Patienten-Compliance in psychosomatischer Sicht

P. Christian

Die Patienten-Compliance ist schlechter als vermutet: 40–50% der verschriebenen Medikamente werden nicht eingenommen (Übersicht mit Lit.: Weber u. Mitarb. 1977; Weber 1980). Bei Langzeitmedikationen ist die Non-Compliance-Rate noch höher, z. B. bei Hypertonikern 70–90% (Wagner 1976). Das mag damit zusammenhängen, daß unterstützende Verfahren zu wenig zum Therapieschatz gehören, z. B. Interaktionstechniken und deren Handhabung im Rahmen der Therapie. Man baut auf die Einhaltung von Verordnungen, gibt aber zu wenig Hilfen. Das Therapiekonzept der Psychosomatik beruht wesentlich auf der Herstellung einer realitätsgerechten Arzt-Patient-Beziehung; es besteht hier ein Erfahrungsvorsprung, der zur Verbesserung der Patienten-Compliance beitragen kann.

Es gibt zwei sich ergänzende Definitionen von „Compliance": Die meisten definieren Compliance als „Ausmaß der Übereinstimmung zwischen therapeutischer Empfehlung und deren Ausführung" (so z. B. Gundert-Remy 1977); Halhuber (1980) hingegen definiert Compliance als „therapeutisches Bündnis zwischen Patient und Arzt auf lange Zeit". Die erstere Definition gilt gewissermaßen dem Ist-Zustand: der *Bestandsaufnahme* von Art und Ausmaß der unbefriedigenden Situation. Die zweite Definition meint das anzustrebende *Ziel:* Die Verbesserung der Übereinstimmung, die effizientere Interaktion von Arzt und Patient in der Therapie. In dieser Hinsicht spielen die in der Psychosomatik wirksamen Hilfen eine Rolle, nämlich weniger die „anordnenden" („direktiven") Therapien, sondern die in einer tragfähigen Arbeitsbeziehung von Arzt und Patient wirksamen Prozesse der Klärung von Motivationshindernissen und Widerständen. Dies ist insbesondere bei Langfristbehandlungen wesentlich, bei denen die medikamentöse Therapie mit einer Änderung der Verhaltens- und Lebensweise verbunden ist.

Zuvor eine kurze *Bestandsaufnahme* über Art und Ausmaß der Patienten-Compliance (Lit. bei den eingangs zitierten Autoren): Die Nichtbefolgungsraten streuen erheblich (20–90%), je nach Untersuchungskollektiv, Krankheitsart und -dauer. Die korrekte Medikamenteneinnahme nimmt ab mit der *Zahl* der verordneten Medikamente und der Anzahl der über den Tag verordneten Einzeldosen. Mangelhafte *Information* und deshalb oft verunsicherte Patienten haben eine höhere Nichtbefolgungsrate. Schwere Erkrankungen haben eine bessere Befolgungsrate als leichtere Erkrankungen. Ein höheres *Alter* gilt als begünstigender Faktor für ein schlechtes Einnahmeverhalten. Auch bei *stationärer* Behandlung entspricht das Einnahmeverhalten nicht der Erwartung: von 306 stationären Patienten der Medizinischen Universitätsklinik Heidelberg erwiesen sich lediglich 34% als compliant, 66% mußten als noncompliant angesehen werden, wobei die Mehrzahl ihr Verhalten von Tag zu Tag wechselte (Gundert-Remy 1977). Hypertoniker erwiesen sich nach übereinstimmender Feststellung am unzuverlässigsten, wobei auch bei der stationären Behandlung sich Hypertoniker gegenüber dem Gesamtkollektiv eindeutig weniger compliant verhalten. Dies hat nach psychosomatischer Auffassung etwas mit der spezifisch anfälligen Beziehungsdynamik der Hypertoniker im Arzt-Patient-Verhältnis zu tun, worauf noch einge-

Fortschritte in der Inneren Medizin
Hrsg. Kommerell/Hahn/Kübler/Mörl/Weber

gangen wird. Soweit der kurze Überblick auf Fakten der Einnahmezuverlässigkeit.

Eine *Verbesserung* der Patienten-Compliance könnte aus psychosomatischer Sicht in folgenden Bezügen erfolgen:

a) Was ist therapiegerechte *„Information"* des Patienten?
b) Berücksichtigung der unterschiedlichen *Interaktionsformen* zwischen Arzt und Patient.
c) Unterschiede in der Psychodynamik des Arzt- und Patient-Verhältnisses je nach *Krankheitsart* (Hypertonie, Koronarinfarkt, Diabetes u. a.).
d) Rollenprobleme (z. B. das „Dauerrezept" als indirekte Bedürfnisbefriedigung).

Therapiegerechte Informationen

Das Wissen über therapeutische Maßnahmen bei 500 Patienten in Akut-Krankenhäusern war in 49% mäßig, in 37% ausreichend und in 13% schlecht (Siegrist 1977). Bei Auswertung der Berichte angelsächsischer Autoren ergaben sich Informationsdefizite in 30–65%, entsprechend korrelierte die Noncompliance (Ley 1980). Untersuchungen an der Medizinischen Universitätsklinik Heidelberg ergaben, daß eine Implikation besteht zwischen mangelnder Information, belastendem Unsicherheitsgefühl und Noncompliance (Möntmann 1977). Aus psychosomatischer Sicht ist alsdann folgende *Unterscheidung* wichtig: Entscheidend ist nicht der „Wissensstand" als pure rationale Kenntnisnahme, sondern die Informiertheit als Mittel zur *Aneignung* und *Akzeptanz*. D.h. jenes Wissen des Patienten, das Zustimmung und Bereitschaft ermöglicht. In diesem Sinne formulierte auch Ley (1980): „Verstehen und Behalten sind notwendige aber nicht ausreichende Bedingungen für Compliance". „Informiertheit" ist insoweit eine auf Sachkenntnis und Entscheidung beruhende Einsicht für Sinn und Ziel der Therapie – also Befähigung zu einer aktiv-verantwortlichen Krankenrolle.

Beispiele. Für eine zureichende Information ist im Unterschied zu meist knappen Direktiven die individuell angemessene, gründliche Unterrichtung unerläßlich: warum und in welcher Form das Medikament angewandt und wirken soll. Unsicherheit und Ängste infolge von Mißverständnissen und Fehlverarbeitung von Information (Medien, Packungsbeilagen), unvollständig oder mißverstandene Erstgespräche müssen bei der Wiedereinbestellung angesprochen und aufgearbeitet werden. Wesentlich ist dabei die *Gesprächstechnik:* Mißverständnisse, Kritik werden seitens der Patienten wenig artikuliert, sondern eher an das Medikament „delegiert": Der Widerstand wird durch Weglassen ausagiert. Dieser Vorgang ist selten bewußt, eine offene Kritik insofern verfehlt. Hilfreicher ist die nichtdirektive Ansprache. So mehr allgemein zum Patienten: „Es gibt heute eine Fülle von verwirrenden, nicht leicht verständlichen Mitteilungen über Medikamente und deren Wirkungsweisen, die erfahrungsgemäß beängstigend wirken. Haben Sie dadurch auch Probleme?"

Beispiel für eine *Mitbeteiligung* an der Informationsbildung ist die Blutdruckselbstmessung bei der Hypertoniebehandlung mit Protokollführung. Der Patient ist damit nicht nur an der Therapiekontrolle beteiligt, sondern kann auch beim nächsten Arztbesuch eine Diskussion der Ergebnisse initiieren. Damit ist auch eine indirekte Kontrolle einer regelmäßigen Medikamenteneinnahme möglich.

Ein weiteres Beispiel ist der Versuch einiger Firmen, die *Rückseite* der üblichen gesundheitsamtlichen *Beipackzettel* bei häufig gebrauchten Langzeitmedikamenten zu benutzen, um Therapieziele und Verhaltensregeln möglichst verständnisgerecht anzugeben. Die Testung solcher Versuche ergab eine gute Akzeptanz (Albus u. Mitarb. 1980). Aus psychodynamischer Sicht wäre hinzuzufügen, daß Verunsicherungen durch den üblichen Beipackzettel beim Arzt kaum artikuliert werden. Durch die alternative Information wird dies z. T. aufgefangen und kann beim Arzt leichter angesprochen werden. Insofern handelt es sich um eine echte Verständnishilfe und um einen Beitrag zur Compliance.

Unterschiedliche Interaktionsformen in der Arzt-Patient-Beziehung und Patienten-Compliance

Entsprechend der Schwere und der Art der Erkrankung gibt es *asymmetrische* Ausprägungen, die beachtet werden müssen: Der körperlich oder seelisch *Schwerkranke* erwartet und bedarf einer *direkten* ärztlichen Führung. Das entspricht der klassischen Arzt-Patienten-Rolle. Dem kommt eine gewisse regressive Haltung und ein Führungsbedürfnis des Patienten entgegen. Aus Patientenberichten wissen wir, daß Schwerkranke eine Verunsicherung zeigen, wenn keine „Rolleneindeutigkeit" besteht.

Die direkte, anordnende Führung ist zu lockern bei weniger Schwerkranken, also der Mehrzahl der diagnostischen und therapeutischen Maßnahmen. Hier sind im Sinne der Compliance dem Patienten Ziele und Gründe des Vorgehens offenzulegen, die Gegengründe des Patienten ernstzunehmen und zu akzeptieren, um seine aktive Mitwirkung zu gewinnen.

Im Verlauf von *längeren* Behandlungen sind Kooperationsverhältnisse im Sinne des beschriebenen „Arbeitsbündnisses" für eine zureichende Compliance unerläßlich. Entscheidend ist hier die gemeinsame Einsicht, wobei die dabei wirksame, korrigierende emotionale Erfahrung sich beim *Patienten* vollziehen muß.

Bei einer langfristigen medikamentösen Führung sind psychodynamische Vorgänge zu beachten: Es stellen sich immer Verschränkungen der gegenseitigen bewußten und unbewußten *Erwartungen* ein. Dabei werden in Form von *Übertragungsbeziehungen* in der Sozialisation erworbene unbewußte Verhaltensweisen wirksam, so z. B. regressives Verhalten mit sog. „Riesenerwartungen" an den Arzt. Der Arzt reagiert mit einer Gegenübertragung: In der traditionellen Arztrolle ist die häufigste Gegenübertragung die Empfindlichkeit gegenüber einer vom Patienten geäußerten Kritik, gegen Wünsche nach Aufklärung und Diskussion.

Unterschiede der Psychodynamik der Arzt-Patient-Beziehung bei verschiedenen Krankheiten

Nach übereinstimmender Feststellung ist die Patienten-Compliance bei *Hypertonikern* besonders schlecht.

Bei der Hochdruckstudie an 37404 beteiligten Mitarbeitern der BASF hatten 4312 = 13,7% eine Hypertonie. Von der Gruppe mit mäßig erhöhten Werten und bei denen der Hochdruck bekannt war, befanden sich nur 17,8% der Männer und 23,6% der Frauen in Behandlung. Bei den Risikofällen mit erheblich erhöhten Werten waren nur 28,9% der Männer und 46,8% der Frauen in regelmäßiger Therapie (Wagner 1976; Gillmann 1977).

Ursache dieser mangelhaften Compliance ist sicher zunächst der fehlende Leidensdruck, die Langfristigkeit der Behandlung, aber auch die Mängel in der ärztlichen Führung. Hilfen sind in diesem Zusammenhang die Aktivierung von Eigenverantwortlichkeit und der Kompetenz der Patienten durch Selbstmessung und Protokollierung der Meßwerte: also Ansätze zu einem Selbsttraining im Rahmen der Therapie. Eine *Grenze* hat dieser „Zuwachs an Kompetenz" des Patienten wahrscheinlich aus einem psychosomatisch zu verstehenden Grund: Die manifesten Persönlichkeitszüge des Hypertonikers, sein vordergründig leistungswilliges und angepaßtes Verhalten machen ihn scheinbar zu einem zuverlässigen Patienten. Dabei ist zu bedenken, daß Hypertoniker ihre gehemmten Aggressionen, ihre Ehrgeiz- und Konkurrenzbedürfnisse meist nicht verbalisieren können, wiewohl sie latent vorhanden sind. Dies führt zu Komplikationen im Arzt-Patienten-Verhalten, wenn man versucht mit Anordnungen und straffen Anweisungen den Patient langfristig zu führen. Der Patient kann dann seine eigenen Bedürfnisse nicht einbringen und seine eigenen, im Gegensatz zum Therapieprogramm liegenden Entscheidungen und Verhaltensweisen nicht artikulieren. Scheinbar unmotiviert unterbrechen die Patienten die Behandlung, was seinerseits wieder zu Schuldgefühlen und zu Projektionen führt (Übersichten bei v. Uexküll 1979; Bräutigam u. Christian 1981).

Bei solchen Situationen muß sich der Therapeut sozusagen mit den unbewußten aggressiven Anteilen des Patienten verbünden: etwa durch Zulassung oder sogar Förderung der Kritik des Patienten (z. B. an vorgebrachten Informationsdefiziten, Klagen über Arzneimittel, Nebenwirkungen usw.). Es muß vermieden werden, aufgedeckte Unzuverlässigkeit in der Therapie durch unnötige Vorhaltungen so anzusprechen, daß hierdurch Schuldgefühle aufkommen. Für die Gegenübertragung des Arztes ist es wichtig, daß er diese latenten Oppositionstendenzen seines Patienten kennt, zur Sprache bringt und richtig kanalisiert.

Derartige psychodynamische Beziehungen unter dem Gesichtspunkt der Compliance lassen sich bei vielen Krankheiten feststellen, hier können nur wenige Beispiele gebracht werden: In einer prospektiven Studie bei Patienten mit *Asthma bronchiale* wurden bei 236 Patienten im Alter zwischen 14 und 21 Jahren vergleichend ein Jahr nach einer stationären Behandlung folgende Parameter untersucht: Kortikosteroidverbrauch, Lungenfunktion, klinische Symptomatik und das Ausmaß der bestehenden Ängste (Angstskala des MMPI). Ziel war die Abklärung der Frage, welche der stationär behandelten Patienten wieder in die Klinik aufgenommen werden mußten. Geprüft wurde dabei wiederum die Angstskala. Die Rate der Wiederaufnahmen von Patienten, die bei der ersten Untersuchung hohe und niedrige Angstwerte hatten, war doppelt so hoch, wie jene Gruppe mit mittleren Werten. Bei den Patienten mit hohen Werten zeigte sich eine Manipulation der verordnenden Medikamente derart, daß bei Angst und Atemnot Überdosierungen vorkamen, bei subjektiv besserem Befinden aber ein deutliches Reduzieren der Medikation aus Angst vor den Nebenwirkungen stattfand (Dirks u. Mitarb. 1978, zit. nach Petzold u. Reindell 1980). Dieses Beispiel weist auf ein wichtiges Phänomen hin: Am Einnehmeverhalten wird ein emotionaler Wunsch repräsentiert, ein Konflikt delegiert und ausagiert. Vergleichbare Erfahrungen beziehen sich auf das diätetische Verhalten beim *Diabetiker* und *Dialysepatienten* bei Niereninsuffizienz. Bei letzteren führen oral-regressive Abwehrmechanismen nicht selten zum Agieren mit der Diät und der Flüssigkeitszufuhr, was u. U. lebensbedrohliche Auswirkungen haben kann (Übersicht: Vollrath 1979).

Rollenprobleme zwischen Arzt und Patient am Beispiel des „Dauerrezepts" als indirekte Bedürfnisbefriedigung

Balint u. Mitarb. (1973) haben herausgearbeitet, daß eine überraschend hohe Zahl von Patienten *„Dauerrezepte"* suchen und erhalten. Es handelt sich um eine psychologisch zu verstehende Bedürfnisbefriedigung über lange Fristen, die über eine bestimmte Form der Patienten-Compliance erreicht wird, ohne daß dies Arzt und Patient genauer bewußt ist.

Die statistische Analyse von Balint u. Mitarb. bezog sich auf solche „Repetenten" in den Praxen von 10 praktischen Ärzten in London und Umgebung. Von der Gesamtzahl von 1000 untersuchten Patienten fielen 178 in die Kategorie der langfristigen „Repetenten", die Hälfte der Patienten mit Dauerrezeptoren hatten eine somato-psychische bzw. psychosomatische Diagnose; 30% der verordneten Mittel waren Psychopharmaka. Die genauere Analyse ergab, daß das ständige Festhalten am gleichen Rezept ein Ausdruck des Bedürfnisses war, den menschlichen Kontakt aufrechtzuerhalten, in diesen Fällen mit dem Arzt. Das besondere des Arrangements war jedoch, daß weder Arzt noch Patient den Weg zu einer definitiven Klärung eines solchen Verhältnisses fanden. Wie Balint und seine Gruppe nachwiesen, stehen hier auf beiden Seiten unbewußte Hemmungen mit dem Ergebnis, daß das „Dauerrezept" eine indirekte Form einer Bedürfnisbefriedigung darstellt, mit der Arzt und Patient langfristig (bei der Studie bis zu 4 Jahren) miteinander kooperieren, wobei das Dauerrezept einen nichtpharmakologischen Stellenwert hat.

Solche Situationen sind wahrscheinlich nicht selten, wobei die Aufgabe darin bestünde, diese Art der „Patienten-Compliance" selbst zum Gegenstand einer Behandlung zu machen (deshalb der Titel der Arbeit „Treatment or Diagnosis? A Study of Repeat Prescriptions").

Fazit. Neben den quantitativen Untersuchungen über defiziente Patienten-Compliance sollten künftig mehr Untersuchungen über die Hintergründe aus verschiedenen Arbeitsrichtungen angestellt werden, der gegebene Beitrag aus psychosomatischer Sicht sollte dazu anregen.

Literatur

Albus GP, Kubitz I, Litzinger A, Seher R: Das Problem der Patienteninformation und seine Bedeutung für die Patientenführung. In: Arzt und Patient, Bd 3, S 124. Witzstrock, Baden-Baden 1980

Balint M, Hunt J, Joyce R et al.: „Treatment or Diagnosis; A Study of Repeat Prescriptions". Übersetzung unter dem Titel „Bilden die langfristig mit den gleichen Rezepten versorgten Patienten eine identifizierbare Gruppe". Psyche 27: 101–117 (1973)

Bräutigam W, Christian P: Psychosomatische Medizin. 3. Aufl. Thieme, Stuttgart 1981

Dirks JF, Kinsman RA, Horton DJ, Fross KH, Jones NF: Panic Fear in Asthma: Rehospitalisation. Fol-

lowing Intensive Long-Term Treatment. Psychosom Med 15: 5–11 (1978)
Gillmann, H.: Patienten-Compliance bei Hypertonikern. In: Patienten-Compliance (Weber E, Gundert-Remy U, Schrey A, Hrsg), Witzstrock, Baden-Baden 1977
Gundert-Remy U: In: Patienten-Compliance, S 45. Witzstrock, Baden-Baden 1977
Halhuber MJ: In: Arzt und Patient. Bd 1, S 35. Witzstrock, Baden-Baden 1980
Ley Ph: Verstehen und Behalten von Anweisungen und Kommunikationsfehler in Klinik und Praxis. In: Arzt und Patient, Bd 2, S 71. Witzstrock, Baden-Baden 1980
Möntmann V: Einstellungsmessungen zum Einnahmeverhalten. In: Patienten-Compliance, S 51. Witzstrock, Baden-Baden 1977
Petzold E, Reindell A: Klinische Psychosomatik, UTB. Quelle u. Meyer, Heidelberg 1980
Siegrist I: Diskussionsbemerkung in Patienten-Compliance, S 56. Witzstrock, Baden-Baden 1977
v. Uexküll Th.: Lehrbuch der Psychosomatischen Medizin. Urban u. Schwarzenberg, München Wien Baltimore 1979
Vollrath P: Nierenerkrankungen. In: Psychologie des 20. Jahrh. IX. Ergebn f d Med Psychosomatik (Hahn P, Hrsg), S 443. Kindler, Zürich 1979
Wagner G (Hrsg): „Hypertonie: Methodik und Ergebnisse einer Vorsorgeuntersuchung in einem chemischen Großbetrieb". BASF-Studie III. Schattauer, Stuttgart/New York 1976
Weber E, Gundert-Remy U, Schrey A: Patienten-Compliance. Witzstrock, Baden-Baden Köln New York 1977
Weber E: Patienten-Compliance. In: Arzt und Patient, Bd 1. Witzstrock, Baden-Baden 1980

Wertung von Schmerzen bei diagnostischen Maßnahmen in der Inneren Medizin

F. Anschütz

Die eingreifende schmerzhafte Diagnostik ist eines der wesentlichen Probleme unserer modernen Kliniken, weil hier eine mehr oder weniger berechtigte Kritik der Patienten an der medizinischen Technologie einsetzt. Es soll deshalb im folgenden über das Schmerzerlebnis bei den in den Medizinischen Kliniken Darmstadt üblichen invasiven Methoden berichtet werden.

Der kognitiven Komponente der Empfindung folgt eine emotionale Reaktion, das Erleben des Schmerzes. Diese reaktive Komponente (Langen 1972), die bei jedem Schmerz vorhanden ist, kann durch unzählig viele endogene und exogene Einflüsse variiert werden und bedingt im wesentlichen die individuelle Modifikation eines Schmerzerlebnisses. Bei allen Angaben muß berücksichtigt werden, daß die verschiedenen Stimmungslagen die Schmerzrezeptionen variieren können in dem Sinne, daß sie eine Überbewertung bewirken (Depression) oder im anderen Extrem die Schmerzempfindlichkeit praktisch aufheben (ergotrop streßgeprägte Lage bei Angst). Der Schmerz ist als Bewußtseinserscheinung von sehr vielen somatischen wie psychischen Faktoren, z. T. in extremer Weise, beeinflußt und kann somit als Ganzes einer exakten objektiven Erfassung nicht zugänglich gemacht werden (Frey u. Mitarb. 1974; Anschütz 1976; Janzen 1981).

Probleme der Schmerzmessung in der Klinik

Die experimentelle Schmerzschwellenmessung ist der Klinik nicht zugänglich. Diese wird durchgeführt durch Druck auf die Haut über Platten und Knochen, elektrische Stimulation, Aufpumpen eines Ballons im Ösophagus, Kälteschmerz bei Eintauchen in Eiswasser, Injektion von hyper- oder hypotoner Kochsalzlösung, Aufbringen von Chemikalien auf den Boden einer epidermalen Blase, Strahlenwärme, Ultraschall, Ischämie, Muskelarbeit.

Die Reaktionen der Probanden werden auf definierte Reize entweder direkt oder indirekt registriert, und zwar direkt durch verbalisierende Methoden, wie z. B. Bewertungsbögen, oder bei

Fortschritte in der Inneren Medizin
Hrsg. Kommerell/Hahn/Kübler/Mörl/Weber

nichtverbalisierenden Methoden durch Beobachtung der Reaktion auf den Schmerzreiz bezüglich Benehmen, Mimik, Entäußerung. Als mechanische Methode gab Armstrong (1974) noch Drücken eines Dynamometers proportional zur Schmerzstärke an.
Indirekte Methoden der Schmerzmessungen wurden angegeben mit Hilfe der Vitalkapazität durch Senkung der Lipoproteine und des Cholesterins während der Schmerzperzeption (Keele u. Stern 1954) sowie durch Messung und Änderung von psychogalvanischen Hautströmen und langsamen Rindenpotentialen nach Spreng (1970).
Am meisten angewandt werden verbal diskreptive Methoden zur Objektivierung, Gebrauch visueller oder akustischer Analogismen, z. B. die Vierpunkteskala nach Keele (1954): leicht, mäßig, heftig, quälend oder wie die von Hardy u. Mitarb. (1952) angegebene Dol-Skala mit 10 „gerade fühlbaren Unterschieden". Huskisson (1974) zieht eine Messung der Schmerzlinderung vor, wobei er die Linderung als keine, leichte, mäßige, vollständige vorschlägt. Eine weitere Methode der Schmerzlinderung in Prozent der vorgegebenen Ausgangsschmerzstärke kann vornehmlich bei der Testung von Analgetikawirkungen verwendet werden.
Wie bei visuellen Methoden versucht man grafisch in eine Skala von schwersten, über stark, mäßig, gering bis zu kein Schmerz einzutragen (Huskisson 1974).

Eigene Methoden

Den 679 Patienten wurden eine Bewertungsskala von einfach deskriptivem Typ vorgelegt, nach der sie den Schmerzgrad der Untersuchung beurteilen sollten. Die Skala besteht aus 10 Punkten, wobei 6 Punkte definierend umschrieben sind. Die Patienten benutzen die Skala als Vorstellungshilfe, wobei sie ihr Schmerzerlebnis einem dieser 10 Punkte zuordnen können (nach Hardy u. Mitarb. 1952).
Die Einteilung der subjektiven Schmerzempfindung in 10 Intensitätsgrade:

1. Schmerz gerade fühlbar, leichtes Zwicken, äußere Ablenkung möglich.
2. Mehr.
3. Leichter, aber bestimmter Schmerz, erregt Aufmerksamkeit, führt aber nur zu unwesentlichen Beeinträchtigungen gerade auszuführender Tätigkeiten.
4. Mehr.
5. Mäßiger bis mittelschwerer Schmerz führt zu unwillkürlichen Unterbrechungen geistiger und körperlicher Arbeit, erregt ausgeprägtes Unbehagen, ruft Abwehr und Ausweichreaktionen hervor.
6. Mehr.
7. Schwerer Schmerz, der geistiges und körperliches Arbeiten sowie Essen und Trinken unmöglich macht. Dringlichster Wunsch zur Schmerzbeseitigung.
8. Mehr.
9. Gerade noch ertragbarer schwerster Schmerz (Schreienwollen, Sich-am-Boden-Wälzen). Völlige psychische Konzentration auf das Schmerzerlebnis.
10. Steigerung von 9. bis zur Todesangst, Vernichtungsgefühl.

Der Nullpunkt der Skala ist durch die individuelle Schmerzschwelle nicht starr fixiert und keinem abosluten Zahlenwert mit physikalischer Größe zuzuordnen. Auf die Relativität der angegebenen Werte muß erneut hingewiesen werden. Die Anwendung der Skala setzt ein Mindestmaß an Vigilanz voraus. Diese war aber bei unseren untersuchten Patienten hoch, da es sich um gezielte diagnostische Eingriffe handelte. Die Vigilanz kann bei Schmerzpatienten, insbesondere bei chronisch Schmerzkranken, langjährig Hospitalisierten und unheilbar Kranken oft so stark eingeschränkt sein, daß das Schmerzerlebnis verringert ist.
Es kam auch darauf an, die subjektive Beurteilung des Patienten zu erfassen, da nur das subjektive Erlebnis für die Wertung des Schmerzes bei einer diagnostischen Methode für uns von Interesse war.
Darüber hinaus wurden berücksichtigt: Analgetikaverbrauch, Krankheitsdauer, stationärer Aufenthalt, Verarbeitung von früheren Schmerzerlebnissen (Myokardinfarkt, Gallenkolik, Verwundung usw.). Es wurde eine Selbsteinschätzung in bezug auf Schmerzempfindlichkeit von normal, erhöht, vermindert vorgenommen.

Ergebnisse

Beispielhaft sollen die Ergebnisse des Schmerzerlebnisses bei Venenpunktionen dargestellt werden.
112 Patienten (49 weiblich, 63 männlich) mit einem Durchschnittsalter von 58,8 Jahren (2 Sigma 29,6 Jahre) wurden untersucht.
Bei sofortigem Auffinden der Vene durch den Arzt wurde im Durchschnitt ein Schmerzgrad von 1,63 nach der vorgelegten Skala bewertet. Median lag er bei Grad 1, die Variationsbreite betrug 5 Grad, die Varianz 1,14 Grad. Man kann mit 95%iger Wahrscheinlichkeit annehmen, daß die Bewertung der Venenpunktion den Wert von 3,76 Grad nicht überschreitet. Bei 93 Patienten (83%) war kein Nachschmerz vorhanden. 11 Patienten gaben ca. 1 s als Schmerzdauer an (10%). Somit hatten ca. 93% der untersuchten Patienten praktisch keinen Nachschmerz. Patienten (ca. 6%) nannten ca. 1 min, 1 Patientin 2 min und 1 weitere 10 min.
Anders liegen die Verhältnisse einer Schmerzbeurteilung bei schwierigen Bedingungen (schlecht liegenden Venen, mehrmaliges Punktieren). Es machten 51 Patienten von 112 (45,5%) Angaben, wobei der Durchschnitt bei 3,05 Grad lag. Die Werte streuten von 1–8 Grad (Variationsbreite 7 Grad). Immerhin gaben 11 Patienten von 51 einen Schmerz von Grad 5 und mehr an, d.h. einen Schmerz, der „mäßig bis mittelschwer angegeben war und zu unwillkürlicher Unterbrechung geistiger und körperlicher Arbeit führen würde, der ausgesprochenes Unbehagen erregt und Abwehr- und Ausweichreaktionen hervorruft".
Eine unterschiedliche Bewertung von Männern und Frauen ließ sich nicht feststellen. Auch das Alter spielt bezüglich der Schmerzbewertung bei der Venenpunktion keine Rolle.
Bei der Frage nach Selbsteinschätzung der eigenen Schmerzempfindlichkeit ergaben sich folgende Verteilungen. Es beurteilten sich als normal 36 Patienten = 32,14%, als erhöht 11 Patienten = 9,28% und als vermindert schmerzempfindlich 65 Patienten = 58%. Wenn man die Selbsteinschätzung der Schmerzempfindlichkeit mit den gegebenen Schmerzempfindungen bei der Venenpunktion in Beziehung setzt, ergibt sich kein signifikanter Unterschied in den einzelnen Gruppen.

Tabelle 1. Schmerzbewertung von Invasivdiagnostik (nach Hardy u. Mitarb. 1952)

	n	Mittelwert	< Grad 5 „ausgepr. Unbehagen"	< Grad 7 „schwere absolute Schmerzbeseit."
Organpunktionen:				
Venenpunktion	112	1,6	Ø	Ø
kompliziert	51	3,0	8,0	Ø
Lymphknoten	13	2,0	Ø	Ø
Niere	28	1,0	~ 10,0	0,3
sternal	41	3,0	21,1	9,6
Pleura/Lunge	57	2,0	15,6	6,0
Leber/Pankreas	23	3,0	~ 8,0	Ø
Angiographien:				
abdom. Angiogr.	67	3,0	11,7	2,9
Phlebographie	25	2,0	11,4	7,6
Koronarangiogr.	50	2,0	16,0	0,2
Endoskopien:				
Gastroskopie	113	1,5	10,1	0,1
Rektoskopie	68	3,5	39,0	10,0
Koloskopie	31	4,0	38,7	9,6
Gesamt:	679			

Schmerzbewertung von invasiv-diagnostischen Methoden

In der Tabelle 1 ist die Schmerzbefragung für invasiv-diagnostische Methoden zusammengefaßt. Es wurde unterschieden in Organpunktionen, in Angiographie und in Endoskopie. An der Spitze der Tabelle steht zum Vergleich das bereits geschilderte Ergebnis der komplizierten und unkomplizierten Venenpunktion. Im ganzen sind 679 Patienten in dieser Tabelle zusammengefaßt worden. Die Befragungen erfolgten unmittelbar nach dem jeweiligen Eingriff und wurden 24 h später noch einmal wiederholt. Die Beurteilung hatte sich nach 24 h nicht wesentlich geändert. Ein Teil der Patienten hatte zu der Untersuchung Sedativa bekommen. Analgetika waren nicht gegeben worden. Die Tabelle zeigt die sehr unterschiedliche Bewertung der einzelnen Methoden. Der mittlere Grad der Schmerzbewertungsskala lag bei 1 und 3. Nur die Koloskopie ist mit 6,7 und die Laparoskopie mit 4,0 höher im Mittel bewertet worden. Bei den Gefäßdarstellungen war es vor allen Dingen die Angiographie und die Koronarangiographie, welche offenbar mehr Schmerzen verursachten. Von besonderer Bedeutung schien es, die Prozentsätze von Patienten herauszusuchen, welche mehr als einen Grad 5 („mäßiger bis mittelschwerer Schmerz, erregt ausgeprägtes Unbehagen, Abwehr und Ausweichreaktion") und welche Grad 7 und mehr („schwerer Schmerz, dringlichster Wunsch zur Schmerzbeseitigung") angegeben haben. Hier fällt bei den Organpunktionen besonders die Sternalpunktion heraus, welche immerhin in 21% mehr als Grad 5 und mehr und in 9,6% Grad 7 und mehr bei den 41 Patienten hervorrief. Auch die Pleura- bzw. die Lungenpunktion ergibt in 15,6% Grad 5 und mehr und in 6% Grad 7 und mehr. Die Koronarangiographie wurde von 16% der 50 Patienten mit Grad 5 und mehr beurteilt.

Im ganzen werden die endoskopischen Methoden offenbar schmerzhafter empfunden, vor allem die Koloskopie mit 89% von 75 Patienten mit Grad 5 und von 9,6% sogar mit Grad 7 und mehr. Auch die Rektoskopie und die Lungenparoskopie ergaben relativ hohe Schmerzgrade.

Diskussion der Ergebnisse

Die Untersuchungen haben gezeigt, daß unsere diagnostischen Eingriffe von der normalen unkomplizierten Venenpunktion bis zur sog. Invasivdiagnostik dem Patienten Beschwerden verursachen, welche keineswegs leichtgenommen werden sollten, sind sie doch die Ursache für manche unberechtigte, aber auch berechtigte Kritik an unserer modernen Medizin.

Die Notwendigkeit eingreifender diagnostischer Methoden zur Stellung einer exakten Diagnose, um daraus eine gezielte, vielleicht lebensrettende Therapie ableiten zu können, wird auch unter der Berücksichtigung, daß dort Schmerzen und Unlust sowie Angst erzeugt werden, weiter bestehen. Aufklärung über die Notwendigkeit, vorsichtiges Vorgehen und gute Technik sind die Voraussetzung für ein Minimum an Belastung.

Es besteht aber kein Zweifel, daß diagnostische Methoden nicht immer so kritisch eingesetzt werden, wie dieses manchmal wünschenswert erscheinen mag. In diese kritische Bewertung sollte auch das Schmerzerlebnis des Patienten einfließen.

Die Diagnose als Handlungselement ist von Wieland (1975) und von Höpker (1977) definiert worden. Danach gibt es keine diagnostische Maßnahme, sei sie auch noch so einfach, ohne daß der ansetzende Arzt damit rechnet, daß deshalb therapeutische Maßnahmen ergriffen werden könnten. Diagnostik nur, um eine Benennung eines Krankheitsbildes herzustellen, wird als unärztlich, nichtindiziert abgelehnt. Dies gilt besonders für den diagnostischen Invasiveingriff.

Darüber hinaus sollte in jedem diagnostischen Gedankengang eine klare Vorstellung für die Stellung des diagnostischen Invasiveingriffs bestehen. Begriffe wie Sensibilität und Spezifität einer Methode müssen dem ansetzenden Arzt nicht nur im allgemeinen, sondern für den speziellen Krankheitsfall bewußt sein. (Zusammengefaßte Literatur s. Feinstein 1975.)

Bei einem diagnostischen Gedankengang verbleibt aber ein erheblicher Ermessensspielraum des Arztes, in welchen die Ergebnisse dargestellter Schmerzerlebnisse bei den einzelnen diagnostischen Methoden durchaus eingesetzt werden müssen. Wenn auch die Indikation zu einem diagnostischen Eingriff im allgemeinen auf Grund von Vorbefunden und Notwendigkeiten gestellt wird, die einen derartigen Eingriff auch mit dem zugemuteten Schmerzerlebnis rechtfertigen, sollte man sich aber doch darüber im klaren sein, daß nicht selten invasive Eingriffe auch aus sog. Sicherheitsgründen angeordnet werden, wobei die Sicherheitsbedürfnisse des anordnenden Arztes oft eine nicht zu unterschätzende Rolle spielen.

Invasive Diagnostik ist für den Patienten doch unangenehmer, als dies dem in der technischen Ausführung Befangenen manchmal bewußt wird. Das sollte auch bei der Indikationsstellung berücksichtigt werden.

Aus den Ergebnissen kann abgelesen werden, daß z. B. die Gastroskopie im allgemeinen gut beurteilt wird, also breit angewandt werden kann, daß aber Laparoskopie und vor allem Koloskopie in jedem Fall unter den genannten Gesichtspunkten nur kritisch angewandt werden sollten. Immerhin, gerade bei der Koloskopie ergab es sich, daß bei 9,6% der Befragten eine Schmerzbewertung von Grad 7 vorlag, welches bedeutet, daß schwerer Schmerz und dringlichster Wunsch zur Schmerzbeseitigung bestand. Auch die Rektoskopie ist offenbar wesentlich schmerzhafter, als dieses angenommen wird. Faßt man sämtliche Ergebnisse grob schematisch zusammen, so ergibt sich, daß rund 5–10% der Patienten schwerste Schmerzen und rund 10–15% deutliche Schmerzen mit ausgeprägtem Unbehagen bei unseren invasiven diagnostischen Methoden empfinden.

Zusammenfassung

Bei 679 Patienten wurde eine schematisierte Befragung nach dem Schmerzerlebnis bei invasiver Diagnostik von einer einfachen Venenpunktion bis zur Koronarangiographie und Koloskopie vorgenommen. Das Schmerzerlebnis schwankt innerhalb der einzelnen Methoden erheblich, wobei die unkomplizierte Venenpunktion, die Nierenpunktion, sowie einfache Gastroskopie die geringsten Schmerzgrade, die Koloskopie, die Rektoskopie, sowie die Sternalpunktion die höchsten Schmerzgrade ergaben. Das Schmerzerlebnis des Patienten sollte bei der Indikation für die Notwendigkeit eines invasiven Eingriffs mitberücksichtigt werden.

Literatur

Anschütz F: Verhandl Dtsch Ges f Inn Med 82: 524 (1976)
Armstrong D et al.: In Huskisson (s. dort)
Feinstein AR: Clinical Biostatistics. Clin Pharmacol Ther 17: 104 (1975)
Frey R, Bonica II, Gerbershagen HU, Groß D: Interdisziplinäre Schmerzbehandlung. Springer, Berlin Heidelberg New York 1974
Hardy JD, Wolff HG, Godell H: Pain Intensity and Dol Scale. Baltimore 1952
Huskisson EC: Measurement of Pain. Lancet 11: 1127 (1974)
Höpker WW: Das Problem der Diagnose und ihre operationale Darstellung in der Medizin. Springer, Berlin Heidelberg New York
Janzen R: Schmerzanalyse. 4. Aufl. Thieme, Stuttgart 1981
Keele KD: Pain. Lancet 1954 I: 636
Langen D: In: Schmerz (Janzen, Keidel, Streichele, Hrsg). Thieme, Stuttgart 1972
Meyer W: Die Venenpunktion als Erlebnis. Inaugural-Diss JW Goethe-Univ Frankfurt a M 1979
Spreng M: Objektivierende Messungen am Schmerzsinn des Menschen. Habil-Schrift, Erlangen 1970
Wieland W: Die Diagnose. de Gruyter, Berlin 1975

Über den Stellenwert testpsychologischer Untersuchungsverfahren in der klinischen Medizin

P. Hahn und H. Ferner

Wenn man die Medizin als eine anthropologische Wissenschaft auffaßt (also nicht nur als eine Anwendung pathophysiologischer, biochemischer, pharmakologischer usw. Kenntnisse auf den Menschen), ist die Erfassung des „menschlichen Bereiches", d. h. die Erlebnisgeschichte der einzelnen Person im Vorfeld und weiteren Umfeld der Erkrankung, eine besondere Aufgabe. Die Entwicklung der Erkrankung, die Beschwerdenschilderung und die persönlich-sozialen Umstände des Patienten werden in der klinischen Anamnese berücksichtigt. Diese leitet ihre Schwerpunkte aus den Aufgabenstellungen der einzelnen Fachgebiete ab. Darüber hinaus ist es in den letzten Jahrzehnten zunehmend wichtiger geworden, detaillierte psychologische und psychoanalytische Gesichtspunkte in die Erhebung der Anamnese einzubeziehen. Die damit zusätzlich gewonnenen Erkenntnisse und Daten modifizieren die Diagnostik und Therapie im Sinne einer stärker person-zentrierten Krankheitsbetrachtung. Aus diesem Grunde gehören Methoden, wie das „psychoanalytische Interview", die „tiefenpsychologische Anamnese" nicht nur zum unverzichtbaren Handwerkszeug des klinischen Me-

Fortschritte in der Inneren Medizin
Hrsg. Kommerell/Hahn/Kübler/Mörl/Weber

diziners, sondern sind auch als feste Positionen in die Leistungskataloge der kassenärztlichen Versorgung eingegangen.

Diese Verfahren sind jedoch sehr zeitaufwendig. Ihre Anwendung und Auswertung erfordert eine zusätzliche Ausbildung und die Erlernung psychotherapeutischer Verfahren. Im Unterschied zu den meisten klinischen Methoden sind die Grundzüge ihres Vorgehens durch die Kriterien phänomenologischer und hermeneutischer Betrachtungsweisen festgelegt. Im Sinne der empirisch-analytischen Forschung sind sie nicht unmittelbar objektivierbar und auswertbar und im wesentlichen an die einmalige Beziehung zwischen dem Arzt und dem Patienten gebunden.

Es fehlt daher nicht an Versuchen, diese für die wissenschaftliche Dokumentation erheblichen Mängel durch ergänzende Verfahren mit anderen Ansatzpunkten zu ersetzen. Die dazu erforderlichen Bedingungen schienen vor allem solche Methoden zu erfüllen, die als sog. testpsychologische Verfahren entweder aus unmittelbar klinischem Bezug oder im Zusammenhang mit persönlichkeitsstrukturellen Modellen der psychologischen Forschung entwickelt worden waren. Bei diesen Methoden war aber zu beachten, daß die Art der Befunderhebung oder die gewonnenen Daten sich qualitativ wesentlich von den obengenannten Daten aus den interaktionell bestimmten Interviewverläufen unterscheiden.

Im allgemeinen erhebt ein empirisch-analytisch gewonnener Testwert den Anspruch, ein *Meßwert* zu sein, d.h. den methodischen Sprung aus der unmittelbar gegebenen Erlebniswelt der Einzelperson in einen quantitativen Wert geleistet zu haben. Er bezieht sich fast immer auf ein sog. *Konstrukt*, d.h. eine Größe, die der unmittelbaren Beobachtung nicht zugänglich ist und deren Bedeutung nur auf dem Hintergrunde eines theoretischen Modelles definiert werden kann. Dabei unterscheidet man zwischen theoretisch ausformulierten Modellen, die deduktive Schlüsse zulassen, und sog. Wahrscheinlichkeitsmodellen, die der Ebene der Protokollsätze näherstehen und in ihrer Hypothesenbildung eher zurückhaltend sind. Von einem testpsychologischen Verfahren kann also nur gesprochen werden, wenn es von einer psychologischen Modellbildung getragen wird.

Dennoch scheint es zweckmäßig, auch die Vorformen testpsychologischer Verfahren, wie die Erhebung von halbstandardisierten oder standardisierten Interviews, in diesen Zusammenhang einzubeziehen, weil sie Überprüfungen mit Hilfe mathematischer Modelle möglich machen und durch ihre Formulierung in Fragebogenform einem Test formal ähnlich sehen.

Von den derzeitig der klinischen Medizin zur Untersuchung anamnestischer und persönlichkeitsspezifischer Merkmale zur Verfügung stehenden Untersuchungsinstrumenten

1. des standardisierten oder halbstandardisierten Interviews,
2. der standardisierten Beschwerden- (Symptom-) Listen,
3. der psychometrischen Testuntersuchungen und
4. der projektiven Untersuchungsverfahren

lassen sich daher nur die drei letzteren im weiteren Sinne als „Teste" bezeichnen.

Ad 1: Mit Hilfe *standardisierter oder halbstandardisierter Interviews* ist eine gewisse Objektivierung des Gesprächsverlaufes und der mitgeteilten Daten zu erreichen. Die vorgegebene Form der Gesprächsführung verlangt von jedem Interviewer das gleiche Vorgehen und bezieht sich auf den gleichen Fragenkatalog. Die Befunde eines Patienten werden dadurch mit denen einzelner anderer oder auch mit anderen Patientengruppen vergleichbar. Darüber hinaus können solche Fragen als „item-pool" zur Konstruktion eines entsprechenden testpsychologischen Verfahrens benutzt werden. Sie müssen dann der bei einer Testkonstruktion üblichen Vorgehensweise unterworfen werden und die Kriterien der *Validität, Objektivität* und *Reliabilität* (Lienert 1967) erfüllen.

Ad 2: Auch *standardisierte Beschwerdenlisten* wie z.B. der BSB Gießen (Zenz 1971) können noch nicht als Test bezeichnet werden, wenn sich die Standardisierung nur auf die immer gleichbleibende Fragenauswahl bezieht. Erst wenn ein zusätzliches Konstrukt, z.B. die aus diesem Instrument entwickelte „allgemeine Klagsamkeit" eingeführt und an repräsentativen Stichproben auf Antworthäufigkeiten überprüft wird, läßt sich eine solche Beschwerdenliste als Test anwenden. Bei den heute im Gebrauch befindlichen Beschwerdenlisten sind die Einzelbeschwerden darüber hinaus noch nach dem Maß ihrer kovariierenden Beantwortung zu Gruppen zusammengefaßt (z.B. Faktor: Magen-Darm-Beschwerden, Faktor: Herz-Kreislauf-Beschwerden, Faktor: Beschwerden des Bewegungsapparates), für die sich je Faktor ein gemeinsamer Score errechnen läßt. Für diese Scores sind Vergleichswerte aus größeren repräsentativen Stichproben aufgestellt. Da diese Listen ohne fremde Hilfe leicht von Patienten (auch in der Wartezimmersituation) ausgefüllt werden können, stellen sie eine wertvolle Ergänzung der Anamneseerhebung dar und können auch als therapiebegleitende Meßinstrumente zu Verlaufsstudien eingesetzt werden.

Ad 3: Die sog. *psychometrischen Verfahren* sind Testverfahren im engeren Sinne. Sie erheben den Anspruch, bestimmte Eigenschaften oder Reaktionstendenzen zu messen. Zu jedem Test gehört inhaltlich eine psychologische Theorie, die die Konstrukte liefert, sowie ein Meßmodell, das die aufgefundenen Manifestationen des Konstruktes nach den in den empirisch-analytischen Wissenschaften üblichen Kriterien des Messens zu ordnen hat. Die so konstruierten Teste können eingeteilt werden in *Persönlichkeitsteste* und *Leistungsteste.* Beispiele der ersteren sind der MPI/MMQ nach Eysenck (1959, 1964), der 16-PF-Test nach Cattell (1956), sowie der im deutschen Sprachraum entwickelte Test des FPI nach Fahrenberg u. Selg (1970) und der PSS25 nach Hehl u. Hehl (1975). Als Beispiele der letzteren können alle Arten von Leistungs-, Konzentrations- sowie Intelligenzteste usw. angeführt werden, die der Messung bestimmter umschriebener Eigenschaften oder Fähigkeiten dienen. Die Daten, die mit solchen Testuntersuchungen gewonnen werden, lassen sich für die klinische Medizin ähnlich einordnen, wie die mit den verschiedensten klinischen, physikalischen oder biochemischen Verfahren gewonnenen Daten. So betrachtet, haben sie die Bedeutung von Funktionsparametern und können in einem weiteren Schritt zur Indikation für das therapeutische Vorgehen herangezogen werden.

Ad 4: Eine weitere Variante psychologischer Tests stellen die sog. *projektiven Verfahren* dar, in denen der Proband auf ein schwachstrukturiertes visuelles Material reagieren muß (Rorschach-Verfahren, TAT nach Revers 1973). Der erste Auswertungsschritt solcher Verfahren kann als objektiv bezeichnet werden, weil die Produktion des Patienten in ein vorgegebenes Kategorienschema eingeordnet und in Häufigkeitsverteilungen dargestellt wird. Die darauffolgende Interpretation und Bewertung der Kategorienhäufigkeit hängt jedoch sehr von der Person des Auswerters ab und kann nur vom speziell ausgebildeten Fachmann unternommen werden. Diese Teste dienen zur Ergänzung tiefenpsychologischer Befunde und sind geeignet zur Hypothesenbildung über Persönlichkeitsbereiche, die der kognitiven Wahrnehmung und der sprachlichen Beschreibung des Patienten schwer oder gar nicht zugänglich sind.

Wenn man die *Anwendbarkeit* und den *Nutzen* der beschriebenen Verfahren für die klinische Medizin zu beurteilen sucht, so ist die Unterscheidung zwischen der Anwendung in der klinischen oder allgemeinärztlichen Praxis und der Klärung wissenschaftlicher Fragestellungen von größter Bedeutung.
Es ist eine durch zahlreiche Untersuchungen erwiesene Tatsache, daß im diagnostischen und therapeutischen Umgang mit dem Patienten das sog. „ärztliche Gespräch" nicht zu ersetzen ist (s. auch Schettler u. Nüssel 1979). Es dient der ersten Vertrauensbildung im interaktionellen Geschehen der Arzt-Patienten-Beziehung und stellt die Basis für alle nachfolgenden diagnostischen und therapeutischen Maßnahmen dar. So wird schon durch das Überreichen vorgedruckter Testformulare und die Aufforderung zur Ausfüllung immer neuer Papiere ein Element der Distanzierung eingeführt, das heute zwar zunehmend üblicher und selbstverständlicher erscheint (ähnlich wie vielleicht die Entkleidung des Patienten bei der körperlichen Untersuchung), aber dennoch zusätzliche Ängste und Befürchtungen mobilisieren kann. Demgegenüber steht die Frage nach dem Gewinn solcher Untersuchungen für die Erkenntnis der Erkrankung und des Krankheitsverhaltens der Patienten. Trotz aller Versuche, solche Testuntersuchungen möglichst einfach und praxisgerecht zu gestalten, hat sich bisher bis auf die Konstruktion groborientierender Anamnesebögen und einzelner Beschwerdenlisten für diese Aufgabe keine befriedigende Lösung gefunden. Am weitesten fortgeschritten waren die Versuche, zusammenfassende und praxisgerechte Beur-

teilungen zu geben, im Rahmen der aufwendigen und theoretisch gut durchdachten Konstrukte des PSS 25.

Dieser Test konnte sich aber vor allem deswegen in der Praxis nicht durchsetzen, weil seine Konstrukte nicht im implizierten Persönlichkeitsmodell des Arztes vorhanden sind. Deshalb ließ sich kein funktionaler Zusammenhang zwischen den Ergebnissen und den notwendigen therapeutischen Entscheidungen herstellen. Der Versuch ergab trotz praxis- und computergerechter Form der Auswertung und Verrechnung entweder zu einfache oder unzureichende Beurteilungen. Die Ergebnisse ließen sich allerdings als Einzelteste in das Gespräch mit dem Patienten einbeziehen. Dabei ergaben sich Möglichkeiten zur Strukturierung und wertvollen Ergänzung des klinisch-psychologischen oder ärztlichen Gespräches.

Von diesen Versuchen abzuheben ist die Bedeutung testpsychologischer Daten für *wissenschaftliche Untersuchungen*. Für die Frage der Beweisführung und Objektivierung größerer Zusammenhänge sind testpsychologische Untersuchungsmethoden unersetzbar. Testbefunde können dabei sowohl zur Definition von Stichproben herangezogen werden als auch zur Erfassung experimenteller Effekte. Darüber hinaus ist es nur mit den rationellen Methoden von Fragebogenerhebungen möglich, psychologische Besonderheiten größerer Bevölkerungsgruppen und Patientenstichproben zu erheben und zu vergleichen.

Als Beispiel für einzelne Problemstellungen aus der klinischen Praxis und die Möglichkeit zur Aufklärung sonst offenbleibender Fragen, sollen einige Ergebnisse aus den jüngsten Untersuchungen unseres Arbeitskreises mitgeteilt werden:

Zur Objektivierung klinisch-anamnestischer Befunde (standardisierte Interviewfragen, ad 1)

In psychosomatischen Untersuchungen von Patienten mit *pektanginösen Beschwerden* war immer wieder die Beobachtung gemacht worden, daß koronarkranke und Patienten mit Herzinfarkt dazu neigen, ihre Beschwerden eher zu bagatellisieren, zu verleugnen oder die Wahrnehmung der Schmerzzustände zu dislozieren (d. h. also eher nicht auf das Herz zu beziehen), während Patienten mit funktionell bedingten Beschwerdenkomplexen zu einer Dramatisierung der Symptome neigen und diese fast immer auf das Herz beziehen (White u. Mitarb. 1955; Plügge 1955; Seemann 1964; Hahn 1971, 1972). Die Frage, ob diese Formen der Beschwerdenschilderung a) ein bereits anamnestisch brauchbares Unterscheidungskriterium für die Erkrankungsgruppen darstellen können und b) nach welchen Gesichtspunkten die Deutung solcher Befunde vorzunehmen ist, ließ sich bisher nicht zuverlässig beantworten.

Tabelle 1. Beantwortungshäufigkeiten der Frage 134 und 135 durch eine Gruppe von N ≐ 19 Patienten mit funktionellen Herzbeschwerden (FH), N = 44 mit koronarsklerotischen Befunden (Gensini-Score 1–144, KHK) und einer Gruppe mit „Anderen Herzerkrankungen" (AH) N = 25 vor der Durchführung der koronarangiographischen Untersuchung (nach Piest u. Reyher 1980)

134 u. 135	FH N %	AH N %	KHK N %	Total N %	P <
Plötzlich, aufs Herz bezogen	8 *42*	1 4	10 23	19 22	
Plötzlich, nicht aufs Herz bezogen	5 26	5 20	24 *54*	34 39	0.05
Allmählich, aufs Herz bezogen	2 10	5 20	1 2	8 9	
Allmählich, nicht aufs Herz bezogen	4 21	14 *56*	9 21	27 30	

Aus dieser Problemstellung wurden bei der Durchführung eines halbstandardisierten Interviews zwei Suchfragen entwickelt (Piest u. Reyher 1980):

1. (134): Setzten Ihre Beschwerden plötzlich oder allmählich ein?
2. (135): Hatten Sie bei den ersten Beschwerden gleich gedacht, daß etwas am Herzen nicht stimmt?

Diese beiden Fragen konnten im Rahmen einer weiteren, breit angelegten Untersuchung an einem bezüglich der Erkrankungsart unselektierten Patientengut von 98 (88) männlichen Patienten vor der Durchführung der Koronarangiographie überprüft werden.

Aus der Tabelle 1 ist abzulesen, daß mit einer Irrtumswahrscheinlichkeit von unter 0,05% die Gruppe der funktionell Kranken dazu neigt, ihre Beschwerden als *plötzlich beginnend und auf das Herz bezogen* zu erleben, während die Gruppe der Koronarkranken einen *plötzlichen Beginn, aber nicht auf das Herz bezogen* angibt. Die diagnostische Ausschlußgruppe (weder FH noch KHK) berichtet einen allmählichen und auf das Herz bezogenen Beginn. Damit läßt sich für die klinische Anamneseerhebung ein sehr einfacher zusätzlicher Parameter für die Unterscheidung funktionell und koronarsklerotisch erkrankter Patienten einführen.

Zur Objektivierung von Verlaufsuntersuchungen (mit Hilfe standardisierter Beschwerdenlisten, ad. 2)

Zur Überprüfung des Therapieverlaufes beim autogenen Training wurde für eine Gruppe von 19 Patienten mit funktionellen und psychosomatischen Beschwerden (Bergmann 1976) der BSB Gießen (nach Zenz 1971), sowie zwei Persönlichkeitsteste eingesetzt (Gießen-Test nach Beckmann u. Richter 1972 und PSS 25 nach Hehl u. Hehl 1975). Der Vergleich der Persönlichkeitsteste bei Beginn und nach dem Ende der 3monatigen Behandlung ergab keine signifikanten Veränderungen in den einzelnen Skalen, während das Beschwerdenprofil des BSB sich verändert hatte (Tabelle 2).

Als Hinweis auf die Validität der Untersuchung kann auch gewertet werden, daß sich die Profile der Persönlichkeitsteste nicht verändert haben, sondern nur das Beschwerdenprofil. Das Autogene Training als sog. „übendes Verfahren" zielt nicht primär auf die Veränderung von persönlichkeitsstrukturellen Merkmalen, sondern auf Beschwerdenminderung, bzw. auf Verbesserung im Umgang mit den Symptomen.

Tabelle 2. Vergleich der Mittelwerte von 6 Beschwerdenbündeln bei einer Stichprobe von N = 19 Patienten, *vor* und *nach* dem Erlernen des Autogenen Trainings (AT), Kursdauer: 3 Monate (nach Bergmann 1976)

Beschwerden	Mittelwert *vor* AT	Mittelwert *nach* AT	p <
1. Magen	5,16	4,79	0,01
2. Erregung	4,79	3,89	0,01
3. Atemwege	0,95	0,74	0,10
4. Kreislauf	5,10	4,0	0,05
5. Erschöpfung	4,68	3,95	0,10
6. Anfälle	4,53	4,84	0,10

Zur Auffindung von riskierenden Persönlichkeitsmerkmalen vor Herzoperationen (Anwendung einzelner Skalen von Persönlichkeitstesten, ad. 3)

Persönlichkeitsteste werden im allgemeinen zur Unterscheidung von Merkmalen von Patienten mit verschiedenen Erkrankungen eingesetzt (z. B. Unterscheidung von Patienten mit Morbus Crohn und Patienten mit Colitis ulcerosa, Reindell u. Mitarb. 1981). Sie können aber auch für spezielle Fragestellungen herangezogen werden, wie z. B. zum Auffinden von gefährdenden Verhaltensweisen oder Einstellungen vor diagnostischen oder operativen Eingriffen. Bei einer solchen Fragestellung bezüglich der Auftretenshäufigkeit von somatischen Komplikationen nach kardiochirurgischen Eingriffen wurde in einer Studie (Feussner 1980) der Versuch gemacht, präoperativ erhobene psychologische Merkmale in Beziehung zu setzen zu postoperativ aufgetretenen somatischen Komplikationen (Herzrhythmusstörungen, Infektionen, respiratorische Störungen und Pleuraergüsse).

Bei einer Gruppe von 49 männlichen Patienten, die in einem aufwendigen Untersuchungssetting im Hinblick auf somatische, psychologische und intra- sowie postoperative Merkmale vollständig untersucht werden konnten und wegen angeborener oder erworbener Herzvitien operiert werden mußten, ergab sich zu dieser Fragestellung folgender Befund (Tabelle 3):

Diese Untersuchung zeigt, daß die Skala 21 des PSS 25 mit einem F-Wert von 7,84 den höchsten prognostischen Nutzen für die Bestimmung der Wahrscheinlichkeit des Auftretens somatischer Komplikationen in dieser Gruppe der operierten Patienten hat. Da die Skala 21 für einen Angstfaktor steht, dessen Stellenwert als situatives oder persönlichkeitsbedingtes Merkmal nicht ganz festgelegt ist, ist die Interpretation des Befundes bislang noch nicht ganz sicher. Unabhängig aber von einer befriedigenden Erklärungsmöglichkeit könnte dieser Befund einen für die präoperative Vorbereitung des Patienten wichtigen Hinweis geben, wenn nach präoperativ gefährdenden psychologischen

Tabelle 3. Diskriminanzanalytische Überprüfung des Vorhersagewertes von Skalen des PSS 25 sowie anamnestischer Angaben und der Meßwerte des Cardiac Index für die Variable „somatische Komplikationen" (nach Feussner 1980)

			F-Wert[a]	*p* <
Sk.	21	– „Ängstlich"	: 7,840	0,001
Sk.	10	– „Beruflich mobil"	: 4,717	0,001
Sk.	8	– „Gründlich/rigide	: 3,826	0,01
Sk.	12	– „Nicht sparsam"	: 2,587	
BSB	57	– „Herzbeschwerden"	: 2,317	
J.		– „Herzfehleranamnese	: 2,209	
C.I.		– „Cardiac Index"	: 2,073	

[a] Der F-Wert ist das mathematisch gewonnene Maß für das Ausmaß der Kovarianz der Skalen, der anamnestischen Angaben und somatischen Meßwerte mit der Zielvariablen

Merkmalen gefragt wird. Der Schritt zur Validierung solcher Befunde erfordert erheblichen Aufwand und prospektive Planung. Auch zu der Frage, ob mit einem solchen Befund ein generell riskierendes Verhalten für alle Arten operativer Eingriffe gefunden ist, oder ob es sich um eine spezifische Eigenart der untersuchten Gruppe von Herzvitienpatienten bei kardiochirurgischen Eingriffen handelt, läßt sich nach einem solchen Ergebnis noch keine Aussage treffen. Sie deutet aber die Möglichkeit an, mit Hilfe von psychometrischen Verfahren zu zusätzlichen prognostischen Beurteilungskriterien zu kommen.

Zusammenfassung

Aus der Übersicht und Beschreibung von vier testpsychologischen Verfahren lassen sich die Möglichkeiten und Grenzen der Anwendung in der klinischen Medizin umreißen. Es wird gezeigt, wie – bei einer Unverzichtbarkeit des ärztlichen Gespräches für die diagnostische Klärung und die Einleitung des therapeutischen Vorgehens – testpsychologische Verfahren zur Objektivierung von anamnestischen Angaben, zur Überprüfung von Therapieverläufen und zur Vorhersage von riskierenden Verhaltensweisen vor operativen Eingriffen herangezogen werden können.

Literatur

Beckmann D, Richter HE: Gießen Test (GT). Huber, Bern 1972

Bergmann M: Untersuchung zu einer kombinierten AT-Gruppentherapie. Inaug-Diss, Heidelberg 1976

Cattell RB: Validation and intensification of the sixteen personality factor questionnaire. Rev Clin Psychol 12: 205–214 (1956)

Eysenck HJ: Das „Maudsley Personality Inventory" (MPI). Hogrefe, Göttingen 1959

Eysenck HJ: Maudsley-Persönlichkeitsfragen (MMQ). Hogrefe, Göttingen 1964

Fahrenberg J, Selg H: Das Freiburger Persönlichkeitsinventar. FPI. Hogrefe, Göttingen 1970

Feussner W: Interdependenz von präoperativen psychologischen Merkmalen und postoperativen Verlauf bei kardiochirurgischen Eingriffen. Inaug-Diss, Heidelberg 1980

Hahn P: Der Herzinfarkt in psychosomatischer Sicht. Verlag f Med Psycholog. Vandenhoeck & Ruprecht, Göttingen 1971

Hahn P: Herzinfarkt und Herzneurose. Nervenarzt 43: 239–247 (1972)

Hehl F, Hehl R: PSS 25. Weinheim, Beltz-Test 1975

Lienert GA: Testaufbau und Testanalyse. Weinheim 1967

Piest B, Reyher R: Somatische und psychologische Merkmale bei coronarangiographierten Männern mit pectanginösen Beschwerden. Inaug-Diss, Heidelberg 1980

Plügge H: Über Herzschmerzen. Ärztl Wschr 10: 145–149 (1955)

Reindell A, Ferner H, Gmelin K: Zur psychosomatischen Differenzierung zwischen Colitis ulcerosa und Ileitis terminalis (M. Crohn). Z Psychosom Med (im Druck)

Revers WJ: Der Thematische Apperzeptionstest. Huber, Bern Stuttgart Wien 1973

Schettler B, Nüssel E: Das ärztliche Gespräch und die Anamnese. In: Innere Medizin (Schettler G, Hrsg), Bd I. Thieme, Stuttgart 1979

Seemann WF: Verhaltensmerkmale von Kranken vor und nach einem Herzinfarkt. Westf Ärztebl 5 (1964)

White KL, Grant JL, Chambers WN: Psychosomatische Medizin 17: 128–138 (1955)

Zenz H: Empirische Befunde über die Gießener Fassung einer Beschwerdenliste. Z Psychother Med Psychol 21: 8 (1971)

Die therapeutische Funktion neuer β-Lactam-Antibiotika

J. Drews

Kaum eine chemische Struktur hat in der Arzneimittelforschung eine so ausgeprägte Evolutionsfähigkeit bewiesen wie der β-Lactam-Ring, der einer immer vielfältiger werdenden Klasse von Antibiotika seinen Namen gegeben hat. In den Penicillinen ist der β-Lactam-Ring einem Thiazolidin-Ring benachbart, in den Cephalosporinen tritt an dessen Stelle ein Dihydrothiazin-Ring. Die klinische Typologie der Penicilline und Cephalosporine schien Mitte der 60er-Jahre bereits weitgehend festgelegt. Neben die klassischen, vorwiegend gegen grampositive Organismen wirkenden Penicilline – das nur parenteral anwendbare Penicillin G und das säurestabile, auch oral einsetzbare Penicillin V – waren 1962 die Isoxazolylpenicilline getreten, die neben ihrer Stabilität gegen Staphylokokken-β-Lactamase ebenfalls orale Resorbierbarkeit aufwiesen. Mit dem Ampicillin und den nachfolgenden verwandten Aminopenicillinen gelang es, das Spektrum der Penicilline auch auf eine Reihe gramnegativer Keime auszudehnen. Die gute Resorbierbarkeit dieser Stoffe, ihre ausgezeichnete Wirkung und ihre hervorragende Verträglichkeit sicherte ihnen eine breite klinische Anwendung. Schließlich gelang mit dem gegen *Pseudomonas aeruginosa* wirksamen Carbenicillin (Carboxylpenicillin) sogar ein Einbruch in eine den Penicillinen bis dahin verschlossene therapeutische Domäne. Die bis 1965 bekannten Cephalosporine Cefaloridin und Cefalotin hatten sich gegenüber den Penicillinen noch nicht eindeutig profiliert. Dies erscheint heute nicht mehr verwunderlich, wenn man bedenkt, daß das Spektrum dieser Stoffe lediglich einer Kombination aus Ampicillin und Isoxazolylpenicillinen entspricht, daß sie nur parenteral appliziert werden können und daß sie in ihrer Verträglichkeit gegenüber den Penicillinen ebenfalls keine Vorteile bieten.

Dieses etwas vereinfacht dargestellte Bild der verschiedenen β-Lactame und ihrer therapeutischen Anwendungsmöglichkeiten blieb – trotz vieler neuer Präparate – bis Mitte der 70er Jahre erhalten. Heute, zu Beginn der 80er Jahre, hat es sich gründlich verändert. Die eingetretenen Veränderungen beruhen sowohl auf chemischen als auch auf mikrobiologischen Fortschritten. Neue synthetische Abwandlungen der Aminopenicilline führten zu den Ureidopenicillinen und damit zu einer neuen Klasse von Penicillinen mit hervorragender Wirksamkeit gegen *Pseudomonas aeruginosa*. Als klinisch noch bedeutungsvoller erwiesen sich neue Derivierungen der 7-Aminocephalosporansäure bzw. der N-Metyltetrazolyl-7-aminocephalosporansäure, die zu neuen Cephalosporinen mit erheblich modifiziertem Spektrum und erhöhter antibakterieller Wirksamkeit führten. Auch Derivate der Cephamycine, deren bislang wichtigster Vertreter das Cefoxitin ist, verdienen Erwähnung. Schließlich wurden durch verfeinerte mikrobiologische Screeningverfahren neue β-Lactam-Grundstrukturen entdeckt, die sich ihrerseits als Ausgangssubstanzen für chemische Derivierungsprogramme anbieten. Aus der Familie der Clavame, die den Penicillinen nahestehlt, stammt die Clavulansäure, die bei geringer antimikrobieller Aktivität ein starker Hemmstoff vieler β-Lactamasen ist. Diese Eigenschaft prädestiniert die Substanz zur Kombination mit β-Lactamase-empfindlichen Aminopenicillinen, etwa dem Ampicillin oder Amoxicillin. Eine fixe Kombination dieser Art mit dem Namen Augmentin wurde bereits ausgiebig klinisch geprüft und steht in der Indikation für Harnwegsinfektionen kurz vor der Einführung in Großbritannien. Von potentieller klinischer Bedeutung sind auch die Carbapeneme. Diese Verbindungen zeichnen sich durch eine erhebliche chemische und metabolische Instabilität aus. Das in diese Gruppe gehörende Thienamycin darf allerdings aufgrund seiner *in vitro* gemessenen Wirkintensität und vor allem aufgrund der Breite seines Spektrums als das aktivste Antibiotikum gelten, das überhaupt jemals gefunden wurde. Der klinische Erfolg der Carbapeneme wird jedoch davon abhängen, ob es gelingt, chemisch und metabolisch stabile Derivate dieses Strukturtyps herzustellen.

Die Acylureidopenicilline. Der Name dieser Penicilline leitet sich von einer Harnstoffgruppe her, die diese Stoffe in der 6-Acyl-Seitenkette

Fortschritte in der Inneren Medizin
Hrsg. Kommerell/Hahn/Kübler/Mörl/Weber

tragen. Drei Substanzen aus dieser Reihe sind experimentell und klinisch so eingehend untersucht, daß sie einerseits als Gruppe gegenüber anderen β-Lactamen abgegrenzt werden können, andererseits aber auch voneinander unterscheidbar sind. Mezlocillin, Azlocillin und Piperacillin sind bakterizide, gegen ein breites Spektrum gramnegativer Keime wirksame, nicht β-Lactamase-stabile Antibiotika [15]. Keiner dieser Stoffe wird oral resorbiert, die Applikation erfolgt intravenös oder intramuskulär. Pneumokokken, Streptokokken und nicht β-Lactamase-produzierende Staphylokokken gehören ebenfalls in das Spektrum dieser Substanzen. Wegen seiner dem Carbenicillin eindeutig überlegenen Wirkung gegen *Pseudomonas aeruginosa* gilt Azlocillin als Spezial-Penicillin gegen Infektionen mit diesem Keim [3]. Die Substanz kann allein in täglichen Dosen zwischen 4 und 15 g oder auch in Kombination mit einem Aminoglykosid oder einem (β-Lactamase-festen) Cephalosporin verabreicht werden. Mezlocillin zeigt ein breites Spektrum mit relativen „Wirkungslücken" bei Klebsiella/Enterobacter, β-Lactamase-produzierenden *E.-coli*-Stämmen und Staphylokokken, sowie bei *Pseudomonas aeruginosa, Providencia*-Spezies und bei *Serratia*. Die Substanz wird bis zu 25% der verabreichten Dosis über die Galle ausgeschieden und eignet sich aufgrund dieser Eigenschaft besonders zur Therapie von Gallengangsinfektionen. Piperacillin ist dem Azlocillin als Spezialpenicillin gegen *Pseudomonas aeruginosa* mindestens ebenbürtig; im übrigen Spektrum ist die Substanz dem Mezlocillin meist überlegen [9]. Sie verbindet also die positiven Eigenschaften der beiden vorher genannten Stoffe, ohne sich in derselben Weise wie Mezlocillin zur Therapie von Gallenwegsinfektionen anzubieten. Die Acylureidopenicilline sind bei kurzdauernder Applikation gut verträglich und verursachen kaum mehr Probleme als die älteren Penicilline [14]. Zu den häufigeren akuten Nebenerscheinungen gehören Geschmackssensationen, Hautexantheme, sowie Diarrhoe und weiche Stühle. Aus Tierexperimenten ist aber bekannt, daß die Acylureidopenicilline bei längerer Anwendung ein höheres toxisches Potential haben als Penicillin G oder V, Aminopenicilline, Isoxazolylpenicilline oder Carbenicillin. Daran ist zu denken, wenn diese Substanzen einmal in besonders hoher Dosierung über längere Zeiträume (mehrere Wochen) eingesetzt werden sollen.

Die Cephalosporine. Besondere Fortschritte wurden seit Mitte der 60er Jahre auf dem Gebiet der Cephalosporine erzielt: Es hat sich eingebürgert, von Cephalosporinen der ersten, zweiten und dritten Generation zu sprechen [12, 13]. Als Cephalosporine der ersten Generation bezeichnet man die schon erwähnten Präparate Cefalotin, Cefaloridin und das oral verwendbare Cefalexin. Hierher gehören außerdem Cefapirin, Cefacetril, Cefradin und Cefazolin. In ihrer antimikrobiellen Wirksamkeit und ihrem Spektrum unterscheiden sich diese Stoffe voneinander nur minimal. Alle weisen charakteristische Wirkungslücken bei *Klebsiella-Enterobacter, Pseudomonas aeruginosa* und Enterokokken auf. Unter den parenteralen Cephalosporinen der ersten Generation ist das Cefazolin aufgrund seiner pharmakokinetischen Eigenschaften (Halbwertszeit von 120 min) einerseits und seiner guten Gewebediffusion (Verteilungsvolumen beim Menschen 10 l/1,73 m^2 Körperoberfläche) bemerkenswert [8]. Gegenüber dieser ersten Generation von Cephalosporinen brachte die zweite Generation deutliche Verbesserungen in der Wirksamkeit gegen Enterobacteriaceae sowie eine höhere Stabilität gegen β-Lactamasen. Die Hauptvertreter dieser Gruppe sind Cefuroxim, Cefamandol und Cefoxitin. Die zuletzt genannte Substanz ist im strengen Sinn kein Cephalosporin, sondern ein Cephamycin. Das Charakteristikum dieser Substanzklasse ist eine Methoxygruppe in Position 7, die einen enzymatischen Angriff auf den β-Lactam-Ring sterisch verhindert und für die β-Lactamase-Stabilität dieser Substanzklasse verantwortlich ist. Cefoxitin ist der wichtigste Repräsentant der Cephalosporine der zweiten Generation, der auch neben einigen der neueren Cephalosporine (dritte Generation) Bestand haben dürfte.

Cephalosporine der dritten Generation weisen gegenüber dem bereits besprochenen Cefoxitin und Cefuroxim eine noch weiter gesteigerte β-Lactamase-Stabilität auf. Weiterhin zeigen diese Stoffe auch in Bereichen des bakteriellen Spektrums Wirksamkeiten, die von den Vertretern der ersten und zweiten Generation nicht erreicht wurden. Ein drittes Signum der Cephalosporine der dritten Generation ist ihre erheblich gesteigerte Wirkintensität *in vitro*, die sich allerdings in der Klinik bis heute noch nicht in dem erhofften Umfang ausgewirkt hat. Nach ihrem Spektrum lassen sich die Cephalosporine der dritten Generation in folgende drei Gruppen einordnen:

1. Cephalosporine mit sehr breitem Spektrum und besonders guter Wirksamkeit gegen Enterobacteriaceae, *Pseudomonas*, grampositive und gramnegative Anaerobier und in geringerem Umfang auch gegen grampositive Kokken. Hierher gehören: Moxalactam, Cefotaxim, Ceftizoxim und weitere noch in früherem Entwicklungsstadium befindliche Präparate.
2. Cephalosporine mit breitem Spektrum und intensiver Wirkung gegen Enterobacteriaceae, aber nicht gegen Acinetobacter und Serratia. Außerdem fehlende Wirkung gegen gramnegative Anaerobier. Hauptvertreter dieser Gruppe: Cefoperazon.
3. Cephalosporine mit relativ schmalem Spektrum, das *Pseudomonas aeruginosa*, grampositive Kokken, sowie grampositive und gramnegative Anaerobier umfaßt. Nur sehr geringe Wirkung gegen Enterobacteriaceae. Hauptvertreter: Cefsulodin [1, 4, 5, 7, 11].

Der wesentliche therapeutische Fortschritt, der auf dem Cephalosporingebiet während der letzten 10 Jahre erzielt wurde, betrifft folgende Punkte:

1. Wirkung gegen *Pseudomonas aeruginosa*: Cefsulodin, Moxalactam, Ceftizoxim, Cefotaxim und verschiedene andere, noch in Entwicklung befindliche Präparate.
2. Stärkere Wirksamkeit gegen Enterobacteriaceae, auch gegen multipel resistente Keime. Vertreter: Cefotaxim, Moxalactam, Cefoperazon.
3. Hohe Wirksamkeit gegen gramnegative Anaerobier: Cefoxitin, Moxalactam, Ceftizoxim.

Diese Verbesserungen erlauben heute den Einsatz von Cephalosporinen in therapeutischen Situationen, die früher den Aminoglykosiden vorbehalten waren: Dies sind schwere Infektionen mit *Pseudomonas aeruginosa* und anderen gramnegativen Opportunisten, anaerobe Mischinfektionen in der Chirurgie, Gynäkologie und Traumen im Abdominalbereich. Es ist damit zu rechnen, daß sich diese Entwicklung noch fortsetzt, d.h., daß die unverträglicheren und gefährlicheren Aminoglykoside in immer stärkerem Maß durch hochwirksame Cephalosporine ersetzt werden können. Ein völliger Ersatz der Aminoglykoside durch Cephalosporine, wie er zuweilen von Klinikern propagiert wird, erscheint hingegen weder praktikabel noch wünschenswert: gerade die Unterschiedlichkeit der beiden Substanzklassen im Hinblick auf ihre antibakteriellen Wirkungsmechanismen sowie auf die Mechanismen der Resistenzentstehung und Resistenzausbreitung legen es dringend nahe, diese Substanzklassen auch in Zukunft alternativ zueinander einzusetzen und sie – in besonders komplizierten Fällen – auch kombiniert zu verwenden. Bereits die älteren Cephalosporine sind erfolgreich zur Therapie von Harnwegsinfektionen eingesetzt worden. Die Cephalosporine der dritten Generation sollten der Initialtherapie schwerer Fälle vorbehalten bleiben.

Die neuen Cephalosporine haben aufgrund ihrer bakteriziden Wirkung und ihres breiten Spektrums, das Enterobacteriaceae, Anaerobier und in einigen Fällen sogar Teile der *Pseudomonas-aeruginosa*-Flora einschließt, eine besondere Funktion in der Behandlung schwerer Infektionen noch *unbekannter Ätiologie*. Ebenso sind sie zum prophylaktischen Einsatz in der Herzchirurgie, der orthopädischen, urologischen und gynäkologischen Chirurgie, wie auch in der allgemeinen Abdominalchirurgie geeignet [10].

Neue Grundkörper. Unter den neu aufgefundenen β-Lactam-Strukturen ist allein die Clavulansäure, ein Clavam, im Begriff, klinische Bedeutung zu gewinnen. Clavulansäure kommt in der Natur als Stoffwechselprodukt von *Streptomyces clavuligerus* vor. Die Substanz ist ein starker Hemmstoff verschiedener epidemiologisch weit verbreiteter β-Lactamasen, besonders auch der TEM-β-Lactamase. Wie zu erwarten, zeigt die Substanz zusammen mit anderen β-Lactamen, die durch β-Lactamasen zerstört werden, einen ausgeprägten Synergismus. Dieser Synergismus ist auch *in vivo* gut nachweisbar. Er war Anlaß zur Entwicklung einer fixen Kombination aus 250 mg Amoxicillin zusammen mit 125 mg Clavulansäure. Das annähernd identische pharmakokinetische Verhalten der beiden Kombinationspartner war für den klinischen Erfolg ausschlaggebend. Inzwischen hat sich herausgestellt, daß die Kombination aus Amo-

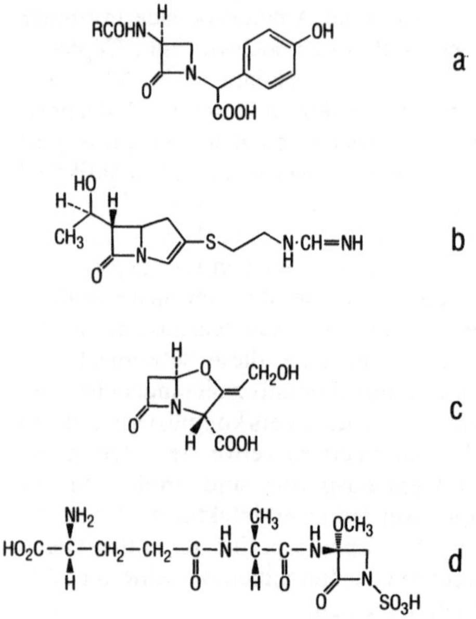

Abb. 1. (a) Grundgerüst Nocardicin, (b) Thienamycin, (c) Clavulansäure, (d) Sulfacezin

xicillin und Clavulansäure eine überaus effiziente Therapie von Harnwegsinfektionen mit β-Lactamase-bildenden gramnegativen Keimen ermöglicht [2].

Die Auffindung weiterer β-Lactame, wie z.B. der Nocardicine, der Carbapeneme (Thienamycin) und erst kürzlich der Sulfazecine [6] zeigt, daß auch jenseits der z.Z. dominierenden semisynthetischen Abwandlungen der Cephalosporine mit neuen, z.T. überraschenden Strukturen zu rechnen ist (Abb. 1). Die semisynthetische Bearbeitung einiger dieser neuen Prototypen wird vermutlich schon in naher Zukunft zu neuen β-Lactam-Antibiotika mit noch verbesserten, zumindest aber mit weiter spezialisierten Eigenschaften führen. Wir können also davon ausgehen, daß die relative Bedeutung der β-Lactame gegenüber anderen Antibiotika und Chemotherapeutika in den nächsten Jahren noch zunehmen wird.

Literatur

1. Baker CN, Thornsberry C, Jones RN: In Vitro Antimicrobial Activity of Cefaperazone, Cefotaxime, Moxalactam (LY 127935), Azlocillin, Mezlocillin, and Other β-Lactam Antibiotics Against *Neisseria gonorrhoeae* and *Haemophilus influenzae*, Including β-Lactamase-Producing Strains. Antimicrob Agents Chemother 17: 757–761 (1980)
2. Ball AP, Davey PG, Geddes AM, Farrell ID, Brookes GR: Clavulanic Acid and Amoxycillin: a Clinical, Bacteriological, and Pharmacological Study. Lancet I: 620–623 (1980)
3. Coppens L, Klastersky J: Comparative Study of Anti-Pseudomonas Activity of Azlocillin, Mezlocillin, and Ticarcillin. Antimicrob Agents Chemother 15: 396–399 (1979)
4. Fu KP, Neu HC: The Comparative β-Lactamase Resistance and Inhibitory Activity of 1-Oxa Cephalosporin, Cefoxitin, and Cefotaxime. J Antibiotics 32: 909–914 (1979)
5. Fu KP, Neu HC: Antibacterial Activity of Ceftizoxime, a β-Lactamase-Stable Cephalosporin. Antimicrob Agents Chemother 17: 583–590 (1980)
6. Imada A, Kitano K, Kintaka K, Muroi M, Asai M: Sulfazecin and Isosulfazecin, Novel β-Lactam Antibiotics of Bacterial Origin. Nature 289: 590–591 (1981)
7. Jones RN, Fuchs PC, Sommers HM, Gavan TL, Barry AL, Gerlach EH: Moxalactam (LY 127935), a new Semisynthetic 1-Oxa-β-Lactam Antibiotic with Remarkable Antimicrobial Activity: In Vitro Comparison with Cefamandole and Tobramycin. Antimicrob Agents Chemother 17: 750–756 (1980)
8. Kirby WMM, Regamey C: Pharmacokinetics of Cefazolin Compared with four other Cephalosporins. J Infect Dis 128 (Suppl): S 341–S 346 (1973)
9. Maschka K, Dickert H, Braveny I: In vitro Activity of Piperacillin Compared with that of Ampicillin, Ticarcillin, Azlocillin, and Mezlocillin. Arzneim-Forsch/Drug Res 30 (I), 2: 304–307 (1980)
10. Neu HC: The Place of Cephalosporins in the Antibacterial Treatment of Infectious Diseases. J Antimicrob Chemother 6 (Suppl. A): 1–11 (1980)
11. Neu HC, Aswapokee N, Fu KP, Aswapokee P: Antibacterial Activity of a new 1-Oxa Cephalosporin Compared with that of other β-Lactam Compounds. Antimicrob Agents Chemother 16: 141–149 (1979)
12. Norby R: Newer Cephalosporins and Cephamycins – a Review. Scand J Infect Dis (Suppl) 13: 83–87 (1978)
13. O'Callaghan CH: Description and Classification of the Newer Cephalosporins and their Relationships with the Established Compounds. J Antimicrob Chemother 5: 635–671 (1979)
14. Schacht P: Neue Entwicklungen und theoretische Grundlagen bei Penicillinen. Med Welt 29: 696–700 (1978)
15. Verbist L: Comparison of the Activities of the new Ureidopenicillins Piperacillin, Mezlocillin, Azlocillin, and Bay k 4999 against Gram-Negative Organisms. Antimicrob Agents Chemother. 16: 115–119 (1979)

Stationäre Aufnahmeplanung: Klinisch oder statistisch-mathematisch?

U. Göbel, M. Jacubeit und G. Schneider

Die starken Kostensteigerungen im Krankenhauswesen haben vor allem im amerikanischen Raum dazu geführt, daß Krankenhausleitungen sich wieder verstärkt analytischen oder heuristischen Instrumenten zugewandt haben, die es ermöglichen sollen, die Nachfrage nach Leistungen einzelner Abteilungen genauer vorauszuschätzen. Damit sollen vor allem Ressourcenallokationen und Budgetentscheidungen optimiert werden. Diese Verfahren haben sich in der Vergangenheit sowohl auf die Struktur und den Aufbau als auch auf den Prozeß bezogen. Alle Lösungsansätze geben impliziert vor, daß keine erkenntnistheoretischen Probleme existieren. Daß dieses nicht unbedingt zutreffend ist, soll im folgenden anhand eines Modells der Aufnahmeplanung stationärer Patienten gezeigt werden.

Seit nahezu drei Jahrzehnten wird versucht, die Aufnahmeplanung stationärer Patienten mit analytischen oder heuristischen Verfahren zu steuern[1]. Zielsetzung dieser Methoden ist meist die gleichmäßige Auslastung der Station oder anderer Einrichtungen, wie OP, Röntgen, Endoskopie u. ä. Begründet wird dies mit der richtigen Vorstellung, daß das ökonomisch optimale Ergebnis bei gleichmäßiger Auslastung zu erreichen ist. Grundlage fast aller Aufnahmeplanungsverfahren ist dabei die Schätzung der Verweildauer von Patienten. Als Parameter wird die Zahl der belegbaren Betten angenommen. Ein einfaches Beispiel ist das statistische Modell von Barber (1977).

Ausgangspunkt der Überlegungen ist die Mitternachtsstatistik c_t zum Zeitpunkt t.

$$c_t = c_{t-1} + b_t + s_t + x_t - y_t \tag{1}$$

wobei b die vorgeplanten Aufnahmen,
s die am Tage selbst vorgenommenen Aufnahmen,
x die Notaufnahmen und
y die Entlassungen sind.

[1] Vgl. hierzu die umfangreiche Bibliographie von Köhler (1977)

Für eine Periode gilt dann entsprechend:

$$c_t = c_o + \sum_{i=1}^{t}(b_i + s_i + x_i) - \sum_{i=1}^{t} y_i \tag{2}$$

wobei c_o der Ausgangskrankenbestand ist. Gleichung (2) läßt sich auch darstellen als Ergebnis der Entlassungen einzelner Gruppen, die zum Zeitpunkt k eingeliefert werden:

$$c_t = c_o \sum_{i=1}^{t} y_i(c_o) + \sum_{i=1}^{t}[b_i - \sum_{k=1}^{i} y_i(b_k) + s_i - \sum_{k=1}^{i} y_i(s_k) + x_i - \sum_{k=1}^{i} y_i(x_k)] \tag{3}$$

wobei $y_i(c_o)$ die Entlassungen am Tage i der Gruppe c_o,
$y_i(b_k)$ die Entlassungen am Tage i der Gruppe b_k,
$y_i(s_k)$ die Entlassungen am Tage i der Gruppe s_k und
$y_i(x_k)$ die Entlassungen am Tage i der Gruppe x_k sind.

Aus dem rechten Term der Gleichung (3) lassen sich nun mit Konvoluten Entlassungswahrscheinlichkeitsverteilungen bestimmen. Voraussetzung für diese Methode ist statistische Unabhängigkeit und die Möglichkeit, die Verteilungen durch Normalverteilungen zu approximieren. Es ist zweifelhaft, ob sich Barbers Modell für Verfahren der Aufnahmeplanung wirklich eignet, denn er setzt voraus, daß

$$b_t \neq f(s_t, x_t, y_{t-1}, \ldots y_{t-n}). \tag{4}$$

Bedingung (4) enthält eine Reihe von impliziten Annahmen: Die Zahl der belegbaren Betten wird als konstant angesehen. Es wird vermutet, daß es medizinisch indizierte Verweildauern gibt, die statistisch schätzbar sind. Die Verweildauern sollen darüber hinaus unabhängig von der Nachfrage sein und keinen saisonalen Schwankungen unterliegen. Diese Annahmen sollen im folgenden näher untersucht werden. Mit dem Begriff „Bett“ wird in Deutschland zunächst das Planbett bezeichnet. Es stellt für das Krankenhaus eine durchschnittlich anzustrebende Kenngröße dar, die langfristig gelten soll. Als Kapazitätsparameter ist es für die kurzfristi-

Fortschritte in der Inneren Medizin
Hrsg. Kommerell/Hahn/Kübler/Mörl/Weber

ge Planung nicht geeignet. Deshalb gehen die meisten Modelle von aufgestellten oder von der Zahl der ärztlich oder pflegerisch betreubaren Betten (Meyer 1975) aus. Auch dieser Wert ist kurzfristig nicht konstant. Prinzipiell ist die Entscheidung, ein Bett mehr oder weniger aufzustellen und damit zu belegen, abhängig vom verfügbaren Raum. Daneben werden aber auch medizinische Gründe maßgebend. Eine moderne Pflegegruppe mit 20 Planbetten besteht in der Regel aus 12 Krankenzimmern, die alle gleichartig ausgestattet sind. Eine derartige Station kann bis zu 24 Betten regulär belegen. Das heißt, es ist eine Pufferkapazität von 20% vorhanden. Die Zahl der effektiv belegten Betten in der Station ist dabei abhängig von der Art und dem Verlauf der Erkrankung des jeweils nachfragenden Patienten selbst und der zum gleichen Zeitpunkt bereits in der Station liegenden bzw. nachfragenden anderen Patienten. Die Kapazität weist daher eine erhebliche Streubreite in Abhängigkeit vom Krankheitsspektrum auf. Ein interstationärer Ausgleich wird aber mit zunehmendem Spezialisierungsgrad immer weniger möglich. Eine Klinik der Inneren Medizin in der Maximalversorgung kann daher für die Zwecke der Aufnahmeplanung hinsichtlich ihrer Kapazität keineswegs als homogen angesehen werden. Mit einem analytischen Modell kann zum gegenwärtigen Zeitpunkt die Kapazität aus fachlich-medizinischen Gründen endogen nicht bestimmt werden.

Die zweite wesentliche Größe für jede Aufnahmeplanung ist die individuell zu schätzende Verweildauer. Die meisten Autoren, z. B. Meyer (1975), Schläger (1976), Barber (1977), Trivedi (1980), gehen davon aus, daß bei genügend großer Datenbasis die Verweildauer innerhalb bestimmter Grenzen theoretisch-statistisch genügend genau vorausgeschätzt werden kann. Wenn also etwa Diagnose und Stadium einer Erkrankung mit genügender Sicherheit feststehen, ein Therapieplan entwickelt worden ist, dann sei eine Vorausschätzung generell möglich. Diese Vorstellung enthält drei implizite Annahmen:

a) Multimorbidielle Krankheitsbilder werden modellmäßig nicht berücksichtigt.
b) Die Eingangsdiagnose ist konsistent.
c) Alle Diagnostik- und Therapieeinrichtungen sind in genügender Menge vorhanden, so daß keine verweildauerverlängernden Engpässe bei der Behandlung eintreten.

Diese Annahmen treffen in der Realität nur selten zu.

Theoretisch ist die Verweildauer von einer Vielzahl von Faktoren abhängig, von denen neben dem Alter die wichtigste die Kombination aus Erst-, Zweit- und Drittdiagnose ist. Dabei beeinflußt im Regelfall nicht nur die Kombination der Diagnosen, sondern auch deren Reihenfolge die durchschnittliche Verweildauer. Theoretisch müßte für jede dieser Kombinationen eine individuelle Statistik geschätzt werden. Jede dieser Statistiken muß auf das einzelne Krankenhaus bezogen werden, da aufgrund der Therapiefreiheit unterschiedliche therapeutische Ansätze bei gleicher Diagnose zulässig sind. Für ein Krankenhaus der Maximalversorgung etwa im Bereich der Inneren Medizin ist dies eine unlösbare Aufgabe. Nach der Internationalen Klassifikation der Krankheiten ICD (1979) sind von den insgesamt 900 Diagnosen, die dort aufgeführt sind, 365 als internistisch behandlungswürdig zu bezeichnen. Nimmt man an, daß etwa ein Drittel dieser Diagnosen für Verweildauerschätzungen tatsächlich relevant wird und daß jede der relevanten Diagnosen auch als Zweitdiagnose auftauchen kann, bei Vernachlässigung von Dritt- und weiteren Diagnosen, so müßte man insgesamt 14762 einzelne Statistiken schätzen. Nimmt man eine Gleichverteilung der Diagnosen an, dann wären bei einer Klinik mit 300 Betten, 85prozentiger Auslastung und einer mittleren Verweildauer von 13 Tagen 2,06 Jahre erforderlich, um jede Diagnose wenigstens einmal abzudecken. Um also zu statistisch signifikanten Ergebnissen zu kommen, ist für eine Vielzahl von Diagnosen ein relativ langer Zeitraum erforderlich. Selbstverständlich muß dabei auch noch die Altersabhängigkeit berücksichtigt werden. Eine Schätzung dieser Form wäre erkenntnistheoretisch zulässig, unterstellte man, es gäbe keinen medizinischen Fortschritt. Denn dann kann man in einer Reihe von Jahren die entsprechenden Verweildauern schätzen und sie als Prognoseparameter einsetzen. Wie sehr aber der medizinisch-technische Fortschritt die Verweildauern beeinflußt, wird am Beispiel des Computertomographen in Verbindung mit der Bestrahlungsplanung unmittelbar deutlich.

In den meisten Modellen werden mit Hilfe von

Ex-post-Analysen Verweildauerverteilungen empirisch ermittelt. Sie basieren i.d.R. auf den Entlassungsdiagnosen. Diese Verteilungen sind als Approximation für Prognosemodelle dann geeignet, wenn die Verteilungen, die sich aufgrund von Eingangsdiagnosen ergeben würden, der gleichen Grundgesamtheit angehören, wenn also die Eingangsdiagnose konsistent ist. Das erscheint jedoch höchst zweifelhaft, da nach einer Untersuchung von Leske (1978) nur 59,6% aller internistischen Eingangsdiagnosen invariant blieben. Wegen der relativ geringen Präzision diagnostischer Kategorien und der temporalen Varianz versuchen deshalb Trivedi (1980) und andere Autoren ebenso wie Barber (1977), Verweildauerschätzungen dadurch zu erhalten, indem sie einfach Cluster mit relativ geringer Streuung gewinnen, um diese dann für Voraussagen einzusetzen. Diese Modelle haben jedoch keinen analytischen Erklärungswert mehr; sie sind lediglich geeignet, Entscheidungsregeln aufgrund gegenwärtiger, jedoch nicht analysierbarer Zustände zu liefern. Sie können daher weder Aufnahmeplanungen optimieren noch Entscheidungsregeln angeben, wie bei Änderungen des Patientenmixes oder neuer medizintechnischer Verfahren zu reagieren sei. Die rein statistischen Verfahren sind daher nichts weiter als heuristische Methoden, die einen sehr hohen Aufwand an Rechenzeit benötigen.

Die bisher geübten Aufnahmeverfahren, die dezentral von den Stationen ausgehen, erscheinen hingegen sehr viel sinnvoller, da sie im Gegensatz zu den reinen statistisch-mathematischen Methoden die klinische Erfahrung des Arztes mitberücksichtigen. Dazu gehören neben medizinischen Kriterien vor allen Dingen auch Fragen, inwieweit eine Station noch belastet werden kann, ob etwa die Schwestern nach fünf Zugängen noch einen sechsten verkraften, oder ob man einen Patienten aus sozialen Gründen am Wochenende entlassen soll oder nicht. Statistisch-mathematische Modelle sind aus erkenntnistheoretischen Gründen nicht geeignet, die klinische Erfahrung des Arztes hinreichend abzubilden. Ob dies bei der zunehmenden Mathematisierung der Medizin möglich sein wird, kann zum gegenwärtigen Zeitpunkt theoretisch nicht eindeutig geklärt, muß aber füglich bezweifelt werden.

Literatur

Barber RW: A Unified Model for Scheduling Elective Admissions. In: Health Services Research, p 407 ff. Winter 1977

Internationale Klassifikation der Krankheiten (ICD): 1. Band, 1979, Bonn 1979

Köhler CO et al.: Patient Scheduling (Bibliography). In: Methods of Information in Medicine. Vol 16, pp 112–115 (1977)

Leske ChM et al.: Discrepancies between Admission and Discharge Diagnoses in a University Hospital. In: Medical Care. Vol XVI, Nr 9, pp 740–748 (1978)

Meyer M, Schläger W: Ablaufplanung im Krankenhaus mit Hilfe von Operations-Research-Modellen. In: Die Unternehmung in ihrer gesellschaftlichen Umwelt (Mertens P, Hrsg). Wiesbaden 1975

Schläger W: Die Planung der Aufnahme stationärer Patienten in einem Krankenhaus – dargestellt am Beispiel der Medizinischen Klinik der Universität Erlangen-Nürnberg. Dissertation, Universität Erlangen-Nürnberg 1976

Trivedi VM: A Stochastic Model for Predicting Discharges: Application for Achieving Occupancy Goals in Hospitals. Socio-Econ Plan Sci 14: 209–215 (1980)

KARDIO-ANGIOLOGIE

Große Herzkrankheiten als Fernwirkung sogenannter Reifungskrisen – Phylogenetische Vincula des Menschenherzens

W. Doerr*

Hand, Herz und Hirn haben den Menschen zu dem gemacht, was er heute ist. *Wir* sprechen vom *Herzen*. Es trägt folgende elementare Konstruktions- und Funktionsmerkmale:

1. Unser Herz ist *metameral* gegliedert, und es ist *antimeral* gebaut;
2. es bedient *zwei* Kreisläufe in *einem* Arbeitsgang, dabei sind diese, d.h. großer und kleiner Kreislauf,
3. *parallel und hintereinander* geschaltet und
4. es arbeitet *rhythmisch,* d.h. mit bestimmten Beschleunigungen und Verlangsamungen.

Für den Kardiologen vom Fache mag das Schopenhauer-Wort gültig sein: „Der Wahrheit ist ein kurzes Siegesfest beschieden, zwischen den beiden langen Zeiträumen, da sie als paradox verbannt und als trivial gering geschätzt wird!" Donnoch *muß* man an dieser *Vierzahl der Merkmale* (Tetraktys im Sinne der Pythagoraeer) festhalten, wenn man folgende anthropomorphen Merkmale als solche sehen und verstehen will:

1. Unser Herz trägt die Züge der Heterochronie,
2. in deren Folge entstehen drei große Krankheitskomplexe:
   a) seitendifferente Pathoklise der Herzkammerwände mit Konsequenzen,
   b) territoriale Bindung der Myokardinfarkte,
   c) Rhythmusstörungen durch „Nebenverbindungen" u.a.

Zur Problemgeschichte

Als ich im September 1937 meinen Lehrer Alexander Schmincke um eine Doktorarbeit bat, überließ er mir die Analyse zweier Casus angeborener Herzfehler im Sinne der von A. Spitzer inaugurierten Theorie. Spitzer, am Institut von Julius Tandler in Wien, hatte seit 1919 über „Ursachen und Mechanismen der Zweiteilung des Wirbeltierherzens" gearbeitet. Dabei hat er sich bemüht, bestimmte Ereignisabläufe („Torsion" des arteriellen und „Gegentorsion" des venösen Herzendes) aus der *Phylogenese* verständlich zu machen. In diesem Zusammenhang gelangen ihm *zwei* „Würfe": Die Erkenntnis der „Wechsel- und Hintereinanderschaltung" der Kreisläufe (Lungen- und Körperarterienbahn) *und* einer gewissen Parallele zwischen der Organisation der äußeren Atmung und der im Dienste der biotechnischen Schaltaufgabe unverzichtbaren sog. Torsion.

Die in ihrem gedanklichen Ansatz bestrickende Idee Spitzers brachte eine unglaubliche Stimulation in die seit C.v. Rokitansky, Herxheimer und Mönckeberg zur Ruhe gekommene Debatte. Es war nicht die Absicht Spitzers zu zeigen, daß rezente Herzmißbildungen wegen phänomenologisch verwandter Züge „naturgetreue" Kopien, z.B. von Reptilienherzen, sein könnten. Denn es war ja klar, daß ein Menschenherz immer nur ein Menschenherz sein konnte. Aber das Beispiel der *technischen* Materialbewältigung im zeitlich unendlichen Geschehen der Ahnenreihe ließ bei enger Bündelung der Indizien so etwas wie eine *naturhistorische Betrachtung* (Rössle 1923) zu: Mit anderen Worten, die

---

* Die Innere Medizin ist das Rückgrat der Medizin als Heilkunde, der Internist die Gravitationsachse einer Medizinischen Fakultät. Gotthard Schettler, unserem iatromantis, diese Zeilen zur Vollendung des 65. Lebensjahres (13. April 1982) mit herzlichen Grüßen, Dank und Wünschen

Fortschritte in der Inneren Medizin
Hrsg. Kommerell/Hahn/Kübler/Mörl/Weber

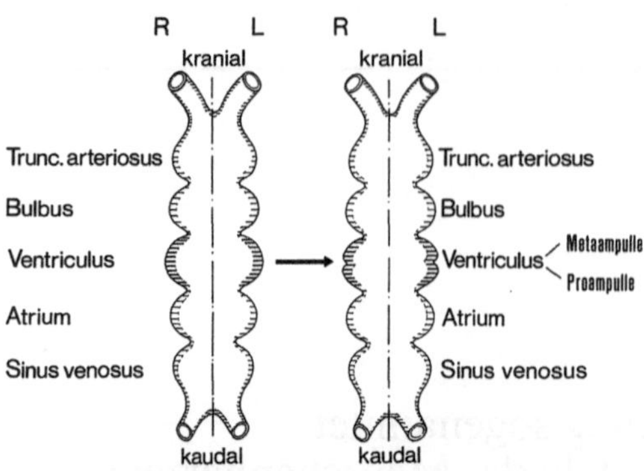

Abb. 1. Schema der originären Gliederung des primitiven Wirbeltierherzens. Typisch ist der metamerale Bau. Die hier eingetragenen Metamere sind zunächst nicht deutlich gegeneinander abgegrenzt. Das Teilbild *links* bringt also eine „Übertreibung". Im Teilbild *rechts* wird die „progressive Metamerisierung" verdeutlicht. Letztere ist charakteristisch für den differenzierenden Fortgang der Entwicklung

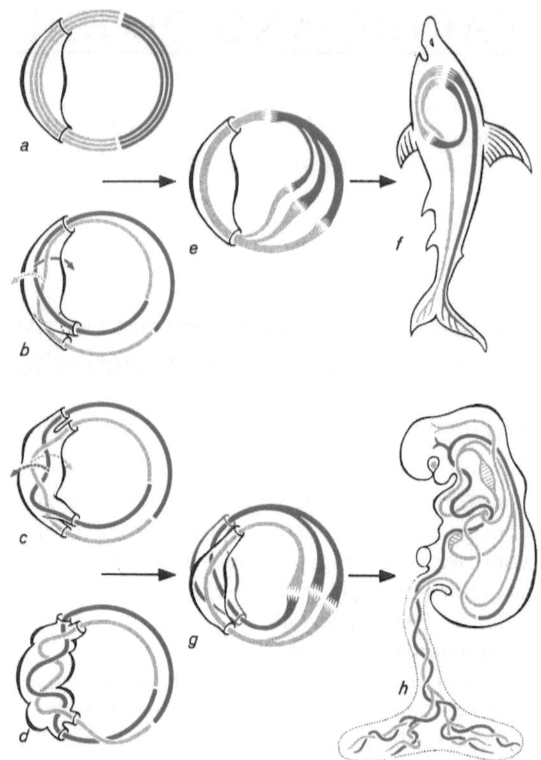

Abb. 2. Schema der Organisation des Zusammenspiels der im Dienste der Sauerstoffaufnahme *und* der Sauerstoffabgabe stehenden *Partialkreisläufe.* Erst dann, wenn die Herzanlage eine Stauchung erfährt, beginnen die Kreisläufe einander zu umschlingen. (Nach Goerttler 1958 und 1963, mit freundlicher Erlaubnis)

Störung der äußeren Atmung *könnte* mit dem Mangel einer Torsion am arteriellen Herzende verknüpft sein, so wie man in der Tierreihe eigenartige Herzformen konstatieren kann, die *so* und nur *so* bei bestimmten Organisationsmerkmalen der äußeren Atmung gesehen werden. Ich habe diese Zusammenhänge mehrfach, zuletzt in dem Aufsatz „Grundsätzliches zur Organisation des Herzens" (1980) dargestellt.

In den Jahrzehnten zwischen 1940 und 1970 hat die Arbeitsweise Spitzers im internationalen Schrifttum mehr Ablehnung als Zustimmung gefunden (Goerttler 1958, 1963, 1967). Pernkopf und Wirtinger (1933) zeigten, daß Spitzer zahlreiche Irrtümer bei der Bewältigung vergleichend-anatomischer Tatsachen unterlaufen waren. Man wandte sich daher wiederum stärker einer ontogenetischen Betrachtung zu (Streeter 1942; Shaner 1951; Grant 1962; Bankl 1971, 1977; van Praagh 1971; van Praagh u. Mitarb. 1971). *Diese* Haltung, so sehr sie berechtigt, ja für die Klärung bestimmter (ontischer) Sachverhalte unerläßlich ist, verstellt aber den Blick für „höhere" Zusammenhänge. Wenn ich recht sehe, hat nur Portmann, wenn auch nicht am Beispiel der Herzentwicklung, auf diese Umstände aufmerksam gemacht: Wenn einer Arbeitsweise die bewährten Methoden einer sonst erprobten Exaktheit nicht zur Verfügung stehen – wie etwa dem morphologischen Vergleich und der systematischen Ordnung pathischer Phänomene im Fortgang erdgeschichtlicher Reihen –, so darf uns das nicht von der Einsicht abbringen, daß in solchen Gebieten die sichtbaren Zusammenhänge dennoch ein Glied der Wirklichkeit sind. *Diese als solche zu erkennen,* erfordert eine angemessene Methode (Portmann 1970).

Material und Methode

Wer einen Neujahrskarpfen (cyprinus carpio) mortifiziert, sieht kranial und ventral ein longitudinal orientiertes, aus einigen „Kompartimenten" gleich „Kammern" zusammengesetztes Herz, das eine venoarterielle, kaudo-kranial aufsteigende Peristaltik präsentiert. Das Herz ist *metameral* gegliedert, jedoch *antimeral* nicht, jedenfalls nicht ordentlich unterteilt. Es hat eine entfernte Ähnlichkeit mit den Verhältnissen, die in der Abb. 1 skizziert sind.

In der Wirbeltierreihe besteht eine *Tendenz zur fortschreitenden Metamerisierung* (Abb. 1, rechts). Bluttransport sowie Art und Ort der Sauerstoffaufnahme stehen in einer inneren Beziehung. Klaus Goerttler hat dies in seiner Habilitationsschrift (1958) ausgezeichnet dargestellt und 1963 in eine neue Form gebracht (Abb. 2). Wenn man die „essentials" herausschält, wird klar: Indem das Herz als muskuläres, einer mechanischen Leistung verpflichtetes Organ eine Veränderung seiner Gestalt erfahren mußte, nämlich von einem rohrartigen Gebilde zu einer „gestauchten" kompakten „Schleife" umgewandelt wurde, trat ein höchst bemerkenswerter Vorgang ein: Die Blutstromfäden fingen an, einander spiralig zu umschlingen (Abb. 3). Die Folge hiervor war die „Austauschschaltung" der beiden Kreisläufe. Was der eine an Blut fördert (Körperkreislauf), muß der andere auf den ml genau aufnehmen und weitergeben (Lungenkreislauf), sonst stimmt die Bilanz nicht.

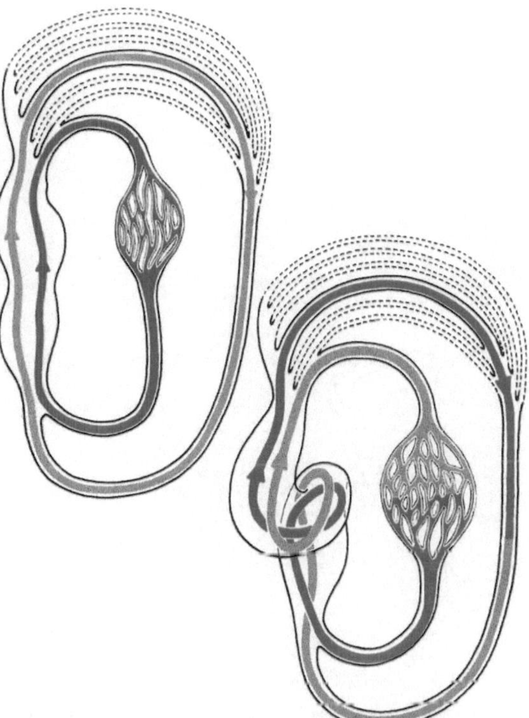

Abb. 3. Vereinfachte Nebeneinanderstellung der beiden Kreisläufe (sauerstoffaufnehmender, sauerstoffabgebender Kreislauf). Im Bilde *links* Parallelschaltung ohne Blutaustausch: im Bilde *rechts* Parallel- *und* Hintereinanderschaltung. (Nach Doerr 1966, verändert)

Warum aus dem Herzschlauch eine Schleife werden mußte, wissen wir nicht sicher. Es hängt dies wahrscheinlich einmal damit zusammen, daß ein muskelstärkeres „Triebwerk" benötigt wurde, um mehr Blut in der Zeiteinheit fördern zu können. Die Blutumlaufgeschwindigkeit einerseits, die Utilisation der Blutgase andererseits mußten größer werden, indem im *Devon* die Eroberung der Festlandmassen durch Amphibien und Reptilien in Szene ging. Die Übergangsformen zwischen Reptilien und Säugern, die Theriodontier, lebten in der *Kreidezeit.*

Wie es hatte sein können, daß ausgerechnet die Stromfäden der Kiemenbogenarterien IV und VI (Aorta und Pulmonalarterie) in die Wechsel-(Austausch-)schaltung gebracht wurden, wissen wir ebenfalls nicht. Es mag sein, daß hämodynamische Bedingungen oder aber „Sog" und „organäres Blutgefühl" Pate gestanden hatten.

Als dritte Besonderheit dieses Frühstadiums sei angemerkt, daß in dem Augenblick, in dem subendokardiale, der Stromrichtung parallele muskuläre Brükkenfasern auftraten, die Herzaktion *rhythmisch* wurde, ausgezeichnet durch bestimmte Beschleunigungen und Verlangsamungen!

Eine kritische Phase der Entwicklung des menschlichen Herzens fällt in die Zeit zwischen dem 23. und 34. Tag der menschlichen Embryonalentwicklung. Jetzt finden gewaltige Materialbewegungen statt. Der Herzschlauch wird gestaucht, bajonettförmig gewinkelt, zur Schleife gefaltet und zu einem Hohlorgan gestaltet, das eine „gedrungene" Gestalt besitzt. Wenn man die Ereignisse in Originalschnitten verfolgt, hat man Mühe, die entscheidenden Vorgänge zu *sehen.* Auch der geübte Histologe ist es nicht gewöhnt, embryonales Gewebe zu differenzieren. Alles, was er sieht, scheint ihm monomorph. *Allein deshalb* bedienen wir uns eines Schemas (Abb. 4): Teilbild a zeigt das idealisierte System von Vorhofanlage (hinten oben), Kammeranlage (unten) sowie Bulbustrunkusanlage (vorn oben) *in der Ansicht von ventral.* Die Kammeranlage besteht aus einem Ein- und einem Ausströmungsteil (Pro- und Metaampulle); sie stehen jetzt (25. Tag) parallel zur Bildebene, *also frontal.* Teilbild b zeigt die Ansicht der Kammerbasis von kranial. Die Anlage von Sinus und Vorhof einerseits, von Bulbus und Truncus andererseits sind abgetragen. Es ist, als wäre das Teilbild a im Bereiche der Atrioventrikular- und der Ventrikulobulbargegend glatt

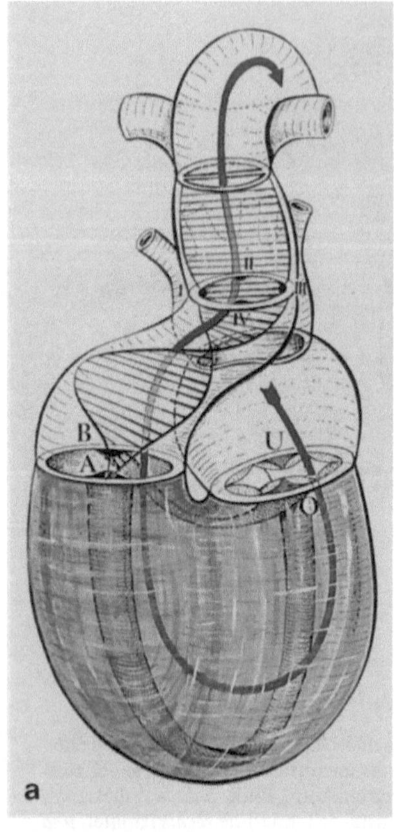

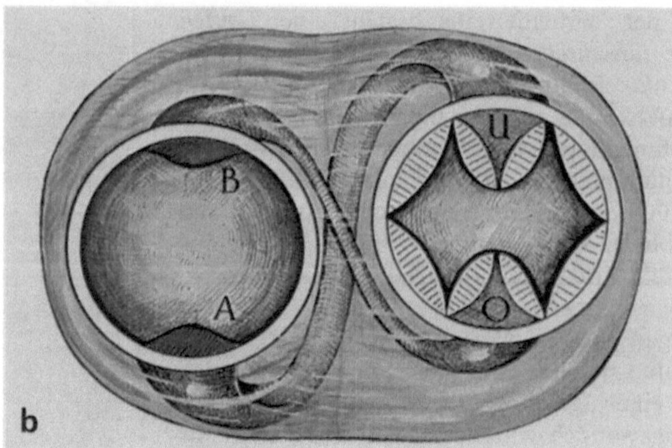

Abb. 4a, b. Schema der Herzentwicklung, etwa 23./24. Tag des Embryonallebens. (a) Ansicht von vorn; (b) nach Abtragung der Vorhof-Sinusanlage einerseits, der Bulbustrunkusanlage andererseits; Ansicht von kranial. *O* und *U* Hauptendokardkissen am Ohrkanal, *A* und *B* proximale Bulbuswülste, *I* - *IV* distale Bulbuswülste. Die Leisten *A* - *U* und *B* - *O* markieren prospektiv den späteren Verlauf der Kammerscheidewand. Grün = Proampulle = originäre Kammeranlage = Priscokard; Braun = Metaampulle = Neokard

durchschnitten, die Kammeranlage aber nach vorn gekippt.

Die Buchstaben U und O bezeichnen die Hauptendokardkissenanlagen der AV-Grenze, die Buchstaben A und B die sog. proximalen, die Ziffern I bis IV die distalen Bulbuswülste. Die Wülste zwischen U und A sowie O und B nennt man Septumleisten. Sie markieren die prospektive Insertionslinie der Kammerscheidewand.

Gegen den 34. Tag der Entwicklung ist die Situation eine andere geworden: Die Metaampulle, d. h. der distale Teil der Kammeranlage, sowie Bulbus und Truncus stehen jetzt *vor* (ventral) der Atrioventrikularregion (Abb. 5). Die Septumleisten werden der Sagittalebene genähert. Teilbild a zeigt die idealisierte Herzanlage als Ganzes und von ventral, Teilbild b die Verhältnisse an der Kammerbasis.
Dabei kommt es zu einer für das Wirbeltierherz charakteristischen „schraubigen Schrumpfung" derart, daß die Metaampulle nach links „versetzt" wird. Diese Tatsache hat zur Folge, daß der spätere rechte Ventrikel quantitativ überwiegend aus dem Priscokardium (Palaeokard) gebildet wird, der linke Ventrikel einen „Neuerwerb" (Neokard) darstellt.

Die rechte Kammer behält die originäre Position; ihr Myoepikardmantel ist der historische; die linke Kammer wurde vor langen Zeiten (Devon) in die jetzige Lage gebracht, sie hat neue und eigene Aufgaben erhalten. Sie stellt im Vergleich mit den Grundstrukturen des Wirbeltierherzens einen Neuerwerb dar, der auch anders gebaut ist. Die Wand der rezenten linken Herzkammer trägt die Züge sog. Heterochronie.

Unsere Untersuchungen gründen sich

1. auf die Schnittserien von 30 menschlichen Embryonen. Als vorläufiges Ergebnis wurde ein Mißbildungskalender erarbeitet. Er gibt uns die Möglichkeit, mit einiger Sicherheit zu sagen, wann welche Ereignisse zu welchen Störungen geführt hatten und was deren Folge gewesen ist (Chuaqui u. Bersch 1973).

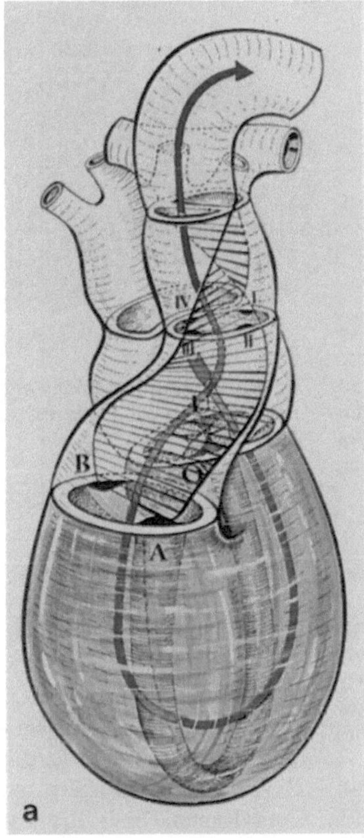

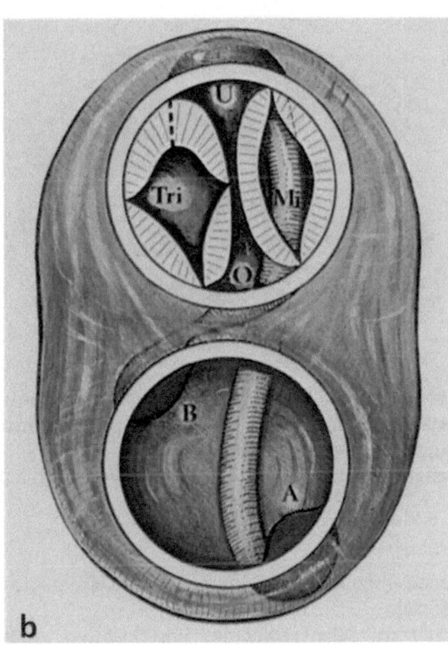

Abb. 5 a, b. Entsprechende Verhältnisse wie in Abb. 4, *jedoch* nach Durchführung einer charakteristischen *Bewegung* aus der Frontal- in die Sagittalebene. Es kommt jetzt zu einer „schraubigen Schrumpfung", denn das braun-getönte Neokard wird nach ventral und links gedrängt. Daher: der linke Ventrikel besteht vorwiegend aus phylogenetisch jüngerem Material (braune Farbtönung). Um zu begreifen, welch eigenartige Wachstumsvorgänge abgelaufen sind, muß man die Abb. 4 a und 5 a sowie 4 b und 5 b miteinander vergleichen

2. Sie verwerten die Arbeiten von W. Bersch, der sich u. a. mit der Erstellung von Wachsplattenmodellen der kritischen Phase (23. bis 34. Tag der Herzentwicklung) befaßt hatte.
3. Sie fußen auf der unter Leitung von W. Hofmann erarbeiteten Dissertation von Günther Paulsen 1977, und sie assimilieren und ordnen verstreute Daten
4. aus eigenen Arbeiten zum Thema (1970, 1972, 1975, 1976, 1981).

Ergebnisse

Aus der Kenntnis der Herzentwicklung kann man ableiten, daß das Menschenherz die Merkmale sog. Heterochronie trägt. Wir verstehen darunter die Tatsache, daß phylogenetisch alte und phylogenetisch junge organismische Strukturen zu einer funktionellen Gemeinsamkeit hatten zusammentreten müssen, ohne daß die „Reifegrade" der Bausteineinheiten chronologisch adaptiert worden wären. Um mich verständlich zu machen, sei folgender Umweg gestattet:

Jeder Arzt weiß, daß das Telenzephalon ein später Erwerb, also phylogenetisches Neuland, ist. Ebendort seien die „menschlichsten" aller geistig-seelischen Eigenschaften und Fähigkeiten verankert: Gewissen, Moral, Taktgefühl, Charakter – also immaterielle Wesensmerkmale.

Jeder mit der Anatomie des Nervensystems *vertraute* Arzt kennt die Unterschiede zwischen Prisco- und Neostriatum, und er weiß auch, daß Erkrankungen des extrapyramidalen Systems, abhängig vom phylo-

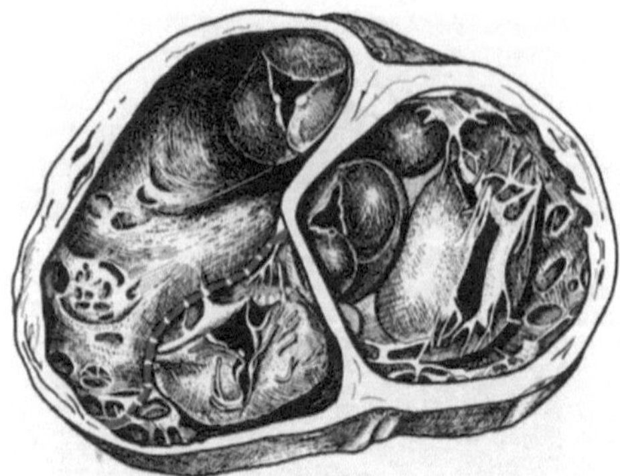
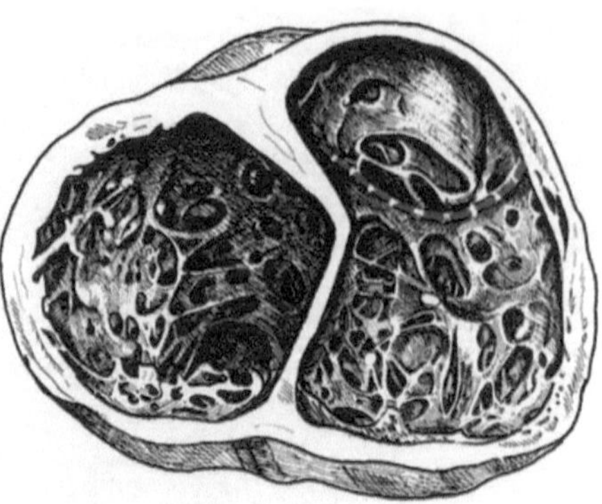
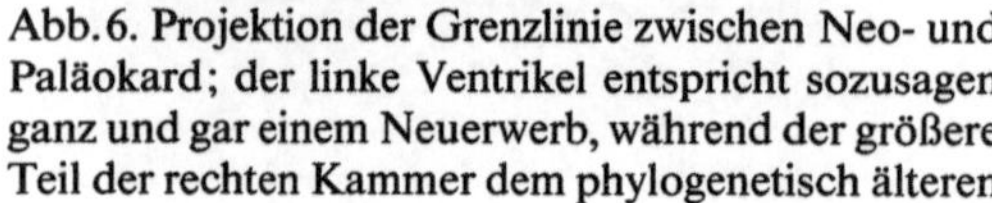

Abb. 6. Projektion der Grenzlinie zwischen Neo- und Paläokard; der linke Ventrikel entspricht sozusagen ganz und gar einem Neuerwerb, während der größere Teil der rechten Kammer dem phylogenetisch älteren Anteil der Kammeranlage entspricht. (Verwendung eines Schemas von Pernkopf u. Wirtinger 1933, verändert)

genetischen Reifegrad, einmal da und einmal dort angreifen.
Auch auf dem Gebiet des Endokrinium existieren vergleichbare „Unangepaßtheiten", sog. Progonome. Derlei bedeutet, daß endokrine Drüsen in Ausbreitungsgebieten auftreten, wo in der normalen ontogenetischen Fetalentwicklung dieses Organ nicht vorkommt.
Selbst auf dem „Feld" der „Milchleiste" erleben wir „Merkwürdigkeiten" – akzessorische Mammen in den Leistenbeugen –, die man als „atavistische Reminiszenzen" abtut, obwohl doch zweifellos, und zwar in einem höheren Sinne, eine Heterochronie vorliegt.
Das Thema ist alt, aber es ist nicht hinlänglich durchgearbeitet und „für das Herz als Organ" unbekannt (vgl. die kritische Abhandlung von Goerttler 1980).

Es sind, wie eingangs bemerkt, *drei Krankheitsgruppen* am menschlichen Herzen, deren konstitutionelle Bedingtheit gleich einem somatischen Fatum Ausdruck einer Heterochronie ist:

1. Rechts-Links-Probleme toxisch-entzündlicher Schädigungsmuster („Pathoklise"),
2. bevorzugte topographische Bindung des Herzinfarktes (ventroapikal und dorsobasal),
3. Rhythmusstörungen durch
   a) Nebenverbindungen und
   b) Coelotheliomeinschlüsse.

Die *Pathoklise der Herzkammerwände* ist lange bekannt (Jansen 1962), allein ihre Deutung nicht einheitlich (Doerr 1969). Es scheint mir von besonderem Interesse, daß die Relation der Oberfläche der Kapillaren im Perimysium internum der rechten Kammerwand zur Oberfläche der Muskelfasern ebendort um ein Drittel zugunsten der Kapillaren verschoben ist, wenn man die entsprechenden Verhältnisse der linken Kammer danebenstellt. Das bedeutet, daß die rechte Kammerwand bezüglich der Sauerstoffversorgung um ein Drittel besser gestellt ist als die linke. Diese Tatsache bedeutet aber weiter, daß toxische Stoffe, die hämatogen an den Herzmuskel herangetragen werden, um ein Drittel mehr über die koronaren Kapillaren rechts als links abdiffundieren. Was also quoad Sauerstoffversorgung ein Glück ist, stellt für toxisch-humorale, hämatogen herangetragene Noxen ein „Unglück" dar. Tatsächlich gibt es viele Belege für die Gültigkeit dieser Aussage (Doerr u. Rossner 1977).
Wo liegen die Regionen des koronar-arteriell besser ausgestatteten Paläomyokard? Die rechte Kammer besitzt in dem zwischen den markierten Grenzen gelegenen Bereich (Abb. 6) das Altmyokard (Prisco- oder Paläomyokard), die linke fast ausschließlich Neomyokard. Die rechte Kammerwand besitzt eine relative Unempfindlichkeit gegen eine Sauerstoffmangeldurchblutung. Die linke Kammerwand verhält sich umgekehrt.

Es ist anzunehmen, daß kritische Leser einwenden werden, daß die texturellen Unterschiede zwischen linker und rechter Kammerwand Folge der verschiedenen funktionellen Belastung (links „Druckbelastung", rechts „Volumenbelastung") sind. Das kann man so nicht sagen. Die erworbene seitendifferente Belastung links :/: rechts würde morphogenetisch unwirksam sein, wenn nicht die Muskelfasern primitiver Myokardtexturen „auf Luke" stünden und unser

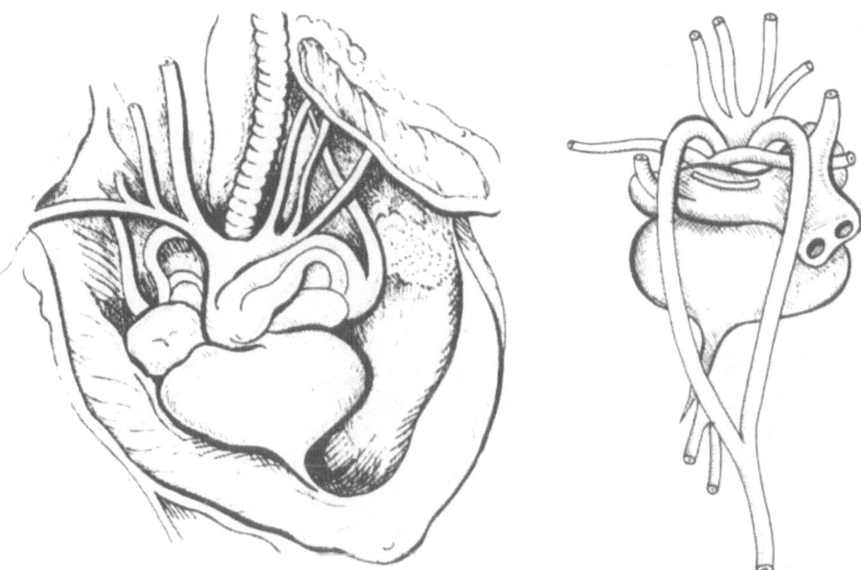

Abb. 7. Schema der Herzspitzenbänder bei Reptilien. *Cave:* Kleine Herzen haben häufig große und breite Bänder, große Herzen besitzen grazile Spitzenbänder. (Bearbeitung nach Paulsen 1977, verändert)

Herz (im Sinne der vergleichenden Anatomie) dem „Rechtskoronartypus" entspräche.
Erworbene Klappenfehler mit Volumenbelastung (Aorteninsuffizienz) induzieren unter keinen Umständen Kammerwandtexturen ähnlich denen einer rechten Herzkammer. Erworbene Druckbelastungen der rechten Kammerwand (Pulmonalsklerose) erzeugen zu keiner Zeit den „paketierten Bau" der linken Kammerwand.
Mit anderen Worten: Die Bauplananlage, durchgeführt in Jahrmillionen, bleibt für unser Herz entscheidend. Erworbene Belastungen mögen adaptative Sekundärvorgänge zeitigen, ändern aber die originären Strukturen nicht grundsätzlich!

Die Grenzen zwischen Prisco- und Neomyokard liegen nicht genau an der Grenze zwischen Ein- und Ausströmungsteil der fertigen Herzkammern. Sie liegen vielmehr dort, wo die Bulboaurikularspornebene (Bersch 1971) zu denken ist. Sie liegt rechts unmittelbar dorsal der Crista supraventricularis, links im Bereiche der „Mitralisleiste" Spitzers. Sie orientiert sich nach dem Kochschen Punkt.
Eine eigene Geschichte haben die Herzkranzarterien. Mein Mitarbeiter Hofmann hat sie ausführlich durch Paulsen (wie bemerkt, 1977) darstellen lassen. Die einfachste Form der Blutversorgung der Herzkammerwände ist eine sinusoidale. Das bedeutet, daß sinusartige endothel-tapezierte Einsenkungen von der Hauptlichtung der Kammern herangebracht werden. Die Sauerstoffabstrahlung aus dem Hauptblutstrom, der ja aus „Mischblut" besteht, ist eine direkte. Bereits bei Fischen gibt es zusätzliche „Einrichtungen", nämlich kaudale und kraniale extrakardial herantretende arterielle „Zubringer". Die Wegstrecke ist eine außerordentliche. Urodele Amphibien (Schwanzlurchen) besitzen *eine* Arteria coronaria. Sie entspringt aus der Karotis. Anuren (Froschlurchen) haben zwei Bulbusarterien. In vergleichender Sicht darf man sagen, daß in dem Grade, in welchem die Kiemen verschwinden, die Koronararterien näher an den Herzmuskel heranrücken. Die Reptilien haben eigene und einigermaßen komplizierte Verhältnisse: Sie besitzen eine rechts- und eine linkskammerige Aorta, ein primäres (manchmal auch ein sekundäres) Foramen Panizzae, das eine Kommunikation zwischen den Aorten („shunt") herstellt. Hierdurch werden diese Tiere befähigt, unvermutet lange unter Wasser zu bleiben (Sauerstoffausgleichsversorgung). Endlich begegnet man mit einiger Regelmäßigkeit sog. *Herzspitzenbändern.* Man findet sie besonders bei den Schildkröten (Abb. 7) und in reiner Form bei der Alligatorschildkröte. Im Inneren dieses Bandes liegt ein arterieller Zu-

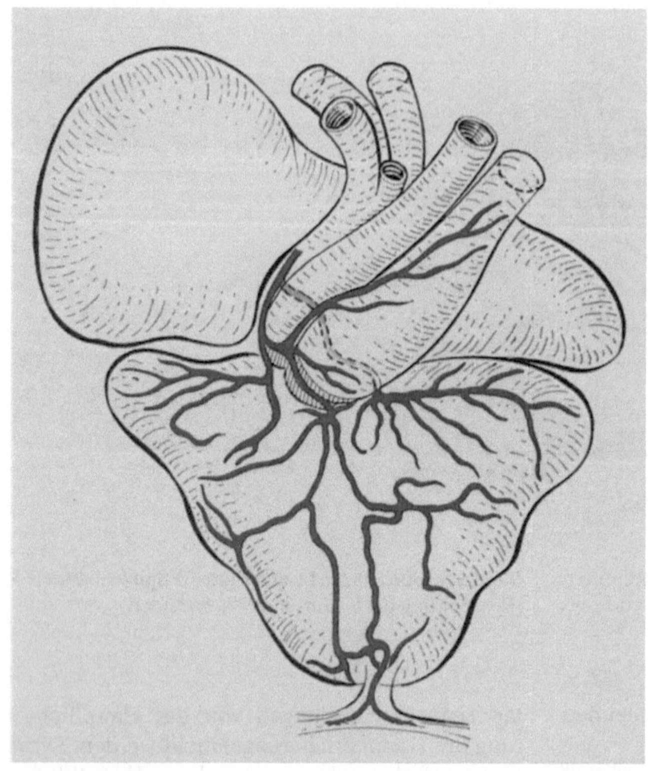

Abb. 8. Das eindrucksvollste Herzspitzenband mit arterieller Versorgung findet sich bei der Alligatorschildkröte (Chelydra serpentina)

bringer, der aus dem System einiger hypobranchialer Schlagadern durch das Leitband des Mesocardium ventrale herangebracht wird (Abb. 8). Auch bei Vögeln, Säugern, selbst beim Menschen sind Herzspitzenbänder mit Blutgefäßen nicht unbekannt, aber selten.
Die *Primaten* besitzen eine „basale Verwandtschaft" mit Tupaia, dem ostasiatischen Spitzhörnchen, einem eigenartig agilen, zu ärgerlichen Aggressionen fähigen, bei nicht sachgemäßer Pflege auch von wütenden Emotionen geschüttelten, hellwachen, intelligenten Tier. Die Koronararterien entstanden wohl ursprünglich aus einem intramyokardial ausgebreiteten strauchartigen Gefäßmuster (Abb. 9). Die menschlichen Kranzaderverhältnisse werden angeschlossen an die Insektivoren, die aus einer gemeinsamen Basalform mit Eutherien hervorgegangen sind. Während der Ramus interventricularis anterior bei Insektivoren, Reptilien und in einer Zwischenform von der Coronaria dextra entsprungen war, wurde bei den Eutherien ein scheinbar neuer Weg beschritten, in Wahrheit aber ein primitiv-konservativer wieder gangbar gemacht. Die menschliche Koronarversorgung entspricht dem konservativen historischen Typus, das menschliche Herz dem „Rechtskoronartypus". Dagegen zeigt die Arteria coronaria sinistra bei homo ein aus mindestens drei Compartimenten zusammengesetztes Flickwerk.

Der Rechts- oder Links-Koronartypus der vergleichenden Anatomie hat nichts mit den Versorgungstypen der aktuellen Kardiologie zu tun. Die rezente Arteria coronaria sinistra des Menschen besteht aus sog. disparaten Streckenabschnitten. Es ist klar, daß gerade hier eine Neigung zum Erwerb disruptiver Gefäßsklerosen im Sinne von Fritz Dalith besteht.
Ich bin bei der Darstellung der Entstehungsgeschichte der Koronararterien in erdgeschichtlichen Zeiten ganz überwiegend den Ergebnissen von Hartmut Heine, einem Schüler von Dietrich Starck (Frankfurt/Main) und Wolf Herre (Kiel) gefolgt. Seine Studien haben mir mehr gegeben als das sonst ausgezeichnete Buch von Frau J. S. Robb.

Wir waren ausgezogen, um zu erklären, warum Herzinfarkte bevorzugt an bestimmten *Prädilektionsstellen* entstehen. Welches sind diese?

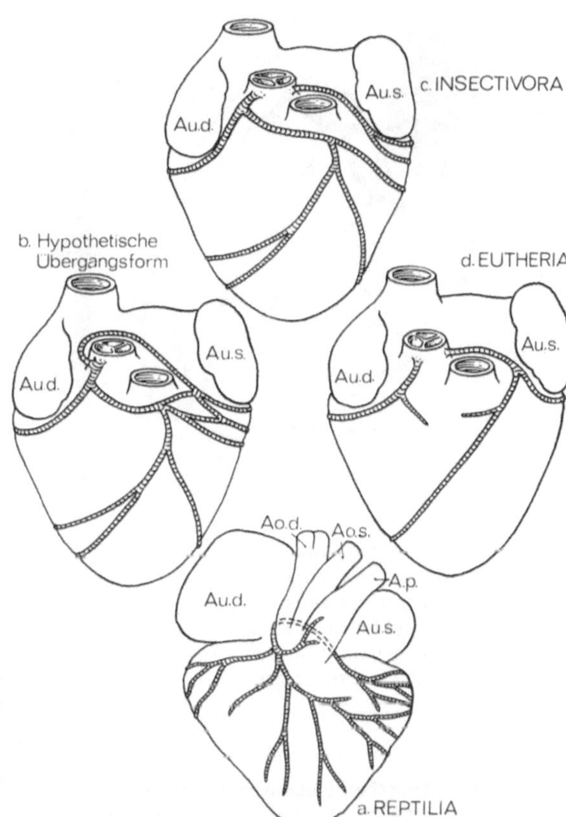

Abb. 9. Phylogenie der Koronararterien. Das menschliche Herz besitzt die primitiven Züge des „Rechtskoronartypus"; die Coronaria dextra entspricht einem einheitlichen, in sich geschlossenen Gefäß; die linke Herzkranzschlagader ist dagegen aus mehreren Kompartimenten zusammengesetzt

Von Januar 1975 bis April 1977 wurden im Pathologischen Institut Heidelberg 2350 Menschen autoptisch untersucht. Bei 217 Männern und 127 Frauen wurde je ein frischer Myokardinfarkt festgestellt. Bei den 217 männlichen Infarkten lagen 156, d.h. 71,8% ventro-apikal, 28,2% aber dorsobasal. Bei den 127 weiblichen Infarkten fanden sich 89, d.h. 70,1%, ventro-apikal und 38, d.h. 29,9%, dorso-basal. Das bedeutet, daß 245 von insgesamt 344 Myokardinfarkten im Herzspitzenbereich angegangen waren. Die ventro-apikale Region der linken Kammer ist also die am meisten betroffene.

Während *dieser* Zeit kamen keine Infarkte mit ungewöhnlicher Lokalisation, d.h. solche mit Schwerpunkt der territorialen Ausdehnung an anderer Stelle, z.B. rechte Kammer-, Vorhofswand, Papillarmuskeln *allein* zur Beobachtung – was natürlich unter bestimmten Bedingungen vorkommt.

Bei der Suche nach den vorwiegend wirksamen Voraussetzungen für die Prävalenz der ventro-apikalen und dorso-basalen Region der linken Kammerwand sind uns die Mesocardialia begegnet. In aller Regel hat das menschliche Embryonalherz nur während etwa 14 Tagen, und zwar in der 3. und 4. Woche des effektiven Alters des Keimlings ein dorsales Herzgekröse (Mesocardium dorsale). Das ventrale wird entweder gar nicht als ganzes angelegt, oder es besteht nur 1½ Tage. Es verschwindet, sobald das Herzrohr zur Schleife gefaltet wird. Am Schleifenscheitel, der späteren Herzspitze, bleibt ein Zipfelchen erhalten. Man kann dieses bei angeborenen Herzfehlern immer wieder sehen. Es handelt sich um einen Fettpürzel von Doppelstecknadelkopfgröße, der von Epikard überkleidet ist. Ein kaudales Herzband findet man aber nur ausnahmsweise. Wenig erfahrene Obduzenten trennen es ab und verwerfen das Objekt, sind sie doch der Meinung, es handele sich um Residuen alter, entzündlich verursachter Herzbeutelverwachsungen. Robicsek, Sanger, Daugherty u. Gallucci (1967) haben den Fall eines 12jährigen Mädchens beschrieben, bei dem der Ramus interventricularis anterior der Arteria coronaria sinistra über einen kaudalen Zubringer gespeist wurde, der aus den Arteriae mammaricae internae sein Blut erhielt (Abb. 10).

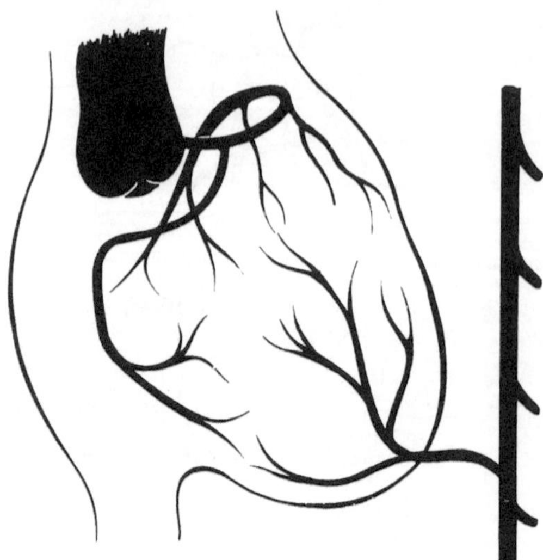

Abb. 10. Zufallsbeobachtung; Defekt des typischen Anfangsteiles des Ramus interventricularis anterior der Arteria coronaria sinistra. Dagegen konnte ein Herzspitzenband mit einer Arterie aus dem Mammaricagebiet nachgewiesen werden. (Nach Robiscsek, F. et al.: J. Thorac, Cardiovasc. Surg. 53:602, 1967, verändert)

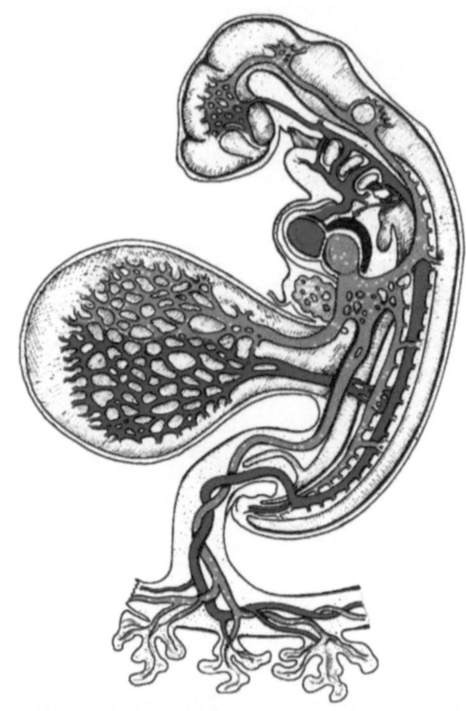

Abb. 11. Sagittalschnitt durch einen menschlichen Keimling von etwa 14 Ursegmenten Länge. Cave: Zwischen Herz- und Vorderdarmanlage schwarzer Schild des Mesocardium dorsale mit kleinem arteriellen Zubringer. Sogenannte 4. „Kranzarterie". (Schema nach Patten 1960, mit freundlicher Erlaubnis, verändert)

In meiner hessischen Heimat sagt man bei den verschiedensten Gelegenheiten: Er hat sich „de Herzbennel" abgerannt - den Herzbendel, das Band am Herzen, abstrapaziert. Abb. 10 zeigt den schönsten „Herzbennel", den man je sah.

Auch das Mesocardium dorsale hatte einen arteriellen Zubringer gebracht (Abb. 11). Hinter der embryonalen Herzanlage findet sich eine mesenchymal-mesotheliale Platte, eine Verbindung zwischen Vorderdarm und Hinterwand des Herzrohrs. Auch das Mesocardium dorsale erfährt im Fortgang der Schleifenbildung eine Rarefikation. Aber es bleibt ein punctum fixum über etwa 14 Tage an der dorsalen Atrioventrikulargrenze. Die Insertionslinie des Herzgekröses spielte bei den Bausteinanalysen von Pernkopf u. Wirtinger (1933) eine große Rolle. Armstrong u. Mönckeberg (1911) fanden endotheliomartige Dysplasien, Maheim sprach von dem Coelothéliome tawarien (1942), Leicher (1948) und viele andere fanden dort, wo die Insertionslinie des dorsalen Herzgekröses im Bereich der Atrioventrikulargrenze vorkommt, geschwulstartige Dysplasien. Sie sind reich an Gefäßen. Sie führen *auch* Epithelien. Die Matrix ist der vaskuläre „fore gut plexus". Diese „Geschwülstchen" haben den Wert von Leitfossilien. Sie führen hin zur Entdeckung der Herkunft und Bedeutung der von Haas in Freiburg (1911) beschriebenen Arterie (Abb. 12). Die Haassche Arterie ist ein Homologon des Circulus arteriosus sinuauricularis. Jener bedient den Sinusknoten. Da der Aschoff-Tawara-Knoten dem ursprünglich links angelegt gewesenen sog. linken Sinusknoten entspricht, kann man die den AV-Knoten von hinten nach vorn durchziehende Haassche Arterie als simultane Einrichtung zum „Circulus" verstehen. Wir erinnern uns an Goethe und sein „geflügeltes Wort", es käme in der Homologielehre darauf an zu zeigen, „wie Sukzessives ein Simultanes sein könne" (Doerr 1970, 1979).

Die von Haas richtig gesehene, aber nicht ganz richtig gedeutete Arterie liegt in der Ebene und im Niveau der aus dem Mesocardium dorsale herangeführten Gefäße. Sie repräsentiert den

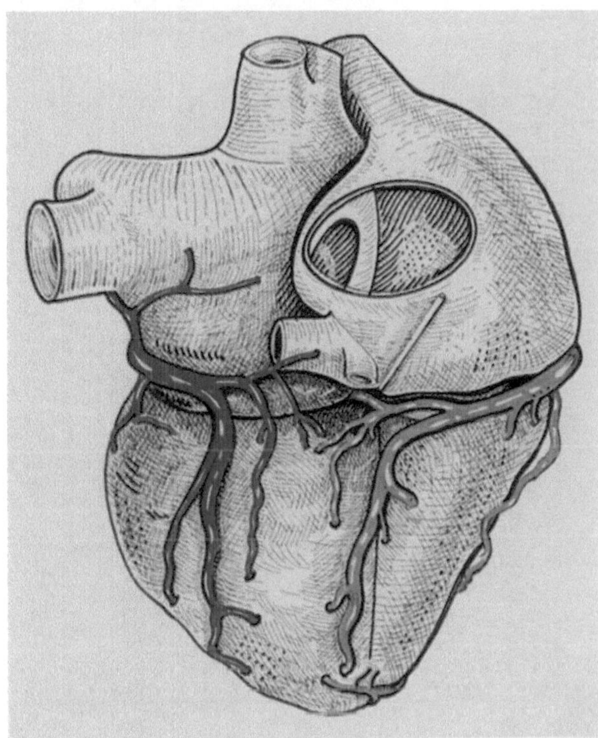

Abb. 12. Darstellung der Haasschen Arterie (Sondenmarkierung). Sie liegt in der Verlaufsrichtung der 4. „Kranzarterie“. (Schema unter Verwendung einer Abbildung von McAlpine 1975, mit freundlicher Erlaubnis, verändert

Hauptstrang und markiert die Hauptverlaufsrichtung des aus dem vaskulären Vorderdarmplexus hervorgetretenen Gefäßbüschels.

Die kleinen dysontogenetischen Geschwülste sind ausgesprochen selten; sie spielen für die Biotechnik der mors subita eine gewisse Rolle (Doerr 1981). Die Haassche Arterie ist aber regelmäßig vorhanden. Ihre präparatorische Darstellung gehört zu den verpflichtenden Aufgaben des Obduzenten. Jeder Verschluß, jede höhergradige Stenose müssen Konsequenzen für den AV-Knoten haben (Herzblock; synkopaler Herzstillstand).

Die Primatenherzen haben zwei arterielle Zubringer verloren, von denen der eine aus den Arteriae mammaricae internae, der andere aus dem darmwandeigenen Gefäßgeflecht gespeist worden war. Es scheint mir kein Zufall, daß die Mehrzahl der Herzinfarkte im Bereich jener Territorien liegt, in die einst je eine akzidentelle Arterie eingemündet hatte!

Wie man sich die Zusammenhänge im einzelnen vorstellen soll, ist vorläufig nicht zu sagen. Daß die Anastomosenfelder echte Lücken hätten, ist nicht nachweisbar. Von Wasserscheidenregionen kann man nicht sprechen. Es mag aber sein, daß der extravaskuläre Widerstand gegen die koronarielle Perfusion, die Topographie der vegetativnervalen Endigungen, das neurohormonale Zusammenspiel anders ist als an den benachbarten Stellen historisch gleichmäßig gewachsener arteriolo-myokardialer Synergiden. Man kann, wenn es erlaubt ist, noch einmal auf den traditionellen Schauplatz der Heterochronie zurückzukommen, den Zellen des dienzephalischen Streifenhügels oder der Körnerzellschicht der Kleinhirnrinde auch nicht „ansehen“, warum ebendort die Pathoklise ihre Bestätigung findet, und doch ist an der dort lokalisierten Pathibilität kein Zweifel.

Selbst wenn in den Zellen des Neostriatum eine chemische Besonderheit nachweisbar sein sollte, die den technischen Ablauf eines Schädigungsstoffwechsels plausibel macht, so ändert dies doch gar nichts am pathogenetischen Grundphänomen: Später erworbene Organteile, phylogenetisch jüngere organismische Strukturen sind leichter vulnerabel, präsentieren andere Schädigungsmuster *und* tun dies vermittelst besonderer pathochemischer Detailmechanismen. Mutatis mutandis ist mit unterschiedlicher Störanfälligkeit heterologer, d. h. verschieden alter Strukturen im Herzmuskel zu rechnen.

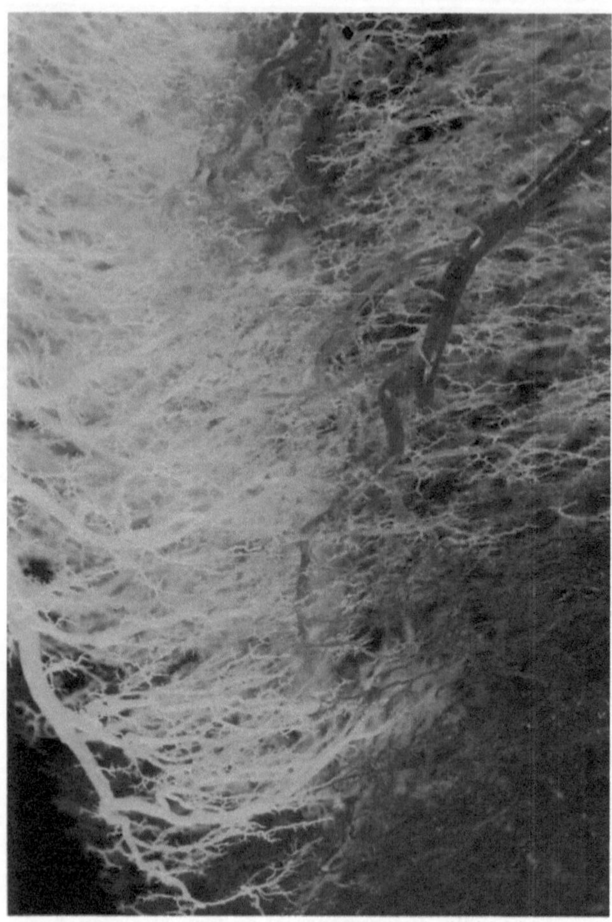

Abb. 13. Darstellung der großen Koronararterienstämme durch Technovit: Ramus interventricularis anterior = rot; Ramus circumflexus der Arteria coronaria sinistra = gelb; Arteria coronaria dextra = blau. Dichtes Anastomosennetz. Menschliches Herz, Ansicht von dorsal und ein wenig von kaudal. (Präparat von Herrn Oberinspektor Paul Schubach, Heidelberg)

Die Funktionalität der terminalen Strombahn des Herzmuskels hat an *den* Stellen, die einst in *eigener* Weise arterialisiert gewesen sein dürften, noch immer nicht *jenen* Zuverlässigkeitsgrad erreicht, der erforderlich ist, um im kritischen Störungsfalle lebensbedrohliche Parenchymausfälle unmöglich zu machen. Anastomosen besitzen und Anastomosen in Betrieb nehmen, bedeutet zweierlei. Wenn man als Arzt natürlich auch die konstitutionellen Prämissen des genus homo nicht ändern kann, *helfen* aber sollte man können, die blitzschnelle vikariierende Anastomosendurchflutung pharmakodynamisch zu ermöglichen (Abb. 13)!

Die Lehre von der Eigenständigkeit des *Reizleitungssystems* umfaßt drei große Abschnitte:
Die Zeit bis einschließlich 1890,
die Zeit von 1891–1913 und
die Periode von 1914 bis heute.

In die erste Zeit fallen vier große Ereignisse:

1. Purkinje entdeckt 1838 in Krakau und 1845 in Breslau „seine" Purkinje-Zellen, subendokardial, offenbar muskulären Chrakters.
2. Koelliker entdeckt 1856 in Würzburg das „elektromotorische Verhalten des Froschherzens".
3. Th. W. Engelmann veröffentlicht aus Utrecht 1875 seinen „Zick-Zack-Versuch" und formuliert die Aussage, daß die „Muskelzellen an und für sich durch Contact" physiologisch leitend seien.
4. August Désiré Waller schreibt in London 1887 das erste Ekg des Menschen.

In die zweite Periode fällt die Aussage von His jun., Krehl und Romberg, daß der Herzmuskel der automatisch, d.h. nicht nerval gesteuerte Motor der Zirkulation sei (1890/91). In das Jahr

1893 fällt die Entdeckung des Hisschen Bündels durch Stanley Kent und Wilhelm His. Am 6. Mai 1905 hat Tawara (unter Aschoff in Marburg/L.) den Atrioventrikularknoten beschrieben. 1906 und 1907 haben Keith, Flack und Ivy Mackenzie den von Walter Koch, aus der Aschoffschen Schule, so bezeichneten Sinusknoten gefunden.

In die dritte Periode, d.h. die Zeit bis heute, fallen die Ergebnisse der Aufklärung der Ultrastruktur der RLS-Zellen, ihrer Verbindungen untereinander und mit den vegetativ-nervalen Endigungen sowie ihrer Zytochemie.

Als Dr. James Mackenzie in Burnley (England) im Jahre 1905 das Herz eines an den Folgen rezidivierter Überleitungsstörungen verstorbenen Mannes an den nachmaligen Sir Arthur Keith, zusammen mit einem Sonderabdruck einer Publikation von Heinrich Ewald Hering jun., mit der Bitte um morphologische Aufklärung übersandte, antwortete Keith, daß er weder etwas von den Hisschen Brückenfasern (dem Hisschen Bündel) gehört habe, noch daß er imstande sei, diese Muskelfasern zu entdecken. Erst nachdem Keith die Mitteilung von Aschoff vom 26. September 1905 in der Münchn. med. Wschr., betreffend die Ergebnisse des Dr. Tawara, gelesen hatte, fand er das His-Bündel vom Sinus venosus coronarius aus. Keith schrieb (1906), das Bündel läge *zwischen* den septalen Cuspidalklappen und man müsse die Frage prüfen, wie es käme, daß ein „so primitiver Muskel" an einer „phylogenetisch derart jungen Stelle" liege. Keith war ein klassischer Anthropologe und seine in eine Frage gekleidete Feststellung hat „Ewigkeitswert". Keith entdeckte also prima facie die Heterochronie des Herzens, d.h. die Kontaktnahme phylogenetisch alter Muskelfasern mit dem Gewebegut einer „jungen" Stelle. Die spezifische Muskulatur des Aschoff-Tawara-Knotens ist uralt, handelt es sich doch um den „linken Sinusknoten". Der Raum aber an der Hinterwand des menschlichen Ohrkanals d.h. das Feld zwischen dem dorsalen Tri- und dem dorsolateralen Bikuspidalsegel ist als Fußpunkt der aus mehreren (mindestens drei) Blättern zusammengefügten Vorhofscheidewand „jünger", nämlich auf dem Reptilienstadium gewonnen worden.

Herzen, die eine rhythmische Aktion haben, führen an bestimmten Stellen eine *innere longitudinale,* unter dem Endokard ausgebreitete Muskulatur. Diese leitet sich her aus den Konturfasern von Alfred Benninghoff. Jene markieren die lichte Weite des primitiven Endothelherzens. Sie sind also „ab urbe condita" mit von der Partie. Durch die Bildung der Herzschleife, nun stammesgeschichtlich gesehen, entstehen „Krümmungen", sog. Außen- und Innenkurven. Die Mehrzahl der Brückenfasern fällt nunmehr der Rarefikation, d.h. dem Schwund, anheim. *Spurlos.* Erhalten bleiben nur die Konturfasern der inneren Krümmungen, die also auf der kürzesten Wegstrecke liegen. Man kann daher so sagen: Die definitive spezifische Herzmuskulatur stellt die kürzeste geometrische Verbindung dar zwischen venösem Zutritt (zum Herzen) und arteriellem Auslaß (aus dem Herzen). Das Hissche Bündel liegt etwa in der Wulstbildung O – A der Abb. 5b.

Das stimmt nicht absolut. Es werden Beziehungen auch zur Bulboaurikularspornebene hergestellt. Mit dem 38. Tag des sog. Ovulationsalters des rezenten menschlichen Keimlings, der eine Scheitelsteißlänge von 15 mm besitzt, sind Sinusknoten rechts, Sinusknoten links, His-Bündel und rechter Schenkel nachweisbar. Die Achillesferse der Konstruktion ist die Stelle der Kontaktnahme des Sinusknotens links, also des nachmaligen AV-Knotens, mit dem Hisschen Bündel. Eine typische Form des angeborenen Herzblocks entsteht durch Dissoziation eben dieser „Schwachstelle".

Atrioventrikuläre Nebenverbindungen kommen nur im Priscomyokard, dem historisch alten Herzmuskel vor. Der rechte Schenkel ist der phylogenetisch ältere, der linke, der im Neomyokard der linken Kammer (vorwiegend) ausgebreitet ist, besitzt eine starke Variabilität. Der „Schenkel als solcher" kann fehlen, die linkskammerige Arborisation findet *sofort* am Kochschen Punkt Anschluß an das Hissche Bündel.

Walter Koch (1880–1962), ein Schüler von L. Aschoff, der deutsche Entdecker des Sinusknotens, mein Charlottenburger Amtsvorgänger, hatte mir gezeigt, wie man auf Anhieb das Hissche Bündel am Leichenherzen finden kann: Der Obduzent legt (mit großem, scharfem Messer) einen parallel zum größten Längsdurchmesser der Kammerscheidewand orientierten Schnitt, und zwar genau durch den Insertionspunkt des Aortensegels der Mitralklappe am Septum. Kennt man sich aus, ist der Erfolg frappant. Ich konnte vielhundertmal Veränderungen am His-Bündel durch diesen einfachen Kunstgriff den klinischen Kollegen demonstrieren. Koch zu Ehren habe ich seit Jahren diesen Haltepunkt diagnostischer Bemühungen *Kochschen Punkt* genannt.

Die spezifische Muskulatur wird so gut wie immer durch die Arteria coronaria dextra versorgt. Die Coronaria dextra ist die historisch ältere, sie verläuft in originären Betten; ihr zugeordnet sind Elemente des Paläomyokard und damit auch die Sinusknoten und das His-Bündel. Die für die regelrechte Herzaktion lebenswichtigen Stellen hängen an der Coronaria dextra. Sie ist gleichsam „krisenfest" (cum grano salis). Das Parenchym der spezifischen Muskulatur entspricht der älteren Form impulsgebender Muskulatur. Die Pacemaker-Zelle der Reizbildungszentren ist das geschichtliche Beispiel der automatisch und speditiv arbeitenden Muskelzelle, und zwar in der ganzen Wirbeltierreihe.

Schlußbemerkung

Wir verstehen unter Heterochronie des Herzens, daß stammesgeschichtlich verschieden alte Strukturen während der rezenten Organogenese zur Ausbildung einer organwertigen Einrichtung zusammengetreten sind. Dabei hatten konstruktive Wege beschritten werden müssen, die nicht zu einem Optimum an Funktionalität geführt haben. Die rechte Herzkammer besteht zum überwiegenden Teil aus Prisco(Paläo)myokard. Die Vulnerabilität gegen Sauerstoffmangel ist dort geringer, die Gefährdung durch humorale endo- oder exogene toxische Agenzien aber größer als beim Neomyokard. Unser Herz entspricht in vergleichend-anatomischer Sicht dem Rechtskoronartypus. *Dieses* sog. Rechtsherz hat ganz und gar nichts mit Versorgungstypen durch substantielle Prävalenz der linken oder rechten Arteria coronaria ad longitudinem et ad peripheriam zu tun. Es ist etwas begrifflich gänzlich anderes gemeint. *Unsere Darstellung* handelt von den Merkmalen einer historischen Ereignislehre; sie kann ohne begriffliche Ordnung nicht leben; historische Ereignislehre aber ist klassische Morphologie.

Es gibt Herzinfarkte ohne adäquate Koronarstenosen. Ich sprach von Nichtobturationsinfarkten (Doerr 1977). Einerlei, ob man sie durch mangelnde vis a tergo oder aber durch rheologische Besonderheiten (Schmid – Schönbein 1979) biotechnisch erklären will, gerade diese Infarkte – selbstverständlich auch die konventionellen – liegen nicht irgendwo, sondern dort, wo akzidentelle Zubringer, eine 3. und 4. Herz-„Kranz"-Arterie, einstmals eingemündet hatten. Mir will scheinen, daß dies kein Zufall sein kann.

Zum Paläomyokard gehören Sinus-, AV-Knoten, His-Bündel und rechter Schenkel. Auch für diese Einrichtungen ist vorwiegend die Coronaria dextra zuständig, was nach allem, was gesagt wurde, selbstverständlich ist. Akzidentelle atrioventrikuläre Verbindungen – Nebenverbindungen mit allem Zubehör – kommen *nur* im Paläomyokard vor. Sie können an gar keiner anderen Stelle angetroffen werden, weil sie aus spezifischer Muskulatur (slender-transitional-cells) bestehen und diese halt zum Arsenal des historischen Herzmuskels gehört.

Einer meiner Amtsvorgänger in Heidelberg, Geheimrat Paul Ernst, hat in der Festschrift für Heinrich Zangger in Zürich einen Aufsatz von bleibender Schönheit veröffentlicht „Von Assistenten, die einem etwas bringen". Ernst zählt darin auf, wem er was zu verdanken hatte. – Jedem, der älter geworden ist, mag es ähnlich ergangen sein. Mit Bezug auf mein heutiges Thema darf ich zwei eigene Weggenossen nennen, Prof. Klaus Goerttler, Heidelberg, und Prof. Benedicto Chuaqui J, Santiago de Chile. Goerttler hat gezeigt, daß Scheidewandbildungen „abhängige Einrichtungen" sind, also durch Blutstromwirkung an „seitendruckfreien Stellen" der inneren Rohrwand induziert werden. Er hat unser „phylogenetisches Grundprinzip" in logisch konsequenter Weise für die ganze Wirbeltierreihe durchkonstruiert (cf. Abb. 2). Goerttler hat außerdem und wohl als erster gezeigt, daß die Torsionen des Herzschlauches Wachstumseffekte sind. Er hat auf der Pathologentagung in Düsseldorf (1956) genaue „Landkarten" über die Verteilung der Mitosenhäufigkeit der Herzwandabschnitte, geordnet nach deren zeitlichem Auftreten, vorgelegt. Benedicto Chuaqui hat einen Generalkalender aller Ereignisse am embryonalen Herzen erarbeitet und mit akribischer Sorgfalt die Entstehungsgeschichte der spezifischen Muskulatur dargestellt. Er hat sich zuletzt mit den Vorgängen auf den Abb. 4 und 5 auseinandergesetzt und die von uns vor 30 Jahren konzipierte Vorstellung von der Entstehung der häufigeren angeborenen Herzfehler durch Störung der „Verschränkung" der Kammerkompartimente auf internationaler Ebene vertreten. – Die Arbeiten dieser Schüler und Freunde waren die Voraussetzung für die heute und hier ausgebreitete Konzeption.

Geburtstagsgaben dürfen, ja sollen, ganz persönlich gehalten sein. Obwohl die Einzelheiten des hier ausgebreiteten Gedankengutes seit 15 Jahren von mir an ganz verschiedenen Plätzen fragmentarisch skizziert wurden, fehlte doch eine zusammenfassende Darstellung, die einem größeren Kreis von Ärzten zugänglich und plausibel wäre. Bei allem wissenschaftlichen Ernst sei doch eine, aus der Summe der dargebotenen Befunde erwachsene allgemeinere Frage angesprochen: Ist das Wesen der Evolution – auch des menschlichen Herzens – die Abwesenheit von Motiv und Zweck? Ich falle nicht zurück in die Zeit teleologischer Naturbetrachtung, aber ich bekenne mich ausdrücklich zu einer organismisch-orientierten Auffassung der Grundfragen meines Faches. Carsten Bresch (1978) hat sich gedankenreich mit Motiv und Zweck der Evolution auseinandergesetzt. Ich kann nicht durchgehend folgen, komme aber zu guter Letzt doch zu ähnlichen Ergebnissen. Wenn wir uns nämlich heute die Freiheit nehmen, von einem distanzierten Punkt aus zu urteilen, wäre man geneigt, folgendes auszusprechen: Die Anpassung des Herzens an das agile Leben „hochgezüchteter Landsäugetiere" durch Ausbau der technisch interessanten Schaltung der Blutkreisläufe wurde zu einem Zeitpunkt vollzogen, zu dem die Organisation der Koronararterien noch nicht genügend vervollkommnet war. Die außerordentliche Belastung unseres Herzens als Quelle der Erhaltung des *Lebens als Individuum* des Genus homo hätte erst dann zu voller Entfaltung kommen dürfen, wenn der Nutritionsapparat in einer Weise ausgebaut gewesen wäre, daß ein Vielfaches der tatsächlich erbrachten Leistungen garantiert gewesen sei. Es ist, als ob der Durchbruch von der Stufe einer vegetativen Existenz, zu deren Erhaltung der kardiovaskuläre Apparat genügt haben würde, zu einem motorischen und schließlich sogar geistigen Leben einer Stufe bemerkenswerter Vervollkommung erzwungen worden ist, lange bevor eine ausreichende Sicherung hatte getroffen werden können. Die Phylogenie des Menschen aus der Sicht des Pathologen ist im gegebenen Zusammenhang nicht nur von besonderem Reiz, sie zwingt vielmehr zur Formulierung bestimmter Fragen, die hinausgreifen in höhere Zusammenhänge. Ich glaube ernstlich, daß das Bibelwort 1. Mos. 1,25 durch naturwissenschaftliche Arbeiten einer aktuellen und modernen Sinngebung zugänglich gemacht werden kann.

Zusammenfassung

1. Aufgrund der Herausstellung bestimmter Tatsachen aus Phylo- und Ontogenie des menschlichen Herzens wird gezeigt, daß die kardiale Gestaltwerdung dem Phänomen sog. Heterochronie unterworfen ist.
2. Daraus läßt sich ableiten, daß die Herzkammern disparate Charaktere besitzen: Die Wand der rechten Kammer besteht aus Prisco(Paläo)myokard, die der linken vorwiegend aus Neomyokard.
3. Hieraus resultierte eine gewisse Unempfindlichkeit der rechten Kammerwand für Sauerstoffmangelzustände, aber eine gesteigerte Exposition gegenüber humoralen toxischen Agenzien. Die Verhältnisse an der linken Kammerwand unterliegen umgekehrten Bedingungen.
4. Die rechte Herzkranzschlagader ist die phylogenetisch ältere, die linke ist ein später und aus mehreren Kompartimenten gleich einem Flickwerk zusammengesetzter Erwerb.
5. Den Herzen der höheren Wirbeltiere sind zwei akzidentelle Zubringer verlorengegangen, eine von kaudal an die Herzspitze herangeführte, aus den Arteriae mammaricae internae gespeiste Arterie und eine weitere, welche über das Mesocardium dorsale herangebracht worden war. Es ist sehr eigenartig und wohl kein Zufall, daß die Myokardinfarkte, gleich welcher formalen Pathogenese, ventro-apikal und dorso-basal in der linken Kammerwand, und zwar genau dort angehen, wo die alten Zubringer einst eingemündet hatten.
6. Die spezifische Muskulatur des Reizleitungssystems besteht aus phylogenetisch sehr altem Gewebegut. Die Pacemaker-Zelle ist der durch rezente Belastungen adaptierte Prototyp der originären Myokardbaueinheit. Allein hieraus wird auch verständlich, daß die Coronaria dextra als die phylogenetisch ältere Kranzarterie in aller Regel die Reizbildungszentren versorgt.
7. Sog. atrioventrikuläre Nebenverbindungen können *nur* im Paläomyokard auftreten.
8. Wenn die Vorstellung richtig ist, daß der Mensch als „Gehirntier mit noch etwas dazu" angesprochen werden darf, ist es klar, daß der Herzentwicklung eine Schlüsselstel-

lung bei den Vorgängen der Menschwerdung zuerkannt werden muß.

9. Indem die Überzeugung ausgesprochen wurde, daß bestimmte große Herzkrankheiten seitendifferente Pathoklise der Herzkammern bei Sauerstoffmangel und metabolisch-toxischen Belastungen, Prädilektionsorte der Myokardinfarkte am Orte akzidenteller, freilich verlorengegangener arterieller Zubringer, Rhythmusstörungen durch Nebenverbindungen ausschließlich im Paläomyokard, gleich einem somatischen Fatum ex constitutione bedingt sind, wird selbstverständlich keinem therapeutischen Nihilismus das Wort geredet.
10. Glücklich der Arzt, der das *Wesen* der Krankheiten kennt, wird er doch dann seine Kranken sachverständig führen oder geleiten können.

Literatur

Armstrong H, Mönckeberg JG: Herzblock, bedingt durch primären Herztumor, bei einem 5-jährigen Kind. Dtsch Arch Klin Med 102: 144 (1911)

Bankl H: Mißbildungen des arteriellen Herzendes. München Berlin Wien: Urban und Schwarzenberg 1971

Bankl H: Congenital malformations of the heart and great vessels. Baltimore München: Urban und Schwarzenberg 1977

Benninghoff A: Herz. In: Bolck, Göppert, Kallius und Lubosch: Handb. d. vergl. Anatomie der Wirbeltiere. Bd 6, S 467. Berlin Wien: Urban und Schwarzenberg 1933

Bersch W: On the importance of the bulboauricular flange for the formal genesis of congenital heart defects etc. Virchows Arch A 354: 252 (1971)

Bersch W, Doerr W: Reitende Gefäße des Herzens. Sber Heidelb Akad Wissenschaften, Mathematnaturw Klasse, Jahrgg 1976, 1. Abhandlung. Berlin Heidelberg New York: Springer 1976

Bresch C: Zwischenstufe Leben. Evolution ohne Ziel? 2. Aufl. München Zürich: Piper 1978

Chuaqui B.: Doerr's theory of morphogenesis of arterial transposition in light of recent research. Brit Heart J 41: 481 (1979)

Chuaqui B, Bersch W: The periods of determination of cardiac malformations. Virchows Arch A 358: 11 (1973)

Dalith F: A concept concerning genetically controlled properties of the normal arterial wall in atherosclerotic plaque formation. Lex et Scientia 8: 104 (1971)

Doerr W: Allgemeine Pathologie der Organe des Kreislaufs. In: Handb Allg Path, Bd III, Teil 4, S 225. Berlin Heidelberg New York: Springer 1970

Doerr W: Normale und pathologische Anatomie des reizbildenden und erregungsleitenden Gewebes. Verh dtsch Ges Kreislaufforsch 35: 1 (1969). Hier: historische Angaben

Doerr W: Plötzlicher Herztod – Morphologische Aspekte. Verh Dtsch Ges inn Med 78: 944 (1972)

Doerr W: Rhythmusstörungen des Herzens. Verh Dtsch Ges inn Med 81: 36 (1975)

Doerr W: Das Altern in anthropologischer Sicht. Verh Dtsch Ges Path 59: 260 (1975)

Doerr W: Altern als somatisches Fatum. Heidelberger Jahrbücher 20: 1 (1976)

Doerr W: The pathogenesis of cardiac infarction. Virchows Arch A 373: 177 (1977)

Doerr W: Homologiebegriff und pathologische Anatomie. Virchows Arch A 383: 5 (1979)

Doerr W: Grundsätzliches zur Organisation des Herzens. Medizin in unserer Zeit 4: 97 (1980)

Doerr W, Roßner JA: Toxische Arzneiwirkungen am Herzmuskel. S ber Heidelb Akad Wissenschaften, Mathemat-naturw Klasse, Jahrgg 1977, Abh 4. Berlin Heidelberg New York: Springer 1977

Ernst P: Epochen der Medizin seit 75 Jahren, von Assistenten, die einem etwas bringen. Zangger-Festschrift, S 665. Zürich: Rauscher 1934

Goerttler K: Normale und pathologische Entwicklung des menschlichen Herzens. Stuttgart: Thieme 1958

Goerttler K: Entwicklungsgeschichte des Herzens. In: Bargmann W, Doerr W: Das Herz des Menschen. Bd I, S 21, Stuttgart: Thieme 1963

Goerttler K: Die Mißbildungen des Herzens und der großen Gefäße. In: Kaufmann E, Staemmler M: Lb d patholog Anatomie. Erg Bd I, 1. Hälfte, 2. Lieferung, S 301. Berlin: de Gruyter 1967

Goerttler K: Orthologie und Pathologie der Entwicklung unter dem Aspekt von Raum und Zeit. Vortr. Leopoldina 10.4.1980 (Halle/Saale). Nova Acta Leopoldina (im Druck)

Grant RP: The embryology of ventricular flow pathways in man. Circulation 25: 756 (1962)

Haas G: Über die Gefäßversorgung des Reizleitungssystems des Herzens. Anatomische Hefte 43: 629 (1911)

Heine H: Zur Phylogenese der Coronararterien: Die Arteria coronaria sinistra. Z Säugetierkunde 36: 96 (1971)

Heine H: Stammes- und Entwicklungsgeschichte des Herzens lungenatmender Wirbeltiere. Frankfurt/M: Kramer 1976

Jansen HH: Myokardosestudien. Arch Kreisl-Forsch 37: 1 (1962)

Leicher F: Zur Pathogenese der primären epithelialen Tumoren im RLS des Menschen. Z Kreisl-Forsch 37: 105 (1948)

Mahaim I: Le coelothéliome tawarien bénin. Une tumeur sui generis du noeud de Tawara, avec bloc du coeur. Cardiologia 6: 57 (1942)

McAlpine WA: Heart and coronary arteries. Berlin Heidelberg New York: Springer 1975
Mönckeberg JG: Das Herz. In: Henke F, Lubarsch O: Handb spez Path Bd II, S 1. Berlin: J Springer 1924
Patten BM: The development of the heart. In: Gould SE: Pathology of the heart, p 20. Springfield (Ill.): ChC Thomas 1960
Paulsen G: Entwicklung und Bedeutung des Herzspitzenbandes und der Coronararterien in der Phylogenese. Inaugural-Diss (med) Heidelberg 1977
Pernkopf E, Wirtinger W: Die Transposition der Herzostien. Z Anat Entw-Gesch 100: 561 (1933)
Pexieder T: Cellular mechanisms underlying the normal and abnormal development of the heart. In: van Praagh R, Takao A: Etiology and morphogenesis of congenital heart disease, p 127. Futura Publ Co: Mount Kisco, New York 1980
Portmann A: Entläßt die Natur den Menschen? München: Piper 1970
Praagh R, v.: Transposition of the great arteries. II. Transposition clarified. Am J Cardiol 28: 739 (1971)
Praagh R, v., Pérez-Trevino C, Lopez-Cucllar M, Baker FW, Zuberbuhler JR, Quero M, Pérez VM, Moreno F, v. Praagh S: Transposition of the great arteries with posterior aorta, anterior pulmonary artery, subpulmonary conus and fibrous continuity between aortic and atrioventricular valves. Am J Cardiol 28: 621 (1971)
Robb JS: Comparative basic cardiology. New York London: Grune and Stratton 1965
Rössle R: Referat über Entzündung. Verh Dtsch Path Ges 19: 18 (1923)
Rokitansky C, v.: Die Defekte der Scheidewände des Herzens. Wien: Braumüller 1875
Schmid-Schönbein H: Rheologische Deutung des „Nichtobturationsinfarktes“ (Doerr). Verh Dtsch Ges Herz- u. Kreislff 45: 23 (1979)
Schopenhauer A: Aphorismen zur Lebensweisheit. (Nachdruck). Stuttgart: Kröner 1956
Shaner RF: Complete and corrected transposition of the aorta, pulmonary artery and ventricles in pig embryos etc. J Anat 88: 35 (1951)
Spitzer A: Über die Ursachen und Mechanismen der Zweiteilung des Wirbeltierherzens. Wilhelm Roux' Arch Entw Mechan Org 45: 686 (1919)
Spitzer A: Über den Bauplan des normalen und mißgebildeten Herzens. Versuch einer phylogenetischen Theorie. Virchows Arch 243: 81 (1923)
Streeter GL: Developmental horizons in human embryos. Contr Embryol Carneg Instn 30: 211 (1942)

Die sogenannte „therapierefraktäre“ Herzinsuffizienz*

W. Kübler, E. Hennig, J. Manthey, W. Mäurer, H. C. Mehmel und G. Schuler

Eine auf die übliche Medikation mit Digitalisglykosiden und Diüretika nicht oder nur unzureichend ansprechende Herzinsuffizienz wird in der Regel als „therapierefraktär“ bezeichnet. Das therapeutisch kaum noch zu beeinflussende Terminalstadium sollte allerdings nur dann angenommen werden, wenn die in Tabelle 1 zusammengestellten diagnostischen und therapeutischen Ursachen einer erfolglosen Behandlung ausgeschlossen werden können.

Unbekannte Ursache einer Herzinsuffizienz

„Herzinsuffizienz“ stellt letztlich eine Kombination von klinischen Symptomen und Zeichen, aber kein kausal erklärtes Krankheitsbild dar. Eine genaue ätiologische Abklärung – in der Regel mit selektiver Koronarangiographie und Links- gegebenenfalls auch Rechtskatheterisierung erscheint deshalb erforderlich, wenn nicht schwere Begleiterkrankungen oder das Alter des Patienten eine Kontraindikation darstellen.

Im Stadium der Herzinsuffizienz können die üblichen diagnostischen Symptome und Zeichen maskiert sein, so daß die klinische Vorfelddiagnostik oft erheblich erschwert ist:

Im Falle einer koronaren Herzerkrankung kann bei ausgedehntem ischämischen Muskelbezirk das Symptom der Atemnot und nicht der pektanginöse Schmerz führend sein. Dies gilt für Patienten mit Stammstenose und mit ausgeprägter

* Die in der Arbeit wiedergegebenen eigenen Untersuchungsergebnisse wurden mit Unterstützung der Deutschen Forschungsgemeinschaft im Rahmen des SFB 90 – Kardiovaskuläres System – der Universität Heidelberg erhoben

Fortschritte in der Inneren Medizin
Hrsg. Kommerell/Hahn/Kübler/Mörl/Weber

3-Gefäßerkrankung. Bei jüngeren Patienten kann der Herzinsuffizienz eine Koronaranomalie, z. B. ein Bland-White-Garland-Syndrom, zugrunde liegen, das im Erwachsenenalter vor allem zur Dyspnoe und zum Herzinsuffizienz führt (Abb. 1).

Bei Herzklappenfehlern sind meist im Stadium der manifesten Herzinsuffizienz die klinischen Zeichen infolge Abnahme des Herzzeitvolumens abgeschwächt:

Bei der valvulären Aortenstenose wird das systolische Geräusch leiser und das systolische Schwirren, das vorher im 2. ICR rechts, im Jugulum und/oder über den Karotiden tastbar war, kann verschwinden; entsprechend nimmt auch bei der Mitralstenose im Stadium der Dekompensation die Lautstärke des Diastolikums ab und ist nur noch bei sehr sorgfältiger Auskultation nachweisbar. Besondere Schwierigkeiten bereitet die Diagnostik einer akuten Aorteninsuffizienz, da die üblichen klinischen, röntgenologischen und elektrokardiographischen Zeichen des Vitiums fehlen (Abb. 2).

Tabelle 1. Ursachen einer erfolglosen Behandlung der Herzinsuffizienz

A. *Diagnostische Probleme*
  1. Unbekannte Ursache einer Herzinsuffizienz
  2. Unerkannte Begleiterkrankung
  3. Unerkannte Komplikationen der Herzinsuffizienz
  4. Fehldiagnose

B. *Therapeutische Probleme*
  5. Unzureichende medikamentöse Behandlung
  6. Unerwünschte Nebenwirkungen der eingesetzten Medikamente
  7. Unzureichende Wirkung der Medikamente

Unerkannte Begleiterkrankung

Bestehen trotz kausaler Behandlung der Grundkrankheit die Zeichen der Herzinsuffizienz weiter, so sollte auch an eine unerkannte Begleiterkrankung gedacht werden. Eine „therapierefraktäre" Herzinsuffizienz bedingende Begleiterkrankungen sind in Tabelle 2 zusammengefaßt.

Tabelle 2. Eine „therapierefraktäre" Herzinsuffizienz bedingende Begleiterkrankung

Arterielle Hypertonie
Hyperthyreose
Kardiale Zweiterkrankung z. B.:
  Karditis
  Perikarderguß
  zusätzliche Vitien, Kardiomyopathie
  oder Koronarerkrankung

Unerkannte Komplikationen der Herzinsuffizienz

Eine weitere wichtige Ursache einer „therapierefraktären" Herzinsuffizienz stellen unerkannte Komplikationen der Erkrankung dar, am

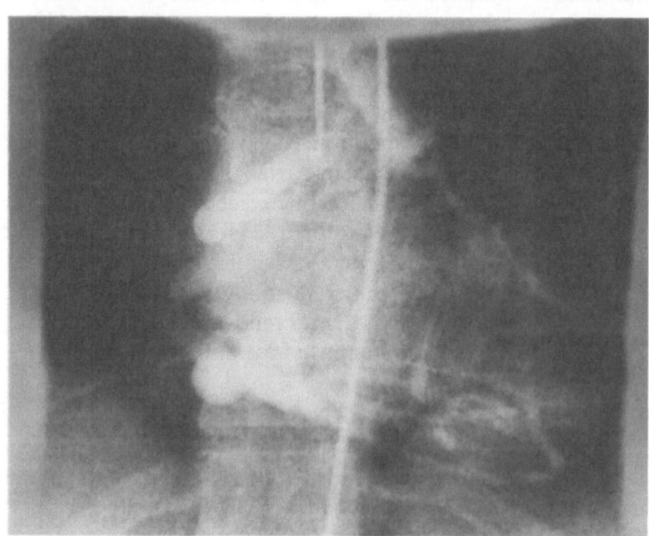

Abb. 1. Koronarogramm eines 38jährigen Patienten, der mit den Zeichen der Herzinsuffizienz unter der Verdachtsdiagnose kongestive Kardiomyopathie eingewiesen wurde. Es besteht ein Bland-White-Garland-Syndrom mit Ursprung der linken Koronararterie aus dem Pulmonalarterienstamm, so daß die Versorgung des Gebiets der linken Koronararterie über Kollateralen von der rechten Herzkranzarterie aus erfolgt. Eine Korrektur ist durch Bypass zur linken Koronararterie und Unterbrechung ihres Ursprungs am Pulmonalarterienstamm bei geringem Operationsrisiko (wahrscheinlich $< 5\%$) möglich

häufigsten durch Lungenembolien bedingt. Diese sind bei über 50% der verstorbenen Fälle autoptisch nachweisbar, wobei intra vitam die richtige Diagnose in kaum 30% gestellt wurde. Die Forderung einer großzügigen Antikoagulanzientherapie herzinsuffizienter Patienten erscheint also berechtigt; bei ansonsten ungeklärter Verschlechterung des Zustandes sollte stets auch an eine Lungenembolie gedacht werden.

Fehldiagnose

Letztlich kann die Annahme einer „therapierefraktären“ Herzinsuffizienz auch auf einer Fehldiagnose beruhen, deren häufigste Ursachen in Tabelle 3 zusammengefaßt sind.

Ergeben die diagnostischen Maßnahmen keine therapeutisch weiterreichenden Gesichtspunkte – z. B. die Indikation zu einem kardiochirurgi-

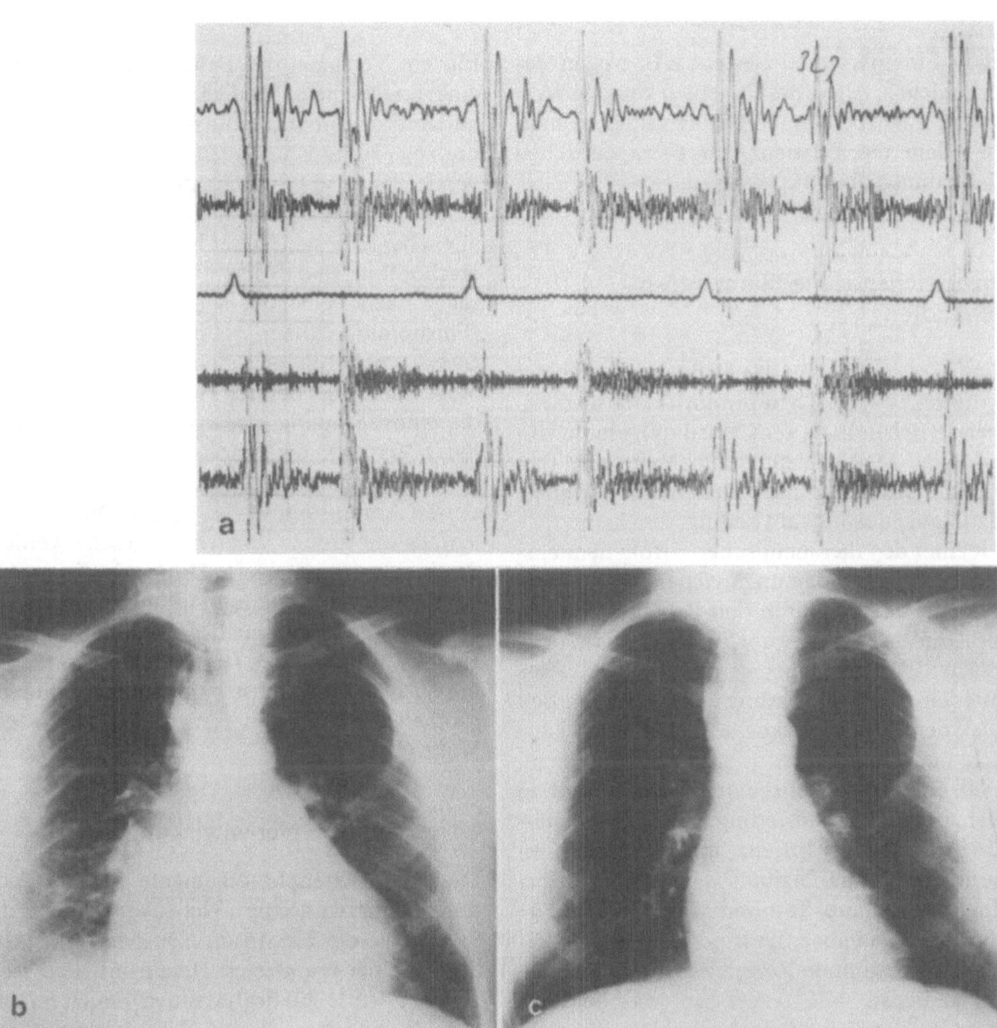

Abb. 2a–c. 42jähriger Patient, der nach einem vorangegangenen hochfieberhaften Infekt 4 Wochen lang in einem auswärtigen Krankenhaus wegen einer „therapierefraktären“ Herzinsuffizienz behandelt wurde. (a) Das Phonokardiogramm zeigt ein leises systolisches Austreibungsgeräusch und ein leises Diastolikum das – trotz Vorliegens einer Aorteninsuffizienz IV infolge mesodiastolischen Druckangleichs zwischen linkem Ventrikel und Aorta – nicht die ganze Diastole einnimmt. (b) Die Röntgenaufnahme der Thoraxorgane zeigt ein mäßig vergrößertes Herz mit den Zeichen einer deutlichen Lungenstauung. Nach prothetischem Klappenersatz (c) (Operation: Prof. Dr. Dr. h. c. Schmitz Heidelberg) völlige Normalisierung des Befunds

Tabelle 3. Fehldiagnose einer Herzinsuffizienz

„fluid lung" bei Oligurie/Anurie
Nephrotisches Syndrom
Knöchelödeme:
- Beckenvenenthrombose
- Lymphabflußstörung
- hormonell bedingt
- sonstige Ursachen

Mediastinaltumor mit venöser Einflußstauung

Tabelle 4. Negativ-inotrope Wirkung von Antiarrhythmika bei der schweren Herzinsuffizienz

Ausgeprägt	Mittel	Schwach
β-Rezeptorenblocker	Chinidin	Xylocain
Procainamid	Propaphenon	Diphenylhydantoin
Verapamil	Mexiletin	
Disopyramid(?)		

schen Eingriff – oder besteht z.B. wegen des vorgerückten Alters des Patienten keine Indikation zu einer belastenden Diagnostik, so muß vor allem die Effizienz der therapeutischen Maßnahmen überprüft werden.

Unzureichende medikamentöse Behandlung

Häufigste Ursache für das Nichtansprechen der Symptome auf die Therapie dürfte eine unzureichende Behandlung sein, die durch eine unzuverlässige Medikamenteneinnahme, eine fehlerhafte Dosierung und/oder eine ungeeignete Medikamentenauswahl bedingt sein kann.

Mit einer den therapeutischen Erfolg nennenswert beeinflussenden unzureichenden Medikamenteneinnahme durch den Patienten muß in der Klinik in etwa 35% und in der Praxis in rund 65% der Fälle gerechnet werden [1].

Eine fehlerhafte Dosierung kann – wie am Beispiel der Digitalisglykoside zu belegen ist – nicht nur durch Unterdosierung zu einer unzureichenden therapeutischen Wirkung, sondern auch durch Überdosierung zu einer Verstärkung der Herzinsuffizienz führen. Die Bestimmung der Plasma-Digitaliswerte ergibt nur bedingt verwertbare Resultate. Für die zelluläre Wirkung ist nämlich die Bindung des Medikaments an bestimmte Rezeptoren – wahrscheinlich an die $Na^+ - K^+$-ATPase – entscheidend. Diese Bindung kann jedoch durch Medikamente (z.B. Diphenylhydantoin) und/oder Ionen (K^+, Mg^{++}) modifiziert werden [2]. Neuere Untersuchungen [3] weisen ferner darauf hin, daß auch die Zahl der Rezeptoren nicht konstant ist, sondern bei längerer Digitalismedikation zunimmt – mit der theoretischen Konsequenz einer Abnahme der Wirkung.

Für ein Versagen der Behandlung kann auch eine ungeeignete Medikamentenauswahl verantwortlich sein. Im Falle der Diuretika weisen die sog. kaliumsparenden Diuretika nur eine vergleichsweise schwache diuretische Wirkung auf, bei den Thiazidderivaten ist der Effekt vor allem bei eingeschränkter Nierenfunktion rasch erschöpfbar, so daß eigentlich nur Therapieversager nach Gabe der sog. Schleifendiuretika (Furosemid, Ethacrynsäure) als „therapierefraktär" zu bezeichnen sind.

Steht allerdings bei der Herzinsuffizienz nicht die venöse Stauung, sondern der Vorwärtsfehler durch Versagen der systolischen Pumpfunktion im Vordergrund, wie z.B. bei der dekompensierten Aortenstenose – so dürfen Diuretika allenfalls mit großer Vorsicht eingesetzt werden, da eine durch gesteigerte Diurese bedingte Abnahme des ventrikulären Füllungsdrucks zu einer weiteren Abnahme der Förderleistung des Herzens führen kann. (Im Falle der Aortenstenose ist der möglichst bald durchzuführende prothetische Klappenersatz die Methode der Wahl.)

Unerwünschte Nebenwirkungen

Die eingesetzten Medikamente können auch durch unerwünschte Nebenwirkungen die Symptome der Herzinsuffizienz verstärken. Im Stadium der manifesten Herzinsuffizienz ist – z.B. bei den Digitalisglykosiden – auch im therapeutischen Bereich mit Nebenwirkungen zu rechnen, die normalerweise nicht beobachtet werden (Abb. 3).

Die Behandlung von hämodynamisch bedeutsamen Rhythmusstörungen gehört zur Therapie der Herzinsuffizienz und stellt bei Bradykardie durch die Möglichkeit der Schrittmachertherapie keine besonderen Probleme dar. Bei der

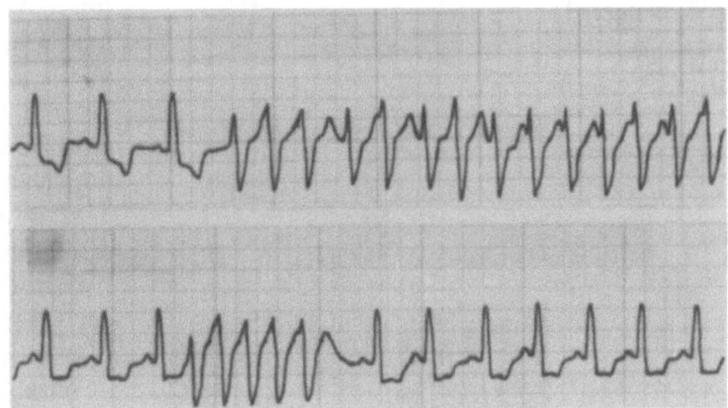

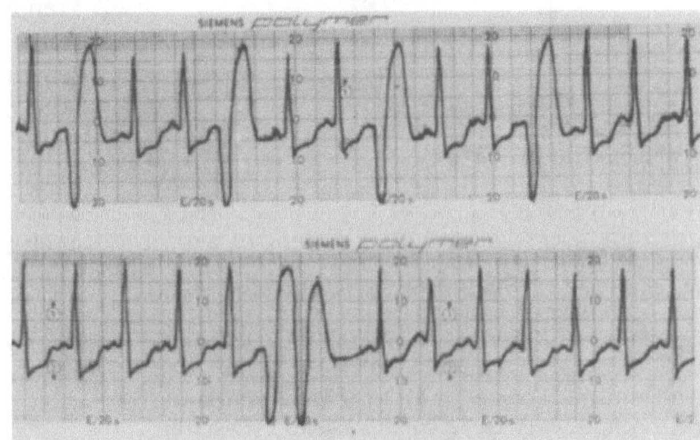

Abb. 3. Ausschnitte aus einem Langzeit-EKG bei einem 46jährigen Patienten mit kongestiver Kardiomyopathie. *Oben:* Unter Gabe von Acetyldigoxin (Plasmawert: 2 µg/ml). Es finden sich zahlreiche kurze ventrikuläre Tachykardien. *Unten:* 4 Wochen nach Absetzen der Digitalismedikation bei ansonsten unveränderter Therapie (Aldactone 100 – Saltucin 2 × 1, Nepresol 3 × 2, Isoket ret. 40 3 × 1) findet sich neben einzelnen monotopen ventrikulären Extrasystolen nur noch eine einzige Doublette

Behandlung tachykarder Rhythmusstörungen stellt die bei den meisten Antiarrhythmika mehr oder weniger ausgeprägte negativ inotrope Wirkung (Tabelle 4) einen a priori unerwünschten Begleiteffekt dar, der im Einzelfall eine genaue Überprüfung der Indikation und des zu wählenden Präparates erforderlich macht.

Unzureichende Wirkung der Medikamente

Letztlich können die eingesetzten Medikamente trotz ausreichender Dosierung eine unzureichende Wirkung entfalten. Die Saluretika wirken im wesentlichen über eine vermehrte Na^+-Ausscheidung, so daß bei iatrogen bedingter Hyponatriämie ihre Wirkung deutlich reduziert ist, bei gleichzeitig unerwünschter Stimulation des Renin-Angiotensin-Systems. Die „hyponatriämische“ Herzinsuffizienz kann letztlich auf 4 Mechanismen beruhen, die auch kombiniert auftreten können: 1) erhöhte Zufuhr von freiem Wasser (z. B. bei Patienten mit Flüssigkeitsrestriktion, die heimlich Leitungswasser trinken); 2) erhöhte Sekretion von antidiuretischem Hormon; 3) Transmineralisation mit Zunahme der intrazellulären und Abnahme der extrazellulären Na^+-Konzentration und 4) starke Kochsalzverluste bei hochdosiertem Einsatz stark wirkender Saluretika. In diesen therapeutisch schwer beeinflußbaren Fällen einer „hyponatriämischen Herzinsuffizienz“ kann es durch Gabe von Glukose-Insulin-Kalium-Infusionen gelingen, eine überschießende Diurese wieder in Gang zu bringen [4,5] (Abb. 4).

Bei der Behandlung der schweren Herzinsuffizienz mit Vasodilatatoren zur Impedanzreduktion ist das individuelle Ansprechen auf die Behandlung unterschiedlich, bedingt durch Unterschiede in der Aktivierung gegenregulatorischer pressorischer Systeme. Wie am Beispiel einer Hydralazin-Isosorbit-dinitrat-Therapie

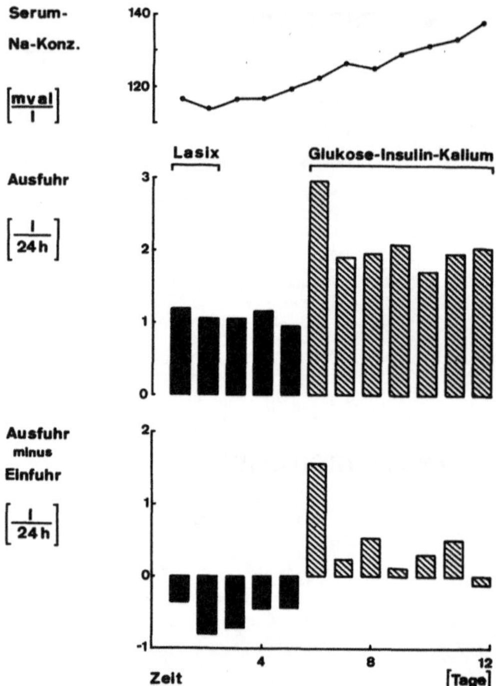

Abb. 4. Die Wirkung einer Glukose-Insulin-Infusion auf Serum-Na^+ Urinproduktion und Flüssigkeitsbilanz, gezeigt am Beispiel eines 43jährigen Patienten mit kongestiver Kardiomyopathie mit Linksschenkelblock. Infolge der durch Diuretikagabe induzierten Hyponatriämie konnte bei globaler Herzinsuffizienz trotz hochdosierter Gabe von Furosemid (Lasix bis 250 mg/die) keine überschießende Diurese mehr in Gang gebracht werden. Erst die Gabe einer Infusionslösung, bestehend aus 40% Glukose und 100 I.E. Alt-Insulin/l und 40–80 mval K^+ (entsprechend dem Serum-K^+-Wert) führte bei einer Infusionsgeschwindigkeit von 100 ml/h zu einer bilanzmäßig überschießenden Diurese. Die Infusionsbehandlung wurde täglich für 12 h durchgeführt, wobei die Lösung während jeder 2. h appliziert wurde

gezeigt werden konnte, kommt bei den Non-Respondern der Aktivierung des sympathoneuronalen Systems eine besondere Bedeutung zu, während Renin-Angiotensin- und Vasopressinsystem keine gerichteten Veränderungen erkennen lassen [6] (Abb. 5).

Bei der chronischen Behandlung der schweren Herzinsuffizienz mit Digitalisglykosiden ist deren positiv-inotrope Wirkung immer noch umstritten, da einerseits eine Erschöpfung des Effekts bei Langzeitgabe diskutiert wird und andererseits die bei der schweren Herzinsuffizienz bestehende erhöhte Aktivität des sympathoneuronalen und sympatho-adrenalen Systems zu einem den Digitalisglykosiden wahrscheinlich überlegenen positiv-inotropen Effekt führt. Neuere, auf einem anderen Wirkungsmechanismus beruhende, positiv-inotrope Substanzen dürften in der Zukunft eine Ergänzung, gegebenenfalls auch sogar eine Alternative zur Digitalismedikation darstellen:

1. Das Amrinone, das vornehmlich in den USA [7] getestet wurde und über eine deutliche positiv-inotrope Wirkung verfügt, wobei der Wirkungsmechanismus noch ungeklärt ist, wahrscheinlich aber mit einer erhöhten Ca^{++}-Freisetzung im Myokard in Zusammenhang steht.
2. Prenalterol, eine den Katecholaminen nahestehende Substanz (Abb. 6), die weitgehend selektiv die β_1-Rezeptoren stimuliert und zwar mit ausgeprägterem Effekt auf die Kontraktilität, als auf die Herzfrequenz [8]. Im Gegensatz zu den meisten anderen Sympathikomimetika mit β_1-Wirkung ist Prenalterol auch bei oraler Applikation wirksam [9, 10]. Die Frage, ob Prenalterol auch bei schwer herzinsuffizienten Patienten, die mit hochgradig eingeschränkter linksventrikulärer Funktion auf die übliche Therapie mit Digitalisglykosiden und Diuretika nicht oder nicht ausreichend ansprechen, also „therapierefraktär" sind, wirksam ist, ist noch nicht geklärt.

In einer eigenen Studie wurden bislang 12 Patienten mit „therapierefraktärer" Herzinsuffizienz untersucht [11]. In 7 Fällen lag eine kongestive Kardiomyopathie vor, bei 5 Patienten handelte es sich um das Endstadium einer koronaren Herzerkrankung. In allen Fällen war die linksventrikuläre Austreibungsfraktion auf Werte unter 30% und der Herzzeitvolumenindex auf unter 2,5 l/min · m^2 reduziert. Prenalterol wurde als intravenöse Bolusinjektion in ansteigender Dosierung von 12,5, 25 und 50 µg/kg KG verabreicht. Bei gleichbleibender Basismedikation (Digitalis und Diuretika) wurde in einer ersten Gruppe (I) (n = 6) Prenalterol allein verabreicht, in einer zweiten Gruppe (II) (n = 6) wurde Prenalterol 1 h nach oraler Gabe von Hydralazin (50 mg) und Isosorbitdinitrat (40 mg) gegeben. Die Ergebnisse sind in Abb. 7 wiedergegeben: die Herzfrequenz zeigte unter Prenalterol nur in der Tendenz eine geringe Zunahme. Der Cardiac Index stieg in beiden Gruppen um rund 0,5 l/min · m^2 an. Der diastolische Pulmonalarteriendruck zeigte lediglich in der Gruppe I (alleinige Gabe von Prenalterol) eine abnehmende Tendenz um 3 mm

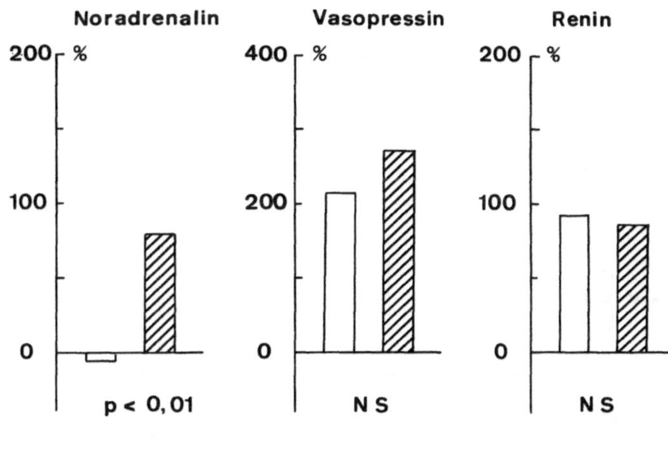

Abb. 5. Das Verhalten pressorischer Systeme bei der Behandlung herzinsuffizienter Patienten mit Vasodilatanzien: Es ist die mittlere prozentuale Änderung der Plasmakonzentration von Noradrenalin und Vasopressin sowie der Plasmareninaktivität nach Hydralazin (50–100 mg p. o.) und Isosorbitdinitrat (40 mg p. o.) bei 17 Patienten mit kongestiver Kardiomyopathie dargestellt: „Responder“: 9 Patienten, die nach Gabe der Medikamente mit einem Anstieg des Herzzeitvolumens um mehr als 10% antworteten *(offene Säulen)*. „Non-Responder“: 8 Patienten, die nach Gabe der Medikamente keine oder nur eine geringe Zunahme des Herzzeitvolumens (≦ 10%) zeigten *(schraffierte Säulen)*. *NS*, nicht signifikant. Aus der Abb. geht hervor, daß die Gruppe der „Non-Responder“ im Vergleich zu den „Respondern“ signifikant höhere Plasma-Noradrenalinwerte als Zeichen eines gegenregulatorisch gesteigerten sympathiko-neuronalen Antriebs aufweist

Hg im Mittel. Die günstige Wirkung von Prenalterol auf den Cardiac Index war nur im unteren und mittleren Dosisbereich von 12,5 und 25 µg/kg KG nachweisbar, bei der höheren Dosierung von 50 µg/kg KG nahm der Cardiac Index in der Tendenz sogar wieder ab. Die dargestellten Veränderungen sind jedoch wegen der erheblichen individuellen Unterschiede bei der geringen Fallzahl statistisch nicht zu sichern. Die vorliegenden Untersuchungsergebnisse belegen zwar, daß Prenalterol im Einzelfall akut eine individuelle, aber nicht vorhersehbare Besserung der linksventrikulären Funktion bei sog. „therapierefraktärer“ Herzinsuffizienz bewirken kann, ein Langzeiterfolg konnte aber bislang nicht gesichert werden. Auch die Frage, welche Mechanismen dem individuellen Ansprechen bzw. Nichtansprechen zugrunde liegen, ist ungeklärt.

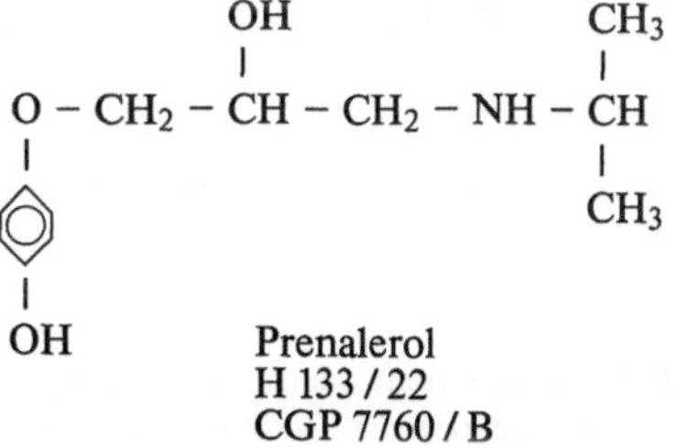

Abb. 6. Strukturformel von Prenalterol

3. AR-L 115 ist eine neue, positiv-inotrop wirksame Substanz, die als Imidazolderivat weder zu den Glykosiden, noch zu den Katecholaminen strukturelle Beziehungen aufweist.

Die positiv-inotrope Wirkung wurde sowohl am Papillarmuskel [12] als auch bei Patienten nach i. v. Gabe [13] nachgewiesen. Zusätzlich weist AR-L 115 auch eine peripher vasodilatierende Wirkung auf, so daß es zusätzlich zur Steigerung der Kontraktionskraft auch durch Entlastung des Herzens die Symptome der Herzinsuffizienz zu bessern vermag. Im Gegensatz zu allen bisher bekannten positiv-inotrop wirkenden Substanzen, die durch Erhöhung der zytoplasmatischen Ca^{++}-Konzentration wirken, beruht der die Kontraktionskraft steigernde Effekt von AR-L 115 auf einem unmittelbaren Angriffspunkt an den kontraktilen Proteinen [14], so daß gegebenenfalls ein additiver Effekt zu den bislang verwendeten Digitalisglykosiden und/oder Katecholaminderivaten besteht.

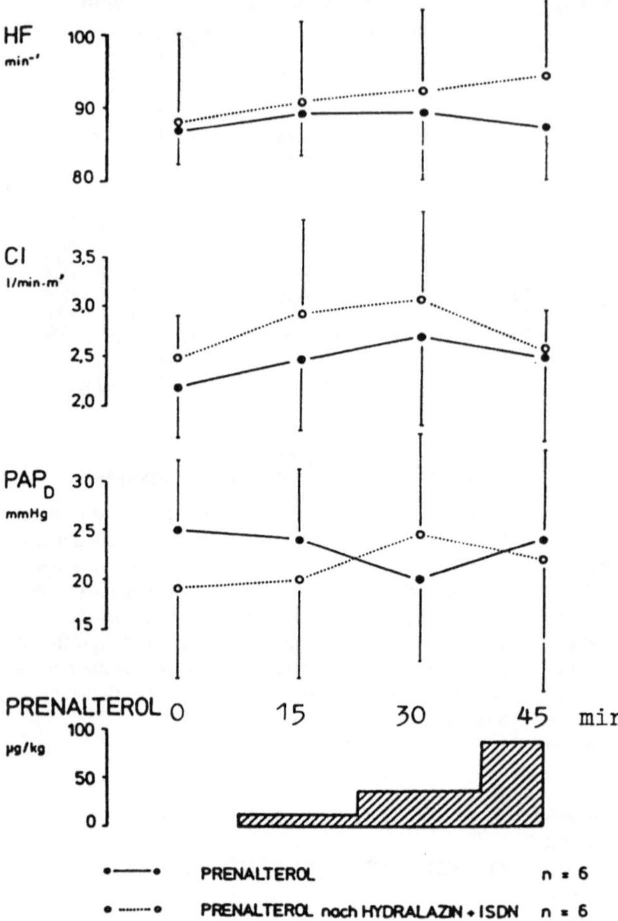

Abb. 7. Wirkung von Prenalterol (kumulativ als i. v. Bolusinjektion 12,5, 25 und 50 µg/kg) auf Herzfrequenz *(HF)*, Cardiac Index *(CI)* und diastolischen Pulmonalarteriendruck *(PAP_D)* bei 12 Patienten mit stark eingeschränkter linksventrikulärer Funktion. In 6 Fällen wurde Prenalterol allein gegeben (Gruppe I: Punkte mit durchgezogener Linie), in 6 Fällen wurde Prenalterol 1 h nach oraler Gabe von 50 mg Hydralazin und 40 mg Isosobitdinitrat verabfolgt (Gruppe II: *Kreise mit unterbrochener Linie*)

Die Frage, ob AR-L 115 auch nach peroraler Applikation die linksventrikuläre Funktion verbessert, sollte untersucht werden. Im Rahmen einer diagnostischen Herzkatheteruntersuchung wurde deshalb bei 6 Patienten mit koronarer Herzkrankheit die perorale Wirkung von AR-L 115 untersucht. Nach einer linksventrikulären Angiographie wurden 150 mg AR-L 115 oral gegeben; 30 min. später wurde die Ventrikulographie wiederholt. Der Aortendruck wurde mittels eines flüssigkeitsgefüllten Katheters, der linksventrikuläre Druck mittels eines Kathetertipmanometers kontinuierlich registriert. Die linksventrikulären Volumina wurden nach der Flächen-Längen-Methode bestimmt.

Die Ergebnisse sind in Abb. 8 wiedergegeben. Der AR-L-115-Plasmaspiegel betrug 30 min. nach peroraler Einnahme 560 ± 200 µg/ml. Die Herzfrequenz zeigte, ebenso wie der systolische Spitzendruck und das linksventrikuläre enddiastolische Volumen keine signifikante Änderung. Der linksventrikuläre enddiastolische Druck nahm von 16 ± 3 auf 13 ± 2,5 mm Hg ($p < 0{,}05$) ab. Das endsystolische Volumen wurde nach Gabe von AR-L 115 von 50 ± 17 ml/m² auf 42 ± 16 ml/m² ($p < 0{,}05$) reduziert; entsprechend stieg die Austreibungsfraktion von 57 ± 8 auf 66 ± 5% ($p < 0{,}005$) an. Auch die mittlere circumferentielle Verkürzungsgeschwindigkeit nahm als Ausdruck der positiv-inotropen Wirkung von AR-L 115 von 0,93 ± 0,14 auf 1,17 ± 0,14 circ/s ($p < 0{,}025$) zu.

Der positiv-inotrope Effekt von AR-L 115 war auch bei 2 Patienten nachweisbar, die Digitalisglykoside (Acetyldigoxin) bis zur Vollsättigung erhalten hatten. Wie auf Grund des besonderen Wirkungsmechanismus von AR-L 115 zu erwarten, weist die Substanz einen additiven Effekt zur positiv-inotropen Wirkung der Digitalisglykoside auf [15].

Diese Ergebnisse lassen AR-L 115 als aussichtsreich bei der Behandlung der schweren Herz-

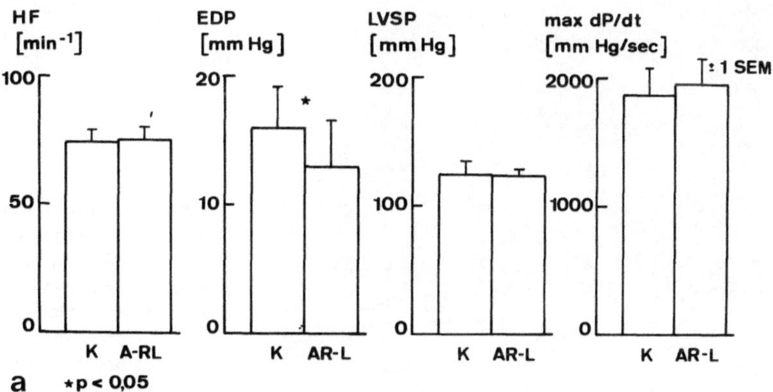

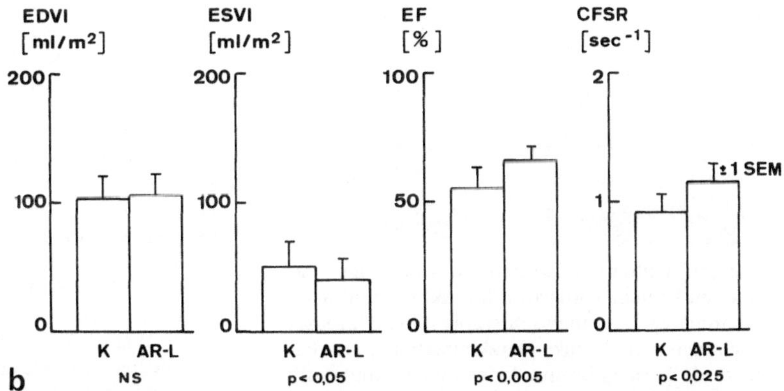

Abb. 8. Die Wirkung von AR-L 115 nach oraler Applikation von 150 mg. Die Untersuchung wurde an 6 Patienten mit koronarer Herzkrankheit vorgenommen. Gemessen wurde die Herzfrequenz *(HF)*, der enddiastolische Druck *(EDP)*, der systolische Spitzendruck *(LVSP)*, die maximale linksventrikuläre Druckanstiegsgeschwindigkeit (max. dP/dt), der enddiastolische *(EDVI)* und endsystolische *(ESVI)* Volumenindex, die Ejektionsfraktion *(EF)* und die mittlere circumferentielle Verkürzungsgeschwindigkeit *(CFSR)*. *K*, Kontrollwert vor Gabe von AR-L115; *AR-L*, Meßwert 30 min. nach peroraler Gabe von 150 mg AR-L; *NS*, nicht signifikant

insuffizienz erscheinen, die günstige Wirkung muß jedoch in Langzeitstudien noch belegt werden.

Schlußbetrachtung

Die Herzinsuffizienz stellt oft den Terminalzustand einer kardialen Erkrankung dar. Die therapeutischen Bemühungen sollten deshalb primär darauf gerichtet sein, das Auftreten einer Herzinsuffizienz zu verhindern, wie z. B. durch konsequente Behandlung einer arteriellen Hypertonie. Beim heutigen Stand der Herzchirurgie sollte mit einem kardiochirurgischen Eingriff in der Regel nicht bis zum Stadium III–IV oder IV gewartet werden, da dann nicht nur mit einem höheren Operationsrisiko, sondern auch mit ungünstigeren Langzeitresultaten zu rechnen ist. Dies gilt mit Sicherheit für die operative Korrektur von Herzklappenfehlern und mit hoher Wahrscheinlichkeit auch für koronarchirurgische Maßnahmen.

Aber auch bei bislang als nicht beeinflußbar gel-

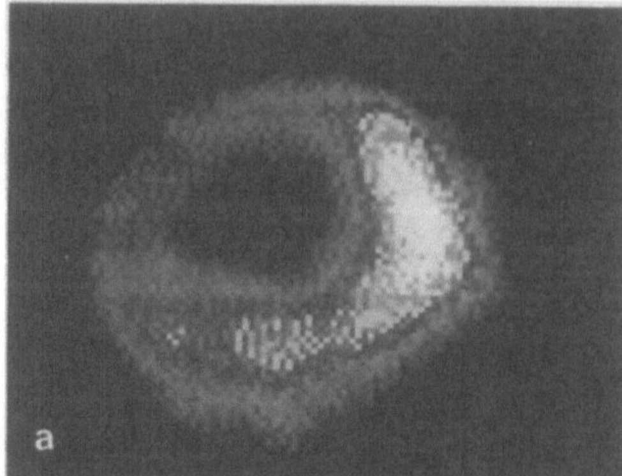

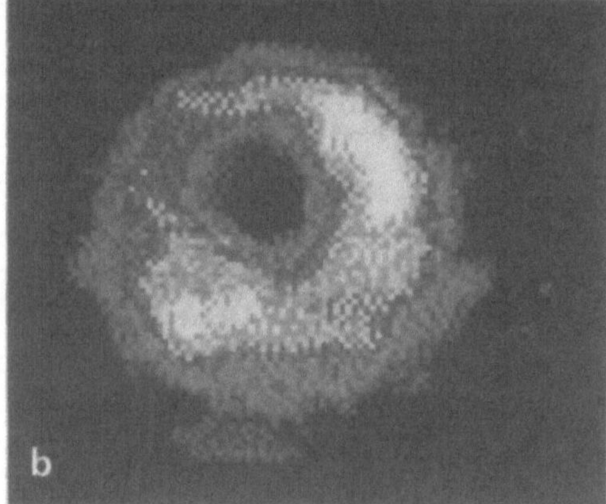

Abb. 9 a, b. Thalliumszintigramm eines 43jährigen Patienten mit akutem Vorderwandinfarkt vor und nach intrakoronarer Thrombolysetherapie mittels Streptokinaseinfusion in die linke Herzkranzarterie. Der Patient wurde 2 h nach Beginn der akuten Symptomatik stationär aufgenommen. – Das mittels eines 7-pinwhole-Collimators angefertigte tomographische Bild des Thalliumszintigramms zeigt vor Beginn der Lysebehandlung einen ausgedehnten Perfusionsdefekt im Versorgungsgebiet des verschlossenen Ramus descendens anterior (a). Nach intrakoronarer Streptokinaseapplikation für 30 min (= 60000 I.E.) konnte die verschlossene Herzkranzarterie wiedereröffnet werden. Das nach 36 h angefertigte Kontrollszintigramm zeigt wieder eine weitgehende myokardiale Thalliumanreicherung auch im Vorderwandbereich bei nur geringem Untergang von Myokardzellen (b)

tenden Krankheitsbildern – wie z. B. dem akuten Myokardinfarkt – ergeben sich heute neue Möglichkeiten, um untergehendes Myokardgewebe zu retten [16]. Wie das in Abb. 9 wiedergegebene Beispiel zeigt, kann es bei Patienten mit ganz frischem Myokardinfarkt gelingen, durch lokale Streptokinaseinfusion über einen Koronarkatheter die verschlossene Herzkranzarterie nach der Methode von Rentrop [17] wieder zu eröffnen und so untergehendes Myokardgewebe zu retten. Die genauen Bedingungen, unter denen das Verfahren wirksam und effizient ist, sind noch nicht endgültig geklärt.

Literatur

1. Gundert Remy U, Remy C, Weber E: Serum digoxin levels in patients of a general praxis in Germany. J Clin Pharm 10: 97 (1976)
2. Erdmann E, Schoner W: Die Affinität verschieden strukturierter Herzglycoside sowie DPH und Ro 2 – 2985 zum Herzglycosidrezeptor. Verh Dtsch Ges Kreisl-Forsch 40: 309 (1974)
3. Erdmann E, Schoner W: Eigenschaften des Rezeptors für Herzglycoside. Klin Wochenschr 52: 705 (1974)
4. Manthey J, Kaden F, Leinberger H, Opherk D, Ritz E, Kübler W: Therapie der hyponatriämischen Herzinsuffizienz mit Glucose-Insulin-Kalium-Infusionen und mit Demedoclyn. Verh Dtsch Ges Inn Med 84: 745 (1978)
5. Kübler W, Manthey J, Mäurer W, Mehmel MC: Alternative zur Digitalistherapie: metabolische Aspekt. Verh Dtsch Ges Inn Med 83: 140 (1977)
6. Manthey J, Dietz R, Leinberger H, Schmidt-Gayk H, Schömig A, Schwarz F, Kübler W: Vasodilator therapy in heart failure: Limited by activation of vasoconstrictor mechanisms? Circulation 62: Suppl III, 259 (1980)
7. Schwartz A, Grupp I, Grupp G, Johnson CL, Berner P, Wallick ET, Imai K: Amrinone, a new inotropic agent, studies organelle systems. Circulation 60; Suppl 4, II, 16, (1979)
8. Carlsson E, Dahlhöf CG, Hedberg A: Differentiation of cardiac chronotropic and inotropic effects of β-adrenoceptor agonists. Naunyn Schmiedebergs Arch Pharm 300: 101 (1977)
9. Knaus M, Pfister B, Dubach UC, Imhof RR: Human pharmacology studies with a new, orally active stimulant of cardiac adrenergic betareceptors. Am Heart J 95: 602 (1978)
10. Rönn O, Graffner C, Johnsson G, Jordö L, Lundborg P, Wikstrand J: Haemodynamic effects and pharmakokinetics of a new selective β 1-adrenoceptor agonist, Prenalterol, and its interaction with Metoprolol in man. Europ J Clin Pharm 15: 9 (1979)
11. Leinberger H, Haueisen H, Schuler G, Mäurer W, Kübler W: Die Wirkung von Prenalterol bei Patienten mit hochgradig eingeschränkter linksventrikulärer Funktion. Z Kardiol 69: 706 (1980)
12. Herzig JW, Feile K, Rüegg JC.: Activating effects of I-L 115 BS on the Ca^{+}-sensitive force, stiffness and unloaded shortening velocity (v max) in isolated contractile structures from mammalian heart muscle. Arzneimittel-Forsch 31 (1): 273 (1980)

13. Thormann J, Krämer W, Schlepper M: A new nonglycosidic, non adrenergic cardiotonic agent, haemodynamic proof its efficacy after both i.v. and oral administration. Arzneimittel-Forsch 31 (I): 273 (1981)
14. Trube G, Trautwein W: Experiments with AR-L 115 BS on skinned cardiac fibers. Arzneimittel-Forsch 31 (1): 185 (1981)
15. Ruffmann KD, Mehmel HC, Kübler W: A new orally active positive inotropic substance: AR-L 115 BS Arzneimittel-Forsch 31 (1): 271 (1981)
16. Schuler G, von Olshausen K, Mehmel H, Senges J, Manthey J, Mäurer W, Kübler W: Intracoronary streptokinase in acute myocardial infarction: assessment by TI-201 scintigraphy. Am J Cardiol 47 2 (part 2): 493 (1981)
17. Rentrop P, Blanke H, Karsch KR, Kaiser H, Köstering H, Leitz K: Selective intracoronary thrombolysis in acute myocardial infarction and unstable angina pectoris. Circulation 63 2: 307 (1981)

Die prognostische und diagnostische Bedeutung der linksventrikulären Myokardbiopsie bei Myokarderkrankungen

H. Zebe, H. C. Mehmel, D. Opherk und W. Mäurer

Da die Diagnosestellung der prognostisch ungünstigen kongestiven Kardiomyopathie definitionsgemäß per exclusionem erfolgt [10, 12, 14], bereitet vor allem die Abgrenzung von den prognostisch günstigeren sekundären Formen Schwierigkeiten.

Einen diagnostischen Fortschritt könnte die endomyokardiale Herzmuskelbiopsie darstellen [13, 17, 22], insbesondere bei Probeentnahme aus dem meist vornehmlich befallenen linksventrikulären Myokard [15].

Der Wert der linksventrikulären Endomyokardbiopsie zur diagnostischen und prognostischen Beurteilung myokardialer Erkrankungen ist jedoch noch nicht endgültig geklärt. Ziel der vorliegenden Untersuchung war deshalb, bei Patienten mit ätiologisch unklarer Kardiomyopathie anhand des licht- und elektronenmikroskopischen Befundes von linksventrikulär gewonnenen Biopsieproben zu klären, ob sich Patienten mit unklarer Kardiomegalie, eingeschränkter Ejektionsfraktion und normalem Koronarangiogramm verschiedenen Krankheitsgruppen zuordnen lassen, und ob sich die aufgrund feingeweblicher Kriterien gebildeten Patientengruppen hinsichtlich ihres klinischen Bilds und des Krankheitsverlaufs unterscheiden.

Methodik

Bei 37 Patienten mit ätiologisch unklarer Kardiomegalie, eingeschränkter Ejektionsfraktion und normalem Koronarangiogramm wurden im Jahr 1975 im Rahmen einer diagnostischen Herzkatheteruntersuchung nach der von Richardson angegebenen Methode [23] an mindestens drei verschiedenen Stellen des linken Ventrikels Herzmuskelproben zur feingeweblichen Untersuchung entnommen.[1]

Alle in die Studie aufgenommenen Patienten wurden nach Festlegung der Diagnose in üblicher Weise mit Digitalis, Diuretika und Isosorbiddinitrat therapiert; salzarme Diät, Alkohol- und Nikotinkarenz sowie körperliche Schonung wurden angeraten. Regelmäßige ambulante Kontrollen wurden über einen Zeitraum von 9–49 Monaten, im Mittel 20,5 Monate, durchgeführt. – Patienten, bei denen andere Vasodilatanzien (Regitin, Hydralazin, Prazosin) zum Einsatz kamen, wurden bei der Studie nicht berücksichtigt.

1 Die feingeweblichen Untersuchungen wurden in Zusammenarbeit mit H. Rossner im Pathologischen Institut der Universität Heidelberg (Direktor Prof. Dr. W. Doerr) durchgeführt

Fortschritte in der Inneren Medizin
Hrsg. Kommerell/Hahn/Kübler/Mörl/Weber

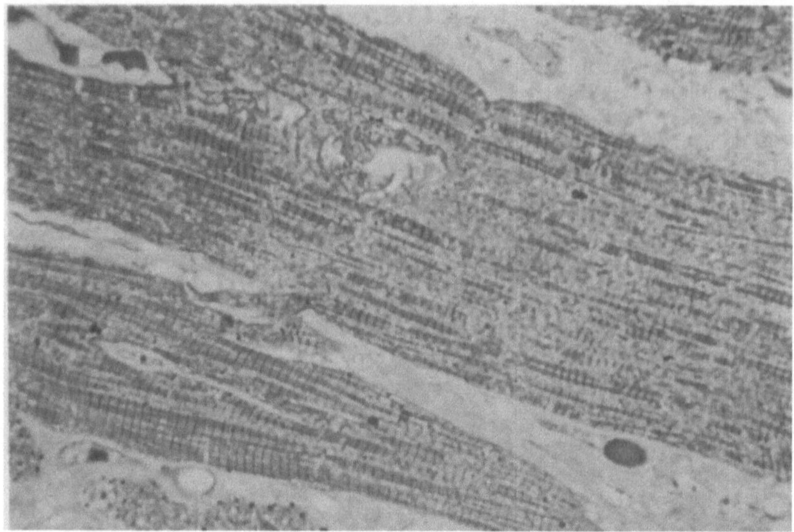

Abb. 1. Kongestive Kardiomyopathie – Semidünnschnitt. Vergrößerung 1 : 1290. Mittels Katheterbiopsie aus dem Myokard des linken Ventrikels entnommene Herzmuskelprobe. Mäßig starke, nahezu diffus ausgebreitete Bindegewebsvermehrung im Perimysium, interstitielle Lipomatosis, schollige Lipofuszinablagerung, Vermehrung der Mitochondrien, Reduktion der Myofibrillen

Ergebnisse

Histologische Befunde

Anhand der von Ferrans gegebenen Kriterien [8] – Myofibrillenreduktion, Desorientierung des Myofibrillenverlaufs, Mitochondriose, Dilatation des tubulären Systems und Anomalien der Z-Streifen – wurde vom Pathologen ohne Kenntnis der klinischen Befunde 19mal die Verdachtsdiagnose einer kongestiven Kardiomyopathie gestellt (Abb. 1).

Bei 9 Patienten war das histologische Bild der Myokardproben vor allem durch eine starke interstitielle Fibrose und durch eine diskrete, aber in allen Schnitten nachweisbare zellige Infiltration des Interstitiums geprägt. Die Myokardzellen dieser Patienten waren deutlich hypertrophiert, aber ohne wesentliche degenerative Veränderungen (Abb. 2). Aufgrund dieser Befunde wurde vom Pathologen eine entzündliche Schädigung am ehesten für wahrscheinlich gehalten [7] und deshalb die morphologische Verdachtsdiagnose „Zustand nach Karditis" gestellt.

4 Patienten, bei den aufgrund des histologischen Befunds eine hypertrophische Kardiomyopathie vermutet worden war und 4 Patienten, bei denen allein aufgrund der feingeweblichen Untersuchung eine eindeutige Zuordnung nicht möglich war, wurden aus der Studie ausgeschlossen.

Zur Überprüfung der Wertigkeit der pathologisch-anatomischen Zuordnung wurde das Schicksal der verbliebenen 28 Patienten (8 Frauen, 20 Männer) (Tabelle 1) durch klinische Verlaufsbeobachtungen genauer untersucht.

Klinische Verlaufsbeobachtungen

8 Patienten (2 Frauen, 6 Männer) sind innerhalb des Beobachtungszeitraums von 1–40 Monaten verstorben. Die mittlere Überlebenszeit nach Feststellung der Diagnose betrug 11,3 Monate und nach Auftreten der ersten Beschwerden 47 Monate. Diese Patienten gehörten ausschließlich der pathologisch-anatomischen Gruppe kongestive Kardiomyopathie an.

Die Überlebenden der Gruppe mit kongestiver Kardiomyopathie (3 Frauen, 8 Männer) wurden im Mittel 21 Monate (10–31 Monate) beobachtet, die Patienten mit der histologischen Diagnose Zustand nach Karditis (3 Frauen, 6 Männer) über einen Zeitraum von 9–49 Monaten, im Mittel 20,4 Monate.

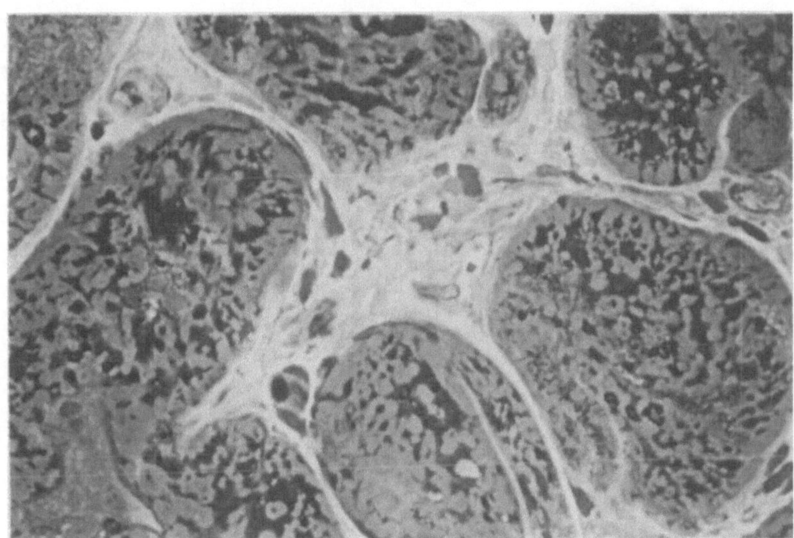

Abb. 2. Zustand nach Karditis – Semidünnschnitt. Vergrößerung 1 : 1850. Mittels Katheterbiopsie aus dem Myokard des linken Ventrikels entnommene Herzmuskelprobe. Querschnittprofile von vergrößerten Herzmuskelzellen, tiefe Einkerbungen der Zelloberfläche, Chondriom *(schwarze Felder)* vergrößert, starke Fibrose des Interstitiums, zellige Infiltration des Interstitiums

Tabelle 1. Altersverteilung und Verteilung der Geschlechter der Patienten, bei denen im Jahre 1975 in der Kardiologischen Abteilung der Medizinischen Universitätsklinik Heidelberg eine linksventrikuläre Myokardbiopsie durchgeführt worden war und der Patienten, die in der anschließenden Verlaufsbeobachtung erfaßt worden waren. Angegeben ist das Durchschnittsalter der Patienten in Jahren (± Standardabweichung) bei Diagnosestellung. Eingekreist ist die Zahl der im Beobachtungszeitraum verstorbenen Patienten des jeweiligen Kollektivs. Alle 8 verstorbenen Patienten gehörten zur histologischen Diagnosegruppe „kongestive Kardiomyopathie", während von der Gruppe mit vermutetem „Zustand nach Karditis" im gleichen Beobachtungszeitraum kein Patient verstorben war. 4 Patienten, bei denen aufgrund des histologischen Bildes eine hypertrophische Kardiomyopathie vermutet worden war und weitere 4 Patienten, bei denen allein aufgrund der feingeweblichen Untersuchung eine eindeutige Zuordnung nicht möglich war, sind aus der Studie ausgeschlossen worden

	Gesamt			CoCM			Z. n. Karditis		
	n Ges.	♀	♂	n Ges.	♀	♂	n Ges.	♀	♂
n	36	8	28	19	5	14	9	3	6
⊕	⑧	②	⑥	⑧	②	⑥	⊖	⊖	⊖
Alter b. Diagnose (J. ± SD)	42,3 ± 9,25	42,7 ± 9,32	41,0 ± 9,13	44,8 ± 9,31	45,2 ± 13,05	44,6 ± 8,22	38,1• ± 11,12	40,3 ± 10,69	37,0 ± 12,15
Alter b. Beschw.-Beg. (J. ± SD)	40,4 ± 11,28	40,0 ± 14,72	40,5 ± 10,5	40,9 ± 11,28	40,0 ± 15,38	40,5 ± 10,5	32,1• ± 11,36	36,5 ± 11,26	30,7 ± 11,59

•CoCM—Z.n.K.
$p < 0,1$

Die Altersverteilung zwischen beiden hier gegenübergestellten Gruppen zeigte keine signifikanten Unterschiede, jedoch ergab sich im Trend ($p < 0,1$) ein höheres Alter der Patienten mit kongestiver Kardiomyopathie bei Beschwerdeerstmanifestation und entsprechend auch bei Diagnosestellung, als bei Patienten mit Verdacht auf eine entzündliche Myokardschädigung (Tabelle 1).

Tabelle 2. Alters- und Geschlechtsverteilung der Patienten mit kongestiver Kardiomyopathie. Angegeben ist das Durchschnittsalter der Patienten in Jahren (± Standardabweichung) bei Diagnosestellung und bei Beschwerdebeginn. Hervorgehoben (getönte Felder) ist der Vergleich des Durchschnittsalters der später verstorbenen Patienten (n = 8) mit dem Durchschnittsalter der im Beobachtungszeitraum überlebenden Patienten (n = 11) und im Vergleich zum Durchschnittsalter aller Patienten, bei denen aufgrund der histologischen Befunde eine kongestive Kardiomyopathie vermutet worden war (n = 19)

	Gesamt			Lebend			Verstorben		
	n Ges.	♀	♂	n Ges.	♀	♂	n Ges.	♀	♂
n	19	5	14	11	3	9	8	2	6
Alter b. Diagnose (J. ± SD)	44,8 ±9,31	45,2 ±13,05	44,6 ±8,22	40,6 ±8,98	39,0 ±14,00	41,1 ±7,60	50,6●● ±6,37	54,5 ±0,71	49,3● ±6,98
Alter b. Beschw.-Beg. (J. ± SD)	40,9 ±11,28	40,0 ±15,38	40,5 ±10,51	35,8 ±11,05	35,3 ±14,98	36,0 ±10,50	48,6●● ±5,89	54,0 -	46,5● ±5,92

CoCM*—CoCM⁺
● $p < 0{,}05$
●● $p < 0{,}02$

Tabelle 3. Hämodynamische Befunde der in der Verlaufsbeobachtung erfaßten Patienten. Hervorgehoben (getönte Felder) sind die bei den im Beobachtungszeitraum verstorbenen und bei den überlebenden Patienten ermittelten Werte

	RA (mm HG)		PA (mm HG)	LA (mm HG)		LV (mm HG)		R (dyn · sec · cm^{-5})	
	$\bar{P}$	V	$\bar{P}$	$\bar{P}$	V	Pmax	EDP	K	L
Z. n. Karditis n = 9 (± SD)	5,5 ±4,98	4,9 ±4,88	18,2 ±10,72	14,3 ±11,11	19,5 ±13,66	124 ±38,5	10,6 ±7,82	1769 ±529	99 ±66
CoCM n = 19 (± SD)	4,8 ±3,01	5,8 ±3,67	25,3 ±8,41	18,7 ±10,25	30,1 ±20,19	112 ±15,8	13,9 ±6,78	1590 ±382	131 ±72
Lebend n = 11 (± SD)	39 ±2,0	5,2 ±2,5	20,3 ±4,80	11,6 ±4,07	17,8 ±9,66	106 ±17,2	11,3 ±4,14	1418 ±189	124 ±80
Verstor. n = 8 (± SD)	5,7 ±4,2	6,4 ±5,32	30,4 ±15,29	25,8 ±13,7	42,3 ±28,22	117 ±12,2	16,4 ±8,89	2049● ±413	137 ±42

● CoCM*—CoCM⁺
$p < 0{,}01$

Darüber hinaus zeigt der Vergleich der Lebensdaten, daß bei den verstorbenen Patienten mit kongestiver Kardiomyopathie die ersten Beschwerden in signifikant höherem Alter als bei den noch lebenden auftraten ($p < 0{,}02$) und die Diagnose somit erst später ($p < 0{,}05$) gestellt wurde (Tabelle 2).

Die hämodynamischen Parameter sind im Mittel bei beiden histologisch differenzierten Patientengruppen nur wenig und nicht signifikant verschieden (Tabelle 3). Wesentlich deutlichere Unterschiede ergibt jedoch der Vergleich der inzwischen verstorbenen mit den noch lebenden Patienten mit kongestiver Kardiomyopathie. Der Widerstand im großen Kreislauf war bei den Verstorbenen signifikant höher als bei den noch lebenden Patienten ($p < 0{,}01$) (Tabelle 3). Auch bezüglich der linksventrikulären Funktion ließen sich signifikante Unterschiede nur zwischen den noch lebenden und verstorbenen Patienten mit kongestiver Kardiomyopathie nachweisen – Schlagvolumenindex und Cardiac Index waren bei den später verstorbenen gegenüber den lebenden Patienten signifikant ($p < 0{,}01$) erniedrigt, nicht aber zwischen Patienten mit wahrscheinlich entzündlicher Myo-

Tabelle 4. Linksventrikuläre Funktionsparameter und linksventrikuläre Kammerwandstärke bei Patienten mit den histologischen Diagnosen kongestive Kardiomyopathie und „Zustand nach Karditis". Die Dicke der linksventrikulären Kammerwand wurde aus einem in 35°-RAO-Projektion angefertigten linksventrikulären Angiogramm ermittelt. Hervorgehoben (getönte Felder) sind die bei der Gruppe mit der histologischen Diagnose „Zustand nach Karditis" ermittelten Werte im Vergleich zu den Werten, die bei den Patienten mit kongestiver Kardiomyopathie gemessen wurden, die während des Beobachtungszeitraums überlebten (Angegeben sind Mittelwerte ± SEM). In der letzten Spalte ist die Inzidenz regionaler Funktionsstörungen im jeweiligen Kollektiv (angegeben in % des Kollektivs) angeführt

	EDVJ (ml/m^2)	ESVJ (ml/m^2)	SVJ (ml/m^2)	CJ (l/m^2)	EF (%)	Wand-dicke (mm)	Dys- u. Akin. (% d. Koll.)
Z. n. Karditis n = 8 (± SEM)	139 ± 17	76 ± 19	29 ± 3,3	2,4 ± 0,40	49 ± 5,3	12 ± 1,5	40%
CoCM n = 19 (± SEM)	155 ± 16	101 ± 13	25 ± 2,6	2,1 ± 0,13	37 ± 4,2	12,5 ± 0,7	54%
* n = 11 (± SEM)	167 ± 23	99 ± 18	32● ± 3,1	2,5● ± 0,10	44 ± 5,7	13,4 ± 0,8	44%
† n = 8 (± SEM)	144 ± 17	104 ± 17	17 ± 1,8	1,6 ± 0,12	31 ± 4,6	10,5 ± 0,9	76%

● CoCM*—CoCM⁺
$p < 0,01$

kardschädigung und den lebenden Patienten mit kongestiver Kardiomyopathie (Tabelle 4). Auffallend häufig (in 76%) fanden sich regionale Störungen der linksventrikulären Funktion bei den im Beobachtungszeitraum verstorbenen Patienten.

Das Beschwerdebild variierte in den beiden histologisch differenzierten Gruppen nur sehr wenig und ließ keine prognostischen oder diagnostischen Rückschlüsse zu. Während sich der Zustand der Patienten mit wahrscheinlich karditischer Myokardschädigung innerhalb des Beobachtungszeitraums unter der Therapie eher besserte, verstarben im gleichen Zeitraum 8 von 19 Patienten mit kongestiver Kardiomyopathie (42%) und auch die Überlebenden dieser Gruppe gaben im Mittel eine eindeutige Verschlechterung ihres Zustands an (Tabelle 5).

Das EKG wies in allen Gruppen pathologische aber nicht pathognomonische Veränderungen auf. Bei Patienten mit der histologischen Diagnose Zustand nach Karditis lag der elektrische Hauptvektor im Mittel bei + 12° und drehte im Verlauf der Beobachtung um weitere 24° nach rechts. Bei Patienten mit der histologischen Diagnose kongestive Kardiomyopathie lag der Hauptvektor bei − 50°, bei den Überlebenden dieser aufgrund histologischer Kriterien gebildeten Gruppe bei − 10°. Im Gegensatz zu den Patienten mit vermuteter entzündlicher Myokardschädigung erfolgte jedoch bei den lebenden Patienten mit kongestiver Kardiomyopathie in einem mittleren Beobachtungszeitraum von 20 Monaten eine Linksdrehung um weitere 15° (Tabelle 6). Der Links-Sokolow-Index war mit 4,1 mV bei den inzwischen verstorbenen Patienten mit kongestiver Kardiomyopathie am höchsten. Bei den noch Lebenden dieser Patientengruppe betrug der Links-Sokolow-Index im

Tabelle 5. Vergleich der bei Patienten mit kongestiver Kardiomyopathie und bei Patienten mit vermutetem Zustand nach Karditis während des Beobachtungszeitraums nachgewiesenen Befundänderungen (klinische und anamnestische Zeichen der Rechts- und Linksherzinsuffizienz). (Angegeben in % des jeweiligen Kollektivs, n = 100%)

	Li.-Herzinsuf.		Re.-Herzinsuf.	
	Zun. (%)	Abn. (%)	Zun. (%)	Abn. (%)
Z. n. Karditis n = 9	13 n = 1	63 n = 5	13 n = 1	50 n = 4
CoCM n = 11	64 n = 7	9 n = 1	64 n = 7	9 n = 1

Tabelle 6. Elektrischer Hauptvektor (α) und Links-Sokolow-Index (LI-SOK) bei Diagnosestellung und 1 Jahr nach Therapiebeginn (α_I, LI-SOK$_I$). Hervorgehoben (getönte Felder) sind die bei der histologischen Diagnosegruppe „Zustand nach Karditis" gegenüber den bei den im Beobachtungszeitraum überlebenden Patienten mit kongestiver Kardiomyopathie ermittelten Werten

	α (n°)	α_I (n°)	LI.-SOK. (mv)	LI.-SOK.$_I$ (mv)
Z. n. Karditis n = 9 (± SEM)	+12 ±22	+36 ±20,2	3,1 ±0,32	3,0 ±0,35
CoCM n = 19 (± SEM)	−19 ±8,5		3,7 ±0,35	
* n = 11 (± SEM)	−10 ±10	−25● ±8,1	3,29 ±0,44	3,47 ±0,40
† n = 8 (± SEM)	−50 ±10		4,1 ±0,55	

●CoCM*—Z.n.K.
$p < 0{,}05$

Tabelle 7. Die bei Patienten mit kongestiver Kardiomyopathie und bei Patienten mit vermutetem Zustand nach Karditis im Beobachtungszeitraum nachgewiesene Änderung des Herz-Thorax-Quotienten. Hervorgehoben (getönte Felder) sind die bei Patienten mit vermutetem Zustand nach Karditis und die bei den im Beobachtungszeitraum überlebenden Patienten mit kongestiver Kardiomyopathie ermittelten Werte. Erfaßt wurden nur Befunde, die mindestens 1 Jahr nach Diagnosestellung erhoben worden waren

	Erstu.	Nachu. (1 Jahr)	Δ (%)
Z. n. Karditis n = 9 (± SD)	0,57 ±0,06	0,53 ±0,04	−7%
CoCM n = 19 (± SD)	0,55 ±0,05		
* n = 11 (± SD)	0,53 ±0,04	0,60 ● ±0,06	+13.2%●
† n = 8 (± SD)	0,57 ±0,05		

●CoCM—Z.n.K.
$p < 0{,}02$

Mittel 3,2 mV, stieg aber in den folgenden Monaten in der Tendenz auf 3,5 mV an, während er bei den Patienten der histologischen Gruppe Zustand nach Karditis im gleichen Zeitraum mit einem Ausgangswert von 3,1 mV und einem Endwert von 3,0 mV praktisch gleich blieb (Tabelle 6).

Die Röntgenkontrolle ergab bei der Diagnosestellung keinen signifikanten Unterschied zwischen den verschiedenen Patientengruppen – der Herz-Thorax-Quotient war bei den Patienten mit vermuteter entzündlicher Defektheilung und den später verstorbenen Patienten mit kongestiver Kardiomyopathie mit 0,57 am höchsten. Verlaufskontrollen ergaben jedoch in den Fällen, in denen aufgrund histologischer Befunde ein Zustand nach Karditis angenommen worden war, in der Tendenz eine Abnahme des Herz-Thorax-Quotienten, im Mittel um 7%. Dagegen hatte er bei allen noch lebenden Patienten mit kongestiver Kardiomyopathie im gleichen Zeitraum ausnahmslos zugenommen, im Mittel um 13,2%. Dieser Unterschied ist statistisch signifikant ($p < 0{,}02$) (Tabelle 7).

Diskussion

Der ungünstige, weil progrediente und im fortgeschrittenen Stadium (ausgeprägte Kardiomegalie, Linksschenkelblock) durch therapeutische Maßnahmen kaum zu beeinflussende Verlauf der kongestiven Kardiomyopathie wurde in zahlreichen klinischen Verlaufsbeobachtungen bestätigt [6, 11, 15, 16, 18, 20, 29].

Dagegen wurde jedoch bei Patienten mit erheblicher Kardiomegalie und pathologischem EKG bei Defektheilung nach Myokarditis ein gutartiger Verlauf der Erkrankung berichtet [2, 9, 19], und nur in Einzelfällen wurde bisher der Übergang einer Myokarditis in eine chronisch progrediente Myokarderkrankung beobachtet [5, 21, 24].

Nach durchgemachter gesicherter Virusmyokarditis ist aber mit einer Defektheilung mit subjektiven Beschwerden, mäßig verminderter körperlicher Leistungsfähigkeit und bleibenden Veränderungen im EKG in 20–30% der Fälle zu rechnen [3]. Andererseits ist bei der kongestiven Kardiomyopathie das EKG zwar stets pathologisch aber nicht pathognomonisch verändert [15, 17]. Fehlen Verlaufsbeobachtungen, oder verläuft eine entzündliche Myokarderkrankung mitigiert und symptomarm, ist deshalb die differentialdiagnostische Abklärung der primären, prognostisch ungünstigen Kardiomyopathieformen gegenüber einer prognostisch günstigen Defektheilung nach (Virus-)Myokarditis anhand klinischer Parameter oft sehr schwierig, wenn nicht unmöglich. Die linksventrikuläre Myokardbiopsie stellt hier möglicherweise einen entscheidenden Fortschritt dar, da sowohl das morphologische Bild der kongestiven Kardiomyopathie als auch der Myokarditis dem Pathologen wohlbekannt sind [7, 8].

In der vorliegenden Studie konnte bei 37 Patienten mit Kardiomegalie, den klinischen Zeichen einer Herzinsuffizienz und/oder EKG-Veränderungen alleine durch histologische und elektronenmikroskopische Beurteilung von mittels Katheterbiopsie aus dem linksventrikulären Myokard entnommenen Herzmuskelproben die Myokardschädigung 9mal einer Myokarditis, d.h. Defektheilung nach Myokarditis (starke interstitielle Fibrose, diskrete, in allen Schnitten nachweisbare zellige Infiltration des Interstitiums, hypertrophierte Myokardzellen ohne wesentliche degenerative Veränderungen), 18mal einer kongestiven Kardiomyopathie (Myofibrillenreduktion, Desorientierung des Myofibrillenverlaufs, Mitochondriose, Dilatation des tubulären Systems und Anomalien der Z-Streifen) und 4mal einer hypertrophischen Kardiomyopathie zugeordnet werden. Nur bei 4 Patienten war eine diagnostische Zuordnung ausschließlich aufgrund der feingeweblichen Kriterien der Biopsieprobe aus dem linksventrikulären Myokard nicht möglich.

Obwohl die allein anhand morphologischer Kriterien gebildeten Patientengruppen „Zustand nach Karditis“ bzw. „kongestive Kardiomyopathie“ sich weder in ihrer Altersverteilung (Zustand nach Karditis 38,1 Jahre, kongestive Kardiomyopathie 44,8 Jahre; p 0,1) noch bezüglich Klinik, Hämodynamik (Tabelle 2) oder linksventrikuläre Funktion (Tabelle 3) signifikant unterschieden, nahm die Krankheit in beiden Gruppen einen unterschiedlichen Verlauf: 8 Patienten verstarben nach einer mittleren Beobachtungszeit von 11,25 Monaten nach Diagnosestellung. Sie gehörten ausschließlich der Gruppe mit kongestiver Kardiomyopathie an, während von den Patienten mit der pathologisch-anatomisch gestellten Diagnose „Zustand nach Karditis“ im Beobachtungszeitraum von maximal 49 Monaten keiner verstorben war.

Wesentliche Unterschiede ergab dagegen der Vergleich der hämodynamischen Parameter und der linksventrikulären Funktion der inzwischen verstorbenen Patienten mit den noch lebenden Patienten mit kongestiver Kardiomyopathie. Der Widerstand im großen Kreislauf war bei den später verstorbenen Patienten als Zeichen der schwereren Herzerkrankung gegenüber den noch Lebenden signifikant erhöht (p 0,01), Schlagvolumenindex und Cardiacindex signifikant erniedrigt (p 0,01).

Auch die Prognose der überlebenden Patienten wurde durch die histologische Diagnose entscheidend geprägt. Während die Patienten mit kongestiver Kardiomyopathie innerhalb des Beobachtungszeitraums im Mittel eine eindeutige Verschlechterung ihres Zustands angaben, besserte sich unter der Therapie der Zustand der Patienten mit vermuteter Defektheilung nach Karditis (Tabelle 5).

Nach früheren Untersuchungen werden bei Patienten mit kongestiver Kardiomyopathie Linksschenkelblock, überdrehter Linkstyp und Infarktzeichen besonders häufig gefunden [4, 16], doch konnten in den vorliegenden Patientengruppen keine signifikanten Unterschiede im EKG aufgezeigt werden. Dagegen ließ sich in Übereinstimmung mit den Beobachtungen anderer Arbeitsgruppen [4, 16] bei den überlebenden Patienten mit kongestiver Kardiomyopathie innerhalb des Beobachtungszeitraums im Elektrokardiogramm eine zunehmende Linksdrehung des elektrischen Hauptvektors feststellen, im Mittel um 15° von −10 auf −25°, während sich umgekehrt in der Gruppe mit „Zustand nach Karditis“ der elektrische Hauptvektor im gleichen Zeitraum im Mittel von +12° auf +36° drehte. Der Linksdrehung des elektrischen Hauptvektors im EKG der Patienten mit kongestiver Kardiomyopathie entspricht die nur bei diesen Patienten im Trend nachweisbare Zunahme des linksventrikulären Sokolow-Index im Brustwand-EKG von 3,29 auf 3,47 mV (Tabelle 6).

Die von den Patienten angegebene Änderung des Beschwerdebilds läßt sich durch Röntgenverlaufskontrollen objektivieren:

Während der Herz-Thorax-Quotient bei Diagnosestellung keinen signifikanten Unterschied zwischen den verschiedenen Patientengruppen zeigte – er war mit 0,57 in der Gruppe mit vermuteter karditischer Myokardschädigung und bei den später verstorbenen Patienten mit kongestiver Kardiomyopathie am höchsten –, ergaben die Verlaufskontrollen in allen Fällen, bei denen aufgrund histologischer Befunde ein Zustand nach Karditis angenommen worden war, in der Tendenz eine Abnahme des Herz-Thorax-Quotienten, im Mittel um 7%. Dagegen hatte er bei den noch lebenden Patienten mit kongestiver Kardiomyopathie im gleichen Zeitraum ausnahmslos zugenommen, im Mittel um 13,2%. Dieser Unterschied ist mit $p < 0,05$ statistisch signifikant.

Echokardiographisch zu erhebende linksventrikuläre Funktionsparameter wurden nur bei einem Teil der Patienten im Verlauf der Beobachtung ermittelt. Auf ihre Auswertung wurde deshalb im Rahmen dieser Untersuchung verzichtet.

Da in der vorliegenden Untersuchung gezeigt werden konnte, daß sich bei identischem klinischen Bild aufgrund histologischer, am linksventrikulären Myokard erhobener Befunde zwei Patientengruppen mit unterschiedlicher Prognose bilden lassen – Patienten mit kongestiver Kardiomyopathie und ungünstiger Prognose, Patienten mit wahrscheinlichem „Zustand nach Karditis" und günstiger Prognose –, sollten die Begriffe chronische Myokarditis und kongestive Kardiomyopathie nicht länger als Synonyma gebraucht werden.

Im Tierversuch kann ein der kongestiven Kardiomyopathie entsprechendes Krankheitsbild meist durch Kombination zweier Noxen erzielt werden [1, 27, 32]. Als gemeinsamer Angriffspunkt zahlreicher experimentell erzeugbarer Schädigungen des Myokards kommt in erster Linie die auf einer reversiblen Kalziumfreisetzung beruhende elektromechanische Kopplung in Betracht [25, 26, 28, 31].

Unter Zugrundelegung dieser Befunde entwikkelte Kübler die Hypothese, daß mehrere, das Myokard gleichzeitig treffende Noxen zu einer Störung der elektromechanischen Kopplung mit konsekutiver Beeinträchtigung der Myokardfunktion führen.

Beim Übergang zur Myokardinsuffizienz resultiert eine weitere Beeinträchtigung der elektromechanischen Kopplung. Damit schließt sich ein Circulus vitiosus, der im fortgeschrittenen Stadium durch therapeutische Maßnahmen kaum zu beeinflussen ist [15].

Nach dieser Vorstellung könnte die Myokarditis, falls sie in Kombination mit anderen schädigenden Einwirkungen (z. B. Alkohol) das Myokard trifft, die Ausbildung einer kongestiven Kardiomyopathie zwar nicht verursachen, aber begünstigen [15, 26, 30]. Die Hypothese könnte auch die in einer anderen Studie gemachte Beobachtung erklären, daß Alkohol den Verlauf der kongestiven Kardiomyopathie besonders ungünstig beeinflußt [15, 29]. Unterschiedliche Trinkgewohnheiten bei Männern und Frauen stellen somit möglicherweise einen der Faktoren dar, die das besonders häufige Auftreten der kongestiven Kardiomyopathie unter der männlichen Bevölkerung begünstigen (Tabelle 1, s. auch [15]).

Zusammenfassung

Bei insgesamt 28 Patienten mit ätiologisch unklarer Kardiomegalie, bei denen im Jahre 1975 in der Kardiologischen Abteilung der Medizinischen Universitätsklinik Heidelberg im Rahmen einer diagnostischen Herzkatheteruntersuchung eine linksventrikuläre Myokardbiopsie durchgeführt worden war, konnte durch histologische und elektronenmikroskopische Beurteilung der Herzmuskelproben die Myokardschädigung einer Myokarditis (d. h. Defektheilung nach Myokarditis) bzw. einer kongestiven Kardiomyopathie zugeordnet werden. Diese Zuordnung konnte durch Verlaufsbeobachtungen, die sich über einen Zeitraum von 9–49 Monaten (im Mittel 20,5 Monate) erstreckten, gesichert werden: Während sich der Zustand der Patienten mit wahrscheinlich entzündlicher Myokardschädigung innerhalb des Beobachtungszeitraums unter der Therapie eher besserte, verstarben im gleichen Zeitraum 8 von 19 Patienten (42%) mit der histologischen Diagnose kongestive Kardiomyopathie, und auch die Überlebenden dieser Gruppe gaben im Mittel eine eindeutige Verschlechterung ihres Zustands an. In den Fällen, in denen aufgrund histologischer Befunde ein „Zustand nach Karditis" angenommen worden war, ließ sich unter der Therapie in der Tendenz eine Abnahme der Herzgröße nachweisen (im Mittel um 7%). Dagegen hatte im gleichen Zeitraum die Herzgröße bei allen noch lebenden Patienten mit kongestiver Kardiomyopathie zugenommen, im Mittel um 13,2% (p 0,02).

Literatur

1. Abelmann WH: The Cardiomyopathies. In: Braunwald E (ed.) The Myocardium: Failure and Infaction, p3. H P Publ Co Inc, New York
2. Bengtsson E: Acute Myocarditis and it's Consequences in Sweden. Postgrad Med J 48: 754 (1972)
3. Bengtsson E, Lamberger B: Five-year follow-up study of cases suggestive of acute myocarditis. Am Heart J 72: 751 (1966)
4. Blömer H, Delius W: Prognostische Bedeutung von Patienten mit primärer Kardiomyopathie. Internist 16: 548 (1975)
5. Debrunner F, Rutishauser, M: Primäre Myokardkrankheit und infektiöse Myokarditis. Z Kreisl-Forsch 58: 1246 (1969)
6. Delius W, Sebening H, Weghmann N, Oversohl K, Wirtzfeld A, Mathes P: Klinik und Verlauf der kongestiven Kardiomyopathie ungeklärter Ätiologie. Dtsch Med Wschr 17: 635 (1976)
7. Doerr W, Mall G: Cardiomyopathie. Angeborene, erworbene und Differentialdiagnose. Pathologe 1: 7 (1979)
8. Ferrans VJ, Massumi RA, Shugoll EJ, Ali N, Roberts WC: Ultrastructural studies of myocardial biopsies in 45 patients with obstructive or congestive cardiomyopathy. In: Recent Advances in Studies on Cardiac Structure and Metabolism. Vol 2: Cardiomyopathies (Bajusz E, Rona G, eds), pp 231–272. Urban und Schwarzenberg, München Berlin Wien 1974
9. Gerzen P, Granath A, Holmgren B, Zetterquist S: Acute myocarditis. A follow-up study. Br Heart J 34: 575 (1972)
10. Goodwin JF: Congestive and hypertrophic cardiomyopathies. Adecade of study. Lancet 1970/I, 731
11. Goodwin JF: Prospects and predictions for the cardiomyopathies. Circulation 50: 210 (1974)
12. Goodwin, JF, Gordon H, Hollmann, A, Bishop MB: Clinical aspects of cardiomyopathy. Br Med J 1961/I, 69
13. Hess, OM, Turina J, Krayenbühl HP: Zur Diagnostik der Kardiomyopathien. Dtsch Med Wschr 16: 623 (1977)
14. Kübler W, Kuhn H, Loogen F: Die Kardiomyopathien. Ihre Einteilung nach ätiologischen und klinischen Gesichtspunkten. Z Kardiol 62: 3 (1973)
15. Kübler W, Zebe H, Mäurer W, Mehmel HC, Zekl G: Die kongestive Kardiomyopathie. Münch. Med Wschr 118: 751 (1976)
16. Kuhn H, Breithardt L-K, Seipel L, Loogen F: Die Bedeutung des Elektrokardiogramms für die Diagnose und Verlaufsbeobachtung von Patienten mit kongestiver Kardiomyopathie. Z Kardiol 63: 916 (1974)
17. Kuhn H, Breithardt G, Knieriem HJ, Loogen F, Both A, Schmidt WAK, Strooband R, Gleichmann, W.: Die Bedeutung der endomyokardialen Katheterbiopsie für die Diagnostik und die Beurteilung der Prognose der kongestiven Kardiomyopathie. Dtsch Med Wschr 14: 717 (1975)
18. Kuhn H, Kübler W, Loogen F, Gleichmann U: Die kongestive Kardiomyopathie. Med Welt 24: 996 (1973)
19. Levander-Lindgren M: Studies in myocarditis. Late prognosis. Cardiologica 47: 209 (1965)
20. Loogen F, Kuhn H, Kübler W: Klinik der idiopathischen Kardiomyopathien. Therapiewoche 22: 2420 (1972)
21. Oakley CM: Clinical definition and classification of cardiomyopathies. Postgrad Med J 48: 703 (1972)
22. Olsen EGJ: Diagnostic value of the endomyocardial bioptome. Lancet 1974/I, 658
23. Richardson PJ: King's endomyocardial biotome. Lancet 1974/I, 660
24. Sommerville W In: Oakley CM: ISC-Seminar on cardiomyopathies. Bull Int Soc Cardiol. 3: 3–4 (1971)
25. Tillmanns H, Fauvel JM, Bing RJ: Biochemische Veränderungen im Hundemyokard durch langfristige Alkoholgabe. Z Kardiol (Suppl) 2: 38 (1975)
26. Tillmanns H, Zebe H, Mall G, Volk B, Kübler W: Die alkoholische Herzschädigung. Internist. Welt 1: 40 (1981)
27. Zebe H: Die kongestive Kardiomyopathie. Tierexperimentelle Untersuchungen und klinische Beobachtungen. Habilitationsschrift, Heidelberg 1977
28. Zebe H, Goy W, Ritz E: Veränderungen des Myokardstoffwechsels im Herzen urämischer Tiere. Z Kardiol (Suppl) 2: 38 (1975)
29. Zebe H, Kübler W, Zekl G: Die kongestive Kardiomyopathie in der Ambulanz eines süddeutschen kardiologischen Zentrums. Therapiewoche 26: 1662 (1976)
30. Zebe H, Mall G: Die Myokarditis. Dtsch Ärztebl 76: 2089 (1979)
31. Zebe H, Mehmel HC, Rauch B, Ritz E, Kübler W: Änderung der Myokardfunktion und des Calcium-Stoffwechsels unter den Bedingungen einer urämischen Stoffwechsellage. Verh Dtsch Ges Inn Med 83 (1977)
32. Zebe H, Mehmel HC, Tillmanns H, Kübler W: Experimental congestive cardiomyopathy (CoCM) by interaction of two toxic factors. J Mol Cel Cardiol 9 (Suppl): 65 (1977)

Spätprognose nach überstandenem Herzinfarkt*

R. Stahlheber, I. Rothe-Kirchberger, D. Grünn, C. O. Köhler und W. Piper

Einleitung

Herz-Kreislauferkrankungen stehen als Berentungsursachen bei Männern und Frauen mit Abstand an der Spitze. Im Bereich der LVA Baden waren im Jahre 1979 30,9% aller Rentenzugänge Frührenten wegen Berufs- und Erwerbsunfähigkeit. Bei 32,8% der Berufsunfähigkeitsrenten und 40,1% der Erwerbsunfähigkeitsrenten waren Erkrankungen des Herz-Kreislaufsystems ursächlich. Für diese Krankheitsgruppen wurden 1979 insgesamt 3606 Heilverfahren von der LVA Baden durchgeführt.

In der vorliegenden retrospektiven Arbeit wird über die Spätprognose von 646 männlichen Patienten mit überstandenem Herzinfarkt in einem 8-Jahresintervall berichtet, die in den Jahren 1963–1966 ein Heilverfahren an der Fachklinik Königstuhl der LVA Baden (damaliger Direktor: Prof. Dr. W. Kuhn) absolvierten. Dabei wurden untersucht:

1. Häufigkeitsverteilung der Risikofaktoren,
2. Überlebensrate in Abhängigkeit von den Risikofaktoren,
3. berufliche und soziale Rehabilitation.

Methode

In die retrospektive Untersuchung wurden alle 646 männlichen Patienten der LVA Baden mit – nach Kriterien der WHO gesichertem – ersten Herzinfarkt aufgenommen, die im Zeitraum von 1. 1. 1963–31. 12. 1966 an der Fachklinik Königstuhl ein 4wöchiges Heilverfahren durchführten.

Im Mittel waren die Patienten bei Infarkt 51,9 Jahre alt; der Anteil der bei Infarkt unter 40jährigen lag bei 9,4%. Die Zeitdauer zwischen Infarkt und Heilverfahren betrug im Durchschnitt 7,5 Monate.

Die Parameter Blutdruck, Blutfette, Blutzucker, Rauchverhalten, Übergewicht, Infarktlokalisation, Linksherzhypertrophie und Herzrhythmusstörungen wurden anhand der vorliegenden Krankenakten bestimmt. Todeszeitpunkt und Veränderungen der versicherungsrechtlichen Situation ergaben sich aus den Versicherungsakten. Die über einen Fragebogen erfaßten Daten zur Arbeitsplatzsituation stellen eine Teilerhebung an den 69,2% nach 8 Jahren noch lebenden Patienten dar.

Die Datenverarbeitung erfolgte am Institut für Dokumentation, Information und Statistik des DKFZ Heidelberg. Die statistische Überprüfung erfolgte mit dem Chi-Quadrat-Test bzw. erweiterten Kontingenztafeln. Ein statistisch signifikanter Unterschied wurde bei einer Irrtumswahrscheinlichkeit von 5% ($P > 0,05$) angenommen.

Medizinische Parameter

Das untersuchte Kollektiv zeigte eine deutliche Erhöhung der Risikofaktoren Hypertonie, Hypercholesterinämie, Übergewicht, Rauchen und Diabetes mellitus gegenüber einem gleichaltrigen Normalkollektiv.

Ohne Risikofaktoren waren nur 2,5% der Patienten. Am häufigsten wurde ein gemeinsames Auftreten von Hypercholesterinämie und Rau-

Tabelle 1. Prozentuelle Verteilung der wichtigsten medizinischen Parameter bei der Erstuntersuchung (n = 646) zu Beginn des Heilverfahrens

		%
Hypertonie	systol. üb. 160 mm Hg diastol. üb. 100 mm Hg	31,7
Grenzwerthypertonie	systol. 140–160 mm Hg diastol. 90–100 mm Hg	33,5
Hypercholesterinämie über 280 mg%		55,2
Diabetes mellitus		11,9
Raucher vor Infarkt		80,4
Raucher auch nach Infarkt		50,8
Übergewicht (Broca-Index über 110)		78,9
Links-Sokolow-Index über 3,5 mV		17,8
Reizbildungsstörungen (über 10 ES/min)		6,8

* Eine retrospektive klinische und sozialmedizinische 8-Jahresstudie an 646 männlichen Patienten der Fachklinik Königstuhl der LVA Baden

Fortschritte in der Inneren Medizin
Hrsg. Kommerell/Hahn/Kübler/Mörl/Weber

chen gefunden (37,8%), darauf folgt an zweiter Stelle das Zusammentreffen von Hypertonie, Hypercholesterinämie und Rauchen (14,9%), gefolgt von alleiniger Hypercholesterinämie (11,5%) und der Gruppe der Raucher (10,7%). Bei der Gegenüberstellung der Gruppe der sog. „jugendlichen Infarkte" (N = 61) zum Kollektiv der bei Infarkt über 40jährigen zeigt sich in bezug auf die Risikofaktoren kein statistisch signifikanter Unterschied.

Überlebensrate nach Herzinfarkt

Von 639 Patienten des untersuchten Kollektivs haben in einem 8-Jahresintervall 442 Patienten überlebt (69,2%). Die jährlichen Sterberaten des gesamten Kollektivs liegen zwischen 1,6–4,8%. Mit größerem Abstand vom Infarktereignis zeigt sich eine ansteigende Tendenz (1,6% im ersten, 3,5% im zweiten, 4% im vierten und 4,8% im achten Jahr). Diese Zunahme der Letalität findet sich in allen Altersgruppen. Die Sterberaten sind deutlich altersabhängig. Bei der Gruppe der unter 50jährigen liegt die jährliche Sterberate im 8-Jahresintervall im Mittel bei 2,8%, bei der Gruppe der über 50jährigen im Mittel bei 4,1%.

Überlebensrate und medizinische Parameter

Bei der Untersuchung der prognostischen Aussagekraft der medizinischen Parameter in bezug auf die Überlebenszeit lassen sich folgende, auf einer Irrtumswahrscheinlichkeit von 5% statistisch abgesicherte Ergebnisse feststellen:

1. Ein erhöhtes Mortalitätsrisiko im untersuchten 8-Jahresverlauf hatten Patienten, bei denen während des Heilverfahrens folgende Parameter vorlagen:
   - Blutdruckwerte systolisch über 160 und über 140 mm Hg und – oder diastolisch über 90 mm Hg,
   - Reizbildungsstörungen über 10 Ektopien/min,
   - Erhöhung des Links-Sokolow-Indexes über 3,5 mvolt,
   - Raucher, die angaben, auch nach dem Infarkt weiterzurauchen.
2. Erhöhte Cholesterinwerte, Lokalisation des Infarkts und Übergewicht zeigten keine prognostische Relevanz.

Arbeitsaufnahme

Bei 95% der Patienten trat der Infarkt im Zustand der Arbeitsfähigkeit auf. Meist innerhalb des ersten Jahres nach dem Infarkt nahmen 69% unseres Kollektivs die Arbeit wieder auf. Hierbei zeigt sich zum einen eine deutliche Altersabhängigkeit: 80% der bis 45jährigen, 70% der 46–55jährigen und 60% der über 55jährigen fingen wieder an zu arbeiten. Zum anderen ist die Arbeitsaufnahme abhängig von der beruflichen Qualifikation: Bei den Ungelernten arbeiteten nur 52% nach dem Infarkt weiter, bei den Fachkräften 73%. Von den wieder arbeitenden Patienten nahmen 61,5% die Tätigkeit an ihrem alten Arbeitsplatz wieder auf. 24% wechselten im alten Betrieb den Arbeitsplatz. Bei 15,5% kam es zu einem Betriebswechsel, meist verbunden mit einem nicht berufsverwandten Arbeitsplatz.

Beim Vergleich der Arbeitszeitregelung vor/nach Infarkt kam es zu einer Verschiebung von Wechselschicht/Akkordarbeit zu Ganztagsarbeit und von Ganztagsarbeit zu Teilarbeit, also jeweils hin zu einer weniger belastenden Arbeitstätigkeit.

Besonders bei den Angelernten und Fachkräften zeigt sich nach dem Infarkt ein Trend zu einer minderqualifizierten Arbeitstätigkeit. Unabhängig von der Qualifikation gaben 50% aller Patienten ihre finanzielle Situation als verschlechtert an. Eine finanzielle Verbesserung oder einen Aufstieg in eine höhere berufliche Qualifikationsstufe trat nur bei 3,5% der Patienten auf.

Rentensituation

Vor dem Infarkt erhielten nur 0,8% des Kollektivs eine Rente. Für den nachfolgenden Rentenbezug wurde zu 83% der Herzinfarkt als entscheidende Ursache angegeben. 70,9% der Patienten erhielten im untersuchten 8-Jahresintervall eine Rente. Dabei handelte es sich bei 90,7% um eine Frührente wegen Berufs- oder Erwerbsunfähigkeit auf Dauer oder Zeit. Nur bei 9,3% wurde als erste Rente das Altersruhegeld ge-

Tabelle 2. Gesamtüberblick über Mortalität, arbeits- und versicherungsrechtliche Situation nach 8 Jahren

Verstorben	197	30,5%
Berufstätige	176	27,2%
Berufsunfähigkeitsrente	19	2,9%
Erwerbsunfähigkeitsrente	137	21,2%
Altersruhegeld	113	17,5%
Fehlende Angabe	4	0,6%
Gesamt	646	100%

währt. Die Rentengewährung erfolgte bei ¾ der Patienten schon in den ersten beiden Jahren nach dem Infarkt.

Von den nach 8 Jahren noch lebenden Patienten im erwerbsfähigen Alter waren 53% noch berufstätig, 47% erhielten Berufs- oder Erwerbsunfähigkeitsrenten.

Acht Jahre nach Infarkt waren 30,5% der Patienten verstorben, 27,2% standen noch im Erwerbsleben und 41,6% bezogen eine Rente.

Schlußbemerkung

In der vorliegenden retrospektiven Arbeit wurden Rückinformationen über ein sozialmedizinisch wichtiges Kollektiv von Arbeitern mit überstandenem Herzinfarkt gesammelt, die sich in den Jahren 1963–1966 zu einem Heilverfahren an einer Rehabilitationsklinik befanden.

Die ermittelten Sterberaten unterscheiden sich nicht wesentlich von den in der Literatur mitgeteilten Daten zur Spätprognose. Auch die Verteilung der Risikofaktoren stimmt weitgehend mit der von vergleichbaren Alterskollektiven anderer Berufsschichten überein.

Die deutliche Korrelation der Sterblichkeit mit den Risikofaktoren Hypertonie, Nikotinabusus nach Infarkt und Herzrhythmusstörungen kennzeichnet die therapeutischen Ansatzpunkte zur Sekundärprophylaxe. Bedrückend ist der hohe Anteil der Frührentner und die beruflichen und finanziellen Schwierigkeiten von vielen Arbeitern nach überstandenem Infarkt.

Es wird großer, gezielter medizinischer und sozialmedizinischer Anstrengungen bedürfen, um diese Situation zu verbessern.

Literatur

Buchholz L et al.: Überleben nach Herzinfarkt, Vortrag, Tagung d. dt. u. öster. Gesellschaft für intern. Intensivmedizin, Berlin 1979

Gillmann H, Colberg K: Untersuchungen über die Lebensphase nach überstandenem Herzinfarkt. Dtsch Med Wschr 18: 933–939 (1969)

Halhuber MJ, Leppert M: Zur Wiederaufnahme der Arbeit nach Herzinfarkt. Therapiewoche 34: 2753–2758 (1973)

Henning H et al.: Prognosis after Acute Myocardial Infarction: A Multivariate Analysis of Mortality and Survival. Circulation 59: 1124–1136 (1979)

Hochrein H et al.: Kurz- und Langzeitprognose nach kompliziertem Herzinfarkt. Lebensversicherungsmedizin 32: 143 (1980)

Kannel WB et al.: Prognosis After Initial Infarction: The Framingham Study. Am J Cardiol 44: 53 (1979)

Kühns K et al.: Lebenserwartung und Arbeitsfähigkeit bei moderner Infarktrehabilitation. Lebensversicherungsmedizin 31: 6 (1979)

LVA Baden, Geschäftsbericht 1980. Karlsruhe 1980

Matzdorff F: Herzinfarkt. Urban und Schwarzenberg, München 1975

Nüssel E, Hehl FJ: Morbidität und Letalität des Herzinfarktes. Verh Dtsch Ges Inn Med 1978, 1013–1018

Nüssel E et al.: Juvenile Myocardial Infarction in the Heidelberg Register Area. Vortrag, International Symposium Myocardial Infarction at Young Age. Bad Krozingen 1981

Obermann A et al.: Risk Factors in Relation to Prognosis. In: Braunwald E (ed) Heart Disease. Saunders, Philadelphia 1980

Prachar H et al.: Die Bedeutung der Risikofaktoren für den Verlauf des Myokardinfarktes. Z Kardiol 69: 782–789 (1980)

Schulte K-L et al.: Verlauf und Prognose von Infarktpatienten im Ablauf von 7 Jahren. Z Kardiol 67: 357–361 (1978)

Stocksmeyer U et al.: Die Sterblichkeit der Herzinfarktpatienten in der Höhenrieder Längsschnittstudie. Herz/Kreisl 7: 435–442 (1975)

Vedin A et al.: Prediction of Cardiovascular Deaths and Nonfatal Reinfarctions after Myocardial Infarction. Acta Med Scand 201: 309–316 (1977)

Die Möglichkeiten der Schrittmachertherapie außerhalb kardiologischer Fachabteilungen

D. Herberg und H. Vollmer

Im Jahre 1978 wurden an etwa 250 deutschen Kliniken Schrittmacher implantiert [9]. Das bedeutet, daß die Schrittmachertherapie nicht nur an kardiologischen Zentren vorgenommen wird. Andererseits sind die Schrittmacher in den letzten Jahren sehr viel differenzierter geworden, und es steht zu befürchten, daß die Auswahl eines nicht im Einzelfall optimal angepaßten Stimulationssystems rechtliche Konsequenzen nach sich ziehen kann [2].

Der folgende Beitrag soll sich mit der Frage auseinandersetzen, inwieweit kleinere, nicht spezifisch kardiologische Abteilungen in der Lage sind, die moderne Schrittmacherentwicklung mitzuverfolgen, wozu die Ergebnisse eines Kreiskrankenhauses herangezogen werden.

Methode der Schrittmacherimplantation

Die Schrittmacherimplantation in unserem Hause (Kreiskrankenhaus Offenburg) wird in Zusammenarbeit mit der Chirurgischen Abteilung (Direktor: Prof. Dr. A. Schmitt-Köppler) durchgeführt. Durch den Chirurgen erfolgt nach einem Hautschnitt die Präparation der rechten Vena cephalica in der Mohrenheimschen Grube oder, sofern notwendig, die der Vena jugularis interna. Unter Röntgenkontrolle wird die Schrittmacherelektrode im re. Ventrikel plaziert. Dabei kommt die unipolare Ring-Ankerelektrode der Firma Medtronic vom Typ 6961 mit 65 cm Länge zur Anwendung. Bei großem, dilatierten re. Ventrikel und nicht zufriedenstellenden intrakardialen Meßwerten verwenden wir die unipolare Schraubelektrode der Firma Medtronic vom Typ 6957 und einer Länge von 58 cm. Diese wurde auch als Vorhofelektrode benutzt und über einen j-förmig vorgekrümmten Guide im rechten Herzrohr fixiert. In diesen Fällen zeigt neben den intrakardialen Meßwerten die Schwingung des Elektrodenendes in der Frontalebene die korrekte Lage im rechten Herzohr an.

Das Aggregat wird in einer stumpf präparierten Tasche je nach Schrittmacherart und anatomischen Verhältnissen subkutan, subfaszial, intramuskulär oder subpektoral implantiert. Die Patienten werden dann 2 Tage am Monitor überwacht. Schrittmacherkontrollen erfolgen kurz vor Entlassung aus der stationären Behandlung, ¼ Jahr nach Implantation und dann in jährlichen Abständen.

Zur Verringerung der Dislokation der Schrittmacherelektroden wurde die Empfehlung von Sabin et al. [9] berücksichtigt. Es erfolgte nicht nur die Bestimmung der Reizschwelle ($<$ 1 V und $<$ 1 MA), sondern es wurden auch die intrakardialen Potentiale ($>$ 4 mV) bei Husten, Schulterrollen und tiefer Atmung bestimmt und darauf geachtet, daß die Potentialschwankungen nicht über 30% lagen. Im Anschluß an diese Messung wurde bei 10 V überprüft, ob Muskel- oder Zwerchfellkontraktionen auftreten. Zuletzt wurde die Elektrodenimpedanz bei 5 V gemessen. Sie soll in einem Bereich zwischen 300–1000 Ω liegen. Als Schrittmachertestgerät verwenden wir den PSA Modell 5300 der Firma Medtronic.

Ergebnisse

1980 wurden an unserem Krankenhaus 53 Schrittmacher implantiert, wobei es sich bei 9 Patienten (= 17%) um einen Aggregatsaustausch und bei 44 Patienten (= 83%) um Erstimplantate handelte (Tabelle 1).

Insgesamt traten 4 (= 9,1%) Komplikationen auf, und zwar eine sekundäre Wundheilung, ein postoperatives Hämatom, eine Dislokation sowie eine Drucknekrose am Schrittmacherbett.

Im folgenden sind unter Auslassung der stets vorhandenen klinischen Symptome die Hauptdiagnosen aufgelistet, derentwegen die Schrittmacherimplantation erfolgte (Tabelle 2). Dabei müssen differenziertere Hinweise unterbleiben (z. B. zusätzliche Schenkelblöcke etc.), um die einzelnen Gruppen besser zusammenfassen zu können.

Unter den Patienten mit Neuimplantationen betrug das Verhältnis Männer zu Frauen 23 : 21, das mittlere Alter lag bei 71,8 (48–84) Jahren.

Fortschritte in der Inneren Medizin
Hrsg. Kommerell/Hahn/Kübler/Mörl/Weber

Tabelle 1. Zusammenstellung der verwendeten Modelle bei Erstimplantation

SM-Modelle (Erstimplantation)	Zahl	%	
Medtronic: Xyrel 5927 VVI	4	≙ 9,1%	24 VVI ≙ 54,5%
Medtronic: 5929 VVI	12	≙ 27,2%	
Medtronic: Mirel VL 5989 VVI	1	≙ 2,2%	
Medtronic: Mirel VM 5983 VVI	5	≙ 11,3%	
ARCO: Arcolith 4000 VVI	2	≙ 4,4%	
Medtronic: Xyrel VP 5995 VVI-E	8	= 18,2%	17 E ≙ 38,6%
Medtronic: Spectrax-SX5985-E (multi)	9	= 20,4%	
Medtronic: Spectrax-SX5985 (AAI)	1	= 2,2%	1 AAI ≙ 2,2%
Medtronic: SP 0069 BV AV-sequent (DDD)	2	= 4,4%	2 DDD ≙ 4,4%

Abkürzungen s. u. a. Lüderitz [6]

Tabelle 2. Hauptdiagnosen zur Schrittmacherimplantation

	Anzahl der Patienten	in %
AV-Block 3. Grades	12	27
Bradyarrhythmia absoluta	11	25
Kranker Sinusknoten	7	16
Hypersensitiver Karotissinus	7	16
Sinusbradykardie	4	9
AV-Block 2. Grades	3	7

Die Mehrzahl der Patienten bekam die einfachen VVI-Schrittmacher implantiert.

Einen Frequenz- oder multiprogrammierbaren Schrittmacher erhielten 17 Patienten mit folgenden Diagnosen:

Kranker Sinusknoten	5
Hypersensitiver Karotissinus	4
AV-Block 3. Grades	3
AV-Block 2. Grades Typ Mobitz (meist mit Schenkelblöcken und schwerer Angina)	3
Sinusbradykardien	2

Einen AAI-Schrittmacher erhielt 1 Patient mit hypersensitivem Karotissinus und intakter AV-Überleitung. Bei 2 Patienten wurde wegen eines AV-Block 3. Grades und intaktem Sinusknoten ein optimiert stimulierender AV-sequentieller Schrittmacher der Firma Medtronic implantiert [2].

Diskussion

Die Arbeit setzt sich mit den Problemen auseinander, die in kleineren Krankenhäusern ohne spezielle Kardiologie auftreten können. Jahrelang war die Schrittmachertherapie relativ gleichbleibend. Die Aggregate verbesserten sich lediglich hinsichtlich Gewicht und Lebensdauer. Seit einigen Jahren kommt es jedoch zu einer zunehmenden Differenzierung der Schrittmachertherapie, die größere Anforderungen an Untersuchungs- und Implantationstechnik stellt.

Die Indikationen zur Schrittmachertherapie sind weitgehend klar umrissen [5, 6]. Es gibt die vitale, die hämodynamische und die prophylaktische Indikation. Entscheidend für den Entschluß der Implantation sollte die klinische Symptomatik mit mehrfachen Schwindelattakken und Synkopen oder auch Leistungsminderung sein [6]. Bifaszikuläre Blockformen gehören zu den prophylaktischen Indikationen. In diesen schwierigen Fällen kann man unter Einbezug der klinischen Symptomatik und zusätzlicher Befunde wie dem eines AV-Blocks 1. Grades auch ohne His-Bündel-Elektrokardiographie häufig zu einer hinreichend sicheren Entscheidung gelangen [5].

7 Patienten hatten einen durch hochfrequente Vorhofstimulation gesicherten kranken Sinusknoten und weitere 7 einen hypersensitiven Karotissinus. Ältere Patienten mit Synkopen in der Anamnese stellen uns immer wieder vor erhebliche diagnostische Probleme. Neben der gründlichen neurologischen Untersuchung unter Einbezug der Doppler-Sonografie der großen extrakraniellen Gefäße, sind als nichtinvasive Methoden Ruhe-, Belastungs- und Langzeit-EKG sowie Karotisdruckversuch, Atropintest und die Bestimmung der „intrinsic h[e]art rate" erforderlich. Häufig benötigt man zusätzlich die Sinusknotenerholungszeit. Die sinuatriale Leistungszeit bestimmen wir nicht, da die-

se keine relevante Entscheidungshilfe darstellt [5].
Eine pathologische Sinusknotenerholungszeit ohne Synkopen in der Anamnese ist für uns aber kein hinreichender Grund für eine Schrittmacherimplantation. Man muß berücksichtigen, daß die Sinusknotenerholungszeit unter Atropintherapie wiederholt werden muß, darüber hinaus beim gleichen Patienten schwanken kann. Sie kann also nicht der einzige Entscheidungsparameter sein [1], zumal eine nicht verlängerte SKEZ auch als falsch negativer Befund vorkommen kann [8].
Bei Patienten mit krankem Sinusknoten oder hypersensitivem Karotissinus, bei denen Synkopen auftreten, die Sinusknotentätigkeit aber im allgemeinen erhalten ist, ist der übliche VVI-Schrittmacher nicht die optimale Therapie [10]. Es kommt durch die Interferenz mit der VVI-Stimulation zu hämodynamisch ungünstigen Folgen. Sinnvoll ist hier zur Prophylaxe der Synkopen ein Schrittmacher mit Hysterese (1000–1500 ms) oder einer niedrigen Frequenz von etwa 50/min. Auf diese Weise werden die Synkopen verhindert, ohne daß es zu einer Interferenz kommt. Günstiger sind Frequenz- oder sogar multiprogrammierbare Schrittmacher, die bei Auftreten von Vorhofflimmern eine Frequenzanhebung auf z. B. 70/min erlauben.
Dient der Schrittmacher der Besserung der hämodynamischen Situation, z. B. bei Sinusbradykardie oder AV-Block 3. Grades, sind die Verhältnisse komplizierter. In einigen Publikationen wurde nachgewiesen [7], daß bei einer alleinigen Erhöhung der Frequenz auf längere Sicht eine Steigerung der kardialen Förderleistung ausbleiben kann. Hierfür mag neben der zugrundeliegenden Kardiopathie eine AV-Dissoziation, evtl. auch noch eine retrograde Vorhoferregung verantwortlich sein [7]. Zur Vermeidung dieser Situation sind deswegen bei chronischer Sinusbradykardie und bei totalem AV-Block mit erhaltener Sinustätigkeit vorhofgesteuerte oder bifokale Schrittmacher von Vorteil. Kappenberger et al. [3] berichten, daß das Herzzeitvolumen bei vorhofsynchroner Stimulation 20% höher liegt als bei konventioneller Kammerstimulation und daß diese positiven Resultate auch über längere Zeit (hier über 10 Wochen) anhalten.
Die günstige Wirkung eines AV-sequentiellen (DDD 9 M) Schrittmachers konnten wir an dem Patienten B. H. bestätigen. Die Implantation erfolgte am 10. 6. 1980, nachdem der zuvor sportlich sehr aktive Patient plötzlich zusammengebrochen war. Ursächlich hierfür war ein AV-Block 3. Grades mit tertiärem Automatiezentrum. Nach der Implantation erholte sich der Patient völlig und hat inzwischen das Goldene Sportabzeichen gemacht (Abb. 1–3). Die letzte Kontrolle erfolgte am 9. 2. 1981. Der Ventrikelstimulus hatte eine Breite von 0,52 ms, bei einem Intervall von 852 ms. Der Vorhofstimulus hatte eine Breite von 0,65 ms und war dem Ventrikelstimulus um 185 ms vorgeschaltet. Die Feststellung dieser Daten ist mit den üblichen kleinen Testgeräten (z. B. Miniklinik der Firma Medtronic) nicht immer möglich. Man kann jedoch versuchen, dieses Testgerät im Winkel von 90 Grad zu drehen, wobei Vorhof und Kammer oft getrennt gemessen werden können. Im allgemeinen stehen spezielle Testgeräte (Pacemaker-Monitor, Medtronic 9511) zur Verfügung. Die Nachteile der AV-sequentiellen Schrittmacher liegen im noch zu hohen Gewicht (ca. 160 g) und in der schnelleren Batterieerschöpfung.
Bei den Komplikationen ist vor allem die Elektrodendislokation von Bedeutung, die zwischen 9 und 11% liegt [4, 9]. Diese Dislokation läßt sich wohl mit modernen Elektroden wie auch unter Berücksichtigung der von Sabin angegebenen Technik senken. In unserem allerdings kleinen Untersuchungsmaterial lag sie bei 2,2%. Auch die anderen Komplikationen bewegen sich in dem bekannten Bereich.
Insgesamt haben wir den Eindruck, daß gegenwärtig auch kleinere Häuser noch eine zeitgemäße Schrittmacherbehandlung gewährleisten können. Allerdings ist dazu eine intensive Beschäftigung mit der schnell fortschreitenden Schrittmacherentwicklung erforderlich.

Zusammenfassung

Es wird über die Schrittmachertherapie des Jahres 1980 an einem kleinen Haus berichtet, und dabei auch auf moderne Schrittmachermodelle eingegangen. Obwohl die Schrittmachertherapie differenzierter geworden ist, scheint sie gegenwärtig noch von nicht spezifisch kardiologischen Abteilungen bewältigt werden zu können.

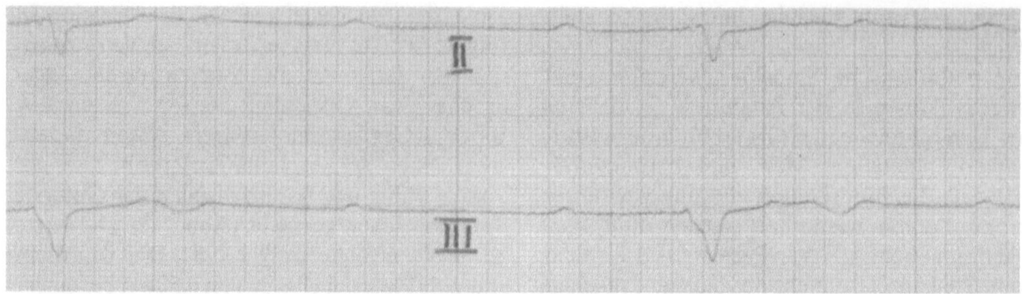

Abb. 1. Aufnahme-EKG. AV-Block III mit ventrikulärem Ersatzrhythmus. Vorhoffrequenz: 88/min, Ventrikelfrequenz: 28/min

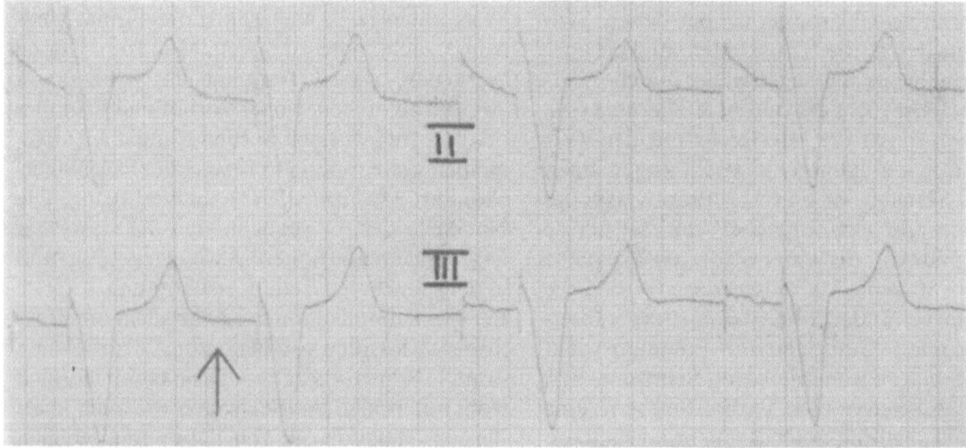

Abb. 2. Optimierte AV-sequentielle Stimulation (DDD) bei einer Vorhofruhefrequenz < 68/min. Triggerung einer vorzeitigen atrialen Erregung *(Pfeil)*

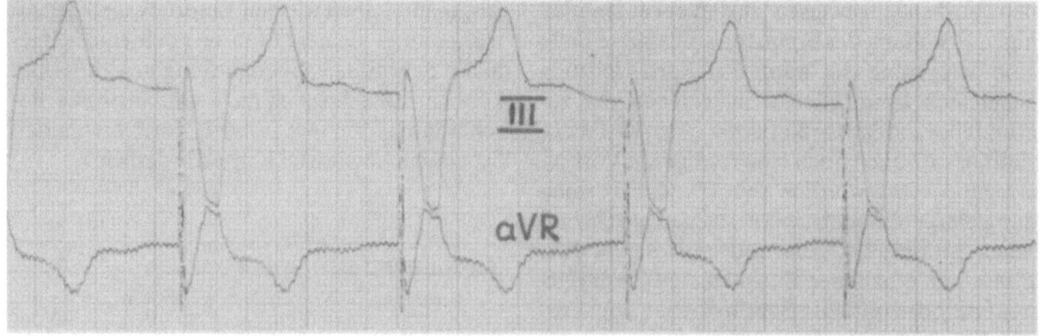

Abb. 3. VAT-Funktion des Schrittmachers mit 1 : 1-Stimulation bei einer Vorhoffrequenz > 68/min unter Ergometerbelastung

Literatur

1. Breithard G, Seipel L, Gramsch H, Wiebrughaus E, Leuner Ch: Die klinische Bedeutung der Sinusknotenerholungszeit. Z Kardiol. 67: 443 (1978)
2. Funke HD: Die optimierte sequentielle Stimulation von Vorhof und Kammer – ein neuartiges Therapiekonzept zur Behandlung bradycarder Dysrhythmien. Herz/Kreisl 10: 479 (1978)
3. Kappenberger L, Turina M, Babotai J, Gloor, HO, Steinbrunn W, Baumann PC.: Differenzierte Schrittmacherbehandlung. Schweiz Med Wochenschr 111: 45 (1981)
4. Klövekorn WP, Struck E, Sasa T: Komplikationen nach Schrittmacherimplantation und deren Behandlung. Herz 3: 357 (1978)
5. Lüderitz B: Elektrische Stimulation des Herzens. Springer, Berlin Heidelberg New York 1979
6. Lüderitz B: Therapie der Herzrhythmusstörungen. Springer, Berlin Heidelberg New York 1980
7. Nager F, Kappenberger I: Hämodynamik nach Schrittmacherimplantation. Internist 18: 14 (1977)
8. Rudolph W, Petri H, Biamino G: Indikationen und Probleme der Herzschrittmacher-Therapie. Monatskurse Ärztl Fortbild 27, Nr. 1 (1977)
9. Sabin G, Schnieder B, Neuhausen P, Berkmen R: Verringerung der Dislokation transvenöser Schrittmacherelektroden durch Berücksichtigung der intracardialen EKG-Potentiale. Dtsch Med Wochenschr 1012 (1978)
10. Wirtzfeld A, Himmler FCh, Seidl K, Volger E, Präuer H: Aktuelle Aspekte der Schrittmachertherapie. Med Klin 74: 1116 (1979)

Thrombolytische Therapie, Antikoagulantien und prophylaktische Maßnahmen bei der Lungenembolie

H. G. Lasch und G. Oehler

Primäres und vordringliches Ziel in der Behandlung einer Lungenembolie, insbesondere einer schweren Lungenembolie, muß die Senkung des pulmonalen Hochdrucks und damit die Entlastung des rechten Herzens sein. Dabei besteht Klarheit darüber, daß der Hauptteil der Druckerhöhung in der Pulmonalarterie wohl von obliterierendem thromboembolischem Material ausgemacht wird; darüber hinaus gehen zusätzlich offenbar auch widerstandserhöhende Mechanismen stromabwärts in der Lungenperipherie in die Pathogenese des pulmonalen Hochdrucks ein.

Im Experiment kann man eine Rückwirkung auf den pulmonalen Druck registrieren, wenn 50–60% der Lungenstrombahn akut verschlossen werden. Dies dokumentiert das große Kompensationsvermögen der Lunge [1]. Angiographische Analysen von Patienten mit Lungenembolie haben aber gezeigt, daß bereits bei viel geringerer embolischer Obliteration (30–40%iger Verlegung) ganz erhebliche Anstiege des Drucks in der Pulmonalarterie beobachtet werden [2] (Abb. 1). Dies ist ein Hinweis auf zusätzliche Mechanismen, die die Kompensationsfähigkeit der noch offenen Strombahn in Mitleidenschaft ziehen.

Gelingt es, den Stamm der großen Gefäße schnell zu rekanalisieren, sinkt der Druck drastisch ab, das Herz erholt sich. Sieht man einmal von der operativen Embolektomie ab, ist die Therapie mit Thrombolyse heute die einzige Möglichkeit, aktiv die zentralen Gefäße wieder zu eröffnen [3, 4, 5].

Auch einige wenige Fälle von fulminanter Em-

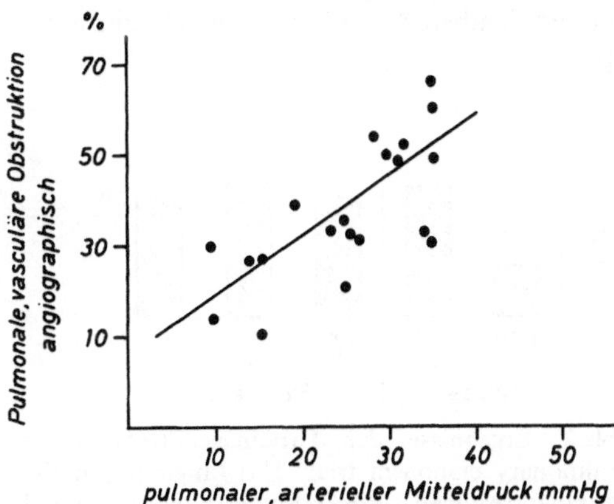

Abb. 1. Beziehungen zwischen pulmonal-arteriellem Mitteldruck und angiographisch festgestellter Obstruktion bei Lungenembolie. (Nach McIntyre u. Sasahara [2])

Fortschritte in der Inneren Medizin
Hrsg. Kommerell/Hahn/Kübler/Mörl/Weber

bolie, bei denen eine längere thorakale Herzmassage bei gleichzeitiger Beatmung noch nach Stunden zur Erholung führte – von den Spekulanten als mechanische Zerkleinerung des Embolus gedeutet, möglicherweise aber auch als Ergebnis einer in Gang kommenden körpereigenen Fibrinolyse zu interpretieren – sind sicher Zufall und gehen über den Wert einer kasuistischen Mitteilung nicht hinaus. Auf eine vielleicht mechanische, nichtinvasive Thrombolyse, besser Fragmentierung, zu hoffen, kann einen entscheidenden Zeitverlust bedeuten und sollte nur dort versucht werden, wo eine operative Embolektomie bei fulminanter, sonst sofort tödlicher Embolie nicht mehr möglich ist.

Katheterembolektomie

Sehr viel bessere Ergebnisse verspricht hier – allerdings in speziell dafür eingerichteten Kliniken – die Katheterembolektomie, die von Greenfield 1969 inauguriert wurde [6], und bei der mittels eines transvenösen lenkbaren Saugkatheters der Versuch einer Fragmentierung des Embolus unternommen wird. Über 10 erfolgreiche Eingriffe bei 12 Patienten haben Hietala u. Greenfield kürzlich berichtet [7]. Die Indikation für diese Methode ist aber bei fulminanter Lungenembolie sicher nur in den Fällen zu stellen, in denen bei einer funktionierenden Einheit vor Ort eine operative Embolektomie nicht möglich ist. Die Kombination mit einer lokalen Fibrinolyse bietet sich an. Es bestehen interessante Parallelen zu der heute geübten invasiven intrakoronaren Katheterfibrinolyse des Herzinfarkts [8].

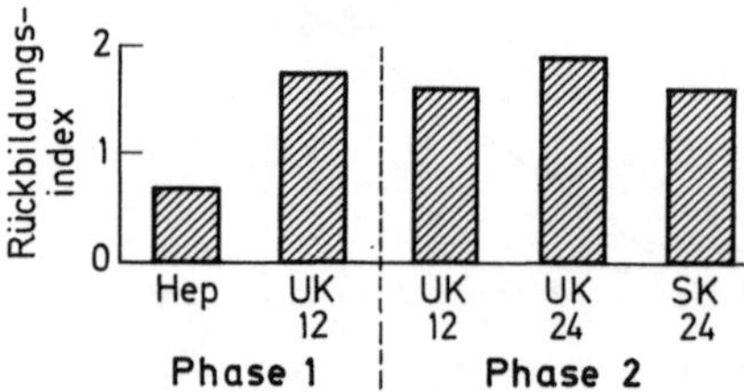

Abb. 2. Ergebnisse der Urokinase/Streptokinase „pulmonary embolism trial“ [11] (angiographische Befundänderungen, Rückbildungsindex) während der verschiedenen Therapiemaßnahmen. *Hep*, Heparin; *UK*, Urokinase; *SK*, Streptokinase. 12, 24: Dauer der Infusionsbehandlung in Stunden. (Aus van de Loo [10])

Fibrinolyseaktivatoren

So ist die Behandlung mit den thrombolytisch wirkenden Enzymen Urokinase oder Streptokinase die einzige, heute zur Verfügung stehende, allseits anwendbare Möglichkeit, konservativ die Wiedereröffnung der zentralen Pulmonalgefäße anzustreben. Nach ersten kasuistischen Mitteilungen über spektakuläre Erfolge mit der fibrinolytischen Therapie [9] sind in den letzten Jahren zunächst kleinere Vergleichsstudien (Lit. bei [10]), später größere kontrollierte Studien [11] vorgelegt worden, die die Kritiker von der Therapie überzeugen sollten. Der Einwand, der Nachweis einer angiographisch darstellbaren Wiedereröffnung der pulmonalen Strombahn nach Streptokinase oder Urokinase sei noch kein Beweis für die Wirksamkeit der Therapie, da solche Rekanalisierungen auch spontan vorkämen, ist aufgrund der Resultate leicht zu entkräften. Stellvertretend für mehrere Studien sei die des amerikanischen Gesundheitsministeriums aufgezeigt [11, 12]. In den Vereinigten Staaten hat diese geplante und multizentrisch angesetzte Studie den Beweis für die Wirksamkeit der thrombolytischen Therapie erbracht. In einem Zweiphasenprogramm wurden zunächst Patienten mit angiographisch nachgewiesener Lungenembolie einer 12stündigen Urokinasetherapie unterzogen und die Ergebnisse mit einer Kontrollgruppe verglichen, die anstelle der fibrinolytischen Behandlung unter sonst gleichen Bedingungen Heparin erhalten hatte. In einer zweiten Studienphase wurde dann eine Gruppe mit 12stündiger Urokinaseinfusion mit einer Gruppe, die 24 h Urokinase bekam und einer Gruppe, die 24 h mit Streptokinase behandelt wurde, verglichen. Zur besseren Darstellung der angiographischen Ergebnisse wurde von den Autoren ein angiographischer Rückbildungsindex errechnet (Abb. 2). Bei Betrachtung der Ergebnisse sieht man nach Urokinasetherapie – schon in der ersten Studienphase – eine signifikant höhere Wiedereröffnung der Lungengefäße, die gegenüber der Heparingruppe zu erkennen ist, ein Befund, der auch in der zweiten Phase der Studien bestätigt wird. Zwischen der 12stündigen Urokinasetherapie, der 24stündigen Urokinasebehandlung und der 24stündigen Streptokinaseinfusion ergaben sich dabei hinsichtlich des angiographischen Rückbildungsindex keine signifikanten Unterschiede.

Bei einem Vergleich der szintigraphisch erfaßbaren Befundänderung (Perfusionsindex) war der Effekt der streptokinaseinduzierten Lyse geringer als bei der urokinaseinduzierten (Tabelle 1). Auch der Abfall des pulmonal-arteriellen Drucks war in der Streptokinasegruppe am geringsten. Demgegenüber aber war gerade in dieser Gruppe der Anstieg des kardialen Index am größten. Diese Befunde erinnern uns an den stärkeren Anstieg des Herzzeitvolumens bei Herzinfarktpatienten nach Streptokinasetherapie im Vergleich zur Heparinbehandlung [13] (Abb. 3).

Hinsichtlich der Gesamtletalität ergeben sich zwischen den Gruppen keine signifikanten Unterschiede. Die Autoren der Studie leiten aus ihren Ergebnissen eine eindeutige Empfehlung für eine thrombolytische Therapie bei massiver Lungenembolie ab, wobei der günstige Effekt der Thrombolyse bei Kranken mit vorbestehenden kardialen und pulmonalen Funktionsstörungen besonders betont wird.

Nach dieser amerikanischen Gemeinschaftsstudie sind von Miller et al. [14] sowie Ly et al. [3] kleinere, gut vergleichbare Untersuchungen vorgelegt worden, die alle zum gleichen Ergebnis führen. Eine von Scheele et al. [4] zusammengestellte Sammelstatistik liefert ein ähnliches Bild.

Geht man davon aus, daß nach einer Umfrage von Heinrich [15] 71% der befragten Kliniken im Bundesgebiet und Westberlin in der Lage sind, eine fibrinolytische Therapie zu installieren, sind es im wesentlichen zwei Probleme, die sich bei ihrem Einsatz stellen:

1. Welche absoluten Kontraindikationen stellen sich gegen eine Lysetherapie und
2. wann und bei welcher Form der Lungenembolie ist die fibrinolytische Therapie einzusetzen und wie ist ihre Indikation zur operativen Embolektomie abzugrenzen?

Ad 1: Hochdruck und Enzephalopathie, floride Blutung an den inneren Organen, kurz zurückliegende Operationen und Gravidität bis zur 17. Woche, schwere hämorrhagische Diathesen (mit Ausnahme der Verbrauchskoagulopathie), Vitien mit Vorhofflimmern und Emboliegefahr sowie schwere diabetische Angiopathie werden in der Skala der Kontraindikationen für eine fibrinolytische Therapie immer wieder aufgezählt. Bedenkt man aber, daß gerade bei fulminanter und massiver Lungenembolie die Prognose von sich aus so dubiös ist, dann gilt es, diese Kontraindikationen zu relativieren und Risiko gegen Risiko abzuwägen.

Ferlinz hat darauf hingewiesen, daß eine Hämoptoe keine Kontraindikation für die Lysetherapie ist [16].

Ad 2 (Tabelle 2): Bei fulminanter Embolie ist – wenn die operative Möglichkeit nicht an Ort und Stelle gegeben ist – die hochdosierte Lyse die einzige Möglichkeit bei gleichzeitig einsetzenden Reanimationsmaßnahmen eine Chance für das Überleben des Patienten zu wahren. Über Kontraindikationen muß man sich dabei

Tabelle 1. Thrombolysetherapie der massiven Lungenembolie. Befundänderung des szintigraphischen Befundes, der pulmonal-arteriellen Druckwerte *(PAP)* und des Herzindex am Tage nach Ende der experimentellen Behandlung mit Urokinase oder Streptokinase (USPET [11], zitiert nach [10])

Methode	UK 12	UK 24	SK 24
Reduktion des szintigrafischen Perfusionsdefekte[a]	12,2	15,6	6,9
Abfall des PAP[b]	−9,3	−11,4	−5,6
Zunahme des Herzindex	0,3	0,5	0,8

[a] Änderung gegenüber der Untersuchung vor Infusion in %
[b] mm Hg

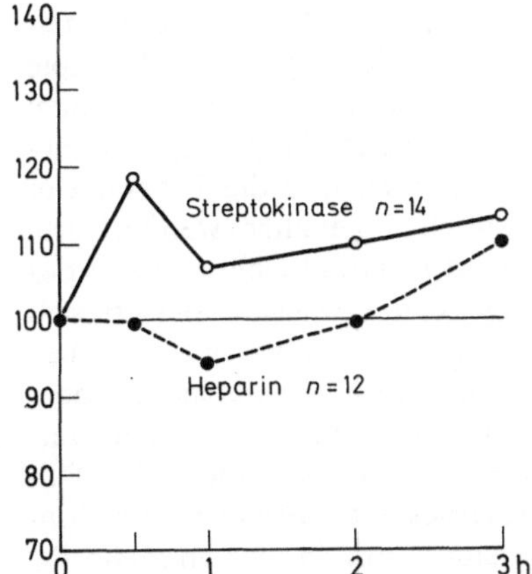

Abb. 3. Veränderungen des Herzzeitvolumens bei Patienten mit akutem Myokardinfarkt unter Behandlung mit Streptokinase oder Heparin. (Nach Neuhof et al. [13]). Angaben in % der Ausgangswerte

Tabelle 2. Schweregrade der Lungenembolie mit Angaben zur jeweiligen Therapie

	Kleine Embolie	Submassive Embolie	Massive Embolie	Fulminante Embolie
Obturation des Lungen-Gefäßquerschnitts	< 50%	< 50%	> 50%	> 70%
Kreislauf	Keine wesentlichen Befunde	Tachykardie RR-Erniedrigung	Beginnender bis voll ausgebildeter Schock	
P_{O_2}(mmHg)	normal	< 80	< 60	< 50
P_{CO_2}(mmHg)	normal	< 35	< 30	< 30
Therapie	Heparin	Heparin	Fibrinolyse	Embolektomie

hinwegsetzen. Eine Kombination mit der Katheterembolektomie bietet sich an. Ist die Embolektomie direkt und vor Ort möglich, gebührt dieser der Vorzug.

Auch bei massiver Lungenembolie sollte die thrombolytische Therapie sofort und parallel zu den diagnostischen Maßnahmen gestartet werden. Mit Heinrich [17] halten wir hier bereits den hinreichenden Verdacht auf eine Lungenembolie für das Signal zum Start für ausreichend, obgleich Fehldiagnosen in ca. 10% vorkommen können, von denen aber der septische Schock und der Herzinfarkt als Hauptfehldiagnosen keine Kontraindikationen für eine thrombolytische Therapie darstellen. Häufig stellt sich bei massiven Lungenembolien die Frage, ob sofort eine Embolektomie durchgeführt werden muß oder ob zunächst auf den Erfolg einer Fibrinolyse vertraut werden soll. Nach unserer Meinung sollte in Grenzfällen sogleich die Therapie mit Streptokinase – wenn möglich über einen Pulmonalarterienkatheter (Angiographiekatheter) – installiert werden und die Patienten in Operationsbereitschaft gehalten werden; d. h. die Kranken sind in unmittelbarer Nähe des Operationssaals zu überwachen. Bessert sich das Bild, kann die Fibrinolyse weitergeführt werden und dann von einer Antikoagulatienbehandlung mit Heparin abgelöst werden. Verstärken sich die Zeichen des Schocks, d. h. fällt der systolische Druck unter 90 mmHg, die Urinausscheidung unter 20 ml/h, der arterielle P_{O_2} unter 50 mmHg trotz Sauerstoffbeatmung (Kriterien nach Sasahara u. Barsamian [18]), dann sollte unverzüglich zur Embolektomie geschritten werden. Der Einwand, daß eine Operation wegen einer laufenden Fibrinolyse nicht möglich ist, kann nur von relativer Bedeutung sein. Schon 1963 haben wir gemeinsam mit F. Linder und A. Encke in Heidelberg bei 5 so behandelten Patienten unter voller fibrinolytischer Wirkung der Streptokinase zur Operation geraten. 3 Kranke davon haben überlebt, keiner ist verblutet [19]. Die Fibrinolyse haben wir 1 h nach der Operation gestoppt. Es gilt hier die Risiken gegeneinander abzuwägen. Eine systemische Lyse kann – falls notwendig – intra- oder postoperativ mit Epsiloaminocapronsäure oder auch Trasylol gestoppt werden.

Wird der Effekt der fibrinolytischen Therapie hinsichtlich seiner Wirkung auf die Folgen einer Lungenembolie analysiert, dann dürfte die Hauptwirkung über eine Thrombolyse des obturierenden Materials in großen Stämmen der Pulmonalarterie verstanden werden. Daneben aber gilt es zu fragen, ob nicht auch ein zusätzlicher peripherer Wirkungsmechanismus in das Ergebnis der Behandlung eingeht. Es wurde bereits erwähnt, daß zusätzliche periphere Widerstanderhöhungen in der pulmonalen Strombahn den akuten Druckanstieg in der Pulmonalarterie superponieren. Offenbar sind es primär weniger nerval, sondern humoral stimulierte Startmechanismen, die über eine Eliberation von Serotonin und anderen Thrombozyteninhaltsstoffen in der Mikrozirkulation den vermehrten Tonus der Widerstandsgefäße bedingen [20]. Heparin vermag im Experiment den Serotonineffekt zu hemmen. Ähnliche Vorgänge spielen sich in der Mikroventilation ab. Nach experimenteller Lungenembolie stimuliert Serotonin in der Peripherie z. B. die J-Rezeptoren

Paintals [21], ein Effekt der durch Heparin ebenso gehemmt werden kann. Der Einfluß der Fibrinolyse auf diesen peripheren Mechanismus ist noch nicht untersucht. Allerdings weiß man durch die Untersuchungen von Meissner et al. [22], daß bei der experimentellen Lungenembolie eine vorherige Defibrinierung der Tiere ihre Prognose gegenüber Kontrolltieren entscheidend bessert (Abb. 4). Bei defibrinierten Tieren ist der arterielle Druck weniger abgefallen als bei den Kontrolltieren, die Shuntzirkulation ist geringer. Ob der Defekt der Defibrinierung Analogien zur fibrinolytischen Therapie zuläßt, ist rein spekulativ. Man weiß aber sicher, daß sich Plasmaviskosität und Strukturviskosität des Blutes nach Fibrinolyse vermindern [23], ein Effekt, der in eine bessere Strömung in der Mikrozirkulation der Lungenperipherie eingehen kann. Daß eine Hemmung der körpereigenen Fibrinolyse mittels Epsilonaminocapronsäure die pulmonale Funktion verschlechtern kann, haben die Ergebnisse von Saldeen gezeigt [24]. Nach Thrombininfusion und gleichzeitiger Hemmung der Fibrinolyse bleibt markiertes Fibrin in der Lunge der Versuchstiere liegen. Zwischen dem Grad der Fibrinolysehemmung und dem Abfall der Sauerstoffspannung des Blutes läßt sich sogar eine gewisse Korrelation herstellen. Diese Ergebnisse experimenteller Studien ergeben für die Klinik zunächst zumindest einen Hinweis, daß eine fibrinolytische Therapie nach Lungenembolie über den thrombolytischen Effekt in die Makrozirkulation der Lungenstrombahn hinaus die Mikrozirkulation in der noch durchströmten Gefäßperipherie der Lunge verbessert.

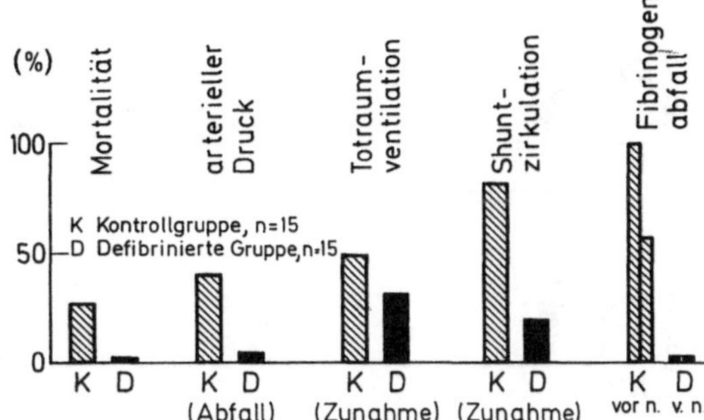

Abb. 4. Experimentelle Lungenembolie beim defibrinierten Hund. (Nach Meissner et al. [22])

Heparinbehandlung

Kleinere Lungenembolien stellen keine Indikation für die Lysetherapie dar; hier liegt die Indikation ganz eindeutig auf seiten des Heparins (Tabelle 2). Die Initialdosis beträgt 15000–20000 I. E. i. v., gefolgt von einer Dauerinfusion von ca. 40000 I. E./24 h. Gegenüber der fibrinolytisch-thrombolytischen Therapie mit Streptokinase oder Urokinase kann der Einsatz einer Antikoagulantientherapie – wegen der Akuität kommt nur das sofort wirkende Heparin in Frage – eigentlich nur prophylaktischen Wert haben, nämlich Schutz vor einem appositionellen Wachstum der in der Lungenstrombahn verschleppten Embolie sowie als Maßnahme gegen die Entstehung weiterer venöser Thromben, die erneut zur Lungenembolie Veranlassung sein könnten. Der im Experiment nachgewiesene „Antiserotonineffekt des Heparins" kann für die Klinik allenfalls vermutet werden, ganz abgesehen davon, daß er bei der schnellen Eliberation des Serotonis aus den Plättchen nach der Lungenembolie oft zu spät kommen muß.

Dalen et al. [27] haben gezeigt, daß nach alleiniger Heparinbehandlung bei der Lungenembolie innerhalb von 7 Tagen nur minimale Befundbesserungen erhoben werden können (Abb. 5). Der kurative Effekt auf das Ereignis und seine Folgen ist demnach gering zu veranschlagen. So ist der Einsatz von hochdosiertem intravenös appliziertem Heparin absolute Indikation für die Zeit nach der fibrinolytischen Behandlung und als primäre Behandlung bei kleinen Embolien, die als Signalembolien einer großen Embolie vorausgehen können, bei Lungeninfarkt und bei Verdacht auf Lungenembolie. Bestätigt sich bei massiver Embolie der Verdacht, ist die Heparinbehandlung sofort durch eine fibrinolytische Therapie abzulösen. Die Dauer der Antikoagulation (später im Sinne der sekundären Prophylaxe) soll nach einer Embolie 6–12 Monate betragen. Noch im Laufe der klinischen Behandlung kann dabei auf die orale Applikation von Vitamin-K-Antagonisten vom Cumarintyp übergegangen werden, wobei eine ausreichende Kontrolle der abfallenden Prothrombinwerte und eine Einhaltung der Kontraindikationen gewährleistet sein müssen.

In diesem Zusammenhang sei erwähnt, daß die

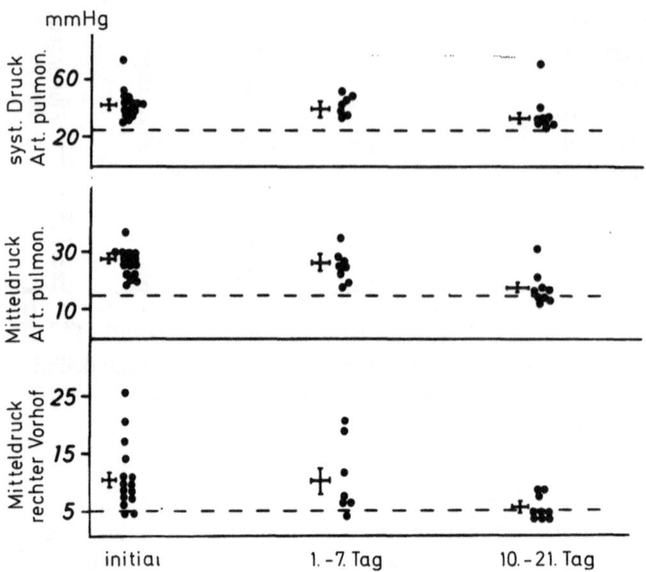

Abb. 5. Pulmonaler Druck und Vorhofdruck bei Lungenembolie (n = 15) und Heparinbehandlung. (Nach Dalen [25])

auf der Intensivstation notwendigen invasiven Eingriffe keine Kontraindikationen für eine gut gesteuerte Antikoagulation und auch nicht unbedingt für eine fibrinolytische Therapie sind. Besondere Vorsicht ist geboten z.B. bei Punktionen der Vena subclavia und bei einer translumbalen Aortenpunktion.

Thromboembolieprophylaxe

Wenn der Satz, daß die Prophylaxe die beste Therapie ist, in der Klinik irgendwo seine Berechtigung findet, dann ganz sicher bei venöser Thrombose und Lungenembolie [26]. Venöse Thrombosen treten bei operativen oder stationär internistischen Kranken mit einer Häufigkeit zwischen 20 und 60% auf [27–32]. Die Embolierate aus dem Bereich der ileofemoralen Venenthrombose ist um 40% zu veranschlagen [33]. Unterschenkelvenenthrombosen haben in 10–30% eine Embolie zur Folge [34]. Prädisponierende Faktoren für die Thrombose sind höheres Lebensalter, bösartige Tumoren, Lähmungen und Immobilität, längere Operationen, Herzinsuffizienz, Übergewicht und Varikosen. Diese Zustände stimulieren auf unterschiedliche Weise den Umsatz der Hämostase von der Eukoagulabilität zur Hyperkoagulabilität und schaffen die lokale Voraussetzung zur Bildung einer Thrombose. Gefäßdefekte an der Venenwand können darüber hinaus die Thrombose lokalisieren. Die Gefahr einer Thrombose ist bisher mit keiner Methode sicher erfaßbar; die klinischen Zeichen einer sich ausbildenden Gefäßverlegung sind oft so diskret, daß sie nicht erkannt werden. Die Embolie ist oft das erste – in vielen Fällen leider aber auch ein tödliches Signal. Deshalb gilt es, grundsätzlich immer an eine Prophylaxe bei allen Krankheiten zu denken, die zur Immobilisation führen – vor allem bei chirurgischen Eingriffen bei über 40jährigen Patienten, besonders wenn eine Herzinsuffizienz besteht oder wenn einer oder mehrere der oben angeführten Risikofaktoren vorliegen.

Physikalische Methoden

Verbesserung der Zirkulation, Beinhochlagerung, elastische Kompressionsstrümpfe, frühe Mobilisation sind wichtige physikalisch-therapeutische Voraussetzungen der Prophylaxe. Ihnen allein zu vertrauen ist bei vorhandenen Risikofaktoren zu wenig; ganz abgesehen davon, daß hier kontrollierte Studien fehlen und auch die Ergebnisse von Flanc et al. allenfalls einen positiven Trend erkennen lassen [35]. Die elektrische Stimulation der Beinmuskulatur [36] oder eine intermittierende pneumatische Kompression [37] bieten darüber hinaus gewisse zusätzliche Möglichkeiten. Die vorliegenden Ergebnisberichte aber sind noch zu gering und müssen weiter überprüft werden [38].

Dextran

Die Infusion von Dextranlösungen (Molekulargewicht 40000–70000) wird zur Prophylaxe der venösen Thrombose von Chirurgen besonders empfohlen. Volumenexpansion, Verbesserung der Mikrozirkulation, Dextran-Fibrinpolymerisation, Verminderung von Faktor-VIII-assoziiertem Antigen werden als Wirkungsmechanismen herausgestellt [33]. Der klinische Effekt zeigt sich in einer deutlichen Verminderung der Lungenembolie [39, 40, 41], insbesondere der tödlichen Ereignisse. Bei Kranken auf der internistischen Station verbieten aber oft Grundkrankheiten wie Herzinsuffizienz die Infusion größerer Volumina, wie überhaupt Menge und Dauer der Behandlung über die Operation hinaus noch strittige Punkte sind.

Orale Antikoagulantien

Orale Antikoagulantien vom Typ der Cumarine haben seit der eindrucksvollen Studien von Sevitt u. Gallagher [42] bei Kranken nach Hüftgelenksfrakturen Eingang in die zunehmende postoperative Thromboseprophylaxe gefunden. Die Thrombosehäufigkeit ließ sich bei richtiger Einstellung von 65% auf 33% signifikant senken, die Zahl der Lungenembolie nahm hochsignifikant ab. Allerdings ist mit einem 2,6–6fach höheren Blutungsrisiko zu rechnen [33]. Schon die lange Anlaufzeit bis zum Erreichen eines auf 25% gesenkten prophylaktisch wirksamen Prothrombinspiegels (24–36 h) verbietet eigentlich den Einsatz von Cumarinen als Erstmittel in der Prophylaxe. Ihr Einsatz ist aber sekundär beim Übergang von einer Akut- in eine Langzeitprophylaxe sinnvoll. Für diese Indikation sind die Cumarinpräparate – gute Einstellung und Kontrolle vorausgesetzt – nach wie vor das Mittel der Wahl.

Low-Dose-Heparin

Für die Akutprophylaxe ist heute das schnell wirksame Antithrombin Heparin ohne ernsthafte Konkurrenz. Die Möglichkeit, auch mit 3 × tgl. subkutan injizierten Heparinmengen (3 × 5000 I. E.; „low dose“) einen wirksamen Effekt bei praktisch fehlendem Blutungsrisiko zu erzielen, ist vor allem für die operativen Fächer ein großer Fortschritt [38, 43]. Wie sich schon in den Erststudien über den Wert der Heparinprophylaxe herausstellte, kann die erste Injektion bereits 2 h vor der Operation erfolgen [44]. Die Wirkung des niedrig dosierten Heparins wird (in seiner Kombination mit dem körpereigenen Protein Antithrombin III) mit einer Hemmung des aktivierten Faktor X (aktive Stufe der „Blutthrombokinase“) erklärt. Auf die Aktivität der Gerinnungsfaktoren und den Ausfall der globalen und subglobalen Tests zur Bestimmung der Hämostaseparameter haben diese kleinen Dosen von Heparin keinen Einfluß. Eine Hemmung des intravasalen Umsatzes, der von der Eukoagulabilität zur Hyperkoagulabilität führt, wird als Ergebnis der kleinen Heparindosen diskutiert. Die Effektivität der „low-dose“-Heparinprophylaxe ist für ein thorax- und abdominell-chirurgisches Krankengut in zahlreichen, auch prospektiven Studien dokumentiert. In der multizentrischen Studie von Kakkar [45] konnte die Zahl der tödlichen Lungenembolien um das Achtfache gesenkt werden. Verschiedene Autoren haben auch bei nur 2maliger im 12-h-Rhythmus erfolgenden Applikation von jeweils 5000 I. E. Heparin subkutan eindrucksvolle Erfolge bei Patienten mit gynäkologischen Eingriffen vorgelegt [46, 47]: die Thromboserate sinkt von 20% auf 3,5–7%. Weniger eindeutig sind die Ergebnisse bei den großen Hüftoperationen. Hier liegt die Thromboserate bei der Applikation von 3 × 5000 I. E. mit über 20% noch zu hoch. Schöndorf hat einer postoperativen Steigerung der Dosis auf 3 × 7500 I. E. Heparin das Wort geredet und seine Meinung mit seinen Ergebnissen belegt (Tabelle 3) [48, 49]. Vom theoretischen Ansatz her sprechen mehrere Argumente für eine Kombination von Heparin mit einem venentonisierenden Medikament – zumal wenn dabei die Antikoagulantiendosis reduziert werden kann. Über eine Senkung der Thrombosefrequenz mit einer Kombinationsprophylaxe aus „low-dose“-Heparin und Dihydroergotamin (DHE) wurde bereits berichtet [50, 51].

In einer weiteren Arbeit wird sogar nach Anwendung einer Ultra-low-dose-Heparinprophylaxe (1 U/kg/h) eine signifikante Reduktion der Thromboembolierate nachgewiesen [52]. Dieses Verfahren wird sich in Zukunft vielleicht in den Fällen anbieten, in denen eine höhere

Tabelle 3. Thrombosenvorkommen *(TVT)* nach elektiven Hüftgelenksersatzoperationen und verschiedenen Modifikationen der Heparinprophylaxe (*ASL*, Azetylsalizyl-Lysin). (Nach Schöndorf [49])

Dosis/die	Kontrollen	Heparin s.c.		
		3 × 5000 I.E.	3 × 5000 I.E. ASL	3 × 5000 I.E. 3 × 7500 I.E.
Zahl der Patienten	15	30	30	38
Patienten mit TVT	9 (60%)	10 (33%)	8 (27%)	4 (11%)
TVT beidseits	3 (20%)	4 (13%)	3 (10%)	0
TVT Knie-Oberschenkelvenen	6 (40%)	5 (17%)	3 (10%)	1 (2,6%)

Heparindosis kontraindiziert ist, z.B. bei Operationen am Auge und am zentralen Nervensystem.

Aggregationshemmer

Der Einsatz von Aggregationshemmern der Thrombozyten (Azetylsalizylsäure, Dipyridamol) wurde zur Prophylaxe von Thrombose und Lungenembolie empfohlen, wobei wir aber mit Gruber [38] der Meinung sind, daß die Beweise nicht ausreichen, um die Medikamente zur Thromboembolieprophylaxe allgemein zu empfehlen. Insbesondere bei Kranken mit besonders hohem Thromboserisiko kann der alleinige Einsatz von thrombozytenaggregationshemmenden Substanzen zur Thromboembolieprophylaxe nicht empfohlen werden [33]. Die Kombination mit Low-dose-Heparin erhöht das lokale postoperative Blutungsrisiko beträchtlich und bringt gegenüber der alleinigen Anwendung von Heparin nur wenige Vorteile. Dagegen steht der Nachteil, daß das Warnsymptom des Wadenschmerzes verschleiert werden kann. Erwähnt werden soll aber, daß in einer kürzlich publizierten Studie von Loew et al. [53] unter Azetylsalizylsäure 4,1%, unter Low-dose-Heparin 3,2% und unter der Kombination von beiden nur 0,3% Thromboembolien beobachtet wurden. Dabei erscheinen uns allerdings die diagnostischen Kriterien nicht eindeutig.

Zusammenfassend bleibt festzuhalten, daß auch heute noch die Antikoagulantien und Fibrinolytika im Zentrum der Prophylaxe und Therapie von Thrombose und Embolie stehen. Selbstverständlich beinhaltet auch die konservative, aber auch aggressive Therapie (hochdosiertes Heparin oder Fibrinolytika) ihre Risiken, die – wie auch bei einem chirurgischen Vorgehen – in Kauf genommen werden müssen.

Literatur

1. Lasch HG: Patholphysiologie der Lungenembolie. Verh Dtsch Ges Inn Med 84: 287 (1978)
2. McIntyre KM, Sasahara AA: Hemodynamic and ventricular responses to pulmonary embolism. Progr Cardiovasc Dis 17: 175 (1974)
3. Ly B, Arnesen H, Eie H, Hol R: A controlled clinical trial of Streptokinase and Heparin in the treatment of major pulmonary embolism. Acta Med Scand 203: 465 (1978)
4. Scheele J, von der Embde J, Shanahan RJ: Indikationsgrenzen der Pulmonalisembolektomie. Chirurg 50: 151 (1979)
5. Elliot G: Greater use of fibrinolytic agents urged. JAMA 243: 2275 (1980)
6. Greenfield LJ, Kimmell GD, McCurdy WC: Transvenous removal of pulmonary emboli by vacuum cup catheter technique. J Surg Res 9: 347 (1969)
7. Hietala SO, Greenfield LJ: Percutaneous pulmonary embolektomy on the transvenous route. Ann Radiol 23: 325 (1980)
8. Rentrop KP, Blanke H, Karsch KR, Köstering H: Intrakoronare Thrombolyse über Koronarkatheter im akuten Infarkt und bei instabiler Angina pectoris. Verh Dtsch Ges Inn Med 86 (1980) (im Druck)
9. Browse NL, James DCO: Streptokinase and pulmonary embolism. Lancet II: 1039 (1964)
10. Van de Loo G: Antikoagulantien und Thrombolytica in der Behandlung der akuten Lungenembolie. Verh Dtsch Ges Inn Med 84: 348 (1978)
11. Bell W, Black ED, DeMets D, Simon T: Urokinase-Streptokinase embolism trial. – Phase 2 results. J Am Med Ass 229: 1606 (1974)
12. Sasahara AA, Bell WR, Simon TL, Stengle JM, Sherry S: The phase II-urokinase-streptokinase

pulmonary embolism trial. Thrombos. Diathes Haemorrhag (Stuttg.) 33: 464 (1979)
13. Neuhof H, Hey D, Glaser E, Wolf H, Lasch HG: Hemodynamic reactions induced by streptokinase therapy in patients with acute myocardial infarction. Eur J Intensive Care Med 1: 27 (1975)
14. Miller GAH, Hall RJC, Paneth M: Pulmonary embolectomy, heparin, and streptokinase. Their place in the treatment of acute massive embolism. Am Heart J 93: 568 (1977)
15. Heinrich F: Zum Stand der Diagnostik und Therapie der Lungenembolie. Krankenhausarzt 50: 734 (1977)
16. Ferlinz R: Diagnostik und Therapie der Lungenembolie. Prax Pneumol 30: 199 (1976)
17. Heinrich F.: Fibrinolysis in pulmonary embolism. Indications and results. Ann Radiol 23: 316 (1980)
18. Sasahara AA, Barsamian EM: Another look at pulmonary embolectomy. Ann Thorac Surg 16: 317 (1973)
19. Lasch HG: Zur konservativen Therapie der Lungenembolie. Langenbecks Arch Chir 325: 1052 (1969)
20. Gurewich V: Bronchoconstriction in the presence of pulmonary embolism. Circulation 27: 339 (1963)
21. Paintal AS: Hering Breuer Lentenary Symposium, p 59. London, Churchill 1970
22. Meissner AG et al.: The effect of defibrinogenation on pulmonary embolism. Thromb Haemostas 36: 140 (1976)
23. Ehrly AM: Beeinflussung der gestörten Mikrozirkulation durch rheologisch wirksame Pharmaka. In: Klinische Anästhesiologie und Intensivtherapie. 5. Mikrozirkulation (Ahnefeld FW, Burri G, Dick W, Halmagyi M, Hrsg), S 196. Springer, Berlin Heidelberg New York 1974
24. Saldeen T: Zur Pathogenese des Mikroembolie-Syndroms. In: Neue Aspekte der Trasylol-Therapie. Bd 6. Die Schocklunge, S 9. Stuttgart, Schattauer 1973
25. Dalen JE, Banas JS, Brooks HL, Evans GL, Paraskos JA, Dexter L: Resolution rate of acute pulmonary embolism in man. New Engl J Med 280: 1194 (1969)
26. Lasch HG: Prophylaxe und konservative Therapie der Lungenembolie. Bad Nauheimer Angiologietagung 1967
27. Gallus AS, Hirsh J, Tuttle RJ, Trebilcock R, O'Brien SE, Caroll JG, Minden JH, Hudecki SM: Small dose subcutaneous heparin in prevention of venous thrombosis. New Engl J Med 288: 545 (1973)
28. Schwarz N, Feige W, Neuwirth E, Holzner JH: Venöse Thrombosen und Lungenembolien im Obduktionsgut. Wien Klin Wschr 88: 423 (1976)
29. Buttermann G, Theisinger W, Weidenbach A, Hartung R, Welzel D, Pabst HW: Quantitative Bewertung der postoperativen Thromboembolieprophylaxe. Med Klin 72: 1624 (1977)
30. Frishmann WH, Ribner HS: Antikoagulation in myocardial infarktion: modern approach to an old problem. Am J Cardiol 43: 1207 (1979)
31. Riedler GF: Thromboseprophylaxe in der Inneren Medizin. Therapeutische Rundschau 34: 363 (1978)
32. Heene D: Thromboseprophylaxe aus klinischer Sicht. Klinikarzt 9: 764 (1980)
33. Schöndorf T: Prophylaxe von Thromboembolien. Wert physikalischer und medikamentöser Maßnahmen. Klinikarzt 9: 752 (1980)
34. Adar R, Salzmann EW: Treatment of Thrombosis of veins of lower extremties. New Engl J Med 292: 348 (1975)
35. Flanc C, Kakkar VV, Clarke MB: Postoperative deep-vein thrombosis – effect of intensive prophylaxis. Lancet I: 477 (1969)
36. Bernhard M, Gruber UF: Wert der elektrischen Wadenstimulation zur Verhütung postoperativer tiefer Venenthrombosen in der allgemeinen Chirurgie. Med Welt 27: 1255 (1976)
37. Egli A, Gruber UF: Wert der intermittierenden pneumatischen Kompression der Waden zur Verhütung postoperativer tiefer Venenthrombose. Schweiz. Med Wschr 106: 1268 (1976)
38. Gruber UF: Möglichkeiten zur Thromboseprophylaxe (physikalisch und medikamentös). Krankenhausarzt 53: 3 (1980)
39. Kline A, Hughes LE, Campbell H, Williams A, Zlosnick J, Leach KG: Dextran 70 in prophylaxie of thromboembolic disease after surgery: a clinically oriented randomized double-blind trial. Brit Med J I: 109 (1975)
40. Browse NL, Clemenson G, Bateman NT, Giant TI, Croft DN: Effect of intravenous dextran 70 and pneumatic leg compression on incidence of postoperative pulmonary embolism. Brit Med J II: 1281 (1976)
41. Bergentz S: Dextran in the prophylaxis of pulmonary embolism. World J Surg 2: 19 (1978)
42. Sevitt S, Gallagher NG: Prevention of venous thrombosis and pulmonary embolism in injured patients. Lancet I: 181 (1959)
43. Bergquist D: Prophylaxis of postoperative thromboembolic complications with low-dose heparin. Acta Chir Scand 145: 7 (1979)
44. Sharnoff JG, De Blasio G: Prevention of fatal postoperative thromboembolism by heparin prophylaxis. Lancet II: 1006 (1970)
45. Kakkar VV: Prevention of fatal pulmonary embolism by low doses of heparin. Lancet II: 45 (1975)
46. Ballard RM, Bradley-Watson PJ, Johnstone FD, Kenney A, McCarthey TG, Campbell S, Weston J: Low-doses of subcutaneous heparin in the prevention of deep vein thrombosis after gynaecological surgery. J Obstet Gynaec Brit Cweth 80: 467 (1973)
47. Baartschi U, Schaer A, Bader P, Huber L, Morf P: Thromboseprophylaxe nach gynäkologischen Operationen: Eine Vergleichsstudie von low dose Heparin und oralen Antikoagulantien. Geburtshilfe Frauenheilkd 35: 754 (1975)

48. Schöndorf TH: Thromboembolieprophylaxe mit Heparin bei elektiven Hüftgelenkoperationen. Dtsch Med Wschr 103: 1877 (1978)
49. Schöndorf TH: Thromboembolieprophylaxe mit Heparin und Kombinationspräparaten. Med Welt 30: 1157 (1979)
50. Kakkar VV, Stamatakis JD, Bentley PG, Lawrence D, de Haas HA, Ward VP: Prophylaxis for postoperative deep-vein thrombosis. J Am Med Ass 241: 39 (1979)
51. Koppenhagen K, Wiechmann A, Zühlke HV, Wenig HG, Häring R: Leistenfähigkeit und Risiko der Thromboembolie-Prophylaxe in der Chirurgie. Therapiewoche 29: 5920 (1979)
52. Negus D: Ultra-low dose intravenous heparin in the prevention of postoperative deep-vein thrombosis. Lancet I: 891 (1980)
53. Loew D, Vinazzer H, Brück P: Postoperative Thromboembolie-Prophylaxe mit Aggregationshemmern. Mono- oder Kombinationstherapie? V. Colfarit-Symposium, Mainz 1980

Neue Aspekte der Therapie tiefer Beinvenenthrombosen

R. Zimmermann, H. Mörl, J. Harenberg, P. Wahl und H. M. Kuhn

Das Ziel des therapeutischen Vorgehens beim Vorliegen tiefer venöser Thrombosen der unteren Extremität sollte die Wiederherstellung einer intakten Strombahn sein. Das kann nur durch aktive Maßnahmen, wie Fibrinolysetherapie oder eine chirurgische Behandlung erreicht werden. Durch eine konservative gerinnungshemmende Therapie allein wird lediglich prophylaktisch ein weiteres appositionelles Thrombuswachstum verhindert. Die spontane Rekanalisationsrate von Beinvenenthrombosen ist gering, so daß in etwa 80–90% der Fälle mit Spätfolgezuständen zu rechnen ist. Der Erfolg einer aktiven Therapie ist dabei vom Alter einer Thrombose abhängig und mit guten Aussichten auf eine Rekanalisation nur in den ersten 10 Tagen verbunden. Bei älteren thrombotischen Prozessen sinken die Erfolgsaussichten eindeutig [6, 7].

Seit den 60er Jahren steht zur thrombolytischen Behandlung venöser Thrombosen die Substanz Streptokinase zur Verfügung. Aufgrund vieler Publikationen [2, 4, 6] kann bei einem Thrombosealter von weniger als 10 Tagen ein Behandlungserfolg in etwa 60–80% der Fälle erwartet werden. Kann die fibrinolytische Behandlung bereits in der frühen Phase innerhalb der ersten 3 Tage aufgenommen werden, so ist mit einer noch höheren Rekanalisierungsrate bis zu 90% zu rechnen [7]. Nicht selten sind mit der Gabe der körperfremden Substanz Streptokinase, die aus Kulturen β-hämolysierender Streptokokken gewonnen wird, allergische und pyrogene Reaktionen verbunden. Aufgrund des 2-Phasen-Mechanismus der Plasminogenaktivierung ist darüber hinaus der Nachteil einer nicht ganz unproblematischen Steuerung der fibrinolytischen Aktivität zu berücksichtigen, so daß gelegentlich hämorrhagische Komplikationen in Kauf genommen werden müssen.

Seit Anfang der 70er Jahre steht die ebenfalls thrombolytisch wirksame Substanz Urokinase zur Verfügung. Urokinase ist im Vergleich zur bisher überwiegend verwendeten Substanz Streptokinase ein physiologischer Aktivator des fibrinolytischen Systems und wird aus menschlichem Urin oder fetalem Nierengewebe gewonnen. Die daraus resultierenden Eigenschaften der fehlenden Antigenität und der auch positiv dosiskorrelierten Steuerung der fibrinolytischen Aktivität bedeuten wesentliche Vorteile. Dennoch liegen zur Therapie mit Urokinase erst wenige Mitteilungen vor. Juhan [3] berichtete 1979 bei 29 Fällen mit frischen Beinvenenthrombosen unter bereits initialer Behandlung mit Urokinase in nur 26% der Fälle eine phlebographisch nachweisbare Befundbesserung. Trübestein teilte 1980 [8] eine Rekanalisierungsrate von 46% mit. Gemessen an der etwa 60–80%igen Rekanalisierungsrate unter Behandlung mit Streptokinase erscheinen diese Behandlungserfolge unzureichend.

In eigenen Untersuchungen konnte unter Anwendung einer höheren Dosierung bei Patienten mit kurzstreckigen venösen Thrombosen der oberen Extremität eine phlebographisch do-

Fortschritte in der Inneren Medizin
Hrsg. Kommerell/Hahn/Kübler/Mörl/Weber

kumentierte Befundbesserung in 80–90% der Fälle [12] beobachtet werden. In der vorliegenden Arbeit wird daher über die Urokinasebehandlung von 83 Patienten mit frischen und älteren venösen Thrombosen der unteren Extremität berichtet, bei denen Urokinase in höherer Dosierung verabreicht worden ist. Dabei konnten auch bei der schwersten Form der tiefen venösen Thrombose, der Phlegmasia coerulea dolens, eindeutige klinische Heilungen erzielt werden.

Patienten und Methodik

Von 1976–1980 wurden in der Med. Univ.-Klinik Heidelberg 81 Patienten mit venösen Thrombosen der unteren Extremität und 2 Patienten mit einer Phlegmasia coerulea dolens mit Urokinase in Kombination mit Heparin behandelt. Patienten mit Kontraindikationen für eine fibrinolytische Therapie [5] wurden von der Behandlung mit Urokinase ausgeschlossen. Eine zusätzliche Bedingung für die Anwendung von Urokinase war die Zustimmung der Patienten nach Aufklärung über die möglichen Nebenwirkungen einer thrombolytischen Therapie. Zur Bestätigung der Diagnose wurde vor Behandlung eine aszendierende Phlebographie durchgeführt.

Zur klinischen Anwendung kam ausschließlich urinextrahierte Urokinase. Das Molekulargewicht betrug zu 90% 54000 und zu 10% 33000 (Firma Medac, Hamburg). In den Jahren 1976–1978 erhielten sämtliche Patienten initial 150000 I.E. Urokinase intravenös innerhalb von 5 min injiziert. Die Erhaltungsdosis betrug 1,5–2 Mio. I.E. Urokinase/24 h. Die dabei resultierende, auf das Körpergewicht bezogene Dosis betrug 1290 IE/kg/h. Von 1979 an wurde wegen des unserer Meinung nach nicht ausreichenden thrombolytischen Effekts eine höhere Urokinasedosis verabreicht. Nach einer Initialdosis von 250000 IE erhielten alle Patienten 2000 IE Urokinase/kg/h innerhalb der ersten 12–36 h. Gleichzeitig wurde Heparin in einer Dosis von initial 1000 E und in einer weiteren Dosis von 15–20 E/kg/h verabreicht. Die Therapie richtete sich in der Folge nach den gerinnungsanalytischen Parametern. Die Höhe der Urokinasedosis orientierte sich im weiteren an der Fibrinogenkonzentration (Methode nach Clauss [1]), wobei ein Wert von 50–100 mg% angestrebt wurde und eine Konzentration von 50 mg% nicht unterschritten werden sollte. Heparin wurde in einer Dosis verabreicht, um eine Verlängerung der Thrombinzeit auf das 2–4fache und der aPTT auf das 1,5–2fache der Norm zu gewährleisten. Zur Beurteilung des klinischen Behandlungserfolgs wurde der phlebographische Befund zugrunde gelegt.

Ergebnisse

Das Behandlungsergebnis der Therapie mit Urokinase und Heparin wird in der Tabelle 1 wiedergegeben. 33 Patienten kamen mit frischen venösen Thrombosen der unteren Extremität (Alter < 10 Tagen) zur stationären Aufnahme. Bei 31 Patienten konnte eine Auswertung erfolgen. Die kompletten und partiellen Rekanalisierungsraten lagen bei insgesamt 68%. Dabei war unter der niedrigeren Urokinasedosis in insgesamt 61%, unter der höheren Urokinasedosierung in 76% eine Desobliteration zu beobachten. Beide Behandlungsgruppen waren bezüglich des Alters der Thrombose vergleichbar.

Bei Patienten mit älteren venösen Thrombosen der unteren Extremität (> 10 Tagen) war eine eindeutige Besserung des phlebographischen Bildes in insgesamt 21% der Fälle zu registrieren. Die Abb. 1 und 2 demonstrieren ein Beispiel einer phlebographischen Befundkontrolle unter thrombolytischer Behandlung mit Urokinase.

Zwei Patienten wurden mit einer Phlegmasia coerulea dolens bei uns stationär aufgenommen, nachdem von seiten der Gefäßchirurgen eine Thrombektomie abgelehnt worden war. Im

Tabelle 1. Behandlungsergebnisse der Therapie mit Urokinase bei 31 Patienten mit frischen venösen Thrombosen der unteren Extremität

	n	Erfolg			Befund-besserung
		kom-plett	Teil-	kein	
V. iliaca	16	8	1	7	9 (56%)
V. fem.	18	3	9	6	12 (67%)
V. popl.	19	10	5	4	15 (79%)
Wad. V.	25	10	7	8	17 (68%)
Summe	78	31 (40%)	22 (28%)	25 (22%)	53 (68%)

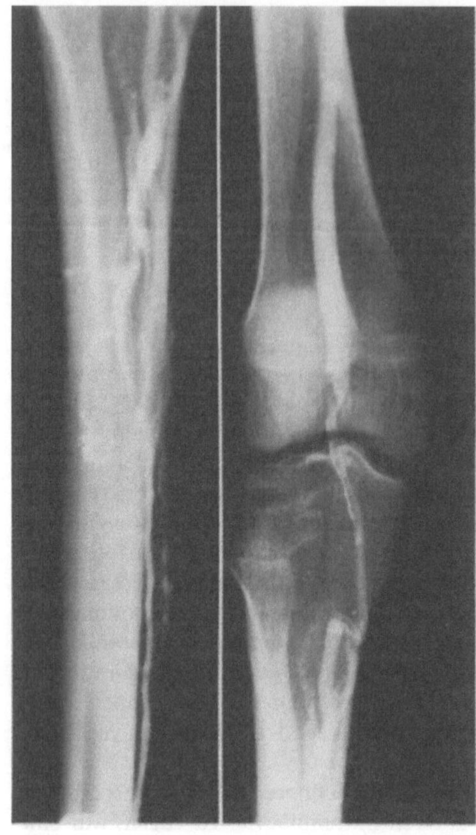

Abb. 1. Phlebographischer Befund einer 21jährigen Patientin mit einem partiellen Verschluß der Unterschenkelvenen und vollständiger Thrombosierung der V. poplitea

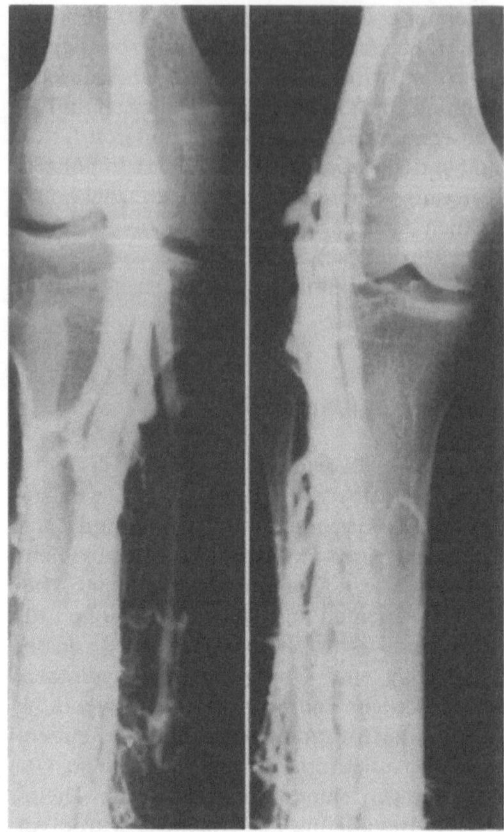

Abb. 2. Komplette Wiedereröffnung aller Unterschenkeläste und der V. poplitea nach 7tägiger Behandlung mit Urokinase

Fall 1 war es nach vorübergehender Besserung des Befundes einer Beckenvenenthrombose links zu massiver Schwellung und livider Verfärbung der linken unteren Extremität und schließlich zu Nekrosen einzelner Zehenkuppen gekommen. Bei dieser Patientin wurde eine Fibrinolysebehandlung mit Urokinase und Heparin begonnen. Dosierung von Urokinase und Heparin sowie die Veränderungen der gerinnungsanalytischen Parameter gehen aus der Abb. 3 hervor. Unter der Therapie mit Urokinase und Heparin konnte eine rasche Befundbesserung mit Rückgang der Zeichen der venösen Stauung erzielt werden. Die Patientin wurde in zufriedenstellendem Allgemeinzustand unter Fortsetzung der subkutanen Heparinisierung entlassen, eine Grenzzonenamputation wurde jedoch später notwendig.

Im Fall 2 handelte es sich um eine 76 Jahre alte Patientin, bei der wegen einer schweren Herzinsuffizienz, bereits abgelaufenen Lungenembolien und eines entgleisten Diabetes mellitus von seiten der Chirurgen ein operatives Vorgehen ebenfalls abgelehnt worden war. Auch hier wurde eine fibrinolytische Behandlung mit Urokinase in Kombination mit Heparin durchgeführt. Unter der über 7 Tage erfolgten thrombolytischen Therapie kam es zu einer klinischen Restitutio ad integrum. Nach 4wöchiger stationärer Behandlung und weiterer 4wöchiger Nachsorge konnte die Patientin in zufriedenstellendem Allgemeinzustand unter Fortsetzung der subkutanen Heparintherapie mit den Zeichen eines leichten postthrombotischen Syndroms entlassen werden.

Diskussion

Wie die vorgelegten Behandlungsergebnisse zeigen, wurde unter Behandlung mit Urokinase auch bei der schwersten Form der venösen Thrombose, der Phlegmasia coerulea dolens, ein Behandlungserfolg erzielt. Im ersten Fall mit bereits eingetretener Nekrosenbildung im Vorfußbereich konnte eine deutliche Rückbildung der nekrotischen Areale, allerdings mit der Notwendigkeit einer späteren Grenzzonenamputation, erreicht werden. Im zweiten Fall mit schwerer Herzinsuffizienz, rezidivierenden Lungenembolien und hyperosmolar entgleistem Diabetes mellitus wurde eine Restitutio ad integrum beobachtet. Der erfolgreiche Abschluß einer Fibrinolysetherapie mit Urokinase in Kombination mit Heparin bei der schwersten Form der Beinvenenthrombose zeigt, daß mit dem Fibrinolytikum Urokinase eine therapeutische Alternative zu venöser Thrombektomie und der Behandlung mit Streptokinase gegeben ist.

In unseren Untersuchungen wurde Urokinase erstmals in höherer Dosierung als bisher zur Therapie eingesetzt. Die dabei erzielten Behandlungsergebnisse waren mit einer Rekanalisierungsrate von insgesamt 68% der Therapie mit Streptokinase [2, 4, 6] vergleichbar. Bei Gabe der niedrigeren Urokinasedosierung konnte eine Rekanalisierungsrate von 61% und unter der höheren Dosis eine Wiedereröffnungsrate in 76% der Fälle beobachtet werden. Die von uns propagierte höhere Urokinasedosierung [11] (initial 250000 IE, anfängliche Erhaltungsdosis 2000 IE/kg/h) stellt damit gegenüber der niedrigeren Dosierung ein thrombolytisch hochwirksames Behandlungsschema dar. Die Höhe der weiteren Urokinasedosis richtete sich bei diesem Schema nach der Fibrinogenkonzentration nach Clauss [1]. Ein Bereich von 50–100 mg% war nach etwa 12–36 h erreicht und machte dann eine Dosisreduktion um 30–50% notwendig. Nach mehreren Tagen war eine Erhaltungsdosis von oft weniger als 1000 IE/kg/h ausreichend. Bei gleichzeitiger Gabe von 15–20 IE Heparin konnte bei nur noch geringen Dosisänderungen der fibrinogenolytische und der Antikoagulantieneffekt stabil gehalten werden.

Im Vergleich zur Behandlung mit Streptokinase und hochdosierter Therapie mit Urokinase [9]

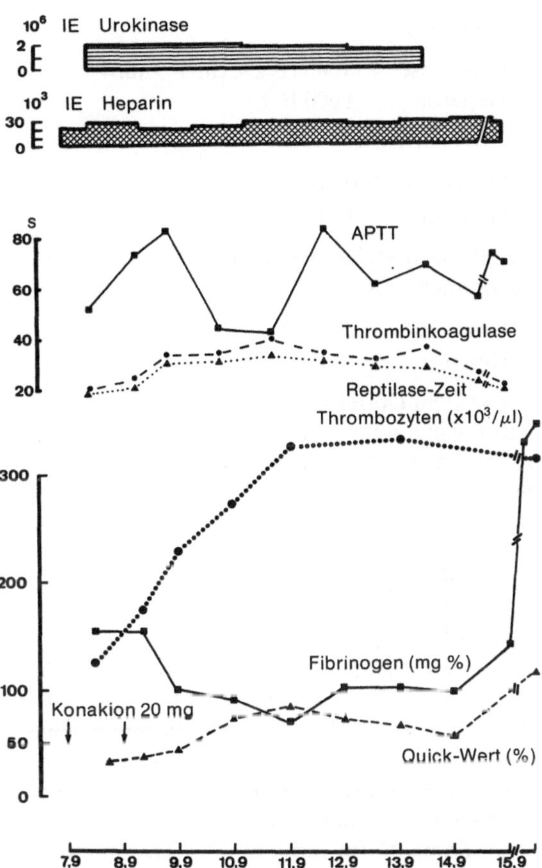

Abb. 3. Urokinase- und Heparindosierung sowie gerinnungsanalytische Veränderungen bei einer Patientin mit Phlegmasia coerulea dolens (Fall 1)

wurden nur wenige Nebenreaktionen beobachtet. Lediglich bei 2 Patienten (2,5%) mußte die bereits über Tage durchgeführte Therapie wegen rezidivierender intramuskulärer Blutungen abgebrochen werden. Lebensbedrohliche oder zerebrale Blutungen traten nicht auf.

Aufgrund der vorgelegten Behandlungsergebnisse dürfte die hier verwendete Urokinasedosierung bei geringer Nebenwirkungsquote zu einer hohen, der Therapie mit Streptokinase vergleichbaren Revaskularisierungsrate führen. Zu häufige gerinnungsanalytische Kontrollen entfallen. Nach in der Zwischenzeit vorliegenden weiteren Erfahrungen haben wir unser ursprüngliches Urokinasedosierungsschema in folgender Weise modifiziert:

Initialdosis:

Urokinase 250000 IE i.v. (in 3–5 min)
Heparin 1000 E i.v.

In den ersten 8 h:

Urokinase 2000 IE/kg/h
Heparin 17 E/kg/h

Bereits nach 8 h kann eine Dosisreduktion vorgenommen werden:

Urokinase 1000 IE/kg/h
Heparin 17 E/kg/h

Die weitere Dosierung von Urokinase und Heparin richtet sich dann nach den 1–2mal täglich zu bestimmenden hämostaseologischen Parametern.

Zusammenfassung

Zur thrombolytischen Therapie frischer und älterer venöser Thrombosen der unteren Extremität wurde Urokinase in höherer Dosierung in Kombination mit Heparin bei 83 Patienten eingesetzt. Dabei wurde bei frischen Thrombosen eine Wiedereröffnungsrate in 68% der Fälle beobachtet. Die hier geprüfte höhere Urokinasedosierung dürfte damit ein der Therapie mit Streptokinase vergleichbares und auch bei der schwersten Form der venösen Thrombose effektives Behandlungsverfahren darstellen. Das vorgestellte Dosierungsschema ist einfach praktikabel und nebenwirkungsarm.

Literatur

1. Clauss A: Gerinnungsphysiologische Schnellmethode zur Bestimmung des Fibrinogens. Acta Haematol 17:237 (1957)
2. Hess H: Thrombolytische Therapie. Schattauer, Stuttgart 1967
3. Juhan I, Calas MF, Buonocore M, Mathieu P, Isnard G, Cazenave B, Serradimigni A: Modifications in Coagulation Parameters Induced by Treatment Associating Urokinase (2000 u CTA/kg) with Heparin. Thrombos Haemostas 41:945 (1979)
4. Kakkar VV, Flanc C, Howe CT, O'Shea M, Flute PT: Treatment of deep vein thrombosis. A trial of heparin, streptokinase and arvin. Brit Med J I: 806 (1969)
5. Schimpf K, Zimmermann R: Blutgerinnung, hämorrhagische Diathesen und Thrombosen. In: Schettler G, (Hrsg). Innere Medizin. Bd II, S 161. Thieme, Stuttgart 1980
6. Schmutzler R: Klinik der thrombolytischen Behandlung. Internist 10: 1 (1969)
7. Tilsner V: Medikamentöse Therapie tiefer thrombotischer Venenprozesse und der Lungenembolie. Medica 1:394 (1980)
8. Trübestein G, Brecht Th, Etzel F: Experience with urokinase therapy in acute and older deep vein thrombosis. European Urokinase Symposium. Mainz 1980 (abstract, p 9)
9. Urokinase-streptokinase embolism trial. Phase 2 results. JAMA 229: 1606 (1974)
10. Zimmermann R, Mörl H, Harenberg J: Urokinase-Behandlung der Phlegmasia coerulea dolens. Dtsch Med Wschr 104: 1563 (1979)
11. Zimmermann R, Mörl H: Dosierung und Überwachung der Thrombolysetherapie mit Urokinase. Dtsch Med Wschr 105: 419 (1980)
12. Zimmermann R, Mörl H, Gerhardt P, Harenberg J: Urokinase-Therapie bei venösen Thrombosen der oberen Extremität. In: Deutsch E, Lechner K, (Hrsg) Fibrinolyse, Thrombose, Hämostase, S 161. Schattauer, Stuttgart 1980

Die Bedeutung des hohen Blutdrucks in der Geriatrie

P. Oster und G. Schlierf

Erhöhter Blutdruck ist der Wert, oberhalb dessen Erkennung und Behandlung mehr nutzt als schadet. Ob der von der WHO als obere Normgrenze festgesetzte Wert von 160/95 mm Hg auch für alte Menschen Gültigkeit hat, soll im folgenden untersucht werden. Als Altersgrenze zur Geriatrie wird teilweise das 60., teilweise das 65. Lebensjahr genannt. Insgesamt erscheint eine biologische Betrachtungsweise sinnvoll, keine Festklammerung an das Geburtsdatum.

Fortschritte in der Inneren Medizin
Hrsg. Kommerell/Hahn/Kübler/Mörl/Weber

Was ist anders beim älteren Menschen?

Die Blutdruckmessung nach Riva-Rocci ergibt im Alter oft andere Werte. In bis zu 50% der über 60jährigen werden falsch hohe Werte gemessen, wenn die RR-Methode mit der blutigen Druckmessung verglichen wird; die Größenordnung der Differenz kann 40 oder bei ausgeprägter Mediasklerose sogar 100 mm Hg erreichen [1, 2, 3]. Die falschen Werte sind leicht erklärlich, da sich die verkalkten Gefäße durch den Manschettendruck nur schwer vollständig komprimieren lassen und daher Geräuschphänomene länger gehört werden können. Für die Praxis ist die Lösung dieses Problems schwieriger, da naturgemäß direkte blutige Druckmessungen als Routinemethode nicht praktikabel sind. Hinweise auf „Pseudohypertonie" im Alter können sein: ein hoher Blutdruck ohne Organschäden an Niere, Herz, Auge etc., tastbare harte Stränge im Verlauf der A. brachialis oder Verkalkung der A. brachialis im Röntgenbild (Weichteiltechnik).

Auch bezüglich der Pathophysiologie sind beim älteren Menschen andere Gesichtspunkte gültig. Die orthostatische Gegenregulation beispielsweise mittels der Barorezeptoren funktioniert nicht mehr so gut, die Blutdruckwerte fallen im Stehen oft stark ab (> 30 mm Hg bei 9% der über 65jährigen) [4]. Dazu trägt auch das meist verminderte intravasale Volumen bei [5]; die Folge bei zusätzlicher medikamentöser Blutdrucksenkung können sein sog. orthostatische Kollapse und bei der ohnehin ebenfalls verminderten zerebralen Autoregulation sogar sog. „hypotensive strokes" [6, 7]. Konsequenz ist die Blutdruckmessung im Stehen, z. B. nach 1 min. Die bekannten sekundären Ursachen der Hypertonie sind im Alter weniger bedeutsam; gelegentlich kann im Alter ein plötzlicher starker Blutdruckanstieg auf eine frisch aufgetretene (arteriosklerotische) Nierenarterienstenose hinweisen; die „Heilung" kann dann nur durch eine Nephrektomie erreicht werden. Dafür ist der oft nur systolisch erhöhte Blutdruck häufig durch den Verlust der Windkesselfunktion der verkalkten Aorta bedingt, aber auch durch die im Alter häufig asymptomatische Hyperthyreose, Bradykardien durch AV-Blockierungen oder Aorteninsuffizienz.

Am Rande sei erwähnt, daß klinisch-pharmakologische Parameter vieler Medikamente im Alter verändert sind [8]. Insbesondere sind die β-Blocker weniger antihypertensiv wirksam.

Welche Studien existieren?

In der Frühphase der Hypertonieforschung hat Fry von 1949–1969 insgesamt 700 Personen mit hohen Blutdruckwerten ohne Behandlung verfolgt, ca. 200 davon waren 60–69 Jahre alt und 140 70 Jahre und älter; er hat die Anzahl der zu erwartenden Todesfälle mit den tatsächlich eingetretenen verglichen; bei den unter 60jährigen starben Hypertoniker früher; wurde die Hypertonie erstmals bei 60–69jährigen entdeckt, entsprach die Lebenserwartung der einer allgemeinen Bevölkerung; wurde die Hypertonie erstmals bei 70jährigen oder älteren diagnostiziert, hatten die Hypertoniker sogar eine bessere Lebenserwartung [9]. Solche Studien können heutzutage nicht mehr gemacht werden, da eine schwere Hypertonie auch beim alten Menschen ziemlich sicher behandelt werden muß. Im Falle der milden Hypertonie sind die Befunde jedoch noch spärlich und darüber wird auch bei jüngeren Menschen noch diskutiert (Zusammenfassung bei Holzgreve [10]).

Bei der rein systolischen Hypertonie mit diastolischem Druck unter 90 gibt es für gesunde über 60jährige keine Studie pro oder kontra Behandlung [11]. Vom National Institute of Health wird eine derartige Studie in den USA gerade durchgeführt. Beim diastolischen Druck wurde im Hypertension Detection and Follow-up-Program (HDFP) für die Untergruppe der über 60jährigen bei Werten zwischen 95 und 115 mm Hg ein positiver Effekt der Blutdrucksenkung beschrieben [12]: das gesamte Studienprotokoll macht aber die Interpretation der Daten schwierig, zumal in der besser behandelten Gruppe auch die Mortalität aus nichtkardiovaskulärer Ursache zurückging [13]. In Europa läuft seit einiger Zeit eine Studie mit der speziellen Fragestellung ‚Hypertoniebehandlung im Alter'; bisher liegen nur Zwischenberichte vor mit dem Nachweis einer Drucksenkung und der Beschreibung von einigen Nebenwirkungen der Diuretikabehandlung mit Anstieg von Kreatinin, Harnsäure und Blutzucker [14]; da im Protokoll dieser Studie eine Beendigung bei signifikanten Ergebnissen vorgesehen ist, darf man annehmen, daß bisher keine wesentliche Sen-

kung der Mortalität erfolgt ist. Eine in Abstraktform vorliegende Studie analysiert die Ergebnisse hinsichtlich der Blutdrucksenkung; die Gruppe der älteren Patienten mit den sog. normalisierten Drucken hatte eine höhere Mortalität als die nur mittelmäßig druckgesenkten Patienten. Werte von 150–160 systolisch und 85–90 diastolisch sind demnach anzustreben [15].
Zwei Tatsachen haben sich jedoch aus den epidemiologischen Untersuchungen sicher ergeben. Die Variabilität der Blutdruckwerte nimmt bei über 60jährigen zu [16, 17], d. h. es sind mehrere Blutdruckmessungen erforderlich. Zum zweiten ist die Prognose eines erhöhten Blutdrucks um so ernster, je mehr andere Risikofaktoren vorhanden sind und je mehr Organschäden vorliegen. Die prognostische Bedeutung der Risikofaktoren ändert sich im Alter. Gesamtcholesterin und Rauchen scheinen beispielsweise nicht mehr bedeutsam, wohl aber HDL- und LDL-Cholesterin [18].

Welche Schlußfolgerungen sind aus den vorliegenden Erkenntnissen zu ziehen? Um keine Mißverständnisse aufkommen zu lassen: es soll nicht an der epidemiologischen Korrelation zwischen Hypertonie und kardiovaskulären Erkrankungen gezweifelt werden; davon ist aber der Nachweis klar zu trennen, daß eine Blutdrucksenkung die Lebenserwartung oder die Lebensqualität bei alten Menschen bessert. Darüber hinaus ist ein positiver Aspekt für eine Bevölkerungsgruppe nicht gleichbedeutend mit einem Nutzen für jedes Individuum. Es gibt sicher den alten Menschen mit erhöhten Blutdruckwerten, der keine kardiovaskulären Todesursachen zu befürchten hat. Eine Forschung in diese Richtung, gewissermaßen nicht nach Risikofaktoren, sondern nach Schutzfaktoren, wird Zukunft haben. Auch ist es nicht gerechtfertigt, von Hochdruckkrankheit zu sprechen, vielmehr sollte der Blutdruck als ein klinisches Zeichen – wie Fieber – angesehen werden.
In die Praxis übertragen und zusammenfassend sind beim älteren Menschen mit hohem Blutdruck folgende Punkte besonders zu beachten:

1. Mehrere Blutdruckmessungen.
2. Cave: Pseudohypertonie.
3. Orthostaseblutdruck berücksichtigen.
4. Individuelle Wertung: sichere Behandlungsindikationen für ältere Menschen bei diastolischem Druck über 115 mm Hg; bei isolierter systolischer Hypertonie oder diastolischen Werten zwischen 95 und 115 mm Hg abhängig von weiteren Risikofaktoren, Organschäden und auch vom Alter (60–69 oder über 70); bei symptomlosen 70jährigen ist ein Blutdruck von 200/90 sicher zu tolerieren [19].
5. Behandlung beginnen mit psychohygienischen Maßnahmen (Beruhigung der Lebensweise, Adipositas, Ernährung, Bewegung), bei medikamentöser Therapie Dosisverminderung, engmaschige Kontrolle und milde Drucksenkung. Alle üblichen Medikamente sind prinzipiell zu verwenden, spezifische geriatrische Aspekte sind zu beachten.

Den Ergebnissen der NIH-Studie, der European Working Party on high blood pressure in the elderly und weiteren Resultaten aus dem HDFP ist mit Spannung entgegenzusehen; in ca. 4 Jahren wird man mehr wissen.

Literatur

1. Spence JD, Sibgald WJ, Cape RD: Direct, indirect and mean blood pressures in hypertensive patients: the problem of cuff artefact due to arterial wall stiffness, and a partial solution. Clin Invest Med 2: 165–173 (1980)
2. Reimann H, Bollinger A: Pseudohypertonie bei Mediasklerose. Schweiz Med Wschr 104: 1813–1816 (1974)
3. Taguchi JT, Suwangool P: „Pipe-stem" brachial arteries: a cause of pseudohypertension. JAMA 228: 733–734 (1974)
4. Caird FI, Andrews GR, Kennedy RD: Effect of posture on blood pressure in the elderly. Brit Heart J 35: 527–530 (1973)
5. Kirkendahll WM, Hammond JJ: Hypertension in the elderly. Arch Int Med 140: 1155–1161 (1980)
6. Jackson G, Pierscianowski TA, Mahon W, Condon J: Inappropriate antihypertensive therapy in the elderly. Lancet II: 1317–1318 (1976)
7. Anonymus: Millions of mild hypertensives. Brit Med J 281: 1024–1025 (1980)
8. Ramsay LE, Tucker GT: Drugs and the elderly. Brit Med J 282: 125–127 (1981)
9. Fry J: The natural history of hypertension. Lancet II: 431–433 (1974)
10. Holzgreve H: Die Prognose der arteriellen Hypertonie und ihre Beeinflussung durch antihypertensive Therapie. Internist 22: 156–161 (1981)
11. O'Malley K, O'Brien E: Management of hypertension in the elderly. New Engl J Med 302: 1397–1401 (1980)

12. Hypertension detection and follow-up program cooperative group: five-year findings of the hypertension detection and follow-up program. JAMA 242: 2562–2577
13. Alderman MH: Mild hypertension: new light on an old clinical controversy. Am J Med 69: 653–655 (1980)
14. Anonymus: Hypertension in the over-60s. Lancet I: 1396 (1980)
15. Applegate WB, van der Zwaag R, Dismuke SE, Joyner B, Baker M, Runyan JW: Control of systolic blood pressure in elderly patients followed by the Memphis Chronic disease program. Prev Med 9: 420–A2 (1980)
16. Kannel WB, Sorlie P, Gordon T: Labile hypertension: a faulty concept? Circulation 61: 1183–1187 (1980)
17. Mancia G, Ferrari A, Gregorlini L, Parati G, Pomidossi G, Bertinier G, Grassi G, Zanchetti A: Blood pressure variability in man: its relation to high blood pressure, age and baroreflex sensitivity. Clin Sci 59: 4015–4045 (1980)
18. Gordon T, Castelli WP, Hjortland MC, Kannel WB, Dawber TR: Predicting coronary heart disease in middle-aged and older persons. JAMA 238: 497–499 (1977)
19. Bannan LT, Beevers DG, Wright N: ABC of blood pressure reduction. Brit Med J 281: 1120–1122 (1980)
20. Bannan LT, Beevers DG, Jackson SHD, Wright N: ABC of blood pressure reduction. Brit Med J 282: 811–812 (1981)

Hypertonie und akute Beta-Sympathikolyse vor psychischem Streß am Beispiel Fernsehen

K. Hüllemann

Einleitung

Die Abhängigkeit der Blutdruckregulation von emotionalen Belastungen ist in zahlreichen Untersuchungen belegt [2–6, 9]. In einer Untersuchungsreihe [7] zeigten 30% der jüngeren Patienten mit leichterer Hypertonie Hinweise auf eine erhöhte betaadrenerge Stimulation.

Das wirft die Frage einer akuten prophylaktischen antihypertensiven Therapie auf bei Personen, die unter günstigen äußeren Voraussetzungen, in Zeiten verminderter familiärer und beruflicher Inanspruchnahme, nicht zu hypertonen Blutdruckwerten neigen.

Als lebensechte Streßsituation wurde das Zuschauen während der Fernsehübertragung von Fußballweltmeisterschaftsspielen 1978 gewählt.

Methodik

Versuchspersonen

13 stationär verweilende, nichtbettlägerige Patienten, die wegen eines erhöhten Blutdrucks bzw. einer anderen Erkrankung und zusätzlich erhöhten Blutdrucks aufgenommen worden waren. Verweildauer zum Zeitpunkt der Untersuchung zwischen 14 und 25 Tagen. Blutdruckwirksame Medikamente waren mindestens 3 Tage vor der Untersuchung abgesetzt worden. Die Patientendaten gehen aus Tabelle 1 hervor. Es waren solche Patienten ausgewählt worden, bei denen es allein durch die stationären Bedingungen, wie verminderte Kalorienzufuhr, eingeschränkte Kochsalzzufuhr, Abschirmung von beruflichen und familiären Belastungen, geregelter Tagesablauf, zu einer deutlichen Erniedrigung der hypertonen Blutdruckwerte mit z. T. normotonen Befunden gekommen war (Tabelle 2 und 3).

Untersuchungstechnik

Pulsfrequenzmessung: Von 8 Patienten wurden über Brustwandelektroden fortlaufende Elektrokardiogramme abgeleitet. Die Pulsfrequenz wurde elektronisch ermittelt. Die auf einem 8-Kanal-Sichtgerät übertragenen EKG-Signale und digital angezeigten Herzfrequenzen wurden mit einer Videokamera dokumentiert. Drei Versuchspersonen waren an Magnet-Speicher-

Fortschritte in der Inneren Medizin
Hrsg. Kommerell/Hahn/Kübler/Mörl/Weber

Tabelle 1. Persönliche Daten der Patienten. m, männlich; w, weiblich; Rö, Röntgenaufnahme des Thorax; –, keine hypertonietypische Veränderungen; +, deutliche hypertonietypische Veränderungen; N, Leistung; f_h, Herzfrequenz; RR, Blutdruck; HHI, Herzhinterwandinfarkt; AVK, arterielle Verschlußkrankheit *, auswärtige Prämedikation

Pat. Nr.	Geschl. m/w	Alter Jahre	Größe cm	Gew. kg	Anamnese famil.	Anamnese eigen	Rö –, (+), +	EKG –, (+), +	Fahrradergometrie N Watt	Fahrradergometrie f_h 1/min	Fahrradergometrie RR (mm Hg) syst./diast.
1	m	53	168	77	Vater: Hypertonie, Übergewicht, Mutter: Diabetes	HHI. 1966 Gicht AVK II–III femoro-poplit. Bypass 1975 subkl. Diabetes	(+)	(+)	120	110	200/80
2	m	43	174	73	Vater: Zystennieren	Hypertonie 1958 Zystennieren Hyperurikämie Urolithiasisdiathese	–	+	150*	164*	240/100*
3	m	54	186	95	Vater: Hypertonie (Apoplexie)		–	–	F.A.	F.A.	F.A.
4	m	54	173	81		HHI, Gicht, Hypercholesterinämie	(+)	–	150	160	265/90
5	m	50	187	88	Mutter: Diabetes	Hyperurikämie	–	(+)	150	140	240/110
6	w	41	178	68			–	–	90	141	190/90
7	m	29	177	79		synkop. Anfälle (Sinusarrest)	–	(+)	210	172	240/80
8	m	44	175	78	Mutter: Hypertonie	Hypertonie 1958 Ulcus duodeni	–	–	180	145	260/120
9	w	37	164	57	Vater *und* Mutter: Hypertonie		–	–	F.A.	F.A.	F.A.
10	m	50	177	78	Vater: Diabetes	Hypertonie 1965	–	–	120	142	235/100
11	m	58	168	67			F.A.	–	150	150	240/110
12	m	41	168	68			–	–	120	136	230/70
13	m	59	169	59		Hypertonie > 10 Jahre z.T. 240/120 mm Hg	–	+	F.A.	F.A.	F.A.

Tabelle 2. Körpergewicht in kg am Aufnahmetag und am Tag der ersten Fernsehuntersuchung. Die Gewichtsabnahme ist signifikant ($p < 0,05$)

Pat. Nr.	Aufnahmegewicht	Testgewicht	Gewichtsabnahme	Diät	zusätzl. NaCl-Beschränkung
1	77	77	0	Diabetes 1800	nein
2	76	73	3	800	salzarm
3	97	94	3	1200	salzarm
4	86	81	5	1200	nein
5	91	88	3	800	nein
6	68	68	0	1200	nein
7	84	79	5	1200	nein
8	82	78	4	1200	salzarm
9	59	57	2	1200	salzarm
10	79	78	1	1200	nein
11	67	67	0	1800	nein
12	68	68	0	1200	nein
13	60	59	1	1800	nein

Tabelle 3. Herzfrequenz und Blutdruck am Aufnahmetag und am Tag der ersten Fernsehuntersuchung; *, auswärtige Prämedikation. Die Verminderung der Herzfrequenz von Aufnahmetag zu Testtag ist signifikant ($p < 0,05$). Die Abnahme des systolischen wie auch des diastolischen Blutdrucks ist signifikant ($p < 0,05$)

Pat. Nr.	Herzfrequenz (1/min)		Blutdruck (mm Hg)	
	Aufnahme	Test	Aufnahme systolisch/diastolisch	Test systolisch/diastolisch
1	72	70	165/100	120/ 80
2	76	72	170/110	120/ 80
3	76*	68	140/ 90*	130/ 80
4	84	80	190/100*	180/100
5	72	70	150/100	130/ 90
6	72*	72	120/ 80*	120/ 70
7	84	80	155/120	140/ 90
8	68	70	170/100	130/ 80
9	92	70	165/100	140/ 80
10	80*	76	140/ 80*	130/ 80
11	64	68	160/100	120/ 80
12	96	80	150/100	120/ 75
13	48*	64	160/ 90*	120/ 90

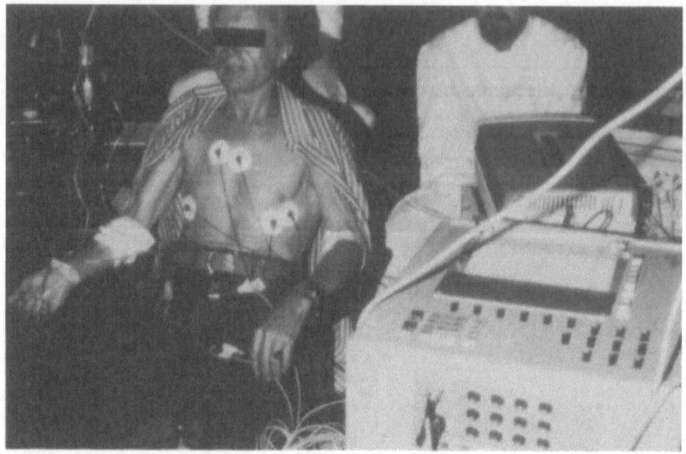

Abb. 1. Direkte, blutige Blutdruckmessung und EKG-Registrierung bei einem 59jährigen Patienten während der Fernsehübertragung des Fußballweltmeisterschaftsspiels Deutschland gegen Polen 1978. Seit über 10 Jahren Hypertonie mit Maximalwerten 240/120 mm Hg. Deutliche Hypertoniezeichen im EKG. Unter stationären Bedingungen Normotonie auch ohne Medikamente. Placebophase während der ersten Fernsehübertragung: systolische Blutdruckwerte zwischen 155 und 200 mm Hg (Mitteldruck zwischen 111 und 136 mm Hg). Verumphase während des zweiten Spiels (Italien gegen Frankreich) unter den Bedingungen konventioneller Blutdruckmessung: systolische Werte zwischen 100 und 120 mm Hg

EKG-Geräte[1] angeschlossen. Bei einer Versuchsperson wurde die Herzfrequenz manuell bestimmt. Bei einer weiteren Person wurde in Zusammenhang mit einer direkten, blutigen Druckmessung die Herzfrequenz ermittelt.
Blutdruckmessung: Versuchsperson Nr. 13 wurde über einen Katheter in der Arteria brachialis (Abb. 1) gemessen (Methode nach Hüllemann et al. [8]). Die Werte der übrigen Patienten wurden nach der Manschettenmikrofonmethode ermittelt.

Untersuchungsablauf

Eine Stunde vor Spielübertragung wurde beim Eintritt in den Untersuchungsraum unter Aufsicht eine Tablette eingenommen, 100 mg Metoprolol bzw. Plazebo. 15 min vor Spielbeginn wurden die Registrierung und 5 min vor Spielbeginn die Fernsehgeräte eingeschaltet. Bei der ersten Begegnung spielte Deutschland gegen Polen, bei der zweiten Italien gegen Frankreich.

1 Mit Unterstützung des Bundesinstituts für Sportwissenschaft, Köln-Lövenich

Statistik

Die Untersuchung war als Doppel-blind-cross-over-Untersuchung angelegt. Die Verfahren der Standardvarianzanalyse des Cross-over bzw. t-Test für den Paarvergleich wurden angewandt. Als Signifikanzschranke wurde vor dem Test $p < 0,05$ festgelegt.

Ergebnisse

Die Vergleiche der 4 Untersuchungsgruppen (Plazebo-/Verumgruppe, 1./2. Spiel) lassen sich aus Tabelle 4 ablesen.
Beim systolischen und diastolischen Blutdruck läßt sich kein Unterschied zwischen Verum und Plazebo nachweisen.
Der Anstieg der Herzfrequenz vom Minimalwert zum Maximalwert beträgt je nach Gruppe zwischen 32 und 41%. Zu keinem Vergleichszeitpunkt erreicht der maximale Mittelwert die Tachykardiegrenze. Allerdings lassen sich zwischen Verum und Plazebo für alle Mittelwertsvergleiche signifikante bis hochsignifikante Unterschiede sichern. Auch die Mittelwerte *aller* Pulsfrequenzen während der *gesamten* Beobachtungszeit liegen unter der Verumtherapie

Tabelle 4. syst, systolischer Blutdruck (mm Hg); diast, diastolischer Blutdruck (mm Hg); f, Herzfrequenz (1/min); syst × f_h, systolischer Blutdruck × Herzfrequenz (Doppelprodukt); Minima, Maxima und Mittelwerte ($\bar{x}$) aus der Ruhephase (0), 1. Halbzeit (1), 2. Halbzeit (2) sowie Δ%-Veränderungen zwischen diesen Größen; g, 1. + 2. Halbzeit; x_1, 1. Spiel Verum; x_2, 2. Spiel Verum; y_1, 2. Spiel Plazebo; y_2, 1. Spiel Plazebo; $\bar{x}_{x_{0/1/2}}$, Mittelwerte aller $\bar{x}$

		Min	Max	$\bar{x}$	Min	Max	$\bar{x}$	Min	Max	$\bar{x}$	$\bar{x}_{x_{0/1/2}}$	Min–Max	$\bar{x}_{0-1}$	$\bar{x}_{0-2}$	$\bar{x}_{0-g}$		
	$\bar{x}_1$	131	144	143	125	160	142	132	144	134	138	28	7	8	−0,8	n = 6	
	$\bar{x}_2$	122	134	128	123	141	130	123	146	133	131	25	3	7	2	n = 7	Verum
syst.	$\bar{y}_1$	122	127	130	122	138	130	123	139	130	128	15	4	5	3	n = 6	
	$\bar{y}_2$	134	146	143	136	164	151	136	165	151	148	24	7	9	7	n = 7	Plazebo
	p	0,05	n.s.	n.s.	n.s.	n.s.	n.s.	n.s.	n.s.	n.s.	n.s.	n.s.	n.s.	n.s.	n.s.		
	$\bar{x}_1$	89	93	92	88	102	95	87	101	94	93	18	5	5	3	n = 6	
	$\bar{x}_2$	85	100	91	85	100	92	86	109	95	93	35	6	11	3	n = 7	Verum
diast	$\bar{y}_1$	88	94	91	86	93	91	86	96	91	91	15	4	3	1	n = 6	
	$\bar{y}_2$	91	98	94	89	107	96	91	105	96	96	22	5	8	2	n = 7	Plazebo
	p	n.s.	n.s.	n.s.	n.s.	n.s.	n.s.	n.s.	n.s.	n.s.	n.s.	n.s.	n.s.	n.s.	n.s.		
	$\bar{x}_1$	66	77	71	58	74	64	56	69	60	64	41	7	14	−8,40	n = 6	
	$\bar{x}_2$	57	68	61	54	69	59	52	66	57	59	36	5	7	−4,71	n = 7	Verum
f_h	$\bar{y}_1$	67	77	71	64	85	72	63	79	69	71	33	2	4	−0,2	n = 6	
	$\bar{y}_2$	69	78	73	68	92	76	65	84	73	74	37	7	12	1	n = 7	Plazebo
	p	<0,05	<0,05	<0,05	<0,05	<0,05	<0,05	<0,05	<0,05	<0,05	<0,05	n.s.	n.s.	n.s.	<0,05		
	$\bar{x}_1$	8617	10841	9765	7042	11678	8778	6904	9760	7922	8718	1231	38	136	54	n = 6	
	$\bar{x}_2$	6939	9041	7849	6675	9809	7658	6365	9679	7530	7662	910	11	59	−2,71	n = 7	Verum
syst	y_1	8207	9748	8985	7834	11683	9328	7772	11213	9124	9115	535	5	23	−5,0	n = 6	
x	$\bar{y}_2$	9534	11404	10440	9260	13788	11349	8908	14044	11191	9607	801	65	114	68	n = 7	Plazebo
f_h	p	<0,05	n.s.	<0,05	<0,05	<0,05	<0,05	<0,05	<0,05	<0,05	<0,05	n.s.	n.s.	n.s.	n.s.		

hochsignifikant niedriger. Der prozentuale Anstieg der Herzfrequenz von der Ruhephase zur Spielphase (1. und 2. Halbzeit) ist signifikant niedriger in der Verumgruppe.

Das Doppelprodukt (systolischer Blutdruck × Herzfrequenz) zeigt im Vergleich Verum gegenüber Plazebo außer bei den durchschnittlichen Maximalwerten während der Ruhephase durchwegs signifikante Unterschiede. Nebenwirkungen traten nicht auf. 3 Patienten klagten unter Plazebo und 2 Patienten unter Verum über allgemeines Müdigkeitsgefühl.

Eine 37jährige Patientin, Versuchsperson Nr. 9, zeigte trotz der Einnahme des Verumpräparats deutlich höhere systolische und diastolische Blutdruckwerte während des Spiels, an dem Deutschland beteiligt war. Ihr höchster diastolischer Blutdruck (130 mm Hg) und der zweithöchste systolische Blutdruck (165 mm Hg) wurden beim Abspielen der Nationalhymne gemessen (Abb. 2).

Diskussion

Die bis zum Testtage erreichte Normotonie dürfte neben der Abschirmung von sonst üblichen Alltagsbelastungsreizen vor allem durch die Gewichtsabnahme und die Kochsalzrestriktion erreicht worden sein [1, 3]. Die Patienten hatten weder extrem dicke noch extrem dünne Oberarme, so daß der am sitzenden Patient auf indirektem Wege gemessene Blutdruck dem tatsächlichen Blutdruck entspricht [4, 16].

Herzfrequenz und Blutdruck wurden durch das Fernsehereignis dieser Fußballweltmeisterschaftsübertragung nicht nennenswert beeinflußt. Das Kreislaufverhalten ist damit der Beurteilung der Spiele als „wenig aufregend" adäquat. Durch die akute Betasympathikolyse wurden die Pulsfrequenz und das (Doppel-) Produkt Pulsfrequenz × systolischer Blutdruck gesenkt. Zum gleichen Ergebnis kamen Heidbreder u. Mitarb. [5] unter experimentellen Streßbedingungen. Als Folge der akuten Betasympathikolyse bewegten sich die Meßwerte der Kreislaufparameter Herzfrequenz und

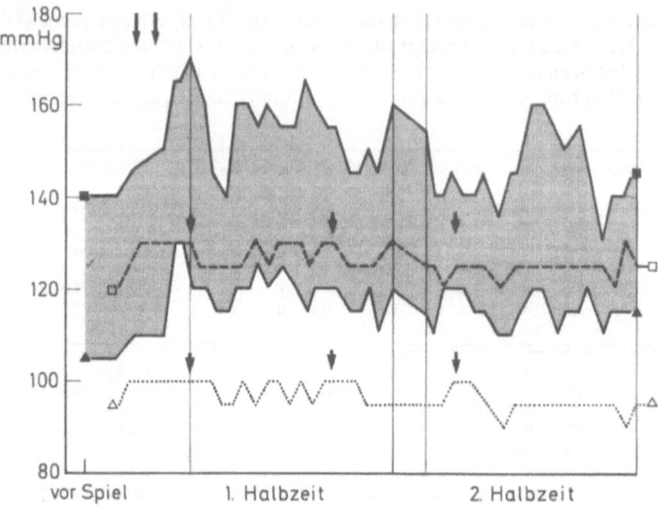

Abb. 2. Pat. Nr. 9. Systolisches und diastolisches Blutdruckverhalten. ↓↓, Tor; ↓↓, Nationalhymne. Durchgezogene Linien systolischer bzw. diastolischer Blutdruck während des ersten Spiels, an dem Deutschland beteiligt war (Verumphase!). Gestrichelte Linien systolischer bzw. diastolischer Blutdruck des zweiten Spiels, ohne Beteiligung der Bundesrepublik (Placebophase)

Doppelprodukt insgesamt auf einem signifikant niedrigeren Niveau. Die Kreislaufregulation scheint jedoch ihre Modulationsfähigkeit gegenüber mäßigen bis stärkeren Reizen nicht einzubüßen (Abb. 2).

Eine schnell eintretende Blutdrucksenkung ist nach der Akutgabe eines Betarezeptorenblokkers nicht zu erwarten [14]. Es sind mehrere Wirkmechanismen, die zum antihypertensiven Effekt beitragen: Reduzierung des Herzzeitvolumens – Zunahme der Empfindlichkeit der Barorezeptoren – adaptative Verminderung des peripheren Widerstands – Hemmung der Reninsekretion mit verminderter Aktivität des Renin-Angiotensin-Aldosteron-Systems – Abnahme des Plasmavolumens – zentralnervöser Effekt. Bis diese Wirkmechanismen für die Hochdrucktherapie voll zum Tragen kommen, vergehen je nach der Dosishöhe 14 Tage bis 4 Wochen. Für die Wirkung des Akutversuchs ist die Verminderung des Herzminutenvolumens ausschlaggebend. Hochdrucktherapie ist im allgemeinen Langzeittherapie, besonders vor dem Hintergrund der Infarktprophylaxe [20]. Inwieweit der jeweils akuten Betarezeptorenblockergabe vor Belastungssituation prophylaktische Bedeutung zukommt, kann durch die vorliegende Untersuchung nicht gesagt werden. Akute Betarezeptorenblockade bewirkt ein niedrigeres Niveau der Herzfrequenz und des Produkts Herzfrequenz × systolischer Blutdruck unter der Alltagsbelastungsbedingung Fernsehen.

Zusammenfassung

Der Einfluß einer akuten Betarezeptorenblokkade auf Herzfrequenz und Blutdruck wurde untersucht. 13 stationär verweilende, nichtbettlägerige Patienten nahmen in einer Doppelblind-cross-over-Untersuchung 1 h vor Beginn von Fußballweltmeisterschaftsübertragungen im Fernsehen 100 mg Metoprolol bzw. Plazebo ein. Bis zum Testtage hatten – bis auf einen – alle Patienten ohne Medikamente Normotonie erreicht. Dieses Ergebnis wird als Folge der Gewichtsabnahme, der Kochsalzrestriktion und der Abschirmung von sonst üblichen Alltagsbelastungen erklärt. Herzfrequenz und Blutdruck werden durch das Fernsehereignis der Fußballweltmeisterschaftsübertragung 1978 nicht nennenswert beeinflußt. Das Kreislaufverhalten ist der Beurteilung der Spiele als „wenig aufregend" adäquat. Im Vergleich Verum/Plazebo ergibt sich kein Unterschied im Verhalten des diastolischen Blutdrucks. Der systolische Blutdruck wird ebenfalls nicht signifikant verändert. Durch die akute Betasympathikolyse wurden die Pulsfrequenz und das Produkt Pulsfrequenz × systolischer Blutdruck (Doppelprodukt) gesenkt. Die Meßwerte der Kreislaufparameter bewegten sich auf einem signifikant niedrigeren Niveau. Dabei behält die Kreislaufregulation ihre Modulationsfähigkeit. Die unter praktischen Gesichtspunkten gegebene Empfehlung für manche hyperton reagierenden Patienten, vor einer Belastungssituation akut einen Beta-Rezeptorenblocker zu nehmen, kann durch die vorliegenden Ergebnisse unterstützt werden, das gilt vor allem für eher jüngere Hypertoniker und leichtere Formen der essentiellen Hypertonie.

Literatur

1. Bravo EL, Tarazi RC, Dustan HP: Multifactorial Analysis of Chronic Hypertension Induced by Elektrolyte-Active Steroids in Trained, Unanesthetized Dogs Circulat Res 40, No 5 (Suppl 1): 140–145 (1977)
2. Bühler FR, de Lèsche AS, Schüler G, Gutzwiller F, Baumann W, Schweizer W: Das Hypertonieproblem in der Schweiz. Analyse einer Blutdruckuntersuchung an 21589 Personen. Schweiz Med Wschr 106: 99 (1976)
3. Deutsche Liga zur Bekämpfung des hohen Blutdrucks e.V.: Empfehlungen zur Hochdruckbehandlung in der Praxis und Empfehlungen zur Behandlung hypertensiver Notfälle. Heidelberg 1978
4. Geddes LA, Whistler SJ: The error in indirect blood pressure measurement with the incorrect size of cuff. Am Heart J 96, No 1: 4–8 (1978)
5. Heidbreder E, Pagel G, Röckel A, Heidland A: Betaadrenerge Blockade – ein protectives Prinzip? Metoprololwirkung auf Vigilität und bei psychischem Streß. Herz/Kreisl 10: 222–229 (1978)
6. Holzgreve H: Häufigkeit, Verlauf und Komplikationen der chronischen arteriellen Hypertonie. Herz 3: 229–234 (1978)
7. Hüllemann K-D, Mayer H, Stahlheber R: Fernsehen und Herz-Kreislauf-Regulation. Kreislaufuntersuchungen bei Herzinfarktpatienten und Normalpersonen während der Fernsehübertragung von Fußballweltmeisterschaftsspielen. Münch Med Wschr 113: 1401-1406 (1971)
8. Hüllemann K-D, Wiese G, List M: Kreislaufüberwachung und testpsychologische Untersuchung bei Fernsehzuschauern. Münch Med Wschr 115: 1716–1722 (1973)
9. Hüllemann K-D, Weber H: Akute Betarezeptoren-Blockade beim Fernsehen und Persönlichkeitsprofil im PSS 25-Test. (In Vorbereitung)
10. Kannel WB, Sorlie P: Hypertension in Framingham. In: Oglesby P (ed): Epidemiology and control of hypertension. Thieme, Stuttgart 1975
11. Kopp KH, Huber G, Keul J: Veränderungen von Herzfrequenz und Stoffwechsel-Parametern im Blut beim Fallschirmspringen. Deutsch Z Sportmed 29: 44–49 (1978)
12. Krönig B, Parade D, Schwarz W, Witzel U, Klemeit R, Jahnecke J, Wolff HP: Blutdrucktelemetrie beim Menschen mit der Mikrokathetermethode. Klin Wschr 50: 898–906 (1972)
13. Lange H-H, Held E, Scherer B, Siess B, Witzgall H, Weber PC: Aspekte zur Pathogenese, Pathophysiologie und Pathobiochemie der essentiellen Hypertonie. Herz 3: 252–260 (1978)
14. Lydtin H, Lohmöller G: Betarezeptorenblocker. Aesopus, Lugano München 1977
15. Matthes D, Hüllemann K-D, Wiese G: Methoden der Blutdrucktelemetrie. Med Techn 93:129–131 (1973)
16. Matthes D, Schütz P, Hüllemann K-D: Unterschiede zwischen indirekt und direkt ermittelten Blutdruckwerten. Med Klin 73: 371–376 (1978)
17. Metropolitan Life Insurance Company: Blood pressure: insurance experience and its implications. Metropolitan Life Insurance Co, New York 1961
18. Niarchos AP, Tahmooressi P, Tarazi RC: Comparison of heart rate and blood pressure response to amyl nitrite, isoproterenol, and standing before and during acute betaadrenergic blockade with intravenous propranolol. Am Heart J 96, No 1: 47–53 (1978)
19. Oster P, Matthes D, Hüllemann K-D: Wirkung von Pindolol auf den intraarteriell gemessenen Blutdruck und die Plasma-Renin-Aktivität bei essentieller Hypertonie. Med Welt 27: 2435–2437 (1976)
20. Stewart JMG: Compared incidence of first myocardial infarction in hypertensive patients under treatment containing propranolol or excluding beta-receptor blockade. Clin Sci Molec Med 51: 509 (1976)
21. Tarazi RC, Fouad FM: Hemodynamic characteristics in hypertension. Herz 3: 245–251 (1978)
22. van Herwaarden CLA, Binkhorst RA, Fennis JFM, van't Laar A: Effects of adrenaline during treatment with propranolol and metoprolol. Br Med J 2: 1029 (1977)
23. Wagner G: Hypertonie, Methodik und Ergebnisse einer Vorsorgeuntersuchung in einem chemischen Großbetrieb. Schattauer, Stuttgart 1976

Therapie der hypertensiven Krise und der malignen Hypertonie

H. Orth

Die hypertensive Krise und die maligne Hypertonie stellen Notfallsituationen dar, die nur durch eine sofortige konsequente Blutdrucksenkung beherrscht werden können. Das therapeutische Vorgehen muß bei den beiden Krankheitsbildern von unterschiedlichen Gesichtspunkten aus geplant werden. Während die hypertensive Krise auch ambulant bzw. in der Praxis unter Beachtung gewisser Kautelen zu therapieren ist, ist die maligne Hypertonie eine absolute Indikation zur Klinikeinweisung.

Pathophysiologische Gesichtspunkte und Definition der Krankheitsbilder

Die hypertensive Krise kann bei jeder Hypertonieform auftreten und ist durch einen plötzlichen Blutdruckanstieg innerhalb weniger Stunden charakterisiert. Sie kann die Erstmanifestation einer Hypertonie sein, sie kann aber auch bei schon bekannter und therapierter Hypertonie auftreten. Auslösende Ursachen können eine akute Salzbelastung, Streßsituationen oder auch, was recht häufig vorkommt, das Absetzen einer antihypertensiven Therapie sein. Besonders gefährdet sind Patienten, die mit zentralangreifenden Sympathomimetika, wie z. B. Clonidin, behandelt werden, wo es bei Absetzen der Medikation zu einer überschießenden Sympathikusreaktion mit Blutdruckkrise kommt. Eine besondere Form der hypertensiven Krise stellt das Phäochromozytom dar, das in der Hälfte der Fälle mit Blutdruckkrisen einhergeht. Die Gefährdung für den Patienten mit hypertensiver Krise droht durch die Folgeerkrankungen. Diese können sein ein akutes Linksherzversagen, ein Myokardinfarkt und eine zerebrale Massenblutung, in seltenen Fällen kann es auch zur Ruptur eines Aortenaneurysmas kommen. Aus einer hypertensiven Krise kann sich auch, wenn keine geeigneten Therapiemaßnahmen eingeleitet werden, eine maligne Hypertonie entwickeln.

Die maligne Hypertonie muß von der hypertensiven Krise diagnostisch abgegrenzt werden, da das Krankheitsbild erheblich ernster einzustufen ist und deshalb die Richtlinien für die Therapie andere als für die hypertensive Krise sind.

Der pathophysiologische Vorgang bei der malignen Hypertonie ist durch einen Circulus vitiosus [35] gekennzeichnet: Bei bestehendem Hochdruck führt ein plötzlicher weiterer Druckanstieg zu der charakteristischen fibrinoiden Nekrose der Nierenarteriolen (und der Arteriolen anderer Gefäßgebiete); die Blutdruckerhöhung wird dann durch die geschädigte Niere weiter aufrechterhalten und führt ihrerseits wieder zu weiteren Gefäßschäden, vorzugsweise in den Nieren, im Zentralnervensystem und im Gefäßsystem der A. mesenterica (Pankreas). Wilson und Byrom [5, 35] konnten durch intravitale Beobachtungen der Arteriolen der Meningealgefäße zeigen, daß intensive Vasokonstriktion und Vasodilatation segmentförmig und alternierend auftreten. Bei Überschreiten einer „kritischen Blutdruckhöhe" ist dann offensichtlich die Tonusreserve erschöpft, so daß zunehmend Gefäßsegmente angetroffen werden, die dem hohen intraluminalen Druck nachgeben, was zu der bekannten herdförmigen mikroaneurysmatischen Dilatation der Arteriolen führt. Interessanterweise liegt die „kritische Blutdruckhöhe" in dem Bereich, in welchem die periphere Autoregulation verschiedener Stromgebiete aufgehoben ist [7, 14, 15]. Es konnte durch tierexperimentelle Studien gezeigt werden, daß der Circulus vitiosus der malignen Hypertonie durch einen renalen Salz- und Wasserverlust ausgelöst wird, welcher bei einer „kritischen Blutdruckhöhe" einsetzt [23, 25]. Die folgende Hypovolämie aktiviert vasopressorische Systeme wie das Renin-Angiotensin-System, Vasopressin und das sympathische Nervensystem, wodurch der hohe Blutdruck aufrechterhalten wird. Die zunehmende Vasokonstriktion löst dann die Kette von Ereignissen aus, welche in Gefäßwandnekrosen der Arteriolen endet.

Die Aktivierung des Renin-Angiotensin-Aldosteron-Systems bei der malignen Hypertonie ist zunächst Folge des Salz- und Wasserverlustes [4, 23, 25] und kann daher nicht als auslösendes Moment für die maligne Hypertonie angesehen

Fortschritte in der Inneren Medizin
Hrsg. Kommerell/Hahn/Kübler/Mörl/Weber

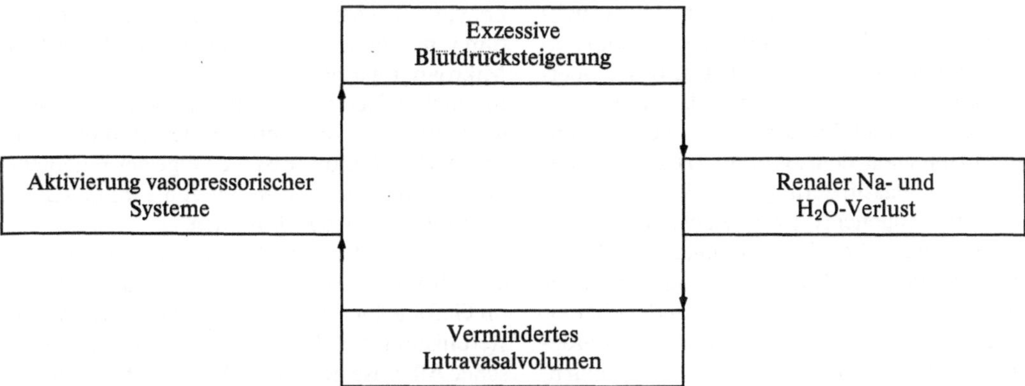

Abb. 1. Circulus vitiosus in der Pathogenese der malignen Hypertonie

werden. Ist dieses System aber aktiviert, so kommt ihm eine entscheidende Rolle in der Aufrechterhaltung des Circulus vitiosus zu (Abb. 1): Durch die vasokonstriktorische Wirkung des Angiotensins II wird trotz Hypovolämie der hohe Blutdruck aufrechterhalten.

Bei der unbehandelten malignen Hypertonie des Menschen [35] wie auch im Tierversuch [24, 25] kann ein phasenhafter Verlauf beobachtet werden. Nur während der Krise sind hier alle Zeichen der malignen Hypertonie voll ausgeprägt; dagegen sind während einer Remissionsphase zwar die Gefäßwandveränderungen meistens noch vorhanden (teilweise im Heilungsprozeß [11]), Blutvolumen, Reninaktivität, Harnstofferhöhung und andere Parameter können aber wieder völlig normal sein [23]. Dies mag erklären, weshalb bei maligner Hypertonie Gefäßwandschädigungen bei normaler Reninaktivität, bei mäßig hohen Blutdruckwerten, bei normalem Blutvolumen und bei Fehlen von Zeichen einer Niereninsuffizienz vorhanden sein können.

Das klinische Erscheinungsbild der malignen Hypertonie läßt sich verstehen als Folge des Versagens der lokalen Kontrolle der Gewebeperfusion in kritischen Gefäßprovinzen. Die fibrinoide Arteriolonekrose führt vor allem in zwei Gefäßprovinzen zu klinisch erkennbaren Organfunktionsstörungen: 1. im Gehirn und 2. in der Niere.

Die seit Jahrzehnten bekannte „hypertensive Enzephalopathie" [27] läßt sich nach den Untersuchungen von Johansson u. Mitarb. [15] heute als zerebrales Hyperperfusionssyndrom deuten: Bei raschem Druckanstieg verliert die Gefäßmuskulatur der Hirnarteriolen die Fähigkeit, autoregulatorisch, d.h. unabhängig vom Perfusionsdruck, die Hirndurchblutung konstant zu halten (Bayliss-Effekt). Die Hirndurchblutung steigt dann druckabhängig an, und es kommt zum Hirnödem, klinisch gekennzeichnet durch die bekannte Kombination von Reizsymptomen (fokale und generalisierte Krampfanfälle, zentrale Amaurose) und Ausfallssymptomen (Koma). Hinzu tritt häufig, wenngleich nicht spezifisch für die maligne Hypertonie, eine Massenblutung des Gehirns.

Im Gegensatz zu zahlreichen anderslautenden Angaben der Literatur kann die Arteriolonekrose intravital am Augenhintergrund nicht direkt beobachtet werden. Fibrinoide Nekrosen werden nach Seitz [29] an den Retinaarterien, welche, ihrer Windkesselfunktion entsprechend, dem Typ elastischer Gefäße zuzuordnen sind, nicht gefunden. Den bekannten, für die klinische Diagnose der „malignen Hypertonie" bedeutsamen „Cotton-wool"-Exsudaten am hinteren Augenpol liegt nicht eine Extravasation („Albuminurie ins Gewebe" nach Volhard [34]), sondern eine reversible herdförmige Achsenzylinderanschwellung der marklosen retinalen Nervenfasern ohne Unterbrechung der Faserkontinuität zugrunde. Die „Sternspritzerfigur" der Netzhautmitte wird durch den anatomischen Faserverlauf bestimmt. Seine Faserdegeneration und die darauf folgende Fettspeicherung in der perifovealen Mikroglia sind das morphologische Substrat dieser Veränderung. Die Prominenz der Papille ist nicht, wie häufig angegeben, Folge des erhöhten Hirndrucks („Stauungspapille"), sondern das Ergebnis einer ischämiebedingten Schwellung des Sehnervenkopfes („vaskuläre Neuritis des Nervus opticus"). Die geschilderten Fundusveränderungen entsprechen dem Stadium III und IV der bekannten Klassifizierung von Thiel [32] sowie Keith und Wagener [17]. Uns erscheint der Hinweis wichtig, daß bei lange anhaltender Hypertonie mit atheromatöser Drosselung der vorgeschalteten Zubringerarterien, besonders bei älteren Menschen, die typischen Fundusveränderungen („Cotton-wool"-Exsudate, Blutungen, Papillenschwellung) weitgehend fehlen können, obwohl eine maligne Hypertonie mit Niereninsuffizienz und Enzephalopathie besteht. In der Mehrzahl der Fälle wird der klinische Verlauf der malignen Hypertonie bestimmt durch die foudroyant sich entwickelnde Niereninsuffizienz. Sie ist die Folge der fibrinoiden Nekrose der Vasa afferentia und des mukoiden Ödems der Arteriae interlobulares, welche sekundäre glomeruläre Veränderungen im Gefolge haben [13]. Ist die Durchblutung der Niere erst einmal durch die als Mikrostenosen wirksamen Gefäßveränderungen in den Vasa afferentia beeinträchtigt, so trägt die Nierenschädigung ihrerseits wieder durch Reninfreisetzung, zur Aufrechterhaltung der Hypertonie bei, so daß sich Ursache und Folge nicht mehr auseinanderhalten lassen (früher als „Renalisation" des Hochdrucks bezeichnet). So erklärt sich die klinische Beobachtung, daß bei oligurischer Niereninsuffizienz mit maligner Hypertonie sich durch bilaterale Nephrektomie eine Drucksenkung mit Ausheilung der fibrinoiden Gefäßnekrosen erzielen läßt [20].

Infolge des renalen Salz- und Wasserverlustes kommt es bei maligner Hypertonie zur Hypovolämie, welche sich in einer Erhöhung des Hämatokrits widerspiegelt. Die Hämatokriterhöhung kann jedoch fehlen und der Hämatokrit sogar stark erniedrigt sein, wenn eine mikroangiopathische hämolytische Anämie auftritt. In den letzten Jahren gewann die mikroangiopathische hämolytische Anämie für die Diagnostik der malignen Hypertonie in der Klinik zunehmend an Bedeutung [8, 18]. Die mikroangiopathische hämolytische Anämie kommt nicht nur bei der malignen Hypertonie, sondern auch bei Erkrankungen wie dem hämolytisch-urämischen Syndrom [6], der thrombotischen thrombozytopenischen Purpura [30], dem „post partum renal failure" [22] und der thrombotischen Mikroangiopathie [26] vor. Sie läßt sich klinisch-chemisch durch den Nachweis intravasaler Gerinnung und intravasaler Hämolyse sichern. Die Hämolyse ist die Folge der Fragmentation von Erythrozyten durch die im Gefäßlumen ausfallenden Fibrinfäden.

Beim Vollbild der malignen Hypertonie wird eine Erhöhung der Angiotensin-II-Spiegel und im Gefolge hiervon ein sekundärer Hyperaldosteronismus mit Hypokaliämie und metabolischer Alkalose gefunden. Es ist deshalb für die Zukunft wünschenswert, daß die klinische Diagnostik der malignen Hypertonie eine direkte oder indirekte Plasmavolumenbestimmung einschließt, um das Ausmaß der Erhöhung der Serum-Reninspiegel in Relation zum Plasmavolumen interpretieren zu können. Zweifelsohne werden aber bei maligner Hypertonie [23], möglicherweise als Folge des phasenhaften Verlaufs, Fälle beobachtet, bei denen die Plasma-Reninaktivität im Normbereich liegt oder sogar erniedrigt ist. Bei Patienten mit maligner Hypertonie kann ferner aus den obengenannten Gründen eine Hyponatriämie gefunden werden.

Wie schon erwähnt, ist es für die Therapie wichtig, die maligne Hypertonie von der hypertensiven Krise abzugrenzen. Auch die Diagnose eines Phäochromozytoms sollte nicht übersehen werden, da dieses sowohl hypertensive Krisen als auch eine maligne Hypertonie verursachen kann, bei der Therapie aber gewisse Vorsichtsmaßnahmen berücksichtigt werden müssen.

Zur Diagnose des Phäochromozytoms führen die vorherrschenden kardiovaskulären Symptome wie Tachykardie, Tachyarrhythmie, Blutdruckkrisen in der Hälfte der Fälle sowie die Neigung zu orthostatischem Kollaps bei gleichzeitigem Hypertonieleiden. Von den metabolischen Symptomen, die durch die Hypersekretion der Katecholamine hervorgerufen werden, sind der Hypermetabolismus und die Hyperglykämie zu erwähnen. Bei 80% der Phäochromozytompatienten finden sich Kopfschmerzen, bei 71% starkes Schwitzen und bei 64% Palpitationen (mit oder ohne Tachykardie), außerdem finden sich in 42% ausgeprägte Blässe und ebenfalls in 42% Übelkeit mit oder ohne Erbrechen [10]. Auch eine Neurofibromatose sollte den Verdacht auf ein Phäochromozytom lenken, da

sie bei 2% aller Phäochromozytompatienten vorliegt.
Die Häufigkeit der malignen Hypertonie liegt zwischen 0,1 und 0,5% aller Hypertoniker [2, 31]. Der Häufigkeitsgipfel liegt zwischen 40 und 45 Jahren, es sind bevorzugt Männer befallen. Früher war die Prognose der malignen Hypertonie äußerst schlecht, denn nach 1 Jahr waren über 80% der Patienten verstorben [3, 16]. Hingegen sind bei geeigneten Therapiemaßnahmen heute 5-Jahresüberlebensraten von über 70% möglich [12].

Therapie der hypertensiven Krise (Tabelle 1)

Bei der ohne Zeichen der malignen Hypertonie einhergehenden hypertensiven Krise sollte zunächst ein ambulanter Therapieversuch unternommen werden. Die Therapie stützt sich auf Sympathikolyse und periphere Vasodilatation. Hierzu bieten sich zentral angreifende Sympathikolytika, wie z. B. Clonidin in Kombination mit Dihydralazin oder auch mit Prazosin, an, wobei bei letzterem beachtet werden sollte, daß auf die erstmalige Gabe eine sehr ausgeprägte Blutdrucksenkung auftreten kann, weshalb sich die Patienten nach Einnahme in eine sitzende oder halb liegende Position begeben sollten. Zur Sympathikolyse eignen sich ebenfalls die Betarezeptorenblocker, deren Nachteil gegenüber Clonidin darin besteht, daß ihre parenterale Anwendung in der Praxis problematischer sein kann. Als parenterales Vasodilatans hat sich ferner das Diazoxid zur Behandlung von hypertensiven Krisen hervorragend bewährt. Zu beachten sind bei seiner Anwendung lediglich die Induktion von Hyperglykämien sowie sein ausgeprägter natriumretinierender Effekt, weshalb bei längerer Anwendung ein Diuretikum zusätzlich verabreicht werden sollte. Darüber hinaus induziert es, wie alle peripheren Vasodilatanzien, eine reflektorische Tachykardie, weshalb es erst nach der Gabe eines Sympathikolytikums in der zweiten Therapiestufe zum Einsatz kommen sollte. Da Patienten mit hypertensiven Krisen häufig eine Polyurie haben und ihr Intravasalvolumen eher vermindert ist, sollten zunächst keine Diuretika gegeben werden. Lediglich bei Lungenstauung oder klinischen Zeichen der Überwässerung ist Furosemid schon zu Beginn indiziert.

Tabelle 1. Therapie der hypertensiven Krise

Peroral	1. Propranolol oder Metoprolol	80–160 mg 100–200 mg
	2. Dihydralazin oder Prazosin	25– 50 mg 0,5– 1,0 mg bei erstmaliger Gabe, sonst höhere Dosen, wenn Pat. schon unter Prazosinbehandlung steht
Parenteral	1. Clonidin	150 µg s.c., i.m. oder in 10 ml NaCl 0,9% langsam i.v.
	oder Propranolol	1–5 mg in 10 ml NaCl 0,9% langsam i.v.
	oder Metoprolol	5–10 mg langsam i.v.
	2. Diazoxid	150 mg in 20 s i.v., wenn nach 10 min keine Blutdrucksenkung eingetreten, nochmals 150 mg i.v.
	oder Dihydralazin	25 mg i.m. oder langsam i.v.

Therapie der malignen Hypertonie

Die maligne Hypertonie ist eine absolute Indikation zur Klinikeinweisung und darf nicht ambulant behandelt werden. Dennoch kann der Hausarzt, vor allem wenn bedrohlich hohe Blutdruckwerte vorliegen (über 140 mm Hg diastolisch) und der Transport in die Klinik voraussichtlich einige Zeit in Anspruch nimmt, schon die Therapie einleiten. Die Therapiemöglichkeiten sind die gleichen wie in Tabelle 1 dargestellt. Lediglich das für die Therapie der hypertensiven Krise empfohlene Clonidin sollte bei der malignen Hypertonie nicht angewendet werden. Gegen Clonidin sprechen, daß es bei der malignen Hypertonie in der Regel nicht sehr wirksam ist und daß es durch seine sedierende Wirkung die Beurteilung der häufig vorhandenen hypertensiven Enzephalopathie erschwert. Die orale Therapie sollte mit der Kombination Betablocker plus Dihydralazin oder Prazosin durchgeführt werden. Spricht sie nicht an, oder ist eine rasche Blutdrucksenkung erforderlich (z. B. drohende Linksherzinsuffizienz), dann ist Diazoxid das Mittel der Wahl für die parenterale Therapie. Es sollten jedoch nicht mehr als 100–150 mg gegeben werden. Die Injektion sollte innerhalb 15–20 s intravenös erfolgen. Ist innerhalb 15 min keine befriedigende Blutdrucksenkung eingetreten, kann die gleiche Dosis noch einmal gegeben werden. Bei Patienten mit Koronarsklerose oder Zerebralsklerose ist von einer zu abrupten Blutdrucksenkung abzuraten, da hierbei ernsthafte Komplikationen beschrieben worden sind [21]. Furosemid sollte nur bei eindeutigen klinischen Zeichen von Überwässerung gegeben werden, da wie bei der hypertensiven Krise auch bei der malignen Hypertonie eine Tendenz zur Hypovolämie vorhanden ist, wie weiter oben im pathophysiologischen Abschnitt dargelegt.

Für die Therapie in der Klinik ist Natriumnitroprussid das Mittel der Wahl, das allerdings nur unter intensivmedizinischen Bedingungen angewendet werden darf. Natriumnitroprussid relaxiert direkt die Arteriolenmuskulatur sowie die glatte Muskulatur der Venen. Dies erhöht die venöse Kapazität und führt so zu einem verminderten venösen Rückstrom, so daß trotz einer leichten Frequenzzunahme das Herzzeitvolumen gleich bleibt. Die Dosis sollte beginnend mit 0,5 μg/kg/min langsam ansteigend bis zu einer befriedigenden Blutdruckeinstellung hochtitriert werden. 10 μg/kg/min sollten nicht überschritten werden, da sonst die Gefahr einer Thiozyanatvergiftung besteht; vor allem bei Niereninsuffizienz ist Vorsicht geboten. Die Therapie mit Diazoxid hat den Nachteil, daß sie in Form der Bolusinjektion nicht so gut steuerbar ist. Es wurde allerdings in letzter Zeit auch für eine Infusionsbehandlung mit Diazoxid plädiert, die eine befriedigende Steuerbarkeit gewährleisten soll [33].

Eine neue Therapiemöglichkeit der malignen Hypertonie ist durch die Anwendung von Converting-enzyme-Inhibitoren eröffnet worden [1, 9]. Diese Converting-enzyme-Inhibitoren, wie z. B. Captopril, hemmen die Bildung von Angiotensin II und greifen so relativ spezifisch an einer der wesentlichen pathophysiologischen Störungen bei der malignen Hypertonie an. Diese Substanzen sind zunächst aber noch in der Prüfung und bleiben spezialisierten Zentren vorbehalten.

Dem Volumenproblem ist bei der Therapie der malignen Hypertonie besondere Beachtung zu schenken, da eine stabile Blutdrucksenkung mit potenten Antihypertensiva häufig nur bei gleichzeitiger Volumengabe [28] oder sogar durch die Gabe von Kochsalz [19] möglich ist.

Zur Therapie der malignen Hypertonie bei Phäochromozytom sei noch angemerkt, daß hier eine spezifische Therapie mit Alpharezeptorenblockern durchgeführt werden muß. Zur intravenösen Therapie ist Phentolamin und zur oralen Therapie Phenoxybenzamin geeignet. Betarezeptorenblocker dürfen bei Verdacht auf Phäochromozytom unter keinen Umständen gegeben werden, da durch die Betablockade im Zusammenwirken mit hohen Katecholaminspiegeln eine Blutdruckkrise verschlimmert wird, da dann die volle vasokonstriktorische Alphawirkung der Katecholamine zum Tragen kommt. Erst nach konsequenter Behandlung mit Alphablockern kann nach einigen Tagen, vor allem wenn eine Tendenz zu Tachykardien besteht, ein Betablocker zusätzlich gegeben werden.

Dank der heute vorhandenen Therapiemöglichkeiten hat sich die früher katastrophale Prognose der malignen Hypertonie erheblich verbessert. Der Dauererfolg nach Überstehen der akuten Phase steht und fällt aber mit einer konsequenten Nachbetreuung, die unbedingt von einer Spezialabteilung mit überwacht werden sollte.

Literatur

1. Atkinson, AB, Brown, JJ, Davies, DL, Fraser, R, Leckie B et al.: Hyponatraemic hypertensive syndrome with renal-artery occlusion corrected by Captopril. Lancet II: 606–609 (1979)
2. Bechgaard P: In: Bock KD, Cottier P (Hrsg): Essentielle Hypertonie. Springer, Berlin Göttingen Heidelberg 1960
3. Breslin DJ, Gifford RW, Fairbairn JF: Essential hypertension: A 20-year follow up study. Circulation 33: 87 (1966)
4. Brown JJ, Fraser R, Lever AF, Robertson, JIS: Hy-

pertension. A review of selected topics. Abstr. World Med. 45: 549, 633 (1971)
5. Byrom FB: The hypertensive vascular crisis. An experimental study. Heinemann: London 1969
6. David A, Mc Credie, Dixon SR: The hemolytic uremic syndrome. In: Kincaid-Smith P, Mathew TH, Lovell Becker E (Eds): Glomerulonephritis, Part II, p 1069. Wiley & Sons, New York London Sidney Toronto 1973
7. Garner A, Ashton N, Tripathi RC, Kohner EM, Dollery, C.: Pathogenesis of hypertensive retinopathy. Brit J Ophthal 59: 3 (1975)
8. Gavras H, Brown WCB, Brown JJ, Lever AF, Linton AL, MacAdam RF, McNicol GP, Robertson JIS, Wardrop C: Microangiopathic hemolytic anemia and the development of the malignant phase of hypertension. Circ Res 28/29 (Suppl II): 127 (1971)
9. Gavras H, Brunner HR, Laragh JH et al.: An angiotensin converting-enzyme inhibitor to identify and treat vasoconstrictor and volume factors in hypertensive patients. N Engl J Med 291: 817–821 (1974)
10. Gifford RW: Evaluation of the hypertensive patient with emphasis on detecting curable causes. Milbank Mem Fund Q 47: 170 (1969)
11. Goldby FS, Beilin LJ: The evolution and healing of arteriolar damage in renal-clip hypertension in the rat. An electron microscope study. J Path 114: 139 (1974)
12. Gudbrandsson T, Hansson L, Herlitz H, Andrén L: Malignant hypertension – Improving prognosis in a rare disease. Acta Med Scand 206: 495–499 (1979)
13. Heptinstall RH: Malignant hypertension. A study of fifty-one cases. J Path Bact 65: 423 (1953)
14. Järhult J, Mellander S: Autoregulation of capillary hydrostatic pressure in skeletal muscle during regional arterial hypo- and hypertension. Acta Physiol Scand 91: 32 (1974)
15. Johansson B, Strandgaard S, Lassen NA: On the pathogenesis of hypertensive encephalopathy. Circ Res 34/35 (Suppl I): 167 (1974)
16. Keith NM, Wagener HP, Barker MW: Some different types of essential hypertension. Their course and prognosis. Am J Med Sci 197: 332 (1939)
17. Keith NM, Wagener HP, Kernohan JW: The syndrome of malignant hypertension. Arch. Intern Med 41: 141 (1928)
18. Kincaid-Smith P: Participation of intravascular coagulation in the pathogenesis of glomerular and vascular lesions. Kidney Int 7: 242 (1975)
19. Kramer P, Köthe E, Scheler F: Hyponatriämisch-hypertone Krise. Klin Wschr 52: 787 (1974)
20. Lazarus JM, Hampers CL, Bennett AH, Vandam LD, Merrill J: Urgent bilateral nephrectomy for severe hypertension. Ann Intern Med 76: 733 (1972)
21. Leading article: Hypertensive encephalopathy. Brit Med J 2: 1387–1388 (1979)
22. Meadows R, Lawrence JR: Postpartum renal failure and the hemolytic-uremic syndrome. In: Kincaid-Smith P, Mathew TH, Lovell Becker E (Eds): Glomerulonephritis. Part II, p. 1061. Wiley & Sons, New York London Sidney Toronto 1973
23. Möhring J, Möhring B, Näumann HJ, Philippi A, Homsy E, Orth H, Dauda G, Kazda S, Gross F: Salt and water balance and renin activity in renal hypertension of rats. Am J Physiol 228: 1847 (1975)
24. Möhring J, Möhring B, Petri M, Haack D: Is vasopressin involved in the pathogenesis of malignant desoxycorticosterone hypertension in rats? Lancet I: 170 (1976)
25. Möhring J, Möhring B, Petri M, Haack D, Hakkenthal, E: Studies on the pathogenesis of the malignant course of renal hypertension of rats. Kidney Int 8: 174 (1975)
26. Morel-Maroger L, Mery J Ph, Richet G: Lupus nephritis. Immuno-fluorescence study of 54 cases. In: Kincaid-Smith P, Mathew T H, Lovell Becker E (Eds) Glomerulonephritis. Part II, p. 1183. Wiley & Sons, New York London Sydney Toronto 1973
27. Oppenheimer BS, Fishberg AM: Hypertensive encephalopathy. Arch Int Med 41: 264 (1928)
28. Orth H, Möhring J, Ritz E: Maligne Hypertonie. Bedeutung der Hypovolämie in der Pathogenese und Therapie der malignen Hypertonie. Dtsch Med Wschr 101: 1655–1659 (1976)
29. Seitz, R.: Klinik und Pathologie der Netzhautgefäße. Enke, Stuttgart 1968
30. Striker GE, Quadracci LJ, Larther W, Hickman RO, Kelly MR, Schaller J: The nephritis of Henoch-Schönlein purpura. In: Kincaid-Smith P, Mathew TH, Lovell Becker E (Eds) Clomerulonephritis, Part II, p 1105. Wiley & Sons, New York London Sidney Toronto, 1973
31. Sturm A jr.: Arterielle Hochdruckerkrankungen. Steinkopff, Darmstadt 1970
32. Thiel, R.: Gegenwartsprobleme der Augenheilkunde. Thieme, Leipzig 1937
33. Thien ThA, Hysmans FTM, Gerlag PGG, Koene RAP, Wijdeveld PGAB: Diazoxide infusion in severe hypertension and hypertensive crisis. Clin Pharmacol Ther 25: 795–799 (1979)
34. Volhard F: Die Bedeutung der Augenuntersuchung für das Verständnis der Hochdruck- und Nierenerkrankungen. Klin Wschr 15: 1745 (1936)
35. Wilson C, Byrom FB: The vicious circle in chronic Bright's disease. Experimental evidence from the hypertensive rat. Quart J Med 10: 65 (1941)

Indikation, Technik und Ergebnisse der thorakalen Sympathektomie

F. Linder und G. Jenal

Die segmentäre sympathische Denervation hat in der Therapie peripherer arterieller Verschlußkrankheiten im Bereich der oberen Extremität schon lange ihren festen Platz. Das Wirkungsprinzip beruht auf einer Ausschaltung der Vasokonstriktoren mit einer Herabsetzung des peripheren Widerstandes. Konsekutiv kommt es so zu einer Mehrdurchblutung der arteriellen Peripherie, die einem direkten operativen Eingriff gegenüber nicht zugänglich ist. Ein weiterer Effekt liegt in der Ausschaltung der sudomotorischen Funktion, was zur Anwendung dieses Verfahrens bei der Behandlung der Hyperhidrosis geführt hat.

Es existieren diverse Verfahren, auf chirurgischem Wege eine regionäre Ausschaltung des oberen sympathischen Nervensystems zu erreichen. Sie unterscheiden sich kaum in ihren klinischen Ergebnissen, wohl aber in ihren Komplikationen und kosmetischen Resultaten.

1. Der erste Versuch stammt aus dem Jahre 1899, als Jaboulay [1] eine Ausschaltung der sympathischen Innervation durch periarterielle Sympathektomie versuchte.
2. Einen weiteren Fortschritt sahen Brüning u. Stahl [2] in der Exstirpation des Ganglion stellatum, womit sie bei der Raynaudschen Erkrankung einen überzeugenderen Therapieeffekt nachweisen konnten als mit der periarteriellen Sympathektomie.
3. Telfort [3] und Smithwick [4] bevorzugten dagegen von einem dorsalen extrapleuralen Zugang aus, den Adson u. Brown im Jahr 1929 zum ersten Mal beschrieben hatten, eine Entfernung der präganglionären Fasern. Die Ganglien selbst sowie die postganglionären Verbindungen wurden belassen.
4. Atkins berichtete 1949 [5] sowie 1954 [6] über eine Methode der Grenzstrangresektion mit Hilfe eines transaxillären thorakalen Zugangs. Die Methode war durch Schulze u. Goetz (Kapstadt) inauguriert worden.
5. Eine weitere Möglichkeit der Grenzstrangausschaltung ist in der thorakoskopischen Exzision (Kux, Williams) bzw. Koagulation gegeben.
6. Schließlich ist noch der anteriore supraklavikuläre Zugang zu nennen, der jedoch wegen des hohen Risikos einer Läsion des Ganglion stellatum weitgehend verlassen worden ist.

Die Methode nach Adson wird nur noch von wenigen Autoren propagiert. Das thorakoskopische Verfahren ist speziell in den deutschsprachigen Ländern benutzt worden. Die Methode nach Atkins scheint dagegen in den letzten 30 Jahren zahlenmäßig zugenommen zu haben [8], nachdem sie in der Bundesrepublik erstmals 1952 in Berlin [9] angewandt worden ist.

In der Chirurg. Univ.-Klinik Heidelberg wurden nahezu alle Operationen zur Ausschaltung des thorakalen Sympathikus nach dem Atkinsschen Operationsverfahren durchgeführt. Im folgenden soll über annähernd 200 Fälle aus einem Zeitraum der letzten 15 Jahre berichtet werden.

Indikation und Methode

Tabelle 1 zeigt die verschiedenen Erkrankungen, bei denen eine thorakale Sympathektomie durchgeführt wurde. Organische periphere Verschlüsse der arteriellen Strombahn stellen die häufigste Indikation dar, gefolgt von der Hyperhidrosis. Eine weitere, jedoch nur geringe Rolle spielen die Patienten mit einem Raynaud-Phänomen der oberen Extremität. In lediglich 2 Fällen kamen Patienten mit einer Skleroder-

Tabelle 1. Indikation zur thorakalen Sympathektomie (1965–1979)

Indikation	Patienten n	OP n
Periphere arterielle Verschlußkrankheit	109	122
Raynaud-Phänomen	18	26
Sklerodermie	2	2
Hyperhidrosis	30	43
	159	193

Fortschritte in der Inneren Medizin
Hrsg. Kommerell/Hahn/Kübler/Mörl/Weber

mie, die zur arteriellen Durchblutungsstörung geführt hatte, zur Behandlung.
Bei dem Operationsverfahren nach Atkins, der axillären transpleuralen Sympathektomie, wird der Thorax im 2. Interkostalraum eröffnet, möglichst im Bereich der behaarten Haut. Der Zugang erfolgt hierbei über eine 5–8 cm lange Inzision, wobei der Patient in Seitenlage gelagert ist. Um eine vollständige präganglionäre Sympathektomie der jeweiligen oberen Extremität zu erreichen, sind das Ganglion thoracale 2 und 3 zu resezieren (Abb. 1). Die Resektionsstellen werden zur lokalen Kontrolle im Röntgenbild jeweils mit Metallclips markiert (Abb. 2).
Die im folgenden angeführten Ergebnisse basieren auf einer Nachuntersuchung von 84% der Patienten, die von 1965–1979 zur Operation kamen. Der Beurteilung zugrunde liegen klinische Untersuchungsbefunde. In einigen wenigen Fällen wurden die Ergebnisse durch den Ninhydin-Test objektiviert.

Ergebnisse

Unter den Frühergebnissen, die in Tabelle 2 aufgeführt sind, findet sich bei der arteriellen Verschlußkrankheit vom peripheren Typ nach

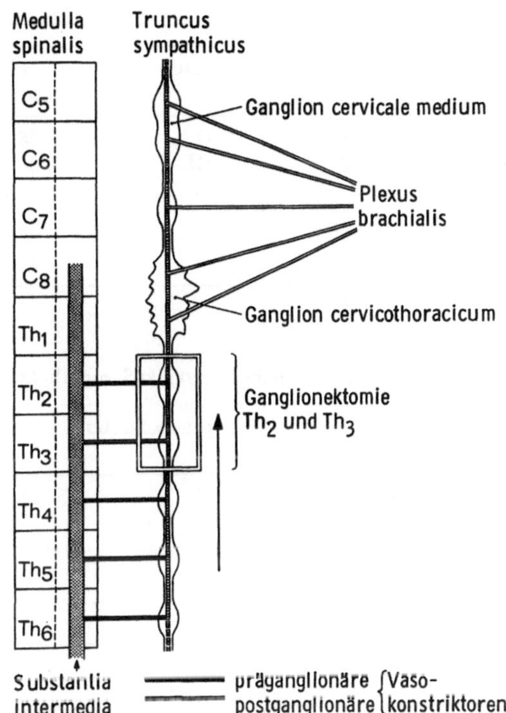

Abb. 1. Schema der efferenten Vasomotorenbahn des Sympathikus mit skizzierter Ganglionektomie von Th_2 und Th_3

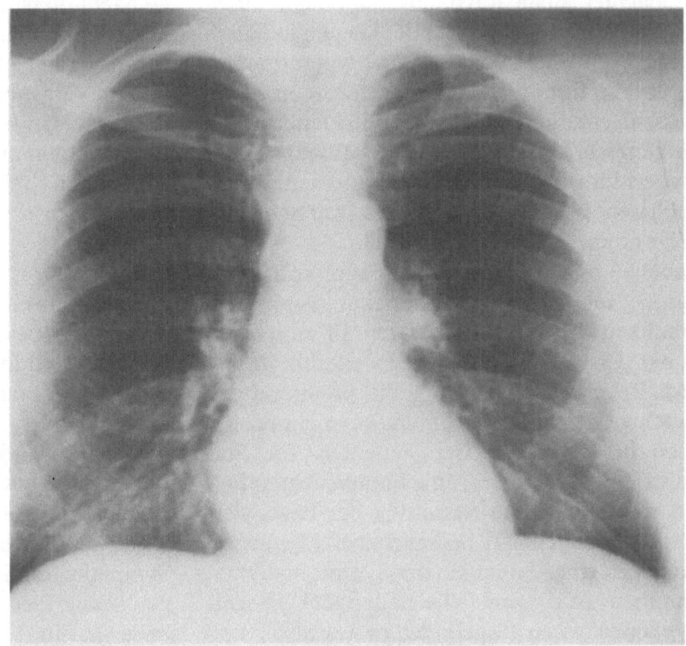
Abb. 2. Zustand nach rechtsseitiger Thorakotomie mit Metall-Clips Th_2–Th_4

Tabelle 2. Frühergebnisse nach thorakaler Sympathektomie

Indikation	Stadium	OP n	gebessert n	unverändert n	verschlechtert n
Periphere, arterielle	II	28	28	–	–
Verschlußkrankheit	III	44	39	5	–
	IV	52	48	4	–
Raynaud-Phänomen		26	24	2	–
Hyperhidrosis		43	43	–	–

Tabelle 3. Spätergebnisse nach thorakaler Sympathektomie

Indikation	präop. Stadium	OP	gebessert n	unverändert n	verschlechtert n
Periphere, arterielle	II	20	18	2	–
Verschlußkrankheit	III	37	36	–	1
	IV	43	43	–	–
Raynaud-Phänomen		20	16	3	1
Hyperhidrosis		35	35	–	–

Sympathektomie in nahezu allen Fällen unabhängig vom Stadium eine Besserung. Lediglich bei 5 Patienten im Stadium III sowie bei 4 Patienten im Stadium IV war durch die Operation keine Besserung erreicht worden. Eine Verschlechterung wurde bei keinem Patienten beobachtet. Beim Raynaud-Phänomen finden sich ähnliche Ergebnisse. Hier klagten lediglich 2 von 26 Patienten über nach der Operation unverändert fortbestehende Beschwerden. Eine Verschlechterung war auch hier in keinem Falle aufgetreten. Überzeugend ist der Effekt bei der Hyperhidrosis: Sämtliche 43 Patienten waren nach dem Eingriff von der exzessiven Schweißneigung an der Extremität befreit.

Tabelle 3 zeigt die Langzeitresultate: Von 20 Patienten mit peripherer arterieller Verschlußkrankheit im Stadium II waren 18 zum Zeitpunkt der Nachuntersuchung weiterhin gebessert. Bei 2 Patienten waren die präoperativen Beschwerden durch die Operation nicht positiv beeinflußt worden. Bei Patienten im Stadium III war in 36 von 37 nachuntersuchten Fällen eine anhaltende Besserung der Beschwerden zu verzeichnen. Lediglich bei 1 Patienten war es zu einer Zunahme der Symptomatik gekommen. In diesem Falle hatten sich Fingerkuppennekrosen ausgebildet, es war also zu einem Übergang ins Stadium IV gekommen. Bei Patienten, die in diesem Stadium zur Operation kamen, war in sämtlichen 43 nachuntersuchten Fällen eine Besserung, d. h. eine Abheilung der Fingerkuppennekrosen und ein Verschwinden des Dauerschmerzes zu verzeichnen. Unter den 20 nachuntersuchten Patienten mit einem Raynaud-Phänomen waren 16 weiterhin anhaltend gebessert, bei 3 Patienten war das Beschwerdebild im Vergleich zum Zeitpunkt vor der Operation unverändert, bei 1 Patienten hatten die Beschwerden an Intensität und Häufigkeit zugenommen. Bei den Patienten, die wegen einer Hyperhidrose zur Operation kamen, waren die Langzeitergebnisse überzeugend: Sämtliche 35 nachuntersuchten Patienten waren anhaltend von der Schweißneigung befreit. Vereinzelte Patienten die beidseitig operiert waren, klagten über eine sudomotorische Hyperaktivität im Bereich des Stammes sowie der unteren Extremität. Das Ergebnis an der operierten oberen Extremität war jedoch in sämtlichen Fällen gut und erfüllte auch subjektiv das vom Patienten gewünschte Ziel.

Unter den Komplikationen nach thorakaler Sympathektomie stehen Wundheilungsstörungen sowie Pleuraergüsse im Vordergrund (Tabelle 4). Ein Horner-Syndrom, hervorgerufen

Tabelle 4. Komplikationen bei 193 thorakalen Sympathektomien

	n	%
Wundheilungsstörungen	33	17,1
Pleuraergüsse	35	18,1
Pleurapunktionen	6	
Zweit-Bülau	4	
Pneumonie	5	2,6
Horner-Syndrom	5	2,6

durch eine Irritation des Ganglion stellatum, war in 5 Fällen zu beobachten. In einem Fall war eine deutliche Rückbildung in der frühen postoperativen Phase zu vermerken.

In einzelnen Fällen wurde das gute klinische Langzeitresultat der Patienten mit Hyperhidrosis durch den Ninhydrin-Test objektiviert. In sämtlichen Fällen war die Haut an Handinnenfläche und Fingern anhydrotisch.

Diskussion

Zur Ausschaltung des thorakalen Sympathikus bei arteriellen Durchblutungsstörungen der oberen Extremitäten oder dem Vorliegen einer Hyperhidrosis hat sich der axilläre transpleurale Zugang nach Atkins bewährt. Zum einen erreicht man den thorakalen Grenzstrang über einen kleinen, kosmetisch kaum störenden Zugang im 2. Interkostalraum, der dazu noch ein gutes Einstellen des Grenzstranges erlaubt. Somit ist eine exakte Lokalisation und Resektion des 2. und 3. thorakalen Ganglions möglich. Die Rate an Horner-Syndromen liegt entsprechend niedrig, insbesondere im Vergleich zum vorderen supraklavikulären Zugang. Verglichen mit der thorakoskopischen Denervation – einem Verfahren, das mit einer höheren Rezidivquote belastet ist – sind die Langzeiterfolge überzeugend. Die Komplikationen sind spärlich und in der Regel nicht ernsterer Natur. Die an Häufigkeit im Vordergrund stehenden Wundheilungsstörungen sind in den letzten Jahren an Zahl deutlich zurückgegangen. Dies ist als Folge der sorgfältigen Präparation des axillären Fett- und Drüsenkörpers nach kranial zu deuten. Unter den Patienten mit einer Hyperhidrosis kann es insbesondere bei beidseits durchgeführter Operation zu einer vermehrten Schweißneigung am Stamm oder den unteren Extremitäten kommen. Die Früh- wie Langzeiterfolge der operierten oberen Extremität waren jedoch objektiv und subjektiv dadurch nicht beeinträchtigt.

Literatur

1. Jaboulay M: Le traitement de la núralgie pelvienne par la paralysie du sympathique sacré. Lyon méd 90 (1899)
2. Brüning F, Stahl O: Die Chirurgie des vegetativen Nervensystems. Springer, Berlin 1924
3. Telford ED: The technique of sympathectomy. Brit J Surg 23:448 (1935)
4. Smithwick RH: Modified dorsal sympathectomy for vascular spasm (Raynaud's disease) of the upper extremity. Ann Surg 104:339 (1936)
5. Atkins HJB: Peraxillary approach to the stellate and upper thoracic sympathetic ganglia. Lancet 1949/II: 1152
6. Atkins HJB: Sympathectomy by the axillary approach. Lancet 1954/I: 538
7. Kux E: Über die thorakoskopisch-vegetative Denervation. Münch Med Wschr 637: 14 (1960)
8. Laubach K, Linder F, Piotrowski W: Thorakale transaxilläre Sympathektomie. Indikation, Technik und Frühergebnisse. Dtsch Med Wschr 97: 745–749 (1972)
9. Linder F: Sitzungsbericht der Berliner Chirurg. Gesellschaft. Zbl Chir 79: 1514 (1954)

Arterielle Durchblutungsstörungen der Hände und ihre therapeutische Beeinflussung durch α-Rezeptorenblockade

Th. Brecht, J. H. Hengstmann und G. Brecht

Arterielle Durchblutungsstörungen der Hände haben in der letzten Zeit zunehmend mehr das Interesse der Angiologen beansprucht. Neue Berufskrankheiten – wie die Polyvinylchloridkrankheit [16, 17] – haben andere – etwa die Anklopferkrankheit – in der Häufigkeit abgelöst, traumatische digitale Durchblutungsstörungen werden mehr beachtet, und die Bedeutung des Raynaud-Phänomens als eines Initialsyndroms immunologischer Erkrankungen ist erst in den letzten Jahren genauer bekannt geworden [10, 23]. Die technische Verbesserung der Angiographie durch direkte Punktion der A. brachialis mit flexiblen Verweilkanülen und die Einführung schmerzloser Kontrastmittel (Hexabrix) haben zu einer großzügigeren Indikation zu dieser Untersuchung geführt, was die häufigere Erkennung digitaler Durchblutungsstörungen zweifellos gefördert hat.

Dennoch sind Pathogenese und Pathophysiologie dieser Erkrankungen noch weitgehend ungeklärt, ja selbst über die Nomenklatur herrscht noch immer keine Einigkeit [25, 28]. Die Unterscheidung in primäres und sekundäres Raynaud-Syndrom erweist sich als ungenügende Klassifizierung. So ist z. Z. wohl die Differenzierung in „arterielle Durchblutungsstörungen der Finger bei nachweisbaren bzw. bei fehlenden organischen Arterienverschlüssen" die sinnvollste.

Obschon die Diagnose klinisch gestellt werden kann, bereitet die Diagnostik Schwierigkeiten. Die Pulse an den Volarkanten der Finger sind oft auch bei Kranken nach Gabe kleiner Mengen Alkohol oder von Nitroglyzerin bis in die Endphalangen zu tasten, umgekehrt bietet ihr Fehlen nur ein recht unzuverlässiges Kriterium. Das verläßlichere Verhalten der Handflächen-

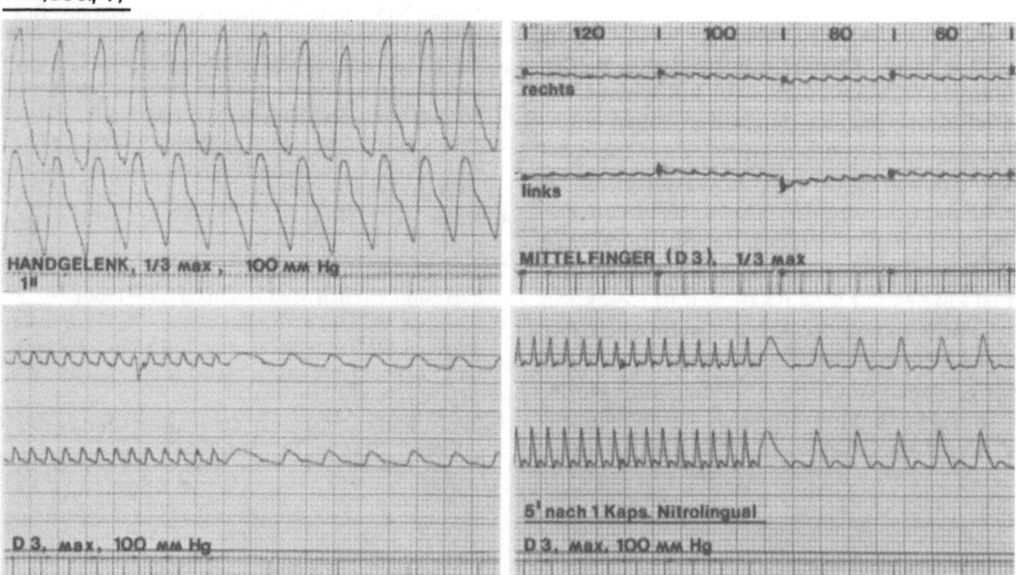

Abb. 1. Elektronisches Verstärkeroszillogramm. Pat. A. A., 28 Jahre. Am Handgelenk *(oben links)* unauffällige Kurve. Sehr niedrige Oszillationen an beiden Mittelfingern *(oben rechts)*, bei höherer Verstärkung *(unten links)* jedoch ohne pathologische Deformierungen. 5 min nach 0,8 mg Nitroglyzerin sublingual *(unten rechts)* erhebliche Zunahme der Amplituden und deutliches Tiefertreten der Dikrotie. *Diagnose:* Funktionelle Durchblutungsstörung

Fortschritte in der Inneren Medizin
Hrsg. Kommerell/Hahn/Kübler/Mörl/Weber

rötung bei erhobenen Armen nach Freigabe einer manuellen Kompression der Handgelenksarterien, unter welcher 30 Faustschlüsse ausgeführt worden waren, läßt gesunde Arterien (schnelle, gleichmäßige Rötung) von enggestellten (verzögerte, aber gleichmäßige Rötung) und von solchen mit Verschlüssen (verzögerte, fleckförmige Rötung) noch am sichersten unterscheiden.

Apparative Techniken können diagnostische Hinweise geben, die aber ebenfalls nicht überschätzt werden dürfen [1], da auch im elektronischen Oszillogramm und im Lichtreflexplethysmogramm Verschlüsse einzelner Fingerarterien infolge guter Kompensation über die drei andern übersehen werden können. Auch quantitative Durchblutungsmessungen ebenso wie Bestimmungen des Fingerarteriendrucks [18] sind von ebenso begrenztem Wert wie Hauttemperaturmessungen und Wiederaufwärmzeiten.

Das folgende Beispiel soll zeigen, wie unzuverlässig auch das elektronische Oszillogramm und der Nitroglyzerintest sein können: 28jährige Patientin. Seit mehreren Jahren Paroxysmen mit symmetrischem Weißwerden unterschiedlicher Fingerregionen, stark schmerzhaft, auch in der warmen Jahreszeit mindestens einmal täglich. Lokalbefund: Bläßlich-zyanotische Fingerspitzen, keine erkennbaren Hautveränderungen. A. radialis bds. o. B., Fingerpulse nicht tastbar. Lagerungsprobe: Organische Arterienverschlüsse. Temperatur der Fingerspitzen um 26,5 °C. Lichtreflexplethysmogramm: Bei erheblicher Verstärkung kein pathologischer Kurvenablauf, Werte für Pulswellenlaufzeit, Inklinationszeit und Gipfelzeit im Normbereich. *Elektronisches Verstärkeroszillogramm (Abb. 1):* Kein pathologischer Kurvenablauf. 5 min nach 1 Kapsel Nitrolingual deutliche Amplitudenzunahme und Tiefertreten der Dikrotie. Beurteilung: Funktionelle Durchblutungsstörung. *Handarteriogramm (Abb. 2):* Nach Vorgabe von 20 mg Priscol glatte, jedoch enggestellte und unvollkommen gefüllte und abbrechende Hand-

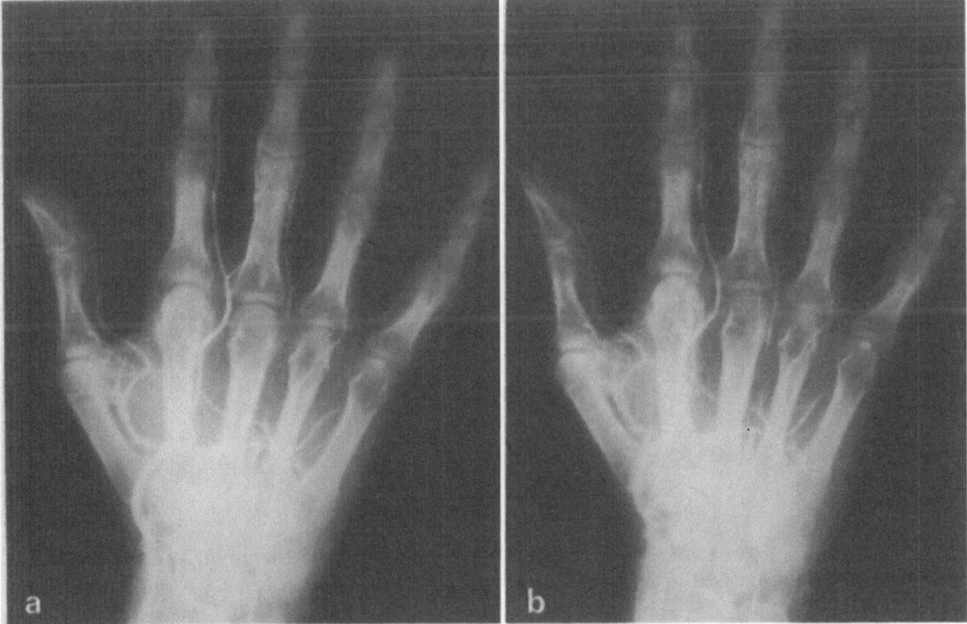

Abb. 2a, b. Zwei Phasen des Handarteriogramms der Patientin von Abb. 1. Hauptversorgung über A. radialis und Arcus volaris superf.; A. digit. vol. comm. II verschlossen. Sie erhält Kontrastmittel retrograd über Transversalkollateralen an D 3 aus der radialen A. digit. prop. III. Die A. digit. prop. ulnaris ist verschlossen. Ferner bestehen Verschlüsse der radialen Zeigefingerarterien (häufiger Befund!), der radialen Ringfingerarterie am distalen Ende der Grundphalanx, der ulnaren Ringfingerarterie am distalen Ende der Mittelphalanx, der radialen Kleinfingerarterie, der ulnaren Kleinfingerarterie und der A. digit. vol. comm. III. *Diagnose:* Organische Verschlüsse der Fingerarterien und Fingerarterien mit Durchströmung über Kompensationsgefäße. Beurteilung: Arterielle Verschlußkrankheit. *Enddiagnose der Grundkrankheit:* Sklerodermie.

Welchen pathophysiologischen Zusammenhang derartige organische Gefäßveränderungen mit den funktionellen Beschwerden der Raynaud-Attacken, dem Raynaud-Phänomen oder den subjektiven Einzelbeschwerden haben, ist letztlich unbekannt. Angiogrammbefund und klinisches bzw. subjektives Bild entsprechen sich keineswegs: Wir kennen die nahezu beschwerdefreien Patienten mit massiven, multiplen Gefäßverschlüssen, andrerseits bis zur Berufsunfähigkeit führende Raynaud-Syndrome ohne nachweisbaren Arterienverschluß und dazwischen unterschiedlich stark ausgeprägte Beschwerdebilder, denen arteriographisch meist Engstellungen verschiedenen Ausmaßes entsprechen.

Diese Beobachtungen zeigen, daß an der Hand – ganz im Gegensatz zu den arteriellen Durchblutungsstörungen der Beine – eine funktionelle Komponente eine entscheidende Rolle spielt, welche überwiegend in die Region der angiographisch nicht darstellbaren Mikrostrombahn zu lokalisieren ist. Untersuchungen von Mahler u. Muheim [19] sowie von Bollinger [2] bestätigen dies an Hand der Nagelfalzkapillarmikroskopie, welche sogar ein typisches Funktionsverhalten für verschiedene Grundkrankheiten nachweist.

Im Bereich der arteriolären und postarteriolären Strombahn konnten wir Störungen der Perfusionsverteilung mittels perfusionsszintigraphischer Untersuchungen dokumentieren [4]. Die Verwendung der verschiedenen Strahlungsenergien von Tc 99m-Mikrosphären und J 131-Albuminpartikeln einer durchschnittlichen Größe von 30 μ erlaubt dabei als Doppelradionuklidverfahren [9] im akuten Versuch, das Muster der Perfusionsverteilung zu reproduzieren bzw. eine Veränderung zu dokumentieren.

Das Perfusionsszintigramm mit Tc 99m eines

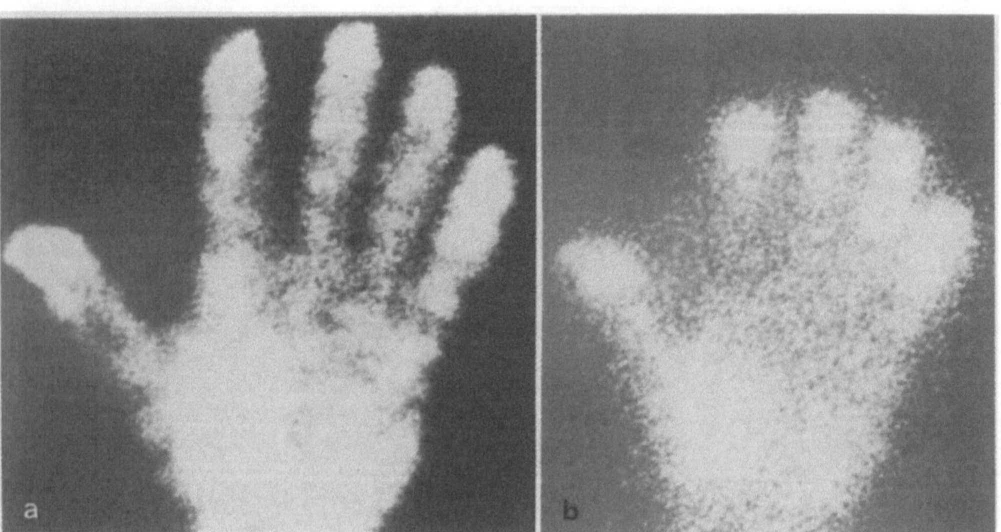

Abb. 3 a, b. Normales Perfusionsszintigramm. 48jähriger, gefäßgesunder Mann. (a) Tc-Szintigramm, (b) Jodszintigramm. Erklärung im Text

Abb. 4 a–f. Tc-Szintigramm bei nur enggestellten Arterien. Fleckförmige Perfusionsverteilung. (b) Tc-Szintigramm bei einzelnen organischen Verschlüssen. (c) Jod-Szintigramm derselben Hand nach intraarterieller Gabe von 10 mg Phentolamin. Homogenisierung der Verteilung, Zentralisierung der Aktivität, stärkere Durchströmung der zentralen Abschnitte. (d) Tc-Szintigramm bei multiplen Digitalarterienverschlüssen. 3 Wochen Behandlung mit Plazebo. (e) Tc-Szintigramm derselben Hand nach 3 Wochen oraler Behandlung mit 3 × 50 mg Phentolamin ret. Homogenere Verteilung, bessere Akzentuierung der Fingerspitzen. (f) Jod-Szintigramm derselben Hand nach intraarterieller Injektion von 50 mg Bamethan

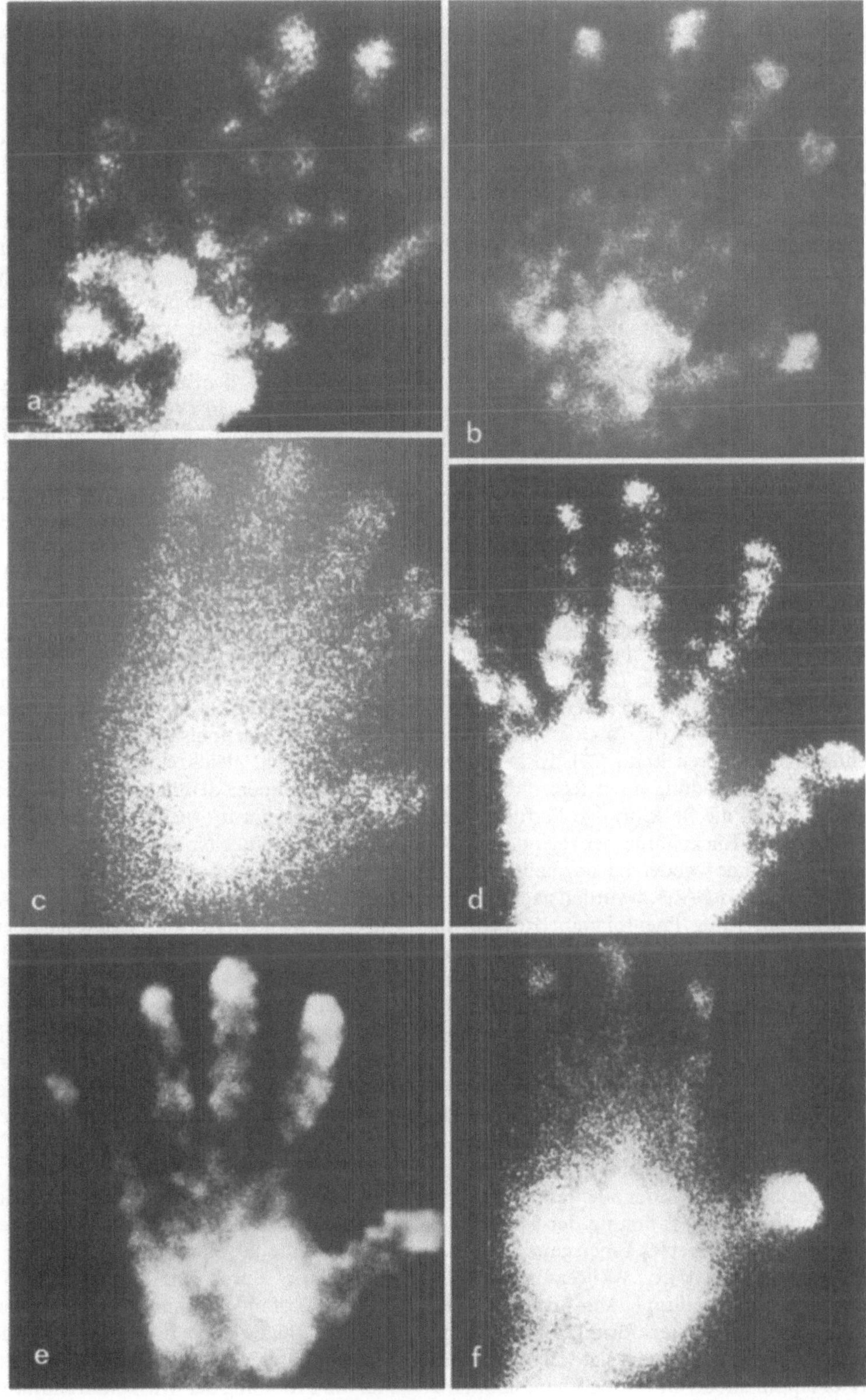
a
b
c
d
e
f

Gesunden (Abb. 3 a) zeigt eine homogene, aber ungleichmäßige Verteilung mit Akzentuierung der muskelstarken Handballen und der reichlich durchbluteten Fingerspitzen. Auch das Jodszintigramm weist diesen Befund auf (Abb. 3 b). Die Szintigramme von Patienten (Abb. 4 a, 4 b, 4 d) dagegen dokumentieren eine fleckförmige „Maldistribution" der Perfusion, welcher notwendigerweise eine Störung in der gleichmäßigen Verteilung der arteriolären Widerstände zugrunde liegen muß. Dabei kann es sich einerseits um regional reduzierte, andererseits aber auch um regional erhöhte arterioläre Widerstände handeln.

Was im einzelnen für diese Widerstandsverteilung verantwortlich ist, kann zunächst nicht geklärt werden. Die günstigen therapeutischen Effekte nach thorakaler Sympathektomie [6, 11, 13] weisen auf eine wesentliche Beteiligung des Sympathikus hin. Der Effekt mancher Medikamente, welche die Sympathikusaktivität reduzieren bzw. blockieren, entspricht durchaus dem einer Sympathektomie. So läßt sich die Handdurchblutung durch intraarterielle Gabe des Beta-Rezeptoren-Stimulators Bamethan [8] oder durch Guanethidin [22], angeblich auch durch Reserpin [12] bei intraarterieller Applikation vergrößern, was die Angiographie ergänzend dokumentieren kann [24]. Insbesondere scheint die Anwendung von α-Rezeptorenblokkern geeignet, die fleckförmige Perfusionsverteilung durch Rücknahme der regional erhöhten Widerstände wieder zu normalisieren [3]. Dem Patienten der Abb. 4 wurden nach dem Tc-Szintigramm 10 mg Phentolamin (Regitin) intraarteriell verabreicht. Das Jodszintigramm (Abb. 4c) zeigt eine zwar viel homogenere Verteilung, jedoch jetzt eine akzentuierte Region vor allem in der Daumenballengegend. Ähnliche Befunde sind auch nach anderen vasodilatorisch wirksamen Substanzen als Ausdruck einer „Zentralisierung" zu beobachten. Sie erklärt sich aus einer vermehrten Perfusion der zentralen Strombahnabschnitte auf Kosten verringerter – oder gleichbleibender oder nur weniger zunehmender – Durchströmung der weiter peripher gelegenen Finger [4]. Einen ganz ähnlichen Effekt zeigt Abb. 4 d u. e.: Während nach 3 Wochen Plazebobehandlung (Abb. 4 d) im Tc-Bild ein pathologisches, fleckförmiges Verteilungsmuster erkennbar ist, findet sich nach 3 Wochen oraler Applikation von 150 mg Phentolamin retard pro Tag eine mehr homogene Perfusionsverteilung (Abb. 4 e), die auch die Fingerspitzen wieder mehr akzentuiert. 50 mg intraarteriell verabreichtes Bamethan induzieren wiederum eine „Zentralisierung" (Abb. 4 f).

Die nach intraarterieller Gabe von Phentolamin beobachtete Homogenisierung der Perfusionsverteilung entspricht einer erheblichen Mehrdurchblutung der Finger: 5 Patienten mit angiographischen Verschlüssen der Hand- und Fingerarterien wurde Phentolamin in steigender Dosierung von 0,05 mg–10,0 mg in die Brachialarterie injiziert. Gleichzeitig wurde die Volumenpulsamplitude (VPA) der Spitzen beider Mittelfinger lichtreflexplethysmographisch, das Stromvolumen (VOL) der Unterarme venenverschlußplethysmographisch, die Herzfrequenz (HR) elektrokardiographisch und der Blutdruck (P) elektromanometrisch registriert (Abb. 5). Bis zu einer Dosis von 0,5–1,0 mg Phentolamin kommt es am behandelten Arm (durchgezogene Linie) zu einer erheblichen Zunahme der Volumenpulsamplitude und des Stromvolumens, ohne daß Herzfrequenz oder funktioneller arterieller Mitteldruck wesentlich alteriert werden. Bei weiterer Steigerung der Dosis nimmt das Stromvolumen noch zu, während die Volumenpulsamplitude relativ nur weniger ansteigt, gleichzeitig erhöht sich jedoch die Herzfrequenz deutlich. Der funktionelle arterielle Mitteldruck bleibt auch jetzt insgesamt gleich. 5 mg eines Nukleotid-Nukleosid-Gemisches (Laevadosin) als potentester Vasodilator [3, 14] führen zwar zu einem weiteren Anstieg des Stromvolumens des Unterarms, aber auch zu einer erheblichen Abnahme der Volumenpulsamplitude, wiederum ein Phänomen der „Zentralisierung".

Die im Szintigramm erkennbare Zentralisation unter Phentolamin kommt in diesen Untersuchungen nicht zum Ausdruck. Jedoch erfaßt die Lichtreflexplethysmographie mit den kleinsten frei kommunizierenden Hautgefäßen [20] auch eine andere Strombahnregion, als das Perfusionsszintigramm mit den arteriolären und postarteriolären Gefäßabschnitten repräsentiert. Die Befunde lassen annehmen, daß die „Zentralisierung" durch eine Zunahme der Durchblutung zustande kommt, welche in der Peripherie geringer ist als in der mehr proximalen Strombahnregion, vor allem der Muskulatur. Auf die Erhöhung der Muskeldurchblutung un-

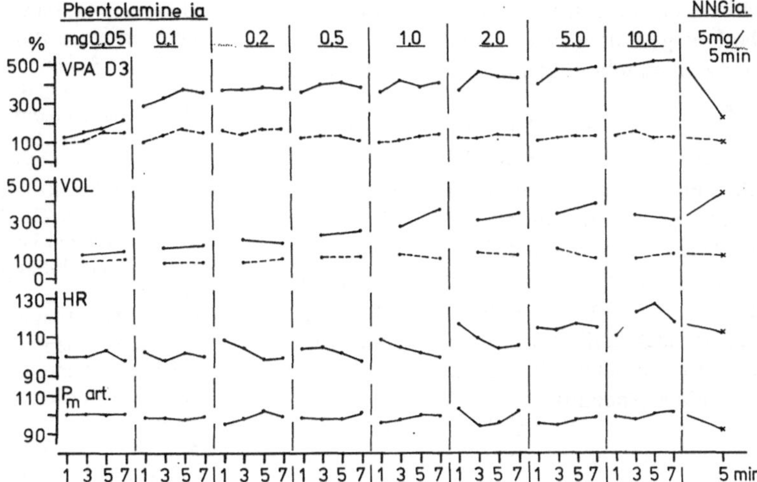

Abb. 5. Hämodynamische Parameter bei steigenden Dosen intraarteriell applizierten Phentolamins. Prozentuale Abweichungen. Erklärung im Text

ter Phentolamin hat vor allem Takeshita [26] hingewiesen.

Der α-rezeptorenblockierende Effekt von Phentolamin an der peripheren Strombahn wird durch eine verminderte Ansprechbarkeit der Volumenpulsamplitude auf intraarteriell gegebenes Noradrenalin ebenso dokumentiert wie durch die wesentlich weniger deutliche venöse Reflexantwort bei Valsalva-Manöver [5].

α-Rezeptorenblocker finden bei digitalen Durchblutungsstörungen in unterschiedlicher Weise Anwendung [7, 27]. Die orale Applikation ist im wesentlichen auf Phenoxybenzamin (Dibenzyran) [22] begrenzt, welches aber mit erheblichen Nebenwirkungen (Müdigkeit, Tachykardie, orthostatische Hypotonie, Blasen- und Ejakulationsstörungen) verbunden ist. Es hat sich uns daher nur wenig bewährt. Unsere experimentellen Ergebnisse mit intraarteriell verabreichtem Phentolamin werden aber durch die klinischen Erfahrungen bestätigt, nach welchen die wiederholte intraarterielle Applikation von 0,5–1,0 mg der Substanz vor allem geeignet ist, die Abheilung bestehender Fingerkuppennekrosen auch im Rahmen immunologischer Grundkrankheiten zu unterstützen und akute Beschwerdebilder zu unterbrechen. Obwohl die Substanz nur eine kurze Halbwertszeit hat [15] lassen sich Wärme und Rötung der Finger noch bis zu 36 h nach der Verabreichung nachweisen. Inwieweit hierbei die Unterdrückung der adrenalininduzierten Plättchenaggregation eine Rolle spielt [21], muß offen bleiben.

Das seit einiger Zeit verfügbare oral applizierbare Phentolamin retard führt ebenfalls zu einer Homogenisierung der Perfusionsverteilung (Abb. 4e). In einer Dosis von 3 × 50 und 2 × 100 mg pro Tag werden Nebenwirkungen nicht beobachtet. Bei höheren Dosen kommt es jedoch vor allem zu gastrointestinalen Beschwerden, während orthostatische Störungen fehlen. Unsere klinischen Erfahrungen mit dieser Zubereitung sind noch unterschiedlich.

Phentolamin kann natürlich nur die funktionelle Komponente der arteriellen Durchblutungsstörungen der Finger beeinflussen. Jedoch beweisen die günstigen Ergebnisse, daß bei diesen Erkrankungen über die organischen Gefäßveränderungen hinaus ein funktioneller Anteil eine für das Beschwerdebild und den klinischen Verlauf entscheidende Rolle spielt. Damit bestehen auch für den therapeutischen Ansatzpunkt andere Voraussetzungen als bei den arteriellen Verschlußkrankheiten der unteren Extremitäten, bei denen eine funktionelle Komponente keine Bedeutung hat.

Zusammenfassung

Die Diagnose arterieller Durchblutungsstörungen bei bestehenden oder bei fehlenden Veränderungen der Fingerarterien kann ausschließlich aufgrund der Arteriographie mit Sicherheit gestellt werden. Apparative Untersuchungen erlauben keine sichere Differenzierung.

Zu den organischen Veränderungen der Arterien tritt bei diesem Krankheitsbild eine entscheidend wichtige funktionelle Komponente, welche perfusionsszintigraphisch als Störung der Perfusionsverteilung in der Mikrostrombahn dokumentiert wird. Szintigraphisch und anhand hämodynamischer Registrierungen wird gezeigt, daß intraarteriell applizierte α-Rezeptorenblocker die funktionelle Komponente günstig beeinflussen.

Literatur

1. Alexander K: Diagnostik der chronischen arteriellen peripheren Verschlußkrankheit. Dtsch Med Wochenschr 105: 1237 (1980)
2. Bollinger A: Raynaud's Syndrome and Related Disorders. Congr. Microcirculation Ischemic Vascular Diseases. Advances in Diagnosis and Therapy. München 1980 (Abstracts, p 12)
3. Brecht Th: Klinische, haemodynamische und metabolische Parameter in der Beurteilung chronischer arterieller Durchblutungsstörungen der Extremitäten und ihrer therapeutischen Beurteilung. Habilitationsschrift, Bonn 1977
4. Brecht Th, Hedde JP, Bähre M, Felix R: Beurteilung pharmakodynamischer Effekte anhand perfusionsszintigraphischer Untersuchungen der Hände. In: Hild R, Spaan G (Hrsg) Therapiekontrolle in der Angiologie. Witzstrock, Baden-Baden Köln New York 1979
5. Brecht Th, Hengstmann JH: Therapeutic effects of intraarterial phentolamine in „Raynaud's Syndrome". Klin Wochenschr 59: 397–401 (1981)
6. Brunner UK, Fischer B, Fischer F: Aspekte der oberen thorakalen Sympathektomie. angio 2: 119 (1980)
7. Clement DL: Effect of Indoramin on Finger Blood Flow in Vasospastic Patients. Europ J Clin Pharmacol 14: 331 (1978)
8. Ehringer, H.: Wirkung von Bamethan auf die Extremitätendurchblutung des Menschen. Med Klin 61: 696 (1966)
9. Felix R, Penksy W, Wagner J, Thurn P, Winkler C: Selektives Coronarogramm und coronares Perfusionsszintigramm. I. Normales Perfusionsszintigramm. Fortschr Röntgenstr 120: 513 (1974)
10. Fritzler MJ, Kinsella TD: The CREST-Syndrome: A distinct serologic entity with anticentromere antibodies. Am J Med 69: 520 (1980)
11. Gruss JD, Bartels D, Kawai S, Karadedos C, Tsafandakis E, Streubel H, Otha F: Das thoracic outlet Syndrom. angio 2: 77 (1980)
12. Hartmann M: Intraarterielle Reserpinbehandlung beim primären Raynaud. In: Ehringer H, Betz E, Bollinger A, Deutsch E (Hrsg) Gefäßwand, Rezidiv-Prophylaxe, Raynaud-Syndrom. Witzstrock, Baden-Baden Köln New York 1979
13. Heyden S: Die chirurgische Behandlung der arteriellen Verschlußkrankheit der oberen Extremitäten. Angiolog. Kolloquium, Ulm 1979
14. Hild R, Brecht Th, Zolg H, Bakthanassar N: Zur Problematik der konservativen Therapie der arteriellen Verschlußkrankheit. Fortschr Med 82: 239 (1964)
15. Imhof PR: Human pharmacology of orally administered phentolamine. In: Taylor SH, Goulds LA (eds): Phentolamine in heart failure and other cardiac disorders. Huber, Bern Stuttgart Wien 1976
16. Koischwitz D, Marsteller HJ, Lackner K, Brecht G, Brecht Th: Veränderungen der Hand- und Fingerarterien bei Vinylchloridkrankheit. Fortschr Röntgenstr 132: 62 (1980)
17. Lelbach WK, Marsteller HJ: Vinylchloride-associated disease. Erg Inn Med Kinderheilkd 47 (1981) i. Druck
18. Leyhe A: Venenverschlußplethysmographische Bestimmung des systolischen Fingerarteriendrukkes und vergleichende Druckmessungen unter Kälteapplikation in der Diagnostik funktioneller Durchblutungsstörungen und des Raynaud-Syndroms. Jahrestagg Dtsch Ges Angiol 1980 (Abstracts, S 97)
19. Mahler F, Muheim M: Kontinuierliche Druckmessung in Nagelfalzkapillaren normaler Versuchspersonen und Patienten mit Akrozyanose. In: Alexander K, Cachovan M (Hrsg): Diabetische Angiopathien. Witzstrock, Baden-Baden Köln New York 1977
20. Matthes K: Kreislaufuntersuchungen am Menschen mit fortlaufend registrierenden Methoden. Thieme, Stuttgart 1951
21. Pfister B, Imhof PR: Inhibition of Adrenaline-Induced Platelet Aggregation by the Orally Administered alpha-Adrenergic Receptor Blocker Phentolamine (Regitine®). Europ J Clin Pharmacol 11: 7 (1977)
22. Porter JM, Snider RL, Bardana EJ, Rösch J, Eidemiller LR: The diagnosis and treatment of Raynaud's phenomenon. Surgery 77: 11 (1975)
23. Porter JM, Bardana EJ, Baur GM, Wesche DH, Anfrasch RH, Rösch J: The clinical significance of Raynaud's syndrome. Surgery 80: 756 (1976)
24. Rösch J, Porter JM: Hand angiography and Raynaud's syndrome. Fortschr Röntgenstr 127: 30 (1977)
25. Schoop W: Definition and Classification of the Raynaud's Syndrome. In: H. Heidrich (Hrsg) Raynaud's Phenomenon. TM-Verlag, Bad Oeynhausen 1979
26. Takeshita A, Mark AL, Abboud FM, Schmid PG, Heistad DD, Johannsen UJ: Phentolamine and Isoproterenol: A Comparison of Effects on Vas-

cular Resistance and Oxygen Uptake in Sceletal Muscle During Hypotension. J Pharmacol Exp Therap 199:353 (1976)

27. Westermann KW, Langbehn A, Feige A, Priester G: Die Wirkung der alpha-Sympathicolyse beim Raynaud-Syndrom. Verh Dtsch Ges Inn Med 79: 1395 (1973)
28. Thulesius O: Primary and secondary Raynaud phenomenon. In: Gjöres JE, Thulesius O (eds) Primary and secondary Raynaud Phenomena. Almqvist u. Wiksell, Stockholm 1976

Probleme der Vasodilatanzientherapie bei peripherer arterieller Verschlußkrankheit

R. Hild

Das pathophysiologische Prinzip der arteriellen Verschlußkrankheit entspricht einem Mißverhältnis zwischen Blutzufuhr und Stoffbedarf. Drei Glieder einer Kette pathologischer Mechanismen sind hierbei miteinander verknüpft (Abb. 1). Das organische Strömungshindernis bedingt eine Stofftransportstörung, welche die nutritive Durchblutung des Gewebes beeinträchtigt und so zu einem Sauerstoffdefizit der Zelle führt. Dies bedeutet einen Mangel an Endakzeptoren für den Wasserstoff aus der Atmungskette, deren Potential in Richtung des reduzierten Zustands verschoben wird. In dieser Situation greift der Organismus auf das phylogenetisch ältere, jedoch wesentlich weniger ökonomische Prinzip der Energieproduktion durch Glykolyse zurück, was einen gesteigerten Substratumsatz erfordert, der wiederum einen vermehrten Anfall saurer Metabolite und somit eine lokale Azidose zur Folge hat. Sie bildet die pathophysiologische Basis aller klinischen Erscheinungsbilder der peripheren arteriellen Verschlußkrankheit, beginnend mit der Beeinträchtigung der Gehfunktion bis hin zum Gewebsuntergang, der ischämischen Nekrose (Hild 1962, 1963, 1974; Hild u. Brecht 1966; Alexander et al. 1969).

Daraus folgt, daß ein therapeutischer Effekt nur von Maßnahmen zu erwarten ist, welche die Sauerstoffversorgung der Zelle verbessern. Eine solche kann durch gefäßerweiternde Substanzen ausschließlich über eine Steigerung des nutritiven Blutstroms durch periphere und/oder kollaterale Widerstandssenkung erfolgen. Eine unmittelbare Verbesserung der zellulären Sauerstoffsituation oder sauerstoffsparende Um-

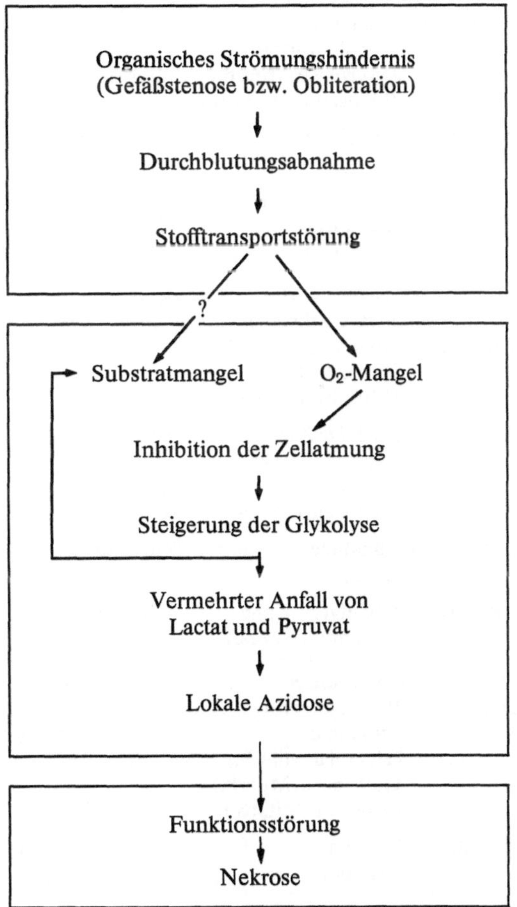

Abb. 1. Kausalkette pathologischer Mechanismen bei arterieller Verschlußkrankheit

Fortschritte in der Inneren Medizin
Hrsg. Kommerell/Hahn/Kübler/Mörl/Weber

Tabelle 1

Präparat i. v.	Muskeldurchblutung Unterschenkel	Hautdurchblutung, Fuß und Unterschenkel	Wadendurchblutung quantitativ	Fußdurchblutung quantitativ
I. Sympathikolytika				
Opilon (30 mg)		Abnahme in 77% (Hess)		
Hydergin (1 ml)		Zunahme in 25% Abnahme in 50% (Hess)		
Priscol	Abnahme (Hensel u. Mitarb.) (Murphy u. Mitarb.)	Zunahme (Hensel u. Mitarb.)	Zunahme in 40% Abnahme in 35% (Hess)	Zunahme (Hensel u. Mitarb.) (Crowley u. Mitarb.)
Reserpin	kein Effekt (Bock u. Mitarb.)	Zunahme (Bock u. Mitarb.)		
Raubasin	Zunahme (Gilsdorf u. Mitarb.)	Zunahme (Gilsdorf u. Mitarb.)	Zunahme (Ehringer)	Zunahme (Ehringer)
II. Nikotinsäurederivate				
Ronicol	Abnahme in 50% (Murphy u. Mitarb.) (Gottstein u. Mitarb.)	Zunahme in 60% (Gottstein u. Mitarb.)	Abnahme in 100% (Hess)	Zunahme in 20% (Murphy u. Mitarb.)
Niconacid	Abnahme oder kein Effekt (Hild)	Zunahme (Hild)		
Complamin	Abnahme oder kein Effekt (Gottstein u. Mitarb., Nobbe)	Zunahme (Gottstein u. Mitarb.) (Nobbe)	Zunahme (Gottstein u. Mitarb.) (Nobbe)	Zunahme (Gottstein u. Mitarb.) (Nobbe)
III. Medikamente mit direktem Angriff an der Gefäßmuskulatur				
Papaverin	Abnahme oder kein Effekt (Murphy u. Mitarb.)		kein Effekt (Hess)	Zunahme in 50% (Murphy u. Mitarb.)
ATP, AMP, Phosaden	flüchtige Zunahme oder kein Effekt (Schoop) (Gottstein u. Mitarb.)	geringe Zunahme oder kein Effekt (Schoop) (Gottstein u. Mitarb.)	Zunahme in 1% Abnahme in 1% (Hess)	
Laevadosin	Zunahme (Hild)	Zunahme (Hild)		
Dusodril	flüchtige, geringe Zunahme (Nobbe)	kein Effekt (Nobbe)	geringe Zunahme (Nobbe)	geringe Zunahme (Nobbe)
IV. Adrenerge Substanzen				
Dilatol	flüchtige, geringe Zunahme (Hensel u. Mitarb.) Gottstein u. Mitarb.) (Winsor u. Mitarb.)	kein Effekt (Hensel u. Mitarb.) (Gottstein u. Mitarb.)	Zunahme in 50% Abnahme in 30% (Hess) Zunahme (Winsor u. Mitarb.)	
Vasculat	Zunahme (Nobbe)	Abnahme (Nobbe)	Zunahme (Ehringer, Nobbe)	leichte Zunahme (Ehringer) geringe Zunahme oder kein Effekt (Nobbe)
V. Vasoaktive Polypeptide				
Padutin	kein Effekt (Hensel u. Mitarb.)	kein Effekt (Hensel u. Mitarb.)	Zunahme in 30% Abnahme in 40% (Hess)	

stellung des Zellstoffwechsels durch Pharmaka sind unter Berücksichtigung unseres gegenwärtigen pathophysiologischen Einblicks nicht vorstellbar.

Zur Behandlung arterieller Durchblutungsstörungen stehen zahlreiche Medikamente zur Verfügung, deren durchblutungsfördernder Effekt sich je nach Angriffspunkt und Wirkungsmechanismus auf verschiedene Stromgebiete erstreckt, wobei die Zunahme der Hautdurchblutung bei weitem überwiegt, während das Stromvolumen des Muskels meist abnimmt oder unbeeinflußt bleibt (Tabelle 1). Eine erfolgversprechende Behandlung setzt also zunächst den gezielten Einsatz des Medikaments voraus. Dabei erfordert die pathophysiologische Situation im Stadium der Claudicatio intermittens in erster Linie eine Verbesserung der Muskeldurchblutung während Arbeit, bei den durch Ruheschmerz oder Nekrosen gekennzeichneten fortgeschrittenen Stadien vor allem eine Steigerung der Hautdurchblutung unter Ruhebedingungen.

Die *sympathikolytischen bzw. adrenolytischen Pharmaka* (z. B. Hydergin, Tolazolin [Priscol], Phentolamin [Regitin], Raubasin [Lamuran], Phenoxybenzamin [Dibenzyran] etc.) hemmen die Sympathikus- bzw. Adrenalinwirkung auf die glatte Muskulatur der Arteriolen und Präkapillaren. Sie führen dementsprechend zu einer Durchblutungssteigerung, vornehmlich der unter dem Einfluß eines hohen Sympathikustonus stehenden Hautgefäße, während die vorwiegend metabolisch gesteigerte Muskeldurchblutung nicht oder nur unwesentlich verändert wird. Den gleichen Effekt haben die *parasympathikomimetisch wirksamen Vasodilatanzien*, Nikotinsäure (Nikonacit, Ronicol) und deren Kombinationspräparate, z. B. Xantinol-Nicotinat (Complamin) sowie die vasoaktiven Polypeptide, z. B. Kallikrein (Padutin) und Prostaglandin E_1 (PGE_1). Dagegen erweitern die unter der Bezeichnung Bamethan (Vasculat), Buphenin (Dilatol) und Isoxsuprin (Duvadilan) handelsüblichen *adrenergen Substanzen* die Arteriolen und Kapillaren der Muskelgefäße, sie steigern außerdem das Herzzeitvolumen. *Muskulotrope Stoffe* wie das Nukleotid-Nukleosid-Gemisch Laevadosin, Naftidrofuryl (Dusodril), Bencyclan (Fludilat), Cinnarizin (Stutgeron) etc. bewirken durch direkten Angriff an der glatten Muskulatur der kleinen Arterien und Arteriolen eine Mehrdurchblutung sowohl der Muskel- als auch der Hautgefäße (Literaturzusammenfassung bei Ratschow 1959; Heberer et al. 1974; Nobbe 1971).

Die bei gefäßgesunden Menschen zu beobachtenden hämodynamischen Wirkungen werden durch das Vorliegen von Arterienverschlüssen erheblich modifiziert. *Bei systemischer, d. h. intravenöser, intramuskulärer oder peroraler Applikation* von Vasodilatanzien kann es infolge Erweiterung großer Kreislaufgebiete zu einem Abfall des präokklusiven Blutdrucks kommen, was im Falle einer nicht mehr reduzierbaren peripheren Widerstandsreserve zwangsläufig eine Minderperfusion des bereits durchblutungsgestörten Gewebsareals zur Folge hat. Mit derartigen Kreislaufumstellungen ist vor allem bei der intravenösen Verabreichung hoher Dosen von Vasodilatanzien in den fortgeschrittenen Stadien der Durchblutungsinsuffizienz zu rechnen (Hess 1959; Hild 1962; Bollinger u. Lüthy 1967; Nobbe 1971, 1972). Bei intakter Myokardfunktion wird der Blutdruckabfall in der Regel durch eine Steigerung des Herzzeitvolumens verhindert (Tabelle 2). Von dem positiv inotropen und chronotropen Effekt der β-adrenergen Pharmaka abgesehen, handelt es sich hierbei wohl überwiegend um pressorezeptorisch vermittelte Anpassungsvorgänge zur Homöostase des Blutdrucks. Intravenöse Injektionen von Bencyclan besitzen eine kardiodepressive Wirkung, die in wesentlich geringerem Maße auch bei der oralen Verabreichung nachweisbar ist (Heidrich u. Paeprer 1979).

Eine auf die Gliedmaße begrenzte Durchblutungssteigerung kann durch *intraarterielle Infusionen* von Pharmaka mit kurzer Halbwertszeit erreicht werden, deren Abbau erfolgt, ehe sie in wirksamer Konzentration in die venöse Strombahn gelangen. Diese Bedingung erfüllt die Adenosintriphosphorsäure, sowie das Nukleotid-Nukleosid-Gemisch Laevadosin, welche sowohl die Muskel- als auch die Hautgefäße erweitern (Hess 1959; Schoop 1956; Hild et al. 1964; Alexander et al. 1970).

Blutverteilungsänderungen zuungunsten der durchblutungsgestörten Areale i. S. des sog. *Borrowing-Lending-Phänomens* werden jedoch auch bei dieser Applikationsform beobachtet, besonders in den fortgeschrittenen Stadien der arteriellen Verschlußkrankheit (Hess 1959; Hild 1967; Hansgen et al. 1977). Dabei ist die

Tabelle 2. Herzzeitvolumina unter Vasodilatanzien bei intakter Myokardfunktion. (Nach Heidrich 1979)

Klinische Untersuchungen				
Substanz	Dosis		HZV	Autor
Actihaemyl	0,5–1 ml/kg	i. v.	+ 17%	Heidrich u. Mitarb. (1970/72)
Complamin	600 mg	i. m.	+ 66%	Heim u. Storck (1961)
	300 mg	i. v.	+ 26%	Juchems u. Rückert (1967)
			+ 96%	Thiesen u. Fischer (1959)
Dusodril	80 mg	i. v.	+ 12,3%	Heidrich u. Mitarb. (1972)
Hydergin	0,15 mg	i. v.	− 24%	Gotsch u. Mitarb. (1955)
Lamuran	40 mg	i. v.	+ 10–20%	Molzahn u. Lohmann (1973)
	20 mg	i. v.	+ 8%	
	20 mg	i. v.	+ 17%	Grohmann u. Mitarb. (1970)
	20 mg	i. v.	+ 14–16%	Schmitt u. Pippig (1970)
Nikotinsäure	90–120 mg	i. v.	+ 57%	Egli u. Klensch (1961)
Trental	100 mg	i. v.	+ 9,6%	Heidrich u. Mitarb. (1976)
Fludilat	100 mg	i. v.	− 3,6%	Heidrich u. Mitarb. (1979)
	200 mg	i. v.	− 17,2%	
Tierexperimentelle Untersuchungen				
Substanz	Dosis	HZV	Autor	
Dusodril	0,5 mg/kg/min	i. v.	+ 25%	Heidrich u. Mitarb. (1972)
Fludilat	1 mg/kg	i. v.	+ 21,9%	Szekeres (1970)
Trental	1 mg/kg	i. v.	+ 5%	Komarek u. Sakurai (1974)
	3 mg/kg	i. v.	+ 9%	
	10 mg/kg	i. v.	+ 9%	

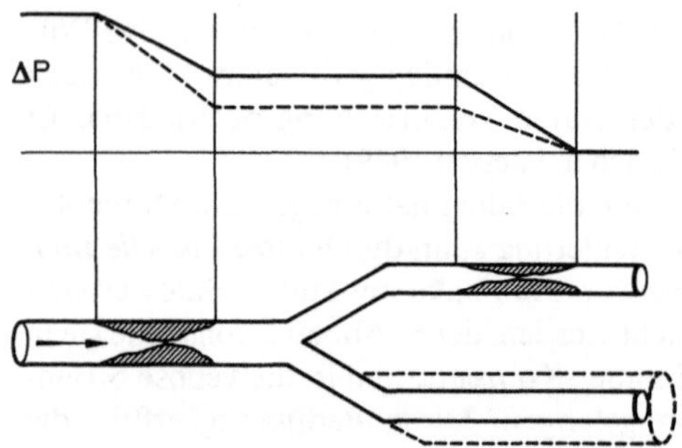

Abb. 2. Druckverhalten bei Mehretagenverschlüssen unter dem Einfluß gefäßerweiternder Medikamente als Ursache von Diversionsphänomenen

Punktionsstelle an der Femoralisgabel für die Durchblutungsreaktion (Widmer 1966) bedeutsam.

Bei Mehretagenverschlüssen kann die medikamentöse Vasodilatation erweiterungsfähiger gesunder Gewebsbereiche zwar einen größeren Druckgradienten über ein proximales Strömungshindernis bewirken, wobei die postokklusive Drucksenkung aber zwangsläufig eine Minderperfusion des nachgeschalteten Verschlußprozesses zur Folge hat (Abb. 2). Inwieweit sich derartige Steal-Effekte therapeutisch nachteilig auswirken, hängt von der noch verfügbaren Durchblutungsreserve, d. h. vom Kompensationsgrad der Verschlüsse ab. Wie an einem verzweigten Röhrenmodell verständlich gemacht wurde, kann die erhöhte Kollateraldurchströmung des proximalen Strömungshindernisses auf die Dauer auch der kranken Gefäßprovinz zugute kommen, selbst wenn diese unter dem Einfluß des gefäßerweiternden Medikaments vorübergehend minderdurchblutet wird (Gersmeyer u. Nicolay 1965).

Aber auch eine durch medikamentöse Erweiterung der Arteriolen bewirkte periphere Widerstandsabnahme verursacht zwangsläufig eine verminderte nutritive Durchblutung, sofern der für die Gewebsperfusion maßgebliche postokklusive Blutdruck unter das kritische Druckni-

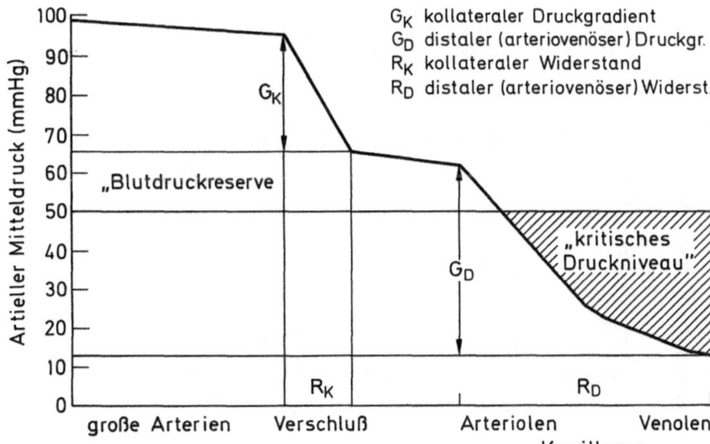

Abb. 3. Druckverhalten bei Arterienverschluß nach Bollinger (1970)

veau von etwa 50 mm Hg abfällt (Abb. 3). Unter dieser Bedingung hat die therapeutisch angestrebte Vasodilatation scheinbar paradoxerweise eine Durchblutungsabnahme zur Folge.

Alle dargelegten Faktoren und zusätzlichen Mechanismen, wie die Eröffnung arteriovenöser Kurzschlüsse proximal eines Strömungshindernisses, machen verständlich, weshalb die gefäßerweiternde Wirkung von Pharmaka bei Arterienverschlüssen nicht immer einer Durchblutungsförderung dienlich ist. Dementsprechend ergeben auch keineswegs nur Einzelmessungen an durchblutungsgestörten Gliedmaßen unter dem Einfluß von Vasodilatanzien häufig keine meßbare Zunahme, in der Mehrzahl der Fälle sogar eine Einschränkung des Ruhestromvolumens sowie der arteriellen Durchblutungsreserve (Literaturübersicht bei Hansteen u. Larentsen 1974).

Im Gegensatz hierzu weist eine plethysmographische Vergleichsstudie an insgesamt 100 Patienten mit peripherer arterieller Verschlußkrankheit aller Schweregrade nach 14tägiger i. v. Infusionsbehandlung mit Naftidrofuryl und Pentoxifyllin gegenüber Kontrollen eine statistisch signifikante Zunahme der reaktiven Hyperämie auf, während sich ähnliche Effekte nach Raubasin- und Bencyclaninfusionen nicht sichern ließen (Heidrich et al. 1977) (Abb. 4). Diese zwar mit verschiedenen, jedoch prinzipiell gleichartig wirksamen Substanzen erhobenen Befunde, beleuchten das Problem der richtigen Einschätzung des therapeutischen Werts gefäßerweiternder Pharmaka bei arterieller Verschlußkrankheit, welche von der generellen Ablehnung (Hansteen et al. 1974) bis zur optimistischen Beurteilung reicht (Hess 1959; Fried 1964; Gillespie 1967; Nobbe 1972; Schoop 1974; Bollinger 1980). Dabei ist davon auszugehen, daß es bei den bisher dargelegten Effekten lediglich um *hämodynamische Wirkungen* geht, die keineswegs zwangsläufig mit der *therapeutischen Wirksamkeit* von Vasodilatanzien gleichgesetzt werden dürfen.

Diese prinzipielle Unterscheidung resultiert nicht zuletzt aus methodischen Schwierigkeiten. Inwieweit eine unter dem Einfluß gefäßerweiternder Medikamente, z. B. verschlußplethysmographisch gemessene Stromvolumenzunahme tatsächlich den durchblutungsgestörten Bereich betrifft oder durch eine Mehrdurchblutung intakter Gefäßareale zustande kommt, entzieht sich bisher einer exakten Bestimmbarkeit. Simulante Messungen der lokalen Sauerstoffspannung oder von NAD-abhängigen Metabolitkonzentrationen wie Lactat und Pyruvat im zu- und abströmenden Blut der Gliedmaße führen möglicherweise einen Schritt weiter in die kausale Verknüpfung von Durchblutung und Stoffwechsel (Hild et al. 1964; Alexander et al. 1969, 1970; Ehrly u. Schröder 1979). Wie das in Abb. 5 wiedergegebene Beispiel zeigt, kommt es unter der submaximalen Belastung einer durchblutungsgestörten Gliedmaße zu einem deutlichen Anstieg des Lactat-Pyruvatquotienten im Femoralvenenblut, während die reaktive Hyperämie nur mäßig zunimmt. Bei gleicher Wadenbelastung während einer intraarteriellen

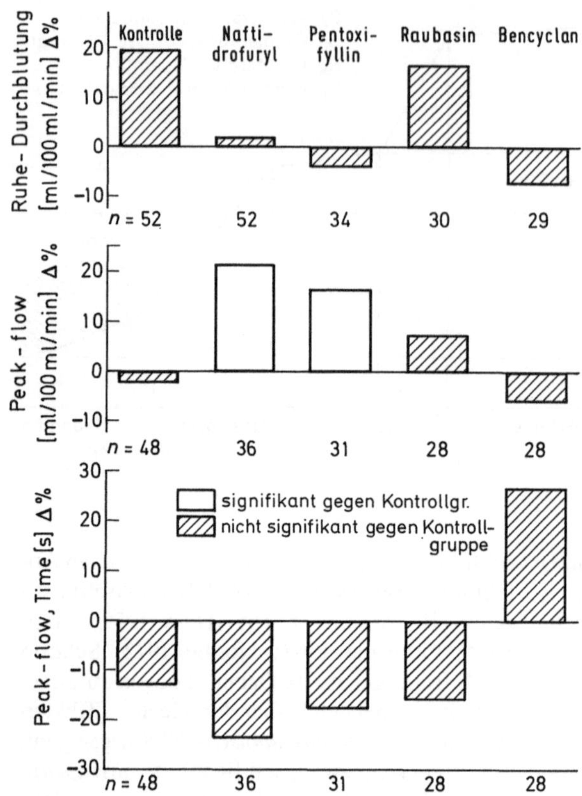

Abb. 4. Ruhe-Durchblutung, Peak-Flow und Peak-Flow-Time nach 14tätiger Behandlung mit verschiedenen Vasodilatanzien

Laevadosininfusion bleibt der Anstieg des Lactat-Pyruvatquotienten infolge eines wesentlich stärkeren Durchblutungsantiegs nahezu vollkommen aus, was auf eine Verbesserung der hypoxischen Stoffwechselsituation schließen läßt (Abb. 5).

Trotz aller methodischen Unzulänglichkeiten ist der Nachweis hämodynamischer, metabolischer oder anderer Wirkungen eines Vasodilatators an der durchblutungsgestörten Gliedmaße unabdingbare Voraussetzung für den therapeutischen Einsatz. Inwieweit dieser erfolgreich ist, hängt jedoch ausschließlich von der Wirksamkeit des jeweiligen Medikaments ab, die sich logischerweise nur anhand klinischer Parameter beurteilen läßt. Von den ischämischen Läsionen abgesehen, unterliegen diese jedoch in hohem Maße subjektiven Einflüssen.

Die allzu selbstverständlich erhobene Forderung von Einfach- oder Doppelblindstudien an randomisierten Gruppen erfordern in Anbetracht der schwierigen Vergleichbarkeit arterieller Verschlußprozesse sowie der zahlreichen die Gehfunktion durchblutungsunabhängig beeinflussenden Faktoren wie Störungen des Bewegungsapparats, des zentralen Nervensystems oder des kardiopulmonalen Systems große Patientenkollektive. In wohl keiner der vorliegenden Vergleichsstudien dürfte die diesbezügliche Homogenität gewahrt sein. Die Beurteilung der therapeutischen Wirksamkeit aufgrund offener Studien ist durch den kaum abgrenzbaren Einfluß des Spontanverlaufs sowie des Trainingseffekts der alltäglichen Gehbelastung erschwert. Nicht zu vernachlässigen sind Änderungen der Lebensgewohnheiten, z. B. des Rauchens, der Lokalbehandlung oder anderweitiger Therapiemaßnahmen und nicht zuletzt der Motivationsgrad des Patienten durch die „Vasodilatanzienbehandlung" selbst.

Als therapeutisch wirksam gelten intraarterielle Infusionen von Substanzen mit kurzer Halbwertszeit, wie energiereiche Phosphate, z. B. in Form des Nukleotid-Nukleosid-Gemisches Laevadosin. Ihre Wirkung besteht in einer dosisabhängigen Steigerung von Ruhedurchblu-

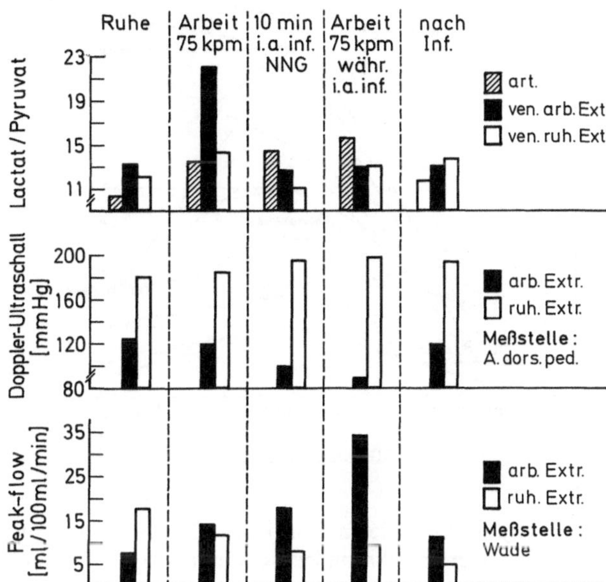

Abb. 5. Verhalten von Lactat/Pyrovat, Druck und Fluß bei ergometrischer Wadenbelastung vor und während einer i. a. Laevadosininfusion

tung und reaktiver Hyperämie, die eine Verbesserung der hypoxischen Stoffwechselsituation zur Folge hat. Die Intensität der erreichbaren Durchblutungsverbesserung hängt in hohem Maße vom Schweregrad der Durchblutungsinsuffizienz ab, die wiederum von Lokalisation und Ausdehnung der Verschlußprozesse bestimmt wird (Brecht et al. 1966; Grünzig u. Bollinger 1971; Hild et al. 1966). Obschon sich günstige Resultate bei nahezu ⅔ der Patienten aller Schweregrade und Verschlußlokalisationen nachweisen lassen, erweisen sich intraarterielle Infusionen von Laevadosin im Stadium II als besonders wirksam; hier vor allem bei wiederholter Belastung der durchblutungsgestörten Gliedmaße auf einem Wadenergometer während der Infusion (Hild et al. 1964; Brecht et al. 1966; Dittrich et al. 1979). Die unter einer probatorischen Laevadosininfusion gemessene Druck- und Flußänderungen erlauben jedoch keine Aussage über den zu erwartenden therapeutischen Effekt (Stein et al. 1979). Langzeitbeobachtungen zeigen nach durchschnittlich 31 Monaten eine nahezu unveränderte Schweregradverteilung, wobei die mediane beschwerdefreie Gehstrecke im Stadium II jedoch wieder etwas verkürzt war (Abb. 6).

Den anfänglich enthusiastischen Berichten über die therapeutische Effektivität intraarterieller Prostaglandin-(PGE_1)Infusionen bei Ruheschmerz und ischämischen Läsionen (Nielsen et al. 1966; Carlson et al. 1969; Shionoya et al. 1976; Sakaguchi et al. 1978; Kawai et al. 1979) stehen neuerdings einige weniger erfolgreiche Mitteilungen gegenüber (Sinzinger u. Silberbauer 1981).

Intravenöse Infusionen von Naftidrofuryl und Pentoxifyllin bewirken in einigen Doppelblindstudien im Stadium II der arteriellen Verschlußkrankheit eine statistisch signifikante Zunahme der beschwerdefreien Gehstrecke (Becker et al. 1979; Kriesmann et al. 1979; Bollinger u. Frei 1977). Naftidrofurylinfusionen erwiesen sich beim isolierten Verschluß der A. femoralis superficialis als besonders wirksam, während zusätzliche Strombahnhindernisse die Erfolgschance erheblich schmälern. Auffällig ist eine fehlende oder allenfalls im Trend erkennbare Korrelation zwischen der Gehstreckenzunahme und den hämodynamischen Meßparametern, wie Arm- und Fußarteriendrücke, deren Quotienten sowie Peak-Flow und Peak-Flow-Time, die wir in gleicher Weise auch bei der intraarteriellen Infusionstherapie mit Laevadosin beobachteten (Bollinger u. Frei 1977; Kriesmann et al. 1979; Hild et al. 1981). Eine Verbesserung der Gehstrecke während der Vasodilatanzientherapie ist demnach auch ohne meßbare Durchblutungszunahme in den distalen Gliedmaßenabschnitten möglich, wie dies für

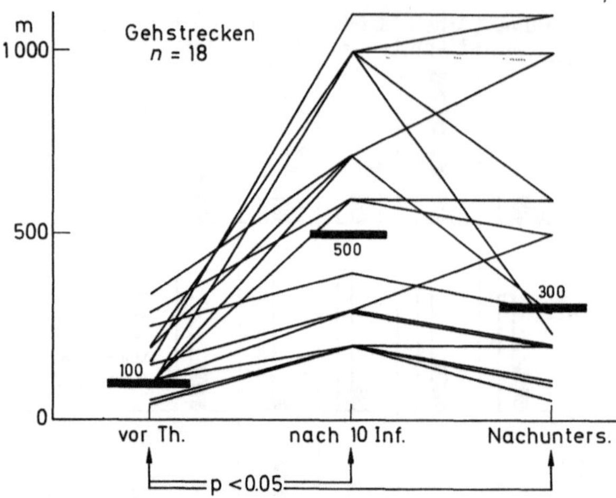

Abb. 6. Gehstrecken vor Behandlungsbeginn, nach 10 i. a. Infusionen von Laevadosin und bei der Nachuntersuchung

die Bewegungstherapie in Form des Gehtrainings seit längerem bekannt ist (Schoop u. Cappius 1975). Diese Tatsache beleuchtet noch einmal unter diesem Aspekt, daß pharmakodynamisch oder anders geartete Wirkungen und therapeutische Wirksamkeit nicht ohne weiteres gleichgesetzt werden dürfen.

Die Bedeutung der oralen Behandlung mit gefäßerweiternden Medikamenten ist umstritten. Aufgrund einiger Doppelblindstudien scheint eine Verbesserung der Gehleistung im Stadium II der arteriellen Verschlußkrankheit durch chronische Verabreichung von Pentoxifyllin erreichbar zu sein (Schubotz 1975; Tonak et al. 1977; Völker et al. 1978; Rudofsky et al. 1979). Möglicherweise ist hierfür eine Beeinflussung der Fließeigenschaft des Blutes durch Pentoxifyllin verantwortlich zu machen (Hess et al. 1973; Heidrich et al. 1975; Ehrly 1975). Die Inhomogenität der klinischen Ausgangsbefunde bei den erwähnten Studien läßt den Wert einer chronischen oralen Behandlung mit Vasodilatanzien besonders auch im Hinblick auf den Spontanverlauf der arteriellen Verschlußkrankheit problematisch erscheinen.

Zusammenfassung

Ein erfolgversprechender Einsatz von Vasodilatanzien zur Behandlung der arteriellen Verschlußkrankheit erfordert zunächst die Berücksichtigung des Wirkungsortes. Der hämodynamische Effekt dieser Pharmaka wird durch das Vorliegen arterieller Verschlußprozesse erheblich modifiziert. Dabei können bei Mehretagenverschlüssen, schlechtem Kompensationsgrad und anderen Faktoren verschiedenartige Diversionsphänomene zuungunsten des durchblutungsgestörten Gewebsbereichs zustande kommen. Pharmakodynamische Wirkung und therapeutische Wirksamkeit von Vasodilatanzien sind zu unterscheiden. Als wirksam dürfen i. a. Infusionen des Nukleotid-Nukleosid-Gemischs Laevadosin angesehen werden, vor allem im Stadium II, weniger deutlich aber auch im Stadium III und IV. Nach i. v. Infusionsserien von Naftidrofuryl (Dusodril) und Pentoxifyllin (Trental) wurde in Doppelblindstudien bei gut kompensierten Verschlüssen im Stadium II eine Verbesserung der Gehleistung nachgewiesen. Der therapeutische Wert oral verabreichter Vasodilatanzien ist schwer abschätzbar. Die Behandlung arterieller Durchblutungsstörungen mit gefäßerweiternden Medikamenten setzt eine intakte Myokardfunktion voraus.

Literatur

Alexander K, Fabel H, Hundeshagen H, Feuerhake H: Experimentelle Untersuchungen zur Korrelation von Kreislauf- und Stoffwechselstörungen beim Gliedmaßenarterienverschluß des Menschen. Arch Kreislauf-Forsch 60: 261 (1969)

Alexander K, Wittenborg A, Tägder K, Hundeshagen H, Liegmann B: Quantitative Durchblutungsmessungen mit Hilfe von 133_{xe}. Dtsch Med Wschr 96: 1771 (1970)

Becker HM, Ehlert O, Härding R, Maurer PC, Rait D, Raithel D, Sperling M, Stockmann U, Storz LW:

Wirksamkeitsnachweis von Dusodril-PI bei arterieller Verschlußkrankheit in einer multizentrisch angelegten Doppelblindstudie. In: Therapiekontrolle in der Angiologie (Hild R, Spaan G, Hrsg). Witzstrock, Baden-Baden Köln New York 1979

Bollinger A: Funktionelle Angiologie. Thieme, Stuttgart 1980

Bollinger A, Lüthy E: Kompensationsgrad arterieller Verschlüsse und Wirkung intravenös verabreichter vasoaktiver Medikamente. Schweiz Med Wschr 97: 1220 (1967)

Bollinger A, Frei Ch: Double-blind study of Pentoxifylline against placebo in patients with intermittend claudication. Pharmatherapeutica 1:557 (1977)

Brecht Th, Hild R, Fux HD: Zur konservativen Behandlung des intermittierenden Hinkens. Münch Med Wschr 48:2458 (1966)

Dittrich J, Hild R, Spaan G, Stein U, Wagner E: Klinische Ergebnisse und hämodynamische Parameter bei intraarterieller Nucleotid-Nucleosid-Gemisch (NNG)-Therapie. In: Therapiekontrolle in der Angiologie (Hild R, Spaan G, Hrsg). Witzstrock, Baden-Baden Köln New York 1979

Ehrly AM: Kontrolle therapeutischer Effekte im Bereich der Mikrozirkulation bei peripheren angiologischen Erkrankungen. In: Therapiekontrolle in der Angiologie (Hild R, Spaan G, Hrsg). Witzstrock, Baden-Baden Köln New York 1979

Ehrly AM, Schroeder W: Sauerstoffdruckmessungen im ischämischen Muskelgewebe als Kontrolle therapeutischer Maßnahmen bei chronischen peripheren Durchblutungsstörungen. In: Therapiekontrolle in der Angiologie (Hild R, Spaan G, Hrsg). Witzstrock, Baden-Baden Köln New York 1979

Fried DF: Drugs for peripheral vascular disease. Clin Pharmacol Ther 5:666 (1964)

Gersmeyer EF, Nicolay M: Intravenöse Therapie arterieller Verschlußleiden mit Vasodilatanzien. Med Welt 15:741 (1965)

Gillespie JA: Hämodynamische Betrachtungen über die Behandlung chronischer-ischämischer Erkrankungen der Beine. Fortschr Med 85:175 (1967)

Grüntzig A, Bollinger A: Akute und chronische Wirkungen intraarterieller Infusionen bei peripheren Beinarterienverschlüssen. In: Meßmethoden bei arteriellen Durchblutungsstörungen (Bollinger A, Brunner U, Hrsg). Huber, Bern 1971

Hänsgen K, Preuss EG, Podhaisky H, Siege K: Untersuchungen zum Borrowing-Lending-Phänomen unter den Bedingungen einer intraarteriell induzierte Vasodilatation. Z Kardiol 66:551 (1977)

Hansteen V, Lorentsen E: Vasodilator Drugs in the Treatment of Peripheral Arterial Insufficiency. Acta Med Scand (Suppl) 556 (1974)

Heidrich, H.: Klinisch-experimentelle Untersuchungen zu neuen Wirkungsmechanismen sogenannter Vasodilatanzien und gefäßaktiver Pharmaka. Habilitationsschrift, FU Berlin 1975

Heidrich H: Pro und kontra Vasodilatanzien bei Behandlung peripherer arterieller Durchblutungsstörungen. euromed 19:390 (1979)

Heidrich H, Witt H, Witt E: Periphere Durchblutungsgröße bei arterieller Verschlußkrankheit unter i.v. Langzeittherapie mit gefäßaktiven Pharmaka. Plethysmographische Vergleichsstudie. Verh Dtsch Ges Inn Med 83:1750 (1977)

Heidrich H, Paeprer H: Klinische Untersuchungen zur kardiodepressiven Wirkung von Bencyclan (Fludilat). In: Therapiekontrolle in der Angiologie (Hild R, Spaan G, Hrsg). Witzstrock, Baden-Baden Köln New York 1979

Hess, H.: Die obliterierenden Gefäßerkrankungen. Urban und Schwarzenberg, München Berlin 1959

Hess H, Franke I, Jauch M: Medikamentöse Verbesserung der Flußeigenschaften des Blutes, ein wirksames Prinzip zur Behandlung von arteriellen Durchblutungsstörungen. Fortschr Med 91: 743 (1973)

Hild R: Zur Pathophysiologie der arteriellen Verschlußkrankheit. Habilitationsschrift, Heidelberg 1962

Hild R: Stoffwechselumstellungen bei arterieller Verschlußkrankheit Verh Dtsch Ges Kreislauf-Forsch 29:188 (1963)

Hild R: Medikamentöse Prophylaxe und Therapie arterieller Verschlußkrankheiten der Gliedmaßen. Dtsch Med J 18:306 (1967)

Hild R: Pathophysiologie der arteriellen Verschlußkrankheit. Verh Dtsch Ges Kreislauf-Forsch 40:95 (1974)

Hild R, Zolg H, Brecht Th, Huber U: Ergometrische Belastung während intraarterieller Infusion eines Nuclosid-Nucleotid-Gemisches als neues Verfahren zur Behandlung der arteriellen Verschlußkrankheit. Med Welt 12:614 (1964)

Hild R, Brecht Th: Zur Genese der Schmerzen bei arterieller Verschlußkrankheit der Gliedmaßen. Verh Dtsch Ges Inn Med 72:371 (1966)

Hild R, Brecht Th, Zolg H: Das Lactat/Pyruvat-System als Indikator des Ruhestoffwechsels bei arterieller Verschlußkrankheit der Gliedmaßen. Klin Wschr 44:44 (1966)

Hild R, Spaan G, Stein U: Langzeitergebnisse intraarterieller Infusionstherapie bei peripherer arterieller Verschlußkrankheit. Med Welt 32:448 (1981)

Kawai J, Gruss D, Karadedos C: Erste Erfahrungen mit der intraarteriellen Dauerperfusion mit Prostaglandin E_1 bei fortgeschrittener arterieller Verschlußkrankheit im Stadium IV. In: Therapiekontrolle in der Angiologie (Hild R, Spaan G, Hrsg). Witzstrock, Baden-Baden Köln New York 1979

Kriesmann A, Neiss A, Lutilsky L, Rädler M, Vogler E, Rupp N: Änderungen klinischer und hämodynamischer Parameter während Infusionen mit Lävulose und Naftidrofuryl sowie Laevulose und Plazebo (randomisierte Doppelblindstudie). In: Therapiekontrolle in der Angiologie (Hild R, Spaan G, Hrsg). Witzstrock, Baden-Baden Köln New York 1979

Nielsen PE, Levin Nielsen S, Holstein P, Lönsmann Poulsen H, Harthansen E, Lassen NA: Intra-Arterial-Infusion of Prostaglandin E_1 in normal Subjects and Patients with peripheral arterial Disease. Scand J Clin Lab Invest 36: 633 (1976)

Nobbe F: Experimentelle Untersuchungen zur medikamentösen Therapie arterieller Verschlußkrankheit. Habilitationsschrift, Heidelberg 1971

Nobbe F: Konservative Therapie chronischer Gliedmaßenarterienverschlüsse. Verh Dtsch Ges Inn Med 78: 520 (1972)

Rudofsky G, Brock FE, Ulrich M, Nobbe F: Behandlung von Patienten mit arterieller Verschlußkrankheit (Stadium II) mit Pentoxyfyllin. Med Klin 74: 1093 (1979)

Sakaguchi S, Kusaba A, Mishima Y, Kamiya K, Nishimura A, Furukawa K, Shionoya S, Kawashima M, Katsumura T, Sakuma A: A multi-clinical double blind study with PGE_1 (d-cyclo-dextrinclathrate) in patients with ischämic ulcer of the extremities. VASA 7: 263 (1978)

Schoop W: Zum Verhalten der Muskeldurchblutung distal eines chronischen Arterienverschlusses. Klin Wschr 34: 1276 (1956)

Schoop W: Therapie mit Vasodilatanzien. In: Angiologie (Heberer G, Rau G, Schoop W, Hrsg). Thieme, Stuttgart 1974

Schoop W, Cappius G: Möglichkeiten und Grenzen einer stationären Trainingsbehandlung von 4–6 Wochen. Aktuelle Probl Angiol 30: 109 (1974)

Schubotz R: Zum Wirkungsnachweis von Pentoxifyllin bei arteriellen Durchblutungsstörungen. Med Welt 26: 1884 (1975)

Sinzinger H, Silberbauer K: Zum gegenwärtigen Stand der Prostacyclin-Story für die Klinik. VASA 10: 70 (1981)

Stein U, Dittrich J, Hild R, Rexroth W, Spaan G, Wagner E: Die Aussagefähigkeit der Venenverschlußplethysmographie während einer probatorischen Nucleosid-Nucleotid-Gemisch-Infusion in bezug auf den zu erwartenden therapeutischen Effekt. In: Therapiekontrolle in der Angiologie (Hild R, Spaan G, Hrsg). Witzstrock, Baden-Baden Köln New York 1979

Tonak J, Knecht H, Groitl H: Zur Behandlung von Durchblutungsstörungen mit Pentoxifyllin. Eine Doppelblindstudie mit Trental. Med Monatsschr 31: 467 (1977)

Völker D: Behandlung von Arteriopathien mit Trental 400. Med Welt 29: 1244 (1978)

Widmer LK, Hürlimann H: Erhöht die intraarterielle Zufuhr eines Pharmakas dessen Konzentration in den Akren? Z Kreislauf-Forsch 55: 410 (1966)

Klinisch-experimentelle Untersuchungen zur isovolämischen Hämodilution bei arterieller Verschlußkrankheit

F. Nobbe und G. Rudofsky

Es darf heute als gesichert angesehen werden, daß Änderungen der Viskosität das Fließverhalten des Blutes und damit auch die periphere Hämodynamik entscheidend beeinflussen, wie dies durch vergleichende Messungen von Ruhedurchblutung und reaktivem Spitzenfluß bei Patienten mit Polyzythämie und Anämie eindrucksvoll bestätigt werden konnte [1, 2, 3, 11, 12, 13]. Wesentlichster Parameter für die Vollblutviskosität ist der Hämatokritwert, dessen Reduktion durch Blutverdünnungsmaßnahmen zwangsläufig zu einer Senkung der Viskosität und damit zu einer Verbesserung der Mikrozirkulation führen muß. Geht man von der Tatsache aus, daß die Vollblutviskosität bei Patienten mit arterieller Verschlußkrankheit im Mittel deutlich über der altersentsprechender Gefäßgesunder liegt, so wird verständlich, daß die Hämodilution seit über 10 Jahren zu einem wertvollen Bestandteil der Behandlung arterieller Verschlußkrankheiten wurde. Die hypervolämische Dilution mit niedermolekularem Dextran bewirkt eine Reduktion der Viskosität proportional zum Abfall des Hämatokrits, während Herz-Minuten-Volumen, linksventrikulärer Druck und Plasmavolumen ansteigen [1]. Damit wird zwar in vielen Fällen die periphere Durchblutung meßbar verbessert, die Volumenbelastung von vorgeschädigten Herzen jedoch häufig nicht toleriert. In jüngerer Zeit interessierte deswegen zunehmend die induzierte Reduktion des Hämatokritwertes unter Konstanz des intravasalen Volumens. Theorie und klinische Relevanz wurden von Messmer u. Schmidt-Schönbein 1971 diskutiert [2]; Rieger u. Mitarb. stellten dann erste überzeugende Ergebnisse durch die Behandlung mit isovolämischer Dilution bei Patienten mit dekompensierter arterieller Verschlußkrankheit vor, die durch die Entnahme korpuskulärer Elemente und Reinfusion des

Fortschritte in der Inneren Medizin
Hrsg. Kommerell/Hahn/Kübler/Mörl/Weber

Plasmas eine Senkung des Hämatokrits auf ca. 30% bewirkte [3, 4, 5].

Die pathophysiologischen Überlegungen zu diesem Verfahren sind einleuchtend. Hinter einer arteriellen Stenose oder Okklusion ist die mittlere Blutstromgeschwindigkeit in jedem Falle vermindert. Poststenotische Dilatationen und Turbulenzen verstärken diesen Effekt. Im verlangsamten Blutstrom zu erwartende Erythrozytenaggregate bewirken eine erhebliche Viskositätssteigerung und erhöhen den peripheren Gesamtwiderstand. Der Aderlaß mit Reinfusion des Plasmas vermindert die Wahrscheinlichkeit der Aggregation und senkt sowohl die Vollblutviskosität als auch den peripheren Widerstand. Kompensatorisch erfolgt eine Steigerung des Herzzeitvolumens. Nach den Untersuchungen von Rieger u. Mitarb. [5] wird diese auf Grund vermehrt venösen Angebots durch eine Schlagvolumenzunahme, nicht aber duch einen Frequenzanstieg bewirkt. Die Folge ist wiederum eine Steigerung der mittleren Blutstromgeschwindigkeit, welche die Erythrozytenaggregation erschwert und über die Auflösung bereits gebildeter Aggregate die Kapillarperfusion im Bereich der gestörten Mikrozirkulation verbessert. Klinische Verlaufsbeobachtungen und hämodynamische Messungen sprechen durchaus für einen therapeutischen Effekt der isovolämischen Hämodilution [3, 4, 5, 11, 13, 14].

Die vorgenannten Mitteilungen und eigene Beobachtungen unter Hämodilution veranlaßten uns, seit 1979 in größerem Umfang, diese Therapie bei Patienten mit dekompensierter arterieller Verschlußkrankheit durchzuführen. Erste Ergebnisse mit allerdings noch kleinen Zahlen wurden bereits vorgestellt [6, 8, 9, 10].

Methodik

78 Patienten mit angiographisch nachgewiesenen Kombinationsverschlüssen der unteren Extremitäten wurden einer isovolämischen Hämodilution unterzogen. In allen Fällen war in Übereinstimmung mit unseren Gefäßchirurgen keine Indikation für einen rekonstruktiven Eingriff gegeben.

Indikation waren Ruheschmerz oder Gangrän, Voraussetzung ein Hämatokrit über 50%. Als Kontraindikation sahen wir in Übereinstimmung mit dem Schrifttum [3, 4, 5, 8, 10, 13] eine schwere koronare Herzkrankheit, myokardiale Insuffizienz und eine dekompensierte Zerebralsklerose an.

Als Effizienznachweis galt die Reduzierung der Analgetika bzw. Ruheschmerzfreiheit, die Heilung einer Gangrän und die Rückgewinnung einer schmerzfreien Gehstrecke.

Es wurden im Mittel 6–8 isovolämische Hämodilutionen durchgeführt; persistierten die Beschwerden trotz ausreichender Senkung des Hämatokrits auf Werte zwischen 30 und 35% über mehr als 2 Wochen, wurde die Therapie abgebrochen.

Technische Durchführung:

I. Bestimmung von:
   1. Hämatokrit
   2. Reaktive Hyperämie nach 3minütiger Okklusion an Wade und Fuß. – Gemessen wurde der „peak-flow" (pf) und die Zeit bis zum Erscheinen des maximalen Spitzenflusses (tpf).
   3. Poststenotischer systolischer Blutdruck
      a) Knöchelarterlendruck mit Doppler
      b) Großzehe und 2. Zehe mit „straen gauge"
   4. Systemischer Blutdruck und Herzfrequenz.

II. Synchrone Entnahme von 500 ml Vollblut und Substitution mit 500 ml 4%igem Humanalbumin über 30 min. Während der Hämodilution mehrfache Bestimmung der Ruhedurchblutung an Wade und Fuß sowie Messung des systemischen Blutdrucks und der Herzfrequenz.

III. Unmittelbar nach der Hämodilution Wiederholung von I. (1.–4.). Die venenverschlußplethysmographischen Messungen der Ruhedurchblutung, des maximalen Spitzenflusses, der „time to peak flow" (tpf) und des systolischen Zehenarteriendrucks wurden mit dem Periquant 3000 (Fa. Gutmann) durchgeführt.

   Die statistische Auswertung erfolgte mit dem t-Test für miteinander verbundene Stichproben.

Ergebnisse

In Tabelle 1 sind die klinischen Resultate zusammengefaßt. Als erfolgreich darf die Therapie bei 62 angesehen werden, während bei

Tabelle 1. Isovolämische Hämodilution

	Ruheschmerz oder Gangrän (N = 78)	
	Erfolgreich (N = 62)	
Vor	Therapie (6–8 Dil.)	nach
Klinik:		
51 Ruheschmerz		62 Claudicatio interm.
11 Gangrän		8 Zehenamputationen
Hämatokrit 49 ± 2%		Hämatokrit 36 ± 1%
Hämodynamik:		
Reaktive Hyperämie	Wade pf 5,2 ± 1,1 ml/100 ml/min	7,8 ± 0,13 (0,05)
	tpf 74,4 ± 7,5 s	54,3 ± 15,8 (0,00125)
	Fuß pf 2,7 ± 0,3 ml/100 ml/min	4,2 ± 0,26 (0,025)
	tpf 141,3 ± 14,5 s	80,7 ± 13,7 (0,00025)
Poststenotischer Druck	54,0 ± 8,1 mmHg	92,4 ± 10,4 (0,005)
	Erfolglos (N = 16)	
Klinik:		
4 Ruheschmerz		16 Oberschenkelamputat.
12 Gangrän		
Hämatokrit 48 ± 3%		Hämatokrit 35 ± 2%
Hämodynamik:		
Reaktive Hyperämie	Wade pf 4,8 ± 0,3 ml/100 ml/min	5,4 ± 0,4
	tpf 81,3 ± 9,3 s	71,9 ± 15,3
	Fuß pf 2,1 ± 0,7 ml/100 ml/min	2,0 ± 0,3
	tpf 157,0 ± 21,3 s	138,0 ± 19,2
Poststenotischer Druck	46,2 ± 8,5 mmHg	48,3 ± 6,4

16 Patienten eine Oberschenkelamputation nicht zu vermeiden war. In der erfolgreich behandelten Gruppe litten 51 vor Therapiebeginn an hartnäckigem Ruheschmerz und 11 an einer Gangrän. Der Ausgangswert des Hämatokrits lag bei 49% (± 2). 62 konnten in ein Stadium II überführt werden. Bei 8 von diesen wurden Zehenamputationen notwendig, die jedoch komplikationslos verheilten. Der Hämatokrit lag nach Abschluß der Behandlung bei 36% (± 1). In allen Fällen stieg die reaktive Hyperämie über der Wade mäßig, im Bereich des Fußes deutlicher an; es war jedoch eine erhebliche Verkürzung von tpf zu erzielen.

Auch der poststenotische Druck stieg im Mittel erheblich und statistisch signifikant an.

Auffallend war, daß insbesondere bei Patienten im Stadium III bereits durch die Erstdilution eine weitgehende Schmerzfreiheit zu erzielen war.

Alle 62 Patienten konnten in eine ambulante Weiterbetreuung entlassen werden. Im bisherigen Beobachtungszeitraum von 8–16 Monaten wurden bislang keine erneuten Dekompensationen der arteriellen Verschlußkrankheit beobachtet.

Sehr viel schlechter war die Ausgangssituation der 16 erfolglos behandelten Patienten. Vier litten vor Therapie an Ruheschmerz und 12 hatten eine Gangrän. Der poststenotische Ausgangsdruckwert lag deutlich unter 50 mm Hg, auch die Ausgangswerte für den „peak flow" und tpf waren ungünstiger als in der erfolgreich behandelten Gruppe. Entsprechend ließ sich auch eine gute Relation der Meßergebnisse nach Therapie zum klinischen Mißerfolg ziehen. Obwohl auch hier der Hämatokrit auf gleich günstige Werte von 35 ± 2% gesenkt werden konnte, ließen sich der maximale Spitzenfluß, tpf und der poststenotische Druck nicht statistisch signifikant bessern.

Diskussion

Von 78 Patienten mit inoperablen Kombinationsverschlüssen im dekompensierten Spätstadium konnten 79,5% in ein ruheschmerzfreies

Stadium überführt werden. Dieses günstige Resultat bestätigt die Beobachtungen anderer Autoren [3, 4, 5, 13] und unterstreicht, daß die isovolämische Hämodilution das bisher so schmale Spektrum konservativer Möglichkeiten in der Behandlung von Spätstadien der arteriellen Verschlußkrankheit wertvoll bereichert. Unterteilt man das Kollektiv in die klinischen Schweregrade III und IV, so liegt der Therapieerfolg bei den Patienten, die nur unter Ruheschmerz litten, sogar bei 93%, bei den Kranken mit Nekrose oder Gangrän jedoch nur bei 48%. Als entscheidend für den Mißerfolg der Behandlung bei insgesamt 16 Patienten darf die deutlich schlechtere hämodynamische Ausgangssituation angesehen werden. Unsere Befunde entsprechen durchaus Mitteilungen anderer Autoren, in denen gezeigt wurde, daß extrem niedrige systolische Drücke und hochpathologische Einschränkungen der reaktiven Hyperämie als prognostisch ungünstig zu werten sind [1, 3, 4, 5, 9, 13].

Die Verkürzung der Erscheinungszeit des maximalen Spitzenflusses nach arterieller Drosselung (tpf) wurde von unserer Arbeitsgruppe schon in früheren Publikationen als wichtiger Parameter für therapeutische Verlaufskontrollen herausgestellt und als Anhalt für eine Fluiditätsverbesserung in vivo zur Diskussion gestellt [6, 7, 8, 9, 10].

Die eingangs erwähnten pathophysiologischen Erwägungen könnten diese Therapie bestätigen. Die der isovolämischen Hämodilution folgende Steigerung des Herzzeitvolumens bewirkt eine Steigerung der mittleren Blutstromgeschwindigkeit, damit eine Verhinderung oder sogar Auflösung von Erythrozytenaggregaten und somit eine Senkung des peripheren Gesamtwiderstandes. Rieger u. Mitarb. [4, 5] und Schoop [13] konnten eindrucksvolle Meßergebnisse vorlegen, die diese pathophysiologischen Überlegungen belegen: Bei gleichbleibender Pulsfrequenz kam es nach isovolämischer Hämodilution zu einem meßbaren Anstieg des Herzzeitvolumens und einer Zunahme der Stromgeschwindigkeit in der A. femoralis distal eines Verschlusses. Thermographische Kontrollen zeigten, daß eine Steigerung der Hautwärme als wahrscheinliches Symptom der Durchblutungssteigerung nicht auf den Nekroserand beschränkt war, sondern die gesamten Extremitätenakren betraf [13].

Geht man also von der Überlegung aus, daß die Strömungsgeschwindigkeit nach isovolämischer Hämodilution zunimmt, aufgrund der Viskositätssenkung mehr Kapillaren im durchblutungsgestörten Bereich durchströmt werden, und der Gesamtwiderstand sinkt, dann wird erklärlich, daß auf der einen Seite tpf abnimmt und auf der anderen Seite der poststenotische Druck ansteigt, da der Verbrauch an kinetischer Energie bei Passage der Kollateralstrombahn durch die Reduktion des peripheren Gesamtwiderstandes geringer werden muß. Schließlich erklären Befunde von Rieger u. Mitarb. [4, 5] und Schoop [13] auch, warum die von uns gemessenen hämodynamischen Verbesserungen im Bereich des Fußes deutlich günstiger ausfielen als an der Wade.

Zusammenfassung

Es wird über das Ergebnis einer isovolämischen Hämodilutionsbehandlung bei 78 Patienten mit arterieller Verschlußkrankheit im Stadium III und IV berichtet. Bei insbesamt 62 (79,5%) konnte die Rückführung in ein ruheschmerzfreies Stadium erzielt und die Gliedmaße erhalten werden. Die Besserung der gemessenen hämodynamischen Parameter korrelierte mit dem klinischen Verlauf. Bei 16 (20,5%) war eine Oberschenkelamputation nicht zu vermeiden. Als Ursache für den fehlenden Therapieerfolg konnte eine schlechtere hämodynamische Ausgangssituation wahrscheinlich gemacht werden. Das Prinzip der isovolämischen Hämodilution ist als eine wertvolle Bereicherung konservativer Möglichkeiten in der Behandlung von Spätstadien der arteriellen Verschlußkrankheit anzusehen.

Literatur

1. Bollinger A: Funktionelle Angiologie. Thieme, Stuttgart 1979
2. Messmer K, Schmid-Schönbein, H (eds): Hemodilution, theoretical basis and clinical application. Karger, Basel München Paris London New York Sydney 1971
3. Rieger H, Leyhe A, Schmid-Schönbein H, Schoop W, Schneider R, Malotta H: Isovolämische Hämodilution bei peripherer arterieller Verschlußkrankheit. Konzepte, Methoden und vorläufige Ergebnisse. In: Diabetische Angiopathien (Alex-

ander K, Cachovan M, Hrsg), S354ff. Witzstrock, Baden-Baden Brüssel Köln New York 1977
4. Rieger H, Leyhe A, Schoop W, Schmid-Schönbein H: Weitere Erfahrungen der isovolämischen Hämodilution bei Patienten mit arteriellen Verschlußkrankheiten. In: Gefäßwand, Rezidivprophylaxe, Raynaud-Syndrom (Ehringer H, Betz E, Bollinger A, Deutsch E, Hrsg), S123ff., Witzstrock, Baden-Baden Köln New York 1979
5. Rieger H, Köhler M, Schoop W, Schmid-Schönbein H, Leyhe A: Zur Indikation der isovolämischen Hämodilution bei Patienten mit arterieller Verschlußkrankheit im klinischen Stadium IV. In: Therapiekontrolle in der Angiologie (Hild R, Spaan G, Hrsg), S362ff. Witzstrock, Baden-Baden Köln New York 1979
6. Rudofsky G, Brock FE, Nobbe F: Beeinflussung der reaktiven Hyperämie durch die isovolämische Hämodilution bei Patienten mit arterieller Verschlußkrankheit. VASA 8 (4): 320–323 (1979)
7. Rudofsky G: Clinical Investigations of Flunarizine in Patients with arterial Obliterations. In: 11th Conference of European Society for Microcirculation Garmisch 1980. Karger, Basel (im Druck)
8. Rudofsky G, Brock FE: Hämodynamische und klinische Befunde unter isovolämischer Hämodilution bei Patienten mit arterieller Verschlußkrankheit im Stadium III und IV. In: Therapie der peripheren arteriellen Verschlußkrankheit. (Müller-Wiefel H, Barras JP, Ehringer H, Krüger M, Hrsg), S85ff. Witzstrock, Baden-Baden Köln New York 1980
9. Rudofsky G, Brock EF, Trexler S: Isovolämische Hämodilutionsbehandlung bei Patienten im terminalen Stadium II. Jahrestagung der Dtsch. Ges. für Angiologie Frankfurt, September 1980. Witzstrock, Baden-Baden Köln New York (im Druck)
10. Rudofsky G, Meyer P, Strohmenger HU: Effect of hemodilution on resting flow and reactive hyperenia in lower limbs. In: 3rd Workshop on Hemodilution and Flow inprovement. Pontresina 1980 (im Druck)
11. Schmid-Schönbein H: Rheologische Aspekte der Angiologie (Begrüßung und Einführung). In: Gefäßwand, Rezidivprophylaxe, Raynaud-Syndrom (Ehringer H, Betz E, Bollinger A, Deutsch E, Hrsg), S79ff. Witzstrock, Baden-Baden Köln New York 1979
12. Schmid-Schönbein H: Ursachen und Störfaktoren für die Fluidität des Blutes im Kreislauf. In: Therapie der peripheren arteriellen Verschlußkrankheit (Müller-Wiefel H, Barras JP, Ehringer H, Krüger M, Hrsg), S13ff. Witzstrock, Baden-Baden Köln New York 1980
13. Schoop W: Isovolämische Hämodilution. In: Therapie der periph. arteriellen Verschlußkrankheit (Müller-Wiefel H, Barras JP, Ehringer H, Krüger M, Hrsg), S74ff. Witzstrock, Baden-Baden Köln New York 1980
14. Weber G: Kontrolle therapeutischer Effekte im Bereich der Mikrozirkulation. In: Therapiekontrolle in der Angiologie (Hild R, Spaan G, Hrsg), S336ff. Witzstrock, Baden-Baden Köln New York 1979

Zur Beurteilung der Funktionsreserve chronischer Gliedmaßenarterienverschlüsse

D. Matthes, H. Mörl und C. Diehm

Periphere arterielle Durchblutungsstörungen können im Anfangsstadium relativ symptomarm verlaufen. Patienten mit peripheren Gefäßleiden kommen deshalb häufig in einem fortgeschrittenen Stadium zur Behandlung, in dem die Erfolgsaussicht auf eine Restitutio wesentlich gemindert ist. Daraus ergibt sich, daß eine optimale Behandlung nur dann möglich ist, wenn schon beginnende arterielle Durchblutungsstörungen erfaßt werden. Eine Aufgabe der modernen angiologischen Diagnostik besteht somit darin, die Durchblutungsstörungen frühzeitig zu erkennen, um Rückschlüsse auf die funktionelle Reserve der erkrankten Extremität zu ziehen. Da die klinische Angiologie über zahlreiche apparative Methoden zur Untersuchung der Extremitätengefäße verfügt, jedoch ihre Aussagekraft bezüglich der Bestimmung der Funktionsreserve unterschiedlich beurteilt wird, sollen in dieser Arbeit die gängigsten hämodynamischen und metabolischen Untersuchungen in der Angiologie besprochen und versucht werden, bezüglich der klinischen Aussagekraft eine Wertung der verschiedenen Methoden vorzunehmen.

Fortschritte in der Inneren Medizin
Hrsg. Kommerell/Hahn/Kübler/Mörl/Weber

Aussagefähigkeit der einzelnen Methoden

Zur quantitativen Erfassung einer arteriellen Durchblutungsstörung stellt die *Ultraschall-Doppler-Untersuchung* ein wichtiges diagnostisches Verfahren dar [3, 4, 9]. Mit dieser Methode ist es möglich, transkutan den systolischen Blutdruck im Bereich der Extremitätenarterien zu messen. Ein Druckabfall im Verlauf einer Arterie ist als Hinweis auf einen Verschluß bzw. eine Stenose zu werten. Bei flachliegenden Personen erhält man über der A. dorsalis pedis bzw. der A. tibialis posterior einen deutlich höheren systolischen Wert als über der A. cubitalis bzw. der A. radialis der entsprechenden Seite [10, 12, 13, 17]. Liegen die Druckwerte an der unteren Extremität mehr als 10 mm Hg unter den Armdruckwerten, dann besteht der Verdacht auf eine stärkere arterielle Lumeneinengung, wobei eine Seitendifferenz zwischen zwei gleichen Extremitäten diesen Verdacht verstärkt [2]. Bei Vorliegen verdächtiger Druckwerte bringt eine Belastung z. B. in Form einer Beinergometrie weitere Information [12, 13]. Eine ausgeprägte Drucksenkung von 20 mm Hg und mehr nach der Belastung bestätigt, daß ein Strombahnhindernis vorliegt. Bei ausgeprägten Verschlüssen kommt es oft über viele Minuten (bis zu 30 min) zu einem starken Abfall des Drucks [19, 20]. Hinsichtlich des Kompensationsgrades können folgende Aussagen gemacht werden: Druckwerte über 100 mm Hg weisen auf eine gute Kompensation hin; Werte zwischen 60 mm Hg und 90 mm Hg liegen bei einer mittelschweren Einschränkung der Blutversorgung vor; Druckwerte von unter 50 mm Hg sprechen für eine schlechte Kompensation, wobei die entsprechende Extremität gefährdet ist, da die Ruhedurchblutung nicht mehr gewährleistet ist [7, 19, 20, 21].

Ein unblutiges Verfahren zur quantitativen Stromzeitvolumenbestimmung an den Extremitäten stellt die *Venenverschlußplethysmographie* in ihren verschiedenen technischen Varianten dar [3, 9, 15]. Da die Ruhedurchblutung distal eines arteriellen Strombahnhindernisses meistens uneingeschränkt ist, führen bei der Venenverschlußplethysmographie Messungen über die Ruhedurchblutung zu keiner Differenzierung zwischen gesund und pathologisch. Eine Messung der reaktiven Hyperämie – in der Regel nach einer vollständigen arteriellen Drosselung von 3 min Dauer – bietet jedoch für die Beurteilung des Schweregrades einer Durchblutungsstörung gut reproduzierbare Werte und ist deshalb auch für die Verlaufsbeobachtung gut geeignet [3, 16]. Aus der Größe der reaktiven Mehrdurchblutung kann auf die funktionelle Leistungsreserve des Gefäßsystems rückgeschlossen werden, wobei die maximale Mehrdurchblutung, der sog. peak-flow-Wert, neben dem „Profil der reaktiven Mehrdurchblutung" am aussagekräftigsten erscheint [16]. Nach eigenen Untersuchungen [12, 13] liegt der peak-flow-Wert an der unteren Extremität bei Kontrollpersonen durchschnittlich bei 23,4 ± 6,3 ml/100 ml × min und verringert sich bei Patienten mit Durchblutungsstörungen im Stadium II a (claudicatiofreie Gehstrecke von mehr als 200 m) auf 7,9 ± 2 ml/100 ml × min. Im Stadium II b (claudicatiofreie Gehstrecke unter 200 m) vermindert sich der peak-flow-Wert auf 6,8 ± 2 ml/100 ml × min. Im Stadium III ist schließlich dieser Wert auf 5,3 ± 1 ml/100 ml × min abgesunken und beträgt im Stadium IV lediglich noch 3,3 ± 2 ml/100 ml × min (Tabelle 1).

Die *Muskelgewebsclearance mit ^{133}Xenon* ist ebenfalls wie die Venenverschlußplethysmographie zur quantitativen Erfassung der Mus-

Tabelle 1

	Ultraschall-Doppler-Druckdifferenz (A. tib. – A. brach.)	Venenverschlußplethysmographie (peak-flow) (ml/100 ml · min)	Rheographie Gipfelzeit (s)
Kontrolle	+ 15,4 ± 9	23,4 ± 6,27	0,19 ± 0,02
AVK II a	− 60,9 ± 23	7,9 ± 1,95	0,29 ± 0,06
AVK II b	− 79,6 ± 28	6,8 ± 1,95	0,31 ± 0,06
AVK III	− 102,0 ± 33	5,3 ± 1,45	0,34 ± 0,06

keldurchblutung geeignet [15, 16]. Gemessen werden die Ruhedurchblutung und die Durchblutung nach arterieller Drosselung, erzeugt durch einen Manschettendruck von 260 mm Hg. Während der Drosselung bewegt der Patient den Fuß gegen eine dynamische Belastung von maximal 12 kp bis zur Schmerzgrenze [16]. Dabei zeigt sich, daß die reaktive Mehrdurchblutung um so geringer ist, je enger die Stenose bzw. je schlechter die Funktionsreserve des betroffenen Beines ist. Aus der Größe der reaktiven Hyperämie kann, wie bei der Venenverschlußplethysmographie, auf die funktionelle Leistungsfähigkeit des Gefäßsystems geschlossen werden. Bei Gefäßgesunden steigt die Muskeldurchblutung nach maximaler Hyperämie und dynamischer Belastung um 56 cm³/100 cm³/min an. Bei Kranken mit Claudicatio intermittens erreicht die Muskeldurchblutung lediglich Maximalwerte um 17 cm³/100 cm³/min. Die Isotopenmethode stellt ein wertvolles Untersuchungsverfahren dar und ist besonders für klinisch-wissenschaftliche und pharmakologische Fragestellungen geeignet. Weiter eignet sich diese Methode zur Beurteilung des Erfolges einer gefäßrekonstruierenden Operation, wobei mit dieser Methode erkennbar wird, daß der maximale Operationserfolg oft erst nach mehreren Wochen voll faßbar wird. Sie eignet sich somit im besonderen Maße für Verlaufskontrollen [15].

Die *Rheographie* mit Längsableitung bietet im Gegensatz zur mechanischen Oszillographie die Möglichkeit zur genauen Pulskurvenanalyse, wobei die Auswertung der Rheogramme mit Hilfe von Formkriterien und Zeitwerten wie Gipfelzeit, Inklinationszeit und Pulsgipfelverspätungszeit erfolgt [12, 13, 15]. Eine normale Durchblutung zeigt sich in einem steilen Anstieg mit ein bis zwei sog. Nachwellen. Eine Abrundung des Gipfels weist auf eine beginnende Wandsklerose hin, wobei sich bei weiter fortschreitender Sklerose keine Nachschwankungen mehr aufzeichnen lassen. Treten Gefäßverschlüsse auf, kommt es zu einer Amplitudenreduktion mit Zunahme der Inklinations- und Gipfelzeit. Kranke im Stadium IV der arteriellen Durchblutungsstörung zeigen nur noch geringe Oszillationen, die sog. „anachische Pulsform". Obwohl sich bei Patienten mit zunehmender Symptomatik die Pulszeiten wie Inklinationszeit und Gipfelzeit verlängern, ergeben sich nach eigenen Messungen [12, 13] und anderen Untersuchungen [12, 21] keine eindeutigen signifikanten Unterschiede zwischen den verschiedenen Stadien einer Verschlußkrankheit (Tabelle 1). Die Trennung zwischen arteriosklerotischem Gefäßsystem und gesundem Gefäßsystem ist jedoch möglich, was sich in einem hochsignifikanten Unterschied für die genannten Zeitkriterien erkennen läßt. Somit kommt der Rheographie als Screening-Methode für die Früherkennung einer arteriellen Gefäßerkrankung eine besondere Bedeutung zu, außerdem eignet sich diese Methode, um organisch und funktionell ausgelöste Durchblutungsstörungen zu unterscheiden [15, 16, 17].

Der Schweregrad einer arteriellen Durchblutungsstörung spiegelt sich, besonders bei ergometrischer Belastung, in einer Ansammlung der Stoffwechselprodukte *Laktat* und *Pyruvat* wider [7, 8, 17]. Dabei zeigt sich, daß die erreichte Laktathöhe im femoralvenösen Blut unter Belastung proportional mit der Schwere der arteriellen Durchblutungsstörung ansteigt. Das Verhalten des Laktats vor und nach ergometrischer Belastung von 50 Watt bei Normalpersonen und Patienten mit den verschiedenen Stadien einer peripheren arteriellen Verschlußerkrankung vom Oberschenkeltyp zeigt die Abb. 1. Nach der Belastung kommt es bei den Patienten mit den verschiedenen Verschlußstadien zu einem signifikanten Laktatanstieg, wobei der Anstieg mit der Schwere der Durchblutungsstörung zunimmt [11, 13]. Der femoralvenöse Pyruvatspiegel ist entsprechend der engen metabolischen Verknüpfung dem Laktatspiegel gleichgerichtet, zeigt jedoch quantitative Abweichungen ebenso wie der Laktat/Pyruvat-Quotient. Die unter Ruhebedingungen gemessene femoralvenöse Laktat- bzw. Pyruvatkonzentration ermöglicht lediglich eine Trennung zwischen Gesunden und Kranken mit peripheren arteriellen Durchblutungsstörungen. Eine zweifelsfreie Trennung der verschiedenen Verschlußstadien ist jedoch mit der Laktat-Pyruvat-Bestimmung in Ruhe nicht möglich. Erst die Durchführung einer Belastung führt zu aussagekräftigen Ergebnissen über die zelluläre Sauerstoffversorgung und somit indirekt zu einer Aussage über das Ausmaß einer arteriellen Durchblutungsstörung [11].

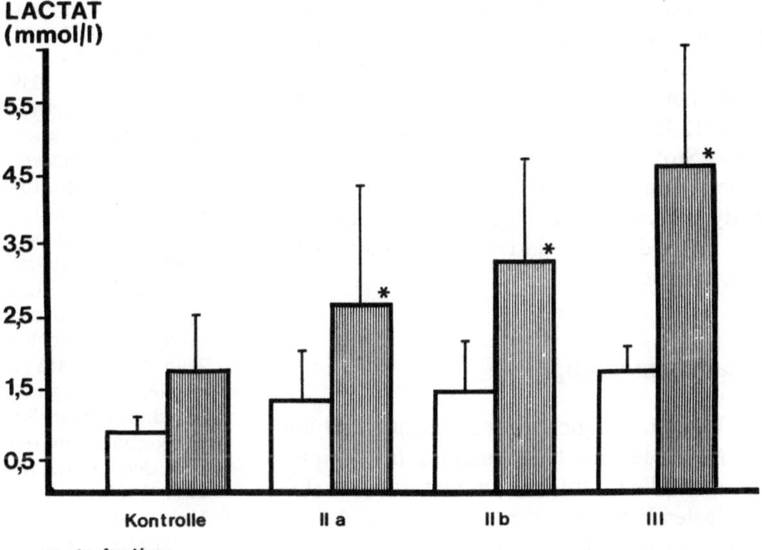

Abb. 1. Laktatanstieg vor *(weiße Balken)* und nach *(schraffierte Balken)* ergometrischer Belastung (50 Watt) bei Kontrollpersonen (Anzahl: 12) und bei Patienten (Anzahl: 47) mit peripherer arterieller Verschlußerkrankung vom Oberschenkeltyp im Stadium II–III

Klinische Anwendung

Die Venenverschlußplethysmographie und die Ultraschall-Doppler-Untersuchung sind in ihrer Aussagekraft über den Schweregrad einer peripheren arteriellen Durchblutungsstörung annähernd gleichwertig [2, 5, 12, 13]. Eine deutliche Differenzierung nahezu aller Verschlußstadien ermöglicht die systolische Druckdifferenz zwischen Knöchelarteriendruck und Druck über der A. cubitalis bzw. der A. radialis. Die mit der Ultraschall-Doppler-Methode gemessenen systolischen Druckwerte liefern trotz subjektiver Beeinflußbarkeit aussagekräftige Ergebnisse. Wir stimmen hierbei mit anderen Autoren [15, 19, 20] überein, daß wegen der hohen Aussagekraft, ihrer einfachen und schnellen Handhabung dieser Methode für Diagnostik, Schweregradbestimmung und Verlaufskontrolle bei peripheren arteriellen Verschlußerkrankungen eine große praktische Bedeutung zukommt [13]. Die Beurteilung von Durchblutungsmaximum (sog. peak flow) und zeitlichem Ablauf der Durchblutungsreaktion nach 3minütiger arterieller Ischämie im Venenverschlußplethysmogramm erlaubt ebenfalls eine gute Charakterisierung der Durchblutungsverhältnisse distal einer Stenose und somit einer Zuordnung der Durchblutungswerte zu leichten, mittleren oder schweren Durchblutungsstörungen [1, 12, 14].

Wie die Venenverschlußplethysmographie ist auch die Muskelgewebsclearance mit ^{133}Xenon zur quantitativen Erfassung einer Durchblutungsstörung gut geeignet [16]. Auf Grund des relativ großen apparativen Aufwands ist sie jedoch im Gegansatz zu der Venenverschlußplethysmographie und der Ultraschall-Doppler-Methode speziellen klinisch-wissenschaftlichen und pharmakologischen Fragestellungen vorbehalten.

Eine Trennung zwischen pathologisch verändertem Gefäßsystem und gesundem Gefäßsystem ist mit der Rheographie zweifelsfrei möglich [15]. Sie eignet sich deshalb in der angiologischen Diagnostik als Screening-Methode. Im Gegensatz zu den oben besprochenen hämodynamischen Untersuchungsmethoden bietet die Rheographie weiter die Möglichkeit, durch Formanalysen der Rheogramme eine Aussage darüber zu machen, ob eine Durchblutungsstörung durch eine organische Veränderung oder durch eine funktionelle Störung hervorgerufen wird.

Die z. T. signifikante Korrelation zwischen den Parametern der hämodynamischen und metabolischen Untersuchungsmethoden weisen auf den kausalen Zusammenhang zwischen den durch die arterielle Verschlußerkrankung bedingten Veränderungen der Hämodynamik und des Stoffwechsels hin. Jedoch ist die Aussagekraft der femoralvenös bestimmten Stoffwechselmetabolite wie Laktat und Pyruvat bezüglich der funktionellen Reserve bei peripheren funktionellen Verschlußerkrankungen den hämodynamischen Untersuchungsmethoden unterlegen [11, 13]. Die femoralvenöse Bestimmung dieser Stoffwechselgrößen ist somit mehr für Verlauf und Therapiekontrollen einer mit hämodynamischen Untersuchungsmethoden bereits näher diagnostizierten Durchblutungsstörung geeignet.

Zusammenfassung

Die klinische Angiologie verfügt über zahlreiche Methoden zur Untersuchung bei peripheren arteriellen Durchblutungsstörungen. Die gängigsten hämodynamischen Untersuchungsmethoden wie Druckmessung mit der Ultraschall-Dopplersonde, Venenverschlußplethysmographie, Muskelgewebsclearance und Rheographie sowie metabolischen Untersuchungsmethoden mit Bestimmung von Laktat und Pyruvat im femoralvenösen Blut werden dargestellt und ihre Wertigkeit bezüglich der Aussagekraft über die Schwere einer peripheren arteriellen Durchblutungsstörung diskutiert. In ihrer Aussagekraft über den Schweregrad einer arteriellen Durchblutungsstörung sind die Parameter von Venenverschlußplethysmographie und Ultraschall-Doppler-Untersuchung annähernd gleichwertig. Die Rheographie eignet sich darüber hinaus dafür, organische von funktionellen Durchblutungsstörungen zu unterscheiden. Die femoralvenöse Bestimmung der Stoffwechselparameter wie Laktat und Pyruvat sind mehr für Verlaufs- und Therapiekontrollen einer mit hämodynamischen Untersuchungsmethoden bereits näher diagnostizierten Durchblutungsstörung geeignet.

Literatur

1. Bartusch M, Mörl H, Preuss EG: Das Profil der reaktiven Mehrdurchblutung bei organisch-arteriellen Verschlußkrankheiten. Z Kreisl-Forsch 59: 60 (1970)
2. Bienmüller H: Frühdiagnostik obliterierender Gefäßerkrankungen der unteren Gliedmaße. Med Klin 70: 1139 (1975)
3. Bollinger A: Durchblutungsmessungen in der klinischen Angiologie. Huber, Bern Stuttgart Wien 1969
4. Bollinger A, Mahler F, Zehender O: Kombinierte Druck- und Durchflußmessung bei der Beurteilung arterieller Durchblutungsstörungen. Dtsch Med Wschr 95: 1039 (1970)
5. Carlson LA, Pernow B: Oxygen utilization and lactic acid formation in the legs of normal subjects and in patients with arteriosclerosis obliterans. Acta Med Scand 164: 39 (1959)
6. Charter SA: Indirect systolic pressures and puls waves in arterial occlusive disease of the lower extremities. Circulation 37: 624 (1968)
7. Hild R, Brecht Th, Zolg H: Das Laktat-Pyruvat-System als Indikator des Ruhestoffwechsels bei arterieller Verschlußkrankheit der Gliedmaßen. Klin Wschr 3: 365 (1971)
8. Köhler M, Hinger HU: Die Auswirkungen einer gezielten milden Belastung auf das Laktat-Pyruvat-Verhalten im femoralvenösen Blut bei Occlusion der Arteria femoralis. Z Kreisl-Forsch 60: 1012 (1971)
9. Köhler M, Hinger HU, Zahnow W: Die Beurteilung der Kompensation bei chronischen Arterienverschlüssen mit Hilfe der Ultraschall-Doppler-Methode und der Venenverschlußplethysmographie. Z Kreisl-Forsch 61: 401 (1972)
10. Matthes D, Opherk D, Mörl H: Nachweis einer peripheren obliterierenden Arteriosklerose bei Patienten mit koronarer Herzerkrankung und eingeschränkter Koronarreserve. Vasa 7: 131 (1978)
11. Matthes D, Kapp M, Leipersberger I, Mörl H: Metabolische Veränderungen während ergometrischer Belastung bei Patienten mit arterieller Verschlußkrankheit und ihr Vergleich mit hämodynamischen Parametern. Vasa 8: 109 (1979)
12. Matthes D, Kapp M, Leipersberger I, Mörl H: Aussagekraft von klinischen hämodynamischen Untersuchungsmethoden bei der Diagnostik der arteriellen Verschlußerkrankung. Vasa 1: 10 (1979)
13. Matthes D, Mörl H: Diagnostik der peripheren arteriellen Verschlußkrankheit. DMW 104: 772 (1979)
14. Mörl H: Quantitative und semiquantitative Untersuchungen zur muskulären Leistungsfähigkeit bei organischer arterieller Verschlußkrankheit. In: Zeitler E (Hrsg) Hypertonie, Risikofaktoren in der Angiologie. Witzstrock, Baden-Baden Brüssel Köln 1976
15. Mörl H: Arterielle Verschlußkrankheit der Beine. Springer, Berlin Heidelberg New York 1979
16. Mörl H: Zur Anwendung der Muskelgewebsclearance mit Xenon[133]. Vasa 4: 157 (1979)
17. Nissen P, Alexander K, Sippel R, Huhmann W, Niedergerke U, Hundshagen U: Kreislauf- und Stoffwechselgrößen unter ergometrischer Belastung bei arterieller Verschlußkrankheit. Vasa 5: 28 (1976)
18. Schoop W, Levy H: Messung des systolischen Blutdrucks distal eines Extremitätenarterienverschlusses mit Hilfe der Ultraschall-Doppler-

Technik. Verh tsch Ges Kreisl-Forsch. 35: 456 (1966)
19. Schoop W: Die Ultraschall-Doppler-Methode in der Diagnostik der arteriellen und venösen Störungen in den Extremitäten. Internist 17: 580 (1976)
20. Schoop W: Poststenotischer Knöchelarteriendruck in Ruhe und klinische Symptomatik. In: Kreismann A, Bollinger A (Hrsg) Ultraschall-Doppler-Diagnostik in der Angiologie. Thieme, Stuttgart 1978
21. Schütz RM: Beurteilung arterieller Funktionsreserven in Gliedmaßen. Urban & Schwarzenberg, München Berlin Wien 1975

Erfahrungen mit der perkutanen transluminalen Angioplastik chronischer Arterienverschlüsse

J. Wollenweber und M. Meves

Dotter u. Judkins berichteten 1964 erstmals, daß es möglich ist, Stenosen und Verschlüsse im femoro-poplitealen Abschnitt nach Punkten der A. femoralis in der Leistenbeuge transluminal mit übereinandergeschobenen Kathetern zu durchbohren und zu dilatieren [3]. Inzwischen hat für dieses Vorgehen der Begriff perkutane transluminale Angioplastik bzw. Angioplastie (PTA) allgemein Anerkennung gefunden. Dabei kann noch differenziert werden zwischen einer perkutanen transluminalen Rekanalisation (PTR) von Gefäßverschlüssen und einer perkutanen transluminalen Dilatation (PTD) von Gefäßstenosen.

Ursprünglich wurde angenommen, daß im wesentlichen noch nicht organisiertes thrombotisches Material durch die Angioplastik komprimiert und an die Gefäßwand gedrückt wird. Später wurde gezeigt, daß die Katheter unter Umständen durch Dissektion ein neues Lumen schaffen [7]. Das Verfahren setzte sich zunächst nur zögernd durch. Erst seit der Entwicklung eines neuen Ballondilatationskatheters durch Grüntzig 1974 hat die Methode weltweit Anerkennung und Anwendung gefunden [4, 13]. Ein Vorteil des Ballonkatheters ist, daß es auch in den Fällen, in denen keine wesentliche Kompression atherosklerotischer Plaques möglich ist, durch die plötzliche Ballondilatation zu einer Überdehnung von Intima, Media und Adventitia kommt, mit Einrissen von Intima und Media. Der Heilungsprozeß solcher Einrisse in den inneren Gefäßschichten erfolgt durch Formation einer Neointima und Narbengewebe unter Belassung eines vergrößerten Lumens [2]. Erfahrungen verschiedener Arbeitsgruppen mit der PTA chronischer Arterienverschlüsse liegen inzwischen vor [1, 5, 9, 10, 11, 12, 13]. In den letzten Jahren wurde die perkutane transluminale Angioplastik nicht nur im Bereich der peripheren Gefäße erfolgreich angewandt, sondern auch bei Verschlußprozessen der Nierenarterien, mesenterialer Gefäße und des Aortenbogens und seiner Äste und schließlich auch bei Verschlußprozessen der Koronargefäße [1].

Eigenes Krankengut

Zwischen dem 1.6.1978 und 31.3.1981 wurde die PTA bei 45 Patienten mit peripherer arterieller Verschlußkrankheit angewandt. In nahezu allen Fällen wurde der Grüntzig-Ballonkatheter benutzt, gelegentlich in Kombination mit anderen Kathetern. Die Indikation zur Angioplastik wurde nach dem klinischen Bild und nach angiographischer Feststellung der Lokalisation und Länge des Verschlußprozesses gestellt. Als geeignet angesehen wurden Stenosen im Beckenbereich sowie Stenosen und Verschlüsse im femoro-poplitealen Bereich, möglichst mit Verschlußlängen unter 10 cm, in Ausnahmefällen auch bei längeren Verschlußprozessen. Bei 3 Patienten wurde zusätzlich eine niedrig dosierte thrombolytische Therapie durch den Katheter vorgenommen – in Anlehnung an Hess u. Mitarb. 6].

Die wichtigsten klinischen Daten der Patienten sind in der Tabelle 1 zusammengefaßt, getrennt nach dem hauptsächlichen Verschlußgebiet im

Fortschritte in der Inneren Medizin
Hrsg. Kommerell/Hahn/Kübler/Mörl/Weber

Tabelle 1. Klinische Daten von 45 Patienten

	Iliaka-Stenosen	Femoro-popliteale Verschlüsse	Gesamt
Zahl der Patienten	16	29	45
Männer : Frauen	14:2	24:5	38:7
Alter (Jahre)	57 (37–83)	61 (39–82)	60 (37–83)
Klinisches Stadium			
II	15	23	38
III	–	3	3
IV	1	3	4
Risikofaktoren			
Raucher	8	20	28
Ex-Raucher	7	7	14
Manifester Diabetes	–	8	8
Hypertonie	4	11	15
Primärerfolg			
Primär techn. Erfolg	14	22	36
Frühverschluß innerhalb 24 h	–	2	2
Re-Verschluß innerh. v. 5 Tagen	1	1	2
Verkleinerung des Druckgradienten Arm/Bein um (mm Hg)	28 (15–45)	33 (15–55)	31
Verlaufsbeobachtung anhaltend/gebessert			
nach 6 Mon.	10/10	11/11	21/21
nach 12 Mon.	7/7	9/10	16/17
innerhalb von 12 Mon.			
gering verschlechtert	2/11	4/18	6/29
stark verschlechtert	–	1/17	1/29

iliakalen oder femoro-poplitealen Bereich. Viele Patienten hatten Verschlußprozesse in mehreren Etagen. Von den 16 Patienten mit PTA im iliakalen Bereich hatten 6 Patienten zusätzliche Verschlußprozesse im femoro-poplitealen und/oder Unterschenkelbereich, von den 29 Patienten mit PTA im femoro-poplitealen Abschnitt hatten 14 Patienten auch Verschlußprozesse in anderen Etagen der gleichen Seite. Das Durchschnittsalter der 38 Männer und 7 Frauen betrug 60 Jahre. Im klinischen Stadium IV mit Nekrosen waren 4 Patienten, im Stadium III mit Ruheschmerzen 3, die Mehrzahl hatte ein Stadium II der peripheren arteriellen Verschlußkrankheit. Angiographisch betrafen die Stenosen im Bereich der Beckenarterien sowohl die A. iliaca communis wie die A. iliaca externa oder beide. Im femoro-poplitealen Bereich handelte es sich um 11 Stenosen und 18 komplette Verschlüsse mit Verschlußstrecken von 0,5–22 cm.

Raucher oder Exraucher (mehr als 6 Monate Nichtraucher) waren 93% aller Patienten, 18% hatten einen manifesten Diabetes, 33% eine arterielle Hypertonie. Viele Patienten hatten mehrere Risikofaktoren.

Eine erfolgreiche Dilatation einer Stenose bzw. eine erfolgreiche Passage eines Gefäßverschlusses war primär bei 36 Patienten (80%) möglich (Abb. 1). Innerhalb von 24 h kam es zu zwei frühen Reverschlüssen, innerhalb der ersten 5 Tage zu je einer Verschlechterung im femoro-poplitealen und iliakalen Bereich, so daß man von einer primären Erfolgsrate nach 5 Tagen von insgesamt 71% sprechen kann. Die Erfolgsrate war mit 81% im iliakalen Bereich höher als mit 66% im femoro-poplitealen Bereich. Bei 3 Verschlüssen der A. femoralis von 7 cm, 10 cm und 22 cm, wobei in 2 Fällen zusätzliche Verschlußprozesse aller Unterschenkelarterien bestanden, wurde zusätzlich lokal Streptokinase eingesetzt. Zwei dieser Fälle blieben erfolglos, bei dem 3. Patienten mit einer Verschlußkrankheit im Stadium IV konnte der Verschluß eröffnet werden, als Komplikation kam es zu einem kleinen Embo-

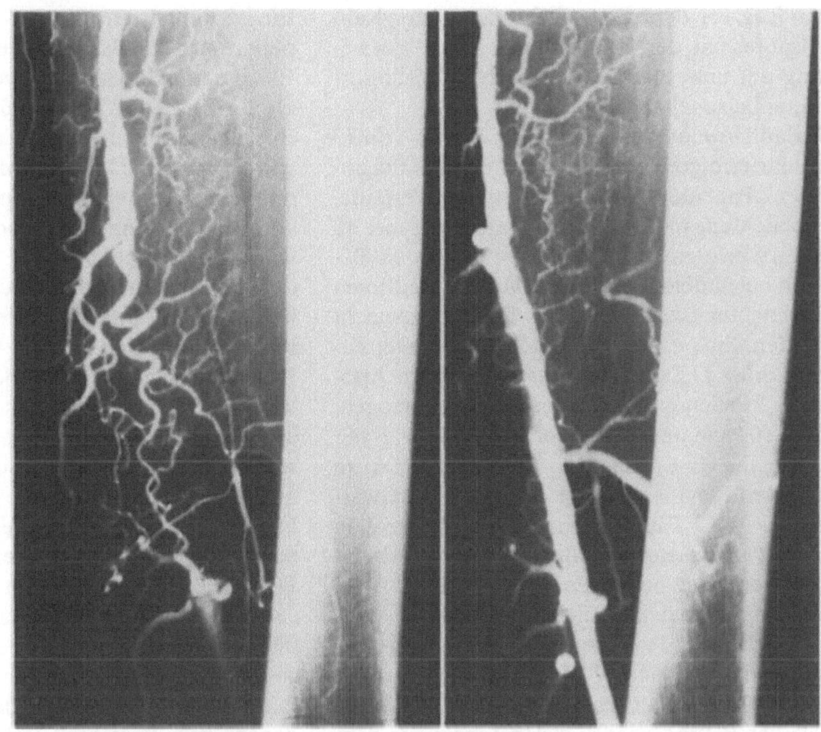

Abb. 1. 63jähriger Patient mit 8 cm langem Verschluß der distalen A. femoralis superficialis vor und nach PTA. Druckgradient Arm – Bein vor PTA 65 mm Hg, nach PTA 10 mm Hg

lus in die Trifurkation, klinisch kam es zu einer Besserung.

Der Primärerfolg wurde objektiviert durch den Vergleich der mit der Dopplersonde gemessenen systolischen Knöchelarteriendruckwerte vor und nach PTA. Als objektives Maß der Besserung ist die Minderung des Druckgradienten Arm/Bein der betreffenden Extremität durch die PTA angegeben. Die Daten standen zur Verfügung bei 10 Patienten nach erfolgreicher PTA von Iliakastenosen und bei 18 Patienten nach erfolgreicher PTA im femoro-poplitealen Bereich. Im iliakalen Bereich kam es zu einer mittleren Verkleinerung des Druckgradienten um 28 mm Hg, im femoro-poplitealen Bereich um 33 mm Hg. Als fehlende Besserung wurde vermerkt, wenn der Druckgradient sich nur um 10 mm Hg oder weniger änderte, auch wenn nach dem morphologischen Bild zunächst eine Besserung vorhanden zu sein schien.

Folgende Komplikationen traten auf: 3 größere Hämatome im Punktionsbereich der A. femoralis mit Hb-Abfall um ca. 2 g%, die alle konservativ beherrscht werden konnten. Bei einem Patienten kam es nach erfolgreicher Dilatation einer Iliakastenose zu einem thrombotischen Verschluß der A. femoralis der gleichen Seite, der erfolgreich operativ mit dem Fogarty-Katheter beseitigt wurde. Zwei kleinere distale Embolien blieben ohne Folgen, ein Embolus wurde durch Streptokinase teilweise lysiert. Bei 2 Patienten kam es im femoro-poplitealen Bereich zu Dissektionen mit Verschlechterung der peripheren Durchblutung. Einer dieser Patienten wurde nach 48 h operativ durch einen Venenbypass und Extraktion eines Embolus im distalen Popliteabereich gefäßchirurgisch versorgt.

Alle Patienten erhielten 5000 E Heparin nach Plazierung des Dilatationskatheters. In den ersten Jahren wurde anschließend die Heparinbehandlung mit 30000 E per Perfusor pro Tag über 3 Tage weitergeführt, anschließend auf Marcumar umgestellt, sofern keine Kontraindikationen bestanden, bzw. eine Dauerbehandlung mit Colfarit oder Asasantin empfohlen. Seit 1980 erhalten die Patienten mindestens ei-

nen Tag vor dem Eingriff 3 × 0,5 g Azetylsalizylsäure, mit der Empfehlung, diese Behandlung auf unbestimmte Zeit nach dem Eingriff weiter beizubehalten.
Verlaufsbeobachtungen konnten bei 11 von 13 primär erfolgreich im iliakalen Bereich behandelten Patienten mit einer mittleren Verlaufsbeobachtungszeit von 18 Monaten und bei 18 von 19 erfolgreich im femoro-poplitealen Bereich behandelten Patienten mit einer mittleren Beobachtungszeit von 10,5 Monaten gemacht werden. Ein primär erfolgreich behandelter Patient erlag 11 Tage nach der PTA einem Apoplex, 2 Patienten waren unbekannt verzogen. Alle 10 Patienten mit einer Beobachtungszeit von mehr als 6 Monaten waren nach PTA im iliakalen Bereich gebessert, davon 6 beschwerdefrei. Alle 7 Patienten mit Verlaufskontrollen von 12 und mehr Monaten blieben anhaltend gebessert oder beschwerdefrei. Nach PTA im femoropoplitealen Bereich waren nach 6 Monaten noch alle 11 Patienten gebessert, davon 6 beschwerdefrei. Nach 12 Monaten waren noch 9 von 10 Patienten gebessert, bei einem Patienten war der Befund wieder gleich gegenüber dem Zustand *vor* PTA geworden. Innerhalb von 12 Monaten nach PTA verschlechterte sich das Primärergebnis bei 2 Patienten mit PTA im iliakalen Bereich und bei 4 Patienten nach PTA im femoro-poplitealen Bereich gegenüber dem Primärergebnis, blieb aber noch besser als vor PTA.

Diskussion

Die transluminale Angioplastik hat heute ihren festen Platz in der Behandlung der chronischen peripheren arteriellen Verschlußkrankheit. Ihre Hauptindikationen sind Stenosen im iliakalen Gefäßabschnitt sowie Stenosen und Verschlüsse im femoro-poplitealen Abschnitt einschließlich der proximalen Unterschenkelarterien. Verschlüsse im iliakalen Bereich gelten als Kontraindikation, da eine mögliche Perforation der Beckenarterien bei kompletten Verschlüssen zu unkontrollierbaren Blutungen führen könnte. Im femoro-poplitealen Bereich verschlechtert sich die primäre Erfolgsrate mit zunehmender Länge des Verschlußprozesses. Die Langzeitergebnisse werden wie bei gefäßchirurgischer Rekanalisation wesentlich mitbestimmt durch den distalen run-off.

Eine Sammelstatistik über die Ergebnisse der perkutanen transluminalen Angioplastik in 12 Kliniken, durchgeführt vorwiegend mit dem Dotter-Katheter, ergab bei 206 Stenosen im Beckenarterienbereich eine primäre Erfolgsrate von 92%, bei 1184 Verschlüssen im femoropoplitealen Bereich eine primäre Erfolgsrate von 74% [5]. Von der Züricher Arbeitsgruppe wurde vor kurzem über 547 Angioplastiken mit dem Ballonkatheter berichtet, davon 120 im iliakalen und 427 im femoro-poplitealen Segment. Primär erfolgreich war der Eingriff in 93% der Iliakastenosen und in 84% der femoro-poplitealen Stenosen und Verschlüsse [11]. Die von uns erhobenen Ergebnisse eines primären technischen Erfolges von 80% sind mit den Literaturangaben vergleichbar.
Die Züricher Arbeitsgruppe berichtet über eine kumulative Durchgängigkeitsrate nach einem Jahr im Beckenbereich von 83% und im Oberschenkelsegment von 71% unter einer Dauerantikoagulation mit Cumarinen [11]. Nachuntersuchungen bei 79 Patienten der Aggertalklinik mit Segmentverschlüssen der A. femoralis, bei denen der Verschluß erfolgreich mit dem Katheter eröffnet worden war, ergaben nach 1 Jahr eine Durchgängigkeit von 67%, nach 2 und 3 Jahren von 50% [9]. Die beste Prognose hatten Normotoniker, vor allem, wenn eine Dauerantikoagulation angeschlossen wurde. Bei einer Langzeitbeobachtung der gleichen Patientengruppe über 5–8 Jahre waren nach 5 Jahren noch 26% der eröffneten Arterien durchgängig [10]. Bei Aufschlüsselung im einzelnen fand sich ein besseres Langzeitergebnis bei kurzen Verschlüssen, bei einer Anamnesedauer unter 1 Jahr bei Durchführung der PTA, bei gutem angiographischen Primärergebnis und bei Patienten, die das Rauchen nach der Behandlung eingestellt hatten [10]. Die Langzeitergebnisse im iliakalen Abschnitt sind deutlich besser. Nachuntersuchungen in der Aggertalklinik zeigten, daß mehr als 50% der erfolgreich behandelten Patienten mit Beckenarterienstenosen nach 5 Jahren anhaltend gebessert waren [12].
Weitere Studien werden zeigen müssen, ob die von Hess u. Mitarb. empfohlene niedrig dosierte thrombolytische Therapie in Kombination mit PTA zur Wiederherstellung der Strombahn bei arteriellen Verschlüssen eine höhere primäre Erfolgsrate und bessere Langzeitergebnisse bringt [6].

Die von uns beobachteten Komplikationen entsprechen in ihrer Häufigkeit den Angaben in der Literatur. In einer Sammelstatistik werden Nachblutungen bzw. größere Hämatome an der Punktionsstelle im Mittel mit 2,6% angegeben, thrombotische und embolische Komplikationen in 2–5% und die Notwendigkeit einer chirurgischen Therapie von Komplikationen in 2,5% [14]. Dabei wird auch von gefäßchirurgischer Seite festgestellt, daß diese spezifischen Komplikationen den Wert der PTA nicht in Frage stellen und die Indikation nicht einengen [8]. Die PTA ist eine patientenschonende und kostengünstige Methode, deren Indikation sich zunehmend ausweitet. Während es für gefäßchirurgische Interventionen eine Reihe von Kontraindikationen gibt (hohes Alter, Gerinnungsstörung, Niereninsuffizienz etc.) und auch Kontraindikationen gegen thrombolytische Behandlungsverfahren (hämorrhagische Diathese, Zustand nach Operation, Hypertonie etc.) bestehen, gibt es für die PTA praktisch keine Kontraindikation. Die Komplikationen sind in der Hand des Geübten gering, erfordern jedoch gelegentlich eine rasche gefäßchirurgische Korrektur, so daß PTA nur in Kooperation mit einem Gefäßchirurgen durchgeführt werden sollte. Bei Mehretagenverschlüssen, wie sie häufig im Stadium III und IV der arteriellen Verschlußkrankheit vorliegen, kann es günstig sein, sowohl die PTA wie einen limitierten operativen Eingriff einzusetzen. Die Ergebnisse werden dort am besten sein, wo eine gute Kooperation zwischen dem therapeutisch tätigen Radiologen, dem Gefäßchirurgen und dem klinischen Angiologen gewährleistet ist.

Literatur

1. Athanasoulis ChA (ed): Percutaneous Transluminal Angioplasty, Symposium. Am J Roentgenol 135: 891–1000 (1980)
2. Castaneda-Zuniga WR, Formanek A, Tadavarthy M, Vlodaver Z, Edwards JE, Zollikofer C, Amplatz K: The Mechanism of Balloon Angioplasty. Diagnostic Radiology 135: 565 (1980)
3. Dotter CT, Judkins MP: Transluminal Treatment of Arteriosclerotic Obstruction. Description of a New Technic and a Preliminary Report of its Application. Circulation 30: 654 (1964)
4. Grüntzig A, Hopff H: Perkutane Rekanalisation chronischer arterieller Verschlüsse mit einem neuen Dilatationskatheter. Dtsch Med Wschr 99: 2502 (1974)
5. Grüntzig A, Zeitler E: Cooperative Study of Results of PTR in Twelve Different Clinics. In: Percutaneous Vascular Recanalization (Zeitler E, Grüntzig A, Schoop W, eds) Springer, Berlin Heidelberg New York 1978
6. Hess H, Mietaschk A, Ingrisch H: Niedrig dosierte thrombolytische Therapie zur Wiederherstellung der Strombahn bei arteriellen Verschlüssen. Dtsch Med Wschr 105: 787 (1980)
7. Jester HG, Sinapius D: Morphologic Alterations After Percutaneous Transluminal Recanalization of Chronic Femoral Atherosclerosis. In: Percutaneous Vascular Recanalization (Zeitler E, Grüntzig A, Schoop W, eds). Springer, Berlin Heidelberg New York 1978
8. Schlosser V, Spillner G, Mathias K: Komplikationen nach perkutaner transluminaler Gefäßrekanalisation (PTR) und ihre chirurgische Behandlung. VASA 8: 324 (1979)
9. Schmidtke I, Zeitler E, Schoop W: Langzeitergebnisse der perkutanen Katheterbehandlung (Dotter-Technik) bei femoro-poplitealen Arterienverschlüssen im Stadium II. VASA 4: 210 (1975)
10. Schmidtke I, Zeitler E, Schoop W: Spätergebnisse (5–8 Jahre) der perkutanen Katheterbehandlung (Dotter-Technik) bei femoro-poplitealen Arterienverschlüssen im Stadium II. VASA 7: 4 (1978)
11. Schneider E, Grüntzig A, Bollinger A: Langzeitergebnisse nach perkutaner transluminaler Angioplastie der Extremitätenarterien. VASA 10: 97 (1981); Abstr. Schweizer Gesellschaft für Angiologie 1980
12. Schoop W, Levy H, Cappius G, Mansjoer H, Zeitler E: Early and Late Results of PTD in Iliac Stenosis. In: Percutaneous Vascular Recanalization (Zeitler E, Grüntzig A, Schoop W, eds). Springer, Berlin Heidelberg New York 1978
13. Zeitler E, Grüntzig A, Schoop W (eds): Percutaneous Vascular Recanalization. Springer, Berlin Heidelberg New York 1978
14. Zeitler, E: Complications In and After PTR. In: Percutaneous Vascular Recanalization (Zeitler E, Grüntzig A, Schoop W, eds) Springer, Berlin Heidelberg New York 1978

Zum kardiovaskulären Risiko junger Heidelberger – Ergebnisse einer repräsentativen Untersuchung über Gesundheitszustand und Lebensgewohnheiten*

G. Schlierf, L. Arab, M. Kohlmeier, P. Oster, B. Schellenberg und G. Vogel

Eine von 1975–1979 bei ca. 1500 20- bis 40jährigen Heidelberger Frauen und Männern als Pilotstudie eines nationalen „Nutrition and Health Survey“ durchgeführte Untersuchung zum Ernährungs- und Gesundheitszustand bot die Möglichkeit, die Prävalenz kardiovaskulärer Risikofaktoren in einer Zufallsstichprobe zu ermitteln und die Befunde mit solchen Umweltfaktoren in Beziehung zu setzen, die für ihre hohe Manifestationsrate verantwortlich gemacht werden. Die folgende Darstellung bezieht sich auf die Plasmalipide, den Blutdruck und die Rauchgewohnheiten, auf Ernährungsdaten aus 24-h- und 7-Tage-Protokollen sowie auf die körperliche Tätigkeit in Beruf und Freizeit, die nach einem einfachen Raster quantifiziert wurde.

Material und Methoden

Die Untersuchung bezog sich auf eine Zufallsstichprobe 20- bis 40jähriger Frauen und Männer, für deren Kooperation wir an dieser Stelle nochmals ausdrücklich danken möchten. Die Probanden unterzogen sich einer klinischen Untersuchung mit standardisierter Messung anthropometrischer Parameter, einer Blutentnahme zur Bestimmung zahlreicher biochemischer Meßwerte, der Gewinnung und Analyse einer 24-h-Urinprobe, der Erfassung der Ernährungs- (einschließlich der Trink-) gewohnheiten mittels (24-h-) Erinnerungs- und (7-Tage) prospektiven Protokollen und der Dokumentation körperlicher Bewegung in Beruf und Freizeit, letztere als Sport mit den Kategorien keiner – gelegentlich (< 1 h/Woche) – regelmäßig (> 1 h/ Woche) und wettkampfmäßig. Alle Daten wurden mit dem Datenbanksystem RAMIS [1] gespeichert. Zur statistischen Bearbeitung wurden aus der korrigierten RAMIS-Datenbank kleinere Dateien extrahiert, die dem Eingebeformat der Statistikprozeduren der SPSS und SAS angepaßt waren.

Ergebnisse und Diskussion

Relatives Körpergewicht

Das relative, d. h. auf die Körpergröße bezogene Gewicht wird im folgenden aus pragmatischen Gründen nach dem Broca-Index berechnet und dargestellt. Dabei wird anerkannt, daß ein erhöhter Index eine vermehrte Körperfettmasse nicht immer korrekt wiedergibt. Auch soll auf die kontroverse Diskussion zur Frage Übergewicht und Lebenserwartung [2] an dieser Stelle nicht eingegangen werden.

Bei 22% der Männer und 11% der Frauen lag das relative Körpergewicht mehr als 10% über dem sog. Normalgewicht (Gewichtsindex > 1,1); nur 5,5% der Männer und Frauen waren deutlich übergewichtig (Gewichtsindex > 1,2). Trotzdem ließen sich neben der hochsignifikanten ($p < 0{,}001$) Korrelation von Relativgewicht und Lebensalter (Abb. 1) zahlreiche Beziehungen zu den übrigen Risikofaktoren nachweisen (Tabelle 1). Die Ergebnisse sind besonders bei den Männern interessant. Mit Ausnahme des Blutzuckerspiegels und der Rauchgewohnheiten lassen sich eindeutige und signifikante ($p < 0{,}01$) Unterschiede bezüglich der Prävalenz von Risikofaktoren in den verschiedenen Gewichtsklassen nachweisen. Beispielsweise ist der Anteil der Untersuchten mit Hypercholesterinämie in der Gruppe mit Normalgewicht 3mal und in der Gruppe mit Übergewicht 4mal so hoch wie in der Gruppe mit Unter- bzw. Idealgewicht. Zwischen den Extremgruppen des Gewichtsindex findet sich eine 12fache Differenz für die Prävalenz der Hypertriglyzeridämie. Frauen scheinen hinsichtlich der Effekte des Übergewichts stoffwechselstabiler zu sein. Die Hypertonie zeigt am ehesten eine Beziehung zum Körpergewicht.

* Mit Unterstützung des Bundesministeriums für Jugend, Familie und Gesundheit

Fortschritte in der Inneren Medizin
Hrsg. Kommerell/Hahn/Kübler/Mörl/Weber

Die Beziehungen zwischen Übergewicht und Risikofaktoren sind Ausdruck kausaler Zusammenhänge [3] und lassen sich therapeutisch nutzen: unter kontrollierten Bedingungen führt Gewichtsreduktion in der Mehrzahl der Fälle zur Normalisierung von Glukosetoleranz, Hypertonie und Hyperlipoproteinämie. Wie in anderen Studien fanden sich keine Unterschiede der Energiezufuhr bei Übergewichtigen und Normalgewichtigen, so daß Bewegungsmangel (neben einer unterschiedlichen Futterverwertung?) in der untersuchten Population als entscheidende Ursache des Übergewichts angesehen werden muß. Für diese Interpretation spricht auch die Zunahme des relativen Körpergewichts nach dem 20. Lebensjahr, wenn mit zunehmender Belastung im Beruf die körperliche Aktivität in der Freizeit reduziert wird.

Interessant sind Beziehungen zwischen Körpergewicht und Nahrungszusammensetzung. Die

Tabelle 1. Häufigkeit der Risikofaktoren bei verschiedenen Gewichtsgruppen in der Heidelberger-Studie[a]

	Prozent der Bevölkerung nach Gewichtsgruppen[b]					
	Übergewicht		*Normalgewicht*		*Untergewicht*	
	♂	♀	♂	♀	♂	♀
Nüchternblutzucker ⩾ 110 mg/dl	7,5	6,5	5,6	2,5	2,0	2,5
Cholesterin ⩾ 260 mg/dl	13,1	3,9	9,9	3,8	3,4[c]	2,2
Triglyzeride ⩾ 200 mg/dl	18,2	6,8	7,5	2,3	1,4[c]	2,3
Rauchen ⩾ 15/Tag	31,1	11,5	34,0	21,8	27,0	19,1
Systolischer Blutdr. RR ⩾ 160 mm Hg	19,2	3,8	4,1	0,3	2,0[c]	0,6[c]
Diastolischer Blutdr. RR ⩾ 95 mm Hg	44,6	6,4	18,9	2,2	12,2[c]	1,1[c]
Systol. ⩾ 160, Diastol. ⩾ 95 mm Hg	46,9	7,7	21,1	2,2	12,2[c]	1,4[c]
Alkohol ⩾ 60/Tag	30,9	2,6	22,1	5,0	12,1[c]	3,9
GGT ⩾ 28 U/l	34,3	6,5	16,8	4,4	3,4[c]	2,5
Harnsäure ⩾ 8,0 mg/dl	17,8	0,0	6,3	0,0	0,7[c]	0,0
Summe der obengenannten Risikofaktoren						
0	16,4	68,5	31,9	65,4	52,6	70,6
1	29,6	23,3	35,6	27,2	36,3	25,9
2	24,3	4,1	15,8	6,3	9,6	2,9
3	11,8	1,4	8,9	1,0	0,7	0,6
4	10,5	2,7	5,2	0,0	0,7	0,0
5	5,9	0,0	2,5	0,0	0,0	0,0
6	0,7	0,0	0,2	0,0	0,0	0,0

[a] L. Arab et al.: Ernährung und Gesundheit – Eine Untersuchung bei jungen Frauen und Männern in Heidelberg. Beiträge zu Infusionstherapie und klinische Ernährung – Forschung und Praxis. Bd. 7, H. Reissigl, K. H. Bässler, U. Henneberg, Reihenherausgeber, S. Karger Basel 1981, S. 19

[b] Broca: Übergewicht = > 1,1; Untergewicht = < 0,9; Normalgewicht 1,1–0,9

[c] $p < 0{,}01$ von χ^2

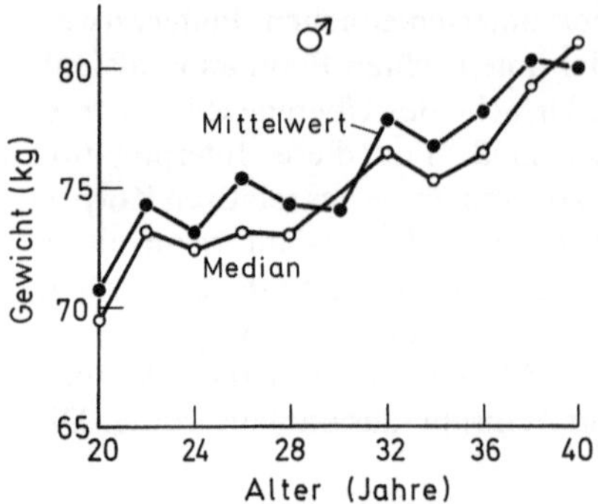

Abb. 1. Gewichtszunahme mit dem Alter[1]

Proteinzufuhr, der Alkoholkonsum, sowie die Zufuhr tierischer Fette korrelierte positiv, die Kohlenhydratzufuhr und die Aufnahme pflanzlicher Fette negativ mit dem Körpergewicht der Männer. Nachdem beim Versuchstier Zusammenhänge zwischen Nahrungszusammensetzung und Gewichtszunahme bzw. Körperzusammensetzung gut belegt sind [4], sind zumindest bei einigen der soeben dargestellten Zusammenhänge kausale Beziehungen mit eventuellen Konsequenzen für Prophylaxe und Therapie nicht auszuschließen.

Blutdruck

14% der Männer, aber nur 5% der Frauen hatten systolische oder diastolische Blutdruckwerte ⩾ 160 bzw. ⩾ 95 mm Hg. Bei Männern und Frauen zeigte sich eine Abhängigkeit des Blutdrucks vom Lebensalter, vom Körpergewicht und von der Körperfettmasse. Nach Korrektur für die altersbedingte Gewichtszunahme läßt sich „Altersabhängigkeit" nur noch für den diastolischen Blutdruck nachweisen.
Zahlreiche Ernährungsfaktoren korrelieren in der univariaten Statistik positiv oder negativ mit dem Blutdruck. Diese Beziehungen sind für Männer und Frauen in Tabelle 2 dargestellt. Obwohl man sich hüten muß, von solchen Korrelationen auf Kausalzusammenhänge zu schließen, dürfte sich die gezielte Suche nach solchen in vielen Fällen lohnen, wie am Beispiel der mittlerweile experimentell belegten Blutdrucksenkung durch Linolsäure [5] oder der Beziehung zwischen Kochsalzzufuhr und Blutdruck deutlich wird. In diesem Zusammenhang sind Daten zur Natriumausscheidung im 24-h-Urin und zur Natriumzufuhr mit Lebensmitteln von Interesse. Die Kochsalzaufnahme, gemessen an der Urinausscheidung betrug bei den Männern 11,53, bei den Frauen 8,95 g; wichtigste Lieferanten waren Brot und Backwaren (knapp 30%), Fleischwaren (ca. 15%) sowie natürlich das Salz am Tisch und in der Küche einschließlich der Fertigsuppen und -soßen (ca. 40%). Aus solchen Daten ergeben sich wichtige

Tabelle 2. Beziehungen zwischen Ernährungsfaktoren und Befunden der körperlichen Untersuchung mit Blutdruck und Puls[a]

	Blutdruck			
	Systolisch		Diastolisch	
	♂	♀	♂	♀
Alter	▲	△	▲	△
Gewicht	▲	△	▲	△
Relatives Gewicht	▲	△	▲	△
Hautfaltendicke	▲	△	▲	△
Sportliche Aktivität				
Orale Kontrazeptiva		△		
Ernährung				
Eiweiß		▽		
Fett			▼	
Kohlenhydrate	▼		▼	▽
Alkohol	▲		▲	△
Salz		△		△
Cholesterin				
Linolsäure		▽	▼	
Tierische Fette				
Pflanzenfette		▽		
Gesamtkalorien	▼		▼	
% der Gesamtkalorien				
von Eiweiß	▲		▲	
Kohlenhydraten	▼		▼	▽
Fett				

▲, positive Beziehung $p < 0{,}05$
▼, negative Beziehung $p < 0{,}05$

[a] L. Arab et al.: Ernährung und Gesundheit – Eine Untersuchung bei jungen Frauen und Männern in Heidelberg. Beiträge zu Infustionstherapie und klinische Ernährung – Forschung und Praxis. Bd. 7, H. Reissigl, K. H. Bässler, U. Henneberg, Reihenherausgeber, S. Karger Basel 1981, S. 23

1 L. Arab et al.: Ernährung und Gesundheit – Eine Untersuchung bei jungen Frauen und Männern in Heidelberg. Beiträge zu Infusionstherapie und klinische Ernährung – Forschung und Praxis. Bd. 7, H. Reissigl, K. H. Bässler, U. Henneberg, Reihenherausgeber, S. Karger Basel 1981, S. 69

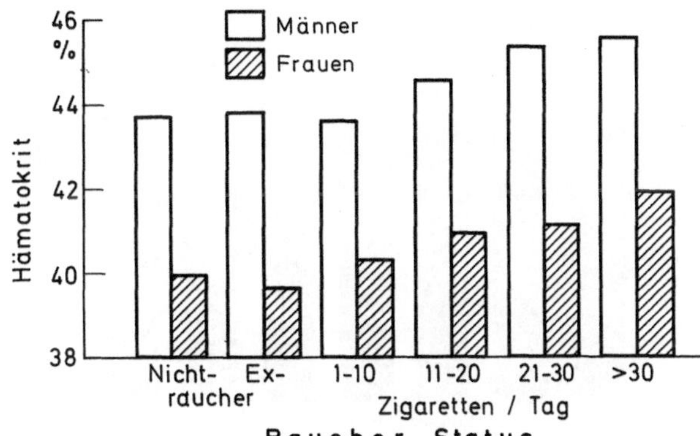

Abb. 2. Hämatokrit und Rauchen[1]

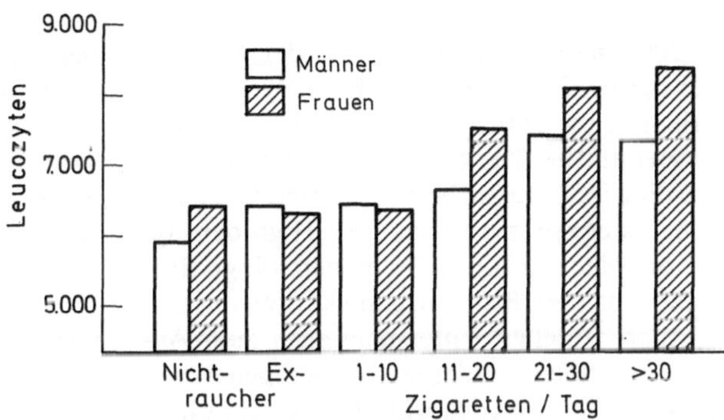

Abb. 3. Leukozyten und Rauchen[1]

Konsequenzen für die salzarme Kost, die auch im Zeitalter der Saliuretika ihre Bedeutung nicht verloren hat.

Das Rauchen

56% der Männer und 45% der Frauen sind oder waren Raucher. 33,2 bzw. 28,8% rauchten zum Zeitpunkt der Untersuchung 10 oder mehr Zigaretten pro Tag. Der Beginn des Rauchens war am häufigsten im 18. Lebensjahr. Die bereits bekannten [6] Blutbildveränderungen lassen sich für Heidelberg in Abb. 2 und 3 bestätigen.

Für die Raucherentwöhnung sind die folgenden Befunde von Interesse: 17% der Untersuchten glaubten zum Zeitpunkt der Untersuchung nicht an eine Gefährdung durch das Rauchen; 36% der Raucher hatten noch nie versucht, damit aufzuhören. 10% äußerten die (berechtigte) Befürchtung, nach dem Einstellen des Rauchens an Gewicht zuzunehmen, und nur 25% berichteten, von ihren Ärzten zum Nichtrauchen aufgefordert worden zu sein. Hier ist noch ein sehr unzureichend bestelltes Feld für präventive Bemühungen bei jungen Erwachsenen und viel mehr noch bei Heranwachsenden.

Lipide und Lipoproteine

Ungeachtet einer auf dem Hintergrund starker wirtschaftlicher Interessen stattfindenden kontroversen Diskussion zeigen die vorliegenden Fakten, daß Hypertriglyzeridämie mit großer Wahrscheinlichkeit und Hypercholesterinämie durch Vermehrung der LDL mit Sicherheit als Risikofaktoren der koronaren Herzkrankheit angesehen werden können, für welche die Mechanismen der Risikoentstehung z.T. bis zur molekularen Ebene untersucht und der Nutzen ihrer Beeinflussung durch zahlreiche Langzeitstudien belegt ist. Eine Hypertriglyzeridämie

---

1 L. Arab et al.: Ernährung und Gesundheit – Eine Untersuchung bei jungen Frauen und Männern in Heidelberg. Beiträge zu Infusionstherapie und klinische Ernährung – Forschung und Praxis. Bd. 7, H. Reissigl, K. H. Bässler, U. Henneberg, Reihenherausgeber, S. Karger Basel 1981, S. 39

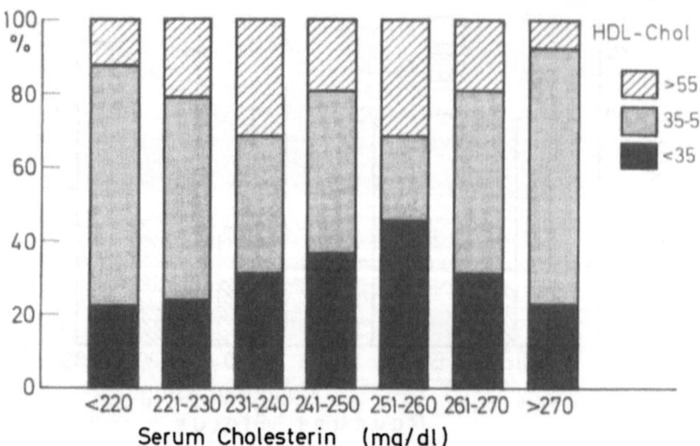

Abb. 4. Anteil des HDL-Cholesterins am Gesamtcholesterin[1] der Frauen

(> 200 mg/dl) fand sich bei 8% der Männer, aber nur bei 2% der Frauen. Eine Hypercholesterinämie (> 260 mg/dl) ließ sich bei 9% der Männer und bei 3% der Frauen nachweisen.

Was die Lipoproteine betrifft, so sind von aktuellem Interesse besonders die High-density-Lipoproteine (HDL), die in epidemiologischen Studien mit dem Risiko negativ korrelieren und in experimentellen Untersuchungen zum Abbau von Cholesterindepots beizutragen scheinen. Der Mittelwert des HDL-Cholesterins liegt bei 44 mg/dl für die Männer und bei 54 mg/dl für die Frauen. Etwa 8% der Männer, aber nur 0,5% der Frauen weisen HDL-Cholesterinwerte unter 30 mg/dl auf. Das HDL-Cholesterin war, wie Abb. 4 zeigt, unabhängig vom Gesamtcholesterin, ganz im Gegensatz zum LDL-Cholesterin.

Tabelle 3 zeigt die Beziehungen der Lipide und Lipoproteine untereinander sowie zu Lebensgewohnheiten und verschiedenen körperlichen und diätetischen Variablen. Die Fülle von Beziehungen kann nur stichwortartig diskutiert werden. Viele von ihnen sind bezüglich ihrer kausalen Qualität im Experiment gesichert, andere können Anlaß für derartige Studien sein.

a) Alter, Gewicht und Blutdruck

Die mittleren Cholesterin- bzw. Triglyzeridspiegel steigen sowohl bei Frauen als auch bei Männern mit dem Alter und mit dem relativen Körpergewicht an. Die nähere Analyse zeigt, daß der wesentliche Teil dieses Anstiegs bei den Triglyzeridspiegeln durch die Zunahme des Körpergewichts bedingt ist, während wohl als Langzeitwirkung der üblichen Fehlernährung die Hypercholesterinämiehäufigkeit auch ohne Gewichtszunahme zunimmt. Das HDL-Cholesterin korreliert ebenfalls, aber negativ mit dem Gewicht. Schwer zu deuten ist die positive Korrelation zwischen Lipiden und Blutdruck, die bei Frauen und Männern auch signifikant blieb, nachdem Unterschiede des relativen Körpergewichts statistisch berücksichtigt wurden.

b) Lebensgewohnheiten

Alkoholkonsum hat gegenläufige Wirkungen. Zum einen kommt es zum Anstieg der Lipide (bei Männern), zum anderen sind auch die High-density-Lipoproteine (bei Männern und Frauen) erhöht (46 und 56 mg/dl in der Kategorie mit dem höchsten Alkoholkonsum; 37 und 48 mg/dl bei Abstinenz).

Zigarettenrauchen hat eine ungünstige Wirkung auf Serumlipide. Bei Männern korrelieren Cholesterin und Triglyzeride mit der Menge der gerauchten Zigaretten. Bei rauchenden Frauen sind die HDL-Spiegel erniedrigt, und es kommt zu einem Anstieg der anderen Lipoproteinfraktionen.

Die Einflüsse körperlicher Aktivität lassen sich wie folgt zusammenfassen: Mit zunehmender Sportintensität fanden sich niedrigere Plasmalipide. Dies betrifft Gesamtcholesterin und Gesamttriglyzeride und, wo sie gemessen wurden, auch Prä-β-Cholesterin, β-Cholesterin und

1 L. Arab et al.: Ernährung und Gesundheit – Eine Untersuchung bei jungen Frauen und Männern in Heidelberg. Beiträge zu Infusionstherapie und klinische Ernährung – Forschung und Praxis. Bd. 7, H. Reissigl, K. H. Bässler, U. Henneberg, Reihenherausgeber, S. Karger Basel 1981, S. 69

Tabelle 3. Verhältnis zwischen Serumlipiden und anderen Variablen in der Heidelberger Studie[a]

	Gesamt-cholesterin		Gesamt-triglyzeride		HDL Cholesterin		β- Cholesterin	prä-β- Cholesterin	Apo B
	♂	♀	♂	♀	♂	♀	♀	♀	♀
Körperliche Merkmale									
Alter	▲	△	▲				△		△
Gewicht	▲	△	▲	△	▼	▽	△	△	
Relatives Gewicht	▲	△	▲	△	▼	▽	△	△	
Systolischer Blutdruck	▲	△	▲	△			△	△	△
Diastolischer Blutdruck	▲	△	▲				△		△
Puls	▲		▲	△		▽		△	△
Verhalten									
Trinken	▲		▲	△	▲	△	▽		
Rauchen	▲	△	▲	△		▽	△	△	△
Sport	▼	▽	▼			△	▽	▽	▽
Nahrungsaufnahme									
Gesamtkalorien					▲	△	▽		
Fett – Insgesamt						△			
– tierisch						△			
– pflanzlich			▼				▽		
Cholesterin									
Eiweiß						△	▽		
Kohlenhydrat									
– insgesamt	▼	▽	▼				▽		▽
– Polysaccharid									▽
– Disaccharid							▽		▽
– Monosaccharid							△	△	▽
% Fett		△				△			△
% Protein			▲						
% Kohlenhydrate	▼	▽	▽			▽		△	
Serumwerte									
Gesamtcholesterin			▲	△		△	△	△	△
Gesamttriglyzeride	▲	△			▼	▽	△	△	△
HDL-Cholesterin		△		▽			▽	▽	▽
β-Cholesterin	ne	△	ne	△	ne	▽		△	△
prä-β-Cholesterin	ne	△	ne	△	ne	▽	△		△
Apoprotin B	ne	△	ne	△	ne	▽	△	△	
Vitamin A	ne	△	ne	△			△	△	△
D		▽					▽		
E	ne	△	ne	△		△	△	△	△

▲, positive Beziehung $p < 0{,}05$ ▼, negative Beziehung $p < 0{,}05$

[a] L. Arab et al.: Ernährung und Gesundheit – Eine Untersuchung bei jungen Frauen und Männern in Heidelberg. Beiträge zu Infusionstherapie und klinische Ernährung – Forschung und Praxis. Bd. 7, H. Reissigl, K. H. Bässler, U. Henneberg, Reihenherausgeber, S. Karger Basel 1981, S. 67–68

Apolipoprotein B. HDL-Cholesterin war bei den Sporttreibenden höher als bei den Inaktiven. Diese Befunde sind als günstig zu beurteilen. Körperliche Inaktivität scheint im Verein mit Ernährungsfaktoren die Häufigkeitszunahme der Hyperlipidämien zwischen dem 20. und 40. Lebensjahr von 2–4% auf über 15% zu bedingen. Die Mehrzahl der Hyperlipidämien sind auch aus dieser Sicht nicht angeboren, sondern erworben und auch deshalb prinzipiell verhütbar. Dabei scheint schon geringe sportliche Betätigung einen positiven Einfluß zu haben.

c) Ernährung

Die Untersuchung von Beziehungen zwischen Ernährungsfaktoren und Plasmalipidspiegeln ist aus Gründen der intra- und interindividuellen Variabilität der Lipidspiegel und Ernährungsfaktoren in epidemiologischen Studien problematisch. Da derartige Zusammenhänge im kontrollierten Stoffwechselversuch gut untersucht sind, sollen hier nur signifikante Korrelationen ohne weitere Diskussion oder Wertung aufgeführt werden. Es finden sich unterschiedliche Beziehungen bei Frauen und Männern. Eine positive Korrelation zwischen Cholesterinspiegeln und Alkohol bestand nur bei Männern, zwischen Triglyzeridspiegeln und Alkoholkonsum bei Frauen und Männern. Das HDL-Cholesterin korrelierte bei beiden Geschlechtern mit dem Alkoholkonsum. Auch die Energiezufuhr korrelierte positiv mit dem HDL-Cholesterin. Die Menge der Kohlenhydrate in der Ernährung wies eine negative Beziehung zum Cholesterinspiegel auf, und zwar bei Männern und bei Frauen. Die Triglyzeridspiegel korrelierten nur bei Männern mit dem Kohlenhydratkonsum. Die erwartete Beziehung zwischen Fettkonsum und Cholesterinspiegeln war nur bei Frauen signifikant. Wie schon in anderen Querschnittsuntersuchungen fand sich keine Beziehung zwischen Nahrungs- und Serumcholesterin.

Folgerungen und Ausblick

Die geschilderten Befunde aus einer Untersuchung zum Ernährungs- und Gesundheitszustand junger Heidelberger Frauen und Männer sind zum einen Bestandsaufnahme. Sie identifizieren Risikofaktoren und Risikoträger und zeigen umweltbedingte Manifestationsfaktoren (Ernährung, Lebensgewohnheiten) auf. Sie geben Anhaltspunkte für präventive Maßnahmen beim einzelnen und in der Bevölkerung und ermöglichen, falls in Abständen wiederholt, als Monitorsystem die Erkennung spontaner oder induzierter Veränderungen im Risikoverhalten und im Risikoprofil. So wird der „Nutrition and Health Survey“ zum wichtigen Instrument der Prävention, deren Ziel die Verbesserung von Lebensqualität und Lebensdauer auch in Deutschland ist, wie sie anderswo [7] schon Wirklichkeit geworden sind.

Literatur

1. RAMIS User Manual, Vol 2, Mathematical Products Group, Princeton, NJ. 1977
2. Keys A: Overweight, obesity, coronary heart disease and mortality. Nutr Rev 38: 297–307 (1980)
3. Gries FA, Berchtold P, Berger M (Hrsg): Adipositas – Pathophysiologie, Klinik und Therapie. Springer, Berlin Heidelberg New York 1976
4. Ross MH: Nutrition and Longevity in experimental animals. In: Nutrition and Aging (Winick M, ed), pp 43–57. Wiley & Sons, New York London Sydney Toronto 1976
5. Comberg HU, Heyden S, Hames C, Vergroesen AJ, Fleischman AI: Hypotensive effect of dietary prostaglandin precursor in hypertensive man. Prostaglandins 15: 193 (1978)
6. Smoking and Health: A report of the Surgeon General, US HEW 1979, Washington DC.
7. Proceedings of the Conference of the Decline: In Coronary Heart Disease Mortality (Havlik RJ, Feinleib M, eds), US HEW, Public Health Service, NIH, Publ. No. 79–1610, 1979

Das Modell „Kommunale Prävention“ als empirische Basis für die Entwicklung der „Populationsmedizin“

E. Nüssel, L. Buchholz, H. Bergdolt, K.-J. Ebschner und R. Scheidt

Zum festen Bestand der multifaktoriellen Genese arteriosklerotisch bedingter Herz-Kreislauf-Krankheiten gehören als Risikofaktoren: Rauchen, Übergewicht, Diabetes mellitus, Bewegungsmangel und individuell definierbare psychosoziale Charakteristika. Abbau und Verhütung dieser Risikofaktoren sind ein wesentliches Ziel des „Comprehensive Cardiovascular Community Control Program“ der WHO [3]. Der Begriff „Community“ meint ein geogra-

Fortschritte in der Inneren Medizin
Hrsg. Kommerell/Hahn/Kübler/Mörl/Weber

phisch definiertes Wohngebiet, bestehend aus nur einem oder mehreren Wohnorten. Als Beispiel für ein Herz-Kreislauf-Projekt in einem Gebiet mit mehreren Wohnorten ist das finnische „Nordkarelien-Projekt“ [2] besonders bekannt geworden. Das WHO-Herz-Kreislauf-Vorsorgeprojekt in Eberbach und Wiesloch [1] bezieht sich dagegen auf jeweils einen Wohnort. Der Begriff „Comprehensive“ schließt alle modernen Ansätze zur Bekämpfung („Control“) der epidemisch auftretenden Herz-Kreislauf-Krankheiten ein. Er impliziert eine multi- und interdisziplinäre Vorgehensweise auf den drei Ebenen

- Prävention
- Kuration
- Rehabilitation.

Innerhalb dieses Programms entwickelt das Heidelberger „WHO Collaborating Centre for Research and Training in Cardiovascular Diseases“ in den beiden Kleinstädten Eberbach und Wiesloch das Modell „Kommunale Prävention“. Die Entwicklung dieses Modells dient zugleich als empirische Basis für die von uns im Lauf der nächsten 10 Jahre angestrebte „Populationsmedizin“. Diese Funktion der Modellentwicklung wird im folgenden erläutert, um aus der inzwischen schon sehr konkret gewordenen „Kommunalen Prävention“ Zielvorstellungen deutlich zu machen, die wir mit dem Begriff Populationsmedizin verbinden.

Das Modell „Kommunale Prävention“

Kommunal heißt „zur Gemeinde gehörig“. Der Name „Kommunale Prävention“ bezeichnet ein Modell der Prävention auf Gemeindeebene. Es soll in Städten und Stadtteilen anwendbar sein.

Prävention will Gesundheit fördern und Krankheit verhindern. Primär zielt Prävention auf eine Gestaltung gesunder Lebensweisen. Es liegt nahe, die örtliche Gemeinschaft der Bevölkerung, d.h. die Gemeinde als Ansatzstelle zu wählen. Dort gibt es eine Vielzahl von natürlichen Gegebenheiten, die – eingebunden in gewachsene Strukturen – für die Belange der Prävention genutzt werden können. Das Recht der Bürger einer Gemeinde auf Selbstverwaltung der örtlichen Angelegenheiten schützt vor einer Verfremdung. Örtliche Besonderheiten bleiben somit erhalten. Ihre Funktionen können durch Maßnahmen der Prävention verstärkt bzw. bereichert werden. Prävention vertieft also die Identifikation der Bürger mit „ihrer“ Gemeinde. Die Gegebenheiten der Prävention wiederum erfahren so eine natürliche Einbindung in das Leben einer Gemeinde bzw. einer Stadt.

Das Modell beinhaltet eine Prävention, deren Maßnahmen zur Verhütung und zum Abbau risikoreicher Lebensweisen unmittelbar von der Bevölkerung kreiert, initiiert und in selbstverantwortlicher Weise getragen werden. Die Bürger sollen also die Gestaltung ihres Alltags selbst in die Hand nehmen. Die ortsansässigen Ärzte, die kommunale Verwaltung und Repräsentanten der Einrichtungen unseres Gesundheitswesens üben unterstützende Funktionen aus. Diese Personenkreise sollen vor allem dafür Sorge tragen, daß die

- schulmedizinischen Erkenntnisse
- Möglichkeiten am Wohnort
- Einrichtungen unseres Gesundheitswesens

optimal genutzt werden. Erst mit dieser Unterstützung erhält die bürgerschaftliche Basis die nötige Sicherheit, um eigenständig handeln zu können.

Innerhalb seiner Mit- und Selbstverantwortung soll jeder Bürger Aufgaben aus dem weiten Feld der medizinischen Prävention übernehmen können. Es obliegt den Angehörigen der medizinischen Berufe, insbesondere den Ärzten, die inhaltlichen Probleme der Prävention zu erkennen und in geeigneter Weise an die unterschiedlichen Gruppierungen der Bevölkerung heranzutragen. Sofern es um Probleme der gesunden Lebensweise geht, ist ihre Bewältigung im wesentlichen Aufgabe der Bürger, deren Aktivitäten jedoch stets ärztlicher Rat begleiten soll. Die Prävention auf Gemeindeebene bedarf einer spezifischen Organisationsstruktur. In dem Modell „Kommunale Prävention“ werden Strukturen benutzt, die sich empirisch aus der Arbeit in Eberbach und Wiesloch ergeben und sich als praktikabel erwiesen haben. Es überwiegt die Arbeit in Gruppen. Diese gliedern sich in künstliche Gruppen, definiert und gebildet auf Grund spezifischer Belange der medizinischen Prävention und in gewachsene Gruppen bzw. soziale Gruppierungen (Abb. 1). Alle Gruppen arbeiten völlig selbständig.

Das Modell „Kommunale Prävention“ gewähr-

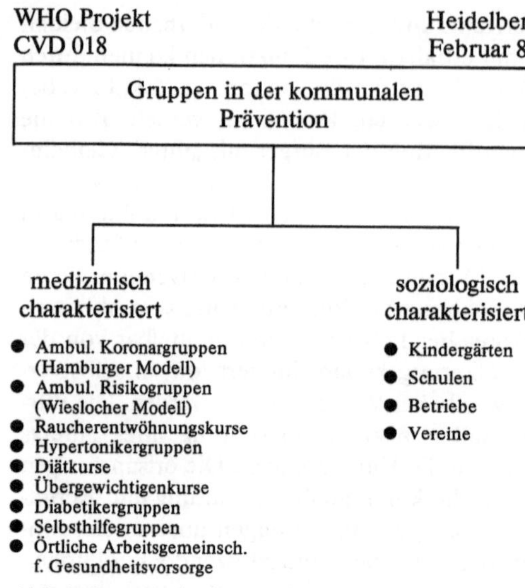

Abb. 1. Gruppen in der kommunalen Prävention

leistet die Selbständigkeit dieser Gruppen durch drei Prinzipien:

1. Jede Gruppe ermöglicht auf lokaler wie auch auf überregionaler Ebene jedem Bürger die Teilnahme an der Gruppenarbeit. Die Konsequenz ist, daß die Gruppen von sich aus eine entsprechende Öffentlichkeitsarbeit leisten und vor allem für ihre überregionale Verbreitung im Sinne der Ausbildung eines flächendeckenden Netzes sorgen.
2. Jede Gruppe erstrebt auf lokaler wie auch auf überregionaler Ebene die Zusammenarbeit mit den anderen in der Prävention tätigen Gruppen.
3. Jede Gruppe akzeptiert die Koordination der Zusammenarbeit durch die örtliche Arbeitsgemeinschaft „Gesundheitsvorsorge".

Diese Prinzipien bedingen eine Organisationsstruktur, die bis auf ein Koordinationsorgan auf zentralisierende Elemente verzichtet. Hierdurch wird „das freie Spiel der Kräfte" als Mittel gegen einseitige Interessenverschiebungen gefördert. Im Blick auf diese Gefahr ist die Arbeitsgemeinschaft als Koordinator besonders geeignet, wenn in ihr möglichst alle sozialen Gruppierungen der Gemeinde vertreten sind. Der Arbeitsgemeinschaft kommt eine weitere Funktion zu: Sie führt die gruppenübergreifenden präventiven Aktivitäten durch und sorgt für eine sinnvolle Komplettierung des Maßnahmenangebots am Ort.

In der kommunalen Prävention sollen ehrenamtliche Tätigkeiten und private Leistungen überall dort gefördert werden, wo das Eingreifen der öffentlichen Hand entbehrlich ist. In allen Altersgruppen der Bevölkerung von Eberbach und Wiesloch findet sich auf der Basis dieser Forderung eine überraschend große Bereitschaft zur Mitarbeit. Erwartet werden jedoch die fachliche Hilfe der ortsansässigen Ärzte und die organisatorische Unterstützung durch die Organe der kommunalen Selbstverwaltung. Eine weitere wesentliche Motivation zur Mitarbeit ist die Erfolgskontrolle der von den Bürgern selbst getragenen Maßnahmen. Man will wissen, „ob sich der Einsatz lohnt". Neben der systematischen Beobachtung von Verhaltensweisen (wie z. B. Rauchen, körperliche Aktivitäten) sind Blutdruck- und Körpergewichtskontrollen wichtige Kriterien der Erfolgsbeurteilung. Zunehmend wird die Selbst- und Helfermessung des Blutdrucks üblich. Das vertiefte Wissen und Bemühen um den eigenen Gesundheitszustand fördert das Interesse an allgemeinen Gesundheitsfragen. Daher gelingt es auch immer mehr, Laien als Multiplikatoren der notwendigen Informationen zu schulen.

Ausgehend von ihren Aktivitäten in der Prävention von Herz-Kreislauf-Krankheiten entwikkeln die Bürger auch Interesse an der Prävention anderer chronischer Leiden. Hierzu gehören insbesondere die verhaltensbedingten Leber-, Nieren- und Gelenkschäden. Auch die Prophylaxe der Komplikationen von Durchblutungsstörungen der Beine und die Krebsfrüherkennung rücken mehr und mehr in den Themenkreis der kommunalen Prävention. Das Modell erfüllt somit schrittweise jene Vorstellungen, die sich mit dem Begriff „Comprehensive" des WHO-Programms verbinden.

In der kommunalen Prävention wägen die Bürger selbst Aufwand und Nutzen ihrer Aktivitäten ab. Was sich dabei nicht bewährt, wird sich nicht halten. Dieses natürliche Prüfverfahren entscheidet auch über die Zukunft des Modells „Kommunale Prävention".

Populationsmedizin

Mit dem Begriff Populationsmedizin wird eine Medizin gemeint, die eine geographisch definierte Bevölkerung ebenso als funktionale Einheit bzw. als Organismus begreift, wie das Individuum. Es wird dabei die Hypothese zugrunde gelegt, daß faßt jede geographisch definierte Wohnbevölkerung (Provinzen, Städte und Stadtteile) ihre eigene Geschichte und ihre spezifische Lebensform hat und haben wird und unter Einbeziehung der örtlichen Gegebenheiten eine funktionale Einheit bildet, die als Ganzes gesehen werden muß. Die Populationsmedizin geht, wie die Individualmedizin, vom einzelnen Patienten aus, bildet aber immer unter den Aspekten der bevölkerungsbezogenen Repräsentativität Patientengruppen. Die Populationsmedizin versucht aus einer umfassenden sozioökologischen Sicht Modelle der Diagnose, Prognose und Therapie für die funktionale Einheit einer geographisch definierten Bevölkerung zu entwickeln. Ein besonderer Schwerpunkt der Populationsmedizin soll die Verbesserung der Prognostik sein. In der Medizin wird sich zunehmend die Forderung durchsetzen, beim einzelnen und bei der gesamten Bevölkerung gesundheitliche Entwicklungen in nachprüfbarer Weise vorherzusagen. In Berichten über seine Patienten wird der Arzt nicht nur auf die Vorgeschichte und den gegenwärtigen Befund einzugehen haben, er wird sich auch auf die von ihm gestellte Prognose in bezug auf die gesundheitliche Entwicklung des Patienten und in bezug auf das Ergebnis der therapeutischen Empfehlungen dezidiert festlegen müssen. Auch die Maßnahmen zur Gestaltung unseres Gesundheitswesens sollten nicht eingeleitet werden, ohne daß die Verantwortlichen eine genaue Vorhersage über die zu erwartenden Auswirkungen machen. Der Patient bzw. die Bevölkerung werden an solchen Vorhersagen die Effizienz der Medizin messen. Die individuelle und kollektive Prognostik bedarf einer Forschung, die zeitliche Verläufe von Parametern aus nahezu allen Bereichen des Lebens festlegt und bezüglich ihrer Interkorrelation und Interdependenzen analysiert. Die Vorhersage wird also aus den komplexen Wirkzusammenhängen nahezu aller Lebensbereiche abgeleitet werden. Dies dürfte innerhalb der Populationsmedizin weitgehend möglich sein. Zugleich würde die Medizin der hier naturgemäßen ganzheitlichen Verwirklichung nähergebracht.

Die ganzheitliche Betrachtungsweise der Individualmedizin bezieht zwar die Umwelt des Patienten mit ein, berücksichtigt jedoch nur einige ihrer Elemente. Es fehlt bisher die Möglichkeit, Befunde, die bei dem „Organismus Stadt" erhoben wurden, zum einzelnen Bewohner in Beziehung zu setzen. Zumindest in der verhaltensbezogenen Medizin dürfte der Nutzen der Populationsmedizin für den einzelnen von Bedeutung sein.

Langfristig gesehen stellen wir uns die Entwicklung eines Atlanten vor, der für jede Wohnregion in standardisierter Form die entsprechenden populationsmedizinischen Informationen enthält. Der praktische Arzt wird dann über zwei Informationsquellen verfügen, und zwar die von ihm selbst erhobenen individualmedizinischen Befunde und über die Daten aus dem populationsmedizinischen Atlas. Mit Hilfe einer Anleitung zur synoptischen Nutzung beider Informationsquellen soll die von einer ganzheitlichen Betrachtungsweise bestimmte Betreuung des Patienten effizienter gestaltet werden können. Darüber hinaus ist der Atlas als Informationsquelle für Gesundheitspolitiker gedacht.

Die Entwicklung einer Populationsmedizin bedeutet für das Heidelberger Gesamtprojekt einen langen Forschungsweg. Um ihn unabhängig von der Erreichbarkeit seines Ziels erfolgreich zu gestalten, soll er etappenartig in Teilprojekten zurückgelegt werden, die einerseits ohne Umwege zur Populationsmedizin führen und andererseits von eigenständigem Nutzen sind. Hier bildet die Entwicklung des Modells „Kommunale Prävention" eine empirische Basis.

Funktionen der empirischen Basis

Populationsmedizin bezieht Lebensweise und Lebensbedingungen der Bevölkerung in starkem Maße mit ein. Es ist daher notwendig, die Bevölkerung an der Entwicklung dieser Form der Medizin aktiv und partnerschaftlich zu beteiligen. Eine Wissenschaft, die über die Köpfe der Bevölkerung hinweg ginge, wäre mit den Grundsätzen der Medizin unvereinbar. Unter diesen Aspekten arbeiten an der Entwicklung der Populationsmedizin nicht nur Vertreter der niedergelassenen Ärzteschaft, der Pharma-Industrie und der Universität, sondern auch Repräsentanten der kommunalen Selbstverwaltung und der sozialen Gruppierungen der Wohnbevölkerung mit. Da es in der klinischepidemiologischen Forschung keine Erfahrungen über das Funktionieren der wissenschaftlichen Arbeit einer in dieser Weise zusammengesetzten Arbeitsgruppe gab, lag es nahe die Entwicklung der kommunalen Prävention als empirische Basis zu nutzen. Im Laufe der 5jährigen Entwicklungsarbeit haben sich zahlreiche Wege aufgetan, die nicht nur bei den medizinischen Laien, sondern auch bei den stark beschäftigten niedergelassenen Ärzten zu eigenständigen wissenschaftlichen Beiträgen führten. So gelang es z. B. ein System zu entwickeln, welches es Laien ermöglicht, regelmäßig bei ca. 7000 Schülern Körpergröße, Körpergewicht und Blutdruck zu bestimmen und für eine wissenschaftliche Weiterverarbeitung zu dokumentieren. Ähnliches gilt für Kindergärten, Betriebe und Vereine. Nach den Erfahrungen in Eberbach und Wiesloch sieht die Bevölkerung sehr wohl ein, daß Maßnahmen zur Erhaltung der Gesundheit mit ihrer Beteiligung entwickelt und auch auf Effizienz geprüft werden müssen. Dies gilt nicht nur für den präventiven, sondern auch für den kurativen Bereich. So wird z. B. auch die Medikamentenprüfung als eine Aufgabe angesehen, die von der Bevölkerung mitgetragen werden muß. Da die sog. Zivilisationskrankheiten überwiegend durch Fehlverhalten im Alltag bedingt sind und das Fehlverhalten des einzelnen von den Verhaltensweisen seiner Mitbürger beeinflußt wird, ist die individualmedizinische Nutzung populationsmedizinischer Erkenntnisse eine logische Konsequenz, die auch für Laien leicht einsichtig ist. Offenbar ist dies ein Grund mit dafür, daß in der Bevölkerung von Eberbach und Wiesloch die Bereitschaft zur Kooperation ständig zunimmt.

Die Herausforderung zur kreativen Mitarbeit führt in der Bevölkerung zu einem neuen Verständnis des Patientenbegriffs. Er umfaßt Kranke und Gesunde, die bereit sind, mit ärztlicher bzw. medizinischer Hilfe rechtzeitig für die Gesundheit einzutreten. In diesem Sinne ist jeder Bürger Patient. Er soll in dieser Rolle eine aktive, kreativ gestaltende Funktion wahrnehmen. Um diese Rolle breitenwirksam bewußt zu machen, sind die Entwicklungen einer „Schilderwaldmedizin“ mit einer Fülle von fest vorgegebenen Geboten und Verboten ebenso zu vermeiden wie eine „Indoktrinationsmedizin“ mit einem Überangebot von einseitig ausgerichteten Beratungsprogrammen. Die Erfahrungen in der kommunalen Prävention zeigen, daß die Bevölkerung in diesem Zusammenhang zu einem neuen Selbstverständnis gelangt. Zugleich bedeutet dies, daß sich eine weitere wichtige Voraussetzung für die Entwicklung der Populationsmedizin erfüllt.

Vergleichbar mit der Untersuchung des Patienten in der Individualmedizin bedarf es der „medizinischen Untersuchung der Population“. Sie ist auf standardisierte, repräsentative Stichprobenuntersuchungen der Wohnbevölkerung und ihrer sozialen Gruppierungen angewiesen. Die Methodik dieser Untersuchungen, die naturwissenschaftlich orientierte Parameter ebenso einschließt wie Informationen aus dem psychosozialen und ökologischen Bereich, steht noch am Anfang der Entwicklung. Dabei bilden Probleme der Standardisierung, der Qualitätskontrolle, der Beteiligungs- und Drop-out-Raten Schwerpunkte der Forschung. Auch in diesem Zusammenhang fungiert die Entwicklung des Modells „Kommunale Prävention“ als empirische Basis.

Wie in der Individualmedizin bilden auch in der Populationsmedizin Diagnostik, Prognostik und Therapie eine funktionale Einheit. In der kommunalen Prävention überwiegt die Arbeit in Gruppen. Bereits hierbei ist die Gruppe als funktionale Einheit zu begreifen, die als solche der Diagnostik, Prognostik und Therapie bedarf. Die hier erforderlichen methodischen Entwicklungen stehen noch ganz am Anfang. Die Populationsmedizin wird mit Großgruppen arbeiten und dabei die zukünftigen Erfahrungen der kommunalen Prävention nützen können.

Zusammengefaßt ergibt sich eine realistische Aussicht auf die Populationsmedizin. Sie soll die Individualmedizin sinnvoll ergänzen. Beide Bereiche der Medizin gehen vom Patienten aus und kehren mit reichem Nutzen zu ihm zurück, vor allem dann, wenn ihre Synopsis gelingt.

Literatur

1. Nüssel E, Buchholz L, Ebschner K-J, Bergdolt H, Morgenstern W: Die Gemeinde als Ansatzstelle für eine Prävention. Der Internist 21: 437 (1980)
2. Puska P: North Karelia Project, Report of the WHO Working Group on Comprehensive Cardiovascular Community Control Programmes. Koli, Finland 1976
3. WHO: Comprehensive Cardiovascular Community Control Programmes. Report of a WHO-Meeting, Genf 1975

Körperliche Aktivität, Blutgerinnung und Fibrinolyse

C. Diehm, H. Mörl, D. Matthes, G. Hoffmann, R. Zimmermann, A. Wirth und J. Harenberg

Einleitung

Zahlreiche epidemiologische Untersuchungen der letzten 20 Jahre deuten darauf hin, daß körperliche Inaktivität als Risikofaktor für die Entstehung atherosklerotischer Gefäßerkrankungen anzusehen ist. Die meisten der bislang vorliegenden Studien über den Einfluß von körperlicher Aktivität auf die Morbiditäts- und Mortalitätsrate an koronarer Herzkrankheit zeigten nahezu ausnahmslos eine Begünstigung der körperlich aktiveren Gruppen (Übersicht und Literatur in Tabelle 1).

Auch die neueste Studie von Morris u. Mitarb. (Abb. 1) demonstriert eindeutig, daß bei Männern mit vorwiegend sitzender beruflicher Tätigkeit weniger kardiovaskuläre Erkrankungen auftreten, wenn sie sich in ihrer Freizeit bei Sport und körperlicher Arbeit aktiv betätigen [39]. Obwohl der Wert einer guten körperlichen Fitness bei der primären Prävention der Arteriosklerose bisher noch nicht eindeutig bewiesen werden konnte, wird in zunehmendem Maße ein regelmäßiges körperliches Training als Mittel der Prävention und Rehabilitation bei degenerativen kardiovaskulären Erkrankungen propagiert.

Die möglichen Ursachen für die beobachteten günstigen Effekte eines körperlichen Trainings sind vielschichtig (Tabelle 2).

Die physiologische Balance von Hämostase und Fibrinolyse spielt in der Pathogenese thromboembolischer Komplikationen gerade bei fortgeschrittenen atherosklerotischen Gefäßveränderungen eine wichtige Rolle. Deshalb werden der Beeinflussung der Blutgerinnung und des fibrinolytischen Systems durch körperliche Aktivität große Bedeutung beigemessen.

Beeinflussung des plasmatischen Gerinnungssystems

Körperliche Aktivität führt beim Gesunden wie beim Patienten mit atherosklerotischen Organmanifestationen zu einer Veränderung der Gerinnungsbereitschaft des Blutes. Es ist bekannt, daß die Veränderungen der Hämostase als Fol-

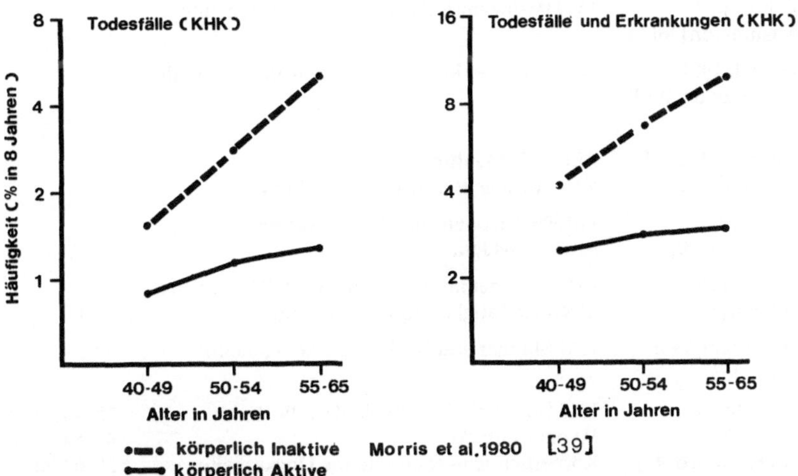

Abb. 1. Häufigkeit von Todesfällen allein *(links)* sowie Todesfälle und Erkrankungen infolge koronarer Herzkrankheit *(rechts)* im Verlauf von 8½ Jahren bei Männern, die ihre Freiheit mit aktiver körperlicher Betätigung bzw. passiv verbringen

Fortschritte in der Inneren Medizin
Hrsg. Kommerell/Hahn/Kübler/Mörl/Weber

Tabelle 1. Der Einfluß von Sport und körperlicher Aktivität auf die Inzidenz der koronaren Herzkrankheit (KHK)

	Inzidenz bei körperlich aktiven Personen / Inzidenz bei körperlich inaktiven Personen			
Autor-Jahr Ort (Literatur)	Untersuchte Gruppen	Koronare Herzkrankheiten	Infarkte	Todesfälle
Morris, 1953 London [37]	31 000 Angestellte Londoner Transportunternehmen. Schaffner/sitzende Busfahrer – Alter 35–64 Jahre	0,70	0,53	0,46
	Postzusteller/Telefonisten 35–59 Jahre	0,75		0,50
Brown, 1957 Birmingham [7]	1062 Männer im Alter zwischen 60 und 69 Jahren (darunter 89 Patienten mit KHK) 158 körperlich Aktive/137 sitzende Beschäftigungen	0,29	0,63	
	766 mittelschwere/137 sitzende Berufe	0,53	0,60	
Chapman, 1957 Los Angeles [11]	772 Regierungsangestellte 492 körperlich aktive/236 sitzende Tätigkeit	1,03	0,98	
Zukel, 1959 N. Dakota [64]	1886 Kontrollpersonen und 288 Patienten mit KHK, Alter über 35 Jahre Farmer/andere Berufe	0,70	0,48	
Stamler, 1954–57 Chicago [60]	740 Angestellte der Stadt, Alter 50–59 Jahre, körperlich aktive Berufe/sitzende Tätigkeit	0,78	Unterschied stat. nicht signifikant	
McDonough, 1964 Georgia [33]	3102 in der Landwirtschaft beschäftigte Arbeiter, Alter 15–74 Jahre. Körperlich Aktive/körperlich weniger aktiv	0,17–0,50		
Rose, 1969 London [51]	9777 Angestellte des öffentlichen Dienstes Alter 40–64 Jahre. Pathologische Belastungs-EKGs. 3561 Spaziergänger/Nicht-Spaziergänger	0,61		
Brunner, 1949–59 Israel [10]	4500 Männer (102 Infarktpatienten) 4000 Frauen (9 Infarkte), Alter 30–55 Jahre. Körperlich aktive Kibbuzin/körperlich weniger aktive		0,33	0,33
Kahn, 1962 Washington [26]	1664 Postbeamte. Austräger/Schalterbeamte			0,53–0,70
Kannel, 1961 Framingham Studie [27]	4461 Personen im Alter zwischen 30 und 35 Jahren			0,28–0,47
Breslow, 1949–51 Californien [5]	Alter: 45–64 Jahre. Verschiedene Berufe (aktiv/inaktiv)			0,71
Franck, 1966 New York [20]	110 000 Personen (301 Pat. mit Infarkt) Alter 25–64 Jahre			0,30–0,50
Morris, 1968 Indiana [38]	10 520 Farmer im Vergleich mit 9310 Personen mit sitzender Tätigkeit Alter 35–75 Jahre	0,68		0,59
Sarvotham, 1968 Indien [53]	1361 Männer und 669 Frauen Alter 30 Jahre	0,55		
Paffenbarger, 1951–1967 San Francisco [45]	3263 Hafenarbeiter (291 Todesfälle durch Myokardinfarkt) Körperlich schwer arbeitende Dockarbeiter/körperlich inaktive Beschäftigte	35–44 Jahre: 0,13 45–54 Jahre: 0,64 55–64 Jahre: 0,70		

Tabelle 2. Mögliche Mechanismen, durch welche körperliche Aktivität, Häufigkeit und Schwere der koronaren Herzkrankheit zu reduzieren vermag

Herz-Kreislauf-Effekte		*Einfluß auf Risikofaktoren*	
Ökonomisierung der Herzarbeit und der peripheren Blutverteilung sowie des venösen Rückstroms		Günstige Konstellation der Serumlipide und Lipoproteine	
Pulsfrequenz und systolischer Blutdruck in Ruhe und unter Belastung	↓	HDL-Chol. ↑ LDL-Chol. ↓	
Systolen- und Diastolendauer	↑	Triglyzeride ↓	
Kardiopulmonale Leistungsfähigkeit	↑	Blutdruck (syst. und diast.)	↓
Zunahme der koronaren Kollateralgefäße?		Nikotinkonsum	↓
Katecholaminsekretion	↓	Körpergewicht	↓
(physiologische Sympathicolyse → „kardioprotektiver Effekt“)		Harnsäure	↓
		Glukosetoleranz	↑
Arrhythmieneigung	↓	Periphere Insulinempfindlichkeit	↑
Vitalkapazität und pulmonale Diffusionskapazität	↑	Fibrinolytische Aktivität	↑
Erythrozyten und Blutvolumen	↑	Thrombozytenaggregation	↓
		Psychische Stabilität (Streßtoleranz, Selbstbewußtsein, Lebensfreude, „Entängstigung“)	

ge einer körperlichen Anstrengung vor allem vom Trainingszustand der untersuchten Probanden abhängt [14, 34]. Untrainierte Personen sind offenbar nach einer kurzen und heftigen körperlichen Belastung wesentlich größeren Aktivitätsschwankungen ihres Gerinnungssystems unterworfen als trainierte Sportler [34]. Ferner beeinflussen Art und Intensität des Trainingsreizes die gemessenen Veränderungen. Darüber hinaus führen eine akute Belastung oder ein körperliches Langzeittraining zu einer unterschiedlichen Blutgerinnungsbereitschaft. Aufgrund dieser Kriterien ist die Beurteilung von Blutgerinnungsveränderungen bei körperlicher Belastung sehr komplex.

Zur Physiologie der plasmatischen Gerinnungsvorgänge

Die plasmatische Gerinnung, die meist erst sekundär in den Prozeß der Thrombogenese durch Anlagerung von Fibrin A in einen initial entstehenden Plättchenthrombus eingreift, ist eine Folge von enzymatisch proteolytischen Reaktionen, die letztendlich auf die Umwandlung von Fibrinogen zu Fibrin hinauslaufen. Diese Umwandlung wird durch das Gerinnungsferment Thrombin bewirkt, das im strömenden Blut als Proenzym Prothrombin vorliegt. Zwei Aktivierungssysteme der plasmatischen Gerinnung müssen unterschieden werden: Das exogene System (Gewebsthrombokinase) und das endogene System (Blutthrombokinase). Das exogene System bildet nach der Freisetzung von Gewebssaft, der mit den Faktoren VII, V, X und Kalziumionen reagiert, den Prothrombinaktivator. Hinweise auf Aktivitätsänderungen innerhalb des exogenen Systems gibt die Thromboplastinzeit. Das endogene System wird durch Kontakt mit Fremdoberflächen ausgelöst, im Bereich der Endothelläsionen kann auch freigelegtes Kollagen den Faktor XII aktivieren. Nach weiteren Reaktionen der Faktoren XII, XI, X, IX, VIII, V und Kalziumionen wird unter Einwirkung der nach Plättchendesintegration freiwerdenden Lipide (Plättchenfaktor 3) ebenfalls der Prothrombinaktivator erzeugt. Die partiellen Thromboplastine sind nur in Gegenwart der Faktoren des endogenen Systems wirksam. Veränderungen innerhalb des endogenen Systems werden folglich mit der Bestimmung der partiellen Thromboplastinzeit erfaßt.

Unmittelbar nach einer körperlichen Anstrengung kommt es sowohl bei untrainierten als auch bei trainierten Personen zu einer signifikanten Verkürzung der *Thromboplastinzeit* [63]. Während Böhmer ebenfalls über eine Tendenz zur beschleunigten Gerinnung bei Leistungssportlern unmittelbar nach einer körperlichen

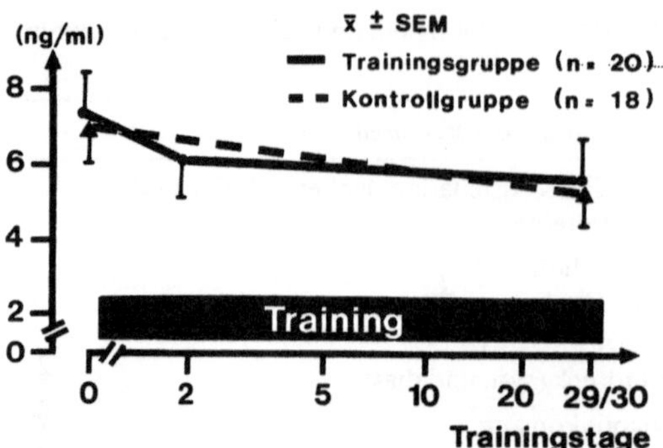

Abb. 2. Fibrinopeptid A *(FPA)* bei Patienten mit KHK während eines 4wöchigen Trainings

Aktivität berichtet, fanden Egeberg et al. bei ihren Probanden keine Änderung der Thromboplastinzeit [4, 17]. Metze u. Mitarb. untersuchten den Einfluß des vegetativen Nervensystems auf die Gerinnungsparameter bei Fußballspielern. Neben einer hochsignifikanten Erhöhung des Quick-Werts nach einem Spiel fanden sie bei einem Vergleich der Thromboplastinzeiten unter Trainings- und Wettkampfbedingungen einen aktivierenden Einfluß des erhöhten Sympathikotonus auf das Gerinnungssystem [35].
Bezüglich der *partiellen Thromboplastinzeit* fanden zahlreiche Untersucher eine Verkürzung nach kurzfristiger körperlicher Belastung [4, 24, 29]. Bereits eine mäßiggradige körperliche Belastung in der Freizeit führt zu einer Verkürzung der PTT [32]. Die Arbeitsgruppe von Korsan-Bengtsen konnte eine lineare Beziehung zwischen körperlicher Aktivität und Verkürzung der PTT nicht bestätigen. Offenbar beeinflussen weitere exogene Faktoren den Gerinnungsvorgang [31].
Weitgehende Übereinstimmung herrscht in der Literatur bezüglich des Verhaltens der biologischen Faktor-VIII-Aktivität direkt unmittelbar oder wenige Stunden nach einer körperlichen Belastung [4, 12, 14, 17, 22, 24, 25, 49]. Ein Aktivitätsanstieg des antihämophilen Globulins ist nach körperlicher Belastung regelmäßig nachweisbar. Über die physiologische Steuerung der Faktor-VIII-Aktivität im Blut ist wenig bekannt. Viele Autoren vermuten einen Zusammenhang zwischen der gesteigerten Adrenalin-Konzentration nach Belastung und der Faktor-VIII-Aktivität [12, 22]. Ob diese Steigerung der Faktor-VIII-Aktivität nach Belastung einen Einfluß auf die plasmatische Gerinnung hat, ist bislang nicht geklärt. Nach Rizza u. Mitarb. besteht selbst bei einem Anstieg des antihämophilen Globulins auf 250% des Normalwertes kein überzeugender Beweis für eine beschleunigte plasmatische Gerinnung [49].
Einen direkten Hinweis auf die Thrombinaktivität in vivo erlaubt die Messung des Fibrinopeptid A (FPA-Spiegels im Blutplasma) [21, 42]. Nach eigenen Untersuchungen zeigte sich als Folge eines 4wöchigen standardisierten Ausdauertrainings bei Herzinfarktpatienten eine Verminderung der Thrombinaktivität [16] (Abb. 2).
Ob die Thrombinzeit durch eine körperliche Belastung entscheidend beeinflußt wird, ist bislang noch unklar [35, 63]. Mit großer Wahrscheinlichkeit wird auch die Fibrinogenkonzentration weder nach einer akuten körperlichen Belastung noch nach einem Langzeittraining entscheidend verändert [2, 13, 25, 46, 47, 49].

Beeinflussung des thrombozytären Gerinnungssystems

Die meisten der bisher durchgeführten Studien zeigen, daß es nach einer starken körperlichen Belastung zu einer kurzfristigen Thrombozytose kommt [4, 6, 15, 19, 25, 29, 47, 61, 62]. Wahrscheinlich ist diese vorübergehende Thrombozytose nicht auf eine vermehrte Plättchenproduktion zurückzuführen. Man vermutet, daß die Zunahme der Thrombozyten nur Ausdruck einer vermehrten Plättchenmobilisation ist, wobei die Quelle sicherlich nicht allein die Milz darstellt, da auch splenektomierte Probanden nach körperlicher Belastung kurzfristig eine Thrombozytose aufweisen [15]. Die Zunahme der Hämokonzentration unter körperlicher Belastung dürfte ebenfalls eine Rolle spielen. Ein regelmäßiges körperliches Training führt aber sicherlich nicht zu einer chronischen Erhöhung der Thrombozytenzahl [2].
Die Zunahme der Thrombozytenzahl korreliert nicht immer mit einer Zunahme der Plättchenadhäsivität [2, 25]. Während einige Autoren unter einer akuten körperlichen Belastung eine geringere Zunahme der Plättchenadhäsion fanden, zeigten verschiedene andere Untersucher nach einer längeren körperlichen Belastung sogar eine Verminderung der Thrombozytenadhäsion [2].

Die Thrombozytenaggregation verändert sich aber wohl auch nach sehr starken Belastungen nur unwesentlich [62]. Die von Ikkala u. Mitarb. (1966) berichtete variable Zunahme der Adenosin-Diphosphat-induzierten Thrombozytenaggregation unter körperlicher Belastung konnte in anderen Studien nicht einheitlich nachvollzogen werden [62]. Die beobachteten Veränderungen der Thrombozytenzahl und -funktion unter und nach körperlicher Belastung sind klinisch nicht von größerer statistisch abgesicherter Relevanz.

Beeinflussung des fibrinolytischen Systems

Das Verhalten der plasminogenaktivierenden Faktoren nach einer körperlichen Belastung wurde von vielen Autoren untersucht und übereinstimmend beschrieben. Demnach steigt die fibrinolytische Aktivität des Blutes während und nach einer Belastung signifikant an. Diese Aktivitätserhöhung hält bis mehrere Stunden an [2, 12, 14, 22, 24, 25, 28, 34, 40, 43, 47, 48, 56].
In eigenen Untersuchungen konnte gezeigt werden, daß ein kontrolliertes körperliches Ausdauertraining über einen Zeitraum von 4 Wochen bei Postinfarktpatienten mit angiographisch gesicherter koronarer Herzkrankheit zu einer Steigerung der fibrinolytischen Aktivität führt [16].
Die gesteigerte Fibrinolyseaktivität ist von erheblicher klinischer Relevanz, weil bekannt ist, daß beim Vorliegen an atherosklerotischen Gefäßerkrankungen die fibrinolytische Aktivität des Blutes vermindert ist. Das gilt sowohl für den akuten Myokardinfarkt als auch bei Erkrankungen, die etablierte Risikofaktoren für die Entstehung atherosklerotischer Gefäßveränderungen darstellen. Bei Diabetes mellitus, Hyperlipoproteinämien und bei Adipositas ist die fibrinolytische Aktivität nachgewiesenermaßen vermindert [18, 50, 54, 55, 57, 59].
Das bestehende Ungleichgewicht zwischen Koagulabilität und fibrinolytischer Aktivität bei diesen Erkrankungen leistet thromboembolischen Komplikationen Vorschub [41]. Man kann davon ausgehen, daß die infolge körperlicher Aktivität gesteigerte fibrinolytische Aktivität ein wichtiger protektiver Faktor für thrombotische Komplikationen darstellt [23, 28, 48, 53].

Die fibrinolytische Aktivität beim Menschen wird vor allem durch Plasminogenaktivatoren vermittelt, die im Gefäßendothel freigesetzt werden und die Plasminogen in Plasmin umwandeln 1, 3, 8, 30, 32].
Neben der körperlichen Aktivität führen auch die Zufuhr exogener Katecholamine und eine lokale venöse Okklussion zu einer Steigerung der Fibrinolyse [53]. Die durch eine venöse Okklussion verursachte Zunahme der fibrinolytischen Aktivität kann durch körperliche Aktivität noch weiter gesteigert werden, wahrscheinlich über vermehrte endotheliale Freisetzung von Plasminogenaktivatoren. Dies wurde insbesondere bei Frauen nachgewiesen, aber auch bei Männern mit einer initial schlechten körperlichen Leistungsfähigkeit.
Es wird vermutet, daß die vermehrte Freisetzung von Plasminogenaktivatoren nach einem solchen Stimulus einen wichtigen Mechanismus darstellt, der zu einer günstigen Auswirkung regelmäßiger körperlicher Aktivität bei Patienten mit atherosklerotischen Gefäßerkrankungen führt [53].

Zusammenfassende Aussagen

Körperliches Training und Sport nehmen eine herausragende Rolle in der Prävention und Rehabilitation degenerativer kardiovaskulärer Erkrankungen ein. Regelmäßige körperliche Aktivität führt nicht nur zu einer Ökonomisierung des Herz-Kreislauf-Systems, sondern beeinflußt auch die meisten Risikofaktoren für die Entstehung atherosklerotischer Gefäßerkrankungen im günstigen Sinne. Darüber hinaus hat körperliches Training einen positiven Einfluß auf die fibrinolytische Aktivität des Blutes. Alles deutet darauf hin, daß die infolge körperlichen Trainings gesteigerte fibrinolytische Aktivität einen wichtigen protektiven Faktor für thromboembolische Komplikationen sowohl beim Gesunden als auch beim Gefäßkranken darstellt. Stabilisierende Effekte auf die Psyche sind unumstritten.
Selbst wenn sich infolge methodologischer Schwierigkeiten der Nutzen einer regelmäßigen körperlichen Aktivität bei der primären Prophylaxe der Atherosklerose nicht eindeutig beweisen lassen sollte, rechtfertigen die bislang vorliegenden Befunde ohne Einschränkung die Propagierung einer guten körperlichen Fitness.

Literatur

1. Astrup T: Fibrinolysis: An overview. Prog Chem Fibrinol Thrombol 3: 1 (1978)
2. Bennett NB, Ogston CM, Ogston D: The effect of prolonged exercise on the components of the blood fibrinolytic enzyme system. J Physiol 198: 479 (1968)
3. Binder BR, Spragg J, Austen KF: Purifikation and characterization of human vascular plasminogen activator derived from blood vessel perfusates. J Biol Chem 254: 1198 (1979)
4. Böhmer D: Sport und Blutgerinnung. Med Klin 69: 239 (1974)
5. Breslow L, Buell P: Mortality from coronary heart diease and physical activity of work in California. J Chron Dis 11: 421 (1960)
6. Broustet JP, Boisseau M, Bouloumie J, Emeriau JP, Series E, Bricaud H: The effects of acute exercise and physical training on platelet function in patients with coronary artery disease. Cardiac Rehabilitation 9 (2): 28 (1978)
7. Brown R, Davidson L, McKeown T, Withfield A: Coronary artery disease. Influence affecting its incidence in males in the seventh decade. Lancet II: 1073 (1957)
8. Brozovic M: Physiological mechanisms in coagulation and fibrinolysis. Br Med Bull 33: 231 (1977)
9. Brunner D: Active exercise for coronary patients. Rehabilitation Record 9: 29 (1968)
10. Brunner D, Manelis G: Myocardial infarction among members of communal settlements in Israel. Lancet II: 1049 (1960)
11. Chapman J, Goerke L, Dixon W, Loveland D, Phillips E: Measuring the risk of coronary heart disease in adult population groups. The clinical status of a population group in Los Angeles under observation for two to three years. Am J Publ Health 47: 33 (1957)
12. Cohen RJ, Cohen LS, Epstein SE, Dennis LH: Alterations of fibrinolysis and blood coagulation induced by exercise, and the role of beta-adrenergic-receptor stimulation. Lancet: 1264 (1968)
13. Collen D, Semeraro N, Tricot JP, Vermylen J: Turnover of fibrinogen, plasminogen, and prothrombin during exercise in man. J Appl Physiol 42 (6): 865 (1977)
14. Davis GL, Abildgaard CF, Bernauer EM, Britton M: Fibrinolytic and hemostatic changes during and after maximal exercise in males. J Appl Physiol 40 (3): 287 (1976)
15. Dawson AA, Ogston D: Exercise-induced thrombocytosis. Acta Haemat 42: 241 (1969)
16. Diehm C, Zimmermann R, Mörl H, Harenberg J, Hoffmann G, Tripke A, Halhuber MJ, Schettler G: Blutgerinnungsveränderungen während eines vierwöchigen Trainingsprogramms bei Patienten mit koronarer Herzkrankheit. In: Mikrozirkulation und Blutrheologie (Müller-Wiefel H, Hrsg), S 233. Witzstrock, Baden-Baden Köln New York 1980
17. Egeberg O: The effect of exercise on the blood clotting system. Scand J Clin Lab Invest 15: 8 (1963)
18. Epstein SE, Rosing DR, Brakman P, Redwood DR, Astrup T: Impaired fibrinolytic response to exercise in patients with type IV hyperlipoproteinaemia. Lancet II: 631 (1970)
19. Finkel A, Cumming GR: Effects of exercise in the cold in blood clotting and platelets. J Appl Physiol 20: 423 (1965)
20. Franck CW, Weinblatt E, Shapiro S, Sager RV: Physical inactivity as a lethal factor in myocardial infarction among men. Circulation 34: 1022 (1966)
21. Harenberg J, Zimmermann R, Haas F, Schmidt-Gayk H: A new radioimmunassaytechnique for fibrinopeptide-A in human plasma. Thromb Res 15: 513 (1979)
22. Hawkey CM, Britton BJ, Wood WG, Peele M, Irving MH: Changes in blood catecholamin levels and blood coagulation and fibrinolytic activity in response to graded exercise in man. Br J Haematol 29: 377 (1975)
23. Hellerstein HK: Exercise therapy in coronary diseases. Bull NY Acad Med 44: 1028 (1968)
24. Iatridis SG, Ferguson JH: Effect of physical exercise on blood clotting and fibrinolysis. J Appl Physiol 18: 337 (1963)
25. Ikkala E, Myllylä G, Sarajas HSS: Haemostatic changes associated with exercise. Nature 199: 459 (1963)
26. Kahn H: The relationship of reported coronary heart disease mortality to physical activity of work. Am J Publ Health 53: 1058 (1963)
27. Kannel WB: Habitual level of physical activity and risk of coronary heart disease (Proceedings of the international Symposium on physical activity and cardiovascular health). Canad Med Ass 96: 811 (1967)
28. Khanna PK, Seth HN, Balasubramanian V, Hoon RS: Effect of submaximal exercise on fibrinolytic activity in ischemic heart disease. Br Heart J 37: 1273 (1975)
29. Kesseler KA, Egli H, Wachholder K: Über die Einwirkung körperlicher Arbeit auf die Blutgerinnung. Klin Wschr 35: 1088 (1957)
30. Kernoff PBA, McNicol GP: Normal and abnormal fibrinolysis. Br Med Bull 33: 239 (1977)
31. Korsan-Bengtsen K, Wilhelmsen L, Tibblin G: Blood coagulation and fibrinolysis in relation to degree of physical activity during work and leisure time. Acta Med Scand 193: 73 (1973)
32. Luskutoff FDJ, Edgigton TS: Synthesis of a fibrinolytic activator and inhibitor by endothelial cells. Proc Natl Acad Sci USA 74: 1903 (1977)
33. McDonough J, Hames C, Stulb S, Garrison G: Coronary heart disease among negroes and whites in evans country, Georgia. J Chron Dis 18: 443 (1965)
34. Menon S, Madras MB, Burke F, Dewar HA: Effect of strenous and graded exercise on fibrinolytic activity. Lancet I: 700 (1967)

35. Metze R, Linke P-G, Hoffmann H-D: Veränderungen des Blutgerinnungssystems bei Belastung. Med Sport 9: 284 (1973)
36. Morris JN, Chave S, Adam C, Sirea C, Epstein L, Sheehan DJ: Vigorous exercise in leisure time and the incidence of coronary heart disease. Lancet I: 333 (1973)
37. Morris JN, Heady JA, Raffle PAB, Roberts CG, Parks JW: Coronary heart disease and physical activity of work. Lancet II: 1053 (1953)
38. Morris WHM: Heart disease in farm workers. Canad Med Ass J 96: 821 (1967)
39. Morris JN et al.: Vigorous exercise in leisure time: Protection against coronary artery disease. Lancet II: 1207 (1980)
40. Moxley RT, Brakman P, Astrup T: Resting levels of fibrinolysis in blood in inactive and exercising men. J Appl Physiol 28: 549 (1970)
41. Mustard JF, Packham MA: The role of blood and platelets in atherosclerosis. Thromb Diath Haemorrh 33: 444 (1975)
42. Nossel HL, Yudelman I, Canfield RE, Butler VP, Spanond K, Willner GD, Quershi GD: Measurement of fibrinopeptide-A in human blood. J Clin Invest 54: 43 (1974)
43. Ogston D, Fullerton HW, Aberd MD: Changes in fibrinolytic activity produced by physical activity. Lancet II: 730 (1961)
44. Paffenbarger S, Hale WE: Work activity and coronary heart mortality. N Engl J Med: 292 (1975)
45. Paffenbarger RS, Laughlin ME, Gima AS, Black RA: Work activity of longshoremen as related to death from coronary heart disease and stroke. N Engl J Med 828: 1109 (1970)
46. Poortmans K, Luke H, Zipursky A, Bienenstock J: Fibrinolytic activity and fibrinogen split products in exercise protein. Clin Chim Acta 35: 449 (1971)
47. Prentice CRM, Hassenein AA, McNicol GP, Douglas AS: Studies on blood coagulation, fibrinolysis and platelet function following exercise in normal and splenectomized. Br J Haematol 23: 541 (1972a)
48. Rennie JAN, Bennett B, Ogston D: Effect of local exercise and vessel occlusion on fibrinolytic activity. J Clin Path 30: 350 (1977)
49. Rizza CR: Effect of exercise on the level of antihaemophilic globulin in human blood. J Physiol 156: 128 (1961)
50. Rojel J: A study of fibrinolysis activity in thrombotic diseases. Acta Med Scand 164: 81 (1959)
51. Rose G: Physical activity and coronary heart disease (Symposium on the meaning of physical fitness). Proc Roy Soc Med 62: 1183 (1969)
52. Sarvotham SG, Berry JN: Prevalence of coronary heart disease in an urban population in Northern India. Circulation 37: 939 (1968)
53. Sanders-Williams R, Logue E, Lewis JL, Barton T, Stead NW, Wallace AG, Pizzo SV: Physical conditioning augments the fibrinolytic response to venous occlusion in healthy adults. N Engl J Med 18: 987 (1980)
54. Seth HN: Fibrinolytic response to moderate exercise and Platelet adhesivness in diabetes mellitus. Acta Diabet Lat 10: 306 (1972)
55. Shaw DA, McNaughton D: Relationship between blood fibrinolytic activity and body fitness. Lancet I: 352 (1963)
56. Sherry S, Fletcher AP, Alkjaersig N: Fibrinolysis and fibrinolytic activity in man. Physiol Med 39: 343 (1959)
57. Sikka KK, Nath K, Samuel KC, Gahlaut DS, Srivastava MC, Gaffar A: Plasma fibrinolytic activity in diabetes mellitus. J Ass Phys India 15: 279 (1967)
58. Singh I, Khanna PK, Srivastava MC, Hoon RS: Extend of possible rehabilitation of severe personnel with ischemic heart disease. Br Heart J 32: 665 (1970)
59. Sinha BC, Gosh BP, Misra H: Further studies on inhibition of fibrinolysis in coronary and cerebral thrombosis cases. Indian Heart J 12: 197 (1960)
60. Stamler J et al.: Prevalence and incidence of coronary heart disease in strata of the labor of a Chicago industrial corporation. J Chron Dis 11: 405 (1960)
61. Wachholder K, Parchwitz E, Egli H, Kesseler K: Der Einfluß körperlicher Arbeit auf die Zahl der Thrombozyten und auf deren Haftneigung. Acta. Haematel 18: 59 (1957)
62. Warlow CP, Ogston P: Effect of exercise on platelet count, adhesion, and aggregation. Acta. Haematol 52: 47 (1974)
63. Winckelmann G, Meyer G, Roskamm H: Der Einfluß körperlicher Belastung auf Blutgerinnung und Fibrinolyse bei untrainierten Personen und Hochleistungssportlern. Klin Wschr 46: 712 (1968)
64. Zukel WJ et al.: A short-term community of the epidemiology of coronary heart disease. Am J Publ Health 49: 1630 (1959)

Induzierte Formänderungen der Aortendruckkurve bei obstruktiven Kardiomyopathien

P. Hassenstein

Die obstruktive Kardiomyopathie zeichnet sich durch eine Besonderheit aus, die sie aus dem Kreis der bekannten Herzfehler heraushebt. Die Stenose in der Ausstrombahn des linken Ventrikels ist variabel, sie kann durch Sympathikuseinflüsse etc. in ihrem Ausmaß verändert werden. Dadurch ergibt sich die seltene Situation einer rasch wechselnden hämodynamischen Belastung des Herzens. Im Vordergrund stehen hierbei Druckänderungen im linken Ventrikel und der Aorta sowie Flußänderungen, die den Kurvenverlauf der Aortendruckkurve in typischer Weise modifizieren. Gleiche Änderungen finden sich in der Karotispulskurve, wo sie für die Erkrankung diagnostisch hinweisend sind. Der typische Kurvenverlauf zeigt folgende Besonderheiten: Die Kurve beginnt mit einem schnellen, steilen Anstieg zu einem frühen systolischen Gipfel. Mit Einsetzen der Obstruktion folgt eine mesosystolische Inzisur (Dip). Anschließend erhebt sich die Kurve erneut zu einem zweiten Gipfel (tidal wave). Danach folgt der Abstieg zu einer meist deutlich ausgebildeten Inzisur, die durch den Aortenklappenschluß hervorgerufen wird. Dieser Pulsus bisferens wird in ca. 60–80% beobachtet, er ist häufiger bei Patienten mit höheren Gradienten. Fehlt die systolische Inzisur, dann liefert ein rascher initialer Steilanstieg zumindest Verdachtsmomente für die Erkrankung.

Über den Entstehungsmechanismus der zweiten systolischen Welle bestehen verschiedene Ansichten. Brachfeld u. Gorlin (1961) und Boiteau u. Mitarb. (1963) vermuteten einen raschen Blutauswurf in der späten Systole. Diese Ansicht wurde durch Flußmessungen von Hernandes u. Mitarb. (1964) und Pierce u. Mitarb. (1964) nicht bestätigt. Hernandes u. Mitarb. (1964) sehen in der zweiten Welle eine Überlagerung von reflektierter und vorangehender Druckwelle. Die Inzisur soll durch die abrupte Abnahme des Blutflusses in der Mesosystole entstehen. Demgegenüber haben Kreutzer u. Mitarb. (1967) und Joyner u. Mitarb. (1971) einen nochmaligen leichten Anstieg der Flußgeschwindigkeit in der zweiten Hälfte der Systole gemessen. Die frühere Interpretation rückt damit wieder in den Vordergrund, wonach es in der späten Systole bei fortgesetzter isometrischer Ventrikelkontraktion zu einer nochmaligen Blutverschiebung von der Kammer in die Aorta kommt.

Methodik

Im Rahmen diagnostischer Herzkatheteruntersuchungen haben wir bei 22 Patienten mit einer obstruktiven Kardiomyopathie den Verlauf der Aortendruckkurve analysiert. Durch Einführung eines transseptalen und eines retrograden Katheters in den linken Ventrikel und die Aorta wurden Drücke und Gradienten gemessen. Zur Änderung des Druckgradienten wurden neben postextrasystolischen Schlägen die einfache und gekoppelte Stimulation eingesetzt. Wir haben hierüber 1975 berichtet (Hassenstein u. Mitarb. 1975). Ein bipolarer Elektrodenkatheter wurde hierbei auf venösem Wege in die Spitze des rechten Ventrikels eingeführt. Die einfache bzw. gekoppelte Stimulation erfolgte mit dem Synchrocor II der Firma Cordis m.b.H. Mit Hilfe der externen Elektrostimulation des Herzens ließen sich bei ein- und demselben Patienten verschiedene Druckgradienten erzeugen, die mit entsprechenden Formänderungen der Aortendruckkurve einhergingen.

Ergebnisse

Die Ergebnisse der Messungen unter Sinusrhythmus, sowie einfacher und gekoppelter Stimulation sind in Tabelle 1 dargestellt. Unter einfacher Stimulation ließ sich der Gradient um maximal 50 mm Hg senken und unter gekoppelter Stimulation um maximal 105 mm Hg erhöhen. Im Mittel betrugen die Gradienten unter Sinusrhythmus 53,2 mm Hg, unter einfacher Stimulation 29,7 mm Hg und unter gekoppelter Stimulation 118,0 mm Hg. Wie Abb. 1 zeigt, bestehen deutlich ausgeprägte Inzisuren bei Gra-

Fortschritte in der Inneren Medizin
Hrsg. Kommerell/Hahn/Kübler/Mörl/Weber

Tabelle 1. Druckgradienten und Formänderungen der Aortendruckkurve während Sinusrhythmus, einfacher und gekoppelter Stimulation bei 23 Patienten mit IHSS

Nr.	Grad. diff. SR-gek. Stim.	Grad. diff. SR-einf. Stim.	Aorteninzisur		
			SR	gek. Stim.	einf. Stim.
1	80	25	a	v*	a
2	–	–	a		a
3	+40	–	+	++*	a
4	+35	–50	a	v*	a
5	+85	–35	a	a	a
6	+85	–35	+	+*	v
7	+85	–50	+	++*	v
8	+70	–55	v	+*	v
9	+60	–35	+	++	a
10	+50	–	v	+	a
11	–	–	a	+	–
12	+80	–	+	++	a
13	+85	–	v	+	a
14	+25	–35	v	+	v
15	+20	–	–	–	–
16	+75	–50	a	+	a
17	+75	–40	v	+	v
18	+85	–	a	+	–
19	+105	–	a	+	a
20	+60	–	v	+	a
21	–	–	a	a	–
22	+80	–	+	++	a
23	+15	–	a	v	–

(Drücke in mm Hg; Zeiten in s; a, aufgehoben, fehlt; v, vermindert nachweisbar; +, vorhanden; ++, deutlich ausgeprägt; *, postextrasystolische Aktion)

dienten über 130 mm Hg. Mit abnehmender Druckdifferenz vermindern sich Häufigkeit und Deutlichkeit der Formänderungen. Bei Gradienten unter 50 mm Hg finden sich selten charakteristische Hinweise.

Die Variation des Druckgradienten durch einfache und gekoppelte Stimulation bietet eine besonders günstige Möglichkeit die Formänderungen der Aortendruckkurve bei ein und demselben Patienten zu studieren. In Abb. 2 sind die jeweiligen Verschiebungen dargestellt. Jede Linie entspricht einem Patienten. Bei der überwiegenden Zahl konnten charakteristische Veränderungen durch Variation des Gradienten hervorgerufen werden. Dies trifft besonders für einen Wechsel zu höheren Druckdifferenzen zu. Die Mittelwerte der Gradienten sind am seitlichen und oberen Bildrand eingetragen.

Diskussion

Die Elektrostimulation des Herzens bietet speziell bei der obstruktiven Kardiomyopathie die einmalige Möglichkeit Änderungen des Gradienten in der Ausstrombahn des linken Ventrikels bei ein und demselben Patienten abrupt und reproduzierbar zu induzieren. Wir haben über dieses Verfahren früher berichtet (Hassenstein u. Wolter 1967; Hassenstein u. Mitarb. 1975). Der Vorteil der gekoppelten Stimulation gegenüber dem einzelnen postextrasystolischen Schlag liegt in der Konstanz und Reproduzierbarkeit der elektrischen und mechanischen Veränderungen. Dies erlaubt eine exakte, von pharmakologischen Einflüssen freie Analyse der Hämodynamik und anderer Phänomene. Unter gekoppelter Stimulation kommt es durch eine elektrische und mechanische Potentiation zur erheblichen Intropiesteigerung des linken Ventrikels. Eine Steigerung von dp nach dt ist regel-

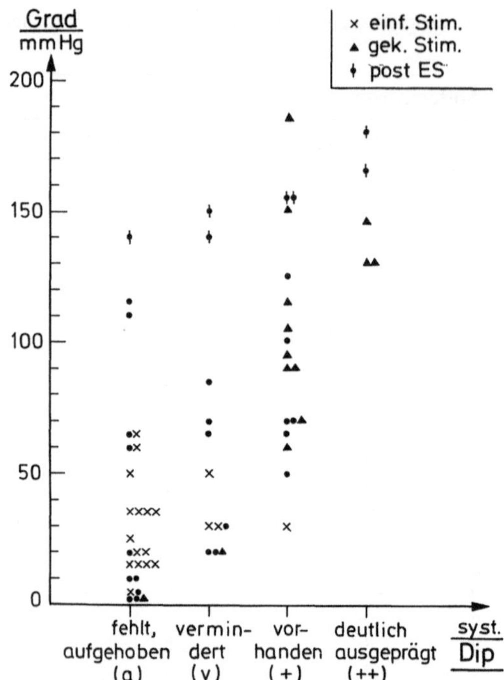

Abb. 1. Abhängigkeit systolischer Dip-Bildungen in der Aortenkurve von der Höhe des Druckgradienten

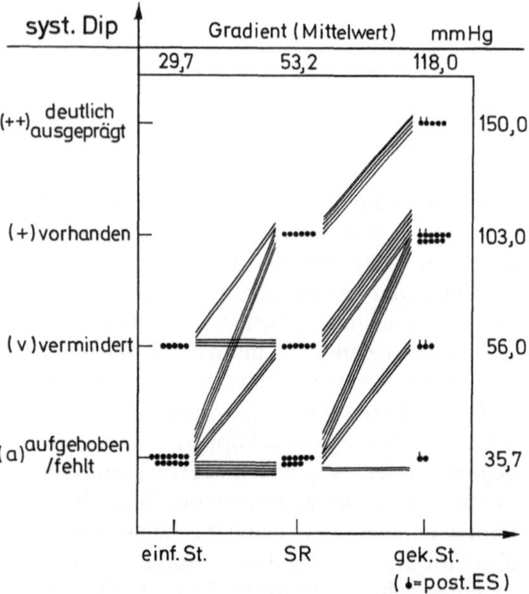

Abb. 2. Formänderungen der Aortendruckkurve während Sinusrhythmus, einfacher und gekoppelter Stimulation. Die dazugehörigen Gradienten sind am seitlichen und oberen Bildrand eingetragen. Jede Linie zeigt die Verschiebung bei jeweils einem Patienten an

mäßig nachweisbar. Die muskuläre Stenose wird hierdurch wesentlich verstärkt, der Gradient erhöht. Die Aortendruckkurve zeigt zum einen ein generelles Absinken des Drucks, wie es dem Brockenbrough-Phänomen entsprechend zu erwarten ist. Die typische systolische Inzisur der Aortendruckkurve zeigt beinahe regelmäßig – zumindest bei höheren Gradienten – eine Zunahme, die formanalytisch gut erkennbar ist (Abb. 3). Eine quantitative Analyse erscheint uns allerdings nicht möglich.

Unter einfacher elektrischer Stimulation kommt es zu einer Reduktion des Druckgradienten. Dies führt in der Aortendruckkurve zu einem Wegfall der Inzisur und damit formanalytisch zu einer Normalisierung (Abb. 4). Wir glauben, daß der wesentliche Pathomechanismus in der erzwungenen Umkehr der Erregungsausbreitung zu suchen ist. Durch die Stimulation vom rechten Ventrikel aus entsteht ein Linksschenkelblockbild mit Erregungsbeginn in der Herzspitze. Der hochsitzende Septumwulst wird verspätet erregt. Die Obstruktion ist kaum oder erst zu einer sehr späten Austreibungsphase wirksam, wenn der Ventrikel bereits weitgehend entleert ist. Das Blut passiert die Stenose ungehindert. Die Bedeutung des Quellpunktes der externen Elektrostimulation im rechten Herzen wurde von Rothlin 1971 demonstriert. Bei der Stimulation von der Spitze des rechten Ventrikels aus konnte eine Gradientenreduktion im linken Ventrikel erreicht werden, hingegen erbrachte die Stimulation höhergelegener Septumpartien eine Gradientenzunahme.

Für die gradientenreduzierende Wirkung der Elektrostimulation sind jedoch noch weitere Faktoren von Wichtigkeit. Zum einen bedeutet der Wegfall der Vorhofkontraktion bei Stimulation von der Kammer aus, eine verminderte Ventrikelfüllung mit entsprechender Abnahme des Schlagvolumens und des arteriellen Drucks. Speziell bei der obstruktiven Kardiomyopathie führen diese Faktoren allerdings nicht zwangläufig zur Gradientenverminderung, sondern können unter Umständen auch eine Steigerung bewirken.

Zweitens führt die Erregung des linken Ventrikels bei rechtsventrikulärer Stimulation zu einer verzögerten schenkelblockbedingten Kontraktion mit reduziertem dp/dt, woraus eine Gradientenabnahme resultiert.

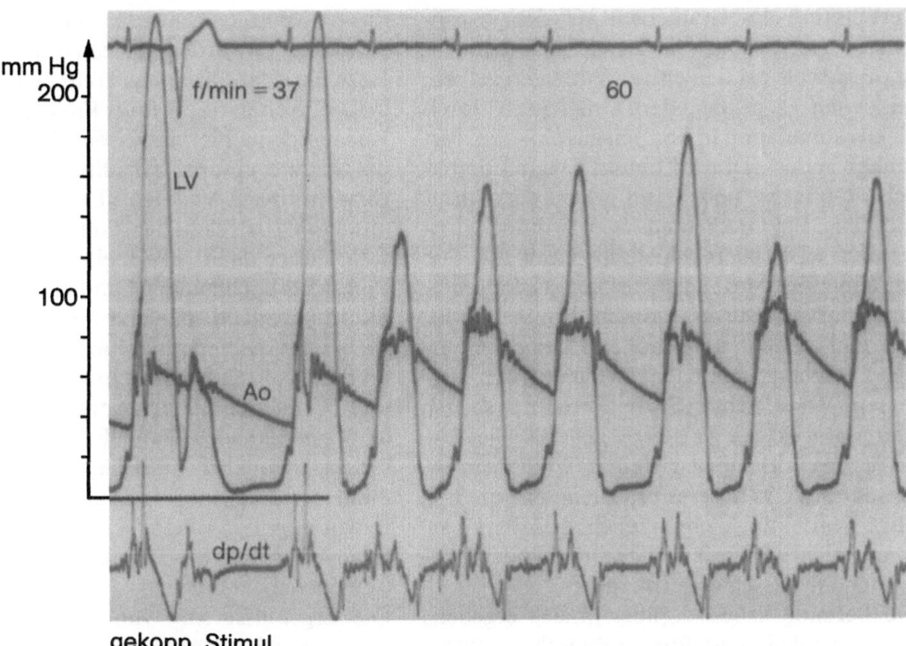

Abb. 3. Während Sinusrhythmus findet sich keine oder nur geringe Dip-Bildung in der Aortendruckkurve *(rechte Seite)*. Unter gekoppelter Stimulation *(links)* deutlich systolische Inzisur bei massiver Gradientenerhöhung

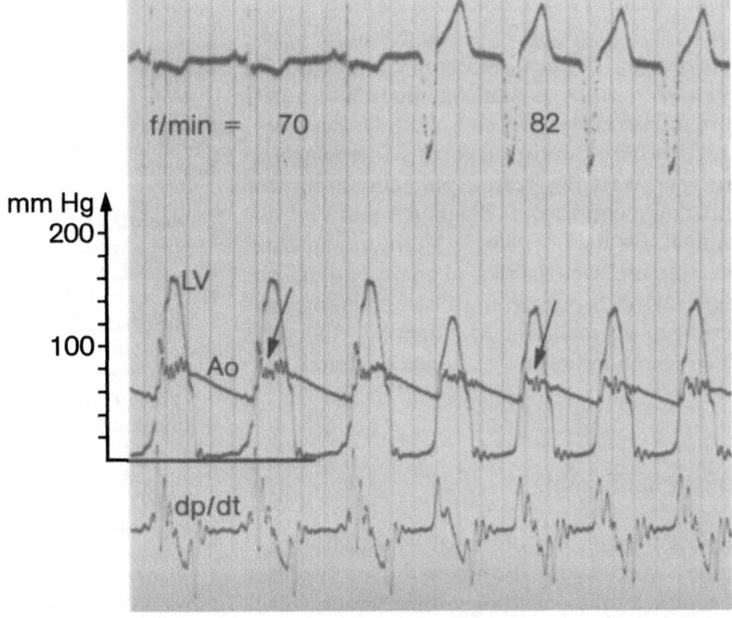

Abb. 4. Verminderung bis Beseitigung der systolischen Aorteninzisur *(linker Pfeil)* während einfacher Elektrostimulation *(rechts)*

Der Einfluß des Gradienten auf den systolischen Aorten-Dip ließ sich besonders eindrucksvoll bei denjenigen Patienten zeigen, bei denen es gelang, den Gradienten durch Elektrostimulation in 3 Stufen zu variieren. Mit abnehmender Druckdifferenz verminderten sich Häufigkeit und Deutlichkeit der Formänderung. Bei Gradienten unter 50 mm Hg finden sich selten charakteristische Hinweise. Die Verläßlichkeit des Zeichens der systolischen Aorteninzisur wurde dadurch eingeschränkt, daß auch Patienten mit hohen Gradienten gelegentlich einen normalen Kurvenverlauf aufwiesen. Wenn sich auch die Formanalyse der Aortendruckkurve als relativ zuverlässiges Indiz für das Vorhandensein eines Gradienten erwiesen hat, so ist unseres Erachtens eine quantitative Beurteilung nicht möglich. Aus der Form konnte nicht auf die jeweilige Druck- oder Gradientenhöhe geschlossen werden.

Die Befunde haben darüber hinaus ergeben, daß prinzipiell keine formanalytischen Unterschiede der Aortendruckkurve bei einem postextrasystolischen Schlag oder der gekoppelten Stimulation bestehen. Unsere Beobachtungen werden gestützt durch Einzelmitteilungen in der Literatur über die Änderung der Kurvencharakteristika bei pharmakologischer Intensivierung der Obstruktion und bei Vorhofflimmern (Bender u. Mitarb. 1964; Coblentz u. Mitarb. 1965; Hancock u. Fowkes 1966). Die genannten Untersuchungen belegen insgesamt den diagnostischen Wert einer qualitativen Beurteilung der Aortendruckkurve. Da sich Formänderungen direkt in der Karotispulskurve widerspiegeln, wird der Wert der Karotispulsschreibung als einfaches nichtinvasives diagnostisches Verfahren auch für die obstruktive Kardiomyopathie bestätigt. Im Zweifelsfall sind pharmakologisch oder elektrisch provozierte Gradientenintensivierungen aufschlußreich, indem sie die typischen Veränderungen besser hervortreten lassen.

Zusammenfassung

Bei 22 Patienten mit obstruktiver Kardiomyopathie wurden im Rahmen diagnostischer Herzkatheteruntersuchungen die einfache und gekoppelte Stimulation angewendet. Dabei auftretende Änderungen des Druckgradienten im linken Ventrikel sowie Formänderungen der Aortenkurve wurden gemessen und analysiert. Es zeigte sich, daß eine systolische Dip-Bildung in der Aortendruckkurve für die obstruktive Kardiomyopathie hinweisend ist. Sie entsteht durch eine abrupte systolische Flußbehinderung im linken Ventrikel. Unter einfacher Stimulation ließ sich der Gradient reduzieren, während er unter gekoppelter Stimulation anstieg. Mit zunehmenden Gradienten bildete sich die Inzisur deutlicher und tiefer aus, während sie bei Gradientenminderungen reduziert wurde oder vollständig verschwand. Formanalyse und Formänderung der Aortendruckkurve unter provozierenden Maßnahmen besitzen daher für das Krankheitsbild der obstruktiven Kardiomyopathie eine wesentliche diagnostische Bedeutung. Ein Rückschluß auf die Höhe des Gradienten oder den Druck im linken Ventrikel ist jedoch nicht möglich.

Die Ergebnisse sind von praktischer Bedeutung, da sich gleiche Formänderungen in der Karotispulskurve oder in der Dopplerflußkurve der Arteria subclavia bzw. Arteria carotis communis finden. Der Wert dieser nichtinvasiven Untersuchungsverfahren wird damit unterstrichen.

Literatur

Bender F, Portheine H, Reploh H: Z Kreislaufforsch 53: 811 (1964)

Boiteau GM, Bourassa MG, Allenstein G: Am J Cardiol 11: 319 (1963)

Brachfeld N, Gorlin R: Ann Intern Med 54: 599 (1961)

Coblentz B, Gerbaux A, Anjuère J, Boudarias J-P, Lenègre J: Arch Mal Coeur 58: 766 (1965)

Hancock EW, Fowkes WC: Circulation 33: 383 (1966)

Hassenstein P, Wolter HH: Verh Dtsch Ges Kreislaufforsch 33: 242 (1967)

Hassenstein P, Walther H, Dittrich J: Tagung der Deutschen Gesellschaft für Innere Medizin, Bd 81, S 170 (1975)

Hernandec RR, Greenfield JC, McCall BW: J Clin Invest 43: 401 (1964)

Joyner CR, Harrison FS, Gruber JW: Ann Intern Med 74: 692 (1971)

Kreutzer H, Birks L, Bostroem B, Gleichmann K, Loogen F: Verh Dtsch Ges Kreislaufforsch 33: 247 (1967)

Pierce, GE, Morrow AG, Braunwald E: Circulation 30 (Suppl IV): 152 (1964)

Schmerz als Leitsymptom der Gefäßerkrankungen?

H. Mörl

Mit zunehmender ärztlicher Erfahrung wächst im allgemeinen die Erkenntnis, daß nicht alle Krankheiten einen lehrbuchmäßigen klassischen Verlauf haben. Das trifft nicht nur auf die unterschiedlichen Tumoren zu, die bekanntlich zumeist eine lange asymptomatische Latenzzeit haben, sondern auch für viele anderweitige wichtige Erkrankungen, wie Hypertonie, Diabetes mellitus, Krankheiten der Atemwege etc. Insbesondere ist dies aber bei den arteriellen Verschlußkrankheiten - sei es im zerebralen, koronaren, abdominellen oder peripheren Bereich - der Fall. Desweiteren bieten die tiefen Phlebothrombosen dafür ein reiches Anschauungsfeld. An einigen ausgewählten Beispielen, wo eigene Erfahrungen und Kenntnisse vorliegen, soll diese praktisch wichtige Thematik schlaglichtartig beleuchtet werden.

Koronare Herzkrankheit

In einer früheren umfangreichen pathologisch-anatomischen Untersuchung wurden 1157 autoptisch gesicherte Infarkte bezüglich ihrer klinischen Diagnose ausgewertet und dabei in 23,5% ein sog. „stummer" Myokardinfarkt bei sorgfältiger Auswahl festgestellt. In etwa 55% der Fälle war eine typische, in 21,5% eine atypische Verlaufsform zu eruieren gewesen.

Als „stumm" haben wir dabei alle Infarkte bezeichnet, die „klinisch" unerkannt geblieben, also sowohl ohne subjektive und objektive Symptome als auch ohne Schmerzäquivalente waren, gleichgültig ob eine präzisere Anamnese oder eine subtilere Untersuchung zu einem positiven Resultat hätte führen können. Es handelte sich also dabei um Infarkte, die für den Patienten nicht eindrucksvoll waren, und vom untersuchenden Arzt übersehen - falls ein solcher überhaupt aufgesucht wurde - und entweder zufällig bei einem routinemäßigen Elektrokardiogramm oder postmortal festgestellt wurden. Dabei besitzt die postmortale Feststellung von abgelaufenen Infarzierungen des Herzmuskels gegenüber den elektrokardiographischen Befunden bei klinischen Untersuchungen eindeutig eine wesentlich höhere Aussagequote. Die pathologisch-anatomische Diagnose eines Myokardinfarktes ist weitaus unzweideutiger als die elektrokardiographische, und die Möglichkeit einer falsch-positiven oder falschnegativen Aussage entfällt.

In einer weiteren klinischen Untersuchungsserie haben wir innerhalb von 2 Jahren alle anfallenden Elektrokardiogramme ausgewertet, es waren insgesamt 15404 und dabei 305 elektrokardiographisch typische Myokardinfarkte herausgefunden. Eine Nachuntersuchung dieser 305 elektrokardiographisch eindeutigen Infarkte ergab, daß 20 von diesen verstorben und 68 nicht mehr auffindbar waren. Zur Nachuntersuchung erschienen demnach 217, von denen bei genauer Erhebung der Vorgeschichte 108 (50%) eine typische Anamnese angaben, bei 35 (16%) ließ sich eine atypische Symptomatik eruieren und bei 74 (34%) bestand eine absolut stumme Vorgeschichte.

In einer dritten eigenen diesbezüglichen Untersuchung haben wir bei einer großen Anzahl von Patienten mit einer peripheren arteriellen Verschlußkrankheit die Inzidenz von Herzinfarkten im Vergleich mit einer normalen Kontrollgruppe untersucht. Auch hier ergab sich wiederum die Erkenntnis, daß ein nicht unbeträchtlicher Anteil der Infarkte klinisch völlig unbemerkt verlaufen kann (Tabelle 1).

Der Leiter der Framingham-Studie, Kannel, bezeichnet deshalb den Herzinfarkt als eine hin-

Tabelle 1. Anteil der typischen und der stummen Infarkte bei Patienten mit einer arteriellen Verschlußkrankheit und bei gesunden Kontrollpersonen

	Verschlußkranke (arteriell)	Kontrollpersonen
	831	210
Sichere Infarkte (im EKG)	193 (23%)	14 (6,7%)
Klinische Hinweiszeichen	116 (60%)	9 (64%)
Stumm	77 (40%)	5 (36%)

Fortschritte in der Inneren Medizin
Hrsg. Kommerell/Hahn/Kübler/Mörl/Weber

terhältige Geißel der modernen Menschheit, weil er ebenfalls festgestellt hat, daß bei der prospektiven Beobachtung von 5000 Männern innerhalb von 4 Jahren 73 Infarkte elektrokardiographisch registrierbar waren, davon 58 mit einer typischen Angabe von Beschwerden, 8 mit atypischen Angaben und 7 mit einer völlig stummen Anamnese. Das bedeutet, daß von 4 Infarkten einer atypisch verläuft und das bei einer fortlaufenden medizinischen Kontrolle und Beobachtung.

Durch die Koronarreserve ist eine klinische Symptomatik bei der koronaren Herzkrankheit erst relativ spät subjektiv zu bemerken, zumeist bei besonderer körperlicher Belastung. Wird eine derartige Anstrengung nicht erreicht, so bleibt die Erkrankung mitunter jahrelang völlig unbemerkt.

Bezüglich der stumm verlaufenden Herzinfarkte konnten folgende Feststellungen getroffen werden:

1. In der topographischen Lokalisation zwischen typischen und „stummen" Infarkten waren keine Unterschiede feststellbar. Die von Morawitz und Hochrein angenommenen, ja postulierten „stummen Zonen" im Herzmuskel zur Erklärung für unbemerkt verlaufende Herzinfarkte konnten nicht bestätigt werden.
2. Bei der Geschlechterverteilung war eine höhere Beteiligung der Frauen augenfällig.
3. Die sog. „stummen" Myokardinfarkte sind im höheren Lebensalter, bei Arteriosklerotikern und Diabetikern wesentlich häufiger.

Periphere arterielle Verschlußkrankheit

Für die peripheren arteriosklerotisch bedingten Durchblutungsstörungen liegen uns – soweit dies uns die einschlägige Literatur zu sagen gestattet – keinerlei exakte Angaben wie bei der koronaren Herzkrankheit oder den zerebralen Durchblutungsstörungen bezüglich der Mortalität vor. Die einzige zuverlässige Untersuchung im Hinblick auf die Morbidität ist die Basler Studie von Widmer, einer Reihenuntersuchung an 6400 berufstätigen Männern der Chemischen Industrie. Diese erbrachte bei rund 1% der 40–50jährigen und 7% der 65–75jährigen Männern eine Stenose oder einen Verschluß von Gliedmaßenarterien. Durch die Feststellungen von Widmer ist auch überzeugend belegt, daß eine Stenose oder ein Verschluß nicht – wie vordem angenommen – sich durch typische Beschwerden ankündigt, sondern oft längere Zeit stumm verläuft.

Der Basler Studie ist zu entnehmen, daß bei 2630 gesunden Männern eine Fünfjahresinzidenz von rund 80/1000 vorhanden ist, was ziemlich genau der Fünfjahresinzidenz der koronaren Herzkrankheit entspricht. Dabei ist wiederum für unsere Thematik bemerkenswert, daß es sich bei etwa 20/1000 um symptomatische und bei 60/1000 um asymptomatische Fälle handelt. Von Bedeutung ist desweiteren, daß sich 30% der Neuerkrankungen bei Männern unter dem 54. Lebensjahr finden. Es konnte ferner gezeigt werden, daß bei Männern, die zu Beginn der Studie drei oder mehr Risikofaktoren aufwiesen, die AVK sich 6mal häufiger entwikkelt als bei den zu Beginn der Studie risikofreien. Jeder 5. Verschlußkranke stirbt innerhalb von 5 Jahren, vorwiegend an kardiovaskulären Komplikationen (10 Jahre unter der allgemeinen Lebenserwartung). Bei 76% dieser Fälle ist nach 2,5 Jahren eine deutliche Progredienz nachweisbar (am raschesten in der A. femoralis superficialis (Kriesmann u. Mitarb. 1979).

In diesem Zusammenhang interessiert ferner, daß zahlreiche Untersuchungen ergeben haben, daß Gliedmaßenarterienverschlüsse und koronare Herzkrankheit gleich häufig sind und auch im selben Lebensalter auftreten. Deshalb ist die höhere Mortalität der Patienten mit chronischen Gliedmaßenarterienverschlüssen auf die Häufung von koronarer Herzkrankheit bei diesen Kranken zurückzuführen (Matthes u. Mitarb. 1978).

Während bei den Herzkranzgefäßen eine 400fache Steigerung der Durchblutung möglich ist, beträgt bei den peripheren Arterien unter normalen Bedingungen die Mehrdurchblutung etwa das 10–20fache der Ruhedurchblutung, bedingt durch eine maximale Dilatation vorher enggestellter Arteriolen. Unter pathologischen Bedingungen – bei Stenosierung oder Obliteration der großen zuführenden Arterie – wird auf Kosten der Durchblutungsreserve mittels einer Weitstellung der Arteriolen die Ruhedurchblutung garantiert und aufrechterhalten, womit aber gleichzeitig eine Erniedrigung des peripheren Widerstandes verbunden ist. Im Rahmen dieses Kompensationsmechanismus kommt es zu einer Heraufsetzung der Schmerzgrenze, weshalb die Messung beispielsweise der Ruhedurchblutung über das Ausmaß einer Durchblutungsstörung überhaupt nichts besagt. Die hämodynamische Bedeutung einer Stenose läßt sich erst unter Belastung im sog. Profil der reaktiven Mehrdurchblutung erkennen (Bartusch u. Mitarb. 1970). Auch bei den schweren Stadien der Durchblutungsstörung ist die Ruhedurchblutung nur scheinbar ausreichend, denn es werden zwei hämodynamische Grundgesetze, nämlich das von Hagen-Poiseulle und das von Bernoulli, negativ wirksam.

Für den hämodynamischen Effekt einer Gefäßstenose oder eines Gefäßverschlusses spielen die funktionelle und morphologische Adaptation, zeitliche und topographische Verhältnisse sowie die Stoffwechselintensität des betreffenden Organs eine vordergründige Rolle. Vorrangige Bedeutung kommt dabei dem vorhandenen und ausbaufähigen Kollateralkreislauf zu, wobei hier wieder die Geschwindigkeit des Eintritts einer Gefäßveränderung relevant ist. Für die Ausfallserscheinungen sind neben dem Geschwindigkeitseintritt Ausdehnung und Ausmaß der Wandveränderungen wichtig. Bei den großen Beinarterien ist deshalb eine Lumeneinengung bis zu 70% gewöhnlich nicht mit einer Einschränkung der Durchblutungsreserve und schon gar nicht mit einer Änderung des Druckgefälles verbunden. Somit ist die des öfteren ersichtliche Diskrepanz zwischen erheblichem pathologisch-anatomischen Befund und Fehlen jeglicher klinischer Anzeichen immer wieder überraschend, aber erklärbar.

Der allmählichen Entwicklung eines arteriellen Verschlusses entspricht demnach zunächst nur eine Einschränkung der Durchblutungsreserve, d.h. der Fähigkeit, die Durchblutung maximal zu steigern und somit dem entsprechenden Bedarf anzupassen. Damit manifestiert sich eine arterielle Verschlußkrankheit im frühen Stadium nur in Perioden erhöhten Sauerstoffbedarfs, so bei besonders starker Arbeitsbelastung als intermittierende Störung der Durchblutung.

Tiefe Phlebothrombosen

Thromboembolische Erkrankungen zählen zu den gefürchtetsten Krankheiten in den zivilisierten Ländern. Dies gilt besonders für die tägliche Arbeit des chirurgisch tätigen Arztes. Viele Untersuchungen haben vor allem in der Nachkriegszeit das stete Anwachsen der Thrombosen und Embolien bestätigt. Noch bis in die 60iger Jahre hinein war die Lungenembolie – örtlich unterschiedlich – an vielen chirurgischen Kliniken eine gefürchtete postoperative Geißel, die dem Leben von bis zu 5% der erfolgreich Operierten, meist nach dem ersten Aufstehen, ein schlagartiges und völlig überraschendes Ende bereitete. Wenn auf der Tagung der Deutschen Gesellschaft für Chirurgie vor 3 Jahren Koslowski aus Tübingen anführte, daß es bei ⅓ aller chirurgisch behandelten Patienten auch heute noch postoperativ zu einer Thrombose kommt, weil jeder chirurgische Eingriff zugleich ein Eingriff in das Blutgerinnungssystem darstellt, daß 92% der tödlich verlaufenden Lungenembolien ihre Ursache in einer stummen Thrombose haben und daß 65% aller Thrombosen nach Traumen der unteren Extremität entstehen, so sprechen diese wenigen Zahlen wohl eine eindeutige Sprache.

Klinisch werden Lungenembolien praktisch nur bis zu 30% ante mortem diagnostiziert. Autoptisch findet man in bis zu 70% aller Fälle ältere und frischere Thromben. Bedenkt man, daß die sog. fulminante Lungenembolie mit Verlegung von ⅔ der Strombahn innerhalb von 30 min bei 70–80% der Fälle tödlich verläuft, so brauchen keine weiteren Hinweise darauf erfolgen, wie wichtig die Frühdiagnose einer tiefen Phlebothrombose ist. Die nachfolgende Darstellung von Mayer (1967) weist aber auch darauf hin, daß nicht nur ein großer Teil der autoptisch gesicherten tödlichen Lungenembolien nicht klinisch erkannt wurde, sondern daß andererseits bei klinisch angenommenen Lungenembolien oft keine autoptische Bestätigung erfolgt (Abb. 1).

Nahezu 90% aller Embolien stammen aus tiefen Oberschenkel- und Beckenvenenthrombosen. Letztere haben mit ⅔ die höchste Embolierate (Tabelle 2). Über die Häufigkeit der besonders gefürchteten postoperativen Venenthrombosen gibt die Tabelle 3 Auskunft (nach Kakkar 1975). Eine sofortige stationäre Einweisung und aktive Therapie der Phlebothrombose mit möglichst frühzeitigem Beginn ist heute unumgänglich notwendig, seitdem die Möglichkeit einerseits der thrombolytischen Behandlung mit Streptokinase bzw. Urokinase und andererseits ein gefäßchirurgischer Eingriff bei der tiefen Becken-

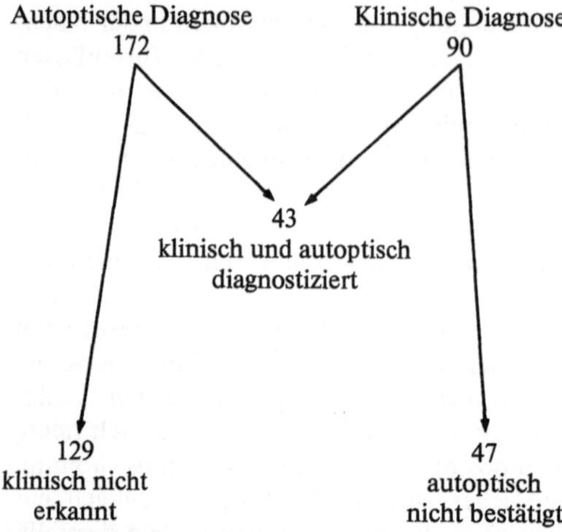

Abb. 1. Klinische und autoptische Diagnose der tödlichen Lungenembolie

Tabelle 2. Prozentuale Häufigkeit von Lungenembolien bei bestehender Becken- oder Beinvenenthrombose

Formen der Embolie	Formen der Thrombose in %	
	Beckenvenen	Tiefe Beinvenen
Fälle ohne Lungenembolie	31,6	40,3
Fälle mit nichttödlicher Lungenembolie	21,4	35,0
Fälle mit tödlicher Lungenembolie	47,0	24,7

Tabelle 3. Postoperative Häufigkeit der tiefen Venenthrombosen in den verschiedenen operativen Fächern

Fach	Fallzahlen	Tiefe Venenthrombosen in %
Allgemeine Chirurgie (Patienten über 40 Jahre)	1084	25
Urologie (Prostatektomie)	85	27
Gynäkologie (Hysterektomie)	126	18
Orthopädie (Oberschenkelhalsfrakturen)	150	50
Myokardinfarkt	127	27
Geriatrie (chronische Erkrankungen)	80	30
Geburtshilfe (post partum)	100	3
Summe	1752	

venenthrombose möglich geworden ist. Ist jedoch das Thrombosealter über 10 Tage, so besteht nur noch die Aussicht auf einen partiellen Therapieerfolg. In Anbetracht der Tatsache, daß über 40% aller Patienten mit tiefen Phlebothrombosen erst nach dem 10. Tag nach Beginn der Symptomatik eingewiesen werden, muß das Hauptaugenmerk des praktisch tätigen Arztes heutzutage auf der Erkennung der Initialsymptome beruhen.

Bei der Diagnostik ist scharf zu trennen zwischen einer Thrombophlebitis der oberflächlichen Venen und der Phlebothrombose der tiefen Venen. Denn die Thrombophlebitis ist ein relativ harmloses Leiden, das wenig Komplikationen beinhaltet und ambulant so gut wie immer ohne Folgen abheilt. Die tiefe Thrombose hingegen birgt immer die Gefahr einer Lungenembolie mit tödlichem Ausgang in sich und zieht außerdem – wenn nicht frühzeitig und sachgemäß behandelt – gewöhnlich Dauerschäden in Form eines sog. postthrombotischen Syndroms nach sich. Deswegen ist eine möglichst umgehende und restlose diagnostische Abklärung vordergründig. Erster Hinweis auf eine beginnende tiefe Phlebothrombose ist der Schmerz im Verlauf der tieferliegenden Venen, der Waden oder Oberschenkelmuskulatur. Für die Praxis sind die sog. Meyerschen Druckpunkte, außerdem bestimmte Handgriffe, wie das Payrsche und Homannsche Zeichen und der Lowenberg-Test von besonderer Wichtigkeit.

Tabelle 4 gibt einen Überblick über die Sensitivität der wichtigsten Untersuchungsmethoden.

Diskussion

Die wichtigsten Kompensationsmechanismen bei den arteriellen Verschlußkrankheiten jeglicher Lokalisation sind Entwicklung eines Kollateralkreislaufs und Reduzierung des Widerstands peripher des Verschlusses. Dies wird über nervale und humorale Mechanismen reguliert, wobei der metabolischen Azidose eine vorrangige Bedeutung zukommt. Durch die hämodynamisch wirksame Stenose entsteht ein höherer Druckgradient, der eine erhöhte Blutströmung in den präformierten Kollateralen der Stenose von proximal nach distal bewirkt. Dadurch entsteht außerdem ein adäquater Wachstumsreiz zur Ausbildung eines funktionstüchti-

Tabelle 4. Aussagefähigkeit der wichtigsten phlebologischen Untersuchungsmethoden

Fallzahl	Alter	Anzahl der Thrombosen		Festgestellt durch klinische Untersuchungen
		Phlebographie	^{131}J-Fibrinogen	
382	bis 40 Jahre	136	129	19
473	40–70 Jahre	321	309	71

gen Kollateralkreislaufs. Gleichzeitig ist eine Abnahme der örtlichen Viskosität damit verbunden. Somit ist erklärbar, daß viele Gefäßstenosen oder sogar totale Verschlüsse, in Abhängigkeit von den erörterten Faktoren, die Funktion des betroffenen Organs mitunter in keiner Weise beeinflussen. Die Blutversorgung hängt also nicht nur vom Ausmaß der Gefäßeinengung, sondern von der tatsächlichen funktionellen Wirksamkeit der Kollateralen ab. Die verschiedenen Gefäßregionen zeigen dabei ganz verschiedene anatomische Vorbedingungen für die Entwicklung dieses außerordentlich wichtigen Kompensationsmechanismus.

Von klinischer Bedeutung ist dabei auch die Kenntnis der unterschiedlichen Pathokinetik der arteriosklerotischen Verschlußkrankheiten. Die klinische Erfahrung lehrt uns dabei, daß es sowohl in Schüben verlaufende, als auch chronisch-progrediente, sehr langsam sich entwikkelnde Formen neben ganz akut-foudroyant verlaufenden gibt. So hat auch DeBakay aufgrund eigener Langzeitbeobachtungen drei Gruppen herausgestellt. Bei der Gruppe 1 erfolgt ein rasantes Fortschreiten, normalerweise in 1–3 Jahren. In Gruppe 2 erfolgt das Fortschreiten mit mittlerer Geschwindigkeit, normalerweise über einen Zeitraum von 5–8 Jahren. In Gruppe 3 findet sich eine langsame Progression, mit Zeiträumen über 10–20 Jahre. DeBakey konnte außerdem aufzeigen, daß man in letzterer Gruppe Patienten findet, bei denen nach einer gefäßrekonstruierenden Operation man kein Fortschreiten in der befallenen Arterie beobachtet hat. Doch 10–20 Jahre später findet man die krankhaften Veränderungen in einer anderen Gefäßprovinz. Das ist Ausdruck ebenfalls einer allgemeinen Erfahrung, daß die Arteriosklerose eine Systemerkrankung ist, die natürlich besondere zeitliche und topographische Dominanzen hat, im Regelfalle, vor allem mit zunehmendem Alter jedoch, eine Tendenz zur Polyphänie aufzeigt. Wir müssen uns außerdem im klaren sein, daß, wenn wir klinische Manifestationen der Arteriosklerose vorfinden, wir es dabei mit Endstadien, bzw. Komplikationen der morphologisch fortgeschrittenen arteriosklerotischen Grundkrankheit zu tun haben. Darauf weist uns auch das von der WHO veröffentlichte Schema hin (Abb. 2).

Die Erörterung der Feststellung bei verschiedenen Krankheitsbildern, daß das Leitsymptom Schmerz nicht unbedingt das führende Hinweiszeichen sein muß, ließe sich beliebig erweitern. So ist namentlich auch bei Erkrankungen der Atemwege bekannt, daß weder Bronchitis noch Emphysem dramatisch verlaufen, sondern diese Patienten haben lange Zeit keine wirklichen Beschwerden, Schmerzen fehlen zumeist völlig. Die sich meist langsam entwickelnden Krankheitszeichen Husten und Auswurf werden als harmlos gedeutet und besonders beim chronischen Raucherkatarrh oft als Beruhigung empfunden. Das als alarmierend auffallende Symptom Atemnot tritt gewöhnlich erst dann ein, wenn die morphologischen Veränderungen schon meist weit fortgeschritten sind. Somit wird auch die Bedeutung von Bronchialkrankheiten mit ihrer oft langen Morbidität und dem chronisch-progredienten Verlauf nach wie vor unterbewertet.

Hinzu kommt natürlich die allgemein bekannte Tatsache, daß durch die in fortgeschrittenem Alter vorhandene Multimorbidität manche Symptome verwischt, überlagert oder maskiert werden.

Sinn und Zweck dieser auf praktische Belange ausgerichteten Darlegung sollte es also sein, daß wir eine Loslösung von der ausschließlich schmerzgesteuerten Medizin für notwendig und sachlich gerechtfertigt erachten. Da es sich aber bei den aufgezeigten Beispielen um die häufigsten Erkrankungen in unserer zivilisierten Welt handelt und zudem die Früherkennung für die weitere Pathokinetik und damit Prognose von signifikanter Bedeutung ist, müssen wir in unserer täglichen ärztlichen Tätigkeit gerade auf die Früherkennung unsere verstärkten Bemühun-

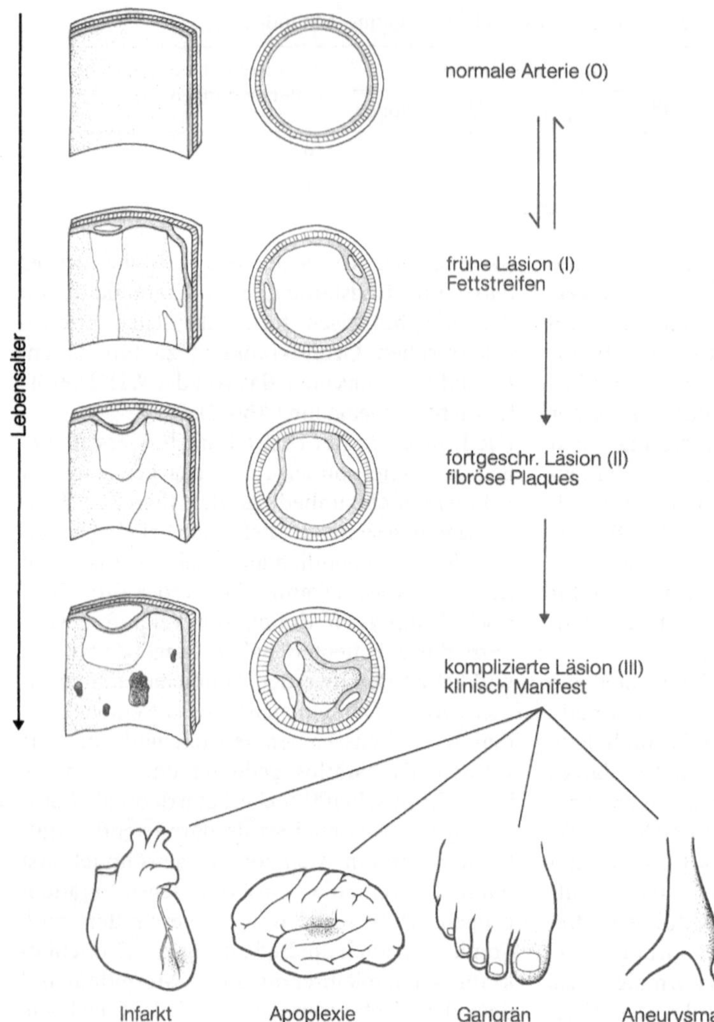

Abb. 2. Graphische Darstellung der Arteriosklerose (WHO)

gen richten. Denn es hat sich in verschiedenen großangelegten Studien gezeigt, daß die Ergebnisse der primären Prävention wesentlich wirkungsvoller sind als die der sekundären Präventionsmaßnahmen.

Literatur

Bartusch M, Mörl H, Preuss E-G: Das Profil der reaktiven Mehrdurchblutung (PRM) bei organisch-arteriellen Verschlußkrankheiten. Z Kreislauf-Forsch 59: 60–66 (1970)

Bergentz SE: Acta Chir Scand (Suppl.) 387: 11 (1968)

Kakkar VJ: Circulation 51: 8 (1975)

Kriessmann A, Seidlmann W, Neiss A, Sebening H, Seidl FK: Häufigkeit der peripheren arteriellen Verschlußkrankheit bei koronarer Herzkrankheit mit und ohne Herzinfarkt. Dtsch Med Wschr 104: 1604 (1979)

Matthes D, Opherk D, Mörl H: Nachweis einer peripheren obliterierenden Arteriosklerose bei Patienten mit koronarer Herzerkrankung und eingeschränkter Koronarreserve. VASA 7: 138 (1978)

Mayer W: Thromboemboliephrophylaxe in der Chirurgie. Schattauer, Stuttgart 1967

Mörl H, Haupt V: Zur Häufigkeitszunahme der schweren Atherosklerose. Zbl allg Path path Anat 115: 579 (1972)

Mörl H: Der „stumme" Myokardinfarkt. Springer, Berlin Heidelberg New York 1975

Mörl H: Arterielle Verschlußkrankheit der Beine. Springer, Berlin Heidelberg New York 1979

Da Silva A, Widmer LK: Peripher arterielle Verschlußkrankheit. Basler Studie I–III. Huber, Bern Stuttgart Wien 1979

Pathobiochemie des Fettstoffwechsels bei Leberkrankheiten

D. Seidel

Einleitung

Die Fortschritte im Verständnis des Stoffwechsels, der Biochemie und der klinischen Bedeutung der Lipide des Plasmas, die in den letzten drei Jahrzehnten errungen werden konnten, basieren im wesentlichen auf der zunehmend besseren Charakterisierung des Lipoproteinsystems. Hierbei kommmt sowohl der Aufklärung der strukturellen Eigenschaften der Plasmalipoproteine als auch ihres Stoffwechsels zentrale Bedeutung zu. Es ist inzwischen gesichert, daß die Erhaltung normaler Plasmalipidkonzentrationen nicht nur ungestörte Regelmechanismen im Stoffwechsel der Lipide, sondern auch solche im Stoffwechsel der Kohlenhydrate und der Proteine voraussetzt. Dieses macht verständlich, daß pathobiochemische Zusammenhänge des Lipidstoffwechsels bei verschiedenen Krankheiten nur dann mit Verständnis verfolgt und unter Umständen therapeutisch erfolgreich angegangen werden können, wenn sich sowohl unsere Analytik als auch das klinische Augenmerk auf definierte Lipoproteineinheiten und deren Stoffwechselregulation im Plasma und den verschiedenen Geweben konzentriert. Solches gilt gleichermaßen für die primären wie für die sekundären Fettstoffwechselstörungen. Sie gehen alle mit Konzentrationsänderungen der unterschiedlichen Plasmalipoproteinfraktionen einher und können darüber hinaus durch das Auftreten abnormer Lipoproteinklassen charakterisiert sein.

Die Ergebnisse der genetischen, klinischen sowie biochemischen Forschung auf dem Gebiet des Stoffwechsels haben uns gelehrt, daß Lipoproteinveränderungen durch verschiedene physiologische als auch durch Krankheitsprozesse hervorgerufen werden können. Solche Prozesse lassen sich in drei Hauptgruppen zusammenfassen: in

1. genetisch gesteuerte Dyslipoproteinämien,
2. Lipoproteinveränderungen, die durch Umweltfaktoren bedingt sind,
3. Lipoproteinveränderungen, die im Verlauf von Krankheitsprozessen auftreten können.

Die Assoziation von erhöhter Plasmacholesterinkonzentration oder genauer zwischen der Erhöhung des β-Cholesterins und einem erhöhten Risiko kardiovaskulärer Erkrankungen war ohne Frage der entscheidende Anstoß sich in der klinischen Forschung verstärkt den im Plasma zirkulierenden Lipoproteinen zuzuwenden. Am längsten bekannt sind dem Arzt und Biochemiker allerdings jene Fettstoffwechselstörungen, die bei eingeschränkter oder veränderter Leberfunktion zu Tage treten.

Die Rolle der Leber im Lipoproteinstoffwechsel

Neben dem Darm stellt die Leber das hauptsächliche Organ dar, das zur Biosynthese von Plasmalipoproteinen befähigt ist. Die Leber spielt darüber hinaus eine zentrale Rolle in der Regulation von Ab- und Umbauprozessen der Plasmalipide- und Plasmalipoproteine. Störungen der Leberfunktion sind daher gehäuft durch das Auftreten von Dys- und Paralipoproteinämien gekennzeichnet. Die Stoffwechselaktivität der Leber bezogen auf das Lipoproteinsy-

Fortschritte in der Inneren Medizin
Hrsg. Kommerell/Hahn/Kübler/Mörl/Weber

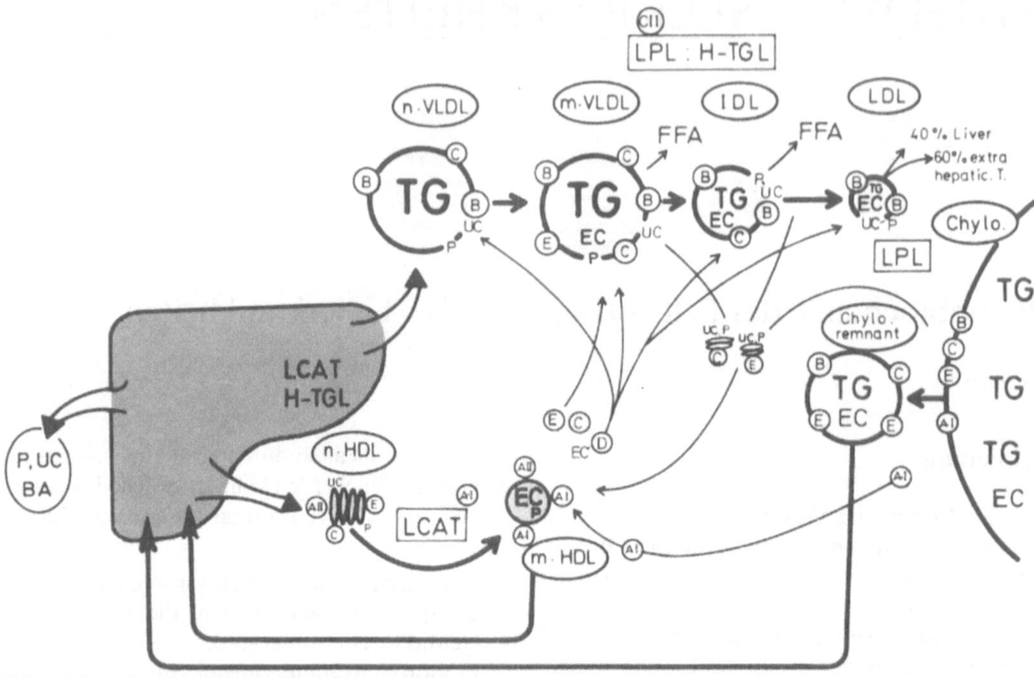

Abb. 1. Die Leber und der Plasma Lipoproteinstoffwechsel

stem läßt sich wie folgt kurz zusammenfassen (Abb. 1):

Die Leber gibt zwei Formen unreifer Lipoproteine an das Plasma ab. Eines ist das sog. „nascent-VLDL", ein Partikel, der einen hohen Gehalt an Triglyzeriden und Apo-B zeigt, mit sehr wenig Apo-C und Apo-E. Das andere unreife Lipoprotein der „nascent-HDL"-Partikel, zeichnet sich durch einen hohen Gehalt an Phospholipiden und unverestertem Cholesterin sowie Apo-E, A-II und Apo-C in seinem Proteinanteil aus. Diese zweitgenannten Partikel finden sich in der HDL-Dichteklasse (d 1,063 g/ml – 1,25 g/ml) und zeigen im Elektronenmikroskop Scheibenstruktur. Sofort nach ihrem Eintritt in das Plasmakompartiment wirkt an den „nascent-HDL" das Enzym Lezithin: Cholesterin-Acyltransferase (LCAT). Ein Enzym, das selbst von der Leber synthetisiert wird. Durch die LCAT-Reaktion wird das freie Cholesterin des HDL verestert, das, nunmehr hydrophob, in den Kern der Partikel verschoben wird. Damit ändert sich die äußere Erscheinung dieser Lipoproteine. Aus Scheiben entstehen Kugeln. Diese Änderung in Zusammensetzung und Struktur geht parallel mit einem Austausch von Apo-E und Apo-C gegen Apo-A-I. Das Apo-A-I stellt gleichzeitig einen Ko-Faktor für das LCAT-Enzym dar und ist wohl im wesentlichen intestinalen Ursprungs. Mit dem Fortschreiten der Cholesterinveresterung am HDL wird Apo-C und Apo-E frei und verfügbar für die „naszierenden VLDL". Unter Mitwirkung von Apo-D – so wird vermutet – gelangt Cholesterinester aus der HDL- in die VLDL- und LDL-Dichteklasse ($d < 1{,}063$ mg/ml) und wird somit in einen Stoffwechselweg eingeschleust, der vom naszierenden VLDL über ausgereifte VLDL, Intermediatedensity-Lipoproteine (IDL) letztlich zum LDL- oder β-Lipoprotein führt. Eine Stoffwechselkaskade, in der die Lipoproteinlipase und möglicherweise die hepatische Triglyzeridhydrolase involviert sind. Während der Triglyzeridhydrolyse kommt es zu einem Rückstrom eines Teils des Apo-C und E in die HDL-Dichteklasse. Die Leber nimmt das Apo-A-I-reiche, reife HDL auf, um es wahrscheinlich endgültig abzubauen. Dieses geschieht nach einer, in seinen Einzelheiten bisher wenig verstandenen Interaktion der Partikel mit der Peripherie, in der es zu einer Aufladung mit Cholesterin kommt. Es ist allerdings aus vielerlei Gründen unwahrscheinlich, daß es sich hierbei um den wesentlichen Rücktransport von peripherem Cholesterin zur Leber, als dem einzigen Ausscheidungsorgan für Lipide, handelt. Alleine von seiner Kapazität her wäre dieser Stoffwechselweg für diese Funktion überfordert. Bei normaler Funktion nimmt die Leber Chylomikronenabbauprodukte auf. Diese werden wahrscheinlich durch Apo-E-Rezeptoren der Hepatozyten gesteuert. Wenngleich in Einzelheiten noch ungeklärt, spielt die Leber aber wahrscheinlich auch eine bedeutsame Rolle im Abbau normaler LDL. Die Leber metabolisiert sowohl Cholesterin, Triglyzeride als auch Phospholipide und scheidet darüber hinaus Lipide, unter Umständen sogar Lipoproteine und Steroide mit der Galle aus. Störungen der Leberfunktion laufen daher häufig mit abnormen Plasmalipid- und Lipoproteinkonzentrationen parallel. Ein Phänomen, das seit mehr als einem Jahrhundert bekannt ist und zuerst von Austin Flint jr. (1862) beschrieben wurde.

Lipidveränderungen bei Leberkrankheiten

Beim Verschlußikterus erscheint das erhöhte Cholesterin im wesentlichen als unverestertes Cholesterin. Daher ist der prozentuale Gehalt an Cholesterinestern häufig erniedrigt, obgleich in Absolutmengen die Cholesterinesterkonzentration gewöhnlich so lange normal bleibt, wie die Leberfunktion erhalten bleibt oder solange die Plasmaaktivität der Lezithin: Cholesterin-Acyltransferase keine Normabweichungen zeigt. Es wird heute nicht mehr bezweifelt, daß die hepatische Cholesterinsynthese bei der Cholestase erhöht ist. Die Ursache dieser Erhöhung ist allerdings bisher nicht vollständig geklärt. Gleiches gilt für die erhöhte Cholesterinsynthese der Darmwand beim Verschlußikterus. Während die Plasmatriglyzeridkonzentrationen bei Leberkrankheiten kein einheitliches Bild zeigen, findet man bei der Cholestase regelmäßig eine Erhöhung der Phospholipide mit einem Absinken des Verhältnisses Gesamtcholesterin zu Phospholipiden. Das Lezithin ist unter den Phosphatiden am stärksten erhöht. Die Lezithin : Cholesterin-Acyltransferaseaktivität kann entweder normal erhöht oder auch erniedrigt sein. Die Plasmaaktivität der hepatischen Triglyzeridlipase ist häufig bei Cholestase, aber auch bei anderen Leberfunktionsstörungen erniedrigt.

Obgleich diese Lipid- und z.T. die Enzymveränderungen bei Leberstörungen seit langem bekannt waren, konnten sie erst mit der verbesserten und genaueren Analytik der Lipoproteine und ihres Stoffwechsels näher spezifiziert werden.

Lipoproteinveränderungen bei Leberkrankheiten

Die Veränderungen des Lipoproteinsystems bei Lebererkrankungen sind vielfältig. Vor ca. 15 Jahren konnte gezeigt werden (Seidel et al. 1969 und 1970), daß das Lipidmuster der Cholestase hauptsächlich durch das Auftreten einer abnormen Lipoproteinkomponente der LDL-Dichteklasse hervorgerufen wird. Diese Komponente konnte isoliert und in ihrer physiko-chemischen Charakteristik eindeutig definiert werden. Sie wird als Lipoprotein X oder (LP-X) bezeichnet (Abb. 2).

LP-X scheint die Charakteristik eines Vesikels zu besitzen, in dem eine Phospholipid-Cholesterin-Apoprotein-Bilayerstruktur ein internes von dem externen Wasserkompartiment trennt. Der durchschnittliche Durchmesser dieser abnormen Lipoproteinkomponente liegt zwischen 500 und 700 Å. Bei der elektronenmikroskopischen Darstellung entwickeln die Partikel eine starke Tendenz zur Aggregation. Die bei dieser Technik imponierende Rouleauxformation ist allerdings nicht allein für dieses Lipoprotein typisch. Ähnliche Strukturen haben sich bei künstlichen Lipid-Proteinkomplexen gezeigt. Sie finden sich ebenso im Plasma cholesterinreich gefütterter Tiere als auch bei Lipoproteinen von Patienten, die an einer familiären LCAT-Mangelerkrankung leiden. Die Protein-Lipid-Zusammensetzung des isolierten LP-X ist charakteristisch und zeichnet sich durch einen besonders hohen Phospholipid- und niedrigen Cholesterinestergehalt aus. Gallensalze können in unterschiedlicher Menge an LP-X gebunden sein und Einfluß auf dessen physiko-chemische Eigenschaften, insbesondere auf die strukturelle Stabilität und die hydradisierte Dichte nehmen. Ähnliche Effekte hat man an abnormen α-Lipoproteinen bei Lebererkrankungen gefun-

Dichteklasse : d 1,035 1,063 g/ml
S_f-Wert : 14–16

Protein-Lipid-Zusammensetzung:

Protein	6%
Cholesterin	25%
freies Cholesterin	23%
Cholesterinester	2%
Triglyzeride	3%
Phospholipide	66%

Aproproteine: Größe und Form

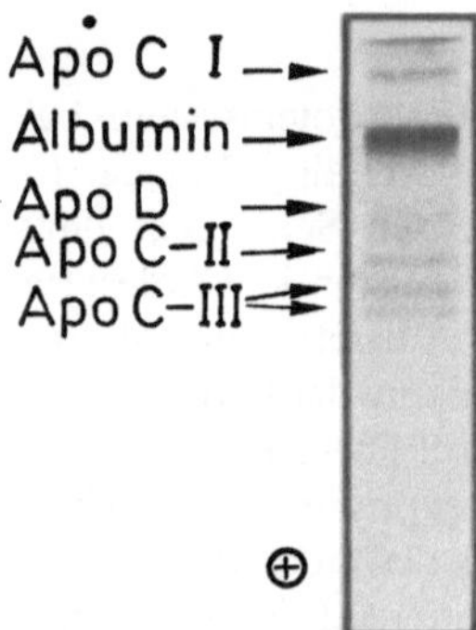

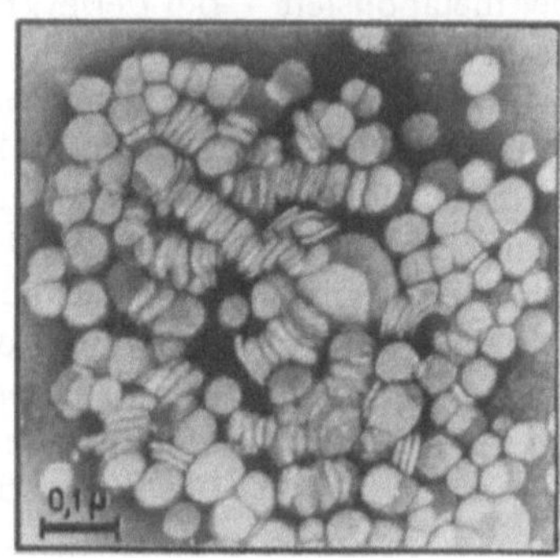

Abb. 2. Charakterisierung des Lipoprotein-X

den (Middelhoff 1981). Der Proteinanteil des LP-X besteht zu 40% aus Albumin, das zusammen mit den Neutralfetten im wesentlichen im Inneren des Vesikels verborgen liegt. Im Gegensatz hierzu scheinen die Apo-C- und Apo-D-Peptide als Oberflächenprotein des LP-X zu dienen. Apo-B, das hauptsächliche Apo-Protein normaler LDL fehlt am LP-X. Zusätzlich zu Albumin und den bekannten Apoproteinen scheinen sich verschiedene Enzyme, z. B. Teile der alkalischen Phosphatase oder der γ-Glutamyl-Transpeptidase mit dem LP-X zu assoziieren. Eine wichtige physiko-chemische Eigenschaft des LP-X ist seine elektrophoretische Mobilität zur Kathode im Agargel. Diese Eigenschaft hat dazu geführt, daß LP-X heute leicht zu messen ist und seine Konzentration im Plasma sowohl für klinische Fragen als auch in der experimentellen Forschung bestimmt werden kann. LP-X erscheint bei der experimentellen Cholestase im Tierexperiment sowohl nach Ligatur des Gallengangs als auch nach Verlegung des Gallengangs in die untere Hohlvene nach wenigen Stunden. Ebenso ist es gelungen LP-X durch Inkubation von Serum mit Galle künstlich herzustellen (Manzato et al. 1976). Dies alles spricht dafür, daß sich die Lipide der Galle, wenn sie in den vaskulären Raum gelangen, zu dem charakteristischen LP-X-Vesikel formieren. Ein Mechanismus, der offenbar physikochemischen Gesetzmäßigkeiten folgt und unabhängig von enzymatischen oder energieliefernden Mechanismen abläuft. Von theoretischer Bedeutung ist die Tatsache, daß sich LP-X (oder Vorstufen dessen) auch aus Gallenlipiden durch Hinzufügung von alleine Albumin bilden kann. Da solche „LP-X-Vorstufen“ eine hohe Affinität zu den Apoproteinen C und D besitzen, könnten sie das sehr fein regulierte Gleichgewicht dieser Proteine zwischen VLDL und HDL und damit den Katabolismus der triglyzeridreichen Lipoproteine im Plasma stören. Unterstützung einer solchen Vermutung findet sich durch die Bildung von LP-X-ähnlichen Partikeln im Anschluß an eine langdauernde „Intralipid“-Infusion bei Frühgeborenen, die zusätzlich zu einer schweren Störung des gesamten lipolytischen Systems führt.

Bei der familiären LCAT-Mangelerkrankung findet sich LP-X ebenfalls im Plasma. Es wurde vermutet, daß die gestörte Cholesterinveresterung in dieser Situation zur Erhöhung sowohl des freien Cholesterins als auch des Lezithins führt, was seinerseits die Bildung von LP-X provozieren könnte. Ebenso wie bei der Cholestase scheint in dieser Stoffwechselsituation die Bildung von LP-X eine Konsequenz der besonderen physiko-chemischen Verhältnisse im Plasma zu sein. Es ist allerdings heute eindeutig geklärt (Bartholomé et al. 1981), daß weder LP-X als Einheit noch seine Lipide dem LCAT-Enzym als Substrat dienen. Ebenso ist gesichert, daß LP-X nicht durch die postheparinlipolytische Aktivität abgebaut wird. Tierexperimentelle Untersuchungen haben den interessanten Befund ergeben (Walli u. Seidel 1981), daß das LP-X vergleichbar anderen makromolekularen Substanzen, aber im Gegensatz zu normalen Lipoproteinen, im retikuloendothelialen System aufgenommen und abgebaut wird. Die mittlere biologische Halbwertszeit des LP-X ist der der normalen Lipoproteine vergleichbar. Von Bedeutung ist der Befund, daß LP-X nicht die negative Rückkopplung der zellulären hepatischen Cholesterinsynthese auslöst, die man von Apo-B und E-tragenden Lipoproteinen her kennt. (Ein wichtiger Faktor im Verständnis der Mechanismen der cholestatischen Hypercholesterinämie.)

Die Hypertriglyzeridämie als Konsequenz der alkoholischen Leberschädigung ist wohl dokumentiert, wenngleich bis heute in seinen Zusammenhängen nicht schlüssig abgeklärt. Die hierbei vorliegende metabolische Situation ist dadurch kompliziert, daß akute und chronische Alkoholaufnahmen entgegengesetzte Veränderungen hervorrufen können und darüber hinaus eine deutliche Dosis Abhängigkeit zu bestehen scheint. Die inzwischen gut dokumentierte Erhöhung der Plasma-High-Density-Lipoproteine bzw. α-Lipoproteine im Gefolge einer konstanten aber nichttoxischen Alkoholaufnahme mag auf eine reduzierte Aktivität der hepatischen Triglyzeridlipase zurückzuführen sein, ein Enzym, von dem vermutet wird, daß es durch seine Phospholipaseaktivität am HDL-Abbau wesentlich beteiligt ist. Das Auftreten einer Hypertriglyzeridämie bei der nichtalkoholischen Leberdysfunktion ist erst in den letzten Jahren näher bearbeitet worden. Klinische Beobachtungen haben zuerst Hinweise dafür gegeben, daß solche Hypertriglyzeridämien häufig parallel mit einer schweren Cholestase auftreten. Im Nüchternplasma jener Patienten finden sich keine Chylokikronen, ebenso sind die Konzentrationen der VLDL inkonstant. Sie können entweder erhöht oder erniedrigt sein. Die wesentliche Anreicherung der Triglyzeride findet sich in der LDL-Dichteklasse. Dieser Dichtebereich (d 1,006 g/ml – d 1,063 g/ml), der unter normalen Verhältnissen im wesentlichen nur normale β-Lipoproteine zeigt, stellt sich bei solchen Patienten extrem heterogen dar. Neben dem LP-X findet man in dieser Fraktion normale β-Lipoproteine, aber auch triglyzeridreiche, cholesterinarme Intermediate-Lipoproteine (IDL), die immunologisch zusätzlich zu Apo-B mit Antikörpern gegen Apo C und E reagieren. Diese Lipoproteinfraktion ist nicht einheitlich in seiner Größe und variiert zwischen 300 und 800 Å. Klinische Studien weisen darauf hin, daß sich hier Chylomikronen-Remnants anhäufen, unter Umständen hervorgerufen durch eine verminderte Aktivität der hepatischen Triglyzeridlipase (Müller et al. 1974).

Gofman (1954) hat vor nunmehr 25 Jahren bei Verwendung der Ultrazentrifuge eine Verminderung der HDL bei Lebererkrankungen erkannt, eine Tatsache, die dem Verschwinden der α-Lipoproteinbande in der Elektrophorese entspricht. Die Reduktion oder das Fehlen der Prä-β- oder α-Lipoproteine im Elektropherogramm einer Lipoproteinelektrophorese kann jedoch nicht als schlüssiger Beweis für das Fehlen der entsprechenden Dichteklasse angesehen und bewertet werden.

Die VLDL-Fraktion solcher Patienten kann sogar erhöht sein. Isolierte VLDL entwickeln aber keine prä-β- sondern β-Mobilität in Agarose und zeigen markante Unterschiede in ihrer Apoproteinzusammensetzung, im wesentlichen durch ein fast vollständiges Fehlen der Apo-C-Peptide gekennzeichnet. Die Inkubation solcher VLDL von Leberpatienten mit einer HDL-Fraktion gesunder Kontrollpersonen führt zur Wiederherstellung der normalen Prä-β-Mobilität und zum Auftreten der C-Peptide in einer solchen VLDL-Fraktion. Dieses weist auf einen Transfer von Apo-C-Peptiden normaler HDL zu abnormen „Leber"-VLDL hin. In ihrer Struktur zeigen VLDL von Leberpatienten Ähnlichkeiten mit den naszierenden VLDL, die die Leber in den Plasmapool abgibt. Demnach wäre es denkbar, daß das Persistieren naszierender VLDL bei einer Lebererkrankung auf eine Störung des intravasalen Lipoproteinstoff-

wechsels hinweist. Die Ursache hierfür könnte auf einer Unterbrechung des Apoproteinaustausches zwischen HDL und VLDL beruhen die durch das LP-X als unphysiologisches Lipoprotein mit hoher Affinität für Apo-C bewirkt wird.
Der Verlust der α-Lipoproteinbande bei Cholestase ist üblicherweise mit einem Absinken der HDL-Konzentration auf etwa 35% der Norm verbunden. Solche Werte erhält man durch Ultrazentrifugation. Die Plasmakonzentration der hauptsächlichen HDL-Apoproteine – Apo-A-I und Apo-A-II – ist aber bei weitem nicht im gleichen Ausmaß erniedrigt. In der Immunelektrophorese findet man im Serum solcher Patienten eine Spaltung des Apo-A-I-Apo-A-II-Komplexes. Dies weist auf eine Dissoziation der beiden Apoproteine und der Ausbildung nichtidentischer Protein-Lipid-Partikel hin. Unter solchen Umständen findet man größere Mengen von Apo-A-I in der Dichtefraktion d > 1,21 g/ml, in der normalerweise nur Spuren desselben auftreten. Die HDL-Dichteklasse solcher Patienten zeigt kaum Cholesterinester oder Triglyzeride, während freies Cholesterin und Phospholipide sogar erhöht sein können. Ebenso findet man vermehrt Apo-E in dieser Fraktion. Elektronenmikroskopisch zeigen die HDL solcher Patienten Scheibenform, ähnlich dem LP-X bzw. dem unreifer HDL-Partikel. Nestel et al. (1980) ermittelten, daß die Abbau- und Verschwindungsraten von Apo-A-I bei Patienten mit alkoholischer Hepatitis um einen Faktor 2–4 höher liegen als man sie von gesunden Probanden her kennt. Hieraus läßt sich schließen, daß die verminderte Konzentration des Apo-A-I bei solchen Patienten unter Umständen durch einen beschleunigten Abbau und weniger durch eine gestörte Synthese hervorgerufen wird. Eine Situation, die man in ähnlicher Weise auch bei der Tangier-Erkrankung gefunden hat (Schäfer et al. 1978) und zur Interpretation der Pathobiochemie dieses Krankheitsbildes heranzieht. Es ist denkbar, daß die Dissoziation der beiden Apoproteine A-I und A-II eine Ursache des beschleunigten Abbaus von A-I darstellt. Die Gründe für die Dissoziation sind allerdings nicht geklärt. Es gibt lediglich Hinweise dafür, daß biologische Detergenzien wie Fettsäuren oder Gallensalze bei erhöhter Konzentration in Betracht zu ziehen sind. Ein Umstand, der die Bedeutung der Struktur und der Zusammensetzung der Lipoproteine hinsichtlich normal ablaufender Stoffwechselregulationen unterstreicht.

Zusammenfassung

Die hier – auf das Wesentliche beschränkt – dargestellten Lipid- und Lipoproteinabweichungen von der Norm bei Leberkrankheiten weisen darauf hin, daß eine Beeinträchtigung der Leberfunktion sehr komplexe Störungen im gesamten Lipoproteinsystem nach sich zieht. Der Basisdefekt ist wahrscheinlich weniger in einer gestörten hepatischen Biosynthese der Lipoproteine als vielmehr in einer gestörten Lipolyse im vaskulären Raum zu suchen. Eine wesentliche Bedeutung kommt hierbei sicher dem Auftreten des LP-X als unphysiologischem Lipoprotein mit hoher Affinität für Apo-C und D zu, da es den notwendigen Austausch von Apoproteinen zwischen den einzelnen Lipoproteinen bei der Lipolyse behindern mag. Ähnlichkeiten zwischen unreifen VLDL als auch unreifen HDL mit den Charakteristika der VLDL und HDL von Leberpatienten sprechen für die Hypothese einer gestörten Lipolyse im weitesten Sinne.
Alle hier aufgezeigten Lipoproteinveränderungen, die im Verlauf von Lebererkrankungen auftreten können, normalisieren sich mit der klinischen Besserung der Krankheit. Einige dieser Veränderungen sind krankheitsspezifisch, während andere als wertvolle Parameter zur Verlaufsbeobachtung herangezogen werden können. Solche natürlichen biologischen Experimente können – bei sorgfältiger Beobachtung und Interpretation – dazu dienen, nicht nur die Pathobiochemie der Krankheit, sondern auch Mechanismen des normalen Lipidtransports besser zu verstehen.

Literatur

Bartholome M, Niedmann D, Wieland H, Seidel D: An Optimized Method for Measuring Lecithin: Cholesterol Acyltransferase Activity, Independent of the Concentration and Quality of the Physiological Substrate. Biochim Biophys Acta 664: 327–334 (1981)

Flint A, jr.: Experimental Researches into a New Excretory Function of the Liver, Consisting in the Removal of Cholesterine form the Blood, and its

Discharge from the Body in the Form of Steroine. Am J Med Sci 44: 305 (1862)
Gofman J: The Serum Lipoprotein Transport System in Health, Metabolic Disorders, Atherosclerosis and Coronary Artery Diseases. Plasma 2: 484 (1954)
Manzato E, Fellin R, Baggio G, Neubeck W, Seidel D: Formation of Lipoprotein-X: Its Relationship to Bile Compounds. J. Clin. Invest. 57: 1248 (1976)
Middelhoff G, Löser B, Stiehl A, Greten H: Bindung von Gallensäuren und HDL: Korrelation zu cholestatischen Lebererkrankungen. Verh Dtsch Ges Inn Med, 29.4.1981
Müller P, Fellin R, Lambrecht J, Agostini B, Wieland H, Rost W, Seidel D: Hypertriglyceridemia Secondary to Liver Disease. Europ J Clin Invest 4: 419 (1974)
Nestel PJ, Tada N, Fidge NH: Increased Catabolism of High Density Lipoprotein in Alcoholic Hepatitis. Metabolism 29: 101–104 (1980)
Schaefer EJ, Blum CB, Levy RI et al.: Metabolism of High Density Lipoprotein Apolipoproteins in Tangier Disease. New Engl J Med 299: 905–910 (1978)
Seidel D, Alaupovic P, Furman RH: A Lipoprotein Characterizing Obstruction Jaundice. I. Method for Quantitative Separation and Identification of Lipoproteins in Jaundiced Subjects. J Clin Invest 48: 1211–1223 (1969)
Seidel D, Alaupovic P, Furman RH, McConathy WJ: A Lipoprotein Characterizing Obstructive Jaundice. II. Isolation and Partial Characterizing Obstructive Jaundice. II. Isolation and Partial Characterization of the Protein Moieties of Low Density Lipoproteins. J Clin Invest 49: 2396 (1970)
Walli A, Seidel D: Catabolism of Lipoprotein-X. 3rd Europ Symp on Metabolism. Padova 1981

Cholesterinmetabolismus bei familiärer Hypercholesterinämie

W. Krone, F. U. Beil und H. Greten

Erhöhte Konzentrationen von Low-Density-Lipoproteinen (LDL) im Blut erhöhen das Risiko, eine koronare Herzkrankheit zu erwerben [1]. Deshalb sind Patienten mit einer familiären Hypercholesterinämie in ihrer heterozygoten bzw. homozygoten Form besonders arteriosklerosegefährdet. Da die LDL den Hauptanteil des Plasmacholesterins transportieren, hat sich das Forschungsinteresse auf den Metabolismus der LDL, ihre Rolle bei der Cholesterinbiosynthese und ihre Funktion konzentriert.

Aufnahme der LDL in peripheren Zellen

Nach neueren Erkenntnissen ist eine wesentliche Rolle der LDL, Cholesterin für periphere Zellen bereitzustellen, wo es zur Aufrechterhaltung ihrer Struktur und Funktion gebraucht wird.

Brown u. Goldstein [2] gelang die Klärung, durch welchen Mechanismus LDL aus dem Plasma aufgenommen und abgebaut wird: LDL bindet mit hoher Affinität an einen spezifischen Rezeptor an der Zelloberfläche peripherer Zellen, wird durch Endozytose in die Zelle aufgenommen und durch lysosomale spezifische Enzyme abgebaut. Das freigesetzte Cholesterin oder ein Derivat reguliert an den Mikrosomen die Aktivität der Hydroxy-Methyl-Glutaryl-Coenzym-A-Reduktase (HMG-CoA-Reduktase), welches das geschwindigkeitsbestimmende

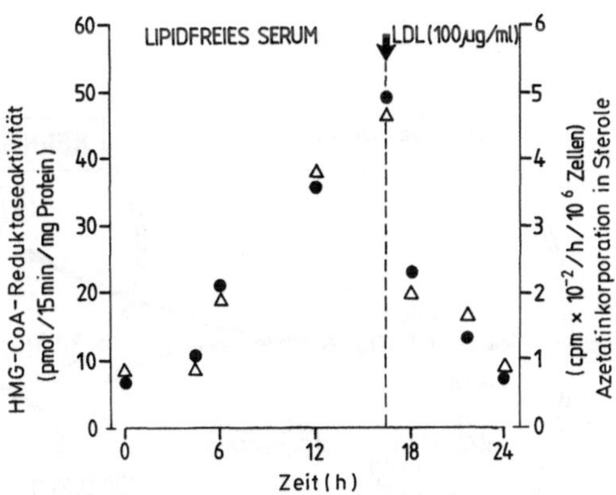

Abb. 1. Wirkung von lipidfreiem Serum und LDL auf die Aktivität der HMG-CoA-Reduktase und Cholesterinsyntheserate in menschlichen Lymphozyten. △ HMG-CoA-Reduktase-Aktivität; ● ^{14}C-azetat-Inkorporation in Sterole

Fortschritte in der Inneren Medizin
Hrsg. Kommerell/Hahn/Kübler/Mörl/Weber

Enzym der endogenen Cholesterinsynthese ist. Frisch isolierte Lymphozyten sind geeignete Zellen, die Regulation des Cholesterinstoffwechsels und ihre Defekte zu studieren [3]. Wie die Abb. 1 zeigt, erhöht sich die Aktivität der HMG-CoA-Reduktase um das ca. 5fache, wenn Lymphozyten für 16h in einem Medium inkubiert werden, das lipidfreies Serum erhält. Zugabe von LDL zu dem Medium hat eine Suppression der Enzymaktivität zur Folge, die mit einer Halbwertszeit von ca. 3h erfolgt. Da unter diesen Bedingungen die Sterolsynthese streng proportional zur Aktivität der HMG-CoA-Reduktase erfolgt, kann die ^{14}C-Inkorporation in Sterole als Maß für die Enzymaktivität genommen werden.

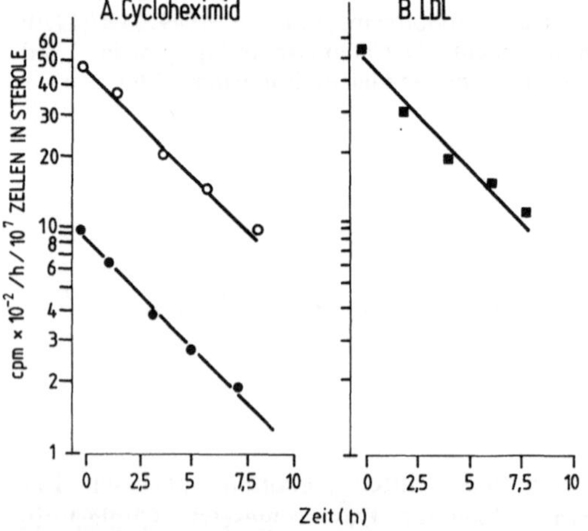

Abb. 2. Wirkung von Cycloheximid und LDL auf die Cholesterinsynthese aus ^{14}C-azetat in menschlichen Lymphozyten. Zellen wurden in lipidfreiem Serum inkubiert. (A) Cycloheximid (20 µg/ml) wurde zu Beginn der Inkubation (●) oder nach Inkubation von 16h (○) dem Medium zugesetzt. (B) LDL (100 µg Cholesterin/ml) wurde nach Inkubation von 16h zugesetzt

Cholesterinbiosynthese durch LDL in Lymphozyten

Der Mechanismus, wie das LDL-Cholesterin die HMG-CoA-Reduktase und damit die endogene Cholesterinsynthese in den peripheren Zellen reguliert, wurde mit Hemmern der Proteinbiosynthese untersucht. Grundsätzlich bestehen zwei Möglichkeiten (Abb. 2):

1. Cholesterin wirkt im Nukleus auf der transkriptionalen Ebene, indem es die Synthese der Messenger-RNA reguliert, die für die HMG-CoA-Reduktase kodiert.
2. Cholesterin kontrolliert die Synthese der HMG-CoA-Reduktase *direkt* auf der translationalen Ebene, d.h. auf der Stufe der Ribosomen, wo die Translation der spezifischen Messenger-RNA in Enzymprotein erfolgt.

Um diese Frage zu beantworten, wurden der transkriptionale Hemmer Cordycepin und der translationale Inhibitor Cycloheximid benutzt. Wie in Abb. 2 dargestellt ist, hemmt Cordycepin – ein Analog des Adenosins – spezifisch die Messenger-RNA-Synthese, indem es die Addition des Poly-Adenylat-Segments an heterogene nukleäre RNA blockiert. Das Poly-Adenylat-Segment ist charakteristisch für Messenger-RNA und essentiell für das Ausschleusen von

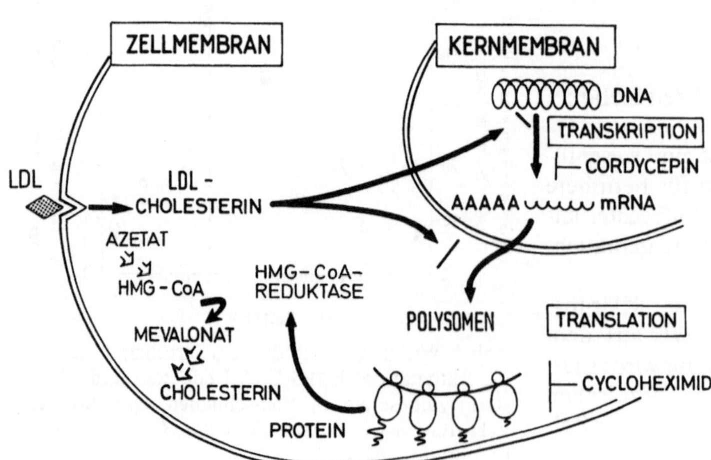

Abb. 3. Mögliche Angriffspunkte des LDL-Cholesterins auf die Synthese der HMG-CoA-Reduktase

Messenger-RNA aus dem Kern ins Zytoplasma. Cycloheximid hemmt die Proteinsynthese durch eine Hemmung der Elongation des Polypeptids.

Abb. 3 zeigt die Wirkung von Cycloheximid auf die HMG-CoA-Reduktase-Aktivität in Lymphozyten, die frisch isoliert waren und somit niedrige Enzymwerte besaßen oder für 16h in lipidfreiem Serum präinkubiert worden waren und dementsprechend erhöhte Enzymspiegel aufwiesen, bevor Cycloheximid hinzugegeben wurde. Cycloheximid verhindert den Anstieg der Enzymaktivität, der in Gegenwart von lipidfreiem Serum erfolgt. Die Enzymaktivität nimmt mit einer Halbwertszeit von ca. 3h ab. Diese Halbwertszeit ist ähnlich in Zellen mit reprimierten und dereprimierten Enzymspiegeln. Aus den Ergebnissen dieses Experimentes folgt:

1. Der Anstieg der HMG-CoA-Reduktase-Aktivität durch lipidfreies Serum ist Folge einer erhöhten Synthese des Enzyms.
2. Die Tatsache, daß LDL einen ähnlichen Effekt auf das Enzym wie Cycloheximid aufweist (vgl. Abb. 3, re. Teil), macht wahrscheinlich, daß das Lipoprotein die Synthese der HMG-CoA-Reduktase sofort hemmt.

Cordycepin hemmt bei einer Konzentration von 50 µg/ml die mRNA-Synthese zu mehr als 50%, während der Inhibitor keine Wirkung auf die Synthese der anderen RNA-Spezies zeigte (Abb. 4). Trotz dieser hochgradigen Hemmung der mRNA-Synthese hatte Cordycepin bei derselben Konzentration keinen Einfluß auf die Induktion der HMG-CoA-Reduktase in Zellen, die in lipidfreiem Medium inkubiert wurden. Aus den Ergebnissen dieses Experiments kann geschlossen werden, daß die Induktion der HMG-CoA-Reduktase – wie sie in lipidfreiem Serum erfolgt – unabhängig ist von *neu* synthetisierter mRNA. Dies impliziert, daß LDL-Cholesterin das Enzym auf einer post-transkriptionalen Stufe reguliert [4].

Regulation der Cholesterinbiosynthese bei familiärer Hypercholesterinämie

Die familiäre Hypercholesterinämie ist chemisch durch eine erhöhte Plasma-LDL-Konzentration gekennzeichnet, klinisch durch frühzeitige Koronarsklerose, Arcus corneae, Xanthome und genetisch durch einen autosomal dominanten Erbgang. Die Häufigkeit in nichtselektierten Gruppen beträgt für die heterozygote Form (Plasmacholesterin zwischen 270 und 600 mg/dl) 1:500, für die homozygote Form (Plasmacholesterin 600–1000 mg/dl) 1:1 Million [5]. Die Analyse des biochemischen Aspekts gelang Brown u. Goldstein [2]. In Fibroblasten konnte gezeigt werden, daß Zellen dieser Patienten eine verminderte Zahl von Rezeptoren aufweisen. Dementsprechend kommt es zu einer Störung der Aufnahme von LDL und

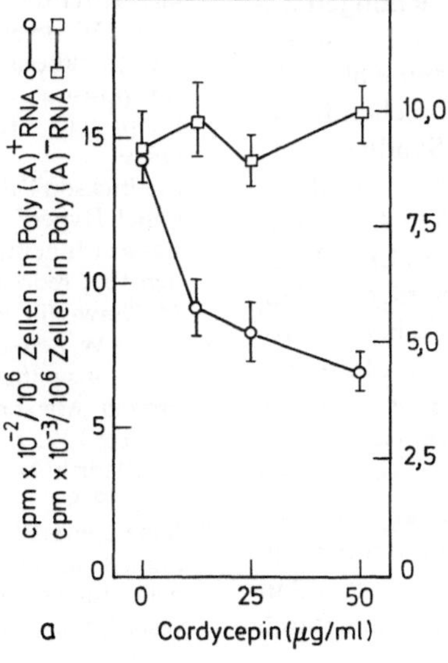

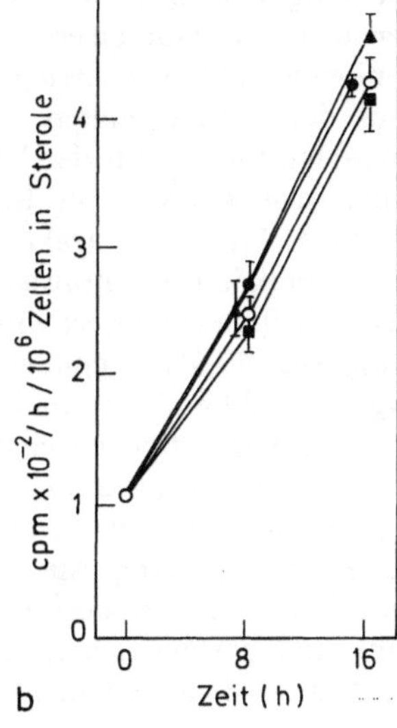

Abb. 4. (a) Wirkung von Cordycepin auf die Synthese der Messenger-RNA (Poly (A)$^+$-RNA) und der übrigen RNA-Spezies (Poly (A)$^-$-RNA) in menschlichen Lymphozyten. (b) Wirkung verschiedener Konzentrationen von Cordycepin auf die Cholesterinsynthese aus ^{14}C-azetat in lipidfreiem Serum. Kontrolle (○), Cordycepin: 12,5 µg/ml (●), 25 µg/ml (▲), 50 µg/ml (■)

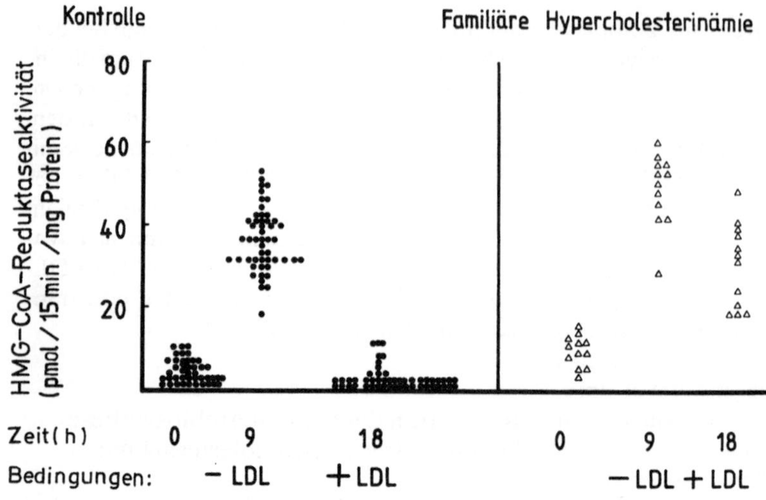

Abb. 5. Fehlende Repression der HMG-CoA-Reduktase durch LDL in Leukozyten von Patienten mit familiärer Hypercholesterinämie (heterozygote Form)

damit zu einer Fehlregulation der HMG-CoA-Reduktase und Cholesterinbiosynthese. Abb. 5 zeigt, daß dieser Defekt ebenfalls in frisch isolierten Leukozyten von Patienten mit heterozygoter Hypercholesterinämie nachweisbar ist: Inkubation dieser Zellen in lipidfreiem Medium führt zu einer ähnlichen Erhöhung der HMG-CoA-Reduktase-Aktivität wie in Leukozyten von Normalpersonen. Wenn LDL dem Medium hinzugegeben wird, erfolgt jedoch nur eine partielle Suppression des Enzyms [6].

Beziehungen zwischen LDL-Rezeptordefekt und LDL-Metabolismus in vivo

Die dargestellten In-vitro-Untersuchungen lassen als Ursache für die erhöhten LDL-Konzentrationen im Plasma einen gestörten Katabolismus der LDL vermuten. Entsprechende In-vivo-Untersuchungen der LDL-Synthese- und Abbaurate wurden von Bilheimer et al. [7] durchgeführt. Die fraktionelle Abbaurate (FCR, Fraktion des intravaskulären LDLPools, der täglich metabolisiert wird) beträgt bei Homozygoten 17,6% gegenüber 28,7% bei Heterozygoten und 45% der normalen Kontrollgruppe. Demgegenüber findet sich bei Homozygoten die höchste Syntheserate von 26,4 mg Apo LDL/kg/Tag, bei Heterozygoten beträgt sie 13,8 und bei Kontrollen 8,0 mg Apo LDL/ kg/Tag. Die reduzierte FCR korreliert somit gut mit der Anzahl funktionstüchtiger LDL-Rezeptoren. Auf der anderen Seite sind die Mechanismen, durch die ein LDL-Rezeptordefekt eine gesteigerte LDL-Synthese in der Leber und anderen Organen bewirkt, bis jetzt nicht bekannt.

Literatur

1. Kannel WB, Castelli WB, Gordon T, McNamara PM: Serum Cholesterol, Lipoproteins and the Risk of Coronary Heart Disease. Ann Int Med 74: 1–12 (1971)
2. Goldstein JL, Brown MS: The LDL pathway in Human Fibroblasts: A receptor mediated mechanism for the regulation of cholesterol metabolism. Curr Top Cell Reg 11, 174–181 (1976)
3. Krone W, Betteridge DJ, Galton DJ: Mechanism of regulation of 3-Hydroxy-3-methylglutaryl coenzyme. A reductase activity by low density lipoproteins in human lymphocytes. Europ J Clin Invest 9: 405–410 (1979)
4. Krone W, Betteridge DJ, Galton DJ: Regulation of sterol synthesis in human lymphocytes: Evidence for post-transcriptional control by low density lipoprotein. Biochim Biophys Acta 574: 361–365 (1979)
5. Fredrickson DS, Goldstein JL, Brown MS: The Familial Hyperlipoproteinemies. In: The Metabolic Basis of Inherited Disease (Stauburg JB, Wyngaarden JB, Fredrickson DS, eds), 4th ed, pp 604–655. McGraw-Hill, New York. 1978
6. Krone W, Betteridge DJ, Galton DJ: The regulation of sterol synthesis in human leucocytes. In: Lipoprotein Metabolism and Endocrine Regulation (Hessel LW, Kraus HMJ eds), pp 141–154. Elsevier/North Holland, Biomedical Press, Amsterdam, 1979
7. Bilheimer DW, Stone NJ, Grundy SM: Metabolic Studies in Familial Hypercholesterolemia: Evidence for a Gene-Dosage Effect In Vivo. J Clin Invest 64, 524–553 (1979)

Stoffwechsel und Funktionen von Apolipoproteinen

E. Windler, G. Klose und H. Greten

Die im Plasma zirkulierenden Lipoproteine setzen sich aus verschiedenen Lipiden und Proteinen zusammen. In jüngster Zeit ist die Identifikation einer Anzahl dieser Apolipoproteine gelungen, von denen einigen inzwischen eine Funktion zugeordnet werden kann.

Wenn auch der größte Teil unseres Wissens auf Experimenten mit Ratten beruht, so erlauben die vorhandenen Informationen, die Ergebnisse prinzipiell auch auf den Menschen zu übertragen. In dieser Zusammenfassung soll der Metabolismus der besterforschten Apolipoproteine und deren katalysierende und regulierende Funktionen im Lipidstoffwechsel beschrieben werden. Als cholesterinausscheidendes Organ stand die Leber in letzter Zeit im Mittelpunkt experimenteller Forschung und soll daher besondere Berücksichtigung finden. Abb. 1 schematisiert einige Stoffwechselwege der Lipidkomponenten von Lipoproteinen.

Apolipoproteinbiosynthese

Allgemein gilt als gesichert, daß der Proteinanteil der Plasmalipoproteine in den Hepatozyten und in der Mukose des Dünndarms synthetisiert werden. In der Rattenleber werden die Apoproteine A-I, A-IV, B und E sowie die C-Apoproteine synthetisiert, wohingegen der Dünndarm wenig oder kein Apoprotein E und C herstellt [1]. VLDL der Leber enthalten als essentiellen Bestandteil des Triglyzeridtransports Apoprotein B und außerdem Apoprotein E und die C-Apoproteine. Diese werden zum größten Teil jedoch erst im Plasma von den HDL auf die VLDL transferiert [2]. Chylomikronen werden mit den Apoproteinen A-I, A-IV und B vom Dünndarm in die Lymphe sezerniert. Erst im Plasma absorbieren sie größere Mengen der C-Apoproteine und Apoprotein E [3].

Von der Leber sezerniertes Apoprotein A-I und A-IV sind überwiegend Komponenten von HDL, die auch Apoprotein E enthalten [4]. Die A-Apoproteine, die vom Dünndarm synthetisiert werden, erscheinen in der Lymphe größtenteils in Chylomikronen, wenn auch ein Teil in der HDL-Fraktion gefunden werden kann.

Apoprotein B wird mit den VLDL und den Chylomikronen sezerniert. Zur Zeit wird zu klären versucht, ob diese beiden Lipoproteinklassen Apoprotein B von unterschiedlicher Struktur besitzen [5]. Apoprotein B der LDL ist hauptsächlich Stoffwechselprodukt der VLDL und (fraglich) auch der Chylomikronen [6]. Wenigstens unter bestimmten Umständen, in der Ratte durch Cholesterinfütterung und in Menschen mit homozygoter familiärer Hypercholesterinämie, wird Apoprotein B auch direkt in der Dichteklasse der LDL sezerniert.

Es ist möglich, daß die Lezithin-Cholesterin-Acyltransferase (LCAT), die beim Menschen praktisch die gesamten intraplasmatischen Cholesterinester synthetisiert, und der Cholesterinester-Transfer-Faktor (Apoprotein D) nicht Teile der konventionellen Lipoproteinpartikel sind, sondern als eigenständiges Aggregat im Plasma existieren [7].

Über die Regulation der Synthese der Apoproteine ist wenig bekannt. Die Menge Apoprotein B pro triglyzeridreiches Lipoproteinpartikel scheint relativ konstant zu sein, so daß eine Er-

Tabelle 1. Funktionen von Apolipoproteinen und deren Vorkommen in Lipoproteinen

Apolipoprotein	Vorkommen	Funktion
A-I	Chylo., HDL	LCAT-Aktivierung
A-II	HDL	?
A-IV	Chylo.	?
B	Chylo., VLDL, LDL	Lipoproteinsynthese und -sekretion, Rezeptorbindung
C-I	Chylo., VLDL, HDL	Hemmung von Rezeptorbindung
C-II	Chylo., VLDL, HDL	LPL-Aktivierung, Hemmung von Rezeptorbindung
C-III	Chylo., VLDL, HDL	LPL-Hemmung, Hemmung von Rezeptorbindung
D	HDL	Cholesterinester-transfer
E	Chylo., VLDL, HDL	Rezeptorbindung VLDL-LDL-Umwandlung

Fortschritte in der Inneren Medizin
Hrsg. Kommerell/Hahn/Kübler/Mörl/Weber

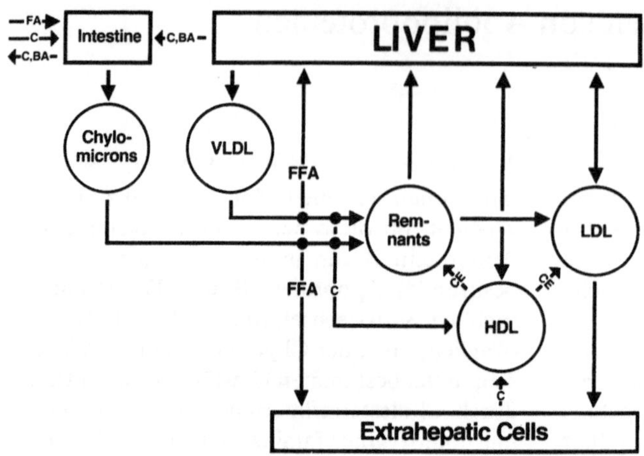

Abb. 1. Stoffwechselwege der Lipoproteine und ihrer Lipidkomponenten. *C*, Cholesterin; *CE*, Cholesterinester; *FA*, Fettsäuren; *FFA*, Freie Fettsäuren; *BA*, Gallensäuren

höhung der Triglyzeridsynthese die Sekretion von größeren Partikeln mit konstantem Gehalt an Apoprotein B im Falle von VLDL und an Apoprotein B und A im Falle von Chylomikronen zur Folge hat [8, 9]. Quantitative Daten der übrigen Apoproteine über deren Sekretionsraten und Assoziation mit den Lipoproteinen der verschiedenen Dichteklassen sind schwierig zu erhalten, da sie sowohl im Plasma als auch bei der Präparation der Lipoproteine leicht dissoziieren und mit Lipoproteinen anderer Dichteklassen assoziieren [10].

Intraplasmatischer Apolipoproteinstoffwechsel

Triglyzeridreiche Lipoproteine, als Chylomikronen von Darm und als VLDL von der Leber sezerniert, werden rasch von der Rattenleber aufgenommen, nachdem ein großer Teil ihrer Triglyzeride in der Peripherie durch die Lipoproteinlipase hydrolysiert worden ist [2]. Triglyzeridreiche Lipoproteine, so wie sie im Plasma sezerniert werden, könnten von Hepatozyten unmetabolisiert aufgenommen werden, wenn sie nicht augenblicklich an C-Apoproteinen von HDL angereichert würden, sobald sie in den Blutstrom gelangen [2]. Diese hemmende Wirkung auf die Aufnahme von triglyzeridreichen Lipoproteinen durch die Leber konnte für sämtliche verschiedene C-Apoproteine ohne Unterschied ob vom Menschen oder von der Ratte gezeigt werden [11]. Mit der Hydrolyse der Triglyzeride, die durch Apoprotein C-II als Aktivator der Lipoproteinlipase gefördert wird, geht ein Verlust an C-Apoproteinen und eine Anreicherung an Apoprotein E einher [12]. Diese Apoproteinkonstellation der entstehenden Remnants, nicht aber die Triglyzeridhydrolyse, führt zu schneller Aufnahme durch die Leber [2, 11]. Die in vivo und mit der Leberperfusion gewonnenen Erkenntnisse, korrelieren gut mit denen einer In-vitro-Bestimmung der Bindung von Lipoproteinen an Lebermembranen [13]. In diesem System konnten Rezeptoren auf Lebermembranen nachgewiesen werden, die Lipoproteine, die Apoprotein B oder E enthalten, spezifisch mit hoher Affinität binden. Die C-Apoproteine haben auch in vitro einen hemmenden Effekt, während Apoprotein E die höchste Affinität bewirkt. Entsprechend haben Remnants höhere Affinität als triglyzeridreiche Lipoproteine und LDL, die durch das Fehlen von Apoprotein E die geringste Affinität besitzen. Die Isoformen E-III und E-IV des menschlichen Apoproteins E haben eine wesentlich höhere Affinität gegenüber den Leberrezeptoren, als die Isoformen E-I und E-II [14]. Diese Tatsache mag erklären, warum im Plasma von Patienten mit Dysbetalipoproteinämie (Hyperlipoproteinämie Typ III) remnantähnliche Partikel vermehrt sind; denn diese Patienten können nicht die Isoformen E-III und E-IV bilden, so daß die Affinität ihrer Remnants gegenüber der Leber gering ist.

Diese Patienten haben auch nur geringe Mengen LDL, so daß man vermuten kann, daß dem Apoprotein E eine Funktion bei der Umwandlung von VLDL in LDL zukommt, dem bevor-

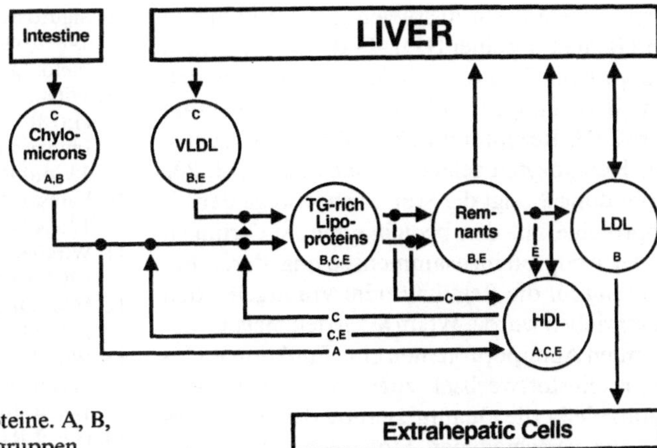

Abb. 2. Stoffwechselwege der Apolipoproteine. A, B, C und E entsprechen den Apolipoproteingruppen

zugten Stoffwechselweg von VLDL im Menschen. Apoprotein B, das einzige Apoprotein der LDL, bindet spezifisch mit hoher Affinität an Rezeptoren, die auf den Oberflächen verschiedener peripherer Zellarten gefunden werden [15].

HDL werden als bimolekulare scheibenähnliche Partikel aus Phospholipiden und Cholesterin zusammen mit den Apoproteinen E und A von der Leber und wahrscheinlich auch vom Dünndarm sezerniert. Durch Lezithin-Cholesterin-Acyltransferase, aktiviert durch Apoprotein A-I, wird Cholesterin verestert und in den Kern der HDL transportiert, so daß sie nunmehr sphärische Konfiguration erhalten [4]. Das veresterte Cholesterin kann durch Apoprotein D in VLDL und LDL transferiert werden [16].

Apolipoproteinkatabolismus

Apoprotein B ist fest mit den Lipoproteinpartikeln verbunden und wird wie sie katabolisiert. Die Bedeutung der Leber für den Katabolismus der triglyzeridreichen Lipoproteine ist ungewiß. Während die triglyzeridreichen Lipoproteine der Ratte überwiegend als Remnants durch die Leber aufgenommen werden, werden zumindest VLDL im Menschen überwiegend in LDL umgewandelt [2, 6]. Von autoradiographischen Studien wissen wir, daß LDL und VLDL durch Rattenhepatozyten aufgenommen werden können. Die durch Endozytose entstandenen Bläschen scheinen zu Körpern zu verschmelzen, die den multivesikulären Körpern ähneln [17]. Diese verschmelzen mit Lysosomen und bilden sekundäre Lysosomen, in denen die Lipoproteine mit ihren Apolipoproteinen katabolisiert werden. Apoprotein B kann auch mit LDL in periphere Zellen mittels des erwähnten LDL-Rezeptors aufgenommen werden und dort in Lysosomen hydrolysiert werden. Die physiologische Bedeutung des LDL-Rezeptors wird durch die Tatsache illustriert, daß Patienten mit familiärer Hypercholesterinämie, die als homozygote Merkmalsträger diesen Rezeptor nicht besitzen, Apoprotein B verlangsamt katabolisieren. Andererseits sollte die Synthese des Rezeptors bei LDL-Konzentrationen, wie sie im Menschen vorkommen, unterdrückt sein, so daß der Stellenwert im Lipoproteinstoffwechsel unter Normalbedingungen unklar bleibt. Ein Teil der LDL wird durch unspezifische Mechanismen von Zellen wie Makrophagen aufgenommen.

Über den Katabolismus der kleineren Apoproteine ist weniger Gewisses bekannt, außer daß sie im Plasma eine längere Halbwertszeit als Apoprotein B der triglyzeridreichen Lipoproteine besitzen [18]. Zumindest zum Teil werden sie vor der endgültigen Aufnahme der triglyzeridreichen Lipoproteine in Zellen auf HDL transferiert.

HDL könnte Cholesterinester zur Membransynthese und Steroidsynthese in periphere Gewebe oder aber zur Ausscheidung in die Leber transportieren. Über den Ort des Katabolismus der HDL und ihrer Apoproteine ist allerdings wenig bekannt, doch scheint die Leber eine untergeordnete Rolle zu spielen [19]. Vorkommen und Bedeutung einer HDL-Fraktion mit hohem Apoprotein-E-Anteil, die unter experimentellen Bedingungen außerordentliche Affinität zum LDL-Rezeptor und zum Remnantrezeptor auf Hepatozyten zeigen, ist spekulativ [13, 20]. Abbildung 2 zeigt die Stoffwechselwege der Lipoproteine mit den begleitenden Änderungen in der Apoproteinzusammensetzung, deren Bedeutung für die Regulation im Vorangehenden beschrieben wurde. Wenn auch den meisten bekannten Apolipoproteinen eine Funktion im Lipoproteinstoffwechsel zugeschrieben werden kann, bleibt die Quantifizierung des Einflusses auf die verschiedenen Stoffwechselwege und damit für die Homöostase der Lipide noch offen.

Literatur

1. Wu A-L, Windmueller HG: J Biol Chem 254: 7316–7322 (1979)
2. Windler E, Chao Y-S, Havel RJ: J Biol Chem 255: 5475–5480 (1980)
3. Imaizumi K, Fainaru M, Havel RJ: J Lipid Res 19: 712–722 (1978)
4. Hamilton RL, Williams MC, Fielding CJ, Havel RJ: J Clin Invest 58: 667–680 (1976)
5. Kane JP, Hardmann DA, Harold EF: Proc Natl Acad Sci USA 77: 2465–2469 (1980)
6. Sigurdsson G, Nicoll A, Lewis A: J Clin Invest 56: 1481–1490 (1975)
7. Fielding CJ, persönliche Mitteilung
8. Witzum JL, Schonfeld G: Diabetes 27: 1215–1229 (1978)
9. Imaizumi K, Havel RJ, Fainaru M, Vigne J-L: J Lipid Res 19: 1038–1046 (1978)
10. Fainaru M, Havel RJ, Imaizumi K: Biochem Med 17: 347–355 (1977)
11. Windler E, Chao Y-S, Havel RJ: J Biol Chem 255: 8303–8307 (1980)
12. Mjøs OD, Faergeman O, Hamilton RL, Havel RJ: J Clin Invest 56: 603–615 (1975)
13. Windler E, Kovanen PT, Chao Y-S, Brown MS, Havel RJ, Goldstein JL: J Biol Chem 255: 10464–10471 (1980)
14. Havel RJ, Chao Y-S, Windler EE, Kotite L, Guo LSS: Proc Natl Acad Sci USA 77: 4349–4353 (1980)
15. Goldstein JL, Brown MS: Ann Rev Biochem 46: 897–930 (1977)
16. Chajek T, Fielding CJ: Proc Natl Acad Sci USA 75: 3445–3449 (1978)
17. Chao Y-S, Jones AL, Hradek GT, Windler EET, Havel RJ: Proc Natl Acad Sci USA 78: 597–601 (1981)
18. Faergeman O, Sata T, Kane JP, Havel RJ: J Clin Invest 56: 1396–1403 (1975)
19. Sigurdsson G, N'oel S-P, Havel RJ: J Lipid Res 20: 316–324 (1979)
20. Mahley RW, Weisgraber KH, Innerarity TL, Windmueller HG: Proc Natl Acad Sci USA 76: 1746–1750 (1979)

Befunde zur Pathogenese sekundärer Hyperlipoproteinämien

G. Klose, E. Windler und H. Greten

Einleitung

Die klinische Bedeutung sekundärer Hyperlipoproteinämien beruht auf der diagnostischen und prognostischen Wertigkeit von Abweichungen der Plasmalipidkonzentrationen bei einer Reihe heterogener Erkrankungen. Dazu gehören die Hypercholesterinämie bei Hypothyreose, Hypertriglyzeridämie bei abdominellen Krisen und Pankreatitis und die Lipidstoffwechselstörungen bei Lebererkrankungen. Daneben wird der Verlauf anderer Erkrankungen, wie Diabetes mellitus und chronischer Niereninsuffizienz, die mit lange persistierenden Fettstoffwechselstörungen einhergehen können, häufig durch kardiovaskuläre Komplikationen bestimmt.

Die in Tabelle 1. zusammengefaßten determinierenden Faktoren des Lipoproteinmetabolismus sollen den Begriff der sekundären Hyperlipoproteinämie erläutern. Alter und Geschlecht sind gleichsam physiologische Konstanten für die individuelle Lipoproteinkonzentration. Die primär deskriptive Zusammenhangsaussage epidemiologischer Untersuchungen über die Beziehung zwischen Hyperlipoproteinämien

Fortschritte in der Inneren Medizin
Hrsg. Kommerell/Hahn/Kübler/Mörl/Weber

Tabelle 1. Determinierende Faktoren des Lipoproteinmetabolismus

Primär	- Geschlecht - Alter - fam. Hyperlipoproteinämien - genet. Hypolipoproteinämien (z. B. Tangier-Disease) - Dyslipoproteinämien bei genet. Enzymdefekten (z. B. LCAT-Deficiency)
Sekundär	- alimentäre Faktoren - tox. Faktoren (z. B. Alkohol) körperl. Aktivität - Erkrankungen - Medikamente

und kardiovaskulärem Risiko wurde in jüngster Zeit durch populationsgenetische Studien und den Nachweis genetischer Defekte im rezeptorvermittelten Low-density-Lipoprotein(LDL)-Metabolismus wesentlich erweitert. Diese Befunde erlauben die Abgrenzung einer Gruppe familiärer Hyperlipoproteinämien mit hohem koronaren Risiko. Genetisch bedingte Enzymdefekte oder Beeinträchtigungen von Syntheseschritten sind weitere determinierende Faktoren des Lipoproteinmetabolismus.

Als sekundär den Lipoproteinstoffwechsel beeinflussende Variable können nutritive oder toxische Faktoren aufgefaßt werden, wie z. B. Alkohol oder bestimmte Medikamente (z. B. Thiazide oder β-Blocker). Das Vorhandensein oder das Fehlen körperlicher Aktivität beeinflußt weiterhin die Konzentration der im Plasma zirkulierenden Lipide. Von ganz erheblicher Bedeutung für das Zustandekommen von sekundären Lipidveränderungen sind bestimmte Erkrankungen. Von sekundären Hyperlipoproteinämien soll im folgenden gesprochen werden, wenn derartige Zustände vorliegen, die länger mit Triglyzeridkonzentrationen über 150 mg% und Cholesterinkonzentrationen über 250 mg% einhergehen.

Nach verschiedenen Untersuchern findet sich bei unselektierten Patienten eines Allgemeinen Krankenhauses eine Häufigkeit sekundärer Hyperlipoproteinämien, die zwischen 10 und 20% liegt [1].

Eine Übersicht über häufigere oder zu ausgeprägten Hyperlipoproteinämien führenden Zustände ist in Tabelle 2 wiedergegeben. Diese Tabelle berücksichtigt summarisch auch die drei wesentlichen pathogenetischen Prinzipien, welche zu sekundären Hyperlipoproteinämien führen können. Die Stoffwechselstörungen sind entweder Folge einer Lipoproteinsynthese- oder Sekretionssteigerung, einer Störung im Katabolismus, Folge des Auftretens abnormer Lipoproteine oder einer Kombination dieser Möglichkeiten.

Tabelle 2. Sekundäre Hyperlipoproteinämien

Ursache	Überwiegende Lipoproteinveränderung[a]	Pathogenese[b]
Diabetes mellitus	VLDL, HDL	1, 2
Chron. Niereninsuffizienz	HDL, VLDL	1, 2, 3
Nephrotisches Syndrom	LDL, HDL, VLDL	2, 3, 1
Cholestase	Lp X	2, 3
Hypothyreose	LDL, VLDL	2
Gicht	VLDL	2, 3
Pankreatitis	Chylomikronen, VLDL	2
Dysgammaglobulinämie	VLDL	2, 3
Porphyrie	LDL	
Idiopath. Hyperkalzämie	LDL	1
Wachstumshormonmangel	VLDL, LDL	2
Turner-Syndrom	LDL	
Akromegalie	VLDL	
Morbus Cushing	VLDL	
Anorexia nervosa	LDL	
Lipodystrophie	VLDL	
Glykogenosen	VLDL	1
Alkohol	VLDL, HDL	1
Steroidhormone	VLDL, HDL	2
Thiazide	VLDL	

[a] Aufgeführt ist der quantitativ oder qualitativ am meisten charakteristische Befund; in der Mehrzahl der Fälle geht die Veränderung in einer Lipoproteinklasse mit mehr oder weniger ausgeprägten Veränderungen auch der anderen Lipoproteine einher

[b] Befunde mit: 1, gesteigerter Lipoproteinsynthese
2, gestörtem Lipoproteinkatabolismus
3, Auftreten abnormer Lipoproteine

Während die Pathogenese der familiären Hypercholesterinämie auf molekularer Ebene weitgehend aufgeklärt ist, sind die Ursachen von Störungen im Metabolismus der triglyzeridreichen Lipoproteine erst teilweise bekannt. Sekundäre Hyperlipoproteinämien, häufig Hypertriglyzeridämien, sind wegen ihrer potentiellen Reversibilität ein besonders interessantes

Modell für Stoffwechseluntersuchungen. Verlauf und Art der Grundkrankheit können die Eingrenzung pathogenetischer Mechanismen ermöglichen. Ziel der vorliegenden Arbeit ist die Darstellung der ätiologischen Faktoren einiger sekundärer Hyperlipoproteinämien. Das Schwergewicht liegt dabei auf der Berücksichtigung von Störungen im Katabolismus der triglyzeridreichen Lipoproteine.

Im Plasma wird der Triglyzeridanteil der Chylomikronen und VLDL hydrolysiert. Diese Reaktion wird durch die Lipoproteinlipase katalysiert. Die Lipoproteinlipase und ein aus der Leber stammendes Isoenzym, die hepatische Triglyzeridlipase (H-TGL), sind Teil eines membrangebundenen Enzymsystems. Im Plasma sind diese Enzyme nach intravenöser Injektion von Heparin meßbar. Es wird heute allgemein akzeptiert, daß Heparin oder ähnliche Polyanionen die Lipasen vom Gefäßendothel, möglicherweise von spezifischen Rezeptoren, freisetzen [2, 3]. Aus den triglyzeridreichen Lipoproteinen werden durch enzymatische Degradation des Triglyzeridanteils und durch nichtenzymatischen Transfer ihrer Oberflächenbestandteile zu anderen Partikeln, Lipoproteine mit kontinuierlich niedrigerem Lipid- und höherem Proteinanteil. So entsteht über Remnant- oder Intermediärpartikel bei Gesunden ein wesentlicher Teil der LDL.

Erkrankungen als Ursache sekundärer Hyperlipämien

Hyperlipoproteinämien bei Lebererkrankungen

Veränderungen der Plasmalipidzusammensetzung als Kennzeichen schwerer Leberschäden sind lange bekannt, und bereits vor mehr als einem Jahrhundert wurde ein Anstieg der Cholesterinkonzentration im Serum als Ausdruck einer gestörten metabolischen Funktion beschrieben [4, 5]. Als Resultat technisch aufwendiger neuerer Methoden zur Präparation und Analyse der Plasmalipoproteine und als Resultat detaillierterer Einsicht in die enzymatische Steuerung des Cholesterinstoffwechsels konnten folgende, bei Lebererkrankungen charakteristische Plasmalipidveränderungen differenziert und teilweise auch in ihrer Genese erklärt werden:

1. der Anstieg freien Cholesterins, 2. der Anstieg von Phospholipiden, 3. der Abfall von Cholesterinestern, 4. die Vermehrung von Triglyzeriden im Plasma.

Die früheren Untersuchungen über die Beziehung zwischen Plasmalipiden und Lebererkrankungen konzentrierten sich auf Patienten mit Verschlußikterus, bei denen qualitativ und quantitativ besonders ausgeprägte Veränderungen vorkommen. Bei diesen Erkrankungen konnte eine starke Vermehrung der LDL und ein Abfall der HDL nachgewiesen werden [6]. Die Zusammensetzung der Lipoproteine in der Dichteklasse der LDL bei Lebererkrankungen unterscheidet sich von den LDL von anderen Hyperlipämiepatienten [7]. Durch Kombination von Ultrazentrifugation, Lipoproteinenfraktionierung und Polyamnionenpräzipitation konnte ein Lipoprotein charakterisiert werden, das als LPX als verläßlicher biochemischer Marker einer Cholestase bekannt geworden ist [8, 9]. Im normalen menschlichen Plasma liegen etwa zwei Drittel des Cholesterins in veresterter Form vor. Der bei Lebererkrankungen nachweisbare sog. Estersturz wurde schon frühzeitig zur Leberfunktionsdiagnostik empfohlen. Die Lezithin-Cholesterin-Acyltransverase (LCAT) ist ein Enzym, das in der Leber synthetisiert wird, im Plasma zirkuliert und u.a. die High-density-Lipoproteine als natürliches Substrat hat. Das Enzym katalysiert die Fettsäureübertragung von Lezithin auf unverestertes Cholesterin. Mehrere Untersuchungen erbrachten den Nachweis, daß bei verschiedenen Lebererkrankungen die Aktivität der LCAT deutlich vermindert ist [10, 11]. Während Veränderung der Cholesterin- und Phospholipidkonzentration im Plasma zu charakteristischen Zeichen der sekundären Hyperlipämie bei cholestatischen Lebererkrankungen gehören, sind Erhöhungen der Serumtriglyzeride häufig mit dem Verlauf entzündlicher Lebererkrankungen assoziiert [12, 13]. Die Veränderungen der Lipidkonzentration im Plasma bei Lebererkrankungen gehen mit abweichenden Mustern in der Lipoproteinelektrophorese einher, charakteristisch kann eine breite Bande in β-Position sein, während Prä-β- und α-Banden fehlen [14]. Das Auftreten dieses triglyzeridreichen Lipoproteins wurde als Intermediärpartikel aufgefaßt, welches aufgrund einer Störung im Katabolismus der triglyzeridreichen Lipoproteine im

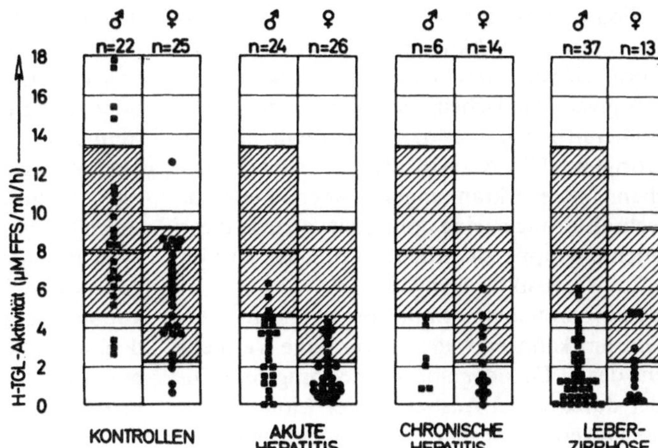

Abb. 1. Aktivität der hepatischen Triglyzeridlipase bei Kontrollen und Patienten mit verschiedenen Lebererkrankungen. Schraffiert sind der Median und eine Standardabweichung nach logarithmischer Transformation eingezeichnet [50]

Plasma auftritt. Es konnte gezeigt werden (Abb. 1), daß mit der Beeinträchtigung der Leberfunktion ein Abfall der Lipoproteinlipase und in sehr viel erheblicherem Ausmaß ein Abfall der hepatischen Triglyzeridlipase einhergeht [11, 13, 50].

Zu den Lipoproteinveränderungen bei Leberschädigungen gehören eine Verminderung oder das Fehlen der α-Lipoproteinbande [8, 14, 15]. Es konnte gezeigt werden, daß das Apo-Protein AI, das Haupt-Apoprotein der HDL-Fraktion, in isolierten HDL von Patienten mit Hepatitis um 50% vermindert ist, und daß die HDL dieser Patienten vermehrt mit Gallensäuren beladen sind [16].

Hyperlipoproteinämie bei Diabetes mellitus

Fettstoffwechselstörungen treten sowohl bei Patienten mit juvenilem Diabete mellitus wie bei Patienten mit Altersdiabetes auf. Frühzeitig wurde auf die große Bedeutung von Fettstoffwechselstörungen für die Entwicklung kardiovaskulärer Komplikationen bei Diabetikern hingewiesen [17, 18]. Es konnte gezeigt werden, daß Triglyzeride, Cholesterin, Prä-β-Lipoproteine am höchsten in den Patientengruppen mit einer hohen Inzidenz von Gefäßveränderungen waren. Der Mechanismus der Hyperlipämie bei Diabetikern wurde in zahlreichen Studien untersucht [19, 20]. Es konnten sowohl Befunde erhoben werden, die eine gesteigerte Lipoproteinproduktion nachweisen, wie auch Daten vorliegen, die eine Störung im Katabolismus der triglyzeridreichen Lipoproteine als wichtigen ätiologischen Faktor der diabetischen Hyperlipämie plausibel machen [19, 21]. Während verminderte Aktivitäten der lipolytischen Enzyme im Plasma nach Heparininjektionen überwiegend bei einer kleineren Untergruppe von Patienten mit sehr schlecht eingestellter Stoffwechsellage nachgewiesen wurde, konnte eine deutliche Wechselwirkung zwischen Insulin bzw. medikamentöser Diabetestherapie und der Aktivität der Lipoproteinlipase im Fettgewebe gezeigt werden [22, 23]. Weiterhin besteht bei unbehandeltem Diabetes mellitus eine gestörte Interaktion zwischen Lipoproteinlipase mit den endogen zirkulierenden Plasmalipoproteinen. Im Vergleich zu nichtdiabetischen Patienten mit Hypertriglyzeridämien haben diese Patienten eine verminderte maximale Abbaukapazität für Plasmatriglyzeride [24].

Hyperlipoproteinämien bei Nierenerkrankungen

Zahlreiche Studien liegen zur Charakterisierung der Fettstoffwechselstörungen bei Niereninsuffizienz vor [25]. Sie konnten zeigen, daß im Plasma von Patienten mit terminaler Niereninsuffizienz und bei Hämodialysepatienten häufig vermehrte VLDL- und LDL- sowie verminderte HDL-Konzentrationen nachweisbar sind. Die Triglyzeride in der LDL-Fraktion sind erhöht und gehen mit einer verminderten H-TGL-Aktivität einher [26]. Die Plasmalipopro-

teinlipase wurde normal oder vermindert gefunden, während die Aktivität der aus Fettgewebsbiopsien bestimmten Lipoproteinlipase bei normotriglyzeridämischen Kranken unauffällig und bei hypertriglyzeridämischen Patienten erniedrigt war [27]. Auch für Patienten mit chronischen Nierenerkrankungen haben Fettstoffwechselstörungen eine hohe Relevanz, da diese Patientengruppe ein erheblich höheres kardiovaskuläres Risiko haben [28].
Die Lipoproteinabnormität bei nephrotischem Syndrom kann entweder durch eine Vermehrung der VLDL oder eine Vermehrung der LDL oder durch einen Anstieg beider Lipoproteinklassen verursacht sein. Der Mechanismus dieser Fettstoffwechselstörungen ist weniger klar, als bei Patienten mit chronischer Niereninsuffizienz ohne Eiweißausscheidung im Urin. Turnover-Studien sprechen dafür, daß für die Hyperlipämie bei Patienten mit nephrotischem Syndrom eine Überproduktion von VLDL durch die Leber eher eine Rolle spielt als eine Störung im Katabolismus [29]. Diese vermehrte Synthese geht mit einer allgemein erhöhten hepatischen Proteinsekretion einher, die Ausdruck eines Kompensationsmechanismus für den Eiweißverlust im Urin sein mag.

Hyperlipoproteinämie bei Alkoholzufuhr

Die enge Beziehung zwischen Alkoholzufuhr und Abweichungen im Lipoproteinmetabolismus ist lange bekannt [30]. Übermäßiger Alkoholkonsum gehört nach der diabetischen Hyperlipämie zur häufigsten sekundären Ursache von Fettstoffwechselstörungen. Bei der Mehrheit der Betroffenen läßt sich eine Vermehrung der VLDL nachweisen. In schweren Fällen findet sich eine gleichzeitige Vermehrung der Chylomikronen, so daß die Veränderung einer Hyperlipoproteinämie mit Typ-5-Muster entsprechen kann. Es konnte ferner gezeigt werden, daß nach Alkoholkonsum höhere HDL-Konzentrationen nachweisbar sind [31, 32]. Geht der Alkoholabusus jedoch mit einem chronischen Leberparenchymschaden einher, fallen die HDL häufiger auf Werte unterhalb der Norm. Für das Verständnis des Mechanismus alkoholbedingter Hyperlipämien muß zwischen akuten und chronischen Effekten des Alkohols auf den Lipoproteinmetabolismus unterschieden werden. Weiterhin sind die Effekte erhöhter intestinaler oder hepatischer Lipoproteinproduktion von den Beeinträchtigungen des hepatischen oder extrahepatischen Triglyzeridabbaus zu trennen.
Die gesteigerte VLDL-Bildung wird als einer der wesentlichen Mechanismen der alkoholischen Lipämie angesehen. Für die Höhe der Enzymaktivitäten nach Alkoholgenuß spielt möglicherweise der Ernährungsstatus eine Rolle. So konnte nachgewiesen werden, daß bei Probanden, die ohne vorhergehende Nahrungszufuhr mit Alkohol belastet wurden, die Lipoproteinlipase vermindert und die HTGL normal waren. Wenn Alkohol in der Postprandialphase zugeführt wurde, fanden sich dagegen normale Lipoproteinlipase- und verminderte H-TGL-Aktivität [33]. Bei längerer Alkoholbelastung wurde dagegen ein erheblicher Anstieg der aus Fettgewebe isolierten Lipoproteinlipase nachgewiesen [34].

Hyperlipoproteinämie bei Pankreatitis

Eine 1865 publizierte Kasuistik von Speck über einen Fall von Hyperlipämie und Pankreatitis gilt als früheste Mitteilung über die Beziehung zwischen Fettstoffwechselstörung und Pankreatitis [33]. In der Zwischenzeit erschienen zahlreiche Studien, die diese Beziehung unterstreichen [36–41]. Frühzeitig wurden primäre Fettstoffwechselstörungen mit massiver Chylomikronämie als auslösender Faktor von Pankreatitiden verstanden. Daneben deuteten die klinischen Befunde von tierexperimentellen Studien darauf hin, daß eine Hyperlipoproteinämie mit einer Pankreatitis einhergehen oder ihr folgen kann. Da Alkoholabusus ein häufiger ätiologischer Faktor der Pankreatitis ist, und der Alkohol andererseits selbst eine Ursache sekundärer Hyperlipämien, wählten wir in einer prospektiven Untersuchung zur Charakterisierung der Fettstoffwechselstörungen bei Pankreatitis als Kontrollgruppe Patienten ohne Pankreatitis, die nach Alkoholintoxikation stationär aufgenommen waren. In Tabelle 3 sind die Fettstoffwechselstörungen bei Pankreatitis, den Fettstoffwechselstörungen nach Alkoholabusus gegenübergestellt. Neben mäßigen Hypertriglyzeridämien finden sich in einigen Fällen massive Triglyzeriderhöhungen. Diese können als Resultat einer Interaktion von genetischer Disposition und mehreren Ursachen sekundärer Hyperlipoproteinämien verstanden werden.

Die Vermehrung der Triglyzeride im Plasma bei Patienten mit Pankreatitis geht in der Mehrzahl der Fälle und besonders bei ausgeprägten Hypertriglyzeridämien zu Lasten der VLDL. Weiterhin konnte – ähnlich wie bei den oben beschriebneen sekundären Hyperlipämien – eine Erhöhung der LDL-Triglyzeride nachgewiesen werden. Für die Fraktion der HDL im Plasma ist ein Abfall des HDL-Cholesterins und eine signifikante Verminderung der Apoprotein-A-1-Konzentration kennzeichnend. Die Veränderungen der Lipoproteine gehen mit einer Abnahme der Aktivität von Lipoproteinlipase und hepatischer Triglyzeridlipase im Plasma einher. Es kann daher in Analogie zu früheren Untersuchungen zur Pathogenese sekundärer Hyperlipämie gefolgert werden, daß eine Störung im Katabolismus der triglyzeridreichen Lipoproteine einerseits zu einer Vermehrung von Intermediärpartikeln, deren Ausdruck die LDL-Triglyzeridvermehrung sein kann, führt. Andererseits sind Änderungen der HDL-Komposition charakteristische Folge von Störungen der Lipolyse.

Tabelle 3. Fettstoffwechselstörungen bei Pankreatitis und bei Alkoholabusus

Fettstoffwechselstörungen bei Pankreatitis
- vermehrte VLDL-TG
- vermehrte LDL-TG
- *verminderte HDL-Chol*
- verminderte Apo-A-I
- *verminderte LPL und H-TGL*

Fettstoffwechselstörungen bei Alkoholabusus
- vermehrte VLDL-TG
- erhöhte HDL-Chol
- verminderte Apo-A-I
- normale LDL und H-TGL

Hyperlipoproteinämien bei anderen Erkrankungen

In Tabelle 2 sind zahlreiche andere Zustände aufgeführt, die mit einer Störung im Lipoproteinmetabolismus einhergehen. Die für diese Arbeit erforderliche Umfangsbeschränkung gestattet nicht, auf die zahlreichen Befunde detailliert einzugehen. Die Pathogenese von Lipidveränderungen als Folge endokriner Krankheitsbilder oder nach Hormonzufuhr in pharmakologischen Dosen ist erst teilweise geklärt. Bei thyreoidektomierten Ratten konnte ein selektiver Abfall der hepatischen Plasmatriglyzeridlipase nachgewiesen werden, der sich nach Hormonsubstitution wieder normalisierte [42, 43]. Die Lipoproteinkomposition bei hypothyreoten Patienten ist durch Abweichungen der VLDL und LDL charakterisiert, die den Veränderungen bei der familiären Hyperlipoproteinämie mit Typ-III-Muster sehr ähneln. Beim Menschen konnte eine Verminderung der Fettgewebslipoproteinlipase gezeigt werden, während die beiden Plasmalipasen sowohl normal wie vermindert waren [44, 45]. Nach Hormonsubstitution konnten kürzlich ein Anstieg der Lipoproteinlipaseaktivitäten im Fettgewebe und im Muskelgewebe und gleichzeitig ein Anstieg der Lipoproteinlipase im Postheparinplasma gezeigt werden [46].

Der Einfluß von Östrogen und Gestagen auf die Lipoproteinzusammensetzung ist nicht zuletzt deshalb von besonderem Interesse, weil mit der Einnahme von Ovulationshemmern ein höheres kardiovaskuläres Risiko einhergeht. Nach Östrogeneinnahme sind ein Anstieg der VLDL-Triglyzeride, der überwiegend auf eine erhöhte VLDL-Triglyzeridsynthese zurückzuführen ist und ein Anstieg der HDL-Cholesterinkonzentration bekannt. Dagegen führt Progesteron zu einer Abnahme der HDL-Cholesterinkonzentration. Bezüglich hormonaler Einflüsse auf die Aktivität der lipolytischen Enzyme wird heute angenommen, daß Östrogene zu einem Abfall der hepatischen Triglyzeridlipase führen. Dagegen konnte gezeigt werden, daß z. B. synthetische Androgene zu einem Anstieg dieses Enzyms führen. Progesteron kann zu einem Anstieg der Fettgewebslipoproteinlipase führen, während Östrogene mit einer verminderten Aktivität der Fettgewebslipoproteinlipase und einem Anstieg der Lipoproteinlipase aus Mammagewebe einhergehen können [47, 48, 49].

Zusammenfassung

Im unausgewählten Krankengut einer Medizinischen Klinik ist bei bis zu 20% der Patienten mit dem Auftreten von sekundären Hyperlipämien zu rechnen. Diese Stoffwechselstörungen können einerseits diagnostische Hinweise, wie z. B. die Hypercholesterinämie bei Hypothyreose oder massive Hypertriglyzeridämien als Ursache abdomineller Krisen, geben, oder sie sind Risikofaktoren von Krankheiten mit frühzeitigen kardiovaskulären Komplikationen, wie Diabetes mellitus und chronische Niereninsuffizienz. In der vorliegenden Arbeit werden mögliche pathogenetische Mechanismen häufigerer sekundärer Hyperlipämien dargestellt.

(Abkürzungen: HDL, High-density-Lipoprotein; H-TGL, hepatische Triglyzeridlipase; IDL, Intermediate-density-Lipoprotein; LCAT, Lezithin-Cholesterin-Acyltransferase; LDL, Low-density-Lipoprotein; LPL, Lipoproteinlipase; VLDL, Very-low-density-Lipoprotein.)

Literatur

1. Lewis B: Secondary hyperlipidaemias and rare forms of Hyperlipoproteinaemia. In: The Hyperlipidaemias (Lewis B, ed). Blackwell, Oxford-London 1976
2. Robinson DS: The clearing factor lipase and its action in the transport of fatty acids between the blood and the tissues. Adv Lipid Res 1: 133-182 (1963)
3. Fielding CJ, Havel RJ: Lipoprotein lipase. Arch Pathol Lab Med 101: 229-255 (1977)
4. Flint A, jr: Experimental researches into a new excretory function of the liver, consisting in the removal of cholesterine from the blood, and its discharge from the body in the form of stercorine. Am J Med Sci 44: 305-365 (1862)
5. Rothschild MA, Felsen J: The cholesterol content of the blood in various hepatic conditions. Arch Intern Med 24: 520 (1919)
6. Gofman JW, Delalla O, Glazier F: The plasma lipoprotein transport system in health, metabolic disorders, atherosclerosis and coronary heart disease. Plasma 2: 413-484 (1954)
7. Eder HA, Russ EM, Rees Pritchet RA: Protein-lipid relationships in human plasma in biliary cirrhosis, obstructive jaundice and acute hepatits. J Clin Invest 35: 133-144 (1956)
8. Seidel D, Alaupovic P, Furman RH: A lipoprotein characterizing obstructive jaundice. I. Method for quantitative separation and identification of lipoproteins in jaundiced subjects. J Clin Invest 48: 1211-1223 (1969)
9. Seidel D, Alaupovic P, Furman RH, McConathy WJ: A lipoprotein characterizing obstructive jaundice. II. Isolation and partial characterization of the protein moiety of low density lipoproteins. J Clin Invest 49: 2396-2407 (1970)
10. Wengeler H, Greten H, Seidel D: Serum cholesterin esterification in lever disease. Combined determinations of lecithin: cholesterol acyltransferase and lipoprotein-X. Eur J Clin Invest 2: 372-378 (1970)
11. Sabesin SM, Hawkins HL, Kuiken L, Ragland JB: Abnormal plasma lipoproteins and lecithin-cholesterol acyltransferase deficiency in alcoholic liver disease. Gastroenterology 72: 510-518 (1977)
12. Phillips GB: The lipid composition of serum in patients with liver disease. J Clin Invest 39: 1639-1649 (1960)
13. Müller P, Fellin R, Lambrecht J, Agostini B, Wieland H, Rost W, Seidel D: Hypertriglyceridemia secondary to liver disease. Eur J Clin Invest 4: 419-428 (1974)
14. Seidel D, Greten H, Geisen HP, Wengeler H, Wieland H: Further aspects on the characterization of high and very low density lipoproteins in patients with liver disease. Eur J Clin Invest 2: 359-364 (1972)
15. Mordasini RC, Berthold S, Schlumpf E, Riva G: Veränderungen der Serumlipide und -lipoproteine bei akuter Hepatitis. Schweiz Med Wschr 106: 1173-1182 (1976)
16. Middelhoff G, Mordasini R, Stiehl A, Greten H: A bile-acid-rich high density lipoprotein (HDL) in acute hepatitis. Scand J Gastroent 14: 267-272 (1979)
17. Marble A: The natural history of diabetes. In: International Symp. on Lipid Metabolism, Obesity and Diabetes mellitus: Impact upon Atherosclerosis, pp 153-158. Thieme, Stuttgart (1974)
18. Albrink MJ, Lavietes PH, Man EB: Vascular diseases and serum lipids in diabetes mellitus. Ann Int Med 58: 305 (1963)
19. Nikkilä EA, Kekki M: Plasma triglyceride transport kinetics in diabetes mellitus. Metabolism 22: 1-22 (1973)
20. Bierman EL, Porte D jr, Bagdade JD: Hypertriglyceridemia and glucose intolerance in man. In: Jeanrenaud B, Hepp D (eds) Adipose tissue, pp 209-212. Academic Press, New York (1970)
21. Nikkilä EA, Huttunen JK, Ehnholm C: Postheparin plasma lipoprotein lipase and hepatic lipase in diabetes mellitus. Diabetes 26: 11 (1977)
22. Brunzell JD, Porte D jr, Bierman EL: Reversible abnormalities in postheparin lipolytic activity during the late phase of release in diabetes mellitus (postheparin lipolytic activity in diabetes). Metabolism 24: 1123-1137 (1975)
23. Pykalistö OJ, Smith PJ, Brunzell JD: Determinants of human adipose tissue lipoprotein lipase – effect of diabetes and obesity on basal- and diet-induced activity. J Clin Invest 56: 1108 (1975)
24. Brunzell JD, Porte D jr, Bierman EL: Abnormal lipoprotein lipase – mediated plasma triglyceride removal in untreated diabetes mellitus associated

with hypertriglyceridemia. Metabolism 28 (9): 901 (1979)
25. Heuck CC, Ritz E: Hyperlipoproteinemia in renal insufficiency. Nephron 25: 1-7 (1980)
26. Mordasini R, Frey F, Flury W, Klose G, Greten H: Selective deficiency of jepatic triglyceride lipase in uremic patients. N Engl J Med 297: 1362 (1977)
27. Applebaum-Bowden D, Goldberg AP, Hazzard W et al: Postheparin plasma triglyceride lipases in chronic hemodialysis: evidence for a role for hepatic lipase in lipoprotein metabolism. Metabolism 28: 917-924 (1979)
28. Bagdade JD: Atherosclerosis in patients undergoing maintance hemodialysis. Kidney Int 7 (Suppl 3): 370-372 (1975)
29. Kekki M, Nikkilä EA: Plasma triglyceride metabolism in adult nephrotic syndrome. Eur J Clin Invest 1: 345 (1971)
30. Feigl J: Neue Untersuchungen zur Chemie des Blutes bei akuter Alkoholintoxikation und bei chronischem Alkoholismus mit besonderer Berücksichtigung der Fette und Lipoide. Biochem Z 92: 282-317 (1918)
31. Castelli WP, Gordon T, Hjortland MC, Kagan A, Hames CG, Hulley SB, Zukel WJ: Alcohol and blood lipids: the cooperative lipoprotein phenotyping study. Lancet II: 153-158 (1977)
32. Baraona E, Lieber C: Effects of ethanol on lipid metabolism. J Lipid Res 20: 289-315 (1979)
33. Nikkilä EA, Taskinen MR, Huttunen JK: Effect of acute ethanol load on postheparin plasma lipoprotein lipase and hepatic lipase activities and intravenous fat tolerance. Horm Metab Res 10: 220-223 (1978)
34. Belfrage P, Berg B, Högerstrand J, Nilsson-Ehle P, Tornquist H, Wiebe T: Alterations of lipid metabolism in healthy volunteers during long-term ethanol intake- Eur J Clin Invest 7: 127-131 (1977)
35. Speck L: Fall von Lipämie. Arch des Vereins für wissenschaftliche Heilkunde 1: 232 (1865)
36. Klatskin G, Gordon M: Relationship between relapsing pancreatitis and essential hyperlipemia. Am J Med 12: 3-14 (1952)
37. Wang C, Adlersberg D, Feldman EB: Serum lipids in acute pancreatitis. Gastroenterology 36: 832-840 (1959)
38. Cameron JL, Capuzzi DM, Zuidema GD, Margolis S: Acute pancreatitis with hyperlipemia: the incidence of lipid abnormalities in acute pancreatitis. Ann Surg 177: 483-489 (1973)
39. Kessler JI, Kniffen JC, Janowitz HD: Lipoprotein lipase inhibition in the hyperlipemia of acute alcoholic pancreatitis. N Engl J Med 269: 943-948 (1963)
40. Bagdade JD: Diabetic lipaemia complicating acute pancreatitis. Lancet II: 1042-1043 (1969)
41. Klose G, Greten H: Zur Pathogenese der Hyperlipämien bei Patienten mit Pankreatitis. In: Tittor W, Schwalbachn G (Hrsg) Leberdurchblutung und Kreislauf, Thieme, Stuttgart (1981)
42. Murase T, Uchimura H: A selective decline of postheparin plasma hepatic triglyceride lipase in hypothyroid rats. Metabolisum 29. (8): 797 (1980)
43. Hülsmann WC, Oerlemans MC, Geelhoed-Mieras: Effect of hypothyroidism, diabetes and polyunsaturated fatty acids of heparin-releasable rat liver lipase. Biochem Biophys Res Comm 19 (3): 784-788 (1977)
44. Pykälistö O, Goldberg AP, Brunzell JD: Reversal of decreased human-adipose tissue lipoprotein lipase and hypertriglyceridemia after treatment of hypothyroidism. J Clin Endocrin Metab 43: 591-600 (1976)
45. Kirkeby K: Post-heparin plasma lipoproteinlipase acitivity in thyroid disease. Acta Endocrin (Kbh) 59: 55-563 (1968)
46. Lithell H, Boberg J, Hellsing K: Serum lipoprotein and apoprotein concentration and tissue lipoprotein-lipase activity in overt and subclinical hypothyroidism: the effect of substitution therapy. Eur J Clin Invest 11 (3): 10 (1981)
47. Ehnholm C, Huttunen JK, Kinnunen PJ, Miettinen TA, Nikkilä EA: Effect of oxandrolone treatment on the activity of lipoprotein lipase, hepatic lipase and phospholipase A_1 of human postheparinplasma. N Engl J Med 292: 1314 (1975)
48. Kinnunen KP, Unnerus HE, Ranta T, Ehnholm, C. Nikkila, E. A., Seppällä, M.: Activities of postheparin plasma lipoprotein lipase and hepatic lipase during pregnancy and lactation. Eur J Clin Invest 10: 469-474
49. Hamosh M, Hamosh P: The effect of estrogen on the lipoprotein lipase activity of rat adipose tissue. J Clin Invest 55: 1132-1135 (1975)
50. Klose G, Windelband J, Weizel A, Greten H: Secondary hypertriglyceridemia in patients with parenchymal liver disease. Europ J Clin Invest 7: 557-562 (1977)

Klinisch-chemische Aspekte der Serumapolipoproteine

C. C. Heuck

Eine Hyperlipoproteinämie ist der häufigste begleitende Stoffwechsel-Risikofaktor bei Herz-Kreislauferkrankungen. Zahlreiche biochemische und klinische Untersuchungen weisen darauf hin, daß Änderungen im Lipidmetabolismus auf die Entwicklung der Arteriosklerose rückwirken. In der klinisch-chemischen Diagnostik sind die Serumlipoproteine leicht zugängliche und verhältnismäßig einfach charakterisierbare Parameter für eine Untersuchung von Fettstoffwechselkrankheiten. Eine differenzierte Analytik erscheint sinnvoll, da den verschiedenen Lipoproteinklassen eine unterschiedliche Bedeutung für die Atherogenese zukommt.

Die Lipoproteine im menschlichen Serum setzen sich aus verschiedenen Lipiden, Triglyzerid, Cholesterin und Phospholipid, und mehreren Proteinen zusammen. Der prozentuale Anteil einer jeweiligen Komponente ist in den einzelnen Lipoproteinklassen unterschiedlich. Die triglyzeridreichen VLDL und cholesterinreichen LDL wirken atherogen, während für die phospholipidreichen HDL eine Schutzfunktion postuliert wird [1].

In den vergangenen Jahren wurden verschiedene genetische Formen einer Dyslipoproteinämie entdeckt, die sich charakteristischerweise durch einen Defekt in der Biosynthese oder der Verstoffwechselung bestimmter Apolipoproteine auszeichnen. Hierzu zählt die α-β-Lipoproteinämie, bei der keine Synthese von Apolipoprotein B stattfindet, die Tangier-Krankheit, bei der ein Defekt in der Synthese von Apolipoprotein A_I vorliegt, bestimmte Formen einer Typ-I-Hyperlipoproteinämie und Typ-III-Hyperlipoproteinämie, bei denen ein Mangel der Synthese der Apo-C- und Apo-E-Proteine besteht, und die homozygote familiäre Hypercholesterinämie, bei der ein Defekt in der Synthese eines zellständigen LDL-Rezeptors vorliegt. Diese genetischen Stoffwechselstörungen verdeutlichen die Bedeutung der Apolipoproteine für den Lipidmetabolismus.

Es ergibt sich die Frage, welche Funktion haben die Lipoproteine im Serum, und welche Funktion haben die Apolipoproteine als integrale Bestandteile der Lipoproteine?

Lipoproteine sind das Transportsystem für nicht im Serum lösliche, jedoch lebensnotwendige Bestandteile. Der menschliche Körper nutzt hierbei ein Prinzip, das in der Natur und auch in der chemischen Technik eine vielseitige Anwendung findet. Er emulgiert die wasserunlöslichen Bestandteile mit amphifilen Substanzen, d.h. mit Verbindungen, die sowohl hydrophile wie hydrophobe Eigenschaften haben und daher in der Lage sind, Mizellen zu bilden. Hierzu zählen die Phospholipide und auch die Apolipoproteine.

Im täglichen Leben findet das Prinzip beim Waschen mit Seifen eine stete Anwendung. Klinische Bedeutung hat es z. B. für parenterale Ernährung mit einer kalorienreichen Fettemulsion (Intralipid). Dem behandelnden Arzt ist die mögliche Komplikation einer Fettembolie bei dieser Therapie im Falle einer ausgeprägten Kachexie eines Patienten durchaus gegenwärtig. Sie wird dadurch verursacht, daß der kachektische Körper nicht mehr in genügendem Maße zu einer Synthese von Apolipoproteinen in der Lage ist, um eine ausreichende Emulgierung der parenteral zugeführten Fettmengen und damit eine Überführung des Fettes in kolloidstabile Partikel zu gewährleisten.

Für den klinischen Chemiker ist das Prinzip bei dem sog. Fettbelastungstest bedeutsam. Bekanntlich wird hierbei die Trübungsabnahme des Serums als Maß für die Lipolyse angenommen. Die Trübung klingt jedoch sehr viel schneller ab als die Triglyzeridkonzentrationen im Serum; das Abklingen der Trübung ist daher nicht nur Ausdruck einer Lipolyse, sondern auch Ausdruck der Zunahme der Emulgierung der infundierten Lipidmischung durch körpereigene Phospholipide und Apolipoproteine. Hierbei entstehen kleinere Partikel, die das Licht weniger streuen.

Die Beispiele veranschaulichen eine wichtige Funktion der Apolipoproteine:

Sie erhöhen die kolloid-chemische Stabilität der Lipoproteine und verhindern, daß die einzelnen Lipoproteine miteinander zu größeren Parti-

Fortschritte in der Inneren Medizin
Hrsg. Kommerell/Hahn/Kübler/Mörl/Weber

keln aggregieren oder an der Gefäßwand haften bleiben.
Eine weitere bedeutsame Funktion haben die Apolipoproteine als Regulatoren in der Biochemie des Fettstoffwechsels.
Von den 9 bisher identifizierten Apolipoproteinen, ist bei einigen die biochemische Funktion bekannt [2]:
Die Apolipoproteine C_2 und C_3 stimulieren bzw. inhibieren die Lipoproteinlipase. Apo-C_I aktiviert die Lezithin-Cholesterin-Acyl-transferase (LCAT). Apolipoprotein A_I stimuliert ebenfalls die LCAT, die freies Cholesterin mit langkettigen Fettsäuren verestert. Apolipoprotein B beeinflußt als Bestandteil der LDL die zelluläre Cholesterinsynthese.
Einige klinische Aspekte ergeben sich aus dem Stoffwechsel der Apolipoproteine. Von Apo-B und Apo-A_I ist der Metabolismus weitgehend bekannt. Apo-A_I wird in der Leber und im Darm synthetisiert und in sog. „naszenten HDL" in das Serum sezerniert. Diese naszenten HDL vermögen freies Cholesterin aus der Zelle aufzunehmen. Das freie Cholesterin wird dann über die LCAT-Reaktion, die durch das in den HDL vorhandene Apo-A_I stimuliert wird, in Cholesterinester überführt. Die HDL gelangen mit Cholesterin in der Peripherie gesättigt auf humoralem Weg zur Leber und werden dort verstoffwechselt. Andererseits kann aber auch Apolipoprotein A_I von den HDL auf naszente VLDL übertragen werden und umgekehrt [3].
Auch Apolipoprotein B wird im Darm und in der Leber synthetisiert. Es stellt das hauptsächliche Apolipoprotein in den VLDL dar, die sukzessiv zu LDL abgebaut werden. In den LDL bestehen 85–95% des Proteinanteils aus Apo B. Nach den Untersuchungen von Goldstein u. Brown werden die LDL-Partikel aus dem Serum über Apolipoprotein B als Bindungskomplement an einen zellständigen Rezeptor gebunden und lysosomal degradiert [4]. Durch das aus LDL in die Zelle einströmende Cholesterin wird die intrazelluläre Cholesterinsynthese gehemmt, wie an Fibroblastenkulturen, glatten Muskelzellen, Hepatozyten und Lymphozyten nachgewiesen werden konnte. Bei der familiären homozygoten Hypercholesterinämie ist diese Wechselwirkung gestört; dementsprechend findet man bei dieser Stoffwechselstörung sowohl eine gesteigerte Cholesterinsynthese als auch erhöhte LDL-Konzentrationen im Serum.
Nach Untersuchungen von Ross stimulieren LDL auch die Proliferation von Endothelzellen in der Gefäßwand im Rahmen eines atherogenetischen Prozesses [5].
Für den klinischen Chemiker bieten sich die Apolipoproteine für eine differenzierte Untersuchung einer Fettstoffwechselstörung zum qualitativen und quantitativen Nachweis an. Für Routineuntersuchungen können immunologische Nachweisverfahren (radiale Immundiffusion (RID), Elektroimmunoassay (EIA), Radioimmunoassay (RIA), Enzymimmunoassay, Immunnephelometrie) zur quantitativen, für qualitative Untersuchungen die Ouchterlony-Technik, sowie die Disc-Elektrophorese und die Isoelektrofokussierung angewandt werden.
Bei allen Untersuchungsverfahren ergeben sich besondere Schwierigkeiten dadurch, daß die Apolipoproteine – im Gegensatz zu den übrigen Proteinen – im Serum nicht in freier Form, sondern an Lipoproteine gebunden vorliegen. Darüber hinaus wird ein bestimmtes Apolipoprotein in verschiedenen Lipoproteinklassen transportiert. So findet man Apo-B zwar überwiegend in den LDL, einen Teil jedoch auch in VLDL. Das Apo-A_I wird hauptsächlich in den HDL, aber auch in den VLDL transportiert. Die unterschiedliche Assoziation im Serum muß bei allen quantitativen Nachweisverfahren berücksichtigt werden.
Die Immunnephelometrie hat sich für die Quantifizierung von Serumproteinen als eine geeignete Methode erwiesen, da ihre Handhabung einfach ist und das Ergebnis in kurzer Zeit erhalten werden kann. Auch Messungen von Apolipoproteinen in normolipämischen Seren sind verhältnismäßig unproblematisch. Deutliche Fehlbestimmungen können jedoch beim Nachweis aus pathologischen Seren, z. B. aus hyperlipämischen Seren auftreten, wenn die Proben nicht für die Messung vorbehandelt werden.
Die Problematik des quantitativen Nachweises wird am Verlauf der immunnephelometrischen Reaktion zwischen Anti-Apolipoprotein B und Apo-B in intakten VLDL bzw. LDL deutlich [6]. Die Kinetik ist bei der Reaktion mit LDL schneller als mit VLDL. Das Ausmaß der maximalen Lichtstreuung ist bei der Reaktion mit VLDL jedoch deutlich höher als mit LDL. Der unterschiedliche Verlauf ergibt sich dadurch, daß die Intensität des Lichtstreusignals von der

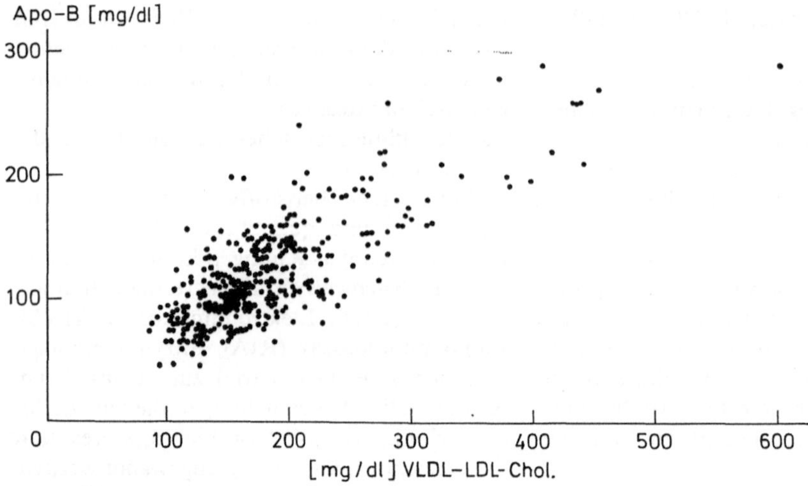

Abb. 1. Änderungen des Gehalts an Apolipoprotein B im Serum in Abhängigkeit des Cholesteringehalts in Lipoproteinen mit einer spez. Dichte d < 1,063

Partikelgröße abhängt. Die Querschnittfläche von VLDL ist etwa 2–6mal größer als die von LDL. Hiermit erklärt sich das stärkere Ausmaß der Lichtstreuung in der Reaktion mit VLDL. Andererseits ist die Diffusionsgeschwindigkeit der VLDL geringer als die der LDL. Infolgedessen ist auch die Kinetik der Immunreaktion mit VLDL langsamer. Mehrere Möglichkeiten, diese unspezifischen Effekte zu umgehen, bieten sich hierfür an:

1. ein Zusatz von bestimmten Detergenzien;
2. ein lipolytischer Abbau der Lipoproteine durch bestimmte Enzyme;
3. eine Delipidierung der Lipoproteine unter Erhaltung der antigenen Eigenschaften der Apolipoproteine.

Bisher sind immunnephelometrische Verfahren zur quantitativen Bestimmung von Apo-B und Apo-A_I entwickelt worden [7, 8].

Bei Normolipämikern beträgt der Apo-B-Gehalt im Serum durchschnittlich etwa 96 mg/dl und weist eine geringfügige Altersabhängigkeit auf. Er kann jedoch bis über 300 mg/dl bei einer Hyperlipoproteinämie vom Typ II, IV oder V ansteigen und korreliert am besten mit dem Cholesteringehalt im VLDL + LDL, unabhängig von der Art der Hyperlipoproteinämie (Abb. 1). In einer epidemiologischen Studie wurde festgestellt, daß der Gehalt an Apo-B signifikant positiv mit der Dauer der Einnahme von oralen Antikonzeptiva korreliert [9]. Hingegen wurde bei Epileptikern kein Zusammenhang zwischen der Einnahme von Antikonvulsiva – die wie Antikonzeptiva als Enzyminduktoren eine Proteinsynthese steigern – und den Serum-Apo-B-Konzentrationen beobachtet (Heuck et. al., unveröffentlicht). Nach Untersuchungen von mehreren Arbeitsgruppen besteht keine enge Korrelation zwischen HDL-Cholesterin und Apo-A_I im Serum. Sie weist auf die heterogene Zusammensetzung der HDL hin. Der Apo-A_I-Gehalt beträgt bei einem normolipämischen Kollektiv nach der immunnephelometrischen Meßmethode durchschnittlich 145 ± 25 mg/dl. Bei einer Typ-IIa-Hyperlipoproteinämie liegt der Apo-A_I-Gehalt etwas höher. Er fällt im Mittel mit Zunahme der Hypertriglyzeridämie vom Typ IIb zum Typ V geringfügig ab (Abb. 2).

Deutlich niedrigere Werte liegen bei Patienten mit Pankreaskarzinom. Beim Morbus Crohn liegen die Mittelwerte unter der Norm; es werden sowohl bei der Colitis ulcerosa wie bei der akuten bzw. chronischen Pankreatitis im Mittel keine Abweichungen gegenüber der Norm beobachtet, wenngleich bei einzelnen Patienten außergewöhnlich niedrige Werte gefunden werden [10]. Bei Hepatitis sind die Apo-A_I-Konzentrationen im Normbereich, während bei einer Leberzirrhose – vermutlich auf Grund einer Störung der hepatischen Synthese des Apolipoproteins – deutlich erniedrigte Serumkonzen-

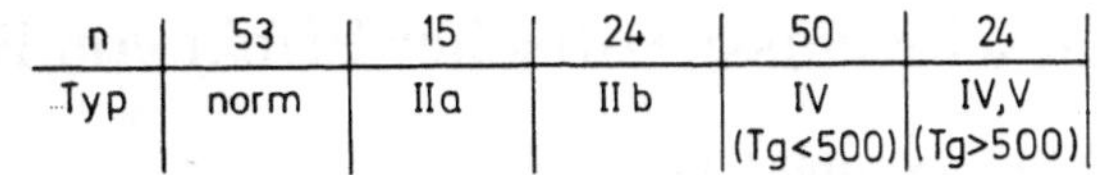

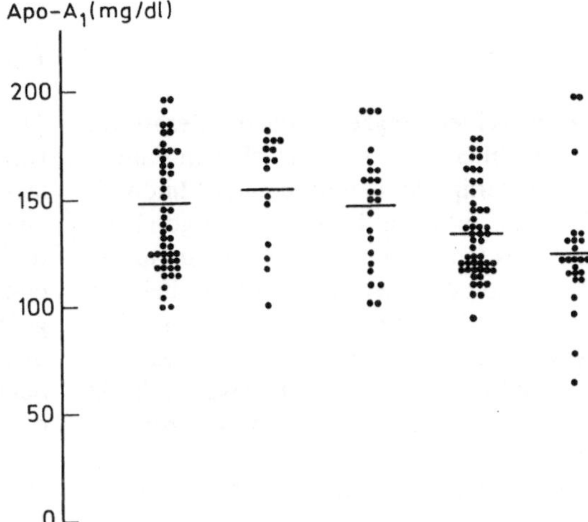

Abb. 2. Apolipoprotein-A_I-Gehalt im Serum von Personen mit unterschiedlichen Formen einer Hyperlipoproteinämie

trationen nachweisbar sind [11]. Die Ursachen der verminderten HDL- und Apolipoprotein-A_I- bzw. A_2-Konzentrationen bei Dialysepatienten sind bisher noch nicht geklärt. Sie könnten auf die katabole Stoffwechsellage zurückgeführt werden [12].

Zusammenfassung

Lipoproteine des menschlichen Serums stellen in vielerlei Hinsicht für einen Chemiker, Biochemiker, Labormediziner und Kliniker interessante Untersuchungsobjekte dar, deren klinische und auch klinisch-chemische Bedeutung außer Frage steht. Die alleinige Bestimmung der Lipide hat sich für eine differentialdiagnostische Beurteilung häufig als unzureichend erwiesen. Neuere Aspekte ergeben sich aus der Analytik der Apolipoproteine. Bisher gelingt eine einfache, quantitative Bestimmung mit Hilfe der Immunnephelometrie für das Apolipoprotein B und Apolipoprotein A_I. Entwicklungen zur quantitativen Bestimmung der übrigen Apolipoproteine sind im Gange. Es ist zu hoffen, daß sich hieraus prognostische Möglichkeiten für eine frühzeitige Erkennung von Herz-Kreislauferkrankungen und auch anderer Krankheiten ergeben.

Literatur

1. Steinberg D: Europ J Clin Invest 8: 107–109 (1978)
2. Morrisett JD, Jackson RL, Gotto AM jr: Ann Rev Biochem; 44: 183–207 (1975)
3. Nikkila EA: Europ J Clin Invest 8: 111–113 (1978)
4. Goldstein JL, Brown MS: Ann Rev Biochem 46: 897–930 (1977)
5. Fischer-Dzoga K, Fraser R, Wissler RW: Exp Mol Pathol 24: 346–359 (1976)
6. Heuck CC, Schlierf G: Clin Chem 25: 221–226 (1979)
7. Heuck CC, Schlierf G: Clin Chem 25: 782–785 (1979)
8. Weinstock N, Bartholome M, Seidel D: In: Atherosclerosis, Bd V, S 807–810. Springer, Berlin Heidelberg New York (1980)
9. Arab L, Schellenberg B, Schlierf G: Ernährung und Gesundheit. Eine Untersuchung bei jungen Frauen und Männern in Heidelberg. Karger, Basel München Paris London New York (1981)
10. Gmelin K, Heuck CC: Manuskript in Vorbereitung
11. Middelhoff G, Hopf H, Riesen W, Mordasini R, Greten H: Verh Dtsch Ges Inn Med 85: 464–465 (1979)
12. Strapans J, Felts JM, Zacherle B: Clin Chim Acta 93: 135–143 (1979)

Geschlechtsspezifischer Effekt von Bezafibrat auf Blutfettwerte

P. D. Lang und J. Vollmar

Zusammenfassung

Im Rahmen einer Langzeitstudie mit Bezafibrat an 242 männlichen und 171 weiblichen Patienten mit Hyperlipidämie wurde nach 12monatiger Therapie mit Bezafibrat in der vorgeschriebenen Dosis von 3mal 200 mg/Tag ein ausgeprägterer cholesterinsenkender Effekt bei den weiblichen Patienten beobachtet. Dies galt besonders für Patienten mit Hypercholesterinämie und dürfte durch einen intensiveren Effekt auf LDL-Cholesterin bedingt sein. Aufgrund einer stärkeren Abnahme der alkalischen Phosphatase bei den weiblichen Patienten konnte auf deren bessere Compliance geschlossen werden. Korrelationsanalytische Untersuchungen zwischen Änderungen des Cholesterins und der alkalischen Phosphatase ergaben allerdings, daß die bessere Compliance nur einen Teil des beobachteten Unterschieds erklärt. Für eine geringere „lean body mass" der weiblichen Patienten, wodurch bei vergleichbarer Dosierung höhere wirksame Konzentrationen des Medikaments erreicht würden, gab es keine Anhaltspunkte. Inwieweit Geschlechtsunterschiede in der Aktivität von Enzymen und Hormonen eine Rolle spielen, muß offen bleiben.

Einleitung

Einzelbeobachtungen im Rahmen der klinischen Erprobung von Bezafibrat hatten den Verdacht aufkommen lassen, daß der lipidsenkende Effekt bei Frauen ausgeprägter sein könnte als bei Männern. Im Rahmen einer Feldstudie über 2 Jahre [1, 2] war es möglich, eine größere Patientenzahl auf geschlechtsspezifische Effekte zu untersuchen.

In der vorliegenden Untersuchung wird nach Geschlechtern getrennt neben der Wirkung auf Cholesterin und Triglyzeride auch der Einfluß auf die alkalische Phosphatase beschrieben, die bei der Behandlung mit Bezafibrat dosisabhängig abfällt [3] und daher zur Beurteilung der Compliance der Patienten herangezogen werden kann.

Patientengut und Methoden

413 Patienten mit Hyperlipidämie wurden im Rahmen einer Multicenter-Studie bei niedergelassenen Ärzten 2 Jahre lang mit Bezafibrat in einer Dosierung von 3 × 200 mg/Tag behandelt [2]. Über die Aufnahme in die Untersuchung entschieden zwei in mindestens 2wöchigem Abstand in einer Auswahlperiode vor Studienbeginn durchgeführte Lipidbestimmungen bei den niedergelassenen Ärzten, wobei zu beiden Zeitpunkten die Werte für Cholesterin über 260 mg/100 ml und/oder für Triglyzeride über 200 mg/100 ml liegen mußten.

Das Kollektiv bestand aus 242 Männern und 171 Frauen. Lebensalter sowie absolutes und relatives Körpergewicht $\left(= \frac{\text{Gewicht}}{\text{Idealgewicht [4]}}\right)$ der Patienten sind in Tabelle 1 dargestellt, wobei nicht von allen Patienten vollständige Daten vorlagen.

Die Laborwerte der Patienten wurden nach einheitlichen Methoden aus tiefgefrorenen Seren in den Forschungslaboratorien von Boehringer Mannheim analysiert. Cholesterin und Triglyzeride wurden vollenzymatisch [5, 6], die alkalische Phosphatase mit einer nicht optimierten Methode [7] bestimmt.

Da eine Typisierung der Patienten nach dem Lipoproteinmuster nicht vorgenommen worden war, wurde nachträglich auf der Basis der am eigentlichen Behandlungsbeginn mit Bezafibrat erhobenen Vorwerte der Lipide eine Klassifizierung vorgenommen. Unter Berücksichtigung

Tabelle 1. Lebensalter, absolutes und relatives Körpergewicht der Patienten (Median und Quartile)

	♂ (n = 235)	♀ (n = 163)
Lebensalter [Jahre]	56 (47–65)	64 (59–69)
Körpergewicht [kg]	80 (74–86)	68 (61–75)
Relatives Körpergewicht	1,22 (1,13–1,30)	1,24 (1,16–1,38)

Fortschritte in der Inneren Medizin
Hrsg. Kommerell/Hahn/Kübler/Mörl/Weber

Tabelle 2. Relative Änderung von Cholesterin (CH) und Triglyzeriden (TG) bei männlichen und weiblichen Patienten mit verschiedenen Lipidkonstellationen nach 12monatiger Behandlung mit Bezafibrat (Mediane)

	Änderung [%]							
	CH < 260 mg/100 ml TG < 200 mg/100 ml		CH > 260 mg/100 ml TG < 200 mg/100 ml		CH > 260 mg/100 ml TG > 200 mg/100 ml		CH < 260 mg/100 ml TG > 200 mg/100 ml	
	♂ (n = 32)	♀ (n = 16)	♂ (n = 34)	♀ (n = 46)	♂ (n = 109)	♀ (n = 78)	♂ (n = 60)	♀ (n = 28)
Cholesterin	-2	-9	-17	-23	-13	-22	-3	-5
Triglyzeride	-7	-34	-33	-38	-50	-48	-41	-41

der oben angegebenen Grenzwerte ergaben sich vier Gruppen: Cholesterin und Triglyzeride normal, Cholesterin allein erhöht, Cholesterin und Triglyzeride erhöht und Triglyzeride allein erhöht. Die 51 Patienten mit „normalen" Werten unmittelbar vor Behandlungsbeginn waren wegen erhöhter Lipide zu den zwei Zeitpunkten der Auswahlperiode in der Untersuchung verblieben.

In dieser Mitteilung werden nur die Ergebnisse für den Behandlungszeitraum von 12 Monaten beschrieben. An anderen Zeitpunkten der Untersuchung sind die Resultate prinzipiell gleich, jedoch lagen von weniger Patienten vollständige Daten vor.

Das primäre Untersuchungsziel der Langzeitstudie aus der die Daten dieser Auswertung stammen, war nicht der geschlechtsspezifische Wirkungsnachweis von Bezafibrat, so daß als statistische Methoden nur explorative Verfahren zur Generierung von Hypothesen zulässig waren. Es wurden deskriptive (Berechnung von Medianen und Quartilen) und regressionsanalytische Verfahren (Berechnung von linearen Regressionsgleichungen und Korrelationskoeffizienten) angewandt.

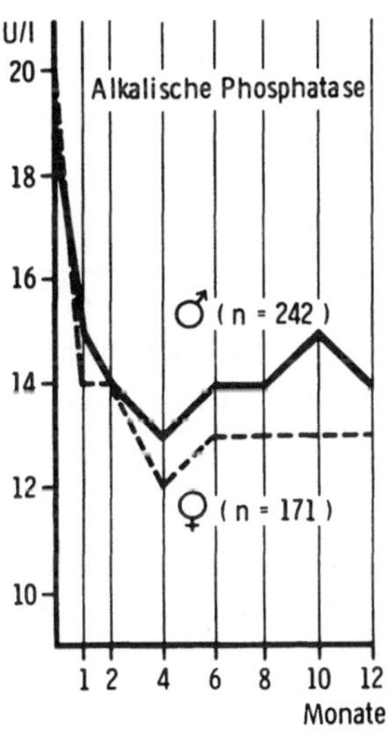

Abb. 1. Verlauf der alkalischen Phosphatase während 12monatiger Behandlung mit Bezafibrat (Mediane)

Ergebnisse

Bei allen vier Gruppen war eine ausgeprägtere cholesterinsenkende Wirkung von Bezafibrat bei den weiblichen Patienten zu erkennen (Tabelle 2). Der stärkste Unterschied fand sich bei der Gruppe mit Erhöhung beider Lipide, der geringste bei der mit isolierter Hypertriglyzeridämie. Mit Ausnahme der Gruppe mit „normalen" Lipiden, in der die weiblichen Patienten einen stärkeren Abfall der Triglyzeride aufwiesen, war der triglyzeridsenkende Effekt zwischen Männern und Frauen wenig unterschiedlich. Das Körpergewicht blieb bei den männlichen Patienten unverändert, bei den weiblichen ging es um 1 kg (Median) zurück.

Die alkalische Phosphatase fiel bei den Patienten beiderlei Geschlechts unter Bezafibrat deutlich ab. Die Werte verliefen bei den weiblichen Patienten im Verlauf der 12 Monate im allgemeinen um 1 U/l unter denen der männlichen Patienten (Abb. 1). Zum Zeitpunkt „12 Monate" betrug die mittlere Abnahme bei den Frauen 5 U/l, bei den Männern 4 U/l.

Zwischen den Änderungen des Cholesterins und denen der alkalischen Phosphatase besteht nach 12monatiger Bezafibrattherapie eine signifikante, positive Korrelation bei den männli-

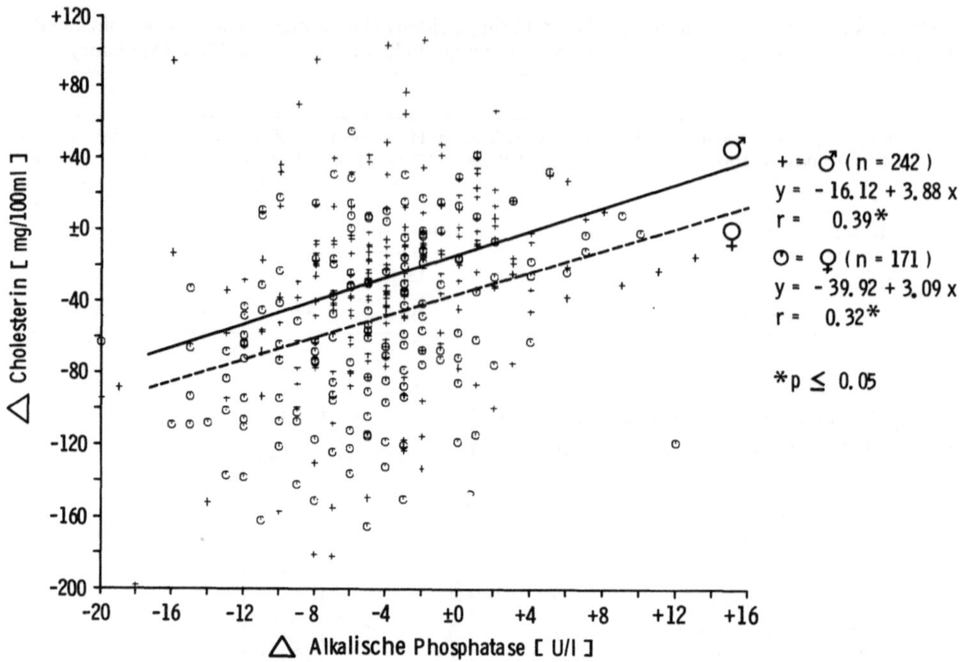

Abb. 2. Beziehung zwischen den Änderungen von Cholesterin und alkalischer Phosphatase nach 12monatiger Behandlung mit Bezafibrat

chen wie bei den weiblichen Patienten. Die Regressionsgeraden verlaufen nahezu parallel, wobei die der weiblichen unter der der männlichen Patienten liegt (Abb. 2).

Diskussion

In der vorliegenden Untersuchung wird unseres Wissens erstmals über geschlechtsspezifische Unterschiede in der Wirkung einer lipidsenkenden Substanz berichtet. Der ausgeprägtere cholesterinsenkende Effekt von Bezafibrat bei den weiblichen Patienten ist besonders deutlich bei den Gruppen mit normalen Lipiden, isolierter Hypercholesterinämie und kombinierter Erhöhung von Cholesterin und Triglyzeriden erkennbar. Die Lipidkonstellationen der beiden letzteren Gruppen entsprechen näherungsweise den Hyperlipoproteinämietypen II a und II b, denen eine Erhöhung der cholesterinreichen Low-density-Lipoproteine (LDL) gemeinsam ist. Der ausgeprägtere cholesterinsenkende Effekt bei den weiblichen Patienten ist daher mit großer Wahrscheinlichkeit auf eine stärkere Abnahme von LDL-Cholesterin zurückzuführen. Da zwischen weiblichen und männlichen Patienten kein deutlicher Unterschied in der Beeinflussung der Triglyzeride besteht, scheint der geschlechtsspezifische Effekt die Very-low-density-Lipoproteine nicht zu betreffen.

Eine mögliche Erklärung für den besseren cholesterinsenkenden Effekt der weiblichen Patienten könnte in deren besserer Compliance liegen. Durch den dosisabhängigen Abfall der alkalischen Phosphatase unter einer Bezafibratbehandlung [3] läßt sich das Verhalten dieses Parameters zur Überprüfung der Regelmäßigkeit der Einnahme des Medikaments heranziehen. Die niedrigeren Verlaufswerte und der stärkere Abfall der alkalischen Phosphatase nach 12monatiger Therapie bei den weiblichen Patienten weisen darauf hin, daß bei ihnen die Compliance besser war.

Eine Erklärung dafür, daß bei zuverlässigerer Medikamenteneinnahme der Frauen nur Cholesterin und nicht Triglyzeride stärker abfielen, liegt darin, daß bei Patienten mit erhöhten Cholesterinwerten für diesen Parameter eine strenge Dosiswirkungsbeziehung bis zu einer Dosis von 600 mg/Tag besteht [8], während bei Hypertriglyzeridämie auch Tagesdosen von 450 mg bereits den maximalen triglyzeridsenkenden Effekt hervorrufen können [9].

Die beobachtete signifikante Korrelation zwischen dem Rückgang von Cholesterin und dem von alkalischer Phosphatase bei Patienten beiderlei Geschlechts unterstützt den Befund, daß die alkalische Phosphatase ein guter Indikator für die Compliance der Patienten ist. Da die entsprechenden Regressionsgeraden jedoch parallel verlaufen und die mittleren Abnahmen der alkalischen Phosphatase nicht stark voneinander abweichen, muß davon ausgegangen werden, daß die bessere Compliance nur zu einem Teil zum deutlicheren cholesterinsenkenden Effekt von Bezafibrat bei den weiblichen Patienten beiträgt.

Während der geringfügige Rückgang des Körpergewichts bei den weiblichen Patienten kaum eine Rolle spielen dürfte, könnte eine zusätzliche Erklärungsmöglichkeit darin liegen, daß Geschlechtsunterschiede in der Pharmakokinetik von Bezafibrat zu unterschiedlicher Wirkung führen, wie dies für einige Medikamente bekannt ist [10]. Hierbei spielen eine voneinander abweichende Körperzusammensetzung und die unterschiedliche Aktivität von Enzymen und Hormonen die Hauptrolle. Was die unterschiedliche Körperzusammensetzung angeht, ist bei gleichem relativem Körpergewicht der männlichen und weiblichen Patienten auch der „body mass index" $\left(=\frac{\text{Gewicht}}{\text{Größe}}\right)$, der eine sehr enge Korrelation mit dem Fettgewebsanteil des Körpers aufweist, bei den Frauen mit 0,26 und bei den Männern mit 0,27 praktisch gleich. Damit kann nicht auf eine geringere „lean body mass" der Frauen geschlossen werden, wodurch bei vergleichbarer Dosierung von Bezafibrat höhere wirksame Konzentrationen erreicht würden. Inwieweit Geschlechtsunterschiede in der Aktivität von Enzymen und Hormonen bei der unterschiedlichen Wirkung eine Rolle spielen, muß vorerst offen bleiben.

Die Beobachtung der stärkeren cholesterinsenkenden Wirkung von Bezafibrat bei weiblichen Patienten mit Hyperlipidämie muß durch gezielte Untersuchungen abgesichert werden. In Studien mit anderen lipidsenkenden Substanzen sollte ebenfalls auf mögliche geschlechtsspezifische Unterschiede geachtet werden.

Literatur

1. Lang PD, Holler HD, Vollmar J: Tolerance of one year's treatment with bezafibrate in patients with hyperlipoproteinemia. In: Diet and Drugs in Atherosclerosis. (Noseda G, Lewis B, Paoletti R, eds), pp 137–143. Raven Press, New York 1980
2. Lang PD, Holler HD, Vollmar J: Two year's treatment with bezafibrate in patients with hyperlipidemia. Abstract Book. VII. International Symposium on Drugs affecting Lipid Metabolism. Milan, 1980, p 185
3. Olsson AG, Lang PD: Dose-response study of bezafibrate on serum lipoprotein concentrations in hyperlipoproteinemia. Atherosclerosis 31: 421–428 (1978)
4. Anonymus: New weight standards for men and women. Statist. Bulletin of the Metropolitan Life Insurance Company 40 (1959)
5. Röschlau P, Bernt E, Gruber W: Enzymatische Bestimmung des Gesamt-Cholesterins im Serum. Z Klin Chem Klin Biochem 12: 403–407 (1974)
6. Eggstein M, Kreutz FH: Eine neue Bestimmung der Neutralfette im Blutserum und Gewebe. Klin Wschr 44: 262–267 (1966)
7. Bergmeyer HU: Methoden der enzymatischen Analyse, S 818–830. Verlag Chemie Weinheim 1970
8. Adam O, Wolfram G, Lang PD, Zöllner N: Dosis-Wirkungsuntersuchung mit Bezafibrat an Patienten mit Hypercholesterinämie und Hypertriglyzeridämie. Münchn Med Wschr 121: 319–322 (1979)
9. Wechsler JG, Hutt V, Klör HV, Jäger H, Schönborn J, Ditschuneit H: Plasma lipids and lipoprotein concentration and composition in hyperlipidemias type II b and IV upon treatment with bezafibrate. Adv Exp Med Biol 109: 416–417 (1978)
10. Giudicelli JF, Tillement JP: Influence of sex on drug kinetics in man. Clin Pharmacokin 2: 157–166 (1977)

Neue Aspekte zur Hyperlipoproteinämie Typ I

J. Augustin

Einleitung

Die Hyperlipoproteinämie vom Typ I zählt zu den Raritäten unter den Fettstoffwechselstörungen. Die Erforschung der Pathogenese dieser Erkrankung hat jedoch wesentliche Beiträge zum Verständnis der Mechanismen vermittelt, die für den Metabolismus triglyzeridreicher Lipoproteine bedeutungsvoll erscheinen. Das Charakteristikum dieser wahrscheinlich autosomal rezessiv vererbten Erkrankung ist die meist schon vor dem 20. Lebensjahr diagnostizierte, massive Hypertriglyzeridämie im Nüchternplasma, die wohl ausschließlich auf eine pathologisch verlängerte Halbwertzeit der Chylomikronen zurückgeführt werden kann [1]. LDL und HDL sind bei dieser Erkrankung deutlich vermindert [2]. Obwohl der Metabolismus der ebenfalls triglyzeridreichen VLDL normal zu sein scheint, wird die Ursache der Hyperlipoproteinämie Typ I in einem Mangel des für den intravasalen Katabolismus triglyzeridreicher Lipoproteine verantwortlichen lipolytischen Systems gesehen, der Lipoproteinlipase [3]. Die hepatische Triglyzeridlipase wird im Postheparinplasma normal oder auch leicht vermindert gefunden [4]. Diese Befunde werden dahingehend gedeutet, daß nur die Lipoproteinlipase die großen Chylomikronen hydrolysiert. In-vitro-Ergebnisse aus unserem Labor wiesen darauf hin, daß beim Menschen auch die HTGL triglyzeridreiche Lipoproteine zu metabolisieren vermag [5]. Es erschien daher sinnvoll, diesen Stoffwechseldefekt erneut experimentell aufzugreifen.

Methodik

Für die angeführten Untersuchungen stellte sich ein 25jähriger Patient mit einer phänotypisch ausgeprägten Hyperlipoproteinämie Typ I zur Verfügung, bei dem bereits im Kindesalter eine massive Chylomikronämie diagnostiziert worden war. Klinisch war der Patient zum Zeitpunkt der Untersuchungen unauffällig, in der Anamnese waren jedoch zahlreiche Episoden von unklaren abdominellen Beschwerden bis zu schwersten Oberbauchkoliken sowie eine zweimalige Pankreatitis mit deutlichen Amylaseerhöhungen zu verzeichnen. Nach einer isokalorischen Normalkostperiode, nach 10 Tagen kohlenhydratreicher und 10 Tagen fettreicher Diät (Kohlenhydrat- bzw. Fettanteil der Nahrung jeweils 80%), wurden bei dem Patienten jeweils vor und nach intravenöser Injektion von 60 U/kg KG Heparin verschiedene Plasmalipidparameter sowie die HTGL und die LPL im Verlauf von jeweils 3 h gemessen. Cholesterin, Triglyzeride und Phospholipide wurden mit Boehringer-Mannheim-Kits bestimmt. Gesamtprotein nach Lowry [6]. Chylomikronen von Gesunden wurden durch Ingestion von 300 g Öl eines Gemisches aus Weizenkeimöl, Olivenöl und Sonnenblumenkernöl (1/1/1) gewonnen. 4,5 h nach Einnahme wurde mit einer Plasmapherese von insgesamt 1 l Blut begonnen, die normalerweise über 1,5 h verlief. Das gewonnene Plasma wurde anschließend im Beckmann-Ausschwenkrotor (SW 27) mit einer Ultrazentrifuge bei 27000 rpm für 30 min. zentrifugiert. Der Chylomikronenüberstand wurde vorsichtig mit Pasteur-Pipetten entfernt, unter Chylomikronenpuffer (0,15 M NaCL, 0,01% EDTA, 0,02% Natriumacid, pH 7) in Zellulosenitratröhrchen geschichtet und unter denselben Bedingungen erneut zentrifugiert. Dieser Waschvorgang wurde 4mal wiederholt. Zusätzliche Zentrifugationen resultierten im unerwünschten Verlust von Chylomikronenapoproteinen. Die Präparation von Chylomikronen des Patienten mit Hyperlipoproteinämie Typ I erfolgte nach dem gleichen Schema ohne Nahrungsaufnahme. Für die Bestimmung der B-Apoproteine nach der Methode von Kane [7] wurden Chylomikronenpräparationen mit einem gleichgroßen Volumen TMU für 30 min bei 37 °C inkubiert und dann mit einer Eppendorf-Zentrifuge zentrifugiert. Die Lipide wurden vorsichtig aus dem Überstand entfernt und die löslichen Proteine nach der Methode von Lowry [6] mit 10% TMU in der Albumin-Standardlösung bestimmt. Die in TMU löslichen Apoproteine wurden mittels einer Modifizierung der

Fortschritte in der Inneren Medizin
Hrsg. Kommerell/Hahn/Kübler/Mörl/Weber

Tabelle 1. Plasmalipidparameter bei einem Typ-I-Patienten nach verschiedenen Diätformen

	TG mg%	Cholesterin mg%	FFS mmol
1. Normalkost	3400	845	0,6
2. Kohlenhydratreiche Diät	600	140	1,4
3. Fettreiche Diät	3130	1229	8,7

Methode von Kane [7] quantifiziert. Eine bessere Trennung der Peptide wurde durch Erhöhung der Konzentration der Reduktionslösung zu den Lipoproteinen erreicht. Die Elektrophorese wurde in 7,5%igen Polyacrylamidgelen (6 × 120 mm) in 8 M Harnstoff durchgeführt. Nach Anfärbung mit 1%igem Amidoschwarz 10 B (Merck, Darmstadt) erfolgte die Densitometrie mit einem Quick-San-Densitometer (Helena Laboratories, Texas, USA) bei 600 nm. Standardapoproteine und Chylomikronenapoproteine wurden aus VLDL von Patienten mit Hyperlipoproteinämie Typ IV bzw. von dem Patienten mit Hyperlipoproteinämie Typ I isoliert [8]. Die Inkubationen der Chylomikronenapoproteine mit Neuraminidase erfolgte für 24 h bei 28 °C mit 500 U Neuraminidase pro Ansatz (200–400 μg Apoprotein). HTGL und LPL wurden nach Immunpräzipitation quantitativ erfaßt [10]. Freie Fettsäuren wurden colorimetrisch nach Novak et al. [11] bestimmt. Sog. „negative staining" erfolgte mit 1%iger Phosphorwolframsäure (pH 7,1) für 1 min. Die Vergrößerung im Mikroskop war 27 000fach. Partikeldurchmesser wurden durch Vergleich mit entsprechenden Standardgittern gemessen.

Ergebnisse

Die Plasmalipidparameter des HLP-Typ-I-Patienten nach unterschiedlichen diätetischen Belastungen ergeben sich aus Tabelle 1. Es fällt auf, daß unter fettreicher Diät (80% Fettanteil) gegenüber der Normalkost keine ausgeprägtere Hypertrigylzeridämie auftrat. Lediglich das Cholesterin war gegenüber der Normalkostperiode deutlich erhöht. Andererseits sanken die Triglyzeride und auch das Cholesterin unter kohlenhydratreicher Diät dramatisch ab. Bei Stoffwechselgesunden lassen sich 6 h nach einer Fettbelastung im Plasma Partikel unterschiedlichster Größe nachweisen, die von etwa 60–1000 nm reichen (Abb. 1). Bei dem Patienten hingegen, in der Nüchternphase, findet man wesentlich kleinere Partikel und auch die Maximalgröße ist mit etwa 500 nm deutlich niedriger. Ein Vergleich der chemischen Zusammensetzung der Chylomikronen von gesunden Pro-

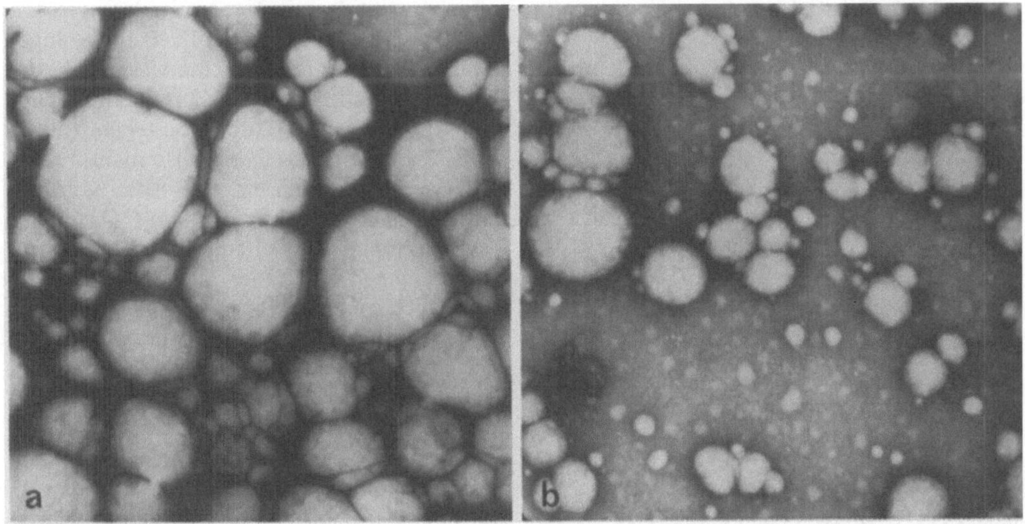

Abb. 1. „Negative staining" von Chylomikronen. (a) Normalprobanden, (b) Patient mit HLP Typ I. Vergrößerung 27 000fach

Tabelle 2. Chemische Zusammensetzung von Chylomikronen (mg/100 mg Lipoprotein)

	Protein	Triglyzeride	Cholesterin	Phospholipide
Normale	2,3	85	10,4	2,3
Typ I	0,4	78	11	10,6

Tabelle 3. Prozentuale Verteilung der C-Peptide in Chylomikronen (%)

	CI	CII	$CIII_0$	$CIII_1$	$CIII_2$	$CIII_3$	CIII/CII
Normale	11	44	–	16	18	11	1,0
Typ I	5	36	5	28	25	1	1,6

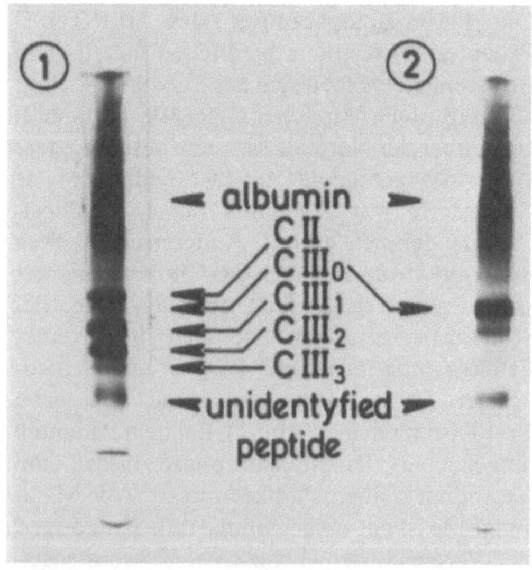

Abb. 2. TMU-Gelelektrophorese der Chylomikronenapoproteine des Patienten mit HLP Typ I. 1 vor, 2 nach Inkubation mit Neuraminidase. Chylomikronenapoprotein 200 mg/Gel

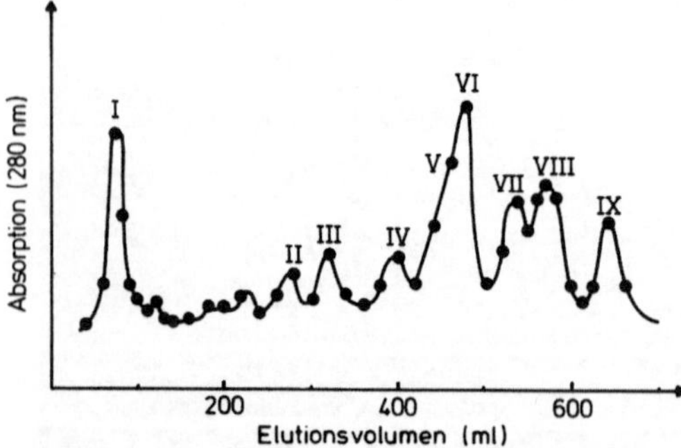

Abb. 3. Chromatographie der C-Apoproteine der Chylomikronen des Patienten mit HLP Typ I. DEAE-Cellulose (2,5 × 40 cm). Elutionspuffer 6 M Harnstoff, Tris-HCL, Gradient 0,05–0,15 M, pH 8,6. I–IX entsprechen den wesentlichen Fraktionen

banden mit denen des Patienten mit HLP Typ I zeigt, daß letztere einen deutlich niedrigeren Proteinanteil aufweisen, während die Phospholipide erhöht scheinen (Tabelle 2). Die Quantifizierung der C-Peptide zeigt neben einer Verminderung von Apo C-I gegenüber Normalen einen signifikanten Anteil von Apo C-IIIo, das sich von den anderen C-III-Peptiden dadurch unterscheidet, daß es keine Neuraminsäure enthält. Auch der Anteil der übrigen C-III-Peptide ist gegenüber Chylomikronen von Normalen deutlich erhöht, der Quotient aus dem Apoprotein oder LPL-Inhibitor C III zum Aktivator der LPL, Apo C II, beträgt bei Normalen 1,0, bei dem Patienten mit HLP Typ I 1,6. HLP-Typ-I-Chylomikronen enthalten demnach wesentlich größere Mengen an Inhibitorproteinen. Zusätzlich konnte in der Region der C-Peptide eine weitere Bande bei dem Patienten nachgewiesen werden, die als „unidentified peptide" bezeichnet wurde. Nach Inkubation der Chylomikronenpeptide mit Neuraminidase werden die Neuraminsäuren der C-III-Peptide abgespalten, und man erkennt eine wesentliche C-III_0-Bande, während die als „unidentified peptide" bezeichnete Bande bestehen bleibt (Abb. 2). Es handelt sich hier also nicht um ein C-III-Peptid, sondern um ein bisher nicht beschriebenes Protein. Wird der Apo-C-Anteil der Chylomikronen des Patienten mit HLP Typ I nach gängigen Methoden über eine DEAE-Säule aufgetrennt [12], zeigen sich gegenüber dem Apoprotein C von Normalen eine Reihe verschiedener Peptide, wobei die Fraktionen VIII und IX dem bereits beschriebenen sog. „unidentified peptide" entsprechen (Abb. 4).

Die hepatische Tryglyzeridlipase zeigt nach Heparininjektion einen normalen Aktivitätsverlauf über 3 h (Abb. 5). Nach Abzentrifugieren der Chylomikronen läßt sich im Plasma jeweils noch etwa ⅓ der Aktivität nachweisen, was auf

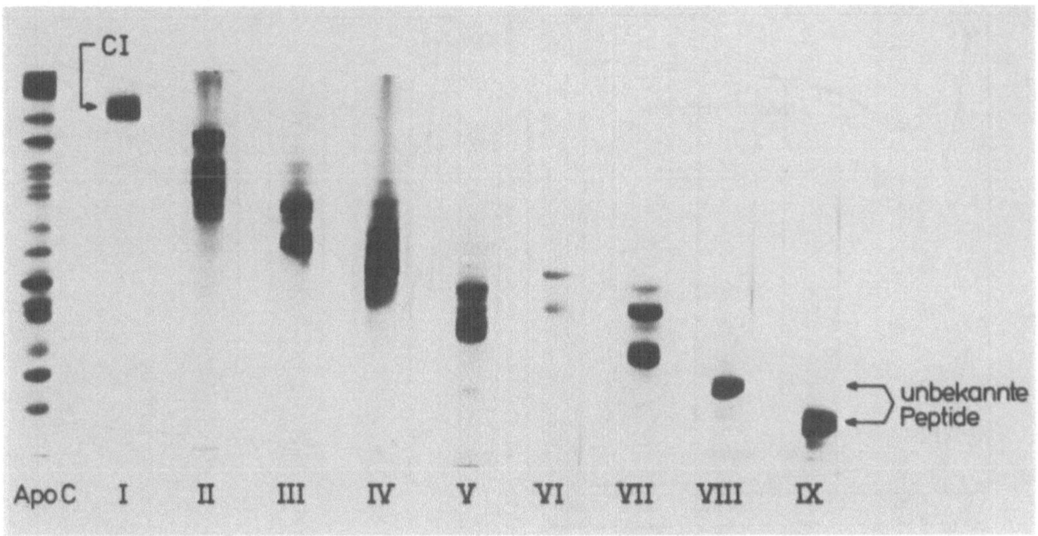

Abb. 4. TMU-Gelelektrophorese der Chylomikronen - C-Peptide. I-IX entsprechen den durch DEAE-Zellulose gewonnenen Fraktionen (Abb. 3). Apo-C entspricht dem auf die Säule aufgetragenen Material. Apoproteine 50-200 µg/Gel

eine relativ hohe Affinität des Enzyms gegenüber den Chylomikronen schließen läßt. Diese Befunde waren in allen drei Diätphasen bei dem Patienten identisch. Bei der Messung der Lipoproteinlipase zeigte sich, daß diese Aktivität bei dem Patienten mit HLP Typ I im Plasma auch ohne Heparininjektion nachweisbar ist und nach Injektion kontinuierlich abfällt (Abb. 6). Nach Abzentrifugieren der Chylomikronen hingegen ist das Enzym im Plasma in relativ hohen Konzentrationen enthalten.

Die Messung der freien Fettsäuren im Plasma nach Heparininjektion zeigte, daß offenbar eine deutliche Hydrolyse stattfindet (Abb. 7). Dies ist am ausgeprägtesten in der Phase mit fettreicher Diät, in der auch eine verstärkte Hydrolyse vor Heparininjektion stattfindet, am geringsten in der Phase mit kohlenhydratreicher Diät. Entsprechend der Aktivierung der Lipasen und dem Anstieg der freien Fettsäuren sinkt das Substrat der postheparinlipolytischen Aktivitäten, die Chylomikronentriglyzeride - vor allem nach normaler und fettreicher Diät - nach Heparininjektion drastisch ab, während bei niedriger Substratkonzentration, also bei kohlenhydratreicher Diät, nur ein geringer Abfall zu verzeichnen ist (Abb. 8). Bemerkenswert ist auch, daß der Patient, obwohl er während der Untersuchung keine Nahrung aufnahm, innerhalb

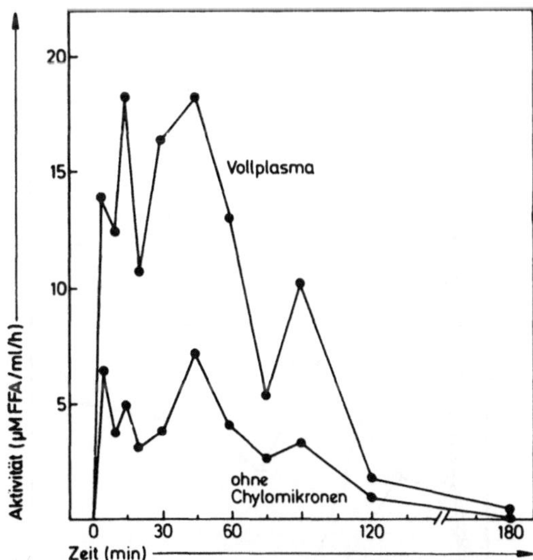

Abb. 5. Aktivitätsverlauf der hepatischen Triglyzeridlipase vor und nach Heparininjektion (60 U/kg Kg) im Vollplasma sowie nach Abtrennung der Chylomikronen im SW-27-Rotor im Verlauf von 180 min (Abszisse)

von 2½ h nach Heparininjektion seinen Ausgangsplasma-Triglyzeridwert wieder aufbaute. Und das in allen drei Diätphasen. Das zweite Substrat der postheparinlipolytischen Aktivitä-

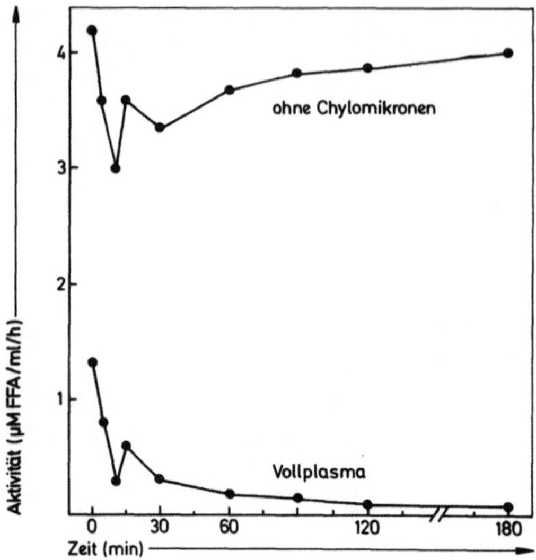

Abb. 6. Aktivitätsverlauf der Lipoproteinlipase vor und nach Heparininjektion (60 U/kg Kg) im Vollplasma sowie nach Abtrennung der Chylomikronen im SW-27-Rotor im Verlauf von 180 min (Abszisse)

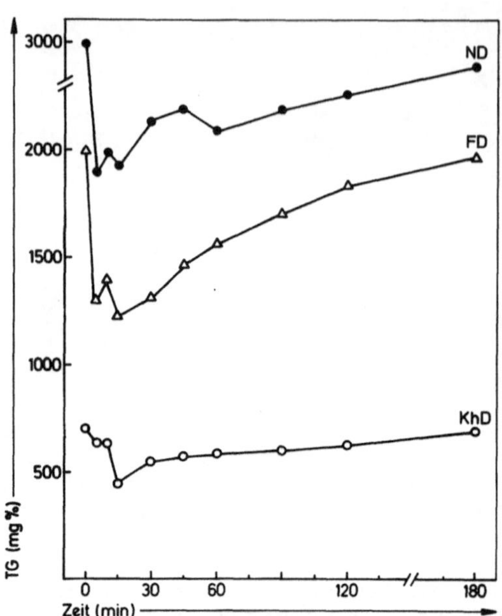

Abb. 8. Konzentration der Plasmatriglyzeride vor und nach Heparininjektion im Plasma im Verlauf von 180 min am Ende unterschiedlicher Diätphasen

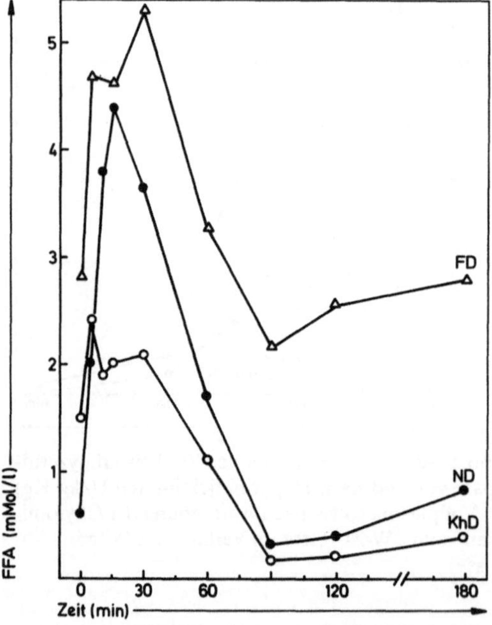

Abb. 7. Konzentration der freien Fettsäuren vor und nach Heparininjektion im Plasma im Verlauf von 180 min am Ende unterschiedlicher Diätphasen

ten, die VLDL, verhielten sich in allen drei Diätphasen nach Heparininjektion wie bei Stoffwechselgesunden (Abb. 9).

Diskussion

Der Wissensstand über die Chylomikronen und die intravasalen lipolytischen Aktivitäten unter physiologischen Bedingungen, wie auch bei Patienten mit Hyperlipoproteinämie, ist derzeit noch sehr lückenhaft. Unter dem Phänotyp einer Hyperlipoproteinämie Typ I mögen sich zahlreiche genotypische Varianten verbergen, von denen eine in dieser Arbeit beschrieben ist. Während unter kohlenhydratreicher Kost ein erheblicher Abfall der Plasmatriglyzeride eintritt, scheint eine fettreiche Diät bei dem Patienten gegenüber der Normalkost keine weitere Steigerung der Triglyzeride im Plasma zu bewirken, nur das Cholesterin steigt deutlich an. Ausdruck einer in dieser Stoffwechselsituation offenbar forcierten und möglicherweise induzierten intravasalen Hydrolyse triglyzeridreicher Lipoproteine dürften die stark vermehrten freien Fettsäuren sein.

Im Vergleich zu Chylomikronen von gesunden Probanden in der postprandialen Phase waren die Partikel bei Patienten in der Nüchternphase durchschnittlich wesentlich kleiner. Dies dürfte teilweise auf der verlängerten Halbwertszeit der Typ-I-Chylomikronen beruhen, eine veränderte Synthese käme ebenfalls in Betracht. Dem entspricht, daß ihr Proteingehalt erheblich geringer ist bei sonst vergleichbarem Lipidanteil, wenngleich auch die Phospholipide erhöht sind. Im Apoproteinanteil fällt eine Verminderung von Apo-CI und CII auf. Der Anteil der einzelnen CIII-Peptide ist größer, CIII-O wird nachweisbar, die Relation der übrigen CIII-Peptide zueinander verschiebt sich. Welche Bedeutung den unterschiedlich sialysierten CIII-Peptiden zukommt, ist ungeklärt, da die Hemmungsfunktion gegenüber der LPL bei allen Formen identisch ist. Der Apoproteinanteil der Chylomikronen des Patienten weist jedenfalls gegenüber normalen Partikeln wesentliche Unterschiede auf, wobei auch bezüglich der Befunde nicht entschieden werden kann, ob diese Differenz durch längere Verweildauer im Plasmakompartiment oder durch eine veränderte Synthese bedingt ist.

Obgleich die Inkubationen dieser Chylomikronen mit HTGL oder LPL mit der Hydrolyse normaler Partikel vergleichbar ist, könnte der zugunsten des LPL-Inhibitors Apo-CIII erhöhte Quotient Apo-CIII/CII in vivo den Metabolismus dieser Lipoproteine durchaus beeinflussen. Zusätzlich konnte in den Chylomikronen des Patienten ein weiteres, niedermolekulares Peptid nachgewiesen werden. Nach Inkubation der Apoproteine mit Neuraminidase werden die Neuraminsäuren der CIII-Peptide abgespalten, und man erkennt dann eine wesentliche $CIII_0$-Bande, während die bisher nicht beschriebene Bande in der Polyacrylamidgelelektrophorese bestehen bleibt. Es handelt sich hier also nicht um ein CIII-Peptid, sondern um ein bisher nicht beschriebenes Protein, dessen chemische Analyse noch aussteht. Die Reindarstellung gelingt mittels konventioneller Chromatographie über DEAE-Zellulose.

Nach Heparininjektion zeigt die hepatische Triglyzeridlipase einen normalen Aktivitätsverlauf. Da nach Abzentrifugieren der Chylomikronen im Plasma jeweils noch ⅓ Aktivität nachweisbar ist, muß auf eine relativ hohe Affinität des Enzyms gegenüber den Chylomikronen geschlossen werden. Diese Befunde waren in allen drei Diätphasen bei den Patienten identisch. Augenfällig ist die Tatsache, daß bei dem Typ-I-Patienten die Aktivität der LPL im Plasma auch ohne Heparininjektion in signifikanten Mengen nachweisbar ist. Sie fällt jedoch nach Heparininjektion kontinuierlich ab. Nach Abzentrifugation der Chylomikronen hingegen ist das Enzym im Plasma in relativ hohen Konzentrationen nachweisbar, so daß das Substrat selbst eine Inhibitorfunktion im Plasma auszuüben scheint. Welcher Anteil der Hydrolyse durch die HTGL übernommen wird, ist schwer abzuschätzen. Die Messung der freien Fettsäuren im Plasma nach Heparininjektion zeigt, daß offenbar eine signifikante Hydrolyse stattfindet. Diese Hydrolyse wird durch Heparininjektion noch verstärkt, was sich in einem Abfall der Chylomikronentriglyzeride vor allem bei normaler und fettreicher Diät zeigt. Erstaunlich ist, daß der Patient, obwohl er während der Untersuchung keine Nahrung aufnahm, innerhalb von 2½ h seine Ausgangsplasmatriglyzeridwerte jeweils wieder erreichte – und das in allen drei Diätphasen. Entweder stammen diese Chylomikronen aus riesigen Pools, z. B. in den Leber- und Milzsinusoiden, oder aber der Patient ist befähigt, mit Hilfe des großen Angebots an freien Fettsäuren im Plasma, Chylomikronen auch nahrungsunabhängig zu synthetisieren. Die

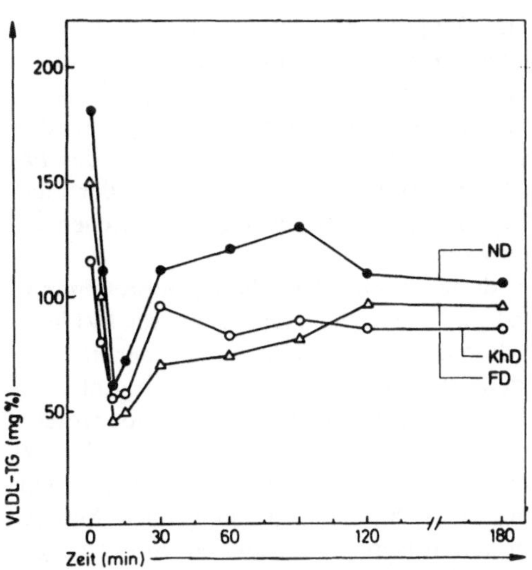

Abb. 9. Konzentration der VLDL-Triglyzeride vor und nach Heparininjektion im Plasma im Verlauf von 180 min am Ende unterschiedlicher Diätphasen

VLDL-Triglyzeride waren in allen Diätphasen nur leicht erhöht, reagierten nach Heparininjektion jeweils mit einem drastischen Abfall. Auch diese Befunde weisen darauf hin, daß unter den besonderen Stoffwechselbedingungen des Patienten wahrscheinlich die HTGL in der Lage ist, die Hydrolyse dieser triglyzeridreichen Lipoproteine durchzuführen.
Bei dieser Form der Hyperlipoproteinämie Typ I sind demnach im Plasma nur relativ kleine Chylomikronen nachweisbar, die über eine veränderte Proteinausstattung verfügen. Entgegen bisherigen Vorstellungen wird die Lipoproteinlipase zumindest bei diesem Stoffwechseldefekt synthetisiert. Auch das intravasale lipolytische Potential ist bei dem Patienten nach Aktivierung durch Heparin vorhanden. Entweder gelangen die Chylomikronen ohne Aktivierung durch Heparin nicht an die Bindungsplätze der Lipasen, um dort hydrolisiert zu werden, oder sie üben aufgrund ihrer Struktur oder des Gehalts an Inhibitorapoproteinen eine hemmende Funktion auf die LPL aus. Welcher Defekt diesem Phenomen zugrunde liegt, muß weiteren Experimenten vorbehalten sein.

Abkürzungen

Apo	Apoprotein
DEAE	Diethylaminoethyl
FD	Periode von 10 Tagen fettreicher Diät
HDL	High-density-Lipoproteine
HLP	Hyperlipoproteinämie
HTGL	Hepatische Triglyzeridlipase
KG	Körpergewicht
KhD	Periode von 10 Tagen kohlenhydratreicher Diät
LDL	Low-density-Lipoproteine
LPL	Lipoproteinlipase
ND	Periode von 10 Tagen Normalkost
TMU	Tetramethylharnstoff
VLDL	Very-low-density-Lipoproteine

Literatur

1. Bürger M, Grütz O: Über hepatosplenomegale Lipoidose mit xanthomatösen Veränderungen in Haut und Schleimhaut. Arch Derm Syph (Berl) 166: 542–575 (1932)
2. Quarfordt SH, Frank A, Shames DM, Biermann M, Steinberg D: Very low density lipoprotein triglyceride transport in type IV hyperlipoproteinemia and the effects of carbohydrate-rich diets. J Clin Invest 49: 2281–2297 (1970)
3. Havel RJ, Gordon RS, Jr: Idiopathic hyperlipemia. Metabolic studies in an affected family. J Clin Invest 39: 1777–1790 (1960)
4. Krauss RM, Levy RI, Fredrickson DS: Selective measurement of two lipase activities in postheparin plasma from normal subjects and patients with hyperlipoprotinemia. J Clin Invest 54: 1107–1124 (1974)
5. Augustin J, Geursen R, Klose G, Greten H: Degradation of chylomicrons with purified human plasma hepatic triglyceride lipase and lipoprotein lipase. 10th Annual Meeting. European Society for Clinical Investigation (Abstr) 131: 17 (1976)
6. Lowry OH, Rosebrought NJ, Farr AL, Randall RJ: Protein measurement with the folin phenol reagent. J Biol Chem 193: 265–275 (1951)
7. Kane JP, Sata T, Hamilton RL, Havel RJ: Apoprotein composition of very low density lipoproteins of human serum. J Clin Invest 56: 1622–1634 (1975)
8. Herbert PN, Shulman RS, Levy RI, Fredrickson DS: Fractionation of the C-apoproteins from human plasma very low density lipoproteins. J Biol Chem 248: 4941–4946 (1973)
9. Shore VG, Shore B: Heterogeneity of human plasma very low density lipoproteins. Separation of species differing in protein components. Biochemistry 12: 502–507 (1973)
10. Greten H, Laible V, Zipperle G, Augustin J: Comparison of assay methods for selective Measurement of plasma lipase. Atherosclerosis 26: 563–572 (1977)
11. Novak M: Colorimetric ultramicron method for the determination of free fatty acids. J Lipid Res 6: 431–433 (1965)
12. Brown WV, Levy RI, Fredrickson DS: Further characterization of apolipoproteins from the human plasma very low density lipoproteins. J Biol Chem 245: 6588–6594 (1970)

Hormonale Regulation des Fettgewebsstoffwechsels: Implikationen für Pathogenese und Therapie der Fettsucht

H. Kather und B. Simon

Einleitung

Obwohl neuere kontrollierte epidemiologische Studien darauf hinzuweisen scheinen, daß mäßiges Übergewicht nicht so schädlich ist, wie bisher angenommen [1], bleibt die Obesitas für die Betroffenen ein Gesundheitsproblem. Die Fettsucht ist vermutlich ein heterogenes Krankheitsbild. In Analogie zu verschiedenen Tiermodellen lassen sich zwei pathogenetisch unterschiedliche Hauptformen unterscheiden, die von Mayer [2] als regulatorische und metabolische Form der Fettsucht bezeichnet wurden.

Bei der regulatorischen Form der Fettsucht steht die übermäßige Nahrungszufuhr ursächlich im Vordergrund; es handelt sich um eine primäre Hyperphagie. Die Ursachen der metabolischen Form der Fettsucht sind vermutlich uneinheitlich. Neben Unterschieden im Energiebedarf verschiedener Körpergewebe existieren auch Formen, die auf einen Defekt in der Mobilisierbarkeit der Fettdepots zurückzuführen sind, wie die seltenen symmetrischen Lipomatosen [3]. Auch die Tendenz zur Fettsucht mit steigendem Lebensalter scheint mit einer Entleerungsstörung der Fettdepots assoziiert zu sein [4].

Das Körperfettgewebe hat zwei Hauptfunktionen: die Synthese von Depotfett aus Fettsäuren und/oder Glukose bzw. anderen Metaboliten des Kohlenhydratstoffwechsels wie Laktat oder Pyruvat (Lipogenese) und die Mobilisierung der gespeicherten Triglyzeride (Lipolyse).

In dieser Übersicht wird ein Überblick über die hormonale Regulation der Depotfettmobilisation gegeben; mögliche Implikationen für die Pathogenese und Therapie der Fettsucht werden diskutiert.

Hormonale Regulation der Depotfettmobilisation

Das Fettgewebe steht unter der strikten Kontrolle antagonistisch wirkender Hormone, die nach ihrer Funktion in solche mit lipolytischer (fettmobilisierender) und solche mit antilipolytischer (den Fettansatz fördernder Wirkung) unterteilt werden.

Zu den Hormonen mit vorwiegend antilipolytischer Wirkung zählen Insulin und Prostaglandine. Lipolytisch sind, zumindest bei der Ratte, Katecholamine und eine Reihe von Peptidhormonen; beim Menschen dagegen nur Katecholamine und Parathormon, dessen physiologische Bedeutung zweifelhaft ist (Abb. 1).

Die Einteilung in lipolytisch und antilipolytisch wirksame Hormone ist eine Simplifizierung, die das tatsächliche Wirkungsspektrum einer Reihe von Hormonen nur unzureichend erfaßt. Katecholamine haben beim Menschen, im Gegensatz zu anderen Spezies wie der Ratte, sowohl eine lipolytische (β-adrenerge), als auch eine antilipolytische (α-adrenerge) Wirkkomponente [5–14]. Unter normalen diätetischen und endokrinen Bedingungen überwiegt die lipolytisch wirksame β-adrenerge Komponente; während des Fastens, beim unbehandelten juvenilen Diabetes oder bei Schilddrüsenunterfunktion dominiert dagegen die antilipolytisch wirksame α-adrenerge Komponente [6, 7]. Dies bedeutet, daß Katecholamine beim Menschen in Abhängigkeit von der Ernährungssituation und endokrinen Einflüssen sowohl der Energiemobilisierung, als auch der Konservierung der Körperenergiereserven dienen können. Insulin und Prostaglandine sind in vitro überwiegend antilipolytisch wirksam; beide Hormonklassen be-

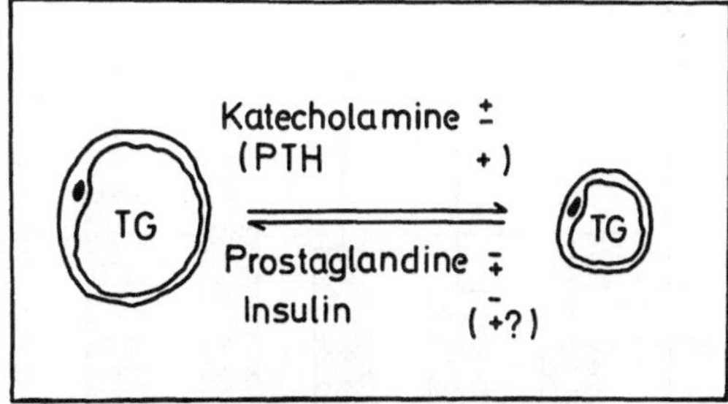

Abb. 1. Hormonale Regulation des Fettgewebsstoffwechsels beim Menschen

Fortschritte in der Inneren Medizin
Hrsg. Kommerell/Hahn/Kübler/Mörl/Weber

sitzen jedoch auch lipolytische Wirkkomponenten [8, 9]. Wir haben zeigen können, daß sowohl hemmende, als auch stimulierende Katecholamin- und Prostaglandineffekte auf die Lipolyse beim Menschen über das membrangebundene Adenylat-Cyclase/cAMP-System vermittelt werden [9–13].

Der physiologische Stellenwert von Hormonen mit lipidmobilisierender Wirkung war lange umstritten. Selbst für das am besten untersuchte Tiermodell, die Ratte, wird noch heute diskutiert, ob die Regulation von Fettansatz und Fettmobilisation allein durch Schwankungen der Plasmaspiegel des antilipolytisch wirksamen Insulins oder auch durch lipolytisch wirksame Hormone erfolgt.

Für den Menschen ist diese Frage inzwischen einfacher zu beantworten. Es wurde gezeigt, daß bei einer seltenen Form regionaler Fettsucht, der multiplen symmetrischen Lipomatose, ein Defekt in der Katecholaminansprechbarkeit des Unterhautfettgewebes vorliegt [3]. Es handelt sich hier um eine metabolische Form der Fettsucht, die eindeutig auf einem Defekt in der Depotfettmobilisation beruht.

Darüber hinaus weist Unterhautfettgewebe in Körperregionen, die auch beim Schlanken noch nennenswerte Fettpolster aufweisen, wie der Hüftbereich (bei Frauen) oder die Glutealregion, eine erhöhte α-adrenerge Ansprechbarkeit auf [13]. Dies läßt vermuten, daß auch andere regionale Fettsuchtformen, wie die sog. Reithosenfettsucht bei Frauen, durch Änderungen in der Katecholaminansprechbarkeit des Zielgewebes bedingt sind.

Fettleibigkeit und Altern

Fettsucht besteht keineswegs überwiegend von Kindheit an, sondern wird in der Regel erst im Laufe des Lebens erworben. Dies wird durch die Abb. 2 illustriert. Beim durchschnittlichen Deutschen steigt das Körpergewicht kontinuierlich bis etwa zum 45. Lebensjahr an, um dann bis etwa zum 70. Lebensjahr annähernd konstant zu bleiben. Dieser Verteilungstyp ist suggestiv dafür, daß in der Pathogenese der Adipositas auch Faktoren eine Rolle spielen, die mit dem Altern kausal verknüpft oder assoziiert sind.

Üblicherweise wird der Zusammenhang zwischen Inzidenz der Adipositas und steigendem Lebensalter als Zeichen nachlassender körperlicher Aktivität bei konstanter Nahrungszufuhr gedeutet. Vermutlich ist mit dieser Anschauung jedoch nur ein Teilaspekt des Problems erfaßt. Noch strikter als für den Menschen ist für die ad libitum fressende Ratte Altern gleichbedeutend mit der Entwicklung einer Fettsucht. Bei dieser Tierspezies nimmt mit steigendem Lebensalter die Senitivität des Fettgewebes gegenüber Hormonen mit lipidmobilisierender Wirkung ab und ist für einige Hormone, wie ACTH und Glukagon im Alter nicht mehr nachweisbar [4, 17]. Kaninchenfettgewebe ähnelt dem Fettgewebe des Menschen darin, daß es, wie das menschliche Gewebe, sowohl α- als auch β-adrenerge Rezeptoren aufweist, die die Depotfettmobilisation in antagonistischer Weise beeinflussen. In dieser Tierspezies nimmt die α-adrenerge Ansprechbarkeit des Fettgewebes

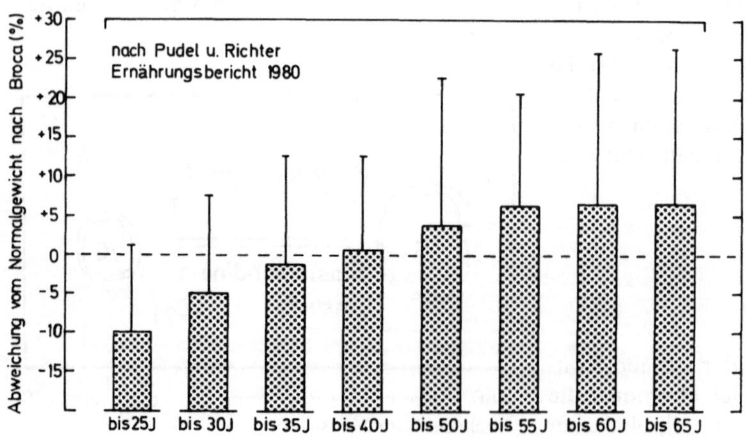

Abb. 2. Relatives Körpergewicht und Lebensalter

mit steigendem Lebensalter zu; die Katecholamine verlieren ihre fettmobilisierende Wirkung, ihr Effekt kann sich sogar ins Gegenteil, nämlich eine Hemmung der Depotfettmobilisation verkehren [18].

Die altersassoziierte Abnahme der Hormonsensitivität läßt sich bei der Ratte durch lebenslange Nahrungsrestriktion hinauszögern [4, 15]. Interessant ist in diesem Zusammenhang, daß eine lebenslange Nahrungsrestriktion bei Warmblütern die einzige bekannte Möglichkeit darstellt, das Leben wirkungsvoll zu verlängern [15]. In Einzelfällen wurde eine Verdoppelung der Lebensspanne durch diese Maßnahme erzielt [4]. Die Lebensverlängerung durch sehr früh beginnende Nahrungsrestriktion wird jedoch durch eine außerordentlich hohe Frühsterblichkeit erkauft, so daß sich dieser Weg für den Menschen verbietet. Die Reduktion der Nahrungszufuhr muß aber früh einsetzen, wenn sie wirkungsvoll sein soll; nach Überschreiten der Lebensmitte bewirkt dieselbe Art der diätetischen Intervention in den meisten Fällen eine Lebensverkürzung, statt einer Lebensverlängerung.

Neue Ansätze zur diätetischen Prävention der Obesitas

Die tierexperimentellen Ergebnisse sowie die Therapieresistenz der Obesitas unterstreichen die Notwendigkeit einer wirkungsvollen Prävention. Im Tierexperiment und auch beim Menschen hängt der Fettansatz nicht nur von der Nahrungsmenge, sondern auch von der Nahrungszusammensetzung ab. Ratten setzen unter proteinreicher Kost (25% Eiweiß) innerhalb von 10 Wochen bei gleicher Energiezufuhr doppelt so viel Fett an, wie Kontrollen deren Nahrung nur 2% Protein enthält [16]. Auch die Sensitivität des Fettgewebes gegenüber Hormonen mit fettmobilisierender Wirkung hängt im Tierexperiment entscheidend von der Nahrungszusammensetzung ab. Beispielsweise bewirkt eine fettreiche Kost bei der Ratte einen Verlust der Katecholaminansprechbarkeit des Fettgewebes [17]. Für den Menschen hat Kasper diesen wenig beachteten Aspekt zwischen Nahrungszusammensetzung und Größe der Fettdepots immer wieder herausgestellt [18]. Vor dem Hintergrund neuer tierexperimenteller Beobachtungen verdienen die Ergebnisse dieser Arbeitsgruppe stärkere Beachtung.

Wir sind weit entfernt von einer rationalen Therapie der Fettsucht, die auf gesicherten Wirkungsmechanismen beruht und können dem Übergewichtigen z. Z. nur das simple und häufig erfolglose Rezept „Iß die Hälfte" anbieten. Der inzwischen gesicherte Einfluß der Nahrungszusammensetzung auf Fettansatz und Fettmobilisation erweckt jedoch die Hoffnung, dem Übergewichtigen in Zukunft nach erfolgreicher Gewichtsreduktion eine sättigende Diät maßgeschneiderter Zusammensetzung anbieten zu können, die zu einer langfristigen Stabilisierung des Körpergewichts auf niedrigerem Niveau beiträgt oder gar zur Prävention der Adipositas geeignet ist.

Zusammenfassung

Fettsucht ist durch eine Hypertrophie und/oder Hyperplasie des Fettgewebes gekennzeichnet. Der Stoffwechsel des Fettgewebes steht unter strikter hormonaler Kontrolle durch eine Reihe von Hormonen mit antagonistischer Wirkung auf die Depotfettmobilisation.

Seltene regionale Fettsuchtsformen, wie die symmetrische Lipomatose sind durch einen Defekt in der Katecholaminansprechbarkeit des hypertrophierten Fettgewebes bedingt. Auch die altersassoziierte Tendenz zur Fettleibigkeit ist von einer verminderten Ansprechbarkeit des Fettgewebes gegenüber Hormonen mit fettmobilisierender Wirkung begleitet.

Die hormonale Ansprechbarkeit des Unterhautfettgewebes wird durch die Nahrungsmenge und die Nahrungszusammensetzung beeinflußt. Die Langzeittherapie der Fettsucht durch Nahrungsrestriktion ist häufig erfolglos. Möglicherweise läßt sich das Körpergewicht nach erfolgreicher Gewichtsreduktion durch sättigende Diäten geeigneter Zusammensetzung langfristig auf einem niedrigeren Niveau stabilisieren. Eventuell läßt sich mit Diäten geeigneter Zusammensetzung auch eine Prävention der Obesitas erreichen.

Literatur

1. Keys A: WO Atwater Memorial Lecture: Overweight obesity, coronary heart disease and mortality. Nutr Rev 38: 297–307 (1980)

2. Mayer J: The obese hyperglycemic Syndrome of mice as an example of metabolic obesity. Am J Clin Nutr 8: 712–718 (1960)
3. Enzi G, Imerlman EM, Baritussio A, Dorigo P, Prosdomcimi M, Mazzoleni F: Multiple symmetric lipomatosis; a defect in adrenergic stimulated lipolysis. J Clin Invest 60: 1221–1229 (1977)
4. Masoro EJ, Yu BP, Bertrand HA, Lynd FT: Nutritional probe of the aging process. Fed Proc 39: 3178–3182 (1980)
5. Burns TW, Langley PE: Lipolysis by human adipose tissue; the role of cyclic 3′,5′-adenosine monophosphate and adrenergic receptor sites. J Lab Clin Med 75: 63–85 (1970)
6. Rosenquist U, Efendic S, Jereb B, Östman J: Influence of hypothyroid state on lipolysis in human adipose tissue in vitro. Acta Med Scand 189: 381–384 (1971)
7. Arner P, Engfeldt P, Östman J: Relationship between lipolysis, cyclic AMP, and fat cell size in human adipose tissue during fasting and in diabetes mellitus. Meatbolism 28: 198–209 (1979)
8. Smith U: Studies of human adipose tissue in culture III: Influence of insulin and medium glucose concentration on cellular metabolism. J Clin Invest 53: 91–98 (1974)
9. Kather H, Simon B: Biphasic effects of prostaglandin E_2 on the human fat cell adenylate cyclase. J Clin Invest 64: 609–612 (1979)
10. Kather H, Geiger M: Adrenaline-sensitive adenylate cyclase of human fat cell ghosts; properties and hormone-sensitivity. Europ J Clin Invest 7: 363–371 (1977)
11. Kather H, Simon B: Antagonistic effects of adrenaline and prostaglandin E_2 on the human fat cell adenylate cyclase. In: International congress on obesity; pathogenesis and treatment (Enzi G, Crepaldi G, Pozza G, Renold AE, eds), pp 167–174. Academic Press, London New York San Francisco 1981
12. Kather H, Pries J, Schrader V, Simon B: Inhibition of human fat cell adenylate cyclase mediated via alpha-adrenoceptors. Europ J Clin Invest 10: 345–348 (1980)
13. Kather H, Zöllig K, Simon B, Schlierf G: Human fat cell adenylate cyclase; regional differences in hormone-sensitivity. Europ J Clin Invest 7: 595–597 (1977)
14. Lafontan M: Inhibition of epinephrine-induced lipolysis in isolated white adipocytes of aging rabbits by increased alpha-adrenergic responsiveness. J Lipid Res 20: 208–216 (1979)
15. Ross MH: Nutrition and longevity in experimental animals. In: Nutrition and Aging (Winick M, ed), pp 43–57. Wiley & Sons, New York London Sydney Toronto 1976
16. Donald P, Pitts GC, Pohl SL: Body weight and composition in laboratory rats: effects of diets with high or low protein concentrations. Science 211: 185–186 (1981)
17. Gorman RR, Tepperman HM, Tepperman J: Effects of starvation, refeeding, and fat feeding on adipocyte adenylyl cyclase activity. J Lipid Res 13: 276–280 (1972)
18. Kasper H, Thiel H, Ehl M: Response of body weight to a low carbohydrate, high fat diet in normal and obese subjects. Am J Clin Nutr 26: 197–204 (1973)

Unterschiedliche Beeinflussung der Plasma- und Lipoproteinlipide durch Gewichtsreduktion bei übergewichtigen Patienten mit kombinierter Hyperlipoproteinämie (HLP Typ IV)*

G. Middelhoff und W. Därr**

Einleitung

Klinische, epidemiologische und experimentelle Befunde haben die Bedeutung des Cholesterins als Risikofaktor für die Entstehung und Progression der menschlichen Arteriosklerose gesichert. Von den das Cholesterin im Plasma transportierenden Lipoproteinfraktionen gelten die Low-density-Lipoproteine (LDL) und deren Stoffwechselvorläufer, die Intermediate-density-Lipoproteine (IDL) und Very-low-density-Lipoproteine (VLDL), als atherogen, während den High-density-Lipoproteinen (HDL) eine antiatherogene, protektive Bedeutung zukommen soll. Der mögliche molekulare Mechanismus, der den protektiven Effekt der

* Mit Unterstützung aus Mitteln des Sonderforschungsbereichs 90, Kardiovaskuläres System
** Die Autoren danken Fräulein B. Löser und Fräulein P. Flint-Hansen für ihre ausgezeichnete Mitarbeit

Fortschritte in der Inneren Medizin
Hrsg. Kommerell/Hahn/Kübler/Mörl/Weber

HDL erklären könnte, liegt zum einen in der Mobilisierung von peripherem Cholesterin, z.B. aus der Gefäßintima, zum andern in der kompetitiven Hemmung der rezeptormediierten LDL-Aufnahme in den Endothelzellen der Gefäße [1, 2].

In den letzten Jahren hat sich gezeigt, daß die einzelnen Lipoproteinfraktionen keine einheitlichen Partikelpopulationen sind, sondern daß sich innerhalb einer Dichteklasse strukturell-funktionell verschiedene Subfraktionen unterscheiden lassen [3]. Von den HDL-Subklassen wurde bereits von Glomset HDL_2 als die möglicherweise antiatherogene Subfraktion beschrieben [4].

Die Beeinflussung der Plasma- und Lipoprotein-Lipidspiegel durch diätetische Maßnahmen war das Ziel zahlreicher Untersuchungen in den letzten Jahren. Dabei hat sich gezeigt, daß bei einer Vielzahl von Patienten, abhängig vom Phänotyp der Erkrankung und von den tatsächlich vorliegenden absoluten Ausgangswerten, allein durch eine adäquate Diät eine Senkung bzw. Normalisierung erhöhter Plasmalipidspiegel möglich ist. Über die Beeinflussung der einzelnen Lipoproteinfraktionen, insbesondere der HDL, durch diätetische Maßnahmen liegen jedoch kontroverse Angaben in der Literatur vor [5–8].

Die vorliegende Studie sollte überprüfen, ob die bei übergewichtigen Patienten mit Typ-IV-Hyperlipoproteinämie während der Gewichtsreduktion beobachtete Normalisierung der Plasmalipidspiegel zu entsprechend günstigen Veränderungen der HDL- und LDL-Cholesterinspiegel und zu einer Korrektur des abnormen HDL_2/HDL_3-Musters dieser Patienten führen kann.

Patienten

Drei Patienten mit erheblichem Übergewicht (Broca-Index > +30%) und kombinierter Hyperlipoproteinämie (entsprechend Phänotyp IV HLP) wurden untersucht. Die wesentlichen klinischen Befunde dieser Patienten sind in Tabelle 1 aufgeführt. Sämtliche Ursachen bzw. Erkrankungen, die zu einer sekundären Hyperlipoproteinämie führen können, waren ausgeschlossen. Die Patienten wurden unter stationären Bedingungen mit einer Nulldiät behandelt; die Behandlungszeit betrug im Mittel 4 Wochen (bei 2 Patienten 5 Wochen, bei 1 Patienten 2 Wochen). Während der Nulldiätperiode erhielten die Patienten 300 mg Allopurinol täglich, die Flüssigkeitszufuhr lag über 3 l/die, alle Patienten waren konstant acetonpositiv im Urin. Der durchschnittliche Gewichtsverlust lag bei 13,2 kg, entsprechend einer täglichen Gewichtsabnahme um 470 g. Wesentliche Nebenwirkungen wurden nicht beobachtet.

Weitere Medikamente mit bekannter Beeinflussung der Plasmalipidspiegel oder Lipoproteinfraktionen wurden während der Behandlungsperiode nicht verabreicht.

Tabelle 1. Klinische Daten bzw. Charakteristika der untersuchten Patienten

Pat. Nr.	Alter	Geschlecht	RG (nach Broca)	Diagnosen
1	39	m	30	V.a. KHK, Glaukom. Z.n. Nephrektomie *re.*
2	38	w	85	Hypertonie, Thrombophlebitis *li.* Unterschenkel
3	59	m	48	Hypertonie, anamnestisch Arthritis urica

Methoden

Blut wurde nach 12stündigem Fasten in EDTA-Röhrchen abgenommen, das Plasma unmittelbar anschließend durch Zentrifugation abgetrennt. Die Lipoproteinfraktionierung wurde nach der Methode von Havel et al. vorgenommen [9]. Zusätzlich wurde das HDL-Cholesterin nach der Phospho-Wolfram-Säurefällungsmethode von Assmann mit dem Kit der Firma Boehringer Mannheim, FRG, bestimmt [10]. Die zonale Ultrazentrifugation wurde nach Patsch et al. [11] durchgeführt, es wurde nur frisches Plasma verwendet. Die Lipidanalytik wurde für das Plasma z. T. über den Autoanalyzer AA II [12] nach dem LRC-Manual durchgeführt; für die Untersuchung der isolierten Lipoproteinfraktionen wurden die Triglyzeride,

Tabelle 2. Plasma- und Lipoprotein-Lipidwerte vor (v) und während (w) der Behandlung

Pat. Nr.	*TG*		*Chol*		*LDL-Chol*		*HDL-Chol*	
	v	w	v	w	v	w	v	w
1	550	141	307	277	175	218	29	29
2	317	138	276	204	161	122	28	17
3	450	157	289	180	188	106	32	25
M̄	439	145	290	220	174	148	30	24

Tabelle 3. Verhältnis T-Chol/HDL-Chol und LDL-Chol/HDL-Chol vor (v) und während (w) der Behandlung (MW)

	T-Chol/ HDL-Chol		LDL-Chol/ HDL-Chol	
	v	w	v	w
Patienten (n = 3)	9,6	9,2	5,8	6,1
Kontrollen (n = 10)	2,75		1,55	

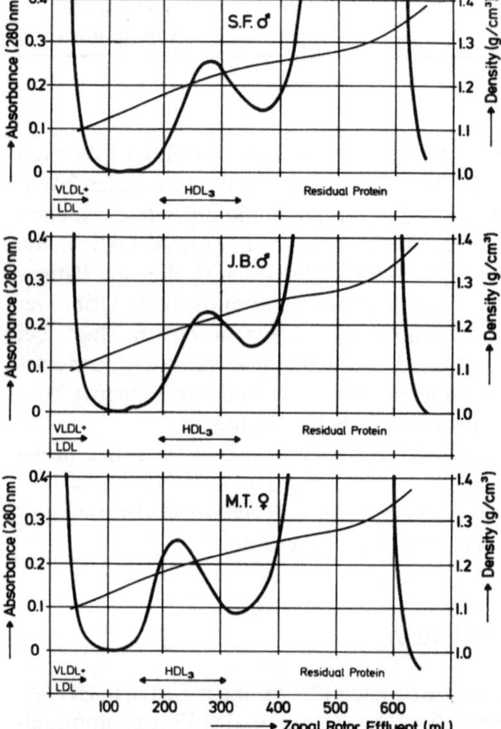

Abb. 1. Isolierung der High-density-Lipoproteine aus dem Plasma von 3 Patienten mit Hyperlipidämie Typ IV. Jeweils 5 ml AeDTA-Plasma wurden in einem diskontinuierlichen NaBr-Gradienten im Dichtebereich 1,00–1,40 g/ml über 22 h bei 41 000 rpm zentrifugiert. Die Komponentenanalyse der HDL wurde mit den durch einen Pfeil gekennzeichneten Fraktionen durchgeführt

Cholesterin, Cholesterinester und Phospholipide enzymatisch mit Kits der Firma Boehringer Mannheim, FRG, bestimmt. Das Apolipoproteinmuster in den isolierten HDL-Fraktionen und Subfraktionen wurde nach Polyacrylamidgelelektrophorese [13] densitometrisch untersucht. Die Eiweißbestimmung, für die isolierten Lipoproteinfraktionen, erfolgte nach der Methode von Lowry et al. [14], modifiziert in Einzelfällen bei triglyzeridreichen Proben. Sämtliche übrigen Blutbestimmungen (Substrate, Enzyme) wurden mit den Routinemethoden des chemischen Labors durchgeführt.

Ergebnisse

Die Auswirkungen des totalen Fastens auf das Körpergewicht und die Plasmalipidspiegel sind in Tabelle 2 zusammengestellt. Eine Normalisierung der Plasmatriglyzeridspiegel gelang bei allen 3 Patienten, während das Gesamtcholesterin sich bei 2 von 3 Patienten normalisierte. Die entsprechenden Veränderungen des Cholesterins in den Lipoproteinfraktionen sind ebenfalls in Tabelle 2 zusammengestellt. Dabei fällt auf, daß bei Patient 1 trotz Abfall des Gesamtcholesterins das LDL-Cholesterin deutlich angestiegen ist, während die beiden anderen Patienten einen dem Gesamtcholesterin entsprechenden Abfall des LDL-Cholesterins aufwiesen. Der mittlere Abfall des LDL-Cholesterins aller 3 Patienten war dementsprechend etwas geringer als der des Gesamtcholesterins (30% : 24%). Bei keinem der Patienten konnte ein Anstieg des HDL-Cholesterins beobachtet werden, der Abfall dieses Parameters lag im Mittel bei 20%. Entsprechend diesen Einzelparametern war eine günstige Beeinflussung der beiden atherogenen Indizes Gesamtcholesterin/HDL-Cholesterin und LDL-Cholesterin/HDL-Cholesterin nicht möglich, der zweite Index verschlechterte sich sogar von 5,8 auf 6,1 (gegenüber 1,55 bei stoffwechselgesunden Normalpersonen; Tabelle 3).

Auch die Untersuchung der HDL in der zonalen Ultrafuge bestätigte, semiquantitativ, ein Absinken der HDL-Konzentration im Plasma (gemessen als Proteinabsorption im Photometer bei $\lambda = 280\,nm$) um 10–20%. Die Subfraktionierung der HDL mit dieser Technik zeigte, daß vor Beginn der Behandlung bei allen Patienten lediglich HDL_3 nachweisbar war (Abb. 1). Die erfolgreiche Gewichtsreduzierung führte zu keiner nennenswerten Änderung dieses abnormen HDL-Subklassenprofils, nur bei Patient 2 wurde HDL_2 in geringer Konzentration gefunden (Abb. 2). Die Untersuchung der Stöchiometrie der HDL bestätigte diesen Befund: eine signifikante Änderung der HDL-Zusammensetzung wurde weder im Lipid- noch im Apolipoproteinmuster beobachtet (Tabelle 4). Nach Wiederaufnahme der Nahrungszufuhr, auch in Form einer Reduktionskost von 300 kcal, war zudem bei keinem der Patienten die Normalisierung der Plasmalipidspiegel aufrecht zu erhalten. Bei allen 3 Patienten hatte sich innerhalb von 4 Wochen wieder der HLP IV-Phänotyp eingestellt.

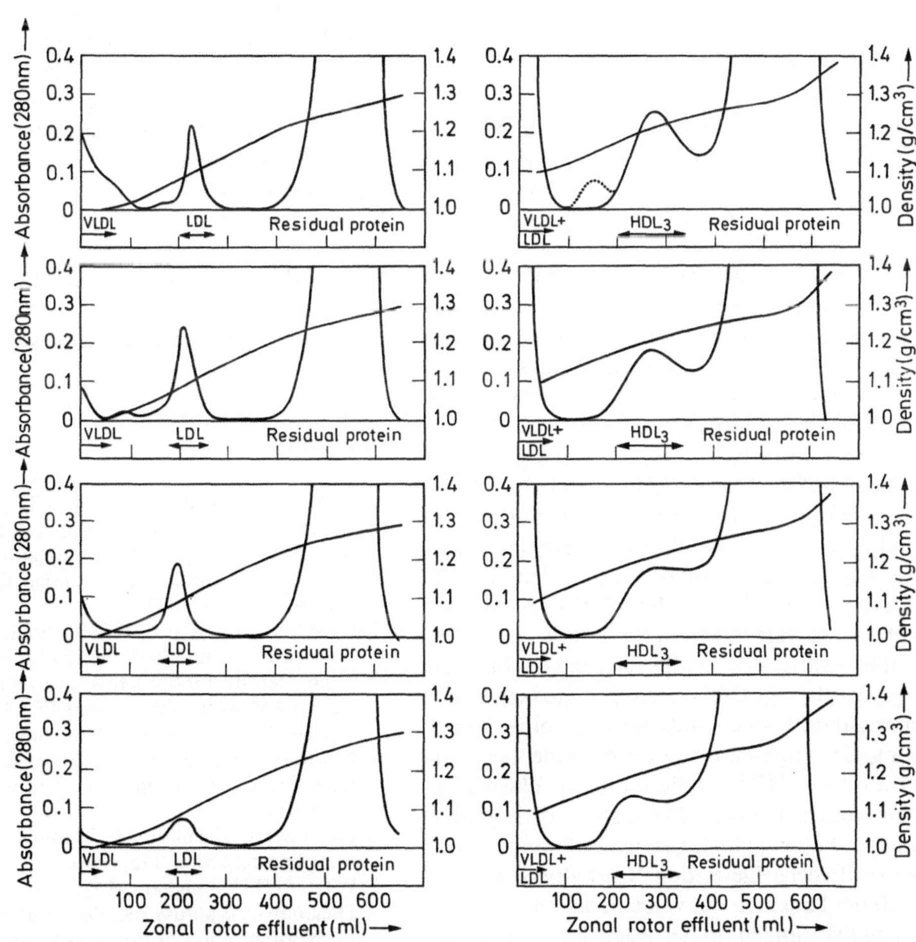

Abb. 2. Repräsentative Isolierung der Serumlipoproteine aus dem Plasma eines Patienten mit Hyperlipoproteinämie Typ IV während Gewichtsreduktion. Links sind die Elutionsprofile der Very-low-density-Lipoproteine und der Low-density-Lipoproteine, rechts die entsprechenden Profile der High-density-Lipoproteine wiedergegeben. Von oben nach unten entsprechen die Elutionsdiagramme dem Verteilungsmuster vor Versuchsbeginn, nach der ersten Woche, der zweiten Woche und der vierten Woche unter kontrollierter Nulldiät. Das normale Verteilungsmuster der High-density-Lipoproteine ist in der Kontrolle *(rechts oben)* durch eine punktierte Linie gekennzeichnet

Tabelle 4. Stöchiometrie der HDL vor (v) und während (w) der Behandlung (Relativ %)

	TG		Chol		PL		Protein	
	v	w	v	w	v	w	v	w
HDL (konvent. UZ)	0,31	0,27	0,19	0,18	0,57	0,57	0,46	0,52
HDL_3 (zonale UZ)	0,25	0,26	0,19	0,20	0,45	0,47	0,50	0,52

Diskussion

Diätetische Maßnahmen stehen im Vordergrund und am Anfang der Behandlung von Stoffwechselerkrankungen. Dieser Grundsatz gilt auch für die Behandlung von Fettstoffwechselstörungen. Die zu beobachtende Reduzierung bzw. Normalisierung der erhöhten Plasmalipidspiegel wird bestimmt von den vorgefundenen Ausgangswerten und dem Phäno- bzw. Genotyp der Erkrankung. Zahlreiche Untersuchungen haben belegt, daß bereits die Gewichtsnormalisierung durch eine Reduktionskost oder durch totales Fasten einen günstigen Einfluß auf die Plasmatriglyzerid- bzw. -cholesterinspiegel hat. Epidemiologische und zuletzt auch experimentelle Befunde haben zudem eine negative Korrelation zwischen den Plasmatriglyzeridspiegeln und den HDL-Cholesterinwerten nachgewiesen [15]. Möglicherweise müßte demnach durch die Senkung der Plasmatriglyzeridspiegel, sei es durch diätetische oder pharmakologische Maßnahmen, eine Erhöhung der High-density-Lipoproteine oder zumindest des HDL-Cholesterins im Plasma erzielt werden können. Die bisher vorliegenden Studien haben jedoch gezeigt, daß dies sowohl bei stoffwechselgesunden Normalpersonen als auch bei Patienten mit verschiedenen Fettstoffwechselstörungen (in der Regel mit Hyperlipoproteinämie Typ II oder IV) nicht der Fall ist [4–8]. Dabei wurden verschiedene diätetische Maßnahmen, entweder als fettmodifizierte Kost oder als Nulldiät, verwendet.

Die von uns erhobenen Befunde bestätigen und ergänzen die vorliegenden Beobachtungen. Die mit vollständiger Normalisierung auch stark erhöhter Plasmalipidspiegel (sowohl Triglyzeride als auch Gesamtcholesterin) einhergehende Gewichtsreduktion führte zu einer Senkung des mit der konventionellen Fällungsmethode bestimmten HDL-Cholesterins ohne Normalisierung des abnormen HDL_2/HDL_3-Subfraktionsmusters im Plasma. Auch das als besonders empfindlicher atherogener Index bezeichnete LDL/HDL-Verhältnis wurde eher weiter verschlechtert. Diese Befunde deuten darauf hin, daß der zugrundeliegende Stoffwechseldefekt bei adipösen Typ-IV-Patienten durch diätetische Maßnahmen allein nicht korrigierbar ist. Ob andere, z. B. pharmakologische oder invasive, Behandlungstechniken auf Dauer in der Lage sind, einen günstigeren Effekt auszuüben, bleibt abzuwarten [16]. Entsprechende Untersuchungen sind z. Z. im Gange. Zumindest wird die einfache Messung der Plasmalipidwerte und wahrscheinlich auch die Bestimmung der Plasmaapolipoproteinspiegel in Zukunft nicht mehr ausreichen, um über die Wirksamkeit therapeutischer Maßnahmen von Fettstoffwechselstörungen adäquate und besonders funktionell aussagekräftige Rückschlüsse zuzulassen.

Literatur

1. Miller NE, Weinstein DB, Carew TE, Koschinsky T, Steinberg D: Interaction between high density and low density lipoprotein during uptake and degradation by cultured and human fibroblasts. J Clin Invest 60: 78 (1977)
2. Stein Y, Stein O, Goren R: Metabolism and metabolic role of serum high density lipoproteins. In: High Density Lipoproteins and Atherosclerosis (Gotto AM, Miller NE, Oliver MF, eds), pp 37–49. Elsevier/North Holland Publ, Amsterdam 1978
3. Morrisett JD, Jackson RL, Gotto AM: Lipoproteins: Structure and function. Ann Rev Biochem 44: 183 (1975)
4. Glomset JA: The plasma lecithin-cholesterol acyltransferase reaction. J Lipid Res 9: 155–167 (1968)
5. Witztum JL, Dillingham MA, Giese W, Bateman J, Diekman C, Blaufuss EK, Weidman S, Schonfeld G: Normalization of triglycerides in type IV hyperlipoproteinemia fails to correct low levels of high-density lipoprotein cholesterol. N Engl J Med 303: 907–914 (1980)
6. Contaldo F, Strazzullo P, Postiglione A, Riccardi G, Patti L, Di Biase G, Mancini M: Plasma high density lipoprotein in severe obesity after stable weight loss. Atherosclerosis 37: 163–167 (1980)

7. Oster P, Schlierf G, Heuck CC, Hahn S, Szymanski H, Schellenberg B: Diet and high density lipoproteins. Lipids 16: 93 (1981)
8. Falko JM, Witztum JL, Schonfeld G, Bateman J: Dietary treatment of type V hyperlipoproteinemia fails to normalize low levels of high-density lipoprotein cholesterol. Ann Int Med 91: 750–751 (1979)
9. Havel RJ, Eder HA, Bragdon JH: Distribution and chemical composition of ultracentrifugally separated lipoproteins in human serum. J Clin Invest 34: 1345–1354 (1955)
10. Assmann G, Schwriewer H: High-density-Lipoproteine: Analytik, Biochemie und Klinik. Münch Med Wschr 122: 197–208 (1980)
11. Patsch JR, Sailer S, Kostner G, Sandhofer F, Holasek A, Braunsteiner H: Separation of the main lipoprotein density classes from human plasma by rate zonal ultracentrifugation. J Lipid Res 15: 356–366 (1974)
12. Manual of Laboratory Operations 1. Lipid Research Clinics Program, pp 51–59 (1974). DHEW Publication No. (NIH), pp 75–628. Bethesda, MD, USA
13. Kane JP: A rapid electrophoretic technique for identification of subunit species of apoproteins in human serum lipoproteins. Anal Biochem 53: 350 (1973)
14. Lowry OH, Rosebrough NO, Farr AN, Randall RJ: Protein measurement with the folin phenol reagent. J Biol Chem 193: 265 (1951)
15. Schaeffer EJ, Anderson DW, Danner RM, Brewer HB, Jr, Blackwelder WC: Plasma-triglycerides in regulation of H.D.L.-cholesterol levels. Lancet 2: 391–392 (1978)
16. Shepherd J, Packard CJ: Effect of drugs on high density lipoprotein metabolism. Atherosclerosis 42: 591–595 (1979)

Neuere Behandlungskonzepte bei Diabetes und Schwangerschaft

P. Wahl und Ch. Hasslacher

Die Schwangerschaft der Diabetikerin war bis vor wenigen Jahren mit hohen Risiken, insbesondere für den Feten, belastet. So lag die perinatale Mortalität mit 5–15% 2–5fach höher als bei stoffwechselgesunden Frauen. Der Prozentsatz an sog. Riesenkindern betrug 20–50% gegenüber 0,1–2%, die Mißbildungsrate 4–10% gegenüber 1–2,5% bei Nichtdiabetikerinnen. Auch andere Schwangerschaftskomplikationen wie Hydramnion und Gestosen kamen bei Diabetikerinnen in einem wesentlich höheren Prozentsatz vor [1, 2, 3].
Untersuchungen in den letzten Jahren haben deutlich gemacht, daß die Mehrzahl dieser Komplikationen von der Qualität der Stoffwechseleinstellung und dem Schweregrad des Diabetes (Dauer und diabetesspezifische Komplikationen) abhängig ist [4, 5, 6]. So wird heute allgemein akzeptiert, daß die Entwicklung einer Makrosomie (Riesenbaby > 4000 g) in einem unmittelbaren Zusammenhang mit der Qualität der Stoffwechselführung während der Schwangerschaft steht. Nach der Hypothese von Pedersen führt die müttleriche Hyperglykämie zur fetalen Hyperglykämie, da die Plazenta für Glukose frei permeabel ist [1]. Die Folge ist ein fetaler Hyperinsulinismus, der über eine verstärkte Glykogenspeicherung, eine gesteigerte Proteinsynthese und verstärkte Fettablagerung zu der bekannten Makrosomie mit all ihren Geburtskomplikationen führt. In erster Linie handelt es sich um das sog. Atemnotsyndrom und die postpartale schwerere Hypoglykämie des Neugeborenen. Auch kann es wegen der Größe des Kindes bei der Vaginalentbindung zu Komplikationen kommen. Die Makrosomie kann sich erst dann ausbilden, wenn das fetale Pankreasinsulin in genügender Menge produziert, d.h. ab ca. der 28. Schwangerschaftswoche. Daher kommt der optimalen Stoffwechseleinstellung zu ihrer Verhütung vor allem im letzten Trimenon die entscheidende Bedeutung zu. Der intrauterine Fruchttod ist letztlich noch nicht vollständig geklärt. Diskutiert werden eine intrauterine Hypoglykämie, Rhythmusstörungen des Herzens und mangelnde Sauerstoffversorgung des Feten durch eine Plazentainsuffizienz. Grundsätzlich kann jede schwerere Stoffwechselentgleisung zu einem Absterben der Frucht führen.
Auch wenn die Ursachen der höheren Mißbildungsrate bei Diabetikerinnen noch nicht ganz geklärt sind, scheint doch auch hier ein Zusam-

Fortschritte in der Inneren Medizin
Hrsg. Kommerell/Hahn/Kübler/Mörl/Weber

menhang zur Stoffwechselkontrolle vor und am Beginn der Schwangerschaft zu bestehen. So konnte Pedersen zeigen, daß bei schwangeren Diabetikerinnen mit unregelmäßiger Diabeteskontrolle die Mißbildungsrate doppelt so hoch wie bei regelmäßig untersuchten diabetischen Schwangeren war. Da sich die Mißbildungen in der frühen Phase der Embryogenese manifestieren, ist also eine optimale Stoffwechseleinstellung auch schon vor dem Konzeptionstermin zu fordern. Zusammenfassend kann also festgestellt werden, daß zur Vermeidung aller Komplikationen eine optimale Stoffwechselführung während der gesamten Schwangerschaft zu fordern ist. Der Nachweis eines Zusammenhangs zwischen Diabeteseinstellung und Schwangerschaftskomplikationen hat dazu geführt, daß die Kriterien einer optimalen Stoffwechseleinstellung besonders streng formuliert werden müssen. So gilt heute die Forderung, daß eine Diabetikerin während der gesamten Schwangerschaft Blutzuckerwerte aufweisen sollte, die denen einer stoffwechselgesunden Schwangeren entsprechen. Diese Werte liegen bei Nichtdiabetikerinnen während der ganzen Schwangerschaft im allgemeinen nüchtern bei 65 ± 9 mg/dl, postprandial zwischen 80 und 90 mg/dl ± je nach Schwangerschaftswoche. Nur selten übersteigt der Blutzucker Werte von 100 mg/dl [7]. Das Behandlungskonzept muß also darauf ausgerichtet sein, diese Werte wenigstens annähernd zu erreichen. Für die Praxis bedeutet dies, daß während der gesamten Schwangerschaft die Blutzuckerwerte der Diabetikerin zwischen 60–120 mg/dl liegen sollten. Daß solche Forderungen und Ziele mit der herkömmlichen Diabeteskontrolle nicht vereinbar sind, liegt auf der Hand. Deshalb wurden neue Konzepte der Betreuung schwangerer Diabetikerinnen entwickelt.

Grundsätzlich sind im wesentlichen zwei Wege denkbar. Zum einen wurde versucht, durch häufige längerfristige Krankenhausaufenthalte die Stoffwechsellage optimal zu gestalten. Dies hat neben den hohen Kosten den Nachteil der starken psychischen Belastung der Schwangeren und die unübersichtliche nur schwer beurteilbare Stoffwechselsituation zwischen den stationären Aufenthalten. Daher geht heute die Tendenz dahin, durch engmaschige und regelmäßige Selbstkontrollen und intensive ambulante Überwachung den Stoffwechsel optimal einzustellen. Dieses ambulante Betreuungskonzept wurde durch die Entwicklung einfacher und relativ genauer Geräte zur Blutzuckerselbstkontrolle ermöglicht.

Praktisches Vorgehen

Information

Voraussetzung für einen optimalen Schwangerschaftsablauf bei einer Diabetikerin ist die Motivation und Bereitschaft zur Kooperation. Dies setzt eine gründliche Information über die Bedeutung der Stoffwechseleinstellung während der Schwangerschaft und der intensiven therapeutischen Maßnahmen voraus. Die Motivation und Kooperation der diabetischen Schwangeren bereitet praktisch nie größere Schwierigkeiten, da es sich heute in der Regel um gewollte Schwangerschaften handelt.

Selbstkonstrolle

Bei den strengen Einstellungskriterien ist die Selbstkontrolle des Urinzuckers wie sie sonst üblich ist, völlig unzureichend. Gefordert werden exakte Blutzuckertagesprofile, die nur mit Blutzuckerselbstbestimmungsgeräten möglich sind. Die semiquantitative Bestimmung des Blutzuckers mit Hilfe von Teststreifen genügt nicht. Um den Blutzuckerverlauf über den Tag richtig beurteilen zu können, sind ca. 5, bei labiler Stoffwechsellage 7 Bestimmungen täglich notwendig. Folgende Abnahmezeiten haben sich bewährt:

Nüchtern, 1 h nach dem Frühstück, vor dem Mittagessen, früher Nachmittag, vor dem Abendbrot und am späten Abend. Es ist selbstverständlich, daß die Werte von der Diabetikerin sorgfältig dokumentiert werden. Zusätzlich muß der Urin 1–2mal täglich auf Ketokörper untersucht werden.

Ärztliche Kontrolle

Während der gesamten Schwangerschaft sind regelmäßige Kontrollen des Schwangerschaftsverlaufs durch den Gynäkologen und des Diabetes durch den Internisten erforderlich. In der

Regel sollte sich die Schwangere wöchentlich zur Beurteilung und evtl. notwendigen Korrekturen des Stoffwechsels beim Internisten vorstellen. An diesen Tagen sollte der Blutzucker auch quantitativ enzymatisch bestimmt werden. Diese Befunde dienen dann gleichzeitig zur Gegenkontrolle der von der Patientin ermittelten Werte. Auch die Urinzuckerausscheidung sollte an diesen Tagen quantitativ in Tag- und Nachturinportion untersucht werden. Ein zusätzlicher Parameter zur längerfristigen Beurteilung der Stoffwechseleinstellung ist das HbA1c, ein glykosyliertes Hämoglobin, das bei hohen Blutzuckerwerten ansteigt. Ob diese Bestimmung bei so häufigen Blutzuckerkontrollen unbedingt erforderlich ist, sei dahingestellt. Selbstverständlich ist, daß an den Kontrolltagen beim Arzt auch andere für den Schwangerschaftsverlauf wichtigen Parameter wie Blutdruck, Eiweißausscheidung, Körpergewicht usw. mituntersucht werden.

Behandlung

a) *Diät.* In der diätetischen Behandlung der schwangeren Diabetikerin haben sich gegenüber früher keine neuen Gesichtspunkte ergeben. Erwähnt sei daher nur, daß die Nahrung eiweißreich (1,5 g/kg KG) sein soll. Wegen der Ketoseneigung empfiehlt sich zudem eine eher fettarme Kost. Bahnt sich eine Gestose an, sollte die Diät zudem kochsalzarm sein.

b) *Insulintherapie.* Soll das angestrebte Ziel auch nur annähernd erreicht werden, genügen in aller Regel ein oder zwei Insulininjektionen pro Tag nicht mehr. Neben der morgendlichen und abendlichen Insulindosis wird fast immer eine dritte Injektion vor dem Mittagessen notwendig. Grundsätzlich sind zur Therapie Mischinsuline erforderlich, die Mittagsdosis kann unter Umständen auch als reines Altinsulin gegeben werden.

Nach diesen Richtlinien werden in den letzten Jahren unsere diabetischen Schwangeren behandelt. Als Beispiel sei der Stoffwechselverlauf einer Patientin geschildert:

Bei Frau G. E. ist seit 1957, dem 1. Lebensjahr ein Typ-I-Diabetes bekannt. 1977 hatte die Patientin eine Totgeburt, 1979 verstarb ein weiteres Kind unmittelbar nach der Geburt. Die Patientin wurde uns jetzt von der Frauenklinik wegen einer erneuten Schwangerschaft in der 13. Woche zur diabetischen Überwachung überwiesen. Seit dieser Zeit bis zum Schwangerschaftsende bestimmte Frau E. regelmäßig 6–8mal täglich ihren Blutzucker mit einem Reflektometer. Sie wurde mindestens 1mal wöchentlich in unserer Ambulanz kontrolliert, alle 14 Tage stellte sie sich in der Univ. Frauenklinik vor.

Abb. 1 zeigt einen Ausschnitt des von der Patientin geführten Protokolls. Diese Werte sind repräsentativ für den ganzen Schwangerschaftsverlauf. Eine Zusammenfassung der bei uns bestimmten Stoffwechselparameter einschließlich der Insulindosis zeigt Abb. 2. Lediglich die Frühschwangerschaft war durch stärkere hypoglykämische Reaktionen gekennzeichnet. Wie man sieht, steigt der Insulinbedarf von anfäng-

Datum	IE	nüchtern	7^{30}h	10^{00}h	11^{30}h	13^{00}h	17^{00}h	19^{00}h	22^{00}
12 11 80	38/20	130	164	95	108	140	138	46	65
13 11 80	38/20	123	168	90	78	86	93	121	[illegible]
14 11 80	40/22	123	146	60	73	85	119	95	[illegible]
15 11 80	40/22	100	138	75	89	130	119	86	72
16 11 80	40/20	106	158	105	65	92	60	92	56
17 11 80	40/22	160	185	68	59	82	125	143	100
18 11 80	40/22	80	124	63	80	109	100	141	130
19 11 80	40/22	97	120	55	56	82	94	89	111
20 11 80	40/22	90	-	52	-	125	72	68	41
21 11 80	40/22	113	145	81	73	115	83	82	71
22 11 80	40/22	128	100	65	90	122	68	65	140
23 11 80	40/22	93	115	57	65	93	100	95	151
24 11 80	40/22	85	128	65	67	88	59	87	84

Abb. 1. Ausschnitt aus dem Protokoll der Diabetikerin

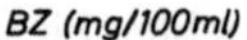

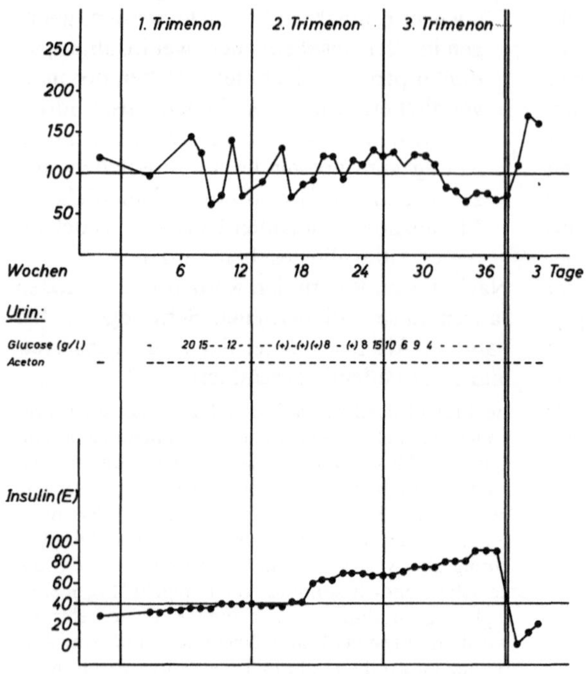

Abb. 2. BZ-Verlauf während der Schwangerschaft

lich 36 E auf maximal 90 E/tgl. am Ende der Schwangerschaft an. Insulin wurde in einer morgendlichen und abendlichen Dosis verabreicht. Eine zusätzliche dritte Gabe war bei dieser Patientin nicht erforderlich. Die Patientin wurde in der 39. Woche von einem gesunden 2870 g schweren Knaben entbunden. Die Geburt verlief komplikationslos. Postpartal sank der Insulinbedarf wieder auf die ursprüngliche Dosis von 36 E/die.

Nach unseren Erfahrungen wird diese lückenlose engmaschige Selbstkontrolle von den Schwangeren nicht als zu belastend empfunden; die entsprechende Alternative, nämlich eine langfristige stationäre Behandlung wurde stets entschieden abgelehnt. Daß hierbei die besondere Motivation der Schwangeren die entscheidende Rolle spielt, geht daraus hervor, daß nach Beendigung der Schwangerschaft die Selbstkontrolle lange nicht mehr so intensiv betrieben wird.

Literatur

1. Pedersen J: The pregnant diabetic and her newborn. 2. Aufl. Munksgaard, Kopenhagen 1977
2. Heisig N: Diabetes und Schwangerschaft. Thieme, Stuttgart 1975
3. Merkatz IR, Adams PAJ (eds): The diabetic pregnancy. A perinatal approach. Grune & Stratton, New York London Toronto Sidney San Francisco 1979
4. Gabbe SG, Mestman JH, Freeman RK et al: Management and outcome of diabetes mellitus, classes B–R. Am J Obstet Gynecol 129: 723–732 (1977)
5. Roversi GD, Canussio V, Garguilo M et al.: The intensive care of perinatal risk in pregnant diabetics (136 cases): A new therapeutic scheme for the best control of maternal disease. J Perinat Med 1: 114–124 (1973)
6. Larsson Y, Ludvigsson J: Perinatal mortality in diabetic pregnancy. Lakastidningen 71: 155–157 (1974)
7. Mintz DH, Skyler JS, Chez RA: Diabetes mellitus and Pregnancy. Diabetes Care 1: 49 (1978)

Fortschritte in der Diagnostik der Wilsonschen Krankheit

H. Bickel, D. Feist und H. Wesch

Obwohl die „Progressive Linsenkerndegeneration mit Leberzirrhose" bereits 1912 von dem englischen Neurologen S. A. K. Wilson als klinische Einheit beschrieben worden war, wurde die wahre Natur des Leidens als autosomal rezessiv vererbte Kupferspeicherkrankheit erst zwischen 1948 und 1956 erkannt (Literatur bei Bickel et al. 1957; Bickel 1957, 1958). Auch heute noch sind viele Fragen zur Pathogenese der Wilsonschen Krankheit ungeklärt. Es ist jedoch erwiesen, daß der Enzymdefekt und die primäre Störung der Kupferbilanz in der Leberzelle lokalisiert sind (Bearn u. Kunkel 1952; Scheinberg u. Gitlin 1952; Bearn 1953; Denny-Brown 1953; Bickel 1955; Bickel et al. 1957).

Die klassische Wilson-Trias ist durch das gleichzeitige Vorkommen von vieldeutigen neurologischen Symptomen, zusammen mit einer klinisch oft stummen Leberzirrhose und dem sog. Kayser-Fleischerschen Cornealring, charakterisiert. Heute weiß man, daß diese Symptomkombination der Endpunkt der Krankheitsentwicklung ist (Lange u. Brandt 1981). Schon Wilson selbst hatte beobachtet, daß manchmal jüngere Geschwister seiner Patienten an Leberversagen gestorben waren, ehe sich neurologische Ausfälle entwickelt hatten. Auch die klinische Manifestation als akute hämolytische Krise ist in Wilsons Originalarbeit bereits erwähnt.

Stets liegt vor dem Auftreten dieser Symptome ein mehr oder weniger langer Zeitraum, in dem als Folge verminderter Kupferausscheidung über die Galle große Kupfermengen in den Leberzellen gespeichert werden, ohne daß es zu klinisch erkennbaren Schäden kommt. Dieses sog. prä- oder asymptomatische Stadium dauert in der Regel mindestens 4 Jahre. Es kann in Einzelfällen bis zum 20. Lebensjahr reichen (Feist et al. 1978). Erst wenn die Speicherkapazität der Leberzellen überschritten wird, gelangt freies Kupfer aus diesen über die Blutbahn in das ZNS, die Kornea, die Nieren und andere Gewebe, in denen es toxisch wirkt.

Da die Behandlung mit D-Penicillamin in den frühen hepatischen Stadien am meisten Erfolg verspricht, ist heute Internisten und Pädiatern die Aufgabe der Frühdiagnose zugefallen. Diese ist selbst bei schon vorhandener Lebersymptomatik dadurch erschwert, daß sich der Morbus Wilson serumchemisch und bioptisch oft nicht von anderen chronischen Hepatopathien unterscheidet (Silverberg u. Gellis 1962; Scott et al. 1978). Außerdem findet man eine hepatische Kupferspeicherung bei chronischen intra- und extrahepatischen Cholestasen (Stromeyer u. Ishak 1980; Frommer 1981). Da selbst der Kayser-Fleischer-Ring inzwischen bei kupferspeichernden Cholestasen gefunden wurde (Fleming et al. 1977), gibt es kein absolut Wilson-spezifisches Frühsymptom. Der diagnostische Fortschritt besteht deshalb vor allem im richtigen Einsatz und in kritischer Bewertung der heute verfügbaren Untersuchungsmethoden bei entsprechendem klinischen Verdacht.

Bewertung der Serumspiegel von Zäruloplasmin und Kupfer

Bei der Wilsonschen Krankheit sind Synthese und Sekretion des Kupfer-Transportproteins Zäruloplasmin in der Leberzelle auf genetischer Basis qualitativ oder quantitativ vermindert.

Fortschritte in der Inneren Medizin
Hrsg. Kommerell/Hahn/Kübler/Mörl/Weber

Normalerweise sind ca. 90% des Serumkupfers fest an Zäruloplasmin gebunden (Horst 1954). Freies oder locker an andere Proteine fixiertes Kupfer wird rasch über die Niere ausgeschieden. Deshalb sind beim Morbus Wilson trotz des vermehrten Austritts von freiem Kupfer aus den Speichern in der Regel gleichzeitig die Serumspiegel von Kupfer und Zäruloplasmin erniedrigt. Dagegen sind bei anderen mit Kupferspeicherung in der Leber verlaufenden Hepatopathien die Serumspiegel von Zäruloplasmin und Kupfer meist erhöht (Sherlock 1975; Deering et al. 1977).

Folgende Faktoren sind dafür verantwortlich, daß auch beim Morbus Wilson das Zäruloplasmin im Serum normal sein kann bzw. daß ein erniedrigter Spiegel allein noch kein diagnostischer Beweis ist:

1. Der Normalbereich des Zäruloplasmins wird durch Alter und hormonelle Faktoren beeinflußt (Tabelle 1). So liegen die Serumspiegel von Neugeborenen und jungen Säuglingen in dem niedrigen Bereich, der für den Morbus Wilson typisch ist (Pojerová u. Továrek 1960). Dagegen führen insbesondere Östrogene (Schwangerschaft, Antikonzeptiva), aber auch andere enzyminduzierende Substanzen (Medikamente, Alkohol) und akute Infekte sowohl bei Gesunden als auch bei Wilson-Kranken zu einem Ansteigen der Serumzäruloplasminspiegel (Markowitz et al. 1955; German und Bearn 1961; Ebeling 1975). Deshalb ist die sichere Differenzierung zwischen Kranken und Heterozygoten mit dem Radiokupfertest nur möglich, wenn alle die Zäruloplasminsynthese induzierenden Faktoren ausgeschlossen sind (Wesch et al. 1980).
2. Auch ca. 5% der homozygoten Wilson-Patienten haben dauernd oder vorübergehend einen normalen Serumzäruloplasminspiegel (Enger 1959; Sass-Kortsak et al. 1959; Sternlieb u. Scheinberg 1961). Dieser kann durch quantitativ normale Synthese eines insuffizienten, also zu wenig Kupfer transportierenden Zäruloplasmins bedingt sein. Häufiger kommt aber ein normaler Serumzäruloplasminspiegel beim Wilson-Kranken durch den Zustrom von sog. Speicherzäruloplasmin aus nekrotischen Leberzellen zustande. Dieser fällt nach Abklingen der Lebersymptomatik bzw. unter Penicillaminbehandlung wieder in den pathognomonischen Bereich ab (Abb. 1) (Scheinberg u. Sternlieb 1963; Sherlock 1975).

Das Serumkupfer kann beim Morbus Wilson dann über der Norm liegen, wenn aus den Speichern größere Mengen an freiem Kupfer abge-

Tabelle 1. Normalwerte des Zäruloplasmins im Serum (in mg/dl)[a]

Alter	Immundiffusion	Enzymtest
Neugeborene	17± 5	16± 6
1–6 Monate	24±12	30± 8
7–12 Monate	39±17	39±11
1–2 Jahre	42±14	50±11
3–4 Jahre	35±11	51±12
5–6 Jahre	36± 8	56±14
7–14 Jahre	35±12	54±12
Erwachsene	32± 6	44±14
Gravide	89±27	65±25

[a] Aus Feist u. Wesch (1978)

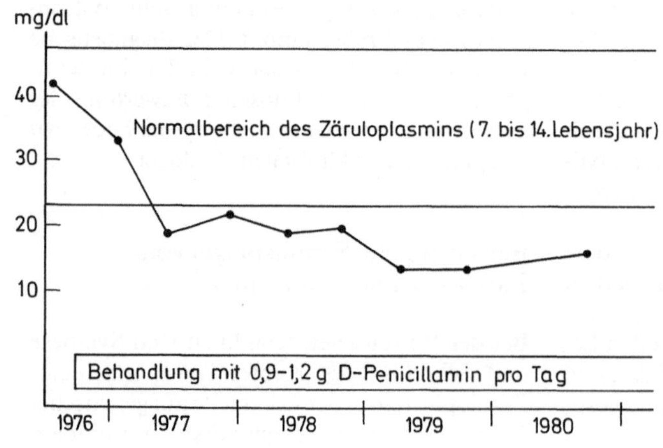

Abb. 1. Morbus Wilson mit anfangs normalem Zäruloplasminspiegel (♀, 10½ J.) (bei Behandlungsbeginn feingranuläre Leberzirrhose mit Aszites, kein KFR)

geben werden als im Urin ausgeschieden werden können. Diese hohen Konzentrationen von freiem Kupfer lösen oft eine Hämolyse aus.
Aus diesen Gründen sind nur eindeutig erniedrigte Serumspiegel von Zäruloplasmin und Kupfer bei entsprechender klinischer Symptomatik diagnostisch verwertbar. Auch bei heterozygoten Anlageträgern können Zäruloplasmin und Kupfer im Serum erniedrigt sein. Deshalb sind in Zweifelfällen die nachfolgend besprochenen Untersuchungen indiziert.

Leberbiopsie mit Bestimmung des Kupfergehalts

Für das präsymptomatische Stadium ist der folgende Biopsiebefund typisch: Parenchymverfettung, beginnende Fibrose und Lochkerne (durch herausgelöstes Kernglykogen bedingt). Finden sich zusätzlich die als „alkoholisches Hyalin" bekannten Mallory-Körperchen, so wird oft die Fehldiagnose Alkoholhepatitis gestellt. Insbesondere bei Jugendlichen ohne chronische Alkoholanamnese muß bei einem derartigen Befund immer der Morbus Wilson ausgeschlossen werden. Hierzu ist die quantitative biochemische Bestimmung des Leberkupfers dann unvermeidlich, wenn die Serumspiegel von Zäruloplasmin und Kupfer normal sind. Liegt die Kupferkonzentration im Lebergewebe über 250 μg/g Trockengewicht, und zeigt der histologische Befund die eben genannten Charakteristika, so ist die Diagnose Morbus Wilson gesichert.
Schreitet die Leberschädigung fort, so verschwinden die charakteristischen feingeweblichen Befunde. Das bioptische Bild ähnelt dann zunehmend einer chronisch aktiven Hepatitis, oder es kann von einer Zirrhose aus anderer Ursache nicht mehr unterschieden werden (Sternlieb u. Scheinberg 1974). Während das Kupfer im präsymptomatischen Stadium diffus im Zytoplasma der Leberzellen verteilt ist, wird es später vor allem in den periportalen Lysosomen abgelagert (Stromeyer u. Ishak 1980). Gleichzeitig nimmt die Gesamtmenge des Leberkupfers ab, ohne daß normale Konzentrationen erreicht werden. Die Gründe für die intrahepatische Kupferumlagerung sind noch nicht bekannt. Eine sehr hohe Kupferkonzentration in der Leberbiopsie erlaubt jedenfalls die Schlußfolgerung, daß es sich noch um ein frühes Erkrankungsstadium handelt, in dem irreversible Organschäden durch extrahepatische Kupferspeicherung weniger wahrscheinlich sind (Sternlieb 1972).
Aus diesen Gründen wird heute empfohlen, von Leberbiopsien bei Jugendlichen stets ein Stück des Punktionszylinders für die Kupferbestimmung aufzuheben, wenn die in dieser Altersstufe bekannten Ursachen chronischer Hepatopathien ausgeschlossen sind (Tabelle 2). Für die quantitative Bestimmung des Leberkupfers mittels Atomabsorption oder Neutronenaktivierungsanalyse genügt ein Punktionszylinder von ca. 1 cm Länge bzw. 10 mg Feuchtgewicht. Das Gewebe ist unfixiert und trocken (möglichst tiefgefroren!) aufzubewahren. Die perkutane Leberblindpunktion genügt als bioptische Maßnahme, da die Kupferspeicherung gleichmäßig alle Leberareale betrifft.

Radiokupfertest

Mit diesem, nur an wenigen nuklearmedizinischen Abteilungen eingeführten Verfahren wird die Syntheserate von markiertem Zäruloplasmin während 24 h nach oraler oder intravenöser Applikation eines radioaktiven Kupfersalzes gemessen (Sternlieb et al. 1961; Willvonseder et al. 1973; Wesch et al. 1980). Die intravenöse Injektion hat gegenüber der oralen Gabe den Vorteil, daß unterschiedliche Resorption und unzuverlässige Einnahme als Störfaktoren entfallen. Auch wird für den intravenösen Test 50% weniger Radioaktivität benötigt (Wesch et al. 1980). Bei der im Deutschen Krebsforschungszentrum

Tabelle 2. Ursachen der chronisch-aggressiven Hepatitis bei Kindern und Jugendlichen

Hepatitisviren	B- und Non-A/non-B-Infektion (nicht Virus A!)
Medikamente	Salizylate, α-Methyldopa, Abführmittel auf Oxyphenisatinbasis
Autoimmunprozesse	„lupoide" Hepatitis, (primär biliäre Zirrhose)
Stoffwechselkrankheiten	Morbus Wilson, α-1-Antitrypsinmangel

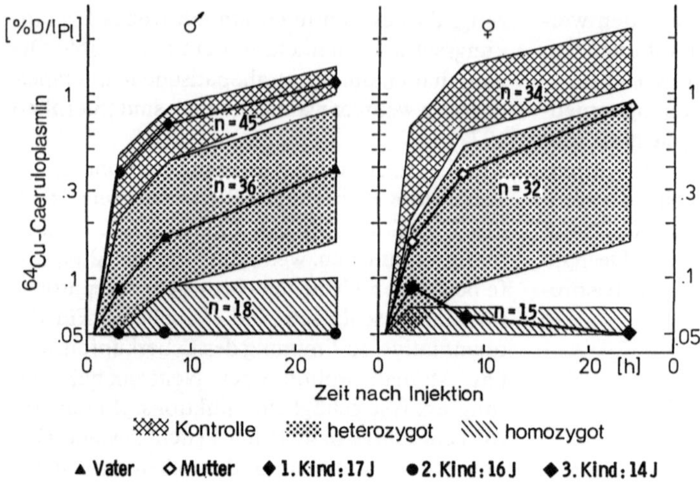

Abb. 2. Erkennung des präsymptomatischen Morbus Wilson bei 2 Kindern einer Familie durch den i. v. Radiokupfertest. Bei dem 14jährigen Mädchen waren seit 2 Jahren leicht erhöhte Transaminasen bekannt, der 16jährige Junge war völlig symptomfrei. Bei dem 17jährigen Sohn konnte ein heterozygoter Anlageträgerstatus ausgeschlossen werden, die Eltern waren erwartungsgemäß heterozyt

Heidelberg entwickelten Modifikation werden nach Injektion von $^{64}CuCl_2$ (Halbwertszeit 12,5 h) nach 3, 8 und 24 h je 8 ml Blut zur Messung der Radioaktivität entnommen. Um die Menge des nach diesen Intervallen sezernierten, markierten Zäruloplasmins messen zu können, wird nach Messung der Gesamtaktivität freies und locker an andere Proteine gebundenes Kupfer an einer Aktivkohlensäule abgetrennt. Wie Abb. 2 zeigt, lassen sich mit dieser Methode normozygot Gesunde von hetero- und homozygoten Trägern des Wilson-Gens trennen, wenn folgende Voraussetzungen erfüllt sind:

1. Es dürfen keine Faktoren vorliegen, die zu einer erhöhten Zäruloplasminsynthese führen (s. oben!).
2. Es darf noch keine Penicillaminbehandlung eingeleitet sein, da dann zirkulierende Chelatkomplexe die Messung stören.

Da mit dem Radiokupfertest gemessen wird, ob ein vollwertiges Zäruloplasmin synthetisiert wird, können mit dieser Methode auch Patienten erfaßt werden, die aus den vorhin erläuterten Gründen einen normalen Serumzäruloplasminspiegel haben. Besonders bewährt hat sich das Verfahren zur Differenzierung zwischen homozygot Kranken im präsymptomatischen Stadium und heterozygoten Anlageträgern mit erniedrigtem Serumzäruloplasmin. Weiterhin kann durch den Radiokupfertest die Diagnose der Wilsonschen Krankheit auch dann gesichert werden, wenn eine Leberbiopsie kontraindiziert ist oder verweigert wird.

Kupferausscheidung im Urin

Die Entdeckung der Hypercuprurie (Mandelbrote et al. 1948) gab zwar den Anstoß für die Erforschung des gestörten Kupferstoffwechsels bei der Wilsonschen Krankheit, trotzdem ist die Harnkupferbestimmung, auch nach D-Penicillamin-Belastung, nach Sternliebs Meinung weder als Grundlage für die Diagnose noch zur Differenzierung des Morbus Wilson gegenüber anderen Leberkrankheiten und heterozygoten Trägern geeignet (Sternlieb 1976). Die Messung der Kupferausscheidung im Urin erfreut sich aber deshalb großer Beliebtheit, weil sie im Gegensatz zu den bisher besprochenen diagnostischen Verfahren nicht invasiv ist und kein Speziallaboratorium erfordert.

Nach eigener Erfahrung ist die Harnkupferbestimmung vor und während 3tägiger Penicillamingabe dann eine wertvolle diagnostische Methode, wenn ihre Störanfälligkeit berücksichtigt wird. Dabei sind folgende Regeln zu beachten:

1. Es muß exakt 24-h-Urin gesammelt werden. Hochrechnungen auf die Tagesausscheidung von Kupfer aus einer einzelnen Urinprobe sind nicht möglich.
2. Die Sammelgefäße dürfen weder durch Kupfer noch durch chelierende Substanzen kontaminiert sein. Damit ist die Sammlung in Glasgefäßen ausgeschlossen. Plastikgefäße sollen nur mit destilliertem Wasser, nicht mit EDTA-Lösung gereinigt werden.

Tabelle 3. Kupferausscheidung im 24-h-Urin (Frommer 1981)

Gesunde	45,7 ± 19 μg/24 h
Cholestasen	133,4 ± 64 μg/24 h
Hepatitis	100,9 ± 44 μg/24 h
Leberzirrhosen	72,6 ± 22 μg/24 h
Heterozygotie für Morbus Wilson	57,3 ± 32 μg/24 h
M. Wilson (unbehandelt)	392,3 ± 307 μg/24 h

3. Auch bei anderen kupferspeichernden Erkrankungen findet man eine Cuprurie, die unter Penicillamin zunimmt (Tabelle 3).
4. Während des präsymptomatischen Stadiums und in erscheinungsfreien Intervallen kann auch beim Wilson-Kranken die spontane Kupferausscheidung normal sein, so daß bei entsprechendem Verdacht eine Untersuchung unter Penicillaminbelastung indiziert ist.

Bei Beachtung dieser Kautelen ist die Messung der Harnkupferausscheidung eine wertvolle Ergänzung der Diagnostik und Entscheidungshilfe für den Einsatz der oben besprochenen Methoden. Es ist jedoch nicht möglich, nur durch Messung der Cuprurie vor und während einer Penicillaminbelastung einen homozygoten Morbus Wilson zu diagnostizieren bzw. zwischen präklinischer Erkrankung und Heterozygotie zu unterscheiden.

Zusammenfassung

Die Wilsonsche Krankheit kann nur in fortgeschrittenen Stadien klinisch sicher diagnostiziert werden. In der prä- und oligosymptomatischen Phase sind die heute bekannten Parameter des gestörten Kupferstoffwechsels, wie Zäruloplasmin und Kupfer im Serum, Kupferausscheidung im Urin, Kupferkonzentration in der Leber und evtl. die Syntheserate von markiertem Zäruloplasmin nacheinander zu untersuchen, bis die Diagnose gestellt oder sicher ausgeschlossen ist. Dieses Vorgehen ist vor allem für die Entdeckung asymptomatischer Geschwistererkrankungen bzw. die Erkennung heterozygoter Anlageträger zu empfehlen, damit Erkrankte so früh wie möglich behandelt werden, während Anlageträger vor der risikoreichen Penicillaminbehandlung zu bewahren sind. Die Veränderungen der Kupferstoffwechselparameter in den verschiedenen Krankheitsstadien werden erläutert, da sie zu Fehldiagnosen führen können.

Literatur

Bearn AG, Kunkel HG: Biochemical abnormalities in Wilson's disease. J Clin Invest 31: 616 (1952)

Bearn AG: Genetic and biochemical aspects of Wilson's disease. Am J Med 15: 442–449 (1953)

Bickel H: Zur Biochemie der Wilson'schen Krankheit. Verh Dtsch Ges Inn Med 61: 402–404 (1955)

Bickel H: Neuere Erkenntnisse zur hepatocerebralen Degeneration (Wilson'sche Krankheit). Mod Probl Paediat 3: 215–237 (1957)

Bickel H: Die Wilsonsche Krankheit als Stoffwechselproblem. Dtsch Med Wschr 83: 766–769 (1958)

Bickel H, Neale FC, Hall G: A clinical and biochemical study of hepatolenticular degeneration (Wilson's Disease). Quart J Med 26: 527–558 (1957)

Deering TB, Dickson ER, Fleming CR, Geall MG, McCall JT, Baggenstoss AH: Effect of D-Penicillamine on copper retention in patients with primary biliary cirrhosis. Gastroenterology 72: 1208–1212 (1977)

Denny-Brown D: Abnormal copper metabolism and hepatolenticular degeneration. Proc Ass Res Nerv Ment Dis 32: 190–197 (1953)

Ebeling H: Enzymatisch und immunologisch bestimmtes Coeruloplasmin: Geschlechts- und Methodenunterschiede unter Östrogeneinnahme. Z Klin Chem Klin Biochem 13: 445–451 (1975)

Enger E: Wilson's Disease: Report of a case with normal serum ceruloplasmin level. Acta Med Scand 163: 121–124 (1959)

Feist D, Wesch H, Schmid-Rüter E: Frühdiagnose des Morbus Wilson im Kindesalter. Mschr Kinderheilkd 126: 371–374 (1978)

Fleming CR, Dickson ER, Wahner HW, Hollenhorst RW, McCall JT: Pigmented corneal rings in Non-Wilsonian liver disease. Ann Intern Med 86: 285–288 (1977)

Frommer DJ: Urinary copper excretion and hepatic copper concentrations in liver disease. Digestion 21: 169–178 (1981)

German JL, Bearn AG: Effect of estrogens on copper metabolism in Wilson's disease. J Clin Invest 40: 445–453 (1961)

Horst W: Transport und Bindung im Serum. Untersucht mit Papierelektrophorese und radioaktiven Indikatoren (Fe 55/59, Cu^{64}, Co 56/57, Mn 52, Ga 67, S 35, J 131). Klin. Wschr. 32: 961–968 (1954)

Lange J, Brandt G: Leberkupferbestimmung nach Langzeitbehandlung des Morbus Wilson mit D-Penicillamin. Med. Welt 32: 109–110 (1981)

Mandelbrote BM, Stanier MW, Thompson RHS, Thruston MN: Studies on copper metabolism in demyelinating diseases of the central nervous system. Brain 71: 212 (1948)

Markowitz H, Gubler CJ, Mahoney JP, Cartwright GE, Wintrobe MM: Studies on copper metabolism. XIV. Copper, ceruloplasmin and oxidase activity in sera of normal human subjects, pregnant women, and patients with infection, hepatolenticular degeneration and the nephrotic syndrome. J Clin Invest 34: 1498–1508 (1955)

Pojerová A, Továrek J: Ceruloplasmin in early childhood. Acta Paediat. 49: 113–120 (1960)

Sass-Kortsak A, Cherniak M, Geiger DW, Slater RJ: Observations on ceruloplasmin in Wilson's disease. J Clin Invest 38: 1672–1682 (1959)

Scheinberg I, Gitlin D: Deficiency of ceruloplasmin in patients with Hepatolenticular Degeneration (Wilson's Disease). Science 116: 484–485 (1952)

Scheinberg IH, Sternlieb I: Wilson's disease and the concentration of caeruloplasmin in serum. Lancet I: 1420–1421 (1963)

Scott J, Gollan JL, Samourian S, Sherlock Sh: Wilson's disease, presenting as chronic active hepatitis. Gastroenterology 74: 645–651 (1978)

Sherlock Sh: Diseases of the liver and biliary system. 5th Ed. Blackwell, Oxford London Edinburgh Melbourne 1975

Silverberg M, Gellis SS: The liver in juvenile Wilson's disease. Pediatrics 30: 402–413 (1962)

Sternlieb I, Scheinberg IH: Ceruloplasmin in health and disease. Ann NY Acad Sci. 94: 71–76 (1961)

Sternlieb I, Morell AG, Tucker WD, Greene MW, Scheinberg IH: The incorporation of copper into ceruloplasmin in vivo: Studies with copper ^{64} and copper ^{67}. J Clin Invest 40: 1834–1840 (1961)

Sternlieb I: Evolution of the hepatic lesions in Wilson's disease (Hepatolenticular Degeneration). In: Popper H, Schaffner F (eds): Progress in liver diseases. Vol IV, pp 511–525. Grune & Stratton, New York 1972

Sternlieb I, Scheinberg IH: Wilson's Disease. In: Schaffner F, Sherlock Sh, Leevy CM (eds): The liver and its disorders, pp 328–336. Thieme, Stuttgart 1974

Sternlieb I: Die Wilsonsche Krankheit (Hepatozerebrale Degeneration). Internist 17: 342–347 (1976)

Stromeyer FW, Ishak KG: Histology of the liver in Wilson's disease. A study of 34 cases. Am J Clin Pathol 73: 12–24 (1980)

Wesch H, Przuntek H, Feist D: Morbus Wilson. Rasche Diagnose und Differenzierung heterozygoter und homozygoter Anlageträger mit $^{64}CuCl_2$. Dtsch Med Wschr 105: 483–488 (1980)

Willvonseder R, Goldstein NP, Tauxe WN: Kinetik des radioaktiven Kupfers bei Morbus Wilson. Wien. Z Inn Med 54: 226–233 (1973)

Adenomatosis coli

B. Kommerell

Polypen im Kolon und Rektum finden sich bis zu 10% der Erwachsenen (Ottenjann). Die polypösen Adenome müssen grundsätzlich in zwei große Gruppen unterteilt werden

1. die erbliche, bzw. familiäre Adenomatosis, deren Adenom in einer Zahl von Hunderten bis Tausenden das gesamte Kolon und Rektum in nahezu gleicher Dichte besiedeln können;
2. die einzelnen, nichterblichen Adenome, die vorwiegend im Sigma und Rektum vorkommen und mit 95% den Hauptanteil dieser Geschwülste darstellen (Bussey).

Die klinische Bedeutung der Adenomatose liegt in ihrer großen Entartungstendenz. Wir unterscheiden:

1. die erbliche, bzw. familiäre Adenomatose, die obligatorisch entartet;
2. das Zottenadenom, das in 30% entartet;
3. das gestielte Adenom, das je nach Größe in 3–20% entartet;
4. das breitbasige Adenom, das oft schon als Karzinom manifestiert ist (Reifferscheid).

Zu betonen ist, daß mehrere Adenome, d. h. 2–5, noch keine familiäre Adenomatosis bedeuten, vielmehr bestehen in fast 25% mehrfach Adenome ohne erbliche Belastung (Bussey).

Die erblichen Adenomatosen lassen sich in zwei große Gruppen unterteilen, in solche, die praktisch immer karzinomatös entarten und solche, die nur ausnahmsweise maligne werden (Bussey, Stauffer, Arnold u. Zitzmann, Rösch, Hassan u. Wedel, Schwarzkopf u. Mitarb.).

Zu der *ersten Gruppe* gehört die familiäre Adenomatose ohne Mitbeteiligung anderer Organsysteme (Tabelle 1).

Fortschritte in der Inneren Medizin
Hrsg. Kommerell/Hahn/Kübler/Mörl/Weber

Das Gardner-Syndrom (Gardner, Fuhrmann u. Mitarb., Feuerle u. Mitarb.) ist gekennzeichnet durch eine Adenomatosis coli, Osteome des Schädels und der langen Röhrenknochen, generalisierte Skelettveränderungen, Fibrome und Zysten der Haut, sowie Zahnanomalien. Diese Veränderungen können den Polypen des Intestinaltraktes um Jahre voraus gehen und daher kommt ihnen in der Früherkennung eine besondere Bedeutung zu. Auffallend häufig (12%) finden sich beim Gardner-Syndrom Malignome der Schilddrüse, der Nebenniere, der Harnblase und Karzinome des Pankreaskopfes und der Papille (Bussey). Bei dem Turcot-Despres-Syndrom bestehen neben den Kolonadenomen Tumoren des zentralen Nervensystems, wie Glioblastome und Medullablastome (Turcot u. Mitarb.).

Zu der zweiten Gruppe mit niederer Karzinomrate gehört das bekannte Peutz-Jeghers-Syndrom (Tabelle 2), bei dem die Polypen in Form von Hamartomen im Dünndarm, Magen und gesamten Dickdarm auftreten können (Dozois u. Mitarb., Pesendorfer u. Stellamar). Die schwärzlichen Überpigmentierungen perioral, buccal und auf Finger- und Fußrücken können schon bei Geburt bestehen. Leibschmerzen, Ileus, Haematemesis, Darmblutungen und Anämie sind die typischen klinischen Erscheinungen. Gelegentlich werden auch hier extraintestinale Malignome, wie hormonaktive Ovarialtumoren (5%), gefunden.

Die juvenile Polyposis (Veale u. Mitarb., Sachatello) tritt früh in der Kindheit auf, meist zwischen dem 6. und 7. Lebensjahr. Die Polypen (Retentionspolypen) finden sich in der Regel im Dickdarm, seltener im übrigen Interstinum. Meist bilden sich die Polypen mit zunehmendem Alter zurück. Typisch sind bei diesem Symptom die kongenitalen Anomalien, die besonders das Herz, den Darm und den Hoden betreffen.

Schließlich wird davon noch unterschieden die generalisierte juvenile Polyposis, bei der der gesamte Intestinaltrakt mit Polypen ausgekleidet ist. Diese Kinder sterben meist an dieser schweren Erkrankung. Hier bestehen Beziehungen zu dem Cronkhite-Canada-Syndrom, das neben der diffusen Polyposis auch extraintestinale Veränderungen wie Alopezie, Haut- und Nagelveränderungen aufweist, die im Gefolge einer exzudativen Enteropathie auftreten. Auch dieser Krankheitsverlauf ist bei den meist älteren Patienten häufig tödlich. Inzwischen wurde erneut darauf hingewiesen, daß hier wahrscheinlich keine hereditäre Erkrankung vorliegt (Rösch).

Tabelle 1. Erbliche Polyposis mit hoher Entartungstendenz

Krankheit	Lokalisation	Extra-Abdom. Manifestation	Karzinomentartung
Familiäre Polyposis	Kolon	keine	95%
Gardner-Syndrom	Kolon Jejunum Ileum	Osteome Hauttumoren	95%
Turcot-Després-Syndrom	Kolon	ZNS-Tumoren	hoch

Tabelle 2. Erbliche Polyposis ohne hohe Entartungstendenz

Krankheit	Lokalisation	Extra-abdom. Manifestation	Karzinomentartung
Peutz-Jeghers-Syndrom	Dünndarm, Magen, Kolon	Haut-Schleimhaut-Pigmentation	2–3%
Juvenile Polyposis Coli	Kolon	Kongenitale Abnormalität	keine
Cronkhite-Canada-Syndrom	Magen, Dünndarm, Kolon	Alopezie, Hyperpigmentation Enteropathie Eiweißverlust	keine

Für die Praxis besonders wichtig ist die Beziehung der Adenome zum Karzinom. Typischer Vertreter der erblichen, karzinomatös entartenden Adenomatosen ist die Adenomatosis coli. Die klinischen Symptome dieser Adenome treten meist im 2.–3. Lebensjahrzehnt mit blutigen Durchfällen und Schleimabgängen auf. Zum Zeitpunkt der Diagnosestellung weisen schon 66% aller Patienten mit einer Adenomatosis coli ein Kolonkarzinom auf, und multiple Karzinome werden bei den Karzinomträgern in 47,6% gefunden (Bussey). Nach den großen Untersuchungen im St.-Mark-Hospital in London kann man praktisch davon ausgehen, daß 14 Jahre nach der Polypentstehung (Tabelle 3), 6 Jahre

Tabelle 3. Familiäre Adenomatose. Zeitliche Beziehung zwischen Adenomatose u. Karzinomentstehung (nach Bussey)

Karzinomentstehung:	
14 Jahre nach	Adenomentstehung
6 Jahre nach	ersten Symptomen
3 Jahre nach	Diagnosestellung

Tabelle 4. Familiäre Adenomatose, Alter u. Karzinomentstehung (nach Bussey)

Auftreten d. Polypen	~25 Jahre
Erste Symptome	30–33 Jahre
Karzinommanifestation	35–39 Jahre

nach den ersten Symptomen und 3 Jahre nach Diagnosestellung ein Karzinom entsteht (Bussey). Das Durchschnittsalter bis Adenome auftreten, liegt bei 25 Jahren, erste Symptome treten im Mittel bei 33 Jahren auf, und ein Karzinom manifestiert sich mit 39 Jahren (Tabelle 4). Die Adenome treten praktisch nie vor dem 10. Lebensjahr auf und in einem Drittel der Fälle wird die Erkrankung nach dem 30. Lebensjahr beobachtet (Arnold u. Zitzmann, Hassan u. Wedell). In einer Krankheitsgruppe von 65 Patienten des St.-Mark-Hospital, die aus den verschiedensten Gründen einer Operation nicht unterzogen werden konnten, waren alle Patienten nach dem 42. Lebensjahr verstorben (Bussey). Man muß also davon ausgehen, daß unbehandelt alle Patienten mit einer familiären Adenomatosis sterben (Mayo u. Mitarb., Moertel u. Mitarb.). Daher sind auch die äußerst aufwendigen diagnostischen und therapeutischen Maßnahmen gerechtfertigt.

Bei der Erkrankung handelt es sich um ein autosomal dominantes Leiden mit einer Häufigkeit von 1:8300. Auch neue Mutanten wurden beobachtet, und Kinder solcher Kranken bekommen in 50% diese Erkrankung (Bussey). Es besteht daher die entscheidende Frage, wie läßt sich bei diesen Kindern bzw. den Patienten eine so hohe Karzinominzidenz verhindern?

1. Vorbeugende röntgenologische oder koloskopische Untersuchungen bei Kindern oder Verwandten der Erkrankten ab dem 14. Lebensjahr in 2jährigen Abständen. Diese Maßnahmen müßten bis zum 40. Lebensjahr durchgeführt werden, da erst dann die Gefahr einer derartigen Erkrankung vorüber ist. Bei sog. Risikopatienten war es damit möglich, die Erkrankung frühzeitig zu erkennen, zu behandeln und die Karzinomrate bei den gefährdeten Patienten von 66% auf 7,5% zu senken (Bussey).
2. Ein anderes Verfahren besteht in der frühzeitigen Operation von Patienten mit einer Adenomatosis coli. Das sicherste Verfahren, um ein Karzinom zu vermeiden, ist die totale Kolektomie mit Anlegung eines Anus praeter. Die Operation sollte möglichst vor dem 30. Lebensjahr durchgeführt werden, was bei den jugendlichen Patienten zu großen Problemen führt. Als Kompromiß kann man eine Kolektomie mit ileorektaler Anastomose und Erhaltung der Kontinenz durchführen (Reifferscheid, Stauffer, Schwarzkopf u. Mitarb.). Leider treten in dem verbliebenen Rektum relativ häufig Karzinome (bis zu 50%) auf (Stauffer). Diese Patienten sind daher halbjährig zu rektoskopieren, wieder neu aufgetretene Adenome sind zu entfernen oder bei Karzinomverdacht ist eine sekundäre Rektumamputation durchzuführen (Winawer u. Sherlock). Immerhin gelingt es mit diesen Maßnahmen, die sehr hohe Karzinominzidenz auf 3,4% zu senken (Moertel u. Mitarb.).

Aus diesen wenigen Daten geht klar hervor, wie schwierig die frühzeitige Diagnose und die kurative Behandlung dieses erfreulicherweise seltenen Leidens ist.

Von den nichterblichen Einzel- oder Mehrfachadenomen sind die „entzündlichen" und die hyperplastischen von den nichtentzündlichen potentiell malignen Adenomen zu unterscheiden. Die sog. *entzündlichen Adenome* oder auch Pseudopolypen entstehen reaktiv nach Abheilung von geschwürigen Läsionen im Dickdarm als Folge eines irregulären, überschießenden Wachstums des Epithels (Price, Bussey, Elster). Dies findet man bekanntlich besonders häufig bei der Colitis ulcerosa und weniger häufig beim Morbus Crohn. Die Zahl dieser Pseudopolypen ist unterschiedlich, und gelegentlich finden sich über 100 derartige Veränderungen. Meist entarten diese Polypen nicht. Vielmehr entstehen bei der Colitis ulcerosa die Karzinome im Bereich der Narben, allerdings können Pseudopolypen ein Karzinom maskieren bzw. die Differenzierung erheblich erschweren. Der *hyperplastische Dickdarmpolyp* ist selten solitär. Die reiskornartigen Gebilde sind beetartig entwickelt und unterscheiden sich nach ihrer Farbe nicht von der übrigen Schleimhaut. *Die lymphoiden Polypen* sind Schleimhautvorwölbungen, die durch Konglomerate von Lymphfollikeln bedingt sind.

Alle diese polypösen Formen, wie auch die Hamartome (Art: Retentionszysten) sind gutartig und entarten praktisch nicht.

Die polypösen Adenome des Dickdarms finden sich bei Routineuntersuchungen in etwa 8–10% der Erwachsenen (Ottenjann, Reifferscheid) und werden wie auch das Karzinom mit zunehmendem Alter häufiger. Die nichterblichen Adenome beginnen mit dem 40. Lebensjahr zu wachsen und werden meist nach 10 Jahren in einem Durchschnittsalter von etwa 50 Jahren infolge klinischer Symptome diagnostiziert (Enterline). Die Lokalisation der Adenome verteilt sich ähnlich wie das Dickdarmkarzinom (Day u. Morson) (Tabelle 5), wobei die Adenome der linken Seite in der Regel wesentlich größer sind als auf der rechten Seite (Sato). In der Mehrzahl der Fälle besteht nur ein solitäres Adenom (72,1%), aber immerhin sind in einem Viertel (23,4%) bis zu 5 Adenome und in 4,5% über 5 Adenome zu beobachten (Bussey) (Tabelle 6). Bei keinem der Patienten ging die Zahl der Adenome über 50, während bei den erblichen Adenomen die Zahl zwischen 100–1000 liegt. Eine erbliche Adenomatose wird also erst ab 100 Adenomen im Dickdarm angenommen.

Die Bedeutung der rechtzeitigen Erkennung dieser Adenome liegt in ihrer vielfachen Beziehung zur Karzinomentwicklung. Von Morson wurde in 10,6% aller Karzinome in den Randbezirken adenomatöse Strukturen beobachtet, so daß eine Entstehung eines Karzinoms aus einem Adenom wahrscheinlich ist. Bei einem von drei Patienten mit einem Karzinom bestehen ein oder mehrere Adenome (Morson u. Dawson). Nach Rider u. Mitarb. hatten Patienten ohne Adenome eine Karzinominzidenz von 2,1% und solche mit Adenome eine mit 11,6%. Mit zunehmender Zahl von Adenomen steigt auch die Zahl der Dickdarmkarzinome an (Bussey) (Tabelle 7). Haben Patienten mit einem Karzinom zusätzlich ein Adenom, so entwikkeln diese in 7% ein Zweitkarzinom oder Patienten mit zwei oder mehreren Dickdarmkarzinomen haben in 75% auch zusätzliche Adenome.

Tabelle 5. Lokalisation von Adenomen u. Karzinomen (nach Day u. Morson)

	Adenom	Karzinom
Rektum-Sigma	65%	73%
Colon Descendens	7%	7%
Colon Transversum	9%	7%
Colon Ascendens/Coecum	18%	13%

Tabelle 6. Häufigkeit der Mehrfachadenome (nach Bussey)

Adenom	Häufigkeit %
1	72,1
2–5	23,4
> 5	4,5

Tabelle 7. Zahl der Adenome u. assoziierte Karzinome (nach Bussey)

Adenomzahl	Karzinomhäufigkeit %
1	29,7
3	56,6
5	76,9

Interessanterweise entsprechen auch epidemiologische Befunde von Adenomen und Karzinomen in etwa diesen Zahlen (Hill). So z. B. zeigen Bevölkerungsgruppen mit hoher Karzinomrate, wie Hawaii-Japaner oder Personen von New Orleans einen hohen Adenombefall und Gruppen mit niedriger Karzinomrate auch eine niedrige Adenominzidenz (Correa). Diese Beziehung bleibt auch im Hinblick auf eine Umverteilung der Karzinominzidenz, wenn z. B. Neger aus ihrem Heimatland mit geringerer Karzinom- und Adenomrate nach Amerika auswandern und dort gehäuft Adenome und auch Karzinome bekommen (Williams u. Mitarb.). Auch die bei dem Karzinom nachgewiesenen sozialen Unterschiede bestehen gleichermaßen bei den Adenomen.

Trotz dieser Beziehungen bleibt die Frage bestehen, warum bei der großen Zahl von Adenomen doch wesentlich seltener ein Karzinom auftritt. Dies hängt möglicherweise von drei Faktoren ab, die für die Praxis besonders wichtig sind (Tabelle 8):

Tabelle 8. Prädisponierende Faktoren für die Karzinomentstehung aus Adenomen

Größe
Histologie
Grad der Atypien

Tabelle 9. Adenomgröße u. Beziehung zum Karzinom (nach Morson 1974)

Adenomgröße		(Häufigkeit)	Karzinomrate %
unter	1 cm	(60%)	1,3
	1–2 cm	(23%)	9,5
über	2 cm	(17%)	46,0

Tabelle 10. Histologischer Adenomaufbau und Karzinomhäufigkeit (nach Day u. Morson)

Adenome	Karzinomhäufigkeit %
Tubulär	5
Intermediär	22
Villös	40

Tabelle 11. Häufigkeit der Zellatypien in Adenomen und Beziehung zur Karzinomentwicklung (nach Day u. Morson)

Grad der Atypien	unter 1 cm	1–2 cm	über 2 cm
mild	0,3%	3,0%	42,3%
mäßig	2,0%	14,4%	50,0%
stark	27,0%	24,1%	48,0%

1. Größe eines Adenoms,
2. histologische Beschaffenheit eines Adenoms,
3. Grad der Atypien in einem Adenom.

Zahlreiche Untersucher haben bestätigt, daß mit zunehmendem Durchmesser des Adenoms, die Malignomrate ansteigt (Grinnel u. Lane, Silverberg, Bussey). Morson zeigte einen Karzinomanstieg von 1% bei unter 1 cm großen, bis über 46% bei über 2 cm großen Adenomen (Tabelle 9), wobei die Häufigkeit der unter 1 cm großen Adenomen bei 60% und der über 2 cm großen bei rund 20% liegt, d.h. die größeren Adenome mit der höheren Malignomtendenz sind seltener. Ebenso entscheidend für die Malignomrate ist der histologische Aufbau eines Adenoms. So zeigen villöse Adenome eine höhere Karzinomentwicklung (40%) als tubuläre Adenome (5%) (Fung u. Goldman) (Tabelle 10). Diese Malignomtendenz von Größe und histologischer Beschaffenheit geht parallel, d.h. die großen Adenome sind häufiger villöser und die kleinen häufiger tubulärer Natur (Kaneko, Elster, Otto). Somit haben große villöse Adenome die höchste (53%), kleine villöse aber immerhin noch eine 10mal größere Entartungstendenz als tubuläre Adenome.

Die Frage einer potentiellen Malignomentwicklung bei kleineren tubulären Adenomen ist nach wie vor kontrovers und nicht entschieden (Castelman u. Krick-Stein, Lescher u. Mitarb., Day u. Morson).

Nach neueren Untersuchungen sind für die Karzinomentwicklung auch der Grad der Zellatypien im Adenom entscheidend. Schwere Atypien führen häufiger zum Karzinom (Elster, Otto). Solche schwere Atypien sind besonders in den großen, und hier häufig in den villösen Adenomen anzutreffen (Day u. Morson) (Tabelle 11). Diese fokalen Zellatypien in einem Adenom werden heute als fokales Karzinom in einem Adenom bezeichnet (Elster). Es besteht nach den Befunden eines fokalen Karzinoms und den eingangs gemachten Ausführungen kein Zweifel mehr, daß das polypöse Adenom des Dickdarms die Initialphase eines vollentwickelten Karzinoms sein kann und sich die meisten Dickdarmkarzinome aus solchen Adenomen entwickeln (Rösch u. Elster). Diese Patienten sind daher als Risikopatienten anzusehen. Im Zeitalter der Koloskopie und Polypektomie wird aus den Ausführungen klar, daß alle Adenome ektomiert werden müssen (Deyle u. Mitarb.), insbesondere wenn das Adenom wächst bzw. einen Größendurchmesser von über 1 cm aufweist. Eine Probebiopsie zur Erkennung eines Dickdarmkarzinoms ist heute als unzureichend anzusehen. Die koloskopische Polypektomie ist dann kurativ und ausreichend, wenn ein fokales Karzinom vorliegt, das noch nicht in die muskuläre Muskose eingedrungen ist (Ottenjann, Wolff u. Shinya). Ist es in die Muscularis eingewachsen, muß eine Darmresektion an die Polypektomie angeschlossen werden. Desgleichen ist eine chirurgische Abtragung zu fordern, wenn das Adenom breitbasig der Darmwand aufsitzt und nicht oder nicht ausreichend abgetragen werden kann. In allen Fällen ist in regelmäßigen Abständen eine Kontrolle erforderlich, da Rezidive auftreten können und diese ein erhöhtes Risiko zur Karzinomentwicklung aufweisen. Sind 2 Jahre nach der Polypektomie keine Adenome wieder aufgetreten, so wird ein Rezidiv immer unwahrscheinlicher. Erste Befunde scheinen darauf hinzuweisen, daß durch eine konsequente Polypektomie die Karzinomrate im Dickdarm gesenkt werden kann (Gilbertsen, Frühmorgen u. Mitarb.). Dies wäre eine echte und wirksame Prophylaxe des häufigsten Krebses, und es macht auch verständlich, warum eingreifende diagnostische und therapeutische Maßnahmen bei Patienten mit Darmblutungen bzw. Dickdarmadenomen erforderlich sind.

Zusammenfassend ist festzustellen: Patienten mit einer erblichen Adenomatose, die eine hohe Malignomrate hat, sind frühzeitig, d.h. möglichst vor dem 30. Lebensjahr durch eine Kolektomie zu behandeln. Angehörige solcher Patienten sind regelmäßig ab dem 14. Lebensjahr prophylaktisch zu untersuchen. Die nichterblichen Adenome müssen entfernt werden, da je nach Größe (über 1 cm), nach dem histologischen Aufbau oder nach dem Grad der Atypien aus den Adenomen gehäuft ein Karzinom entstehen kann. Im Zeitalter der Koloskopie und koloskopischen Polypektomie liegt die Bedeutung nicht so sehr in der Frage der äußeren Beschaffenheit bzw. Sitz des Adenoms, vielmehr darin, ob er technisch ohne zu großes Risiko abgetragen werden kann oder nicht. Wenn eine koloskopische Ektomie nicht möglich ist, dann sind Polypen über 1 cm chirurgisch zu entfernen.

Literatur

Arnold K, Zitzmann R: Familiare polyposis. Dtsch Med Wschr 95: 54 (1970)

Bussey HJR: Familial polyposis coli. Johns Hopkins University Press, London 1975

Bussey HJR: Polyposis Syndromes. In: The Pathogenesis of Colorectal Cancer (Morson BC, ed), p 81. Saunders, Philadelphia London Toronto 1978

Bussey HJR: Multiple Adenomas and Carcinomas. In: The Pathogenesis of Colorectal Cancer (Morson BC, ed), p 72. Saunders, Philadelphia London Toronto 1978

Castelman B, Krick-Stein HI: Do adenomatous polyps of the colon become malignant? N Engl J Med 267: 469 (1962)

Correa P: Epidemiology of polyps and cancer. In: The Pathogenesis of Colorectal Cancer (Morson CB, ed), p 126. Saunders, Philadelphia London Toronto 1978

Day DW: The Adenoma-Carcinoma Sequence. In: The Pathogenesis of Colorectal Cancer (Morson BC, ed), p 58. Saunders, Philadelphia London Toronto 1978

Deyle PS, Fennagalli IF: Fiberendoskopie des Kolons. In: Optimierte rationelle Diagnostik in der Gastroenterologie (Ottenjann R, Hrsg), S 108. Witzstrock, Baden-Baden Brüssel 1973

Dozois RR, Judd ES, Dahlin DC, Bartholomew LG: Peutz-Jeghers-Syndrome. Is there predisposition to development of intestinal malignancy. AMA Arch Surg 98: 509 (1969)

Elster K: Klassifikation der Kolonpolypen. Klinikarzt 3: 486 (1975)

Elster KU: Problems in the histological diagnosis of polyps of the colon. In: Progress in Proctology (I. Hofenrichter, eds). Springer, Berlin Heidelberg New York 1969

Enterline HT: Polyps and Cancer of the large bowel. In: Current Topics in Pathology (Morson BC, ed). Vol 63, p 95. – Pathology of the Gastrointestinal Tract. Springer, Berlin Heidelberg New York 1976

Feuerle GE, Baldauf G, Höpker A: Acht Jahre Gardner-Syndrom in einer Familie. Dtsch Med Wschr 102: 1678 (1977)

Frühmorgen P, Philip I, Zeus I: 5-jährige Verlaufsbeobachtungen nach koloskopischer Polypektomie. In: Fortschritte in der Endoskopie (Rösch W, Hrsg). Perimed, Erlangen 1976

Fuhrmann W, Kärcher KH, Pfeifer H, Schnyder W: Ein Beitrag zum Gardner-Syndrom. Dtsch Med Wschr 93: 145 (1968)

Fung CHK, Goldman H: The incidence and significance of villous change in adematous polyps. Am J Clin Path 53: 21 (1970)

Gardner EJ, Richards RC: Multiple cutaneous and subcutaneous lesions occuring simultaneously with hereditary polyposis and osteomatosis. Am J Hum Genet 5: 139 (1953)

Gilbertsen VA: Proctosigmoidoscopy and polypectomie incidence of rectal cancer. Cancer 34: 936 (1974)

Grimmel RS, Lane N: Benigne and malignant adenomatous polyps and papillary adenomas of the colon and rectum. Surgery 105: 519 (1938)

Hassan A, Wedell I: Die erblichen Adenomerkrankungen des Dickdarms. Dtsch Med Wschr 98: 2150 (1973)

Hill M: Etiology of the Adenoma-Carcinoma Sequence. In: The pathogenesis of colorectal cancer (Morson CB, ed) p 153. Saunders, Philadelphia-London Toronto 1978

Kaneko M: On pedunculated adenomatous polyps of colon and rectum with particular reference to their malignant potential. Mt Sinai, I. Med 39: 103 (1972)

Lescher TC, Dockerly MB, Jackman RJ, Beahrs OH:

Histopathology of the large colonis polyp. Dis Col Rect 10: 118 (1967)
Mayo ChW, de Weed IW, Jackman RJ: Diffuse familial polyposis of the colon. Surg Gynec Obstet 93: 87 (1951)
Moertel CG, Hill IR, Adson MA: Surgical management of multiple polyposis. Arch Surg 100: 521 (1970)
Morson BC: Factors influencing the prognosis of early cancer of the rectum. Proc Roy Soc Med 59: 607 (1966)
Morson BC: The Polyp cancer sequence in the large bowel. Proc Roy Soc Med 67: 451 (1974)
Morson BC, Dawson IMP: Gastrointestinal pathology. Blackwell, Oxford 1972
Ottenjann R: Dickdarmpolypen und koloskopische Polypektomie. Dtsch Med Wschr 98: 677 (1973)
Otto HF: Colorectale Polypen, Klassifikation und Dignität. Diagnostik 11: 146 (1978)
Pesendorfer FU, Stellamor K: Peutz-Jeghers-Syndrom mit psychiatrisch-neurologischen Symptomen. Z Gastroenterol 2: 343 (1975)
Price AB: Benigne lymphoid polyps and inflammaratory polyps. In: The pathogenesis of colorectal cancer (Morson BC, ed), p 33. Saunders, Philadelphia London Toronto 1978
Reifferscheid M: Kontinenzerhaltung bei Radikaloperationen der diffusen präkanzerosen Kolon- und Rektumpolypen. Dtsch Med Wschr 96: 1997 (1971)
Rider IA, Kirsner B, Moeller IC, Palmer WL: Polyps of the colon and rectum: a four year to nine year follow up study of five hundred thirty seven patients. J Am Med Ass 170: 633 (1959)
Rösch W: Familiare Polyposis. Klinikarzt (1975) 4: 494
Rösch W, Elster K: Gastrointestinale Präkanzerosen. Witzstrock, Baden-Baden Brüssel Köln New York 1977
Sachatello CR, Pickren IW, Grace IT: Generalized juvenile gastrointestinal polyposis. A hereditary syndrom. Gastroenterology 58: 699 (1970)
Sato E: Adenomatous polyps of large intestinum in autopsy and surgical material. Gann 65: 295 (1974)
Silverberg SG: Focally malignant a denomatous polyps of the colon and rectum. Surg Gynecol Obstet 131: 103 (1970)
Schwarzkopf W, Lenner V, Roth R: Klinik und Therapie der familiären Polyposis coli recti. Leber Magen Darm 7: 113 (1977)
Stauffer IQ: Heritable multiple polyposis syndromes of the gastrointestinal tract. In: Gastrointestinal Disease (Sleisenser MH, Fordtran IC, ed), p 1211. Saunders, Philadelphia London Toronto 1978
Turcot J, Despres IP, Pierre FS: Malignant tumors of the central nervous system associated with familial polyposis of the colon. Dis Colon Rect 2: 465 (1959)
Veale AM, McColl OI, Bussey HIR, Morson BC: Juvenile Polyposis coli. J Med Genet 3: 5 (1966)
Williams AO, Chung EB, Aghata A, Jackson MA: Intestinal polyps in American negroes and Nigerian Africans. Br J Cancer 31: 485 (1975)
Winawer SJ, Sherlock P: Approach to screening and diagnosis in colorectal cancer. Sem Oncol 3: 387 (1976)
Wolff WI, Shinya H: Definitive treatment of „malignant“ polyps of the colon. Ann Surg 182: 516 (1975)

Diagnostik und Therapie im unteren Darmtrakt mittels hoher Koloskopie und Ileoskopie

P. Linhart, P. Hammes und R. Gnauck

Vor rund 10 Jahren wurde die Inspektion des Kolons mit flexiblen faseroptischen Geräten in die klinische Medizin eingeführt [5, 19, 20]. Dies bot die Möglichkeit, nicht nur radiologisch suspekte Befunde weiter abzuklären und Gewebe für die histologische Untersuchung zu gewinnen, sondern durch Abtragung von Polypen Therapie zu betreiben. Es ist heute erwiesen, daß sich die meisten Kolonkarzinome aus Polypen entwickeln [9, 22]. So bedeutet ihre Abtragung effektive Krebsprophylaxe. Selbst wenn sich bei der histologischen Untersuchung der Polypen Atypien (fokales Karzinom) zeigen, stellt die Polypektomie im Gesunden einen kurativen Eingriff dar [7, 10].

Ein weiterer Vorteil der Koloskopie gegenüber der Röntgenuntersuchung des Dickdarms besteht darin, daß Läsionen erkannt werden können, die im Schleimhautniveau liegen und so der Röntgenuntersuchung entgehen. Dies gilt für verschiedene seltene Ursachen von Blutungen aus dem Kolon wie für entzündliche Schleimhautveränderungen [17]. Gerade die Frühdiagnose des Morbus Crohn ist zu einer

Fortschritte in der Inneren Medizin
Hrsg. Kommerell/Hahn/Kübler/Mörl/Weber

Domäne der Koloskopie mit Ileoskopie geworden, weil die flachen aphthenartigen Läsionen vor allem im terminalen Ileum sehr oft der röntgenologischen Darstellung entgehen. Dies gilt noch mehr für die erythematösen Schleimhautplaques, die kürzlich als Frühsymptom der Colitis Crohn beschrieben wurden [26].

Trotz dieser Vorteile der Koloskopie gegenüber der Röntgenuntersuchung von Dünn- und Dickdarm wurde die Methode bis in jüngste Zeit als technisch sehr schwierig und daher nur als komplementäres Verfahren zur radiologischen Untersuchung angesehen [1, 10, 12, 21]. Um aber die direkte Inspektion der Darmwand zumindest für das Sigma auszunutzen, wurde auch die Rektosigmoidoskopie mit flexiblen Geräten propagiert [2, 14]. Es gelingt mit den flexiblen Geräten im allgemeinen, weiter in das Sigma einzudringen, als mit starren Rektoskopen. Eine weitere Rechtfertigung für dieses Vorgehen ist auch, daß bis zu 80% aller signifikanten Kolonerkrankungen distal der linken Flexur lokalisiert sein sollen [6, 10, 27].

Die Weiterentwicklung der Geräte und die zunehmende Erfahrung der Untersucher hat im Laufe der letzten Jahre dazu geführt, daß der Aufwand für die Untersuchung und die Belästigung für den Patienten in den meisten Fällen nicht mehr wesentlich größer sind, als die einer röntgenologischen Doppelkontrastuntersuchung des Kolons. So wird die Koloskopie in zunehmendem Maße selbst in der Praxis ohne vorherige Röntgenuntersuchung des Kolons angewandt [4, 23, 28]. Während in den ersten Jahren nach Einführung der Koloskopie ein Vordringen bis in den Zökumpol nur bei etwa der Hälfte der Untersuchungen gelang [12], konnten erfahrene Untersucher schon Mitte der 70iger Jahre in fast allen Fällen das Zökum erreichen [6]. Jetzt gelingt die totale Koloskopie geübten Untersuchern selbst in der täglichen Routine nur in Ausnahmefällen nicht [8, 10, 28]. Wenn das Zökum bei fast allen Patienten ohne größere Schwierigkeiten und Belästigungen erreicht werden kann, fragt es sich, ob die Untersuchung überhaupt noch als Fiberglassigmoidoskopie oder sog. partielle Koloskopie geplant werden soll. Da es in der Literatur auch Angaben darüber gibt, daß neoplastische Läsionen gleichmäßig über das gesamte Kolon verteilt sind oder ihre Häufigkeit im proximalen Kolon sogar größer ist [3, 11, 13, 24], dürfte der negative Befund bei einer Fiberglassigmoidoskopie, aber auch partiellen Koloskopie eine falsche Sicherheit geben. Dies wäre um so mehr der Fall, wenn ein signifikanter Prozentsatz der Veränderungen im proximalen Kolon röntgenologisch nicht erfaßt würde. Diese Fragen erschienen uns wichtig genug, um sie am Krankengut der Deutschen Klinik für Diagnostik zu überprüfen.

Eigenes Krankengut und Ergebnisse

An der Deutschen Klinik für Diagnostik wurden in den Jahren 1972–1980 3352 Koloskopien von insgesamt 8 Untersuchern (maximal 5 im selben Zeitraum, z. Zt. neben den Autoren noch Prof. Dr. K. Beck und Dr. H.-J. Gruner) durchgeführt. Bei 858 Untersuchungen handelte es sich um partielle Koloskopien. Schon der aus der Abb. 1 ersichtliche Anstieg der Untersuchungsfrequenz verdeutlicht die zunehmende Bedeutung der Methode und die Verringerung der technischen Schwierigkeiten bei ihrer Durchführung. Dies kommt noch mehr in der Tatsache zum Ausdruck, daß in den letzten beiden Jahren nur noch ein geringer Prozentsatz der Untersuchungen als partielle Koloskopien durchgeführt wurde. Berücksichtigt man, daß der größte Teil dieser partiellen Koloskopien nur zur gezielten Abklärung eines Prozesses bzw. Polypektomie im linken Kolon durchgeführt wurde, so ergibt sich, daß das Zökum immer erreicht wurde, wenn sich die Notwendigkeit dazu ergab.

Wir haben uns in den letzten Jahren bemüht, nach Erreichen des Zökums immer in das terminale Ileum einzugehen, auch wenn sich die Fragestellung nicht speziell auf eine Erkrankung in diesem Bereich bezog. Auch dies gelingt im größten Teil der Fälle und ist meist nur dann nicht möglich, wenn die Ileozökalklappe narbig verengt ist. Die Ileoskopie ist bei allen Patienten mit der Fragestellung Morbus Crohn indiziert, weil sich die frühen Schleimhautveränderungen oft röntgenologisch nicht darstellen. Durch die routinemäßige Ileoskopie lassen sich gelegentlich jedoch auch Fälle von Morbus Crohn mit atypischer Symptomatik identifizieren, bei denen die Koloskopie zum Ausschluß eines Dickdarmtumors durchgeführt wird. Schließlich können sich dabei auch unerwartete, für den Pa-

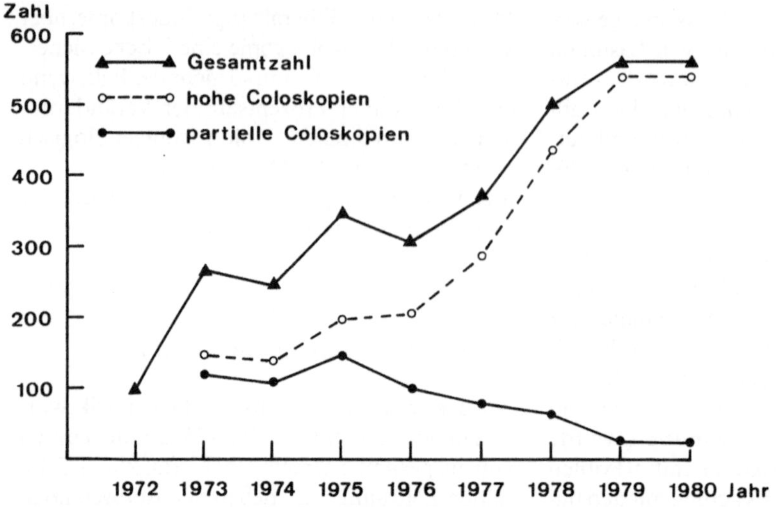

Abb. 1. Koloskopiefrequenz an der Deutschen Klinik für Diagnostik in den Jahren 1972–1980

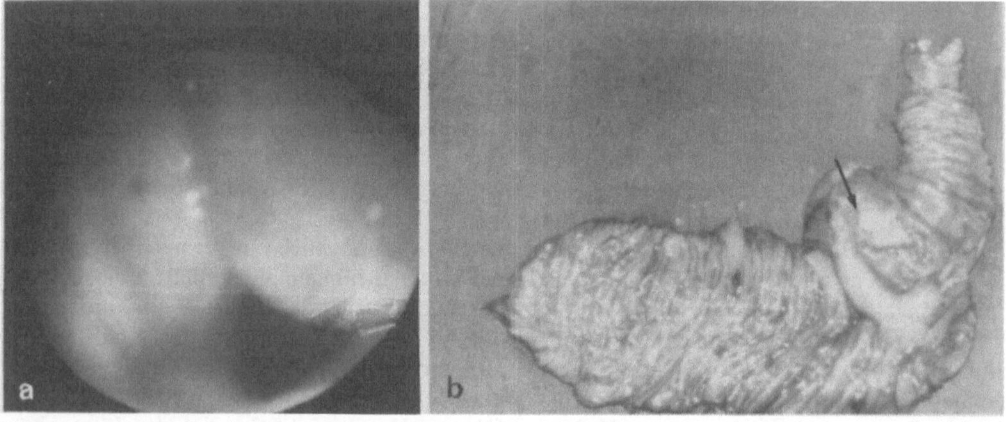

Abb. 2. (a) Bei der Ileoskopie erkannte polypöse Vorwölbung unmittelbar proximal der Ileozökalklappe. (b) Operationspräparat des Falles von Abb. 2a. Es handelte sich um ein Karzinoid mit lokalen Lymphknotenmetastasen[1]

tienten relevante Befunde ergeben, die bei Röntgenuntersuchungen nicht sichtbar waren (Abb. 2).

Um die Frage zu prüfen, ob bei alleiniger Durchführung der röntgenologischen Kolondoppelkontrastuntersuchung bzw. Dünndarmpassage und einer zusätzlichen Fiberglassigmoidoskopie bzw. partiellen Koloskopie eine wesentliche Zahl pathologischer Veränderungen nicht erkannt worden wäre, wurden die hohen Koloskopien der drei Autoren während verschiedener Zeiträume ausgewertet (P. L.: 1975–1980; P. H.: 1977–1980; R. G.: 1978–1980). Die Gesamtzahl der Untersuchungen beläuft sich auf 1346. Eine Übersicht über die Diagnosen zeigt die Tabelle 1. Zu den Polypen wurden alle Vorwölbungen gerechnet, die groß genug waren, um mit der Drahtschlinge zumindest kalt abgetragen werden zu können.

In den 18 nicht aufgeschlüsselten Diagnosen sind folgende schwerwiegende röntgenologisch nicht erkannte Zustände enthalten: Endometriose zweimal, sowie eine blutende Läsion im Zökum (Abb. 3) und ein Ulkus im Bereich einer

1 Die Abbildung verdanken wir Herrn Prof. Dr. Herfarth und Herrn Priv. Doz. Dr. Horn, Chirurgische Universitätsklinik Ulm

Tabelle 1. Koloskopische Diagnosen bei 1346 Patienten. Bei 580 Patienten konnte kein pathologischer Befund festgestellt werden

Diagnose	Zahl (Patienten)
Multiple Polypen	212
Solitärer Polyp	177
Divertikulose	118
Morbus Crohn	117
Colitis ulcerosa	73
Karzinom	51
Andere	18
Gesamt	766

Tabelle 2. Lokalisation der neoplastischen Veränderungen und der am weitesten proximal gelegenen entzündlichen Läsionen bei Patienten mit Morbus Crohn

Diagnose	Zahl	Lokalisation		
		proximal (der. li. Flexur)	distal	term. Ileum
Multiple Polypen	212	156	56	–
Solitärer Polyp	177	64	113	–
Morbus Crohn	117	58	12	47
Carcinom	51	25	26	–
Gesamt	557	303	207	47

Darmanastomose (Abb. 4), die eine Operation erforderten, ein blutendes Ulkus in der linken Flexur und das Karzinoid im terminalen Ileum (Abb. 2).

Die Tabelle 2 gibt eine Übersicht über die Lokalisation umschriebener pathologischer Veränderungen (Polypen und Karzinome) bzw. der am meisten proximal gelegenen Läsionen bei den Fällen mit Morbus Crohn. Die Angaben bei multiplen Polypen beziehen sich ebenfalls auf die Veränderung, die am weitesten proximal lokalisiert war. Für die Fälle von Morbus Crohn, bei denen Kolon und Ileum befallen waren, ist als Lokalisation das terminale Ileum angegeben. Zu den Patienten bei denen nur im distalen Kolon entzündliche Veränderungen gefunden wurden, gehören auch einige, bei denen es nicht gelang, in das terminale Ileum einzudringen. In die Gruppe der Karzinome wurden auch die Patienten aufgenommen, bei denen das Lumen durch den Tumor stenosiert war und die höher gelegenen Darmregionen nicht nach einem eventuellen Zweittumor inspiziert werden konnten. Es sind so in der Gruppe mit distaler Lokalisation echte „partielle Koloskopien" enthalten.

Die Auswertung zeigt, daß bei den angegebenen Diagnosen bei rund 60% der Fälle die Läsion proximal der linken Flexur lag. Sie wären bei ei-

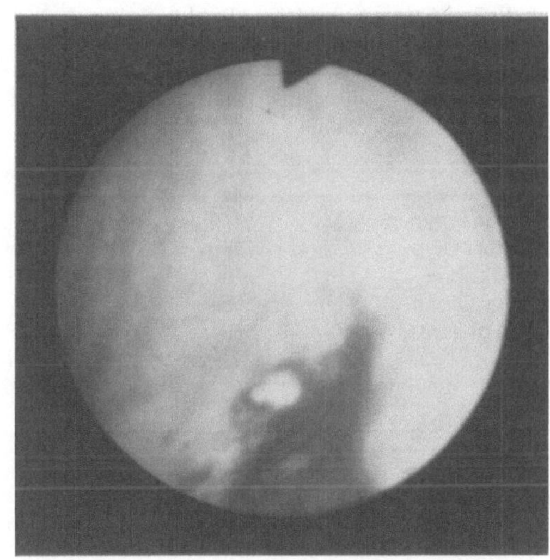

Abb. 3. Punktförmige blutende Läsion im Zökumpol, die zu chronischem Blutverlust geführt hatte. Bei der Untersuchung des Operationspräparats mit Serienschnitten kein histologisches Korrelat

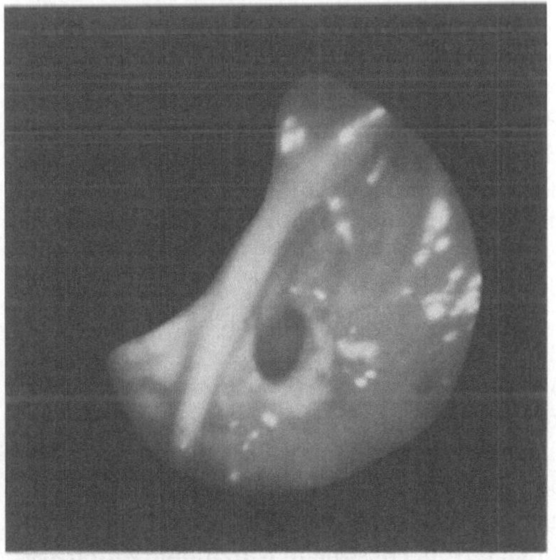

Abb. 4. Ulzeröse Veränderungen im Bereich der Anastomose nach Ileotransversostomie, die zu chronischem Blutverlust geführt hatte (*links oben* Lumen des proximalen Colon transversum)

Tabelle 3. Röntgenbefund bei den häufigsten koloskopisch festgestellten Diagnosen

Diagnose	Gesamtzahl	Röntgenbefund	
		bekannt	davon neg./ falsch
Multiple Polypen	212	144	56
Solitärer Polyp	177	128	33
Divertikulose	118	110	25
Morbus Crohn	117	65	14
Colitis ulcerosa	73	36	4
Carcinom	51	42	13
Gesamt	748	525	145

ner partiellen Koloskopie nicht entdeckt worden.

Die Frage, ob die koloskopisch entdeckten Veränderungen nicht auch bei einer röntgenologischen Doppelkontrastuntersuchung des Kolons bzw. bei der Darmpassage (Ileitis regionalis) entdeckt worden wären, liegt nahe. Aus der Tabelle 3 geht hervor, daß bei den Patienten, bei denen das Ergebnis einer Röntgenuntersuchung des Darms bekannt war, etwa 30% der Polypen und Karzinome durch diese Untersuchung nicht erkannt worden waren. Dabei muß allerdings berücksichtigt werden, daß ein Teil der außerhalb der Klinik durchgeführten Röntgenuntersuchungen mit veralteter Technik durchgeführt wurde. Für die Fälle von Morbus Crohn liegt dieser Prozentsatz niedriger, allerdings muß hierbei berücksichtigt werden, daß bei diesen Patienten in etwa der Hälfte der Fälle keine Röntgenuntersuchung durchgeführt worden bzw. das Ergebnis nicht bekannt war. Von den röntgenologisch nicht erkannten Karzinomen waren vier im Sigma lokalisiert, neun proximal davon. Diese neun Karzinome wären also bei Durchführung einer Fiberglassigmoidoskopie nicht erkannt worden.

Diskussion und Schlußfolgerungen

Die gegenüber der Röntgenuntersuchung größere diagnostische Sicherheit der Koloskopie bei neoplastischen und entzündlichen Veränderungen des unteren Darmtrakts geht auch aus der Literatur hervor [16, 17, 18, 25]. Weitere Vorteile der Koloskopie sind die Möglichkeit, durch Abtragung polypöser Läsionen Therapie zu betreiben und die vergleichsweise minimale Strahlenbelastung, falls überhaupt eine Durchleuchtungskontrolle während der Untersuchung notwendig ist. Letzteres hat dazu geführt, daß wir bei einem großen Teil der Patienten mit Verdacht auf Morbus Crohn die Koloskopie als primäre Untersuchung einsetzen, um diesen vorwiegend jungen Patienten die Strahlenbelastung der Röntgenuntersuchungen zu ersparen. Auch wenn man berücksichtigt, daß bei der Koloskopie in einem geringen Prozentsatz der Fälle pathologische Läsionen übersehen werden können [15, 25], so ist heute die Auffassung, daß es sich bei der Koloskopie nur um eine komplementäre Methode zur Röntgenuntersuchung handelt [15, 16, 21, 25], nicht mehr vertretbar. Gerade bei Patienten mit Morbus Crohn, bei denen die Veränderungen oft im Schleimhautniveau liegen und bei solchen mit sichtbarem oder okkultem Blut im Stuhl, bei denen meist eine Läsion vorliegt, die im selben Untersuchungsgang beseitigt oder zumindest biopsiert werden kann, erscheint die vorherige Röntgenuntersuchung überflüssig. Selbst für die reine Ausschlußdiagnostik kann bei den heute verfügbaren modernen Geräten die Koloskopie als primäre Methode der Wahl angesehen werden. Voraussetzung ist allerdings, daß die Methode optimal beherrscht wird, so daß die Untersuchung ohne wesentliche Belästigung des Patienten und ohne Komplikationen in einer vertretbaren Zeit durchgeführt werden kann.

Die Zahl der neoplastischen Läsionen, die proximal der linken Kolonflexur lagen, ist in unserem Krankengut – verglichen mit den Angaben in der Literatur – sehr hoch. Dies ist darauf zurückzuführen, daß bei unseren Patienten eine gewisse Selektion in der Hinsicht besteht, daß bei Voruntersuchungen die hohe Koloskopie nicht gelang und so die vermutete Blutungsquelle nicht identifiziert werden konnte oder sich noch eine zweite Läsion mehr proximal fand. Doch auch die Zahlen in der Literatur [11, 24] belegen, daß ein erheblicher Teil von relevanten Prozessen nicht erkannt wird, wenn die Untersuchung nur bis zu einer röntgenologisch oder der ersten koloskopisch erkannten Läsion durchgeführt wird. Es erscheint uns daher nicht gerechtfertigt, die Untersuchung von vorneherein als Fiberglassigmoidoskopie oder partielle Koloskopie zu planen und eigene Geräte dafür zu entwerfen. Dies gilt auch besonders für Patienten mit Verdacht auf Morbus Crohn, weil ja gerade bei dieser Krankheit die Veränderungen am häufigsten im terminalen Ileum und auch oft weit proximal im Kolon lokalisiert sind. Gerade diese sensiblen jungen Patienten sind oft nicht bereit, sich noch einmal dem Versuch einer hohen Koloskopie zu unterziehen, wenn die Untersuchung vorher wegen technischer Schwierigkeiten im distalen Kolon abgebrochen wurde.

Die Möglichkeit, das gesamte Kolon und das terminale Ileum endoskopisch zu inspizieren, stellt einen der großen Fortschritte der Medizin in den vergangenen 10 Jahren dar. Durch die gleichzeitig bestehende Möglichkeit, Polypen als Vorstufen von Karzinomen abzutragen, kann echte Prophylaxe in bezug auf das Kolonkarzinom, das in den zivilisierten Ländern zu den häufigsten Krebsformen gehört, betrieben werden. Der technische Aufwand für die Untersuchung ist vergleichsweise gering. Die begrenzenden Faktoren sind die Geschicklichkeit und die Erfahrung des Untersuchers. Einer möglichst großen Zahl von Kollegen in der Technik der Koloskopie optimale Fertigkeiten zu vermitteln, muß daher eines der wichtigsten Ziele der Ausbildung an den gastroenterologischen Zentren sein. Wenn die Koloskopie zu einer Routineuntersuchung wird, wie es von Deyhle [6] schon 1975 angedeutet wurde, so kann viel diagnostische Unsicherheit beseitigt werden, und es ist ein großer Schritt in Richtung auf die Beherrschung des Kolonkarzinoms getan.

Zusammenfassung

Die Entwicklung moderner Geräte hat dazu geführt, daß geübten Untersuchern die Koloskopie bis in das Zökum und die Inspektion des terminalen Ileums in fast allen Fällen gelingt. Die Abtragung von Polypen stellt effektive Krebsprophylaxe und beim Vorliegen von Dysplasien auch Therapie dar. Auch an den Zahlen des eigenen Krankenguts kann gezeigt werden, daß eine große Zahl relevanter pathologischer Befunde, die z. T. röntgenologisch nicht erkannt wurden, proximal der linken Kolonflexur lokalisiert ist. Sie wären bei Durchführung einer Fiberglassigmoidoskopie oder partiellen Koloskopie nicht entdeckt worden. Es muß daher ein bevorzugtes Ziel aller gastroenterologischen Zentren sein, möglichst vielen Ärzten die perfekte Beherrschung der hohen Koloskopie zu vermitteln. Dann werden die einzigartigen diagnostischen und therapeutischen Möglichkeiten dieser Methode der breiten Masse der Patienten zugute kommen, und es wird ein wichtiger Schritt zur Beherrschung des Kolonkarzinoms getan sein.

Literatur

1. Ammann R: Wird die Endoskopie die gastrointestinale Radiologie ersetzen? – Versuch einer Standortbestimmung. Schweiz Med Wschr 109: 381 (1979)
2. Bohlman TW, Katon RM, Lipschutz GR et al.: Fibreoptic pansigmoidoscopy. An evaluation and comparison with rigid sigmoidoscopy. Gastroenterology 72: 644 (1977)
3. Chapman J: Adenomatous polypi of large intestine: Incidence and distribution. Ann Surg 157: 223 (1963)
4. Clémencon GH: Endoscopy in Ambulant Practice. Endoscopy (Suppl) 69 (1980)
5. Deyhle P, Demling L: Coloscopy-technique, results, indication. Endoscopy 3: 143 (1971)
6. Deyhle P: Koloskopie. Internist 17: 204 (1976)
7. Deyhle P: Results of Endoscopic Polypectomy in the Gastrointestinal Tract. Endoscopy (Suppl) 35 (1980)
8. Franken H: Durchleuchtungskontrolle bei Koloskopie? Dtsch Med Wschr 105: 1821 (1980)
9. Gilbertsen VA, Nelms JM: The Prevention of Invasive Cancer of the Rectum. Cancer 41: 1137 (1978)
10. Gillespie PE, Chambers TJ, Chan KW et al.: Colonic adenomas – a colonoscopy survey. Gut 20: 240 (1979)
11. Granqvist S, Gabrielsson N, Sundelin P: Diminutive Colonic Polyps-Clinical Significance and Management. Endoscopy 11: 36 (1979)
12. Hansen LK: Coloscopy, an Analysis of 120 Cases with Special Regards to the Technique. Endoscopy 5: 77 (1973)
13. Hill MJ, Morson BC, Bussey JR: Aetiology of adenoma-carcinoma sequence in large bowel. Lancet I: 245 (1978)
14. Lambert R, Olive C, Melange M et al.: Flexible Rectosigmoidoscopy in the Detection of Tumoral Colonic Lesions. Endoscopy 10: 284 (1978)
15. Laufer I, Smith NCW, Mullens JE: The radiological Demonstration of colorectal Polyps undetected by Endoscopy. Gastroenterology 70: 167 (1976)
16. Leinicke JL, Dodds WJ, Hogan WJ et al.: A Comparison of Colonoscopy and Roentgenography

for Detecting Polypoid Lesions of the Colon. Gastrointest Radiol 2: 125 (1977)
17. Lux G, Frühmorgen P, Phillip J et al.: Diagnosis of Inflammatory Diseases of the Colon. Comparative Endoscopic and Roentgenological Examinations. Endoscopy 10: 279 (1978)
18. Meuwissen SGM, Pape KSSB, Agenant D et al.: Crohn's disease of the colon. Analysis of the diagnostic value of radiology, endoscopy and histology. Am J Dig Dis 21: 81 (1976)
19. Niwa H: Clinical study of colono-fiberscope. Gastrointest Endosc 11: 173 (1969)
20. Overholt BF: Clinical experience with the fibersigmoidoscope. Gastrointest Endosc 15: 27 (1968)
21. Overholt BF: Colonoscopy. A Review. Gastroenterology 68: 1308 (1975)
22. Rider IA, Kirsner IB, Moeller IC et al.: Polyps of the Colon and Rectum: a four-year to nineyear follow-up study of five hundred thirty seven patients. JAMA 170: 633 (1959)
23. Sander R, Pösl H, Pfeiffer M: Totale Koloskopie mit kurzen Koloskopen – Erfahrungen mit dem ACM (Wappler)-Gerät F9S. Leber Magen Darm 8: 17 (1978)
24. Tedesco FJ, Waye JDD, Avella JR et al.: Diagnostic implications of the spatial distribution of colonic mass lesions (polyps and cancers). A prospective study. Gastrointest Endosc 26: 95 (1980)
25. Thoeni RF, Menuck L: Comparison of Barium Enema and Colonoscopy in the Detection of Small Colonic Polyps. Radiology 124: 631 (1977)
26. Watier A, Devroede G, Perey B et al.: Small erythematous mucosal plaques: an endoscopic sign of Crohn's disease. Gut 21: 835 (1980)
27. Williams CB, Hunt RH, Loose H et al.: Colonoscopy in the management of colon polyps. Br J Surg 61: 673 (1974)
28. Wörner O: Fortschrittliche Dickdarmdiagnostik. Dtsch Med Wschr 106: 29 (1981)

Zur Pathogenese von Pankreasverkalkungen bei chronisch alkoholischer Pankreatitis

J. Lohse und H. Kaess

Die Häufigkeit radiologisch nachweisbarer Pankreasverkalkungen bei Patienten mit chronisch alkoholischer Pankreatitis beträgt nach neueren Untersuchungen in England [1], Südafrika [2] und Deutschland [3] etwa 40% und wird in der Schweiz [4] in 67% der Fälle sowie in Frankreich bei allen Patienten im Verlauf der Erkrankung beobachtet [5]. Seit den Untersuchungen von Klotz [6] und Edmondson [7] scheinen für die Pathogenese pankreatischer Verkalkungen die Präzipitation von Kalziumkarbonat einerseits sowie die Niederschlagsbildung organischen Materials im Gangsystem andererseits eine Rolle zu spielen. Analytische Untersuchungen von Pankreaskonkrementen haben gezeigt, daß sie zu etwa 95% aus Kalziumkarbonat in Form von Calcit [8] und zu etwa 5% aus Proteinen bestehen. Als Ansatzpunkte für das Studium der Pathogenese intraduktulärer Konkrementbildungen ergaben sich die exokrine Protein- und Kalziumsekretion von Patienten mit chronisch alkoholischer Pankreatitis, an chronisch alkoholischen Hunden und Ratten sowie biochemisch-analytische Studien der Proteinpräzipitate und Pankreassteine.

Kalziumsekretion

Vor mehr als 30 Jahren haben Edmondson et al. [7] die Theorie entwickelt, daß die Konkrementbildung im Gangsystem durch Übersättigung des Pankreassekrets mit Kalzium und Bikarbonat, mit Überschreitung des Löslichkeitsprodukts für $CaCO_3$ und nachfolgender Präzipitation vor sich geht. Physikochemische Untersuchungen von Moore [9, 10] in vitro und tierexperimentell am Hund haben gezeigt, daß es im Basalsekret zu einer Überschreitung des Löslichkeitsprodukts für $CaCO_3$ kommt, jedoch werden bei chronisch alkoholischen Hunden eher niedrigere Kalziumkonzentrationen gefunden, wenn die exokrine Sekretion mit Sekretin und CCK stimuliert wird. Bei diesen Hunden werden zwar Proteinpräzipitate nach chronischer Alkoholexposition beobachtet, Veränderungen im Sinne einer kalzifizierenden Pankreatitis aber nicht gefunden. Mit der Pathophysiologie der Kalziumsekretion beim Menschen haben sich vor allem Goebell et al. [11–13] beschäftigt. Sie fanden im sekretinstimulierten Duodenalsaft von Patienten mit chronischer Pankreatitis

Fortschritte in der Inneren Medizin
Hrsg. Kommerell/Hahn/Kübler/Mörl/Weber

im Vergleich zu Normalpersonen erhöhte Kalziumkonzentrationen und Sekretionsmengen [13]. Ähnliche Ergebnisse wurden von anderen Autoren gefunden [14–17]. Gullo et al. diskutieren, daß die erhöhte Kalziumkonzentration im Pankreassekret nicht Folge einer verminderten Flüssigkeitsproduktion bei eingeschränkter Sekretionsleistung, sondern eine echte, zusätzliche und enzymunabhängige Kalziumsekretion ist [18]. Die höchsten Kalziumkonzentrationen wurden nach CCK-Stimulation bei Patienten mit chronisch kalzifizierter Pankreatitis beobachtet [13]. Sie werden erklärt durch eine vermehrte Diffusion von ionisiertem Plasmakalzium durch das interstitielle Gewebe und Übertritt durch das geschädigte Pankreas in den vermindert gebildeten Pankreassaft. Durch die erhöhte Kalziumkonzentration im alkalischen Milieu des Pankreassekrets sind dann die Voraussetzungen zur Auskristallisierung von Kalziumkarbonat gegeben; es wird angenommen, daß sie an den Proteinpräzipitaten (s. u.) vor sich gehen [13, 19, 20]. Eigene Untersuchungen [21] haben gezeigt, daß nach gleichzeitiger Sekretin- und CCK-Stimulation die Erhöhung der Kalziumsekretion im Duodenalsaft bei chronisch alkoholischer Pankreatitis vorwiegend auf einer Zunahme des freien ionisierten Kalziums beruht. Hinsichtlich der totalen und ionisierten Kalziumkonzentration im Duodenalsaft zeigten Patienten mit nichtkalzifizierter Pankreatitis keinen Unterschied gegenüber Patienten mit kalzifizierter Pankreatitis. Es wird unter Berücksichtigung der Literatur angenommen, daß die erhöhte Verfügbarkeit ionisierten Kalziums im Pankreassaft bei chronisch alkoholischer Pankreatitis zwar zu einer Übersättigung und Überschreitung des Löslichkeitsprodukts für $CaCO_3$ führen kann, eine Induktion zur Konkrementbildung aber eine veränderte Proteinsekretion (Präzipitatbildung) voraussetzt.

Proteinsekretion

Die frühesten Veränderungen der chronisch alkoholischen Pankreatitis bestehen im Auftreten von Proteinpräzipitaten in den Acini- und Endkanälchen [22]. Es wird angenommen, daß sie für sämtliche pathologisch-anatomischen Veränderungen (Steinbildung, Gangdilatation, Gewebsatrophie) und im Gefolge funktionellen Veränderungen (exokrine Insuffizienz) verantwortlich gemacht werden können. Nach Figarella [23] bestehen sie aus den im normalen Pankreassaft nachweisbaren Enzymeiweißen. Sarles nimmt daher an, daß diese Präzipitate den Nukleus darstellen, an dem sich durch konsekutive Anlagerung von Kalziumkarbonat die Steinbildung vollzieht. Neuere Untersuchungen haben jedoch gezeigt, daß die Proteinpräzipitate nur aus 2–3 Proteinen bestehen [24]; ein Protein, das bislang unbekannte „pancreatic-stone-glycoprotein" [25, 26] war in den Präzipitaten konstant nachweisbar.

Der genaue Entstehungsmechanismus dieser Proteinniederschläge ist bislang unbekannt. Gesichert ist im Tiermodell des chronisch alkoholischen Hundes und der Ratte, daß es unter chronischer Alkoholbelastung nach etwa 1–4 Monaten zu einer Zunahme der exokrinen Proteinsekretion kommt, während Wasser- und Bikarbonatsekretion relativ unbeeinflußt bleiben. In dieser Phase erhöhter Proteinsekretion treten im Pankreassekret erstmals Eiweißniederschläge im Gangsystem auf. Für die proteinreiche Sekretion werden eine fett- und eiweißreiche Nahrung sowie erhöhte Spiegel von Cholezystokinin bei erniedrigter Sekretinproduktion verantwortlich gemacht. Zusätzlich scheint ein erhöhter cholinerger Tonus mit Induktion einer eiweißreichen Sekretbildung zu bestehen, der nach Celener [27] auf einer Erhöhung der Cholinazetyltransferase und einer Verminderung der Azetylcholinesterase in den intrapankreatischen Ganglien chronisch alkoholischer Tiere im Vergleich zu normalen Tieren beruht. Weiterhin konnte nach wiederholten intravenösen Gaben von Kalziumsalzen [28] beim Hund Eiweißniederschläge im Gangsystem beobachtet werden. Hierbei wird angenommen, daß das Kalzium nicht direkt, sondern über eine Stimulation der Proteinsekretion auf die Niederschlagsbildung der Eiweiße wirkt. Experimentell konnten nach Pankreasgangligatur im Sekretin- und CCK-stimulierten Pankreassaft beim Hund und bei der Ratte Eiweißpräzipitate erzeugt werden [29]. Allen und White [30] beobachteten in vitro die Bildung von Eiweißniederschlägen bei 4 °C und Wiederauflösung nach Erwärmen auf 37 °C; da die Niederschläge bei Körpertemperatur entstehen, muß diese Hypothese angezweifelt werden. Die gleichen Autoren sahen auch Präzipitate nach Chymotrypsinaktivierung des Pankreassaftes. In-vitro-Untersuchungen von Guy et al. [24] zeigten jedoch, daß die Zymogenaktivierung des Sekrets keine Niederschlagsbildung nach sich zieht. Außerdem wies die gleiche Arbeitsgruppe nach, daß die Zugabe von Albumin, Laktoferrin oder Alkohol zum inaktiven Pankreassaft zu keiner Eiweißfällung führt. Kassel u. Kay [31] vermuten, daß durch die proteolytische Aktivität infolge spontaner Trypsinogenaktivierung die Niederschlagsbildung von Proteinen eingeleitet wird. Diese Hypothese gewinnt Bedeutung, seit de Caro et al. [32] nachgewiesen haben, daß anionisches und kationisches Trypsinogen als Hauptbestandteile der organischen Matrix in Rinderpankreassteinen vorkommen. Somit wäre die von o. g. Autoren vermutete Hypothese zumindest bei der Konkrementbildung des Rindes zu diskutieren. Bei der Auflösung menschlicher Pankreassteine hingegen wird in allen Steinschichten ein bislang unbekanntes, nicht-enzymatisches Glykoprotein (MG 13 500 Daltons) gefunden, das sog. „pancreatic-stone-glycoprotein" [25, 26], das immunhistologisch in den Acinuszellen nachgewiesen wurde [33] und Asparagin, Glutamin, Serin und Glycin als prädominante Aminosäuren enthält [34]. Es stellt den Hauptbestandteil der organischen Matrix menschlicher Pankreassteine dar; in einigen Fällen waren noch ein bis zwei Proteine geringer Konzentration nachweisbar. Da es sowohl in Proteinpräzipitaten vorkommt und den Hauptbestandteil der organischen Steinmatrix darstellt, diskutieren wir eine entscheidende pathogenetische Rolle dieses Glykoproteins bei der Pankreassteinbildung. Da eine Kalziumaffinität aufgrund der qualitativen Aminosäureanalyse und dem Vergleich mit anderen kalziumbindenden Proteinen anzunehmen ist, vermuten wir, daß sich die Pankreassteine durch kontinuierliche Interaktion von diesem Glykoprotein und Kalzium entwickeln. Ob Kalziumionen zur Präzipitierung des Proteins führen und so die Steinbildung induzieren, ist z. Z. Gegenstand der Untersuchungen.

Zusammenfassung

Die chronische Alkoholbelastung führt beim Menschen und beim Hund vorübergehend zu einer Erhöhung der Proteinkonzentration im Pankreassaft; aus noch unklaren Gründen kommt es zur Präzipitation von 2–3 Proteinen im Gangsystem. Im Verlauf der Erkrankung kommt es zu einer Zunahme der Kalziumsekretion beim Menschen, während diese bei Hunden eher vermindert ist. Vereinbar mit diesen Befunden wird beim Menschen eine Steinbildung gefunden, beim Hund jedoch nicht beobachtet. Es kann angenommen werden, daß Proteinpräzipitation und vermehrte Verfügbarkeit von Kalzium für die Entstehung von Konkrementen erforderlich sind. Neuere Untersuchungsergebnisse sprechen gegen die Theorie einer Präzipitation aller Enzymeiweiße mit sekundärer Kalzifizierung. Die Vorstellungen einer proteolytischen Autoaktivierung einzelner Enzyme im Pankreassaft sind zu bezweifeln, da diese Ergebnisse in vitro nicht bestätigt werden konnten. Es muß heute angenommen werden, daß dem in Proteinpräzipitaten und Pankreassteinen nachweisbaren „pancreatic-stone-glycoprotein" sowohl bei der Präzipitatbildung als auch bei der Steinentstehung eine zentrale pathogenetische Bedeutung zukommt.

Literatur

1. James O, Agnew JE, Bouchier JAD: Chronic pancreatitis in England: a changing picture? Br Med J I: 34 (1974)
2. Marks IN, Bank S, Louw IH: Chronic pancreatitis in the Western Cape. Digestion 9: 447 (1973)
3. Creutzfeldt W, Fehr H, Schmidt H: Verlaufsbeobachtungen und diagnostische Verfahren bei der chronisch-recidivierenden und chronischen Pancreatitis. Schweiz Med Wschr 100: 1180 (1970)
4. Ammann R, Sulser H: Die „sensile" Pancreatitis, eine neue nosologische Einheit? Schweiz Med Wschr 106: 429 (1976)
5. Sarles H, Sarles JC, Camatte R et al.: Observations on 205 confirmed cases of acute pancreatitis, recurring pancreatitis and chronic pancreatitis. Gut 6: 545 (1965)
6. Klotz O: Studies upon calcareous degeneration. J Exp Med 7: 633 (1905)
7. Edmondson HA, Bullock WK, Mehl JW: Chronic pancreatitis and lithiasis. II. Pathology and pathogenesis of pancreatic lithiasis. Am J Pathol 26: 37 (1950)
8. Vérine HJ: Chemical composition of pancreatic stones. Gastroenterology 68: 1065 (1975)
9. Moore EW, Vérine HJ: The physical chemistry of pancreatic calcification and stone formation. III. A thermodynamic model for the physicochemical state of calcium in pancreatic juice. Gastroenterology 68: 102 (1975)

10. Moore EW: The physical chemistry of pancreatic calcification and stone formation. V. Lithogenicity and pancreatic „rest" as a therapy for pancreatitis. Gastroenterology 68: 101 (1975)
11. Baltzer G, Goebell H, Müller-Reinhardt B: Magnesium und Calcium im Duodenalsaft bei verschiedenen Funktionszuständen des Pancreas und beim primären Hyperparathyreoidismus. Klin Wschr 52: 74 (1974)
12. Goebell H, Baltzer H, Schlott KA, Bode Ch: Parallel secretion of calcium and enzymes by the human pancreas. Digestion 8: 336 (1973)
13. Goebell H, Bode Ch, Horn HD: Einfluß von Secretin und Pancreocymin auf die Calciumsekretion im menschlichen Duodenalsaft bei normaler und gestörter Pancreasfunktion. Klin Wschr 48: 1330 (1970)
14. Hansky J: Calcium content of duodenal juice. Am J Dig Dis 12: 725 (1967)
15. Nimmo J, Finalayson NDC, Smith A FF et al.: The production of calcium and magnesium during pancreatic function tests in health and disease. Gut 11: 163 (1970)
16. Strum WB, Spiro HM, Hersh T: Studies on the relationship of pancreatic juice calcium to calcific pancreatitis. Gastroenterology 58: 998 (1970)
17. Warwick RRG, Tothill P, Percy-Robb IW et al.: The calcium concentration in pancreatic secretion in chronic pancreatitis and carcinoma of the pancreas. Scand J Gastroent 8: 301 (1973)
18. Gullo L, Sarles H, De Barros Mott C et al.: Pancreatic secretion of calcium in healthy subjects and various diseases of the pancreas. Rendic Gastroent 6: 35 (1974)
19. Nakamura K, Sarles H, Payan H: Three dimensional reconstruction of the pancreatic ducts in chronic pancreatitis. Gastroenterology 62: 942 (1972)
20. Vakil BJ, Shah SC: Geographical variations of chronic pancreatitis in India and its correlation to nutrition. 5 th World Congress of Gastroenterology. Vol 42, 1974
21. Lohse J, Pfeiffer A, Kaess H: Ionized calcium secretion in the duodenal juice of normals and patients with different stages of chronic alcoholic pancreatitis. In: Alcohol and the Gastrointestinal Tract, p 271. INSERM 1980
22. Sarles H: Chronic calcifying pancreatitis. Chronic alcoholic pancreatitis. Gastroenterology 66: 604 (1974)
23. Figarella C, Marteau D, Sarles H: Etude des sucs pancréatiques normaux et pathologiques par électrophorese en disque. VIII. Int Congress of Gastroenterology, Prag 1968, S 1199. Schattauer, Stuttgart 1969
24. Guy O, Adrich Z, de Caro Al, Sarles H: Protein precipitation in chronic calcifying pancreatitis. 13. Meeting Europ Pancr Club Krakau/Polen 1981
25. Lohse J, de Caro Al, Sarles H: Partial characterization of a protein isolated from human pancreatic stones. Gastroent Clin Biol 3: 308 (1979)
26. De Caro A, Lohse J, Sarles H: Characterization of a protein isolated from pancreatic calculi of men suffering from chronic calcifying pancreatitis. Biochem Biophys Res Comm 87: 1176 (1979)
27. Celener D, Lachêne de la Porte, Tiscornia O, Sarles H: Histochemical study of cholinergic activities in exocrine pancreas of dogs; modifications related to chronic alcoholism. Biomedicine 27: 161 (1977)
28. Sarles H, Tiscornia O: Ethanol and chronic calcifying pancreatitis. Med Clin North Am 58: 1333 (1974)
29. Varga G, Folly G, Fodor I et al.: Experimentally induced „protein plugs" in pancreatic secretory ducts. 13. Meeting Europ Pancr Club, Krakau/ Polen 1981
30. Allan J, White TT: An alternate mechanism for the formation of protein plugs in chronic calcifying pancreatitis. Digestion 11: 428 (1974)
31. Kassel B, Kay J: Zymogens of proteolytic enzymes. These enzym precursors formerly thought to be inert substances have inherend proteolytic activity. Science 180: 1022 (1973)
32. De Caro A, Multigner L, Vérine H: Identification of two major proteins of bovine pancreatic stones as immunreactive forms of trypsinogens. 13. Meeting Europ Pancr Club, Krakau/Polen 1981
33. Lohse J, Dörner M, Wurster K, Kaess H: Immunhistological localization of the pancreatic-stone-protein in pancreatic tissue. 13. Meeting Europ Pancr Club Krakau/Polen 1981
34. Lohse J, de Caro A, Vérine H, Sarles H: Dissolution, solubility and protein composition of human pancreatic stones. Gastroenterology 74: 1058 (1978)

Erste klinische Erfahrungen mit einer Modifikation des Pancreolauryl-Tests

J. F. Rösch, L. Lorenz, W. Nagel und R. Sanwald

Einleitung

Von Kaffarnik u. Meyer-Bertenrath wurde 1968 als Screening-Test zur Erkennung einer Pankreasinsuffizienz ein Verfahren vorgeschlagen, das darauf beruht, daß der Dilaurylester von Fluorescein nur von einem im Pankreassaft enthaltenen Enzym gespalten wird. Aus dem wasserunlöslichen und damit nicht resorbierbaren Ester entsteht durch enzymatische Hydrolyse das leicht wasserlösliche und damit gut resorbierbare Fluorescein, welches in das Blut übertritt und durch die Nieren ausgeschieden wird. Zunächst wurde vermutet, daß die Spaltung des Esters durch die Pankreaslipase erfolge, später konnte jedoch gezeigt werden, daß eine (oder mehrere) pankreasspezifische Esterase das hierbei wirksame Enzym darstellt [4, 6, 7, 8, 11, 12]. Erste Erfahrungen bei der Anwendung des Tests zeigten, daß die vorgeschriebene Sammlung des Urins über 10h im klinischen Routinebetrieb auf Schwierigkeiten stößt. Erschwerend kommt hinzu, daß zur Kontrolle eine zweite Urinsammelperiode von 10h erforderlich ist, um die individuelle Resorptionsrate von (unverestertem) Fluorescein zu bestimmen. Dies bedeutet eine weitere Belastung für Patient und Pflegepersonal. Deshalb wurde der Frage nachgegangen, ob die Messung der mit dem Urin ausgeschiedenen Farbstoffmenge durch die entsprechende Messung der Plasmakonzentration ersetzt und inwieweit das gegenwärtig verwandte Testverfahren vereinfacht werden kann. Eine quantitative Bestimmungsmethode für Fluorescein im Serum wurde unseres Wissens bisher nicht beschrieben.[1]

Methodik

Beschreibung des Testverfahrens

Beim Versuch der quantitativen Bestimmung von Fluorescein im Serum ergaben sich folgende Probleme: Das im Serum teilweise an Protein, hauptsächlich Albumin, gebundene Fluorescein muß quantitativ erfaßt werden [2, 5, 9]. Fluorescein wird in der Leber teilweise mit Glucuronsäure verestert [15]. Die entstehenden Glucuronsäureester sind jedoch farblos. Durch schonende Spaltung der Esterbindungen, bei der das Fluoresceinmolekül nicht verändert werden darf, muß auch dieser Anteil des Farbstoffs photometrisch bestimmbar sein. Den Patienten werden zur Stimulierung der exokrinen Pankreasfunktion zusammen mit den Testkapseln 20 g Butter oral zugeführt. Die hierdurch entstehende lipämische Trübung des Serums stellt erfahrungsgemäß eine weitere methodische Schwierigkeit dar.

Nach Vorversuchen zur Absorption und quantitativen Bestimmung von Fluorescein im Serum, zur Untersuchung der Spaltungsgeschwindigkeit und zur Prüfung der Stabilität, erwiesen sich zwei Verfahren als praktikabel. Beide Methoden ermöglichen die Bestimmung von freiem und konjugiertem Fluorescein. Letzteres wird durch alkalische Hydrolyse ohne meßbaren Verlust in freies Fluorescein übergeführt und ist somit photometrisch nachweisbar. Die Stabilität von Fluorescein im Serum, der Einfluß von freiem Hämoglobin (durch Hämolyse) sowie die Störmöglichkeit durch Bilirubin im Serum auf die Meßergebnisse wurden unter den Bedingungen der ausgearbeiteten Methoden geprüft.

Die Gleichwertigkeit beider Verfahren konnte anhand von 10 Patientenseren nachgewiesen werden.

Das erste Verfahren beruht auf der Glucuronidspaltung mittels 0,2 n NaOH und der Entfernung noch vorhandener Lipide mittels Frigen. Hierbei ist mehrfach zu zentrifugieren, ehe der klare Überstand bei 492 nm gegen den gleichbehandelten Nüchternwert gemessen werden kann.

Dem zweiten Verfahren, das auf der Verwendung von äthanolischer KOH zur Spaltung der

1 Nach Abfassung des Manuskripts wurde über eine quantitative Bestimmungsmethode berichtet (Laggner, A. et al.: Fortschr. Med. 99. Jg 1981, Nr. 16 S. 589–591)

Fortschritte in der Inneren Medizin
Hrsg. Kommerell/Hahn/Kübler/Mörl/Weber

Glucuronide beruht, wurde im weiteren Verlauf der Vorzug gegeben, da diese Methode die Beseitigung der lipämischen Trübung und die Freisetzung von Fluorescein aus seiner Bindung an Glucuronsäure in einem Arbeitsschritt ermöglicht. Durch geeignete Wahl der eingesetzten Volumina können auch höhere Extinktionen bei der photometrischen Messung erreicht werden.

Es werden 500 µl Serum und 500 µl 0,5 n äthanolische KOH für 60 min bei 70 °C inkubiert. Nach Abkühlung auf Zimmertemperatur gibt man 1 ml einer 0,15 M Magnesiumsulfatlösung hinzu. Die Ansätze werden gut geschüttelt und anschließend hochtourig zentrifugiert. Der klare Überstand wird gegen den gleichbehandelten Nüchternwert bei 492 nm gemessen.

Es ist bekannt, daß nach intravenöser Fluorescein-Injektion ein schneller Übertritt aus dem Blut in den Urin erfolgt [15, 1]. Die Fluorescein-Blutspiegel-Kinetik nach oraler Applikation der Testkapseln[1] wurde an 3 freiwilligen, pankreasgesunden Probanden orientierend untersucht. Die Blutabnahmen erfolgten in halbstündlichen Abständen. Die maximalen Blutspiegel wurden nach Verabreichung von nichtverestertem Fluorescein nach 2–3 h, nach Verabreichung von Fluorescein-Dilaurat nach 2½–3½ h erreicht. Der langsamere Anstieg der Fluoresceinkonzentration nach Verabreichung von verestertem Fluorescein ist auf seine Wasserunlöslichkeit zurückzuführen, da die Resorption erst nach enzymatischer Spaltung durch pankreasspezifische Esterasen erfolgen kann. Unverestertes Fluorescein-Natrium ist dagegen gut wasserlöslich.

Klinische Anwendung

Die klinische Anwendung des Pancreolauryl-Tests erfolgte bei drei Personengruppen:

1. Die Bestimmung der maximalen Farbstoffkonzentration im Serum und des günstigsten Zeitpunkts der Blutentnahme wurde an 34 Patienten mit Verdacht auf eine Pankreaserkrankung (Gruppe A) und 10 Kontrollpatienten (Gruppe B) durchgeführt.
   Entsprechend der Testvorschrift wurden den Probanden Fluorescein-Dilaurat- bzw. Natrium-Fluorescein-Kapseln oral appliziert. Aufgrund von orientierenden Vorversuchen (n = 3) erfolgten pro Testtag 6 Blutabnahmen, 2, 2½, 3, 3½ und 4 h nach Versuchsbeginn; Nüchternblut wurde ½ h vor dem Probefrühstück abgenommen. Zum Vergleich der Fluoresceinkonzentration im Serum und Urin wurde an beiden Testtagen der Patientenurin über jeweils 10 h gesammelt.
   Zur Eingliederung in Gruppe A mußten mindestens zwei der nachfolgenden Kriterien erfüllt sein:
   - pathologischer sonographischer Befund
   - spezielle, auf eine Pankreaserkrankung hinweisende Anamnese (Oberbauchbeschwerden, Übelkeit und Erbrechen, rezidivierende Steatorrhoe, Fettunverträglichkeit, chronischer Alkoholabusus, Cholelithiasis, entsprechende Vorerkrankungen)
   - quantitative Stuhlfettbestimmung von mehr als 7 g/24 h
   - Stuhlgewicht von mehr als 700 g/3 × 24[h].

   Zusätzlich wurde im Blut Lipase, Albumin, Gamma-GT, MCV und Kreatinin, endogene Kreatinin-Clearance und Amylase im Urin bestimmt. In Gruppe B befanden sich Patienten, die wegen nichtgastroenterologischen Erkrankungen stationär behandelt wurden.
2. Bei einem weiteren Kollektiv von 14 freiwilligen Probanden ohne Hinweis auf eine gastroenterologische Erkrankung mit normalem Stuhlgewicht, Stuhlfett und Chymotrypsin wurde lediglich die veresterte Form der Testsubstanz appliziert und nur einmal Blut 3½ h postprandial abgenommen.
3. In nachfolgenden Untersuchungen bei 41 Patienten mit unklaren Oberbauchbeschwerden und Hinweis auf eine mögliche Pankreasbeteiligung wurde analog 2 verfahren.

Ergebnisse

1. Nach Verabreichung der Fluorescein-Dilaurat-Kapseln lag der photometrisch bei 492 nm im Serum gemessene Gipfelwert bei 3½ h, nach Gabe von unverestertem Fluorescein bei 3 h. Dies traf für Gruppe A und B gleichermaßen zu. In Abb. 1 sind die Einzelmessungen der Gruppe A dargestellt. Es fällt auf, daß die gemessenen Extinktionswerte der fünf zeitlich aufeinanderfolgenden Blutentnahmen eine relativ geringe Schwankungsbreite

---

1 Original Testkapseln der Firma Temmler Diagnostica

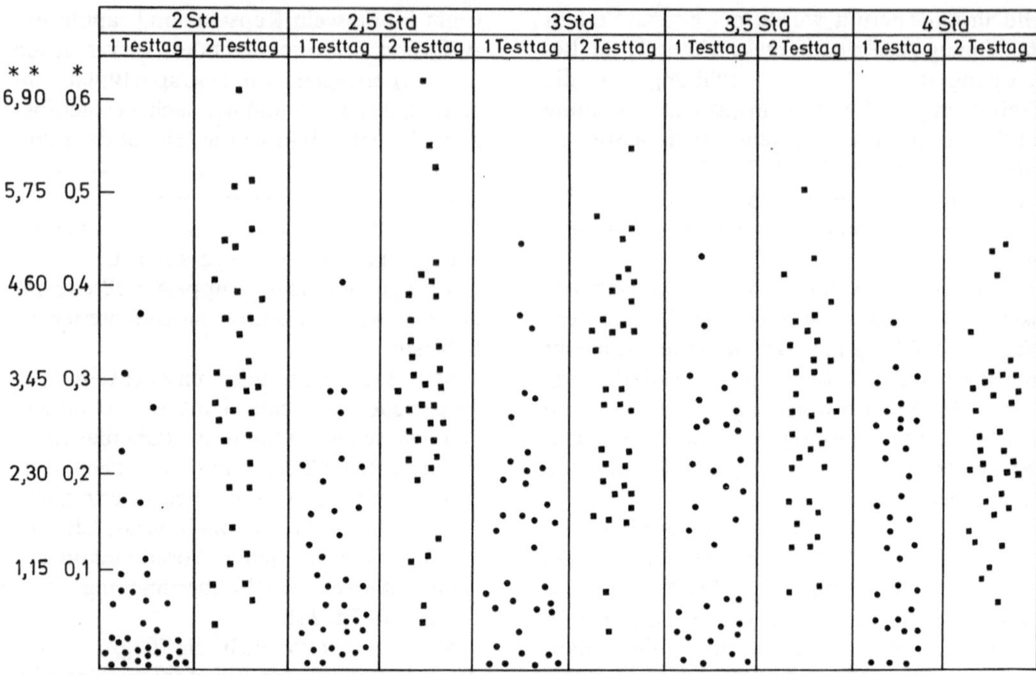

Abb. 1. Fluorescein-Nachweis im Serum zu 5 verschiedenen Zeitpunkten.
1. Testtag: Gabe von Fluorescein-Dilaurat
2. Testtag: Gabe von unverestertem Fluorescein
* E^{1cm}_{492nm} ** µg/ml
Testkollektiv A (n = 34)

aufweisen, und daß die Werte des zweiten Testtages höher liegen. Unter Verwendung von Fluorescein-Dilaurat zeigte sich bei sämtlichen untersuchten Probanden (n = 44) eine signifikante Korrelation des Fluorescein-Nachweises im Urin und nach 3½h im Serum (r = 0,722; y = 3,5x + 16,67) (Abb. 2). Wie in Abb. 2 wiedergegeben, gehören sämtliche Probanden mit einem T/K-Wert (prozentuale Ausscheidung von Fluorescein im Urin) bis 30 der Gruppe A an. Der im Originaltest[1] angegebene T/K-Quotient von 30 grenzt pathologische von nichtpathologischen Meßergebnissen im Urin ab. 13 von 34 Patienten hatten demnach einen pathologischen Ausfall in beiden Nachweismethoden. Die 3-h-Gipfelwerte der unveresterten Farbsubstanz im Serum zeigten dagegen keine signifikante Korrelation zur prozentualen Farbstoffausscheidung im Urin. Natrium-Fluorescein dient lediglich der Beurteilung der individuellen Resorption, nicht jedoch der Beurteilung der exokrinen Pankreasfunktion [14].

2. Die Ergebnisse bei 14 freiwilligen, gesunden Probanden sind in Abb. 3 wiedergegeben. Bei 13 lag die Konzentration des Fluoresceins im Serum höher als 1,38 µg/ml und somit in einem Bereich, der als sicher nicht pathologisch abgegrenzt wurde. Lediglich bei 1 Patienten war der Fluoresceinnachweis im Serum mit 0,64 µg/ml deutlich erniedrigt.
3. Bei 41 Patienten, die mit der Diagnose „unklare Oberbauchbeschwerden" in die Klinik aufgenommen wurden, fiel der Farbstoffnachweis im Serum 19mal normal, 22mal pathologisch aus. Bei den 19 Patienten mit normalem Serum-Fluorescein-Nachweis war das Stuhlgewicht 6mal, die quantitative Stuhlfettbestimmung 5mal pathologisch, während der Chymotrypsintest in keinem Fall von der Norm abwich. Bei 22 Patienten mit pathologischem Serum-Fluorescein-Nachweis waren das Stuhlgewicht 14mal, der Stuhlfettgehalt 12mal und das Chymotrypsin 7mal in einem pathologischen Bereich (Tabelle 1).

1 Pancreolauryl-Test; Hersteller Temmler-Werke, Marburg

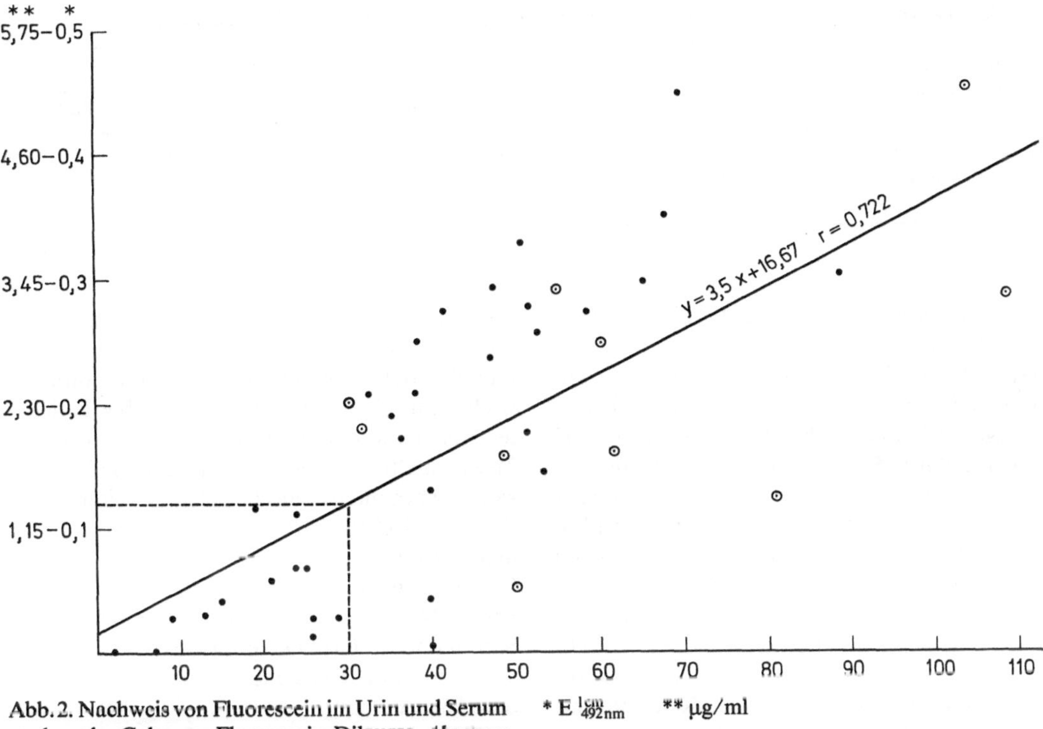

Abb. 2. Nachweis von Fluorescein im Urin und Serum nach oraler Gabe von Fluorescein-Dilaurat. *Abszisse:* proz. Ausscheidung von Fluorescein im Urin (T/K-Wert). *Ordinate:* 3½-h-Meßwerte von Fluorescein im Serum

* E^{1cm}_{492nm} ** µg/ml

ausgefüllte Kreise, Gruppe A (n = 34); *offene Kreise,* Gruppe B (n = 10)

Abb. 3. Fluoresceinnachweis im Serum bei pankreasgesunden Probanden (n = 14) 3½ h nach Verabreichung einer Testmahlzeit. *Schraffierte Zone,* pathologischer Bereich

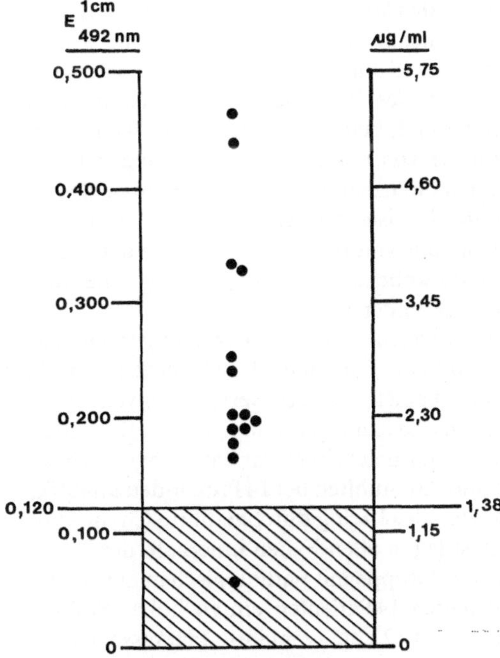

Zusammenfassung und Diskussion

Der in der klinischen Routine als Screening-Verfahren zur Erkennung einer exokrinen Pankreasinsuffizienz eingeführte Pancreolauryl-Test beruht auf einer photometrischen Fluoresceinbestimmung im Urin. Die korrekte Urinsammlung über einen längeren Zeitraum ist erfahrungsgemäß mit Schwierigkeiten verbunden und gab Veranlassung, eine Methode auszuarbeiten, die die Fluoresceinbestimmung im Serum ermöglicht. Aufgrund der Untersuchungen hat sich gezeigt, daß die bisher praktizierte Messung der Fluoresceinausscheidung im Urin ersetzt werden kann durch eine einmalige Bestimmung der Fluoresceinkonzentration im Serum.

Tabelle 1. Pankreasfunktionsdiagnostik bei 41 Patienten mit „unklaren Oberbauchbeschwerden"

Serum-Pancreolauryltest®		Stuhlgewicht		Stuhlfett		Chymotrypsin	
		normal	pathologisch	normal	pathologisch	normal	pathologisch
normal	19	13	6	14	5	19	0
pathologisch	22	8	14	10	12	14	7
n = 41							

Es konnte gezeigt werden, daß das oral applizierte Fluorescein-Dilaurat 3½^{h} nach der Testmahlzeit sein Maximum im Serum hat. Zur klinischen Erprobung wurden zunächst 10 pankreasgesunde und 34 Patienten untersucht, bei denen aufgrund von klinisch-diagnostischen Kriterien Hinweise auf eine Pankreaserkrankung vermutet werden mußte. In dem als pathologisch definierten Bereich, in welchem sowohl im Serum als auch im Urin niedrige Fluoresceinkonzentrationen gemessen wurden, fanden sich ausschließlich Patienten der Gruppe A (13 von 34). Weitere 19 Probanden aus dieser Gruppe mußten sowohl aufgrund der Serumbestimmung als auch aufgrund der Urinbestimmung als nicht pankreasinsuffizient eingestuft werden. Dies ist möglicherweise damit zu erklären, daß bestimmte Auswahlkriterien, wie z.B. Stuhlgewicht und Stuhlfettgehalt, nicht ausschließlich auf eine Pankreasinsuffizienz bezogen werden können. 2 Probanden aus dem Pankreaskollektiv verhielten sich different. Von 10 gesunden Kontrollpatienten waren nach den Kriterien des Fluoresceinnachweises im Urin alle gesund, beim Serumnachweis lag 1 innerhalb des von uns als sicher pathologisch definierten Grenzbereiches. Die Ergebnisse des Serumnachweises wurden erhärtet durch die Untersuchung von 14 freiwilligen gesunden Mitarbeitern, wobei nur in 1 Fall pathologische Meßwerte gefunden wurden.

Von 41 Patienten, die mit der häufigen Diagnose „unklare Oberbauchbeschwerden" in die Klinik kamen, fiel der Serumnachweis 19mal normal und 22mal pathologisch aus. Bei Patienten mit normalem Test war das Stuhlgewicht bei 13 und das Stuhlfett bei 14 Probanden unauffällig. Der gleichzeitig durchgeführte Chymotrypsintest lag in allen Fällen innerhalb der Norm. Bei der Gruppe mit pathologischen Serumwerten hatten 14 Patienten ein zu hohes Stuhlgewicht und 12 eine vermehrte Fettausscheidung im Stuhl. Der Chymotrypsintest fiel 7mal pathologisch aus.

Die deutlich größere Streuung von Stuhlgewicht, Stuhlfett und Chymotrypsin bei Patienten mit pathologischem Serum-Pancreolauryl-Test (Tabelle 1) ist wohl bedingt durch die Vielzahl gastroenterologischer Krankheiten, die diese klinischen Parameter beeinflussen können [3, 10, 13].

Unsere Ergebnisse zeigen, daß zwischen den beiden Nachweismethoden von Fluorescein im Serum und im Urin keine statistisch signifikanten Unterschiede bestehen, so daß wir glauben, dem Pancreolauryl-Test in der einfacher durchzuführenden Form durch die Bestimmung des Fluoresceins im Serum den Vorzug geben zu können.

Weitere Untersuchungen werden zeigen müssen, ob Sensitivität und Spezifität des Serumnachweises für die Klinik relevante Ergebnisse bringen. Es muß geprüft werden, ob der Test nicht nur bei ausgeprägten Formen der Pankreasinsuffizienz, sondern auch bei einer nur leichten Funktionseinschränkung eine Aussage zuläßt. Hierzu sind Studien an größeren Kollektiven erforderlich.

Literatur

1. Crismon JM, Fuhrman FA: Studies on gangrene following cold injury. IV. The use of fluorescein as an indicator of local blood flow: Distribution of fluorescein in body fluids after intravenous injection. J Clin Invest 26: 259–267 (1947)
2. Emmart EW: Observations on the absorption spectra of fluorescein, fluorescein derivates and conjugates. Arch Biochem Biophys 73: 1–8 (1958)
3. Fritsch WP, Hanrath RD, Klein H, Hausamen TU in: Die Untersuchung der Bauchspeicheldrüse (Bartelheimer H et al. Hrsg), S30–37. Thieme, Stuttgart 1975
4. Heckmann G: Über Esterasen des Pankreas mit hydrolytischer Aktivität gegenüber Fluorescein-Estern. Inaugural-Dissertation Marburg 1973

5. Hodge JV, Dollery CT: Retinal soft exsudates. A clinical study by colour and fluorescence photography. Quart J Med 33: 117–131 (1964)
6. Kaffarnik H, Meyer-Bertenrath JG: Ein neuer Pankreaslipasetest und seine klinische Anwendung. Verh Dtsch Ges Inn Med 74: 237–238 (1968)
7. Kaffarnik H, Meyer-Bertenrath JG: Zur Methodik und klinischen Bedeutung eines neuen Pankreaslipase-Tests mit Fluoresceindilaurinsäureester. Klin Wschr 4: 221–223 (1969)
8. Kaffarnik H, Meyer-Bertenrath JG: Zur Pankreasspezifität des oralen Funktionstests mit Fluorescein-Di- bzw. Monolaurat. Verh Dtsch Ges Inn Med 77: 524–526 (1971)
9. Lange K, Boyd LJ: Use of fluorescein method in establishment of diagnosis and prognosis of peripheral vascular diseases Arch Int Med 74: 175–184 (1944)
10. Malchow H: Moderne Diagnostik und Therapie chronischer Pankreaserkrankungen. Ärzteblatt Baden-Württemberg 7: 449–452 (1979)
11. Meyer-Bertenrath JG, Kaffarnik H: Über Eigenschaften neuer Substrate zur Bestimmung von Pankreasenzymen. Z Klin Chem Klin Biochem 6: 484–488 (1968)
12. Meyer-Bertenrath JG, Heckmann G, Kaffarnik H: Zur Biochemie und klinischen Bedeutung des oralen Pankreasfunktionstests mit Fluoresceindilaurinsäureester. Klin Wschr 56: 917–920 (1978)
13. Otte M: Pankreasfunktionsdiagnostik. Internist 20: 331–340 (1979)
14. Rösch JF, Lorenz L: Eine Modifikation des Pancreolauryl-Tests® zum Fluorescein-Nachweis im Blut und deren Klinische Erprobung. Inauguraldissertation, Heidelberg 1980
15. Webb JMM, Fonda M, Brouwer EA: Metabolism and excretion patterns of fluorescein and certain halogenated fluorescein dyes in rats. J Pharmacol Exp Ther 137: 141–147 (1962)

Zur Auflösung von Cholesteringallensteinen mit Chenodeoxycholsäure oder Ursodeoxycholsäure

A. Stiehl

Bei den Gallensteinen des Menschen unterscheiden wir Cholesterinsteine, Pigmentsteine, Cholesterinpigmentsteine, verkalkte Cholesterinsteine, verkalkte Pigmentsteine und verkalkte Cholesterinpigmentsteine. Etwa 80–90% der Gallensteine in Mittel- und Nordeuropa und auch in Nordamerika bestehen zu einem überwiegenden Teil aus Cholesterin. Nur diese Steine können mit den z. Z. verfügbaren Methoden abgelöst werden. Ursache der Cholesterinsteinentstehung ist die cholesterinübersättigte Galle [1]. Da Cholesterin wasserunlöslich ist, muß es in der Galle durch Gallensäuren und Phospholipide unter Bildung von Mizellen in Lösung gehalten werden (Abb. 1). Die Aufnahmefähigkeit der von Gallensäuren und Phospholipiden gebildeten Mizellen für Cholesterin ist beschränkt. Ist der Anteil der Cholesterinmoleküle im Vergleich zur Anzahl der vorhandenen Gallensäuren- und Phospholipidmolekülen zu hoch, so wird die Galle cholesterinübersättigt, und Gallensteine können sich bilden. Umgekehrt ist bei relativ hohem Anteil von Gallensäuren und Phospholipiden und geringem Anteil von Cholesterin die Galle cholesterinuntersättigt und kann deshalb Cholesterin aus Gallensteinen aufnehmen. Dadurch können Cholesteringallensteine aufgelöst werden [5, 10]. Durch orale Gabe von Chenodeoxycholsäure (Cheno) oder Ursodeoxycholsäure (Urso) wird die Bildung einer cholesterinuntersättigten Galle erreicht, und Gallensteine, die hauptsächlich aus Cholesterin bestehen, werden aufgelöst [2–5, 10, 14–15, 17, 18, 20–22, 27–29].

Ursache der cholesterinübersättigten Galle bei Cholesteringallensteinträgern ist wahrscheinlich ein enzymatischer Defekt. Die Cholesterinsynthese in der Leber wird durch die HMG-COA-Reduktase reguliert, während die Synthese der Gallensäuren aus Cholesterin durch die 7-α-Hydroxylase reguliert wird (Abb. 2). Bei Cholesterinsteinträgern ist die Aktivität der HMGCOA-Reduktase im Vergleich zur 7-α-Hydroxylase zu hoch, so daß zu viel Cholesterin und zu wenig Gallensäuren in der Leber gebildet und biliär ausgeschieden werden. Die Wirkung der Cheno und wahrscheinlich auch der

Fortschritte in der Inneren Medizin
Hrsg. Kommerell/Hahn/Kübler/Mörl/Weber

Urso besteht darin, daß sie die HMGCOA-Reduktase hemmen.
Cheno und Urso vermindern die biliäre Ausscheidung von Cholesterin. Neben der Bildung von Cholesterin in der Leber kann auch die Absorption von Cholesterin im Darm auf die biliäre Exkretion des Cholesterins Einfluß nehmen, aber die meisten Autoren stimmen darin überein, daß Cheno und Urso die Cholesterinabsorption im Darm nicht beeinflussen.
Während der Behandlung mit Urso ist der Cholesteringehalt der Galle signifikant niedriger als während der Behandlung mit Cheno (Abb. 3). Offensichtlich vermindern bereits geringe Dosen Urso sehr effektiv die biliäre Ausscheidung von Cholesterin [15, 16].

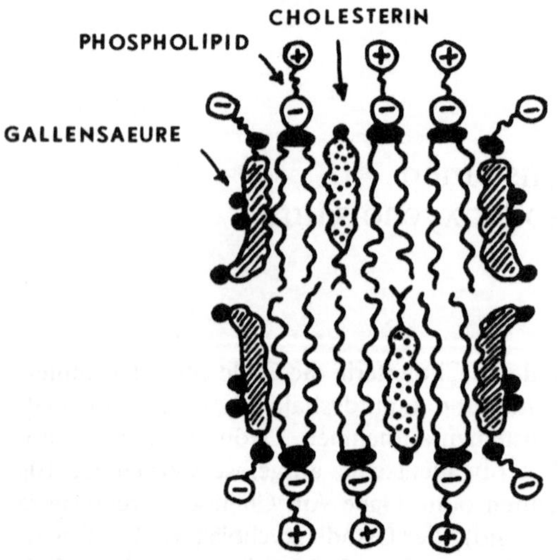

Abb. 1. Mizelle bestehend aus Gallensäuren, Phospholipiden und Cholesterin. Durch Bildung von Mizellen wird das Cholesterin in der Galle in Lösung gehalten (Nach Admirand u. Small [13])

Neuere physikochemische Untersuchungen zeigen, daß die Zunahme der Urso in der Galle die mizellare Lösung von Cholesterin einschränken kann [7, 8]. Besonders glycinkonjugierte Urso aber auch taurinkonjugierte Urso bildet Mizellen, die weniger Cholesterin lösen als Chenokonjugate [7, 8]. Deshalb wurden Untersuchungen der Taurin- und Glycinkonjugation der Urso während der Behandlung mit Urso durchgeführt [24]. Während der Behandlung mit Urso steigen die Glykourokonzentrationen in der Galle signifikant dosisabhängig an, während die Konzentrationen der Taurourso in der Galle nicht ansteigen [24]. Obwohl Ursobehandlung die biliäre Cholesterinkonzentration sehr stark vermindert, kann der Anstieg der Glykourso in der Galle bei Behandlung mit Ursodosen dazu führen, daß die Galle cholesterinübersättigt wird [52].
Untersuchungen über die Wirksamkeit der Ursobehandlung zeigen, daß bei Dosen von über 10 mg/kg KG tatsächlich keine Zunahme der Auflösungsquoten erreicht wird. Die klinischen Wirksamkeitsstudien sind in sehr guter Übereinstimmung mit der Beobachtung, daß bei Ursodosen von mehr als 13 mg/kg KG Urso die Cholesterinsättigung wieder zunimmt [24]. Somit steht fest, daß es für die Ursobehandlung eine optimale Dosis gibt, die nicht überschritten werden sollte; sowohl bei zu niederer als auch bei zu hoher Ursodosis muß mit schlechteren Behandlungsergebnissen gerechnet werden. Im Gegensatz dazu nimmt die Behandlungseffizienz bei Behandlung mit Cheno mit der Dosis signifikant zu. Ein wesentlicher Unterschied zwischen der Chenobehandlung und der Ursobehandlung besteht somit darin, daß es für die Ursobehandlung eine optimale Dosis gibt, wäh-

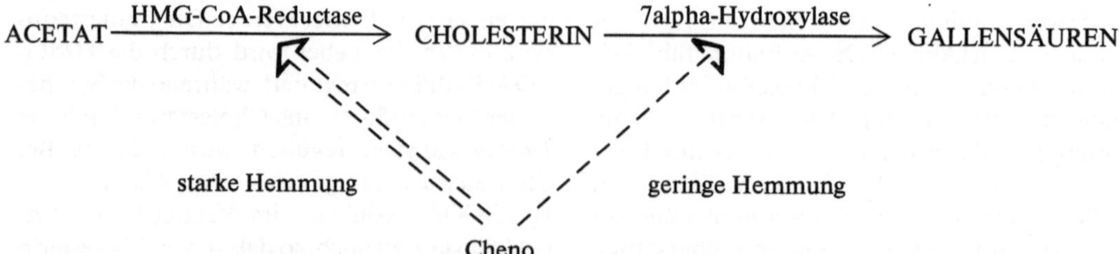

Abb. 2. Bildung von Cholesterin und Gallensäuren. Regulierende Enzyme sind die HMG-CoA-Reduktase und die 7-α-Hydroxylase. Cheno und wahrscheinlich auch Urso vermindern die biliäre Cholesterinsättigung durch stärkere Hemmung der HMG-CoA-Reduktase als der 7-α-Hydroxylase

rend bei der Chenobehandlung die Effizienz mit zunehmender Dosis zunimmt.

Ein weiterer wesentlicher Unterschied zwischen Cheno und Urso besteht darin, daß bei der Chenobehandlung einige Nebenwirkungen mit berücksichtigt werden müssen, während bei der Ursobehandlung keinerlei Nebenwirkungen bekannt sind. Etwa 25% der mit Cheno behandelten Patienten haben gelegentlich Transaminasenerhöhungen (Abb. 4), und etwa 40% der mit Cheno behandelten Patienten klagen gelegentlich über Durchfall. Beide Nebenwirkungen sind bei der Behandlung mit Urso völlig unbekannt [15, 16, 18, 22, 23, 28].

Voraussetzungen für eine erfolgreiche Gallensteinauflösung

Gallensteine können nur dann aufgelöst werden, wenn die cholesterinuntersättigte Galle die Gallensteine umspülen kann. Eine Auflösung ist somit nicht möglich bei einem Zystikusverschluß oder einer vollständig mit Gallensteinen gefüllten Gallenblase. Eine funktionsunfähige Gallenblase ist für die konservative Behandlung ungünstig, da die Umspülung der Steine durch die cholesterinuntersättigte Galle oft ungenügend ist. Die notwendige Behandlungsdauer wird von der Größe der Steine beeinflußt. Steine von weniger als 1 cm Durchmesser können oft innerhalb von 6–18 Monaten Behandlungsdauer vollständig aufgelöst werden. Bei Steinen von 1–2 cm Durchmesser muß mit einer Behandlungszeit von 1–3 Jahren, bei Steinen von über 2 cm Durchmesser oft mit einer Behandlungszeit von 2–3 Jahren gerechnet werden. Die Auflösung von Gallensteinen mit einem Durchmesser von über 2 cm wird deshalb von vielen Autoren aus Kosten-Nutzengründen abgelehnt. Im Prinzip sind jedoch auch größere Cholesterinsteine der Gallenblase auflösbar. Die Kinetik der Steinauflösung einiger größerer Steine wird in Abb. 5 gezeigt.

Der Erfolg einer Lysebehandlung hängt im wesentlichen auch von der Zusammensetzung der Gallensteine ab. Bei einem Kalkgehalt von über 10–20% sind die Steine in der Regel nicht auflösbar. Als Faustregel gilt, daß Steine, die im Röntgenbild einen Kalkschatten erkennen lassen, nicht aufgelöst werden können. Für die Auflösung eignen sich somit nur die nicht schattengebenden Konkremente.

Pigmentgallensteine können durch orale Gallensäurebehandlung nicht aufgelöst werden. Der Pigmentanteil der Gallensteine ist in vivo

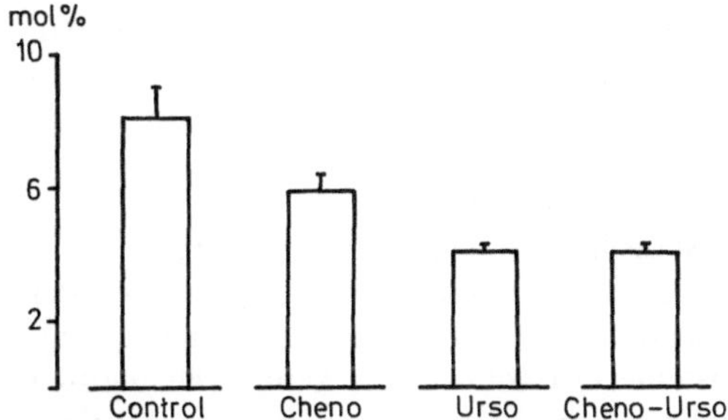

Abb. 3. Einfluß einer Behandlung mit Cheno (14 mg/kg), Urso (14 mg/kg) oder Cheno (7 mg/kg) + Urso (7 mg/kg) auf den Cholesteringehalt der Galle. (Nach Stiehl et al. [24])

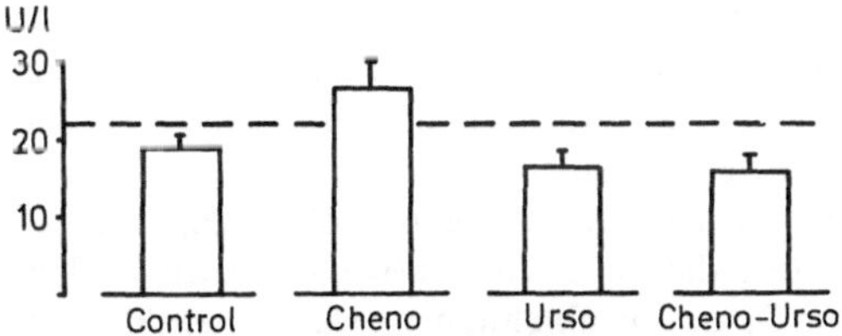

Abb. 4. Einfluß der Behandlung auf die Serumtransaminasen. (Nach Stiehl et al. [24])

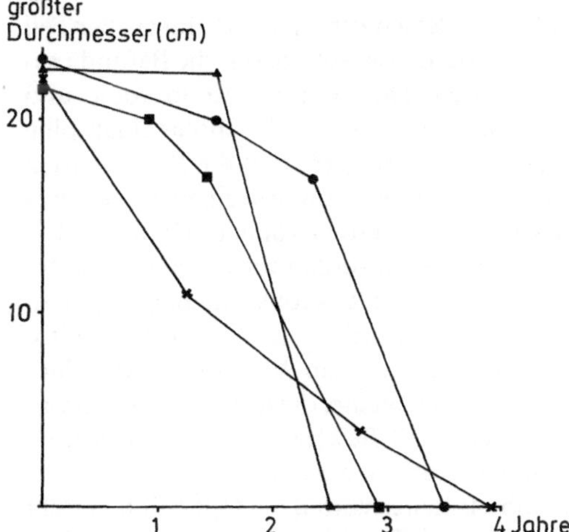

Abb. 5. Kinetik der Gallensteinauflösung bei großen Steinen der Gallenblase. Bei Steinen mit einem Durchmesser von über 2 cm Durchmesser sind Behandlungszeiten von 2–4 Jahren notwendig

bis heute nicht exakt feststellbar. Beim Nachweis einer Hämolyse muß damit gerechnet werden, daß die Gallensteine größere Mengen Pigment erhalten, und eine konservative Behandlung ist dann nicht erfolgversprechend. Glücklicherweise bestehen nur 10–20% der Gallenblasensteine zu einem großen Teil aus Pigment. Dagegen bestehen etwa 50–60% der Gallenwegssteine zu einem überwiegenden Teil aus Pigment und können deshalb nicht durch orale Gallensäurebehandlung mit Cheno oder Urso aufgelöst werden.

Es ist bis heute unbestritten, daß durch Cheno- oder Ursobehandlung bei richtiger Auswahl der Patienten in ca. 60–70% eine Auflösung der Gallensteine erreicht werden kann. Die meisten Autoren stimmen darin überein, daß bei Patienten mit erhöhtem Operationsrisiko, sofern die Steine auflösbar erscheinen und keine akuten Beschwerden vorliegen, ein konservativer Behandlungsversuch gerechtfertigt ist. Andererseits sollten operationsfähige Patienten mit manifesten Beschwerden durch die Cholelithiasis operativ behandelt werden. Umstritten ist das Vorgehen bei Patienten, die keine akuten Gallebeschwerden haben und eine Operation ablehnen. Ursache für die relativ hohe Zahl von Patienten, die ohne Vorliegen von Beschwerden eine Operation ablehnen, ist wahrscheinlich die Erkenntnis, daß viele Patienten nach der Cholezystektomie Beschwerden haben. Nach großen Sammelstatistiken bestehen bei jedem dritten Cholezystektomierten nach der Operation irgendwelche Beschwerden [12a]. Ein großer Teil der Beschwerden ist auf organische Befunde zurückzuführen. Die moderne Endoskopie und insbesondere die retrograde Cholangiographie haben dazu beigetragen, daß die Beschwerden nach der Cholezystektomie in einem hohen Prozentsatz geklärt werden können. Häufigste Ursachen von Beschwerden nach Cholezystektomie sind Choledochuskonkremente, Papillenstenose, Narbenstrikturen, Gastroduodenitis, Pankreatitis. Bei weitem führend sind die Choledochuskonkremente, die in etwa der Hälfte aller Patienten mit Beschwerden nach Cholezystektomie gefunden werden.

Ein unbestrittener Vorteil der Operation besteht in der schnellen Beseitigung der Steine in beinahe 100% der Fälle, wobei allerdings die Operationsletalität von 0,2–0,5% bei Patienten unter 50 Jahren und von über 5% bei Patienten über 60 Jahren [26] manchen Patienten mit Gallensteinen von einer Operation abhält. Nachteile der konservativen Behandlung mit Cheno oder Urso sind die lange Behandlungsdauer von im Mittel 1–2 Jahren und ca. 30% Mißerfolge wegen fehlender Auflösung der Steine. Vorteile der konservativen Behandlung mit Cheno oder Urso sind das Fehlen einer Operationsletalität sowie das Fehlen operationsbedingter Beschwerdebilder.

Bezüglich der Kontraindikationen ergeben sich wesentliche Unterschiede zwischen Cheno und Urso. Da Urso praktisch völlig atoxisch ist, verbietet sich eine Behandlung mit dieser Substanz nur bei gleichzeitiger Behandlung einer Hypercholesterinämie mit Cholestyramin, da diese Substanz eine Resorption von Urso im Darm verhindert. Außerdem wird aus Sicherheitsgründen während der Schwangerschaft keine Behandlung mit Urso empfohlen, obwohl teratogene Eigenschaften dieser natürlich vorkommenden Gallensäure nicht bekannt sind.

Für die Chenodeoxycholsäure gelten als wesentliche Kontraindikationen der Behandlung: entzündlich-ulzeröse Magendarmerkrankungen, die chologene Diarrhoe und entzündliche Lebererkrankungen. Da Cheno einerseits Transaminasenerhöhungen macht und andererseits Durchfälle induziert, ist bei den genannten Krankheitsbildern bei gleichzeitiger Behandlung mit Cheno eine Verschlechterung möglich. Patienten mit Magen-Darm- oder Lebererkrankungen sollten deshalb heute nicht mehr mit Cheno, sondern mit Urso behandelt werden. Bezüglich der Cholestyraminbehandlung und auch der Schwangerschaft ergeben sich für die Cheno die gleichen Richtlinien wie für die Behandlung mit Urso.

Nach vollständiger Auflösung der Steine kann davon ausgegangen werden, daß in 60% keine erneute Steinbildung stattfindet. Bei etwa 40% muß mit einer erneuten Steinbildung gerechnet werden. Neu gebildete Steine sind immer junge Steine, die bei erneuter konservativer Behandlung sehr schnell aufgelöst werden können. Es ist deshalb erforderlich, daß nach Auflösung der Steine in etwa halb- bis einjährigen Abständen sonographische Kontrollen der Gallenblase durchgeführt werden.

Die Gallensteinentstehung wird nach heutiger Kenntnis in den Zivilisationsländern durch Übergewicht, cholesterinreiche und faserarme

Diät sowie durch Medikamente wie Östrogene und Clofibrat begünstigt. Daraus ergibt sich, daß alle diese Faktoren vermieden werden sollten, um nach erfolgter Steinauflösung eine erneute Steinbildung zu verhindern. Ziel jeglicher Behandlungsmaßnahme sollte jedoch sein, durch Berücksichtigung dieser Erkenntnisse, eine Gallensteinbildung von vornherein zu verhindern.
Die Möglichkeit der konservativen Behandlung der Cholesterincholelithiasis mit Urso oder Cheno hat die therapeutischen Möglichkeiten bei der Behandlung des Gallensteinleidens erweitert. Insbesondere für den großen Kreis der Patienten, bei denen heute sonographisch Gallensteine nachgewiesen werden, die aber keine Beschwerden haben, ist hier die Möglichkeit einer nichtoperativen Behandlung gegeben. Da die Cholelithiasishäufigkeit nach neueren Statistiken im höheren Alter bei Frauen auf über 50% und bei Männern auf über 30% ansteigt, ist die Anzahl der Patienten, die von der konservativen Behandlung einen Nutzen erfahren könnten, nicht gering einzuschätzen. Angesichts der hohen Zahl der Patienten mit Beschwerden nach der Cholezystektomie und der nicht zu vermeidenden Operationsletalität muß davon ausgegangen werden, daß die konservative Behandlung des Gallensteinleidens mit Cheno oder Urso sich mehr und mehr etablieren wird.

Literatur

1. Admirand WH, Small DM: The physical-chemical basis of cholesterol gallstone formation in man. J Clin Invest 47: 1043–1052 (1968)
2. Barbara L, Roda E, Roda A et al.: Il trattamento medico della calcolosi biliare colesterol i ca nell' uomo con acido chenodesoxicolico. Minerva Medica 68: 3355–3382 (1977)
3. Barbara L, Roda E, Bazzoli F et al.: Efficacy of ursodeoxycholic acid in dissolving cholesterol gallstones. A blind controlled trial. Europ Soc Study of The Liver, Padova, Abstract No 74 (1978)
4. Bateson MC, Ross PE, Murison J et al: Comparison of fixed doses of chenodeoxycholic acid for gallstone dissolution. Lancet I: 1111–1114 (1978)
5. Bell CDD, Whitney B, Dowling RH: Gallstone dissolution in man using chenodeoxycholic acid. Lancet II: 1213–1216 (1972)
6. Bell GD, Mok HY, Thwe M et al.: Liver structure and function in cholelithiasis: effects of chenodeoxycholic acid. Gut 15: 165–172 (1974)
7. Carey MC, Mazer NA, Benedek GB et al.: Novel physical-chemical properties of ursodeoxycholic acid and its conjugates: relevance to gallstone formation in man. (Abstract.) Gastroenterology 72: 1036 (1977)
8. Carey MC, Grace KO: The importance of total lipid concentration in determining cholesterol solubity in bile and the development of critical table for calculating percent cholesterol saturation with a correction factor for ursodeoxycholate-rich bile. In: Biological Effects of Bile Acids (Paumgartner G, Stiehl A, Gerok W, eds), pp 299–308, MTP Press, Lancaster 1979
9. Corrigan OJ, Su CC, Alkan MH et al.: Cholesterol dissolution in ursodeoxycholate-lecithin containing media: Involvement of mesophase formation in vitro. (Abstract.) VI. Int Bile Acid Meeting, Freiburg i. Br. 1980
10. Danzinger RG, Hofmann AF, Schoenfield LS et al.: Dissolution of cholesterol gallstones by chenodeoxycholic acid. N Engl J Med 289: 1–8 (1972)
11. Fromm H, Holz-Slomezyk M, Zobl M et al.: Studies of liver function and structure in patients with gallstones before and during treatment with chenodeoxycholic acid. Acta Hepatogastroenterol 22: 359–369 (1975)
12. Gerolami A, Sarles H, Brette R et al.: Controlled trial of chenodeoxycholic acid therapy for radiolucent gallstones. Digestion 16: 299–307 (1977)
12a. Hess W: Erkrankungen der Gallenwege und des Pankreas. Thieme, Stuttgart 1961
13. Igimi H, Carey MC: PH-solubility relations of chenodeoxycholic and ursodeoxycholic acids: Physicalchemical basis for dissimilar solution and membrane phenomena. J Lipid Res 21: 72–90 (1980)
14. Iser JH, Dowling RH, Mok HYI et al.: Chenodeoxycholic acid treatment of gallstones: a follow up report and analysis of factors influencing response to therapy. N Engl J Med 293: 378–383 (1975)
15. Makino I, Shinozaki K, Yoshino K et al.: Dissolution of cholesterol gallstones by ursodeoxycholic acid. Jpn J Gastroenterol 72: 690–691 (1975)
16. Maton PN, Murphy GM, Dowling RH: Ursodeoxycholic acid treatment of gallstones. Dose-response study and possible mechanism of action. Lancet II: 1297–1301 (1977)
17. Mok HYI, Bell GD, Dowling RH: Effect of different doses of chenodeoxycholic acid on bile-lipid composition and on frequency of side effects in patients with gallstones. Lancet II: 253–257 (1974)
18. Nakagawa S, Makino I, Ishizaki T: Dissolution of cholesterol gallstones by ursodeoxycholic acid. Lancet II: 367–369 (1977)
19. Pederson L, Bremmelgaard A: Hepatic morphology and bile acid compostion of bile and urine during chenodeoxycholic acid therapy for radiolucent gallstones. Scand J Gastroenterol 11: 385–389 (1976)
20. Polli EE, Bianchi PA, Conte D et al.: Treatment of radiolucent gallstones with CDCA or UDCA: a multicenter trial. Digestion (1980)

21. Ponz de Leon M, Carulli N, Iori R et al.: Medical treatment of radiolucent gallstones with chenodeoxycholic acid (CDCA): follow up report at four years. Ital J Gastroenterol 12: 17–22 (1980)
22. Salen G, Colallilo A, Verga D et al.: Effect of high and low doses of ursodeoxycholic acid on gallstone dissolution in humans. Gastroenterology 78: 1412–1418 (1980)
22a. Schlierf G, Schellenberg B, Stiehl A, Czygan P, Oster P: Biliary cholesterol saturation and weight reduction-effects of fasting and low calorie diet. Digestion 21: 44–49 (1981)
23. Stiehl A, Czygan P, Kommerell B et al.: Ursodeoxycholic acid versus chenodeoxycholic acid. Comparison of their effects on bile acids and bile lipid composition in patients with cholesterol gallstones. Gastroenterology 75: 1016–1020 (1978)
24. Stiehl A, Raedsch R, Czygan P et al.: Effects of biliary bile acid composition on biliary cholesterol saturation in gallstone patients treated with chenodeoxycholic acid and/or ursodeoxycholic acid. Gastroenterology 79: 1192–1198 (1980)
25. Thistle JL, Hofmann AF: Efficacy and specificity of chenodeoxycholic acid therapy for dissolving gallstones. N Engl J Med 289: 655–659 (1973)
26. Tondelli P, Allgöwer M: Ersteingriffe an den Gallenwegen. Internist 21: 584–596 (1980)
27. Tokyo Cooperative Gallstone Study Group: Efficacy and indications of ursodeoxycholic acid treatment for dissolving gallstones. Gastroenterology 78: 542–548 (1980)
28. Weis HJ, Holtermüller KH, Stiehl A et al.: Clinical experience and bile composition in patients taking ursodeoxycholic acid for gallstone dissolution. In: Biological Effects of Bile Acids (Paumgartner G, Stiehl A, Gerok W, eds) pp 99–102. MTP Press, Lancaster 1979
29. Weis HJ, Holtermüller KH, Gilsdorf P: Gallstons dissolution with chenodeoxycholic acid. Klin Wschr 58: 313–320 (1980)

Diagnostik und Therapie durch endoskopisch retrograde Cholangiographie (ERC) und endoskopische Papillotomie (EPT)

A. Weizel

Die Abklärung cholestatischer Zustände, mit oder ohne Ikterus, stellte bis vor einigen Jahren die Untersucher vor schwierige diagnostische Probleme. Durch die biliäre Ausscheidungsschwäche sind die üblichen röntgenologischen Untersuchungsverfahren der Gallenwege, wie das perorale Cholangiozystogramm sowie das intravenöse Cholangiozystogramm nicht durchführbar.

Die Einführung der Technik der endoskopisch retrograden Cholangiographie (ERC) durch Mc Cune et al. [6] sowie Oi et al. [7] und die Möglichkeit der perkutanen transhepatischen Cholangiographie [8] haben hier neue diagnostische Möglichkeiten erschlossen.

Durch den Einsatz dieser Methoden kann in der Regel heute schon kurz nach Aufnahme eines Patienten mit Cholestase entschieden werden, wodurch die Galleabflußbehinderung entstanden ist. Bei Vorliegen eines mechanischen Hindernisses kann in vielen Fällen ohne Verzögerung eine kausale oder palliative Therapie eingeleitet werden.

Endoskopisch retrograde Cholangiographie (ERC)

Die technische Durchführung der ERC gehört heute in vielen internistischen Abteilungen zu den Routineverfahren. Zur Durchführung der Untersuchung werden Seitblickgeräte verschiedener Hersteller verwendet. Nach Passage des Magens und des Bulbus duodeni gelingt es in der Regel sehr leicht, die Vatersche Papille an typischer Stelle an der Medialseite der Pars descendens duodeni aufzusuchen. Durch einen Seitenkanal des Geräts wird eine dünne Plastiksonde in die Öffnung der Papille eingeführt. Nach Injektion von Kontrastmittel kommt es entweder zu einer Füllung des Pankreasgangsystems oder zur Füllung der galleabführenden Wege, des Ductus cysticus und der Gallenblase. Bei gemeinsamer Mündung des Pankreasgangs und des Gallengangs stellen sich beide Gangsysteme simultan dar.

Entsprechend den anatomischen Gegebenheiten gelingt es in der Mehrzahl der Fälle den Pan-

Fortschritte in der Inneren Medizin
Hrsg. Kommerell/Hahn/Kübler/Mörl/Weber

kreasgang darzustellen, da üblicherweise die Spitze der Sonde nach Einführen in die Öffnung der Papille schon in Richtung des Pankreasgangs zeigt. Eine Füllung des Pankreasgangs ist daher bei über 90% der Untersuchungen möglich.

Die Darstellung des Gallengangs stößt dagegen gelegentlich auf größere Schwierigkeiten, da dieser Gang unter einem wesentlich steileren Winkel in das Darmlumen einmündet. Nach Angaben in der Literatur ist damit zu rechnen, daß bei der ERC in 62–91% eine Füllung des Gallengangs möglich ist [9].

Bei Vorliegen angeborener oder erworbener anatomischer Varianten (z. B. Duodenaldivertikel, Billroth-II-Anastomosen) ist die Darstellung des Gangs wesentlich schwieriger durchzuführen. Hier werden Füllungen in der Regel bei weniger als der Hälfte der Versuche erreicht.

Als Indikation für die ERC sind alle Erkrankungen aufzufassen, bei denen eine Beeinträchtigung des Galleabflusses vermutet wird. Diese Veränderungen können sowohl intra- als auch extrahepatisch lokalisiert sein und ihren Ursprung in der Leber, der Gallenblase, den Gallengängen, der Papille, dem Pankreas oder der Umgebung dieser Organe haben (Tabelle 1).

Häufigste extrahepatische Veränderungen sind Gallengangssteine, Gallengangskarzinome, Gallenblasenkarzinome, Pankreaskopfkarzinome, Papillenstenosen. Papillenkarzinome und sklerosierende Cholangitiden stellen seltene Befunde von biliären Abflußstörungen dar. Bei letzterer Erkrankung kommt es im Rahmen von chronischen Darmerkrankungen (M. Crohn, Colitis ulcerosa) zu Veränderungen an den extra- und intrahepatischen Gallengängen, die durch Wand- und Kaliberunregelmäßigkeiten gekennzeichnet werden.

Unter günstigen Umständen können nicht nur extrahepatische, sondern auch intrahepatische Veränderungen mit Hilfe der ERC dargestellt werden. Hierzu zählen die intrahepatische Erweiterung der Gallengänge mit Steinbildung (Caroli-Syndrom), sowie die Darstellung von Lebertumoren, die sich durch eine Verdrängung der intrahepatischen Gallengänge indirekt nachweisen lassen. Gelegentlich kommunizieren intrahepatische Abszesse mit dem Gallengangssystem [11].

Der Verdacht auf das Vorliegen von Zystikus- bzw. Gallenblasensteine bei negativer Cholezystographie stellt an sich keine Indikation für die ERC dar, da diese Veränderungen in der Regel durch Sonographie gesichert werden können. Gelegentlich kommt es aber durch den hohen Füllungsdruck unter dem das Kontrastmittel eingespritzt wird auch bei partiellen Zystikusverschlüssen zu einer Füllung der Gallenblase und dadurch zu einem positiven Steinnachweis.

Tabelle 1. Häufigste Ursachen der extra- und intrahepatischen Cholostase

Choledochuskonkremente
Gallengangsmalignome
Gallenblasenmalignome
Pankreasmalignome
Postoperative Strikturen
Papillenstenosen

Eine wichtige Indikation für die ERC stellen die biliodigestiven Anastomosen dar, hier ist die ERC die einzige Methode zur Überprüfung der anatomischen Verhältnisse.

Alle extra- und intrahepatischen Abflußstörungen können in der Anfangsphase ohne Ikterus verlaufen und nur durch einen Anstieg der cholostaseanzeigenden Enzyme auf sich aufmerksam machen. Im Spätstadium kommt es insbesondere beim Vorliegen von Malignomem und eingeklemmten Steinen zu massiven Bilirubinanstiegen, Werte über 30 mg% sind hier keine Seltenheit. Die ERC ist in der Regel eine komplikationsarme Untersuchung, das injizierte Kontrastmittel fließt meist innerhalb weniger Minuten wieder in den Darm ab.

Die Frage, ob eine ERC bei bekannter Kontrastmittelallergie indiziert ist, ist auch heute noch nicht mit letzter Sicherheit zu beantworten. Kaufman et al. [3] sowie Weizel u. Gelhaus-Klamant [12] konnten zeigen, daß es bei retrograder Injektion zur Kontrastmittelresorption kommen kann, allergische Reaktionen sind daher nicht prinzipiell auszuschließen. Nach Angaben von Bilbao et al. [1] kam es bei 10000 Gangdarstellungen zu 3 Reaktionen in Form eines Exanthems. In unserem eigenen Krankengut kam es in einem Fall zu einem schweren Kontrastmittelzwischenfall mit Exanthem und Bronchospasmus.

Insgesamt ist die Gefährdung der Patienten durch extraintestinale Komplikationen (Kontrastmittelüberempfindlichkeit, Kreislaufstörungen, Herzinfarkt) sehr gering, die Angaben in der Literatur schwanken zwischen 0,07%–0,5% [4].

Komplikationen von seiten der Gallenwege sind zu befürchten beim Vorliegen von inkompletten Gallenwegsverschlüssen. Hier können während der Untersuchung durch die Injektion größerer Kontrastmittelmengen bei verzögertem Abfluß schwere Koliken ausgelöst werden. Bei verzögertem Abfluß durch das Vorliegen von Stenosen kann eine eitrige Cholangitis entstehen, die einen sofortigen operativen Eingriff nötig macht. Diese Komplikationen treten jedoch sehr selten auf.

Insgesamt hat sich die ERC in den letzten 10 Jahren als schnelle, komplikationsarme Methode zur diagnostischen Abklärung von Veränderungen der galleableitenden Wege bewährt, sie ist heute aus der gastroenterologischen Routinediagnostik nicht mehr wegzudenken.

Endoskopische Papillotomie

Der Schritt von der endoskopischen Diagnostik im Bereich der ableitenden Gallenwege zur endoskopischen Therapie wurde mit der Einführung der endoskopischen Papillotomie vollzogen. Von der Arbeitsgruppe um Demling [2] wurde 1974 erstmals ein therapeutischer Eingriff mittels Endoskopie an der Papille durchgeführt. In der Zwischenzeit hat auch diese Methode wie die ERC einen festen Platz in den endoskopischen Abteilungen der ganzen Welt gefunden.

Das technische Vorgehen leitet sich von der ERC ab. Verwendet werden im Regelfall die bei der ERC üblichen Geräte mit Seitblickoptik. Anstelle der Plastiksonde, durch die bei der ERC die Gangfüllung vorgenommen wird, wird ein sog. Papillotom in die Vatersche Papille eingeführt. Nach Kontrolle der richtigen Lage des Geräts im Ductus choledochus durch Durchleuchtungskontrolle wird das Papillotom gespannt und mittels Elektrokoagulation die Papille auf 1–1,5 cm erweitert. Die Hauptindikation für einen endoskopischen Eingriff stellen Choledochuskonkremente nach Cholezystektomie dar, da hier das Risiko des endoskopischen Eingriffs wesentlich geringer ist als das Risiko der Relaparotomie.

Wesentlich seltener wird der Eingriff beim Vorliegen von Papillenstenosen durchgeführt. Über diese Indikation besteht zudem noch keine Einigkeit; Papillotomien wegen Papillenstenosen werden in einigen Zentren sehr häufig, in anderen so gut wie nie durchgeführt. Eine besondere Indikation stellt die EPT bei Tumoren an der Papille dar. Bei diesen Krankheitsbildern wird die Papillotomie von einigen Autoren als Palliativeingriff bzw. zur Operationsvorbereitung empfohlen. Bei dieser Indikation besteht verständlicherweise eine besonders große Blutungsgefahr.

Das Ziel des Eingriffs besteht darin, die Papillenöffnung so stark zu erweitern, daß Choledochuskonkremente entweder spontan in den Darm abgehen oder mit Hilfe von Instrumenten aus dem Gang extrahiert werden können. Bei etwa der Hälfte der papillotomierten Patienten ist damit zu rechnen, daß der Stein (oder die Steine) innerhalb einer Woche spontan durch die erweiterte Papille abgehen [5].

Bei etwa 30–35% der Fälle können die Steine mit Instrumenten (Dormia-Körbchen, Papillotomieschlinge) aus dem Gallengang extrahiert werden. Bei etwa 10% der Patienten ist eine Entfernung der Konkremente nicht möglich. Hier kann durch eine Spülung über eine eingelegte Sonde der Versuch gemacht werden, die Gallensteine aufzulösen.

Da die Konsistenz der Choledochussteine als Folge ihrer unterschiedlichen chemischen Zusammensetzung nicht einheitlich ist, sind absolute Größenangaben über den maximalen Durchmesser der mobilisierbaren Steine nicht möglich. So können durchaus Steine abgehen, deren Durchmesser größer ist als die erweiterte Papille [13].

Da die Papillotomie ein operativer Eingriff ist, muß verständlicherweise mit einer höheren Komplikationsrate als bei dem rein diagnostischen Vorgehen der ERC gerechnet werden. Diese Komplikationsrate wird in der Literatur mit 7,7% angegeben [5], die Mortalität liegt bei 1,1%. Diese Zahlen liegen deutlich unter den vergleichbaren Werten für die Relaparotomie der Gallenwege. Hier wird eine Mortalität von 4–7% aufgeführt, was sicherlich durch den relativ hohen Anteil älterer Patienten an diesem Krankengut bedingt ist.

Die gefürchtetste und gefährlichste Komplikation bei der Papillotomie stellt die Blutung an der Schnittstelle dar.

Wegen der sehr variablen Gefäßversorgung in diesem Bereich [10] ist eine Blutung auch bei Beachtung aller Vorsichtsmaßnahmen nicht mit Sicherheit zu verhindern. Eine Blutstillung über das Endoskop ist wegen der engen räumlichen Verhältnisse und der ungenügenden Absaugemöglichkeiten in den meisten Fällen nicht möglich. Aus diesem Grund sollte in Abteilungen, in denen Papillotomien durchgeführt werden, die Möglichkeit eines sofortigen operativen Eingreifens gegeben sein.

Zu den selteneren Komplikationen, die gegebenenfalls eine chirurgische Intervention erfordern, zählen die Darmperforationen. Ursache dieser Komplikation ist meist eine zu lange Schnittführung; diese Komplikation sollte in der Regel durch kontrolliertes Schneiden unter Sicht des Auges verhindert werden. Mit zunehmender Erfahrung der Endoskopiker ist diese Komplikation wesentlich seltener anzutreffen.

Nur in Einzelfällen wurden nach endoskopischer Papillenspaltung akute Pankreatitiden und Cholangitiden beschrieben. Es ist selbstverständlich, daß bei Verdacht auf solche Komplikationen eine strenge Überwachung der Patienten mit entsprechender internistischer Intensivtherapie angezeigt ist.

Insgesamt gesehen, steht jedoch die Zahl der Komplikationen in keinem Verhältnis zu dem potentiellen Nutzen für den Patienten. Bei komplikationslosem Verlauf können durch die EPT Krankheitszustände innerhalb weniger Tage definitiv behoben werden, zu deren Therapie vor einigen Jahren operative Eingriffe mit entsprechend langem Krankenhausaufenthalt notwendig waren. Neben der Minderung des Risikos für den Patienten sollte auch hier der Kostenfaktor nicht völlig außer acht gelassen werden.

Die Entwicklung der Endoskopie in den letzten 10 Jahren hat also unsere diagnostischen und therapeutischen Möglichkeiten bei Erkrankungen des Gallenwegssystems entscheidend verbessert. Durch die ERC sind heute rasche Diagnosen bei Zuständen möglich, deren Abklärung früher sehr viel mehr Zeit in Anspruch nahm. Die Weiterentwicklung im therapeutischen Bereich durch die endoskopische Papillotomie hat dem Endoskopiker die Tür zu operativen Eingriffen am Gallenwegssystem geöffnet, Eingriffe, die früher dem Chirurgen vorbehalten waren.

Literatur

1. Bilbao MK, Dotter CT, Lex TG, Katon RM: Complications of endoscopic retrograde cholangiopancreatography (ERCP). Gastroenterology 70: 314 (1976)
2. Classen M, Demling L: Endoskopische Sphinkterotomie der Papilla Vateri und Steinextraktion aus dem Choledochus. Dtsch Med Wschr 99: 496 (1973)
3. Kaufman B, Gambescia R, Maldonado A, Raskin JB: Systemic absorption of contrast agent during endoscopic retrograde cholangiopancreatography. Gastrointest Endosc 22: 175 (1976)
4. Koch H: Komplikationen der ERCP und deren Verhütung. In: Endoskopisch retrograde Cholangio-Pankreaticographie – ERCP – (Demling L, Koch H, Rösch W Hsrg), S 25. Schattauer, Stuttgart New York 1979
5. Koch H, Demling L: Endoskopische Papillotomie und Gallensteintherapie. In: Endoskopisch retrograde Cholangio-Pankreatikographie – ERCP – (Demling L, Koch H, Rösch W Hrsg), S 263. Schattauer, Stuttgart New York, 1979.
6. Mc Cune WS, Shorb PE, Moscovitz H: Endoscopic cannulation of the ampulla of Vateri: a preliminary report. Ann Surg 167: 752 (1968)
7. Oi J, Kobayashi S, Kondo T: Endoscopic pancreato-cholangiography. Endoscopy 2: 99 (1970)
8. Okuda K, Tanikawa K, Emura T, Kuratomi S, Jinnouchi S, Urabe K, Sumikoshi T, Kauda Y, Fukuyama Y, Musha H, Mori H, Shimokawa Y, Yakushji F, Matsuura Y: Nonsurgical, percutaneous transhepatic cholangiographie-diagnostic significance in medical problems of the liver. Digestive Diseases 19: 21 (1974)
9. Rösch W: Klinischer Wert der ERC. In: Endoskopische retrograde Cholangio-Pankreatikographie – ERCP – (Demling L, Koch H, Rösch W Hrsg), S 107. Schattauer, Stuttgart New York 1979
10. Stolte M, Wießner V, Schaffner O, Koch H: Vaskularisation der Papilla Vateri und Blutungsgefahr bei der Papillotomie. Leber Magen Darm 10: 293 (1980)
11. Weizel A, Czygan P: Demonstration of a liver abscess by ERC. Endoscopy 8: 110 (1976)
12. Weizel A, Gelhaus-Klamant U: Renal excretion of contrast medium after endoscopic retrograde investigation. Endoscopy 10: 30 (1978)
13. Weizel A, Stiehl A, Raedsch R: Passage of a large bilirubine stone through a narrow papillotomy. Endoscopy 12: 191 (1980)

Morbus Crohn des Ösophagus – Fallmitteilung

M. Liersch*

Einführung

Eine granulomatöse Erkrankung der Ileozökalregion wurde als Ileitis terminalis 1932 von Crohn et al. [2] beschrieben. Obgleich seither viele neue Erkenntnisse über diese Krankheit gewonnen wurden, ist ihre Ursache weiterhin unklar.

Im pathologisch-anatomischen Präparat imponieren segmentale Verdickungen der Mukosa und der gesamten Darmwand mit Lymphadenopathie und Bildung von Fisteln und Stenosen. Im histologischen Bild sieht man eine diffuse, chronische, fibrosierende Entzündung mit Granulomen, die alle Wandschichten des Darms durchsetzt. Inzwischen sind viele Mitteilungen erschienen, die belegen, daß die Crohnsche Erkrankung an jedem Teil des Gastrointestinaltrakts auftreten kann ([17], als Übersicht). Während die Colitis granulomatosa heute schon fast in gleicher Häufigkeit wie die Ileitis regionalis gefunden wird [5], sind Lokalisationen im oberen Gastrointestinaltrakt sehr viel seltener. Beteiligungen des Duodenums, des Magens und des Ösophagus ([17] und dort zitierte Literatur) sind mitgeteilt worden. Die Beteiligung des Ösophagus ist sehr selten, bei einer Zusammenfassung von Crohn aus dem Jahre 1965 [3] war bei mehr als 1000 beobachteten Patienten nur ein Patient mit einer Ösophagitis gefunden worden. Bei einer Gruppe von 182 Patienten von Fahrländer und Shalev [5] fand sich kein Fall von Ösophagusbeteiligung. Unter den bisher beschriebenen Fällen von Morbus Crohn des Ösophagus sind einige, die aufgrund der klinischen Erscheinungen im Zusammenhang mit der Erkrankung anderer Darmabschnitte diagnostiziert wurden, und solche, die bei der Sektion oder der Untersuchung eines Resektats die eindeutige Diagnose erlaubten.

In der vorliegenden Arbeit wird über einen Fall von klinisch gesichertem Morbus Crohn des Kolons und des Ösophagus berichtet.

Kasuistik

Eine 65jährige Frau wurde erstmals im Jahre 1978 vorstellig. Zu diesem Zeitpunkt berichtete sie, daß seit ca. 2–4 Wochen krampfartige Unterbauchschmerzen, zusammen mit schleimig-wäßrigen Durchfällen mit geringen Blutbeimengungen bestanden. Außerdem bemerkte sie bewegungsabhängige Rückenschmerzen sowie leicht erhöhte Temperaturen. Im Jahre 1977 war die Pat. in einem anderen Krankenhaus wegen ähnlicher Beschwerden 2 Monate behandelt worden, ohne daß eine Diagnose gestellt werden konnte. Nach erfolgloser hochdosierter Antibiotikatherapie waren die Krankheitserscheinungen unter Kortikoidbehandlung rasch abgeklungen.

Die Untersuchung zeigte eine Frau in gutem Allgemeinzustand (Größe 153 cm, Gewicht 60 kg) ohne wesentliche äußere Krankheitszeichen. Im unteren Abdomen bestand Druckempfindlichkeit. Der Palpationsbefund war sonst unauffällig. Nachweis einer sezernierenden Analfistelöffnung nahe der hinteren Scheidenkommissur.

Laborbefunde. BSG 70/95 mm n. W., Leukozyten 13900/mm^3, Serum-Eiweiß 6,8 g/dl, Alb. 3,4 g/dl, Alpha-2-Glob. 1,1 g/dl. Übrige Befunde unauffällig.

Im zunächst durchgeführten *Kontrasteinlauf* (Abb. 1 a, b) zeigte sich ein normales Lumen des Kolons mit regelrechter Haustrierung. Die Prallfüllungsaufnahmen zeigten insbesondere im Sigma und unteren Colon descendens stellenweise unscharfe Randkonturen mit strichförmigen Unterminierungen durch feine Kontrastmitteldepots. Die *Magen-Darm-Passage* erbrachte vom Ösophagus bis zum terminalen Ileum einen Normalbefund. Auch die *Gastroskopie* war regelrecht. *Koloskopisch* fanden sich,

---

* Für die freundliche Überlassung von Befunden danke ich Herrn Prof. K. Hill (Pathologisches Institut des Evangelischen Krankenhauses) und Herrn Dr. H. Feuerhake (Radiologisches Institut des Evangelischen Krankenhauses)

Fortschritte in der Inneren Medizin
Hrsg. Kommerell/Hahn/Kübler/Mörl/Weber

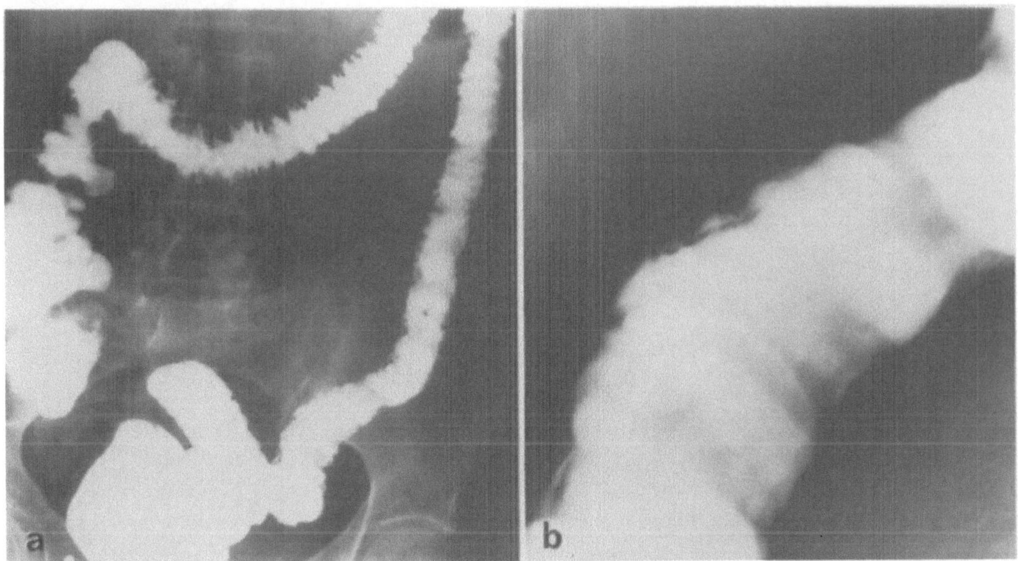

Abb. 1. Kolon-Kontrasteinlauf mit Darstellung von zahlreichen unterminierenden Ulzera im Bereich des Sigma und Colon descendens. (a) Übersicht; (b) Ausschnitt aus dem Sigma

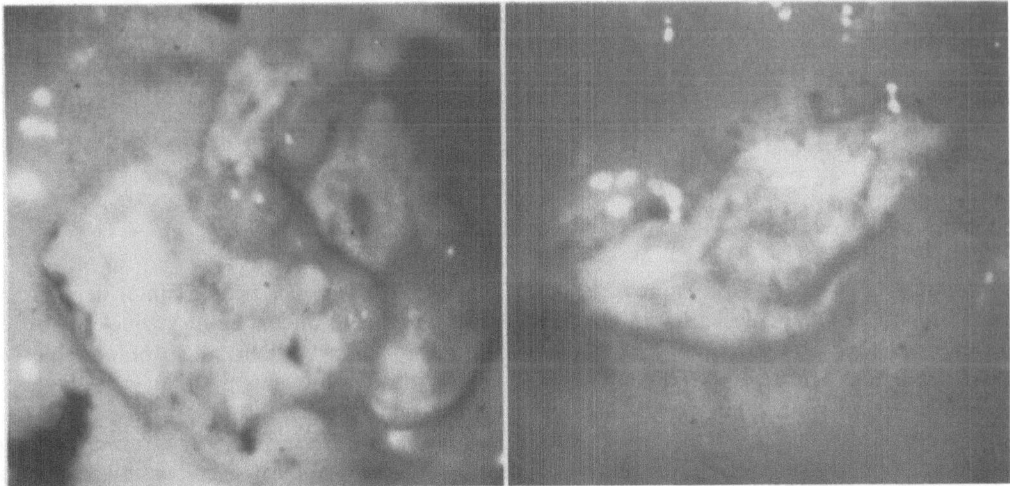

Abb. 2. Koloskopische Darstellung von Schleimhautulzera des Kolons mit unterminierten Rändern

neben der bereits erwähnten Analfistel, im gesamten Kolon, mit Ausnahme des Rektums, zahlreiche aphthoide Läsionen und Ulzera mit unterminierten Rändern bei sonst unauffälliger Schleimhaut (Abb. 2). Die Ulzera waren im Sigma und distalen Colon descendens besonders zahlreich, hier war das Schleimhautrelief auch stellenweise vergröbert, ähnlich einem Pflastersteinrelief.

Aufgrund des endoskopischen Befundes wurde die Diagnose „Colitis granulomatosa Crohn mit Bildung einer Analfistel" gestellt.

Der *histologische Befund* (Abb. 3 a, b) zeigte neben Biopsiepartikeln mit fast regelrecht aufgebauter Schleimhaut andere Partikel, in denen das Stroma von Makrophagen, Plasmazellen und Granulozyten infiltriert war. Die Becherzellzahl war reduziert, das entzündliche Infiltrat

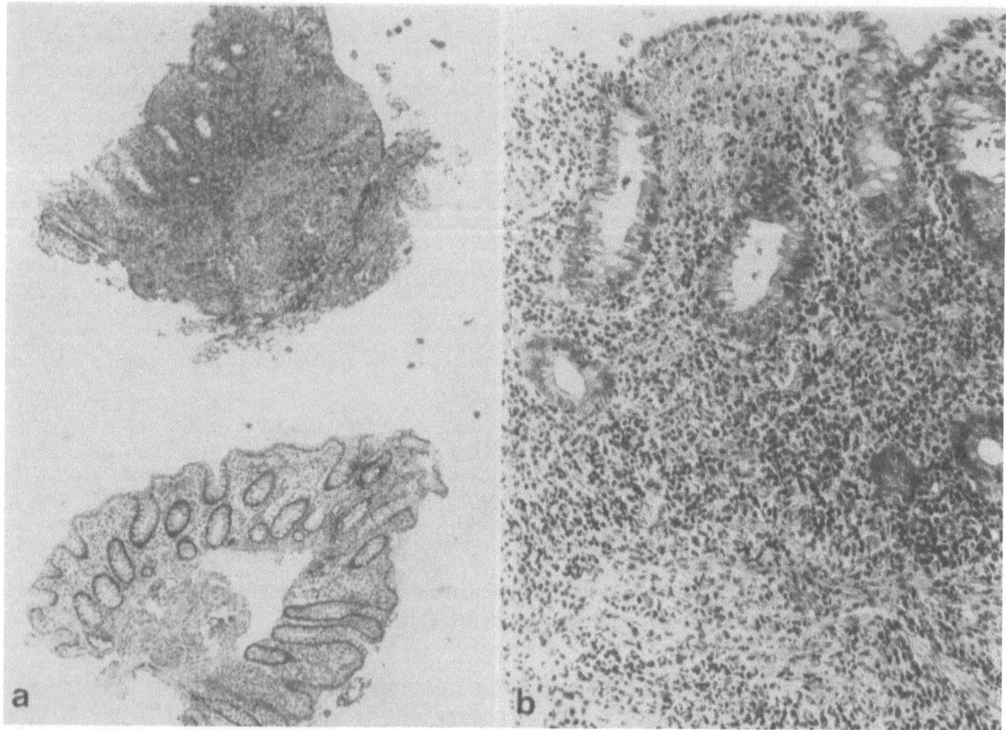

Abb. 3. Histologischer Befund der Kolonbiopsie: (a) hochgradig entzündlich infiltriertes Partikel neben unauffälliger Schleimhaut (HE, 40 ×); (b) fortdauernde Kolitis mit Durchbrechen der Muscularis mucosae. Architektur der Krypten gestört, Becherzellzahl im Kryptenepithel vermindert. Keine Granulome oder Epitheloidzellkomplexe (HE, 250 ×)

durchbrach die Muscularis mucosae, die Schleimhaut war in einigen Partikeln ulzeriert. Granulome oder Riesenzellen waren nicht nachweisbar. Der Befund war zwar nicht beweisend für einen Morbus Crohn, ließ sich aber wegen des herdförmigen Charakters der Entzündung und deren Übergreifen auf die Submukosa mit der Diagnose Colitis granulomatosa vereinbaren.

Eine Therapie mit 50 mg Prednison/die wurde eingeleitet, worunter die Patientin rasch symptomfrei wurde. Die BSG normalisierte sich, die Analfistel war reizlos. Salazosulfapyridin wurde wegen Unverträglichkeit nur kurz verabreicht. In den folgenden Jahren kam es, nach eigenmächtigem Absetzen von Prednison durch die Patientin, die einer „naturgebundenen Medizin" anhing, zu klinisch und endoskopisch manifesten Rezidiven, die wie oben behandelt wurden. Im November 1980 gab sie erstmals uncharakteristische Schmerzen hinter dem Brustbein an, die besonders beim Schlucken auftraten. Daraufhin wurden eine Röntgenuntersuchung des Oesophagus und eine Ösophagogastroskopie durchgeführt.

Die *Röntgenuntersuchung des Ösophagus* zeigte jetzt wellige Randkonturen mit mehreren fadenförmigen bis stricknadeldicken Fistelgängen und längliche Schleimhautunterminierungen (Abb. 4). Eine erneute Darstellung des Ösophagus im März 1981 (Abb. 5) nach 6monatiger Unterbrechung der Kortikoidtherapie und Zunahme der Beschwerden wies jetzt ausgedehnte Fistelungen paraösophageal nach, wobei die kleineren Fistelgänge sich jetzt zu einem größeren, neben dem Ösophagus gelegenen Hohlraum verbunden hatten.

Magen, Dünndarm und terminales Ileum waren weiterhin unauffällig.

Die Ösophaguskopie (Nov. 1980, März 1981) wies zahlreiche, länglich geformte Ulzera mit unterminierten Rändern auf sonst unauffällig wirkender Schleimhaut nach (Abb. 6).
Der endoskopische Befund am Ösophagus glich damit vollkommen den zuvor erhobenen Befunden am Kolon. Es fand sich keine Hiatushernie und kein Anhalt für eine Refluxösophagitis.
Histologisch fanden sich herdförmige Veränderungen mit chronischer subepithelialer Entzündung (Abb. 7a) und Ulzerationen (Abb. 7b) neben intakter Schleimhaut. Epitheloidzellkomplexe oder Granulome waren nicht vorhanden.
Klinisch war es im März 1981 zu einem allgemeinen Rezidiv der Crohnschen Erkrankung mit Gewichtsverlust, retrosternalen Schmerzen, Bauchkrämpfen, Durchfall, Fieber und einer Monarthritis am rechten Fußgelenk gekommen. Die laborchemischen Entzündungsparameter (BSG, Blutbild, α-2-Globulin) zeigten stark pathologische Werte. Nach erneutem Einsetzen der Kortikoidtherapie prompte subjektive Besserung und Rückgang der Entzündungszeichen. Der weitere Verlauf wird verfolgt.

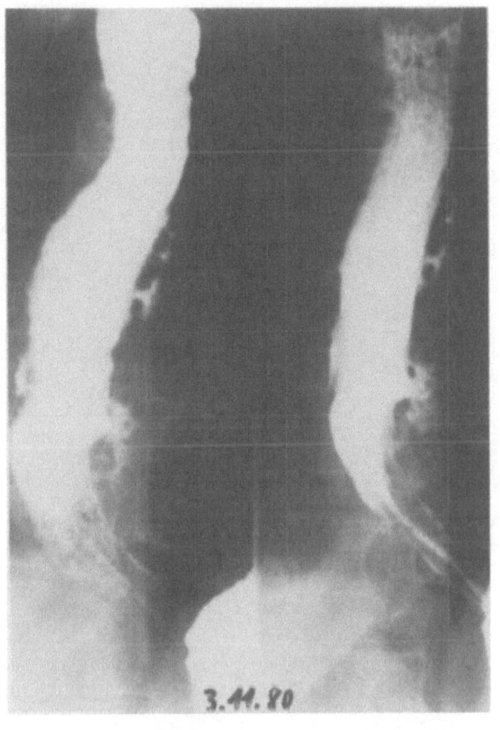

Abb. 4. Röntgendarstellung des Ösophagus mit Demonstration zahlreicher Ulzerationen und kleiner Fistelgänge

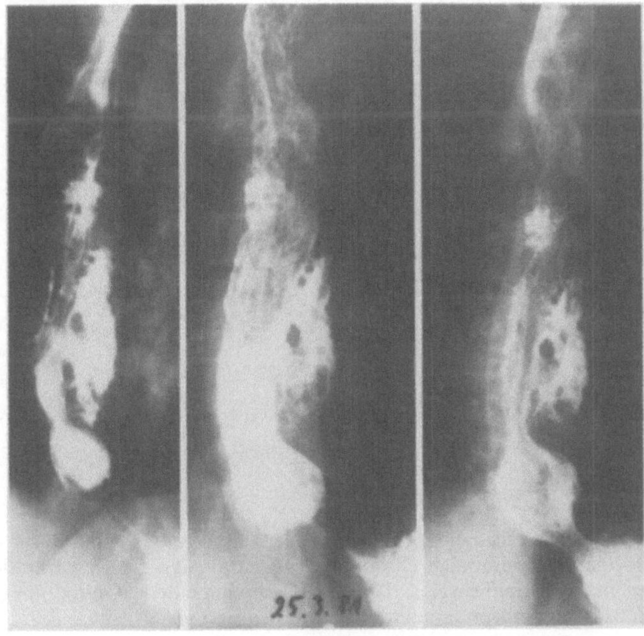
Abb. 5. Vertiefung und Zusammenfließen der Fistelungen mit Bildung großer, in der Ösophaguswand gelegener Fistelhöhlen

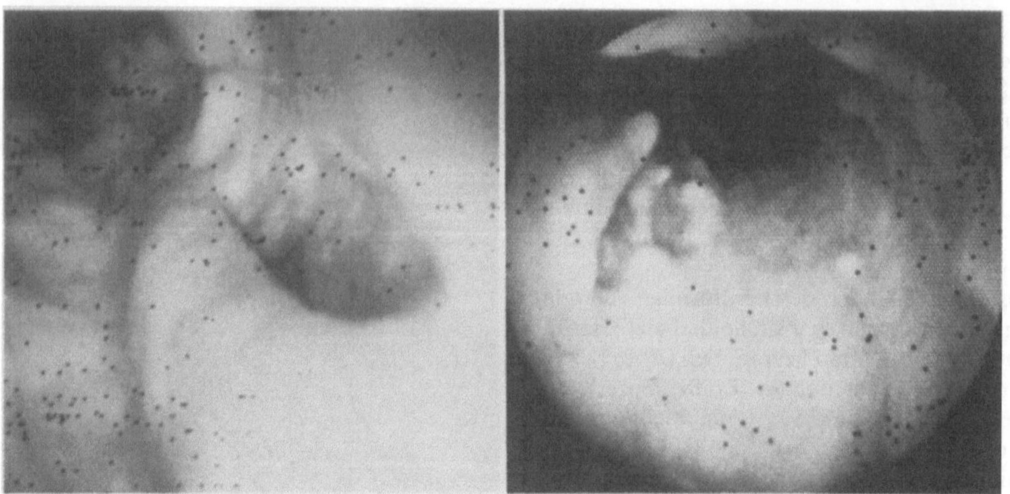

Abb. 6. Ösophagoskopie: Demonstration von flachen Ulzera mit unterminierten Rändern in normaler Mukosa, entsprechend den endoskopischen Veränderungen des Morbus Crohn im Kolon

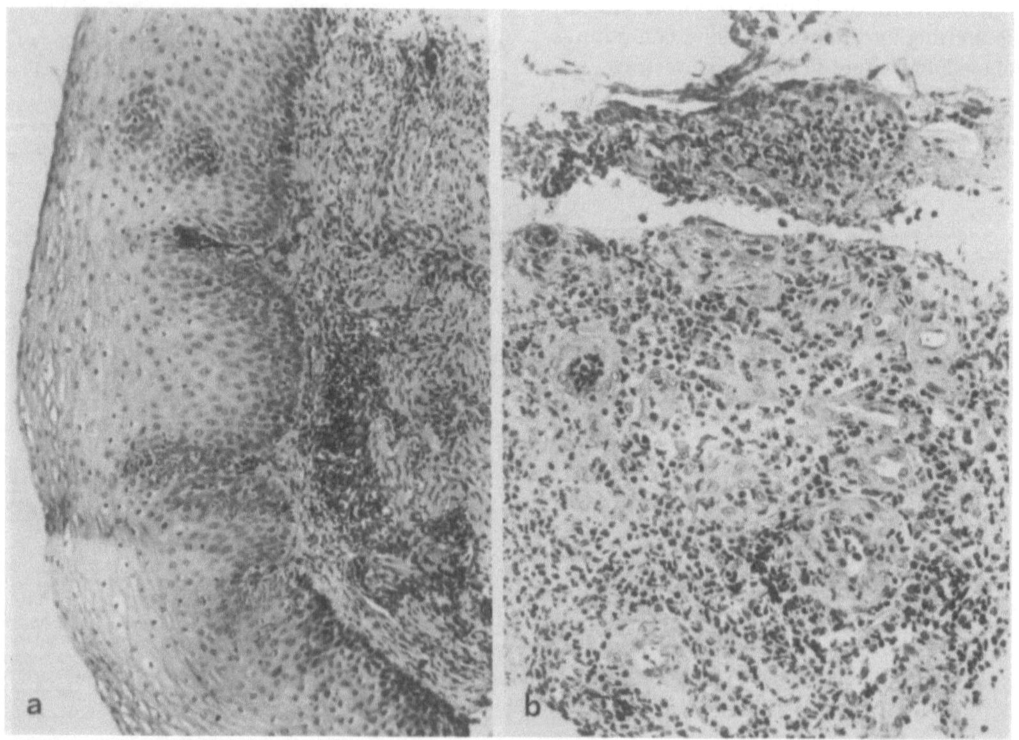

Abb. 7a + b. Histologischer Befund der Ösophagusbiopsie: (a) herdförmige, chronische Entzündung unter intaktem Epithel (HE, 100 X); (b) granulierende Entzündung mit prominenten Blutgefäßen und granulozytärer Infiltration im Bereich einer herdförmigen Ulzeration. Keine Epitheloidzellkomplexe oder Granulome (PAS, 250 ×)

Diskussion

Die Beteiligung des Ösophagus beim Morbus Crohn ist außerordentlich selten. Eine Übersicht von Crohn aus dem Jahre 1965 [3] zeigte bei 1000 Patienten nur einen Fall mit einer Ösophagitis. Turina et al. [18] nehmen an, daß es sich dabei um die Beobachtung einer Ösophagitis beim Morbus Crohn des Intestinaltrakts von Heffernon u. Kepkay aus dem Jahre 1954 [10] handelt. Eine histologische Sicherung erfolgte in diesem Falle nicht. Eine regionäre Ösophagitis – ähnlich der Crohnschen Erkrankung – wurde wohl zuerst von Franklin u. Taylor [6] mitgeteilt. Die Autoren beschrieben 3 Patienten mit isolierter Ösophagusstriktur und dem histologischen Bild einer unspezifischen granulomatösen Ösophagitis. Eine wohl als gesichert anzunehmende granulomatöse Ösophagitis mit Erythema nodosum, Analfistel und anderen Systemmanifestationen wurde von Achenbach et al. [1] beschrieben. Es ist allerdings bemerkenswert, daß die Autoren die Ösophaguserkrankung als mit der Colitis ulcerosa verwandt betrachteten und keine Beziehung zur Crohnschen Erkrankung herstellten. Weitere Fallberichte von Crohnscher Erkrankung des Ösophagus sind später veröffentlicht worden [12, 14, 15, 18]. In diesen Fällen wurde der Ösophagus jeweils reseziert bzw. autoptisch untersucht, so daß die Diagnose als relativ sicher angenommen werden kann, obwohl Zweifel an ihrer jeweiligen Richtigkeit erhoben wurden [12].

Die Diagnose der Crohnschen Ösophagitis sollte sicherer zu stellen sein, wenn typische Veränderungen des Ösophagus bei gesichertem Morbus Crohn des übrigen Intestinaltrakts gefunden werden. Einige Fallberichte von solch kombinierten Erkrankungen liegen vor [4, 8, 9, 10, 11]. Ein gemeinsamer Befall von Kolon und Ösophagus wurde von Miller et al. [16] in einer interessanten Mitteilung beschrieben. Die Diagnose beruhte hierbei auf dem Nachweis von Granulomen bei einer Ösophagitis mit Striktur bei vorliegender Colitis granulomatosa. An dem Fall ist besonders bemerkenswert, daß sich die Symptome der Ösophagitis nach Proktokolektomie wesentlich besserten und eine weitere Therapie mit Kortikosteroiden nicht notwendig war. Ein ähnlicher Verlauf wurde in der Arbeit von Jaeger u. Appel [11] beschrieben, so daß sich ein Zusammenhang zwischen der Crohnschen Ösophagitis und der Aktivität z. B. einer Colitis granulomatosa diskutieren und evtl. für die Therapie ausnützen läßt.

Die Diagnose der Crohnschen Erkrankung des Kolons in dem hier mitgeteilten Fall ergab sich aus dem typischen endoskopischen Bild, welches aphthoide Läsionen, Pflastersteinrelief und zahlreiche länglich geformte Ulzera mit unterminierten Rändern bei sonst normal wirkender Schleimhaut zeigte. Der Nachweis solcher Ulzera innerhalb von Arealen normaler Schleimhaut bei einer chronisch-entzündlichen Darmerkrankung schließt eine Colitis ulcerosa aus und läßt die Diagnose Colitis granulomatosa auch bei fehlendem histologischen Beweis als sicher erscheinen [20].

Pathognomonische Granulome lassen sich nicht in jedem Fall bei endoskopisch gewonnenen Biopsien nachweisen. Die Häufigkeitsangaben in der Literatur schwanken stark und reichen von „sehr selten" [20] bis zu „häufig" [7, 13]. Meist wird die histologische Beurteilung die Aussage „akute und/oder chronische Kolitis" enthalten; der Nachweis von regelrecht aufgebauter Mukosa neben pathologisch veränderten Arealen läßt aber dennoch auf die Crohnsche Erkrankung schließen. In dem hier berichteten Fall wiesen die Analfistel, der fehlende Befall des Rektums und die nur geringe Blutbeimengung im Stuhl auf die Erkrankung zusätzlich hin.

Die Diagnose einer Crohnschen Erkrankung des Ösophagus bei unserer Patientin beruhte auf dem typischen endoskopischen Bild, welches fast vollkommen dem koloskopischen Bild glich, und auf dem radiologischen Nachweis von Fistelungen. Anders als bei den meisten bisher mitgeteilten Fällen war bei unserer Patientin eine Stenose nicht vorhanden. Der histologische Nachweis von epitheloidzelligen Granulomen gelang in den Biopsiepartikeln aus dem Ösophagus nicht, an der Diagnose ist m. E. aus obigen Gründen dennoch nicht zu zweifeln.

Eine Aussage über die Effizienz der Kortikoidtherapie im vorliegenden Fall ist nicht möglich, da eine kontinuierliche Therapie, die beim Morbus Crohn allerdings auch nicht angestrebt wird, nicht durchgeführt werden konnte. Die ca. halbjährlichen Behandlungszyklen mit Prednison scheinen auf die Entwicklung und Ausdehnung der Ulzera und der Fistelbildungen keinen Einfluß genommen zu haben.

Zusammenfassung

Die Beteiligung des Ösophagus bei der Crohnschen Krankheit ist bislang nur in wenigen Fällen sicher nachgewiesen worden und gilt als Rarität. In der vorliegenden Arbeit wird über den Fall einer 65jährigen Patientin berichtet, die zunächst an einer Colitis granulomatosa erkrankte. Die Therapie mit Glukokortikoiden hatte nur einen Rückgang der klinischen Aktivitätszeichen zur Folge; der typische endoskopische Befund ausgedehnter, auf normaler Schleimhaut erscheinender Ulzerationen mit unterminierten Ränden blieb im Kolon fast unverändert bestehen. Nach 2jähriger Beobachtungszeit entwickelten sich im Ösophagus Veränderungen, die denjenigen im Kolon glichen, progredient waren und aufgrund der Krankheitsgeschichte die Diagnose „Morbus Crohn des Ösophagus" erlaubten, obwohl typische Granulome in den Biopsien nicht gefunden wurden. Das endoskopische, röntgenologische und bioptisch-histologische Bild der Crohnschen Ösophagitis wird dargestellt.

Literatur

1. Achenbach H, Lynch JP, Dwight RW: Idiopathic ulcerativ esophagitis: report of a case. N Engl J Med 255: 456–459 (1956)
2. Crohn BC, Ginsberg L, Oppenheimer GD: Regional ileitis, a pathologic and clinical entity JAMA 99: 1323–1339 (1932)
3. Crohn BC: Regional ileitis. Postgrad Med J 38: 276–285 (1965)
4. Dyer NH, Cook PL, Kemp-Harper RA: Oesophageal stricture associated with Crohn's disease. Gut 10: 549–554 (1969)
5. Fahrländer H, Shalev E: Die Enterocolitis regionalis Crohn. Eine Verlaufs- und Vergleichsstudie anhand von 182 Patienten. Dtsch Med Wschr 99: 2207–2214 (1974)
6. Franklin RH, Taylor S: Nonspecific granulomatous esophagitis. J Thorac Cardiovasc Surg 19: 292–297 (1950)
7. Frühmorgen P: Diagnosis of inflammatory diseases of the colon by colonoscopy. Acta Gastroenterol. Belg. 37: 154–158 (1974)
8. Gelfand MO, Krone CL: Dysphagia and oesophageal ulceration in Crohn's disease. Gastroenterology 55: 510–514 (1968)
9. Haggitt RC, Meissner WA: Crohn's disease of the upper gastrointestinal tract. Am J Clin Pathol 59: 613–622 (1973)
10. Heffernon EW, Kepkay PH: Segmental esophagitis, gastritis and enteritis. Gastroenterology 26: 83–88 (1954)
11. Jaeger K, Appel A: Crohnsche Proktocolitis mit Befall des Ösophagus und des Mundes. Chirurg 50: 170–172 (1979)
12. Li Volsi VA, Jaretzki A: Granulomatous esophagitis: a case of Crohn's disease limited to the esophagus. Gastroenterology 64: 313–319 (1973)
13. Lux G, Frühmorgen P, Philipp J, Zeus J: Diagnosis of inflammatory diseases of the colon. Endoscopy 10: 274–284 (1978)
14. Madden JL, Ravid JM, Haddad JR: Regional oesophagitis: a specific entity simulating Crohn's disease. Ann Surg 170: 315–367 (1969)
15. Mannel K: Crohn's disease of the oesophagus. Aust NZ J Surg 50: 303–308 (1980)
16. Miller LJ, Thistle JL, Payne WS, Gaffey TA, O'Duffy JD: Crohn's disease involving the esophagus and colon. Mayo Clin Proc 52: 35–38 (1977)
17. Morson BC: Pathology of Crohn's disease. Clin Gastroenterol 1: 265–277 (1972)
18. Turina M, Schamaun M, Waldvogel W: Crohn'sche Krankheit des Ösophagus. Dtsch Med Wschr 93 :2097–2099 (1968)
19. Vogt-Moykopf J, Wanke M: Morbus Crohn des terminalen Ösophagus. Z Gastroenterol 8: 163–167 (1970)
20. Waye JD: Endoscopy in inflammatory bowel disease. Clin Gastroenterol 9: 279–296 (1980)

Differentialdiagnostische Bedeutung der Dysphagie für die Früherkennung des Karzinoms im Bereich des oberen Intestinaltrakts

J.-G. von Mikulicz-Radecki

Einleitung

Die Zunahme der intestinalen Karzinome in den letzten Jahrzehnten ist evident, wobei veränderte Lebens- und Ernährungsgewohnheiten die Hauptursache für dieses beängstigende Phänomen darstellen. Für die Zukunft sind daher Präventivmaßnahmen dringend erforderlich; zum jetzigen Zeitpunkt ist eine Verbesserung der Fünf-Jahres-Überlebensrate nur durch eine Optimierung der Diagnostik, gleich Frühdiagnostik, möglich. Besonders betroffen davon ist das Ösophaguskarzinom mit einer Fünf-Jahres-Überlebensrate zwischen 5 und 10% trotz verbesserter Operationstechniken und Anästhesieverfahren.

Die Dysphagie ist bei der Diagnostik bzw. Differentialdiagnostik von malignen bzw. benignen Stenosen speziell im Ösophagusbereich besonders bedeutungsvoll, weshalb auf die Wertigkeit dieses Symptoms hier näher eingegangen werden soll.

Definition, Ätiologie, Lokalisation, Stellenwert der Dysphagie

Unter der Dysphagie versteht man jede Erschwernis des Schluckaktes mit funktionellen Störungen und morphologischen Veränderungen von der Mundhöhle bis zur Cardia ventriculi. Dabei tritt die Dysphagie in mannigfachen Spielarten auf: vom leichten Gefühl der Schluckbehinderung bis zum vollständigen Steckenbleiben von Nahrungsbestandteilen. Der Schluckakt wird willkürlich eingeleitet und läuft dann nach der Gaumenpassage über einen reflektorischen Mechanismus ab, wobei der Erschlaffung im oberen Ösophagussphinkter eine peristaltische Kontraktionswelle mit gleichzeitiger Erschlaffung des sog. unteren Ösophagussphinkters folgt. Dadurch wird der Druckausgleich zwischen Ösophagus und Magen im Bereich des gastroösophagealen Segments gewährleistet. In diesem Referat soll vorwiegend von der echten Dysphagie die Rede sein, die etwa 5–10 s nach Beginn des Schluckakts sowohl nach festen als auch nach flüssigen Speisen sich einstellt. Davon muß man streng die sog. Pseudodysphagie abgrenzen, die früher auch als hysterische Schlucklähmung bezeichnet wurde, da diese erst etwa bis zu 10 min nach dem Essen auftritt. Regurgitation, wie z. B. bei organisch bedingter Ösophagusstenose, und echtes Erbrechen von mehr oder weniger angedautem Mageninhalt, wie z. B. bei Pylorusstenose, müssen streng vom Phänomen Dysphagie unterschieden werden. So bestehen z. B. die Hauptsymptome für die Refluxkrankheit des Ösophagus in der Trias: Sodbrennen, epigastrischer Schmerz und Dysphagie.

Die klinisch differentialdiagnostische Erörterung des Symptoms Dysphagie gewinnt besonders daher an Bedeutung, da ein maligner Tumor im proximalen Teil des Ösophagus die häufigste Ursache dafür ist. So steht in der Reihenfolge der Häufigkeit bei über 45jährigen Patienten das Karzinom vor der peptischen Ösophagitis und der Achalasie. Paraösophagialhernien, Sklerodermie und äußere Kompressionen kommen in dieser Altersgruppe seltener vor. Bei Patienten bis 45 Jahre stehen in der Ursachenstatistik der Dysphagie die peptische Ösophagitis, die Hiatushernie sowie die Achalasie und der Ösophagospasmus vor dem Karzinom (Abb. 1).

Die Ursachen für die Entstehung der Dysphagie können in der Mundhöhle, im Pharynx, im Ösophagus und im Bereich des ösophagogastralen Übergangs bis hin zur Cardia ventriculi lokalisiert sein. Auch pathologische Nachbarschaftsprozesse im Bereich des Ösophagus können zum klinischen Bild einer Dysphagie führen, ebenso wie angeborene Mißbildungen (z. B. Ösophagusatresie, Membranstenose [Webs], doppelter Aortenbogen, aberrierende Arteria subclavia).

Fortschritte in der Inneren Medizin
Hrsg. Kommerell/Hahn/Kübler/Mörl/Weber

Die wichtigste Frage, ob flüssige, feste oder beide Speisen eine Dysphagie verursachen, ist nicht allein bei der rechtzeitigen Diagnose eines Karzinoms bedeutungsvoll, sondern auch bei der sog. funktionellen Ösophagusstenose, die eine auffallende Passagebehinderung lediglich für feste Speisen verursacht. Die wichtigsten Ursachen für die mechanisch bedingte Dysphagie sind: Ösophaguskarzinom, Narbenstenose (auch als Striktur bezeichnet) sowie Fremdkörper. Die klinische Progredienz der durch etablierte Ösophagusstenose bedingten Dysphagie besteht in zunehmendem Würgen, in der Inanition und schließlich der Exsikkose. Durch gezielte diagnostische Maßnahmen sollten diese Endzustände jedoch vermieden werden. Exakte Anamnesenerhebung, rechtzeitige Röntgenuntersuchung sowie Endoskopie und Zytologie ergeben in den meisten Fällen die richtige Diagnose, wobei sich folgendes Schema gut bewährt hat, (Tabelle 1). Ein Karzinom des oberen Intestinaltrakts wird in so gut wie 100% durch die Maßnahmen der Gruppe II gesichert, während die Untersuchungsmethoden der Gruppe III vorwiegend der Erkennung und Differenzierung benigner organischer und funktioneller Dysphagieursachen dienen. Klinische, röntgenologische und endoskopische Parameter zur differentialdiagnostischen Abgrenzung einer

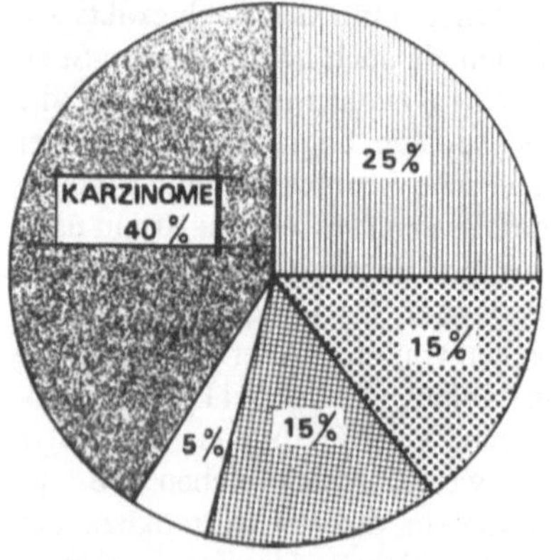

Hiatushernien, Divertikel Fremdkörper, Narbenstrikturen

Ösophagitiden

Achalasie, Ösophagospasmus Sklerodermie

kein organischer Befund

Abb. 1. Hauptursachen bei Schluckbeschwerden

Tabelle 1. Spezielle Untersuchungen bei Dysphagie

	I. – Anamnese – Röntgenuntersuchung – Thorax – Oesophagus
CA-DIAGNOSTIK	II. – Detallierte Röntgenkontrastdarstellung des Ösophagus u. der Kardia, evtl. Glucagon-Test – Ösophagogastroskopie mit Biopsie und Zytologie bei evtl. vorheriger Bougierung
	III. – Ösophagomanometrie – Langzeit PH-Metrie – Szintigraphie

Strikturen	Maligne	Benigne
Dysphagie	++	(+)
Passagebehinderung für Flüssigkeiten	+	-
Brennen nach heißen Getränken	-	+
Alkoholschmerz	-	+
Regurgitation	++	(+)
Endoskopie		
Röntgenologie		

Abb. 2. Differentialdiagnose maligner und benigner Strikturen

Tabelle 2. Differentialdiagnostischer Auswahlfragenkomplex der Dysphagie

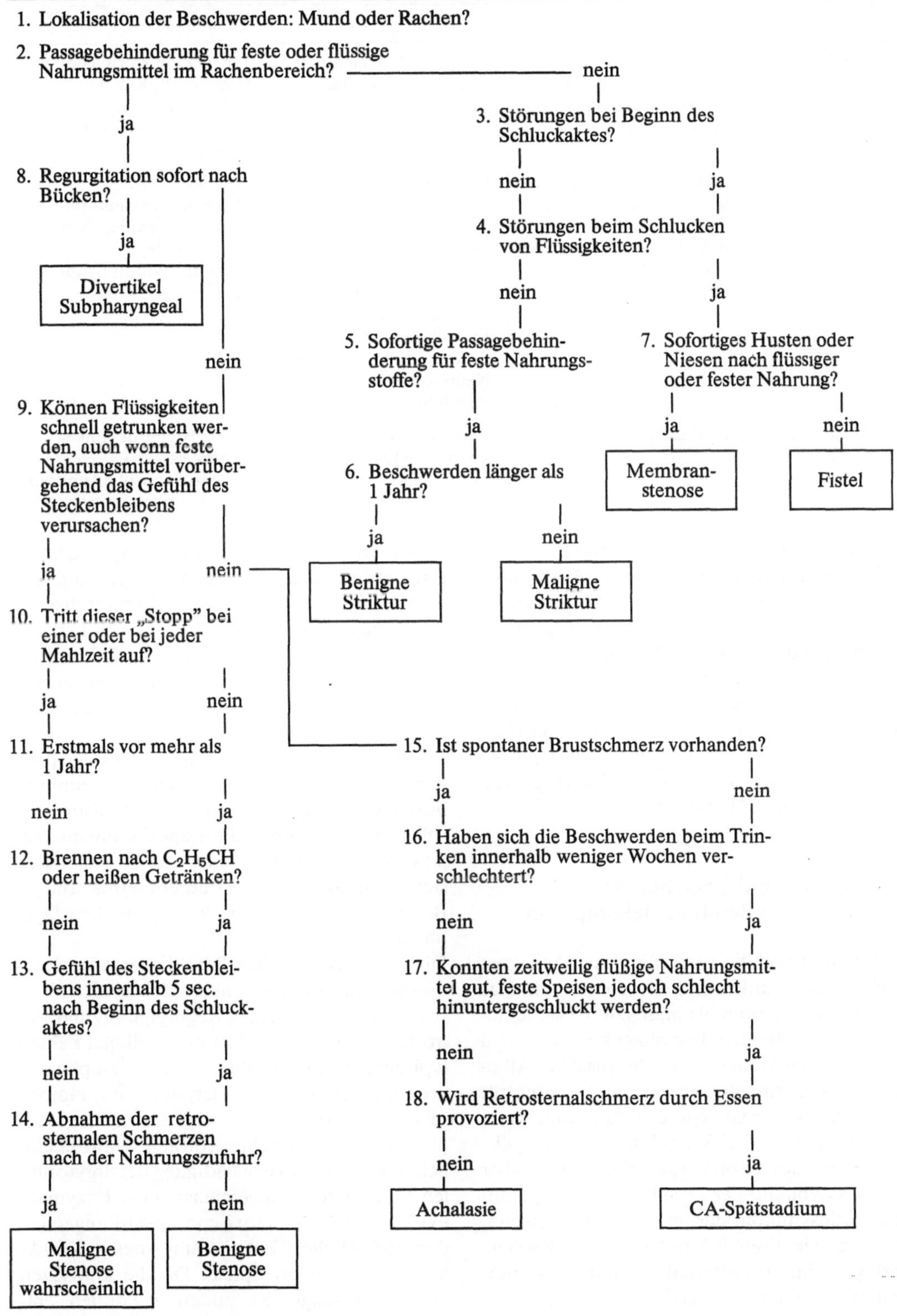

Tabelle 3. Lokalisation und Ursachen des SSDysphagischen Beschwerdekomplexes

Lokalisation	Entzündlich	Organisch	Funktionell
Mundhöhle und Pharynx	Glossitis Tonsillitis, Lues, Tbc. tuberkulöse Spondylitis Spondylitis (HWK 5–6)	Zungen-Ca., Hämatom, Lymphome, Struma	Innervationsstörungen (Nervus IX, X, V, IV), Poliomyelitis, Diphtherie, Parkinson, thyreotoxische Myopathie
Ösophagus	Stenosierende Ösophagitis bei Hiatusinsuffizienz. Selten Oesophagitis regionalis Narbenstenosen nach Verätzung (= Striktur)	Mediastinaltumoren, retrotracheale Strumen, Zenkersche und epiphrenische Divertikel, Barrett-Syndrom (Endobrachyösophagus), Stenosen durch Fremdkörper. Karzinom, Sarkom, Zysten, Fibrome, Neurinome, Lipome, Papillome	Achalasie, diff. Ösophagusspasmus (b. Hiatusgleithernie), diab. Neuropathie, Plummer-Vinson-Syndrom, Sklerodermie
Kardiovaskulär	Perikarditis exs.	Aortenaneurysma, Dysphagia lusoria, Mitralstenose	Hypertrophie des linken Ventrikels (Aortenklappenfehler usw.)

malignen von einer benignen Striktur soll die Abb. 2 veranschaulichen. In über 70% ist durch eine exakte Anamnesenerhebung eine richtige Diagnose bzw. Verdachtsdiagnose möglich, die entsprechende diagnostische und therapeutische Schritte unmittelbar zur Folge haben müssen. Ein differentialdiagnostischer Auswahlfragenkatalog beim Vorliegen eines dysphagischen Beschwerdebildes hat sich dabei bestens bewährt, auch wenn ein gewisser Zeitaufwand damit verbunden ist (Tabelle 2).

Lokalisation und Ursachen des dysphagischen Beschwerdekomplexes

In Tabelle 3 sind die unter klinischen Aspekten wichtigsten Krankheitsbilder dargestellt. Das Ösophaguskarzinom als häufigste Ursache der organisch bedingten Ösophagusstenose wird besonders bei Männern mit chronischem Alkohol- und Nikotinabusus beobachtet. Leider tritt eine deutliche Dysphagie erst dann auf, wenn der Tumor etwa drei Viertel der gesamten Zirkumferenz des Ösophagus erfaßt hat. Daher stellt das Vollbild der Dysphagie kein eigentliches Frühsymptom dar, weshalb den Teilsymptomen, wie Fremdkörpergefühl im Rachen, geringgradige retrosternale Schmerzsensationen und Kratzen im Hals oder Ösophaguskrämpfen eine besondere Bedeutung beigemessen werden muß, um so den Verdacht auf das Vorliegen eines Malignoms möglichst frühzeitig zu wecken. Kurze Anamnese, höheres Lebensalter sowie Regurgitation längere Zeit vorher eingenommener Speisen in nicht angedautem Zustand sprechen für ein tiefsitzendes Ösophaguskarzinom (Abb. 3).

Die stenosierende Ösophagitis tritt infolge peptischer Andauung der Ösophagusschleimhaut durch Magensaft bei Vorliegen einer Kardiainsuffizienz auf. Nimmt die Stenosierung im Verlauf dieses Krankheitsbildes zu, so entwickelt sich aus dem klinischen Bild des retrosternalen Brennens das Symptom der eigentlichen Dysphagie.

Die Achalasie, früher fälschlicherweise Kardiospasmus genannt, äußert sich in der klinischen Trias: Dysphagie, Regurgitation und Retrosternalschmerz. Neben dem völligen Fehlen typischer Ganglienzellen in der Ösophaguswandung sollen Veränderungen im motorischen Kern des Nervus vagus weitere pathophysiologische Aspekte eröffnen. Wahrscheinlich ist eine selektive Schädigung der argyrophilen Neuronen durch Nachlassen von Enzymaktivitäten oder durch toxische Einwirkungen bei der ursächlichen Entwicklung dieses Krankheitsbildes mit im Spiele. Da die klinischen Symptome lange Zeit andauern können, ent-

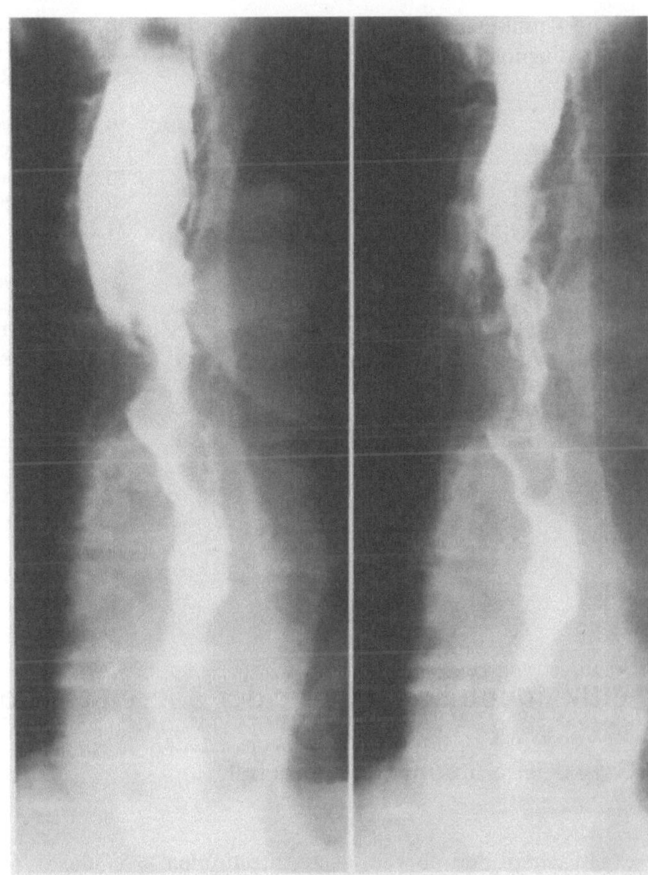

Abb. 3. Fortgeschrittenes Ösophaguskarzinom bei einem 62jährigen Mann mit relativ diskreter Symptomatik

wickelt sich öfter eine extreme Ausweitung der Speiseröhre.

Eine fehlende Peristaltik im unteren Ösophagus führt zur Muskelhypertrophie mit konsekutiver Stase, Dilatation und schließlich Elongation, woraus das Bild des Mega-Ösophagus resultiert. Bei Erhaltenbleiben des Muskeltonus ist der Übergang in einen diffusen Ösophagusspasmus möglich. Die röntgenologische Untersuchung zeigt dann einen stark gewundenen Verlauf mit zahlreichen Einschnürungen im Bereich des gesamten Ösophagus. Die sideropenische Dysphagie beim Plummer-Vinson-Syndrom muß abschließend noch erwähnt werden, das ebenfalls zu spastischen Kontraktionen im Bereich des Ösophagus mit gleichzeitigem Auftreten von Mundwinkelrhagaden, einer Glossitis, einer Anazidität und Nagelveränderungen führt.

Ex juvantibus findet die aus diesen Symptomen hergestellte Eisenmangelanämie ihre Bestätigung, wenn nach einer entsprechenden Substitutionstherapie eine Rückbildung dieser Veränderungen fast immer zu beobachten ist.

Zusammenfassung

Die Dysphagie ist das Leitsymptom vorwiegend stenosierender Prozesse im Bereich des Ösophagus, aber auch oft erster Hinweis auf pathologische Nachbarschaftsprozesse und neurologische Störungen. Für die Frühdiagnostik maligner Schleimhautveränderungen des oberen Intestinaltrakts ist das Symptom Dysphagie nur dann bedeutungsvoll, wenn durch wichtige und gezielte Anamnesenerhebung, Z. B. anhand eines Ausschlußfragenkomplexes eine Erweiterung und Nuancierung des eigentlichen Dysphagiebegriffes sine sensu möglich wird. Wegen der klinischen Bedeutung werden abschließend einzelne Krankheitsbilder im Rahmen der differentialdiagnostischen Überlegungen besprochen.

Literatur

1. Akovbiantz A et al: Dtsch Med Wschr 90: 711–713 (1965)
2. Berges W, Wienbeck M: Dtsch Med Wschr 105: 1009–1011 (1980)
3. Häring R, Dressler S: Med Klin 62484 (1967)
4. Hildung DA, Tachdian O: N Engl J Med 263: 11–14 (1964)
5. Koelsch KA: In: Klinische Gastroenterologie (Demling L Hrsg), S 159–162. Thieme, Stuttgart 1973
6. Lux G, Rösch W: Fortschr Med 98: 30–31 (1980)
7. Morgan H, Hill LD: JAMA 187: 921–926 (1964)
8. Nissen R: Münch Med Wschr 29: 1687–1689 (1968)
9. Roth JLA: Gastroenterology (Bockus HL ed), Vol I, pp 94–102. Saunders Philadelphia 1974
10. Schaumann M: Schweiz Med Wschr 98: 1025–1029 (1968)
11. Schroder IS, Hatches Ch, jr: JAMA 202: 620–623 (1967)
12. Strohmeyer G, Miller B, Wienbeck M: Internist 18: 137–148 (1977)
13. Smith B: Gut 11: 388–391 (1970)
14. Wienbeck M, Martini GA: Internist 14: 252–258 (1973)

Medikamentöse Therapie der oberen gastrointestinalen Blutung

P. Czygan, H. Seitz und B. Kommerell

Die Ursachen der oberen gastrointestinalen Blutung sind Ulzera, Ösophagusvarizen, Ösophagitis, Gastritis und das Mallory-Weiss-Syndrom (Tabelle 1). Eine besondere Bedeutung kommt dem Ulcus ventriculi und duodeni wegen der Häufigkeit der Blutungen, es sind immerhin fast 50%, und der Ösophagusvarizenblutung wegen der hohen Mortalität von 58% zu [19, 21, 26, 33, 34, 41, 57, 69, 87, 97, 98, 101].

Die chirurgische Behandlung akuter Blutungen aus dem oberen Gastrointestinaltrakt ist mit einer hohen Letalität verbunden [2, 60, 63, 86]; sie ist abhängig vom Alter der Patienten, dem Grad der Hypovolämie und der Anzahl der verabreichten Transfusionen [24, 86]. Um entweder die Operation ganz zu umgehen oder diese im blutungsfreien Intervall durchführen zu können, wird in den letzten Jahren mehr und mehr versucht, die Blutungen aus dem oberen Gastrointestinaltrakt durch die Sengstaken-Blakemore-Sonde [19, 26, 33, 34, 37, 39, 57, 69, 74, 89, 97, 101], durch Laserkoagulation [27, 30, 47] oder Sklerosierung [25, 28, 42, 54, 71, 72, 96, 105] oder medikamentös [6, 15, 16, 18, 20, 31, 41, 43, 57, 66, 67, 68, 69, 70, 79, 83, 88, 92, 98] zu beherrschen.

Als medikamentöse Therapie wird bei der Ösophagusvarizenblutung Vasopressin [7, 15, 18, 20, 31, 41, 43, 57, 66, 67, 68, 70, 79, 83, 84, 88, 92], dessen Analoga Triglycyl-lysyl-Vasopressin [102] oder Somatostatin [58, 78, 100], bei der Ulkusblutung Cimetidin [5, 13, 38, 44, 73], Somatostatin [5, 6, 12, 44, 65] oder Sekretin [8, 104] mit unterschiedlichem Erfolg eingesetzt.

Das Wirkungsprinzip des Vasopressins, eines Peptids aus dem Hypophysenhinterlappen, besteht in einer selektiven Drucksenkung im

Tabelle 1. Ursachen der oberen gastrointestinalen Blutung (Med. Univ.-Klinik Heidelberg)

Ulzera	44%
Tumoren	18%
Varizen	12%
Ösophagitis/Gastritis	8%
Mallory-Weiss-Syndrom	4%
Unbekannt	9%
Sonstiges	5%

Fortschritte in der Inneren Medizin
Hrsg. Kommerell/Hahn/Kübler/Mörl/Weber

Pfortadersystem [88, 92], hervorgerufen durch eine Vasokonstriktion des Splanchnikussystems und hieraus resultierendem vermindertem Blutzufluß zu Magen, Leber und Milz [23, 91]. Weiterhin scheint die Konstriktion der glatten Muskelfasern der Arteriolen positiv beeinflußt zu werden [4], was zu einer Reduktion des Blutzuflusses aus der Vena coronaria zu den Ösophagusvarizen führt und daneben auch für die bekannten systemischen Nebenwirkungen verantwortlich ist [22, 94].

Appliziert wird Vasopressin über einen Katheter in die A. mesenterica superior oder intravenös in einer Dosierung von 0,2–0,6 E/min über einen Zeitraum von 1–7 Tagen [7, 15, 18, 20, 31, 41, 43, 57, 66, 67, 68, 70, 79, 83, 84, 88, 92, 98]. In einer kontrollierten Studie verglichen Conn u. Mitarb. [21] die Wirkung von Vasopressin, das über die A. mesenterica superior appliziert wurde, gegen eine konventionelle Therapie. In der Vasopressingruppe sistierte die Blutung signifikant häufiger, im Hinblick auf das Blutungsrezidiv und die Mortalität waren allerdings keine signifikanten Unterschiede zwischen beiden Gruppen zu beobachten.

Wegen der ausgeprägten Komplikationen – vor allem durch Vasokonstriktion der Koronargefäße mit Rhythmusstörungen, Infarkten und Asystolie – die dosisabhängig auftreten und die Therapie limitieren, wurde in einer kontrollierten Studie die Effektivität der Applikationsform (i. v. versus i. a.) und die Häufigkeit der Komplikationen verglichen [15]. Ein Unterschied im Hinblick auf das Sistieren der Blutung, die Mortalität oder die Komplikationsrate wurde nicht beobachtet.

Eine Weiterentwicklung des Vasopressins stellt das Triglycyl-lysyl-Vasopressin dar [102]. Hier handelt es sich um eine „depotähnliche Form" des Vasopressins, das selbst keine Wirkung auf die glatte Muskulatur hat. Erst durch langsames Abspalten des Glyzinrestes entsteht ein aktives Molekül [1, 46, 48], das in gleicher Dosierung eine längere Wirkungszeit bei geringerer Kardiotoxizität aufweist als das aktiv applizierte Vasopressin [102]. Erste klinische Untersuchungen scheinen dies auch zu bestätigen [102].

Somatostatin, ein von Brenzeau u. Mitarb. 1973 isoliertes Peptid [10], hemmt neben seiner primären Wirkung auf die Sekretion des Wachstumshormons die basale und stimulierte H_2-Sekretion im Magen [3, 56, 77] und reduziert den Blutfluß im Splanchnikusbereich [11, 45, 103] ohne die Komplikationen zu verursachen, wie sie vom Vasopressin her bekannt sind. Somatostatin wurde bisher bei 18 Patienten mit akuter Ösophagusvarizenblutung mit wechselndem Erfolg (Tabelle 2) eingesetzt [58, 78, 100]. Die Dosierung betrug 250 µg/^{h} über einen Zeitraum von 12–72^h nach einer initialen Bolusgabe von 250 µg Somatostatin. Erst prospektive, kontrollierte Studien mit einem größeren Patientenkollektiv werden aber eine endgültige Aussage ermöglichen.

Das Entstehen eines lokalen Verschlußthrombus und damit eine lokale Hämostase bei der Ulkusblutung ist wesentlich abhängig vom intragastralen pH. So konnte in vitro [32] gezeigt werden, daß die ADP-induzierte Thrombozytenaggregation durch Absenken des pH wieder aufgehoben wird. Somit stellt die komplette Hemmung der gastralen Säuresekretion einen sinnvollen Therapieansatz dar. Als Medikamente stehen Cimetidin, Somatostatin und Sekretion zur Verfügung. Alle drei Medikamente hemmen die H_2-Sekretion [3, 9, 52, 56, 77, 106], Somatostatin führt noch zu einer Verminderung der Mukosadurchblutung [53] und Sekretin zu einer vermehrten Schleim- und Bikarbonatproduktion [75, 90]. In Tabelle 3 sind die bisher durchgeführten kontrollierten Studien [16, 38, 44, 55, 73, 104] aufgeführt. Wird Cimetidin mit Plazebo verglichen, ist wenigstens in 3 dieser 4 Studien in Hinblick auf Therapieerfolg, Blutungsrezidiv und Mortalität kein Unterschied vorhanden. Wird Cimetidin mit Somatostatin oder Sekretin verglichen, ist Cimetidin in Hinblick auf Therapieerfolg, Blutungsrezidiv, Operation und Mortalität Somatostatin und Sekretin deutlich unterlegen.

Noch wichtiger als die medikamentöse Therapie der gastrointestinalen Blutung ist die konsequente Streßulkusprophylaxe bei gefährdeten Patienten (Tabelle 4). Das Auftreten von Streß-

Tabelle 2. Behandlung der akuten Ösophagusvarizenblutung mit Somatostatin

Autoren	Erfolg	Rezidiv	Erfolg bei Rezidiv
Tyden et al. [100]	5/6	3/6	3/3
Raptis et al. [78]	0/5	–	–
Limberg et al. [58]	5/7	4/7	2/4

Tabelle 3. Kontrollierte Studien mit verschiedenen Medikamenten bei der akuten Ulkusblutung

Autoren	Therapie	Erfolg (%)	Rezidiv (%)	Operation (%)	Mortalität (%)
Hoare et al. [38]	Cimetidin (n = 34)	76	23	15	3
	Plazebo (n = 30)	53	31	41	–
Pickard et al. [73]	Cimetidin (n = 33)	100	36	–	–
	Plazebo (n = 36)	100	28	–	–
La Brooy et al. [55]	Cimetidin (n = 51)	78	78	55	2
	Plazebo (n = 50)	76	76	58	–
Carstensen et al. [16]	Cimetidin (n = 62)	62	–	38	10
	Plazebo (n = 48)	68	–	33	10
Kayasseh et al. [44]	Cimetidin (n = 10)	10	–	40	30
	Somatostatin (n = 10)	80	20	20	–
Wagner et al. [104]	Cimetidin (n = 10)	30	62	60	–
	Sekretin (n = 10)	90	22	–	–

Tabelle 4. Patienten mit erhöhter Inzidenz vin Streßulzera Prophylaxe des Streßulkus mit Antazida

Schädelhirntrauma
Respiratorische Insuffizienz
Verbrennungen
Schock
Akutes Nierenversagen
Sepsis

ulzera wird in dieser Patientengruppe mit nahezu 100% angegeben [59]. Eine massive gastrointestinale Blutung, die eine Letalität von 80% hat, tritt bei 5% dieser Intensivpatienten auf [93].

Da die Anwesenheit von Säure für die Ausbildung von Streßulzera mit gastrointestinaler Blutung erforderlich ist, sollte die Neutralisation des Mageninhalts mit Anhebung des intragastralen pH die Ausbildung von Läsionen weitgehend verhindern.

In einer kontrollierten Studie [61], die bei Patienten mit Verbrennungen von etwa 35% der Hautoberfläche durchgeführt wurde, wurde der einen Gruppe der Patienten Antazida stündlich verabreicht. Bei den 24 Patienten, die Antazida erhielten, trat nur bei 1 Patienten (4,2%) eine gastrointestinale Blutung auf, während in der Kontrollgruppe diese bei 7 von 24 Patienten (29,2%) beobachtet wurde. Entsprechende Ergebnisse wurden bei Intensivpatienten mit vorwiegend Schädelhirntrauma gefunden [36]. Bei 3,9% dieser Patienten trat in der Antazidagruppe und in 24,5% in der Plazebogruppe eine gastrointestinale Blutung auf.

Eine kontrollierte Studie zur Prophylaxe von gastrointestinalen Blutungen mit Cimetidin wurde bisher nur bei Patienten mit akutem Leberversagen durchgeführt [62]. In der Kontrollgruppe trat eine gastrointestinale Blutung bei 13 von 24 Patienten (52,2%) auf, während in der Cimetidingruppe eine gastrointestinale Blutung nur bei 1 von 26 Patienten (3,9%) gesehen wurde.

In einer kontrollierten Studie verglichen Priebe u. Mitarb. [76] die Wirkung von 1,2 g Cimetidin/die gegen 30 ml Antazida/h, was einer Neutralisationskapazität von 125 mval entspricht. Streßulzera wurden in der Cimetidingruppe bei 7 von 38 Patienten (18,4%) beobachtet, während in der Antazidagruppe bei keinem der 37 Patienten ein Ulkus beobachtet wurde.

Neben der Anwesenheit von Säure kommt der Mukosaresistenz [49, 95, 51] und der Mukosadurchblutung [35, 50] als pathogenetischem Faktor des Streßulkus eine wichtige Bedeutung zu. So wird die Mukosaresistenz gegenüber intraluminaler Säure wesentlich durch den sekretorischen Status der Mukosa beeinflußt. Eine aktiv sezernierende Mukosa produziert äquivalente Mengen von Bikarbonat und Säure. Die Gabe von H_2-Rezeptoren-Antagonisten reduziert nicht nur die Säure-, sondern auch die Bikarbonatproduktion. Die Folge der verminderten Bikarbonatproduktion ist eine verminderte

Mukosaresistenz [95]. Bei gleichzeitiger Hemmung der aktiv sezernierenden Mukosa durch einen H_2-Rezeptor-Antagonisten und Vorhandensein von intraluminaler Säure können im Tierexperiment sogar Magenulzera erzeugt werden [49].

So scheint die schlechte Wirkung von Cimetidin im Vergleich zu Antazida bei der Prophylaxe von gastrointestinalen Blutungen [76] auf einer Störung der Mukosasekretion, einer verminderten intrazellulären Pufferkapazität und einer inadäquaten Reduktion der intraluminalen Azidität zu beruhen.

Kritisiert werden muß aber an der Studie von Priebe u. Mitarb. [76], daß in der Antazidagruppe stündlich der pH im Magen gemessen und bei Bedarf Antazida noch zusätzlich gegeben wurde. Im Gegensatz hierzu wurde in der Cimetidingruppe der pH im Magen nur in 4-h-Intervallen kontrolliert und nicht durch Erhöhung der Cimetidindosierung korrigiert [76]. Weiterhin stellt sich bei dem doch häufig gemessenen niedrigen pH in der Cimetidingruppe die Frage, ob die Dosierung von 1,2 g Cimetidin/die nicht zu niedrig gewählt war.

Trotzdem scheint als medikamentöse Prophylaxe des Streßulkus die stündliche Gabe von Antazida mit einer Neutralisationskapazität von 125 mval (Tabelle 5) indiziert zu sein. Die Nachteile einer konsequenten Antazidaprophylaxe sind aber: großer Arbeitsaufwand, Volumenbelastung, eventuelle Elektrolytverschiebungen und Diarrhoen. Kontraindiziert ist sie nach abdominellen Operationen.

Eine weitere Möglichkeit, Schleimhautläsionen und somit gastrointestinale Blutungen zu vermeiden, scheint sich in der Gabe von Prostaglandinanaloga, wie z.B. dem 15,16-Dimethyl-Prostaglandin E_2 anzubahnen. So konnte im Tierexperiment eine Zytoprotektion, d.h. schleimhautschützender Effekt von Prostaglandinanaloga für nichtsteroidhaltige Antirheumatika, absoluten Alkohol, 0,6 N Salzsäure, 0,2 N Natronlauge und Gallensäuren nachgewiesen werden [29, 35, 64, 80, 81, 82, 99].

Auch beim Menschen wurde inzwischen ein zytoprotektiver Effekt von Prostaglandinanaloga auf die Magenschleimhaut gezeigt [17, 40, 85]. So wurde der fäkale Blutverlust bei Patienten mit Erkrankungen aus dem rheumatischen Formenkreis, die mit Salizylsäure oder Indomethazin behandelt wurden, deutlich reduziert.

Tabelle 5

Therapie:	125 mval Antazida (Neutralisationskapazität)
	32 g Solugastril
	48 g Maaloxan
	80 g Gelusil
	810 g Phosphalugel
Kontrolle:	Stündlich pH-Messung im Magensaft (3,5)

Die Entwicklung der medikamentösen Therapie zur Prophylaxe und Behandlung der oberen gastrointestinalen Blutung weist in folgende Richtung: 1. Weiterentwicklung von H_2-Rezeptor-Antagonisten, die potenter als Cimetidin sind, wie z.B. Ranitidin. 2. Verwendung von Antazida mit einer noch höheren Neutralisationskapazität, um die zu applizierenden Volumina zu reduzieren. 3. Synthese von Analoga von Vasopressin, Sekretin, Somatostatin und Prostaglandin mit hoher Selektivität und gesteigerter Effektivität bei gleichzeitiger Reduktion der Nebenwirkungen.

Literatur

1. Adibi SA: In: Peptide Transport and Hydrolysis, pp 265–286. Amsterdam Scientific 1977
2. Allan R, Dykes PW: Quart J Med 45: 533 (1976)
3. Arnold R, Creutzfeld W: Dtsch Med Wschr 100: 1014 (1975)
4. Aronsen KF, Bjorkam I, Londstrom K: 10th Congr Europ Soc Exp Surg, p 97 (1975) (Abstracts)
5. Bauer H, Doenicke A, Holle F: Anaesthesist 26: 662 (1977)
6. Bauer H: Münch Med Wschr 34: 1085 (1979)
7. Baum S, Nusbaum M: Radiology 98: 497 (1971)
8. Becker HD, Schamayer A, Börger HW: Chirurg 50: 87 (1979)
9. Berstad A, Petersen H: Scand J Gastroent 5: 647 (1970)
10. Brazeau P, Vale V, Burgus R, Ling N, Butcher M, Rivier J, Guillemin R: Science 179: 77 (1973)
11. Brunner H, Knoflach P, Soveny C, Grabner G: 32. Tagg Dtsch Ges Verd u Stoffwechselkrh (1977) (Abstracts)
12. Brunner H, Pauser G: Wien Klin Wschr 90: 468 (1978)
13. Bubrick MP, Wetherille RE, Oustad GR, Anderson RC, Hitchcock CR: Surgery 84: 510 (1978)
14. Burcharth F, Malmstrom J: Surg Gynec Obstet 142: 529 (1976)

15. Chojkier M, Groszmann RJ, Atterbury CE, Bar-Meir S, Blei AT, Frankel J, Glickman MG, Kniaz JL, Schade R, Taggart GJ, Conn HO: Gastroenterology 77: 540 (1979)
16. Carstensen HE, Bülow S, Hansen OH, Jakobsen BH, Krarup T, Pedersen T, Raahave D, Svendsen LB, Backer O: Scand J Gastroenterol 15: 103 (1980)
17. Cohen MM: Lancet II: 1253 (1978)
18. Conn HO, Dalessio DJ: Ann Intern Med 57: 804 (1962)
19. Conn HO, Simpson JA: Amer Med Ass 202: 587 (1967)
20. Conn HO, Ramsby GR, Stober EH: Gastroenterology 63: 634 (1972)
21. Conn HO, Ramsby GR, Storer EH, Mutchnick MG, Joshi PH, Phillips MM, Cohen GA, Fields GN, Petroski D: Gastroenterology 68: 211 (1975)
22. Corliss RJ, McKenna DH, Sialer S, O'Brien GS, Roew GG: J Med Sci 256: 293 (1968)
23. Cort JH, Albrecht I, Novakova J, Muller JL, Jost K: Europ J Clin Invest 5: 165 (1975)
24. Darle N, Haglund U, Larsson I, Medegård A, Olbe L: Acta Chir Scand 146: 277 (1980)
25. Denck H: Chirurg 48: 212 (1977)
26. Denck H: Zbl Chir 103: 213 (1978)
27. Dwyer RM, Bass M: Gastrointest Endosc 24: 195 (1978)
28. Eckert P, Soehendra N, Farthmann E, Doehn M: Med Welt 26: 1139 (1975)
29. Ferguson WW, Edmonds AW, Starling JR: Ann Surg 177: 648 (1973)
30. Frühmorgen P, Bodem F, Reichenbach HD, Kaduk B, Demling L: Gastrointest Endosc 23: 73 (1976)
31. Getzen LC, Brink RR, Wolfman EF: Ann Surg 187: 337 (1978)
32. Green jr, FW, Kaplan MM, Curtis LE, Levine PH: Gastroenterology 74: 38 (1978)
33. Hallenbeck GA, Comess MS, Wollaeger EE, Gage RP: Arch Surg 78: 774 (1959)
34. Häring R: Dtsch Med Wschr 102: 289 (1977)
35. Harjola PT, Sivula A: Ann Surg 163: 21 (1966)
36. Hastings PR, Skillman JJ, Bushnell LS, Silen W: N Engl J Med 298: 1041 (1978)
37. Hermann RE, Traul D: Surg Gynec Obstet 130: 879 (1970)
38. Hoare AM, Bradby GVH, Hawkins CF, Kang JY, Dykes PW: Lancet II: 671 (1979)
39. Johansen TS, Baden H: Scand J Gastroent 8: 181 (1973)
40. Johansson C, Kollberg B, Nordemar R, Bengström S: Lancet I: 317 (1979)
41. Johnson WC, Widrich WC, Ansell JE, Robins AH, Nabseth DC: Ann Surg 186: 369 (1977)
42. Johnston GW, Rodgers HW: Br J Surg 60: 797 (1973)
43. Kaufman SL, Harrington DP, Barth KH: Am J Roentgenol 128: 567 (1977)
44. Kayasseh L, Gyr K, Stadler CA, Allgöwer M: Schweiz Med Wschr 108: 1083 (1978)
45. Keller U, Sonnenberg GE, Kayasseh L, Gyr K, Perruchoud A: Schweiz Med Wschr 109: 595 (1979)
46. Kenny AJ: In: Peptide Transport and Hydrolysis, pp 209–220, Elsevier, Amsterdam 1977
47. Kiefhaber P, Nath G, Moritz K: Chirurg 48: 198 (1977)
48. Kim YS: In: Peptide Transport and Hydrolysis, pp 151–176. Elsevier, Amsterdam 1977
49. Kivilaakso E, Fromm D, Silen W: Gastroenterology 75: 641 (1978)
50. Kivilaakso E, Fromm D, Silen W: Surgery 84: 70 (1978)
51. Kivilaakso E, Silen W: N Engl J Med 301: 364 (1979)
52. Konturek SJ: Gut 11: 158 (1970)
53. Konturek SJ, Tasler J, Cieskowski M, Coy DH, Schally AV: Gastroenterology 70: 737 (1976)
54. Kronberger O, Schnack H, Vyslonzil E: Leber Magen Darm 6: 38 (1976)
55. La Brooy SJ, Misiewicz JJ, Edwards J, Smith PM, Haggie SJ, Libman L, Sarner M, Wyllie JH, Croker J, Cotton P: Gut 20: 892 (1979)
56. Lankisch PG, Arnold R, Creutzfeld W: Dtsch Med Wschr 100: 1797 (1975)
57. Lam SK, Lam WK, Cheng FCY, Org GB: Br J Surg 64: 428 (1977)
58. Limberg B, Kommerell B: Lancet II: 916 (1980)
59. Lucas CE, Sugawa C, Riddle J, Rector F, Rosenberg B, Walt A: Arch Surg 102: 266 (1971)
60. Logan RFA, Finlayson NDC: Lancet I: 1173 (1976)
61. McAlhany JC, Czaja AJ, Prutt BA: J Trauma 16: 645 (1976)
62. MacDougall BRD, Bailey RJ, Williams R: Lancet I: 617 (1977)
63. Mailer C, Goldberg A, Harden RMG, Grey-Thomas I, Burnett W: Br Med J II: 784 (1965)
64. Mann NS: Am J Dig Dis 21: 89 (1976)
65. Matthes P, Raptis S, Meil Th, Rosche H, Scheck R: Horm Metab Res 7: 508 (1977)
66. Marubbio AT, Lombardo RP, Holt PR: Am J Dig Dis 18: 539 (1973)
67. Merigan TC, Plotkin GR, Davidson CS: N Engl J Med 266: 134 (1962)
68. Murray-Lyon IM, Pugh RNH, Nunnerley HB, Laws JW, Dawson JL, Williams R: Gut 14: 59 (1973)
69. Novis BH, Duys P, Barbezat GO, Clain H, Bank S, Terblanche J: Gut 17: 258 (1976)
70. Nusbaum M: Surgery 62: 299 (1967)
71. Paquet KJ: Therapiewoche 22: 2622 (1972)
72. Paquet KJ, Büsing V, Kliems G: Dtsch Med Wschr 102: 59 (1979)
73. Pickard RG, Sanderson I, South M, Kirkham JS, Norfield TC: Br Med J I: 661 (1979)
74. Pitcher JL: Gastroenterology 61: 291 (1971)
75. Philipp J: Med Klin 71: 2093 (1976)
76. Priebe HJ, Skillmann JJ, Bushnell LS, Long PC, Silen W: N Engl J Med 302: 426 (1980)
77. Raptis S, Dollinger HC, von Berger L, Schlegel

W, Schröder KE, Pfeiffer EF: Digestion 13: 15 (1975)
78. Raptis S, Zoupas Ch: N Engl J Med 300: 736 (1979)
79. Rigberg LA, Ufberg MH, Brooks CM: Am J Gastroenterol 68: 481 (1977)
80. Robert A, Schultz JR, Nezamis JE, Lancaster C: Gastroenterology 70: 359 (1976)
81. Robert A, Nezamis JE, Lancaster C, Hanchar AJ: Gastroenterology 72: 1121 (1977) (Abstracts)
82. Robert A, Nezamis JE, Lancaster C, Hanchar AJ: Gastroenterology 77: 433 (1979)
83. Rösch J, Dotter Ch, Rose RW: Diagnostic Radiology 99: 27 (1971)
84. Rothwell-Jackson RL, Hunt AH: Br J Surg 58: 205 (1971)
85. Ruppin H, Person B, Domschke W, Robert A: Dtsch Med Wschr 41: 1457 (1979)
86. Schiller KRF, Trulove SC, Gwyn Williams D: Br Med J II: 7 (1970)
87. Schmidt HD, Brünner H, Loth R, Wendling P, Gunther M, Farack P: Münch Med Wschr 119: 229 (1977)
88. Schwartz SI, Bales HW, Emerson GL, Mahoney EB, Rochester NY: Surgery 45: 72 (1959)
89. Sengstaken RW, Blakemore AH: Ann Surg 131: 781 (1950)
90. Sewing KF: Z Gastroenterol 7: 450 (1969)
91. Shaldon S, Dolle W, Guevara L, Iber FL, Sherlock S: Circulation 24: 797 (1961)
92. Shaldon S, Sherlock S: Lancet II: 222 (1960)
93. Skillman JJ, Bushnell LS, Goldman H, Silen W: Am J Surg 117: 523 (1969)
94. Slotnick IL, Teigland JD: JAMA 146: 1126 (1951)
95. Smith P, O'Brien P, Fromm D, Silen W: Am J Surg 133: 81 (1977)
96. Soehendra N, Reynders-Frederix V, Doehn M, Bützow GH, Erbe W: Dtsch Med Wschr 104: 161 (1979)
97. Stephen M, Little JM: Aust N U Surg 48: 162 (1978)
98. Sterman LM, Shenoy SS, Cerra FB: Ann Surg 189: 298 (1979)
99. Tepperman BL, Miller PhD, Johnson LR: Gastroenterology 75:1061 (1978)
100. Tydén G, Samnegård H, Thulin L, Friman L, Efendic S: N Engl J Med 299: 1466 (1978)
101. Ungeheuer E, Peglow HJ: Chirurg 47: 260 (1976)
102. Vosmik J, Jedlicka K, Mulder JL, Cort JH: Gastroenterology 72: 605 (1977)
103. Wahren J, Felig P: Lancet II: 1213 (1976)
104. Wagner PK, Rothmund M: Gastroenterol 18: 337 (1980)
105. Wodak E: Wien Med Wschr 110: 581 (1960)
106. Wormsley KG: Scand J Gastroenterol 3: 632 (1968)

Genetische und immunologische Aspekte der HBs-Antigen-negativen chronisch aggressiven Hepatitis

W. Tittor, B. Kommerell, V. Lenhard, P. Seelig und H. Scheuerlen

Das gehäufte Auftreten von Autoantikörpern sowohl bei Patienten mit chronisch aggressiver Hepatitis (CAH) als auch bei deren Verwandten [5, 10, 11] ist Hinweis für eine genetische Disposition. Die beobachtete Korrelation zwischen dem Histokompatibilitätsantigen HLA-B8 und CAH spricht dafür, daß ein auf dem Chromosom Nr. 6 zu lokalisierender genetischer Faktor bei dieser Form der chronischen Lebererkrankung eine Rolle spielt [4, 7, 8].
Eine Assoziation mit HLA-B8 wurde jedoch auch für andere Erkrankungen (z. B. Lupus erythematodes, Zöliakie, Thyreotoxikose, Myasthenia gravis) beschrieben [1, 2], bei denen als Ursache eine Störung im Immunsystem diskutiert wird [1, 2].

Eddleston u. Williams [3] hatten postuliert, daß die CAH infolge einer autoimmunologischen Reaktion gegen ein leberspezifisches Antigen in Gang gebracht werde und daß diese Reaktion bei den HBs-Antigen-negativen Fällen wegen gestörter Suppressionsvorgänge innerhalb der T-Lymphozyten-Linie kontinuierlich andauere. Ein genetischer „Marker" dieses Defekts sei das Histokompatibilitäts-Antigen HLA-B8.
In der vorliegenden Arbeit wurde versucht, die Existenz eines auf dem 6. Chromosom vermuteten genetischen Faktors (Suszeptibilitätsgen) anhand einer Familienstudie zu erfassen, wobei unter Berücksichtigung des von Eddleston u. Williams [3] vorgebrachten Konzepts davon ausgegangen wurde, daß es sich bei dem geneti-

Fortschritte in der Inneren Medizin
Hrsg. Kommerell/Hahn/Kübler/Mörl/Weber

schen Faktor um ein Gen handle, das allgemein die T-Suppressor-Zellaktivität beeinflußt und das daher auch unterschiedliche Erkrankungen mit autoaggressivem Charakter bzw. labormäßig erfaßbare autoimmunologische Phänomene provozieren kann.

Material und Methoden

Ausgegangen wurde von 156 leberhistologischen Befunden aus den Jahren 1973–1976 der Medizinischen Universitätsklinik Heidelberg. Nur Befunde, die sich eindeutig mit der Diagnose einer HBs-Antigen-negativen CAH vereinbaren ließen, wurden ausgewählt (Verlauf der hepatitischen Erkrankung von mehr als 6 Monaten, Erhöhung der GPT auf über das Dreifache). Darüber hinaus konnten nur diejenigen Patienten in die Studie aufgenommen werden, die mehrere erreichbare Verwandten aufzuweisen hatten. Insgesamt wurden 20 Patienten mit HBs-Antigen-negativer CAH und deren Verwandten (insgesamt 79 verwandte Personen) untersucht. Die Anzahl der Personen pro untersuchter Verwandtschaft schwankte zwischen 4 und 8, durchschnittlich 5,1 Personen. Das Alter der Probanden lag zwischen 7 und 82 Jahren, durchschnittlich bei 39,7 Jahren.

Bei allen Probanden wurde eine eingehende Anamnese erhoben und ganz besonders auf immunologische Erkrankungen geachtet. Anschließend wurde von jeder Person 50 ml venöses Blut gewonnen (von allen Mitgliedern einer Verwandtschaft gleichzeitig), die zellulären Bestandteile abgetrennt und für die Lymphozytentests innerhalb 24 h weiterverarbeitet. Das verbleibende Serum wurde tiefgefroren und zu einem späteren Zeitpunkt für die serologischen Tests bzw. Laborbestimmungen eingesetzt.

Die HLA-Typisierung erfolgte in der Mikromodifikation nach Terasaki u. Mc Cleveland [9]. Die indirekte Methode der Immunfluoreszenz wurde nach Seelig [12] durchgeführt. Die Rheumafaktorbestimmung wurde im Waaler-Rose-Test und Latex-Fixationstest vorgenommen. Die Immunglobulinklassen wurden in der eindimensionalen Radialdiffusion nach Mancini auf Tripatigen-Immundiffusionsplatten der Firma Behring gemessen.

Tabelle 1. Phänotypenfrequenz der HLA-A- und HLA-B-Determinanten der 20 Patienten mit CAH. + Frequenz in Prozent (%). + + Frequenz in Prozent (%) einer klinisch gesunden Population des Ruhrgebiets (n = 1000) [1]. Bei Vergleich mit einer Kontrollpopulation treten die Antigene HLA-A 1 und HLA-A 2 seltener, HLA-B 8 häufiger auf. Der Unterschied ist jedoch nicht signifikant

Locus A	HLA-A-Frequenz n=20		Locus B	HLA-B-Frequenz n=20	
HLA	+	+ +	HLA	+	+ +
-A 1	20 (4)	28,9	-B 7	20 (4)	26,0
-A 2	40 (8)	51,0	-B 8	30 (6)	20,5
-A 3	40 (8)	28,8	-B 12	25 (5)	21,8
-A 9	15 (3)	18,3	-B 13	10 (2)	4,3
-A 10	10 (2)	10,8	-B 14	15 (3)	6,8
-A 11	10 (2)	10,0	-BW 15	10 (2)	15
-A 28	5 (1)	6,8	-BW 16	5 (1)	6,3
-A 29	10 (2)	4,0	-BW 17	15 (3)	7,9
-AW 25	10 (2)	3,8	-BW 21	15 (3)	4,4
-AW 26	5 (1)	5,9	-BW 22	5 (1)	3,6
-AW 30	10 (2)	2,9	-BW 35	15 (3)	17,2
-AW 31	5 (1)	2,5	-BW 38	10 (2)	2,8
			-BW 39	10 (2)	5,3
			-BW 41	5 (1)	1,4

Bei der statistischen Auswertung (Abhängigkeit zwischen HLA-Haplotyp und immunologischer Erkrankung bzw. Auffälligkeit) kam für die Fragestellung ein Zweistichprobentest für ein qualitatives Kriterium (gesund oder krank), das nur in zwei Ausprägungen (haplotypisch identisch und haplotypisch nicht identisch) vorkam, d.h. ein sog. Vierfeldertest, in Frage. Da insgesamt 79 Versuchseinheiten vorlagen (Summe der Randsummen) und keiner der Erwartungstests unter 5 lag, wurde der asymptomatische CHI-Quadrat-Test angewandt. Die Irrtumswahrscheinlichkeit wurde auf p = 5% festgelegt.

Ergebnisteil

Von den 20 Patienten mit HBs-Antigen-negativer CAH waren 7 Frauen und 13 Männer. Die Frauen waren durchschnittlich 37,8 Jahre und die Männer 51,1 Jahre alt. Sowohl die 20 Patienten mit CAH als auch deren Verwandten (n = 79) wurden HLA-typisiert. Die Phänotypenfrequenz (numerisch und in Prozent) der Patienten geht aus Tabelle 1 hervor. Zusätzlich ist die prozentuale HLA-Frequenz einer Vergleichsgruppe [1] angegeben. HLA-B8 findet sich bei 6 der 20 Patienten und bei 205 oder 1000 Personen der Vergleichsgruppe. In Übereinstimmung mit anderen Autoren ergibt sich eine Häufung von HLA-B8 bei Kranken mit CAH, der Unterschied ist jedoch auf dem 5%-Wahrscheinlichkeitsniveau nicht signifikant.

Tabelle 2 demonstriert die mittels Immunfluoreszenz bestimmte Autoantikörperrate bei den 79 Verwandten der Patienten mit CAH und bei einer Kontrollgruppe (90 untereinander nicht verwandte Personen; Alter zwischen 5 und 95 Jahren, durchschnittlich 41,9 Jahre). Aus der Tabelle sind entsprechende Befunde zweier weiterer Autoren [5, 11] ersichtlich. In unserem Untersuchungsgut waren in 13,9% Antinukleärfaktoren, in 1,3% mitochondriale Antikörper und in 20,3% Antikörper gegen glatte Muskulatur nachzuweisen. Die Autoantikörperrate und ebenso die Häufigkeit des Rheumafaktors und des Immunglobulinspiegels (Rheumafaktor und Immunglobulinspiegel in Tabelle 2 nicht aufgeführt) einer gesunden Vergleichsgruppe lagen in derselben Größenordnung mit Ausnahme des Antikörpers gegen glatte Muskulatur, die bei den Verwandten der Patienten mit CAH signifikant häufiger vorkamen.

Tabelle 2. Autoantikörper bei Verwandten von Patienten mit CAH und entsprechende Befunde (a), (b) zweier weiterer Autoren

	Anzahl	Rate in Prozent		
		AMA	SMA	ANA
	79	1,3	[20,3]	13,9
Verwandte	a) 165	[3,6]	[8,5]	7,9
	b) 58	0	1,7	[19]
	90	0	7,8	18,9
Kontrolle	a) 260	0,4	1,9	4,6
	b) 504	0,6	1,4	3,0

a) Galbraith et al.; b) Salaspuro et al.; [ ]: $p < 0{,}05$
AMA, Antichondriale Antikörper; SMA, Antikörper gegen glatte Muskulatur; ANA, Antinukleärfaktoren

Um eine mögliche Beziehung zwischen HLA-Haplotyp und immunologischer Erkrankung bzw. immunologischer Störung (Auftreten von Autoantikörpern bzw. erhöhter Immunglobulinspiegel) zu verdeutlichen, wurden von allen Verwandtschaften die Stammbäume erstellt und den HLA-Haplotypen vorhandene immunologische Erkrankungen bzw. Auffälligkeiten zugeordnet. Als immunologisch krank wurde ein Mitglied dann bezeichnet, wenn eine immunologische Erkrankung (1. allergische Hauterscheinungen nach Einnahme von Medikamenten, bestimmten Obstsorten oder Pflasteranwendungen; 2. multiple Sklerose; 3. Milchschorf; 4. allergisches Asthma bronchiale; 5. allergischer Schnupfen; 6. allergische Konjunktivitis; 7. rheumatoide Polyarthritis) oder durch Labormethoden feststellbare immunologische Auffälligkeiten vorlagen (Vorliegen von mindestens 2 Autoantikörpern oder Vorliegen von 1 Autoantikörper und erhöhtem Immunglobulinspiegel). Nur eindeutig über der Norm liegende Werte wurden berücksichtigt: IGg ≧ 1500 mg%, Antinukleärfaktor ≧ + oder radioimmunologisch gemessene DNS > 20%, Rheumafaktor ≧ 1:32 oder Waaler-Rose-Test > +.

Der Stammbaum Schr. (Abb. 1) bestehend aus dem Patienten und 4 Verwandten läßt vermuten, daß mit dem HLA-Haplotyp 10/39 ein immunologischer Defekt vererbt wird, denn die den gleichen Haplotyp tragende Tochter und Mutter leiden an einer allergischen Erkrankung bzw. zeigen labormäßig feststellbare immunologische Auffälligkeiten (2 Autoantikörper und erhöhtes Immunglobulin). Die Tochter und der Bruder, die mit dem Patienten den Haplotyp 3/39 gemeinsam tragen, sind gesund.

Manche Familienstammbäume ließen tatsächlich haplotypenbezogene Erbgänge immunologischer Störungen vermuten. Bei anderen Stammbäumen waren jedoch eine derartige Beziehung nicht erkennbar oder waren sogar zwei Deutungen (verfolgbarer Erbgang immunologischer Erkrankungen bzw. Auffälligkeiten sowohl mit dem einen als auch dem anderen HLA-Haplotyp möglich). Schlußfolgerungen nach alleiniger Betrachtung der Stammbäume erschienen daher nicht zulässig. Aus diesem Grunde wurde eine statistische Analyse bei allen Verwandtschaften vorgenommen. Eine Nullhypothese wurde wie folgt formuliert: Zwischen Übereinstimmungen im Haplotyp und Krankheit bzw. immunologischer Auffälligkeit besteht keine Abhängigkeit (Alternativhypothese: Zwischen den beiden Dimensionen besteht eine Abhängigkeit). Als Kriterium konnte die immunologische Erkrankung bzw. immunolo-

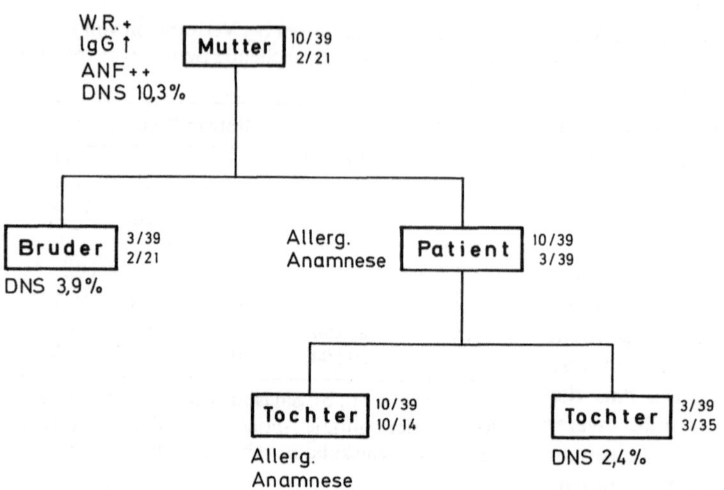

Abb. 1 Stammbaum Schr.

Tabelle 3. Vierfeldertafel

	Gesund	Krank	
Haplotypisch nicht-identisch	11	6	17
Haplotypisch-semi-identisch	29	33	62
	40	39	79

$x^2 = 1{,}322$ (Yate Correction)
Kriterien: immunologische Erkrankung
Untersuchungsfaktor: Übereinstimmung in zumindest einem HLA-Haplotyp

gische Auffälligkeit und als Untersuchungsfaktor die Übereinstimmung in Haplotyp angesehen werden. Alle Verwandten wurden nach den qualitativen Kriterien „krank" („krank im Sinne der oben gegebenen Definition) oder „gesund" in den Ausprägungen haplotypisch-identisch (oder semi-identisch) oder haplotypisch-nicht-identisch in einer Vierfeldertafel gruppiert (Tabelle 3). 33 von 62 Verwandten mit (semi-)identischem Haplotyp waren immunologisch krank (das entspricht 53%), während dies bei den haplotypisch nichtidentischen nur 6 von 17 der Fall war (dies entspricht 35%). Dieser Unterschied ist jedoch nicht signifikant ($X^2 = 1{,}322$; kritischer Wert $X^2 = 3{,}84$).

Damit kann die Nullhypothese nicht verworfen werden. Zwischen Haplotyp und immunologischer Erkrankung bzw. immunologischer Auffälligkeit besteht bei einer Irrtumswahrscheinlichkeit von 5% keine Abhänigkeit. Die Auswertung macht nicht wahrscheinlich, daß ein genetischer Faktor des HLA-Chromosoms in die Pathogenese der CAH eingreift.

Diskussion

In der vorliegenden Arbeit wurde untersucht, ob bei der Entstehung der CAH ein genetischer, auf dem Chromosom Nr. 6 zu lokalisierender Faktor eine pathogenetische Rolle spielt. Eine derartige Untersuchung war deshalb wünschenswert, weil Familienuntersuchungen und HLA-Studien auf die Beteiligung eines genetischen Faktors hinwiesen. Die von Eddleston u. Williams [3] vorgebrachte Hypothese erklärt die oben erwähnten Untersuchungsergebnisse und ist zudem mit der Beobachtung vereinbar, daß das mit der CAH assoziierte Antigen HLA-B8 ebenso mit anderen vorwiegend autoaggressiven Erkrankungen zusammen auftreten kann.

Vielfach sind Assoziation zwischen HLA-Typ und genetischem Faktor zu einer Erkrankung schwach, weil je nach Bevölkerungsgruppe das defekte Immun-Response-Gen (Ir-Gen) mit verschiedenen HLA-Genen gekoppelt auftreten kann. Bei einer Untersuchung einer heterogenen Population können deshalb vorhandene Assoziationen zwischen HLA-Typ und Krankheit (bzw. gestörter Immunfunktion) maskiert werden. Hingegen treten bei Bestimmung der HLA-Haplotypen in Familienstudien Assoziationen zwischen HLA und Krankheit viel deutlicher hervor. Ein Beispiel dafür sind die von Levine et al. [6] durchgeführten Untersuchungen. Die Autoren fanden bei Patienten mit Pollenallergie eine gemeinsame Segregation des pollenspezifischen IgE-Antikörpers mit bestimmten HLA-Haplotypen innerhalb von 7 Familien. Diese Daten weisen auf die Existenz eines in Nachbarschaft des HLA-Systems gelegenen genetischen Locus („Ir-Antigen E"), der für die IgE-Antikörperbildung bzw. bür die Pollenallergie verantwortlich zu machen ist. Dieser genetische Locus war in den 7 Familien jeweils mit verschiedenen HLA-Haplotypen gekoppelt. Mittels Familienstudie war es im humanen System also möglich, die Existenz von auf HLA-Haplotypen liegenden Krankheitsgenen wahrscheinlich zu machen. In einer Populationsstudie wäre dies voraussichtlich nicht geglückt.

Letztere Überlegungen waren der Grund dafür, warum zur Erfassung eines auf dem Chromosom Nr. 6 zu lokalisierenden Faktors für die CAH Untersuchungen an Verwandten stattfanden. Dabei wurde unter Berücksichtigung des von Eddleston u. Williams vorgebrachten Konzepts davon ausgegangen, daß es sich bei dem genetischen Faktor um ein Gen handle, das allgemein die T-Suppressor-Zellaktivität beeinflußt und daher auch unterschiedliche immunologische Erkrankungen mit autoaggressivem Charakter bzw. labormäßig erfaßbare Autoimmunphänomene provozieren kann.

Die 79 Verwandten von den 20 Patienten mit chronisch aggressiver Hepatitis wurden je nach HLA-Muster bzw. gemäß ihren qualitativen Kriterien in die Gruppen haplotypisch-semiidentisch und haplotypisch-nicht-identisch bzw. „krank" und gesund eingeteilt. Gemäß statistischer Auswertung fanden sich in der Gruppe der haplotypisch-identischen ebenso viele immunologisch kranke Personen wie in der Gruppe der haplotypisch-nicht-identischen. Ein statistisch signifikanter Unterschied lag nicht vor. Dieses Ergebnis spricht dafür, daß für die Entstehung der chronisch aggressiven Hepatitis unserer Patienten ein genetischer, auf dem Chromosom Nr. 6 zu lokalisierender Faktor keine oder eine nur sehr untergeordnete Rolle spielt.

Darüber hinaus zeigen auch die Untersuchungen, daß bei Verwandten der Patienten eine auffällige Häufung von Autoantikörpern gegen glatte Muskulatur vorliegen (Anti-SMA). Galbraith et al. [5] hatten in einer ähnlichen Studie ebenfalls vermehrt Anti-SMA und darüber hinaus Anti-AMA gefunden. Nach unseren Daten würde man eine ererbte Disposition zu Autoimmunphänomen annehmen, die allerdings nicht von Genen des 6. Chromosoms determiniert wird.

Literatur

1. Bertrams J: HLA-Antigene und Krankheitsempfänglichkeit. (Übersicht). Dtsch Med Wschr 101: 178 (1976)
2. Dausset J, Svejgaard A: HLA and Disease. HLA und innere Erkrankungen: Kombinierte Ergebnisse der „HLA and disease registry" in Kopenhagen. Munksgaard, Kopenhagen 1977
3. Eddleston ALWF, Williams R: Inadequate antibody response to HBsAg or suppressor-T-cell defect in development of active chronic hepatitis. Lancet II: 1543 (1974)
4. Galbraith RM, Eddleston ALWF, Smith MGM, Williams R, Mc Sween RNM, Watkinson G, Dick H, Kennedy LA, Batchelor JR: Histocompatibility antigens in action chronic hepatitis and primary biliary cirrhosis. Br Med J III: 604 (1974)
5. Galbraith RM, Smith M, Mackenzie RM, Dudley BS, Doniach D, Williams R: High prevalence of seroimmunologic abnormalities in relatives of patients with actice chronic hepatitis or primary biliary cirrhosis. N Engl J Med 290: 63 (1974)
6. Levine BB, Stember RH, Fotino M: Ragweed hay fever: genetic control and linkage to HL-A haplotypes. Science 178: 1201 (1972)
7. Lindberg J, Lindholm A, Lundin P, Iwarson St: Trigger factors and HL-A antigens in chronic active hepatitis. Br Med J 4: 77 (1975)
8. Mackay IR, Morris PJ: Association of autoimmune active chronic hepatitis with HL-A 1,8. Lancet II: 793 (1972)
9. Mueller-Eckhardt D: Gewebetypisierung. Laboratoriumsblätter 2: 47 (1977)
10. Nasrallah SM, Nassar VH, Shammaa MH: Genetic and immunological aspects of familial chronic active hepatitis (type B). Gastroenterology 75: 302 (1978)
11. Salaspuro MP, Laitinen OI, Lehtola J, Makkonen H, Räsänen JA, Sipponen P: Immunological parameters, viral antibodies, and biochemical and histological findings in relatives of patients with chronic active hepatitis and primary biliary cirrhosis. Scand J Gastroent 11: 313 (1976)
12. Seelig HP: Methoden der Antikörpermarkierung. In: Praxis der Immunologie (Vorlaender K-D, ed), p 130. Thieme, Stuttgart 1976
13. Tittor W, Mundinger A, Seelig P (1980): Altersabhängige immunologische Parameter. Immunität und Infektion 8: 5 (1980)

Hepatische Enzephalopathie

G. Lanzinger-Rossnagel

Bei der hepatischen Enzephalopathie (HE) handelt es sich um ein komplexes Krankheitsgeschehen, worüber sehr zahlreiche und oftmals widersprüchliche Literaturhinweise bestehen. Die folgende Arbeit bemüht sich, in übersichtlicher Form zu folgenden Aspekten Stellung zu nehmen:

Definition
klinisches Bild
Verlaufsform: akut – chronisch
Pathogenese
Diagnostik
Häufigkeit und Prognose
Behandlung

Beziehungen zwischen Leber und Gehirn sind seit alters her angenommen worden. 1860 beschreibt Frerichs psychische Veränderungen bis zum Koma bei Lebercirrhose-Patienten. In den letzten 20 Jahren wurden diese Zusammenhänge intensiv interdisziplinär untersucht.

Definition

Unter dem Oberbegriff „hepatische Enzephalopathie" versteht man ein neuropsychiatrisches Syndrom, das sekundär bei schweren Lebererkrankungen auftritt. Dazu gehören alle Funktionsstörungen und Strukturschäden des Gehirns wie auch des Rückenmarks und des peripheren Nervensystems, verbunden mit biochemischen Veränderungen – ausgelöst durch eine Schädigung des zentralen Stoffwechselorgans Leber. Unter dem Begriff HE werden auch die in der Literatur immer wieder zu findenden Synonyme „hepatoportale Enzephalopathie", „Hepato-Enzephalo-Myelopathie" oder „portal systemic encephalopathy" subsumiert.

Klinisches Bild

Zunächst kommt es zu *funktionellen, rückbildungsfähigen* Veränderungen: Affektlabilität, Störungen des Gedächtnisses und Antriebs sowie intellektueller Abläufe, zu Veränderungen des Wachbewußtseins mit entsprechenden Verhaltensabnormitäten. Oft entstehen rasch wechselnde konträre klinische Bilder: Stupor oder Erregungszustände, Wahnideen oder Halluzinationen, Euphorie oder depressive Verstimmung. Es handelt sich um Durchgangssyndrome bzw. symptomatische Psychosen, die keineswegs von Somnolenz begleitet sein müssen.

Auf dem Wege zum Koma kommt es weiterhin zu neuromuskulären Abweichungen, die häufig äußerst rasch wechseln und oft nur kurzfristig nachweisbar sind. Zunächst tritt meist eine Steigerung von Muskeltonus und Reflexen auf, die später vermindert sind.

Im Rahmen extrapyramidaler Störungen kann man Hyper- und Hypokinesien, Muskelrigidität bis zu parkinsonähnlichen Bildern und dem typischen Flappingtremor beobachten.

Häufig sind rasch wechselnde Pyramidenbahnzeichen mit oft seitendifferenten Hyperreflexien und Cloni.

Zerebelläre Störungen führen zu Ataxien mit Gangunsicherheit und Koordinationsstörungen, oft kombiniert mit Sprachstörungen.

Schreibstörungen treten häufig sehr früh auf – Schriftproben, manchmal als das „kleine EEG" bezeichnet, gelten daher als guter Index für Progredienz oder Remission der hepato-zerebralen Störung.

Krampfanfälle treten erst im Präkoma und Koma auf.

Ausfallserscheinungen der Hirnnerven und periphere Neuropathien kommen seltener vor.

Zu *irreversiblen* Veränderungen, die meist im Rahmen schwerer Funktionsstörungen der Leber und mit zunehmender klinischer Symptomatik auftreten, kommt es, wenn morphologische Veränderungen am ZNS entstehen. Das pathologisch-anatomische Substrat variiert je nach Art und Dauer des jeweiligen hepatischen Zustands.

Bei der schweren akuten HE findet man ein ausgeprägtes Hirnödem, verbunden mit hypoxisch bedingten Ganglienzellausfällen. Bei der chronischen portokavalen Enzephalopathie kommt es zu mannigfaltigen morphologischen Veränderungen ähnlich denen der Wilsonschen hepatolentikulären Degeneration – am häufigsten

Fortschritte in der Inneren Medizin
Hrsg. Kommerell/Hahn/Kübler/Mörl/Weber

anzutreffen in Thalamus, Putamen, Pallidum, Hypothalamus und verschiedenen Kleinhirnkernen, in späteren Stadien auch in Hirnrinde und Stammhirn, seltener im Rückenmark.

Verlaufsform: Akut – Chronisch

Zu einer *akuten* HE, die mit präkomatösen oder komatösen Zustandsbildern einhergeht, kommt es vorwiegend bei fulminant verlaufenden Hepatitiden, besonders der B-Hepatitis, oder Intoxikationen mit z. B. Amanita phalloides (Knollenblätterpilz), Arsen oder Tetrachlorkohlenstoff oder auch bei der akuten Schwangerschaftsfettleber.

Eine *chronische,* chronisch-rezidivierende oder intermittierend-dekompensierende HE trifft man besonders bei Zirrhosen, oft durch erneuten Alkoholgenuß ausgelöst.

Bei der schwersten Form der HE, dem *Coma hepaticum,* unterscheidet man zwei Formen: das exogene (sekundäre) oder Leberausfallskoma, das im Endstadium chronischer Lebererkrankungen, besonders bei Leberzirrhosen vorkommt, sowie das endogene (primäre) Leberzerfallskoma, das das Endstadium foudroyant verlaufender Hepatitiden oder akuter toxischer Leberschädigungen ist. Häufig treten Mischformen auf. Von manchen Autoren wird noch ein „Elektrolytkoma" abgegrenzt.

Die Entwicklung zum Koma kann durch auslösende Faktoren eingeleitet werden, von denen hier nur einige der wichtigsten genannt seien:

gastrointestinale Blutung
ammoniakproduzierende Substanzen
vermehrte Proteinzufuhr
Aminosäuren
Elektrolytverschiebungen, z. B. nach forcierter Diurese
Schock, Hypoxie
Infektionen
Alkoholgenuß
Sedativa
chirurgische Eingriffe.

Pathogenese

Pathogenetische Voraussetzung für klinisch faßbare Affektionen des Gehirns ist eine zelluläre Leberinsuffizienz und ein Leberumgehungskreislauf, wodurch stickstoffhaltige Produkte aus dem Magen-Darm-Trakt ohne Entgiftung in der Leber zum Gehirn gelangen. Dies gilt sowohl für das exogene wie für das endogene Koma.

Als pathogenetisch bedeutsam für die psychoneurologischen Veränderungen gelten eine Reihe metabolischer Störungen, von denen jedoch keine pathognomonisch ist. Einige wesentliche seien im folgenden aufgeführt:

Eine *Hyperammoniämie* wird bei ca. 90% aller präkomatösen und komatösen Patienten im Blutplasma gefunden. Eine exakte Korrelation zwischen Ammoniak und Ausbildung der HE beim Menschen fehlt jedoch. Die Schwere der Bewußtseinstrübung korreliert häufig, jedoch nicht immer mit einem erhöhten Ammoniakspiegel. Bei einem pH von 7,4 liegt Ammoniak, ein Zellgift mit zerebraltoxischer Wirkung, als NH_4 im Blut vor; hierfür sind die Zellmembranen relativ undurchlässig. Mit zunehmendem pH (Alkalose) entsteht gasförmiges NH_3, das in die Ganglienzellen eindringen kann.

Ursache hierfür ist häufig eine *Hypokaliämie.* Bei dekompensierter Leberzirrhose entsteht häufig ein sekundärer Hyperaldosteronismus, der zur Hypokaliämie führt. Zum Auslgeich der Hypokaliämie kommt es zu einer Kaliumverschiebung vom intra- in den extrazellulären Raum, im Austausch gegen Natrium und Wasserstoff. Hierdurch entsteht eine metabolische Alkalose.

Durch Erhöhung des pH-Gradienten wird das Gleichgewicht NH_3/NH_4 zugunsten von NH_3 geändert, was die Liquorschranke und vor allem die Zellmembranen durchdringen kann.

Auf der anderen Seite beeinflußt Kaliummangel den renalen Ammoniakmetabolismus insofern, als niedriges Blutkalium eine erhöhte renale Ammoniakproduktion nach sich zieht.

Der *oxydative Hirnstoffwechsel* wird durch eine erhöhte Ammoniakkonzentration im Gehirn alteriert. Sie führt zu vermehrter Glutaminsynthese, wodurch wahrscheinlich dem Zitronensäurezyklus ATP entzogen und die aerobe Glykolyse gestört wird. Erniedrigte O_2- und Glukose-Utilisation im Gehirn findet man besonders bei Patienten mit längerdauernder neurologischer Symptomatik und gleichzeitig pathologischen Elektroenzephalogrammen. Dies konnte anhand eines Kollektivs von Zirrhosepatienten von unserer Arbeitsgruppe bestätigt werden.

Ein abnormes Muster von *Aminosäuren* im Blut, Gehirn, Liquor und Urin ist typisch für die Le-

berinsuffizienz. Man fand erhöhte Konzentrationen von aromatischen Aminosäuren (Phenylalanin und Thyrosin) sowie Methionin und Tryptophan sowie der „Transmitter-Aminosäuren“ Aspartat, Glutamat und Glycin. In jüngerer Zeit wurden pathogene Einflüsse von Aminosäuregemischen, welche die Besonderheiten der Leberinsuffizienz nicht berücksichtigten, festgestellt.
Eine besondere Toxizität auf das Gehirn wird dem Tryptophan, einer Serotoninvorstufe zugeschrieben, das im hepatischen Koma im Gehirn und Liquor erhöht ist.
Die verzweigtkettigen Aminosäuren Valin, Leucin und Isoleucin zeigten eher erniedrigte Spiegel.
Kurzkettige Fettsäuren zählen zu den potentiell hirntoxischen Substanzen. Bei Patienten mit HE wurden erhöhte Spiegel gemessen. Im Tierexperiment gegeben verursachen sie Stupor, Koma und EEG-Veränderungen. Sie dürfen wohl nicht als alleinwirksamer Faktor angesehen werden, sondern viel eher potenzierend für andere toxische Substanzen wie Ammoniak oder Mercaptane.
Falsche Neurotransmitter – wie Octopamin – können bei HE erhöht sein. Bei Beeinträchtigung der Leberfunktion können sich sympathikomimetische Amine, deren Vorstufen im Darm gebildet und in der Leber katabolisiert werden, anhäufen und an den Synapsen der Formatio reticularis die physiologischen neurochemischen Transmitter kompetitiv hemmen.
Durch Ausfall eines von der Leber gebildeten „Stabilisierungsfaktors“ kommt es mit fortschreitendem hepatischen Koma zu vermehrter Durchlässigkeit der *Blut-Liquor-Schranke,* Ganglienzellschäden und Gliaproliferationen. Autoptisch wird häufig ein ausgeprägtes Hirnödem gefunden, das in vielen Fällen die Todesursache sein dürfte.
Eine *Hypoalbuminämie* kann den toxischen Effekt zahlreicher Substanzen dadurch steigern, daß diese durch mangelnde Proteinbindung leichter in die Gehirnzellen eindringen können. Insofern zählt Albumin ebenso wie Natrium oder Kalium zu den protektiven Faktoren.
Die Schwere einer HE bei Patienten mit schwerem Leberzellschaden hängt von einem Gleichgewicht toxischer Substanzen (die ihrerseits durch kumulatives Auftreten und synergistische Interaktion ihre koma-auslösende Wirkung potenzieren) und protektiven Substanzen ab.

Diagnostik der HE

Die Diagnose einer HE wird gestellt aufgrund klinischer, biochemischer, elektroenzephalographischer und psychometrischer Parameter.
Die *klinischen Zeichen* der HE sind in einem vorangegangenen Kapitel abgehandelt. Apathie, Übelkeit, Erbrechen, Anstieg der Pulsfrequenz und Verschlechterung der Atmung sowie eine Verkleinerung der Leber weisen auf ein drohendes Koma hin. Ein Foetor hepaticus tritt meist erst in fortgeschritteneren Komastadien auf.
Die *biochemischen Parameter* bei leichten Formen der HE können sich in geringen Transaminasen- und Bilirubinerhöhungen mit oder ohne mäßigen Abfall der Gerinnungsfaktoren erschöpfen. Bei drohendem Leberkoma – dies gilt insbesondere für das Leberzerfallskoma – ist der zuverlässigste Laborparameter der Abfall der Gerinnungsfaktoren unter 10%. Als erster Faktor fällt im allgemeinen Faktor VII ab. Transaminasenabfall bei gleichzeitigem Bilirubinanstieg weist auf eine schlechte Prognose hin. Galaktose-Ausscheidungskapazität und α_1- Foetoprotein werden wohl in Zukunft neue Voraussagemöglichkeiten geben. Ein erhöhter Spiegel von α_1-Foetoprotein bei Lebernekrose gibt einen Hinweis auf die Leberregeneration.
Seit etwa 20 Jahren hat das *Elektroenzephalogramm* einen festen Platz in der Diagnostik der HE. Die ersten Arbeiten stammen aus dem Jahr 1953 von Adams u. Foley. Diese wie auch die nachfolgenden Untersuchungen befaßten sich mit dem EEG im Leberkoma. Von Parsons-Smith, Cloche, Silvermann und vor allem Penin, der die bis dahin größte Studie vorlegte, wurden auch EEG-Untersuchungen bei HE ohne Koma angestellt.
Wir selber haben Patienten mit Leberzirrhose elektroenzephalographisch untersucht und eine gute Korrelation zur Bewußtseinslage, nicht aber zum Ammoniak gefunden.
Das EEG ist ein sehr sensibler Parameter für die zerebrale Dysfunktion im Rahmen einer HE. In einem hohen Prozentsatz weisen pathologische EEG-Befunde auf eine HE hin, ohne daß diese bereits klinisch manifest ist. Bei einem Teil der Patienten geht ein hochpathologisches EEG dem klinischen Leberkoma bis zu 24h voraus.
In jüngster Zeit haben *psychometrische Testun-*

tersuchungen Eingang in die Frühdiagnostik der HE gefunden. Sie sind zur Aufdeckung intellektueller Störungen bei Zirrhosepatienten in den Frühstadien der HE empfindlicher als die klinischen Zeichen. Einige, besonders einfach durchzuführende, seien genannt: Nacherzählen einer einfachen Geschichte, leichte Rechenaufgaben, Zeichnen eines Sterns. Sie wurden als „bed-side"-Tests praxisbezogen entwickelt, sind leicht durchzuführen, lassen jedoch keine Objektivierung oder Quantifizierung zu, da sie nicht standardisiert sind. Quantifizierbare Tests sind u. a. der Reitan-Test (trail-making), Cancelling-A-Test oder Reaction-time-Test, wobei intellektuelle psychomotorische Funktionen unterschiedlich stark berücksichtigt werden.

Häufigkeit und Prognose

Akute HE

Eine akute Virushepatitis, meist eine B-Infektion, geht in 0,2–2% in ein Leberkoma über. Die Letalität liegt bei 84–90% und steigt mit zunehmendem Lebensalter an. Die Letalität des Leberkomas hängt nicht nur vom Ausmaß der Leberzellnekrosen ab, sondern auch von Komplikationen, wie Hirnödem, Gerinnungsstörungen, Lungen- und Niereninsuffizienz. Die Überlebensrate beim akuten Leberversagen ohne solche Komplikationen wird von Meyer zum Büschenfelde mit 36% angegeben, mit den genannten Komplikationen mit nur 11%.

Chronische HE

Bei chronischen Lebererkrankungen wird die Häufigkeit der HE je nach Untersuchungsmodus unterschiedlich angegeben. Störungen des Bewußtseins schwanken nach Literaturangaben zwischen 10 und 63%. Wir fanden bei einem Kollektiv von 80 *Zirrhosepatienten,* allerdings bei Anlegen strengster Kriterien, welche auch das „neurasthenische Syndrom" nach Penin als pathologisch einstuften, in 48% Zeichen einer klinischen HE. Eindeutig pathologische EEGs als Hinweis auf eine HE fanden wir beim selben Kollektiv bei 52%, in weiteren 23% Grenzbefunde.

Bei *Shunt-Patienten* wird von 10–30% HE gesprochen – bezogen auf eine klinisch manifeste HE. Die Unterschiede hinsichtlich der Häufigkeit einer HE bei geshunteten und nicht-geshunteten Zirrhosepatienten sind gering. Bei einer klinisch-elektroenzephalographischen Studie an Zirrhosepatienten fanden wir vor Shunt in 50% pathologische EEGs (die klinisch manifeste HE war deutlich geringer). Von den Patienten mit präoperativ normalem EEG bekamen 14,8% nach Shunt-Operation ein pathologisches EEG. Hierbei ist zu berücksichtigen, daß auch die Grundkrankheit Leberzirrhose fortschreiten und – unabhängig von der Shunt-Operation – zu einer progredienten Enzephalopathie führen kann.

Bei einer anderen Studie an 190 Zirrhosepatienten, von denen 52 einen operativ angelegten Shunt hatten, fanden wir in 38,5% der geshunteten und in 40% der Patienten ohne Shunt einen normalen EEG-Befund. Das heißt, der Anteil der Patienten mit elektroenzephalographisch nachgewiesener HE war bei den Zirrhotikern ohne Shunt wie bei denen mit operativ angelegtem Umgehungskreislauf mit jeweils ca. 60% in etwa gleich.

Der Shunt hat also keinen wesentlichen Einfluß auf die Entstehung einer HE – das früher geläufige Wort vom „Verbluten oder Verblöden" als Alternative zum Tod durch Ösophagusvarizenblutung darf heute guten Gewissens vergessen werden.

Auch die Überlebenschance bleibt in etwa gleich. Nur die Todesursache verschiebt sich beim Shunt-Patienten vom Tod durch Ösophagusvarizenblutung zum Tod im Leberkoma.

Eine Prognose quoad vitam bei der chronischen HE des Zirrhosepatienten läßt sich mit Hilfe des EEGs, besser noch des EEG-Verlaufs stellen: Die Überlebenschancen sind bei Patienten mit normalem oder nur gering pathologischem EEG deutlich besser als bei Patienten, deren EEG auf eine ausgeprägte HE hinweist. Die beste Möglichkeit für eine prognostische Aussage ergibt sicherlich eine Synopsis von Laborwerten, EEG und Klinik.

Behandlung

Generell ist zu sagen, daß die Therapie der HE ganz überwiegend nur symptomatisch sein kann. Die einzige sicher spezifische Therapie ist die Elimination von Darmbakterien und damit der von ihnen gebildeten nitrogenen Substanzen.

Behandlung der chronischen HE

Oberstes Gebot ist die Prophylaxe einer fortschreitenden HE und damit eines Komas beim chronisch Leberkranken. Hierbei steht an erster Stelle die Vermeidung auslösender Faktoren: Strikte Alkoholkarenz; Einschränkung der Eiweißzufuhr auf ca. 60 g/Tag; Reduzierung der Bildung von bakteriellen Fäulnisprodukten durch Lactulose oder schwer resorbierbare Antibiotika wie Humatin oder Neomycin; bei gastrointestinalen Blutungen Beseitigung derselben und Darmreinigung durch hohe Einläufe (+ Aktivkohle) – Ausgleich von Elektrolytstörungen, d.h. keine zu forcierte Diurese; schnellstes Beseitigen von Durchfällen und Erbrechen; Infektbekämpfung.

Darüber hinausgehende Maßnahmen wie „ammoniaksenkende Aminosäuren" (Arginin-Malat oder Ornithin- α-Ketoglutarat), oder L-Dopa-Therapie brachten nicht den anfangs erhofften Erfolg. Etwas erfolgversprechender kann die Behandlung mit sog. „leberadaptierten" Aminosäuren sein, die reich an verzweigtkettigen und arm an Methionin, Phenylalanin und Tryptophan sind. Zumindest zur adäquaten Ernährung beim Zirrhosepatienten dürften sie geeignet sein, evtl. auch zur Therapie. Besserungen der HE wurden hierbei beschrieben, wenn auch die endgültige Prognose bislang nicht beeinflußt werden konnte. Letztlich wird die Prognose davon abhängen, wieviel funktionstüchtiges Lebergewebe noch vorhanden ist.

Behandlung des fulminanten Leberversagens

Zur konservativen Standardtherapie des akuten Leberversagens gehören neben den im vorstehenden Abschnitt genannten Kriterien intensivpflegerische Maßnahmen, Bekämpfung des Hirnödems sowie der Blutgerinnungsstörungen und einer eventuellen funktionellen Niereninsuffizienz und – wenn möglich – die Beseitigung auslösender Ursachen.

Von den in den letzten Jahren immer häufiger eingesetzten Methoden für einen „temporären Leberersatz" seien die wesentlichsten genannt:

Austauschtransfusion
extrakorporale Hämoperfusion
Hämodialyse
Plasmaphorese
Kreuzzirkulation (Mensch-Mensch oder Mensch-Pavian)
extrakorporale heterologe Vitalleberperfusion (überwiegend mit Affenlebern)

Abgesehen von sehr positiven Einzelmitteilungen über Überlebenschancen von 20–40% konnte auch mit diesen Methoden die hohe Mortalität von ca. 90% nicht entscheidend gesenkt werden.

Der Erfolg jeder Therapie beim akuten Leberversagen wird immer durch die Regenerationskapazität der Leber limitiert sein.

Literatur

1. Fischer JE, Baldessarini RI: Pathogenesis and therapy of hepatic coma. In: Progress in liver diseases (Popper H, Schaffner S eds), vol V, pp 363–397, 1976
2. Holm E, Fiene R, Striebel JP, Haux P, Kirchmeier J: Spontane und infusionsabhängige Konzentrationen der Plasmaaminosäuren bei Leberinsuffizienz. Biochemische Daten und EEG. In: Aminosäuren, Ammoniak und hepatische Enzephalopathie (Wewalka F, Dragovics B Hrsg) S 176. Fischer, Stuttgart New York 1978
3. Kommerell B: Akute Hepatitis – fulminante Verlaufsform (Leberkoma). Diagnostik, prognostische Kriterien. IV. Hamburger Med Sympos 1978
4. Lanzinger-Rossnagel G, Christian W, Kommerell B: Prä- und postoperative EEG-Verläufe bei Shunt-operierten Leberzirrhotikern. Dtsch Med Wschr 102: 725–731 (1977)
5. Lanzinger-Rossnagel G, Czygan P, Kommerell B: Elektroenzephalographische Befunde beim Coma hepaticum: Therapie mit Hämoperfusion. Klin Wschr 58: 557–561 (1980)
6. Rehnström S, Simert G, Hansson JA, Johnson G, Vang J: Chronic hepatic encephalopathy. A psychometrical study. Scand J Gastroent 12: 305 (1977)
7. Sieg A, Gärtner Ul, Striebel JP, Lanzinger-Rossnagel G, Kommerell B, Czygan P: Parenterale Aminosäurenbehandlung bei Patienten mit Leberzirrhose. Inn Med 6: 209–216 (1979)
8. Zieve L: Hepatic encephalopathy: Summary of present knowledge with an elaboration on recent developments. In: Popper H, Schaffner S: Progress in liver diseases (Popper H, Schaffner S eds), vol VI pp 327–341 (1979)

Klinische Aspekte einer Zytoprotektion durch Prostaglandin-Analoga

B. Simon, P. Müller und H. Kather

Einleitung

Die medikamentöse Behandlung der peptischen Ulkuserkrankung war in der Vergangenheit zum einen auf die Neutralisierung der gebildeten Magensäure (durch Antazida), zum anderen auf die Hemmung der Salzsäure- und Pepsinsekretion (durch Anticholinergika) gerichtet. Der Einsatz des Histamin-H_2-Rezeptor-Antagonisten Cimetidin verstärkte noch zusätzlich diesen Trend.

In der Pathogenese der peptischen Ulkuserkrankung scheint eine verminderte Schleimhautresistenz jedoch eine ebenso entscheidende Rolle zu spielen wie die aggressiven Faktoren Salzsäure und Pepsin. So weisen nur knapp die Hälfte der Patienten mit einem *Ulcus duodeni* eine Hypersekretion auf. Bei Patienten mit einem *Ulcus ventriculi* werden sogar nur in 10% erhöhte Säurewerte gefunden. Sehr hoch sitzende Magenulzera sind nahezu ausschließlich mit hypaziden Säurewerten assoziiert. Es ist demnach davon auszugehen, daß Pharmaka, die die Schleimhautresistenz fördern, eine zusätzliche Therapiemöglichkeit der Ulkuserkrankung darstellen.

Klinische Bedeutung hat bisher in Deutschland nur das Carbenoxolon-Na erlangt. Für dieses Pharmakon konnte eine Stimulierung der Mukusbildung und -sekretion nachgewiesen werden. Außerdem soll es die Zellabschilferung der Deckepithelien vermindern [2]. Eine antisekretorische bzw. antipeptische Aktivität wurde nicht gezeigt.

Wirkspektrum der Prostaglandine am Magenschleimhautepithel

Eine Reihe von Gründen macht die Prostaglandine als schleimhautschützende Substanzen attraktiv (Tabelle 1): Prostaglandine kommen in relativ hohen Konzentrationen im oberen Gastrointestinaltrakt vor und üben vermutlich eine wesentliche, bisher noch nicht klar erkannte Mediatorfunktion aus. Tierexperimentell konnte schon vor einigen Jahren gezeigt werden, daß eine Prostaglandinverarmung der Schleimhaut zur Ausbildung von Ulzerationen führt. Eine Prostaglandinverarmung entwickelt sich häufig nach Gabe von nicht-steroidhaltigen Antirheumatika, die Hemmstoffe der Prostaglandinbiosynthese sind. Eine rechtzeitige Zufuhr exogener Prostaglandine kann das Auftreten derartiger Läsionen im oberen Gastrointestinaltrakt verhindern [9, 10].

Darüber hinaus haben Prostaglandine in pharmakologischen Dosen weitere, therapeutisch ausnutzbare Angriffspunkte am oberen Gastrointestinaltrakt. Sie stimulieren die Mukusbildung und -sekretion, fördern die Magendurchblutung und aktivieren die gastro-duodenale HCO_3-Sekretion, Faktoren, deren Zusammenspiel die Integrität des Schleimhautepithels garantieren. Außerdem beschleunigen Prostaglandine der E-Klasse die Magenentleerung und sind – analog zu den Histamin-H_2-Rezeptorantagonisten – bedeutsame antisekretorisch wirksame Substanzen [5, 6]. Sie verbinden somit das Wirkspektrum eines säurehemmenden Pharmakons mit dem einer schleimhautresistenzfördernden Substanz.

Die *antisekretorische* Eigenschaft der Prostaglandine ist schon lange bekannt, viel länger als die Existenz von H_2-Rezeptoren in der Magenschleimhaut und deren Beeinflußbarkeit durch

Tabelle 1. Faktoren, die für die schleimhautschützende Wirkung der Prostaglandine verantwortlich sind

1. Vorkommen im oberen Gastrointestinaltrakt
2. Prostaglandinverarmung der Schleimhaut begünstigt Ulkusentwicklung
3. Zahlreiche Schutzwirkungen exogener Prostaglandine:
   a) Stimulierung der Mukusbildung und -sekretion
   b) Förderung der gastroduodenalen HCO_3-Sekretion
   c) Zunahme der Durchblutung
   d) Hemmung der Säuresekretion
   e) Förderung der Magenentleerung

Fortschritte in der Inneren Medizin
Hrsg. Kommerell/Hahn/Kübler/Mörl/Weber

spezifische Pharmaka. Der H_2-Blocker Cimetidin hat jedoch in den letzten Jahren dank seiner guten Verträglichkeit und der relativ geringen Nebenwirkungen zunächst die Prostaglandine als Ulkustherapeutikum verdrängt.

Zytoprotektion des Schleimhautepithels durch Prostaglandine

Die Entdeckung der *Zytoprotektion* als eines eigenständigen, direkten Schutzeffekts, der von der Säuresekretionshemmung unabhängig und bereits in sehr niedrigen Konzentrationen nachweisbar ist, hat die Prostaglandine in den Mittelpunkt des allgemeinen Interesses gerückt. Tabelle 2 gibt eine Zusammenstellung der wichtigsten Noxen, deren schädigende Wirkung auf die Schleimhaut durch Prostaglandine verhindert werden kann. So schützen Prostaglandine das Magenschleimhautepithel nicht nur gegenüber Antirheumatika bzw. Cortison, sondern auch vor direkt nekrotisierenden chemischen und physikalischen Noxen [10].

Tabelle 2. Ursachen für gastrische Läsionen, die durch Prostaglandine verhindert werden können

1. Nichtsteroidhaltige Antirheumatika (Aspirin, Indometacin u. c.)
2. Absoluter Alkohol
3. 0,6N HCl
4. 0,2N NaOH
5. Gallensäuren
6. Serotonin
7. Kochendes Wasser(?)

Zytoprotektion und *Säurehemmung* sind zwei eigenständige Prostaglandineffekte. So wurden kürzlich Prostaglandin-Analoga synthetisiert, die ausschließlich zytoprotektiv wirken. Zudem sind Prostaglandine im Gegensatz zu Cimetidin in der Lage, die durch Antirheumatika in Jejunum und Ileum erzeugten Geschwüre zu verhindern, also in einem Schleimhautbereich, in dem keine Säure gebildet wird. Die schleimhautschützende Wirkung zeigt sich bereits in Konzentrationen, die deutlich unter denen liegen, die zur Säuresekretionshemmung notwendig sind [5, 6].

Zyklisches AMP und Zytoprotektion

Der Mechanismus der Zytoprotektion ist bisher nicht bekannt. In zahlreichen Organen wird die Prostaglandinwirkung auf zellulärer Ebene durch das Adenylat-Cyclase/cAMP-System vermittelt. So soll eine Erhöhung der intrazellulären cAMP-Konzentrationen im Oberflächenepithel den zytoprotektiven Effekt dieser Substanzklasse initiieren.
Eigene Untersuchungen an Biopsiematerial aus menschlicher Korpus und Antrumschleimhaut haben jedoch ergeben, daß – im Gegensatz zu PG E_2 – das ebenfalls zytoprotektiv wirkende PG D_2 nicht das Adenylat-Cyclase-System zu stimulieren vermag (Abb. 1). Außerdem beeinflußt dieses PG E_2-Isomer nicht die stimulieren-

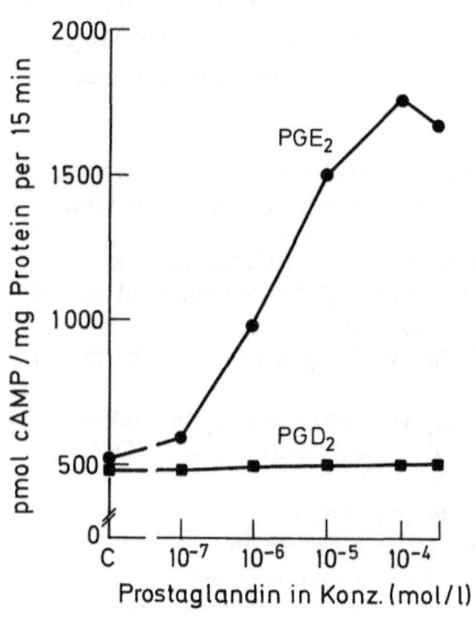

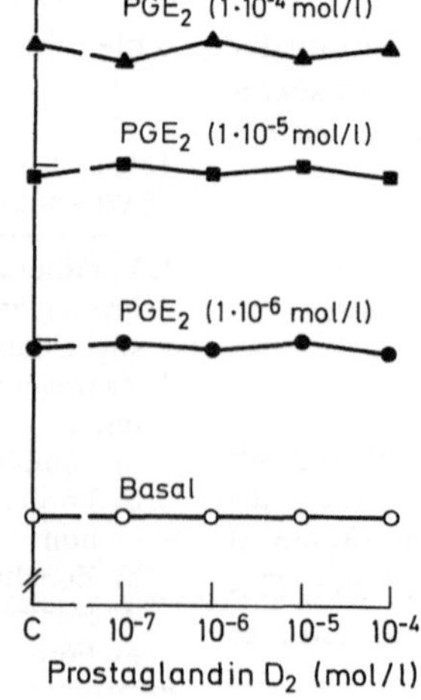

Abb. 1. *Linke Seite:* Dosis-Wirkungskurven für PG E_2 und PG D_2 auf das Adenylat-Cyclase-System in menschlicher Magenschleimhaut. *Rechte Seite:* Wirkung steigender Konzentrationen von PG D_2 auf die PG E_2-stimulierbare Adenylat-Cyclase in menschlicher Magenschleimhaut. Mittelwerte von 6–7 verschiedenen Probanden sind dargestellt. Nach Simon u. Kather [12]

de Wirkung von PG E_2 auf das Enzymsystem. Dies weist darauf hin, daß PG D_2 nicht mit den an die Adenylat-Cyclase gekoppelten Bindungsstellen für PG E_2 in der menschlichen Magenschleimhaut reagiert [12]. Aber auch andere zytoprotektiv wirksame Prostaglandin-Analoga, wie z.B. SC-29333, S 768706 und S 768708, aktivieren *nicht* das menschliche Enzymsystem. Somit scheint eine enge Korrelation zwischen Zytoprotektion und intrazellulärer cAMP-Erhöhung, zumindest in der menschlichen Magenschleimhaut, nicht zu bestehen [12].

Nachweismethoden für zytoprotektiv wirkende Prostaglandine

Vier Nachweismethoden erscheinen erfolgversprechend und sind z.T. bereits in der Klinik experimentell angewandt worden:

1. Die Bestimmung des fäkalen Blutverlustes unter hochdosierter Antirheumatikatherapie und Verhinderung desselben durch gleichzeitige Gabe eines zytoprotektiv wirkenden Pharmakons [1, 4].
2. Die Messung der Epithelzelldesquamation der Magenschleimhaut durch Bestimmung des DNA-Gehalts im Magensaft vor und nach Gabe von Schleimhautirritanzien wie höherprozentiger Alkohol [11].
3. Die Bestimmung der transmuralen Potentialdifferenz nach Gabe von „Barrierebrechern" wie Aspirin und Gallensäuren etc. und die Verhinderung des so induzierten PD-Abfalls durch gleichzeitige Zufuhr eines Zytoprotektivums [7, 8].
4. Die quantitative und qualitative Analyse des Magenschleims vor und nach Gabe eines zytoprotektiv- bzw. mukusstimulierenden Pharmakons [3].

In eigenen Untersuchungen wurde der Effekt eines oral wirksamen Prostaglandin-Analogs (16,16-Dimethyl-Prostaglandin E_2) auf den durch Aspirin induzierten Abfall der transmuralen Potentialdifferenz bei 10 gesunden Probanden untersucht [7]. Die Potentiale wurden über Elektrolytbrücken (1,5% Agar, 3mol/l KCL) vom Magenkorpus (bzw. Kubitalvene) abgeleitet. Nach einer 15minütigen Kontrollperiode, in der die mittlere Potentialdifferenz $-36{,}6 \pm 6{,}04$ mV betrug, wurde 0,1 µg 16,16-Dimethyl-Prostaglandin E_2 bzw. Plazebo intragastral instilliert, was zu keiner nennenswerten Änderung der Ausgangs-Potentialdifferenz führte. Nach intragastraler Gabe einer Einzeldosis von 1000 mg Acetylsalicylsäure kam es zu einem Abfall der Potentialdifferenz auf $-24{,}1 \pm 4{,}90$ mV. Vorbehandlung mit *0,1 µg* 16,16-dm PG E_2 verhinderte den aspirininduzierten Abfall der Potentialdifferenz über die gesamte Meßperiode ($-37{,}4 \pm 2{,}59$ mV) (Abb. 2).

Da die alleinige Gabe von 0,1 µg 16,16-Dimethyl-Prostaglandin E_2 zu keiner Änderung der Ausgangs-Potentialdifferenz führt, muß die Hemmung des aspirin- (und Gallensäure – nicht gezeigt –) induzierten PD-Abfalls durch die zytoprotektive Eigenschaft dieser Substanz verursacht sein [7, 8].

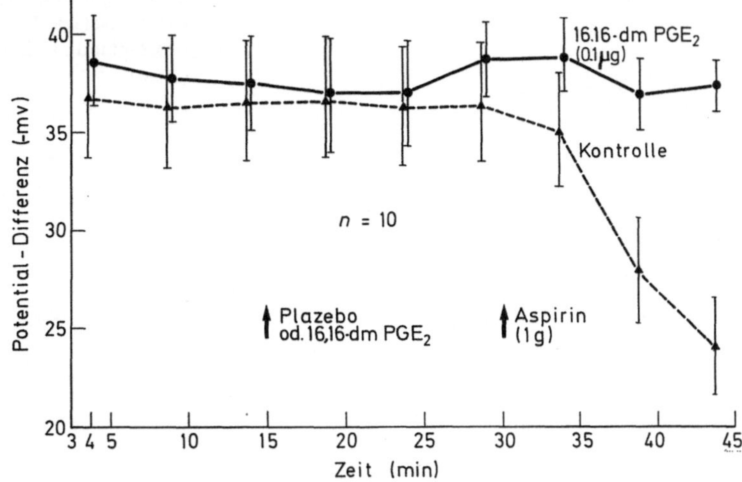

Abb. 2. Potentialdifferenzen menschlicher Magenschleimhaut nach intragastraler Instillation von 1000 mg Aspirin mit und ohne 16,16-Dimethyl-Prostaglandin-E_2-Vorbehandlung. Die Mittelwerte ± SD von 10 gesunden Probanden sind angegeben. (Nach Müller u. Mitarb. [7])

Tabelle 3. Indikationen für zytoprotektiv wirkende Pharmaka

1. Adjuvans in der Antirheumatika-Langzeittherapie
2. Verhinderung sogenannter Streßulzera
3. Akut- und Langzeittherapie der peptischen Ulkuserkrankungen
4. Gastritis unterschiedlicher Ätiologie
6. Refluxösophagitis

Indikationen für den Einsatz schleimhautschützender Prostaglandine

Zytoprotektiv wirksamen Prostaglandinen kommt eine wesentliche Bedeutung als Adjuvans in der Langzeittherapie mit Antirheumatika und Cortison zu (Tabelle 3). Darüber hinaus könnte der Einsatz dieser Pharmaka in der Prophylaxe streßbedingter Ulkusblutungen sinnvoll sein. Ein weiterer klinischer Schwerpunkt wird die Akut- und Langzeitbehandlung der peptischen Ulkuserkrankung darstellen. Andere Indikationsgebiete sind verschiedene Gastritisformen wie z.B. Refluxgastritis, Stumpfgastritis nach Billroth-II-Operationen, urämische Gastritis etc. Auch in der Behandlung der Refluxösophagitis könnten Prostaglandine wertvoll sein, da einige von ihnen den Druck im unteren Ösophagussphinkter zu steigern vermögen. Von großem Interesse wäre es auch, zu prüfen, inwieweit Prostaglandine in zytoprotektiv wirksamen Konzentrationen, die durch eine Zytostatikatherapie am oberen Gastrointestinaltrakt gesetzten Schleimhautläsionen verhindern können.

Literatur

1. Cohen MM: Mucosal cytoprotection by prostaglandin E_2. Lancet II: 1253–1254 (1978)
2. Domschke W, Domschke S, Classen M, Demling L: Some properties of mucus in patients with gastric ulcer. Effect of treatment with carbenoxolone sodium. Scand J Gastroent 7: 647–651 (1972)
3. Johannson C, Kollberg B: Stimulation by intragastrically administered E_2 prostaglandins of human gastric mucus output. Europ J Clin Invest 9: 229–232 (1979)
4. Johannson C, Kollberg B, Nordemar R, Bengström S: Mucosal protection by prostaglandin E_2. Lancet I: 317 (1979)
5. Miller TA, Jacobson ED: Gastrointestinal cytoprotection by prostaglandins. Gut 20: 75–87 (1979)
6. Müller P, Kather H, Simon B: Der cytoprotektive Effekt der Prostaglandine. Dtsch Med Wschr 104: 1853–1855 (1979)
7. Müller P, Fischer N, Kather H, Simon B: Prevention of aspirin-induced drop in gastric potential difference with 16,16-dm PG E_2. Lancet I: 333–334 (1981)
8. Müller P, Fischer N, Kather H, Simon B: 16,16-Dimethyl-Prostaglandin E_2: Schleimhautschutzwirkung gegenüber Gallensäuren. Med Klin 76: 456 (1981)
9. Robert A: An intestinal disease produced experimentally by a prostaglandin deficiency. Gastroenterology 69: 1045–1047 (1975)
10. Robert A, Nezamis JE, Lancaster C, Hanchar AJ: Cytoprotection by prostaglandins in rats: prevention of gastric necrosis produced by alcohol, HCl, NaOH, hypertonic NaCl, and thermal injury. Gastroenterology 77: 433–441 (1979)
11. Ruppin H, Person B, Domschke W, Robert A: Zytoprotektive Wirkungen von PG E_2 auf die Magenschleimhaut beim Menschen. Dtsch Med Wschr 104: 1457–1458 (1979)
12. Simon B, Kather H: Human gastric mucosal adenylate cyclase. Effects of various cytoprotective prostaglandins. Europ J Clin Invest 10: 581–585 (1980)

Zur Pathogenese der Anämie bei chronisch-terminaler Niereninsuffizienz – Hämolyse durch Störungen des Peroxydstoffwechsels

G. Schütterle, H. W. Leber* und R. Spiegelhalter

Die chronisch-terminale Niereninsuffizienz ist u.a. durch eine Anämie wechselnden Grades gekennzeichnet. Vielfältige Untersuchungen zur Pathogenese derselben lassen annehmen, daß diese Folge verschiedenartiger Teilursachen ist. Im wesentlichen sind zu nennen:

- Verminderte Erythropoietinbildung und -wirksamkeit,
- Störungen im Porphyrinstoffwechsel (damit der Hämsynthese),
- verminderte Globinsynthese,
- gesteigerte Hämolyse,
- rezidivierende Verluste durch chronische Hämodialysebehandlung und okkulte intestinale Blutungen mit u.a. konsekutiver negativer Eisenbilanz.

Eigene Untersuchungen liegen zur Frage der Störungen des Porphyrinstoffwechsels, der Globinsynthese, der verminderten Verwertung zugeführten Eisens sowie zur Ursache der bei chronischer Urämie gesteigerten Hämolyse vor, deren Bedeutung bei der Anämieentstehung gegenüber früheren, sehr widersprüchlichen Untersuchungsergebnissen (z. B. [1–6]) heute als gesichert angesehen werden darf. Hierfür sprechen folgende Befunde:

1. Positive Korrelation zwischen der In-vitro-Hämolyserate der Erythrozyten und dem Anämiegrad der betreffenden Patienten.
2. Inverse Korrelation zwischen dem Ausmaß der Anämie und der Erythrozytenüberlebenszeit in vivo.
3. Besserung der Anämie nach Splenektomie bei ausgewählten Patienten [7–9].

Die verkürzte Erythrozytenüberlebenszeit ist überwiegend Folge einer vermehrten lienalen Zellsequestration und weniger Ausdruck einer intravasalen Hämolyse.
Als Ursachen eines gesteigerten Erythrozytenabbaus im Sinne der Hämolyse kommen die in Tabelle 1 angegebenen Veränderungen in Frage.
Folgende Beobachtungen veranlaßten, die Fähigkeit urämischer Erythrozyten zur Reduktion

Tabelle 1. Erythrozytäre Ursachen einer gesteigerten Hämolyse

- Änderungen des Hb-Moleküls
- Veränderungen der Zellmembran
  - Strukturproteine
  - Enzyme
  - Lipide
- Aktivitätsänderungen intrazellulärer Enzyme
  - Energiegewinnung
    - Glykolyse
  - Pentosephosphatzyklus
- Reduktion von Sauerstoffradikalen
  - SOD
  - Katalase
  - GSH-Px
  - GSSG-R
  - Met-Hb-R

* Prof. Dr. H. W. Leber starb am 30.4.1981 an den Folgen eines Verkehrsunfalls

Fortschritte in der Inneren Medizin
Hrsg. Kommerell/Hahn/Kühler/Mörl/Weber

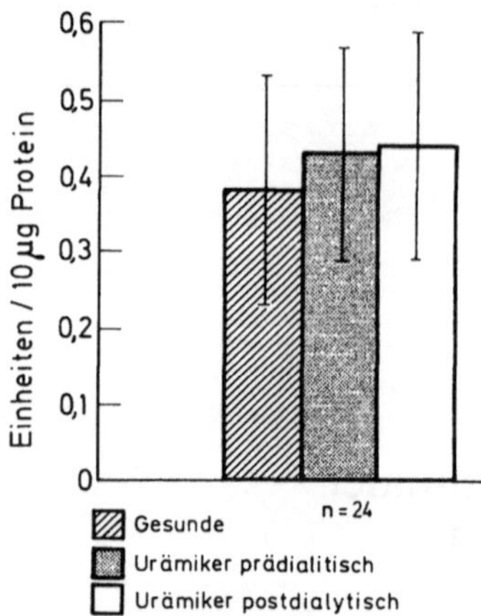

Abb. 1. Aktivität der Superoxyddismutase in Erythrozyten urämischer Patienten und gesunder Probanden (E/µg Protein × h)

Tabelle 2. Lipidperoxydation in An- und Abwesenheit von H_2O_2 bei urämischen Patienten und gesunden Probanden (nmole Malondialdehyd/h)

	Gesunde	Urämische Patienten	
		prä-dialytisch	post-dialytisch
	n = 25	n = 25	n = 25
0,9% NaCl	1,4 ± 0,4	1,3 ± 0,5	1,4 ± 0,3
H_2O_2	2,9 ± 0,7	3,0 ± 0,8	2,7 ± 1,0

von Sauerstoffradikalen und von Wasserstoffperoxyd zu untersuchen:

1. Bei Hämodialysepatienten wurden wiederholt hämolytische Krisen beobachtet, die offensichtlich Folge einer oxydativen Erythrozytenschädigung waren. Die zu Grunde liegenden Detailursachen blieben unklar [10, 11].
2. Es gibt Anhaltspunkte dafür, daß die physiologische Sequestrierung älterer Erythrozyten durch eine Abnahme der Kapazität zur Reduktion von Sauerstoffradikalen eingeleitet wird, die zu einem intrazellulären Anstieg der Konzentration toxischer Sauerstoffradikale führt.

Methodik

Gewaschene Erythrozyten bzw. Vollblut von urämischen Patienten und gesunden Probanden wurden im Zentralgefäß der Warburg-Apparatur inkubiert (HK 20%, 6 h, 37 °C). Das Nebengefäß enthielt entweder physiologische Kochsalzlösung oder 1 ml 30% H_2O_2. Bei der Untersuchung des Effekts von bekannten urämischen Retentionsprodukten auf die untersuchten Parameter wurden die in den Abbildungen angegebenen Substanzen dem Zentralgefäß zugesetzt. Zu Beginn und am Ende der Inkubationszeit wurden die Hämolyserate sowie die Aktivität der Superoxyddismutase, der Glutathionperoxydase und der Katalase gemessen. Einzelheiten der Methodik sowie Angaben über die angewendeten Methoden zur Messung der einzelnen Enzyme und der Hämolyserate sind an anderer Stelle publiziert [12, 13].

Ergebnisse und Diskussion

Die Aktivität des Enzyms Superoxyddismutase, welches für die Reduktion von Sauerstoffoxydradikalen zu Wasserstoffperoxyd verantwortlich ist, weist bei urämischen Patienten (prä- und postdialytisch) und gesunden Probanden keine Unterschiede auf (Abb. 1).

Dasselbe gilt für das Enzym Glutathionperoxydase (GSH-Px). Die Aktivität der Glutathionperoxydase wird weder durch die Urämie noch durch die Dialysebehandlung beeinflußt.

Ein Mechanismus, über den Sauerstoffradikale zytotoxische Wirkungen entfalten, ist die Peroxydation ungesättigter Fettsäuren. Es wurde deshalb geprüft, ob die Urämie zu einer Steigerung der Lipidperoxydation – gemessen anhand der Produktion von Malondialdehyd – führt. Tabelle 2 zeigt, daß dies nicht der Fall ist.

Aus diesen Befunden läßt sich schließen, daß die Aktivität der für die Reduktion von Sauerstoffradikalen und von Wasserstoffperoxyd essentiellen Enzymsysteme bei Urämie unverändert bleibt. Es ergibt sich auch kein Anhalt für die Annahme einer Membranschädigung als Folge vermehrter Lipidperoxydation.

Prädialytisch entnommene urämische Erythrozyten weisen eine signifikant höhere Hämolyserate auf, wenn sie in vitro dem Einfluß von H_2O_2 ausgesetzt werden (Tabelle 3).

Nach Dialyse entnommene Erythrozyten wiesen normale Hämolyseraten auf. Dies beweist, daß nicht Unterschiede im Zellalter, sondern ein dialysabler Faktor für die vor Dialyse gesteigerte Hämolyserate verantwortlich ist [12]. Es

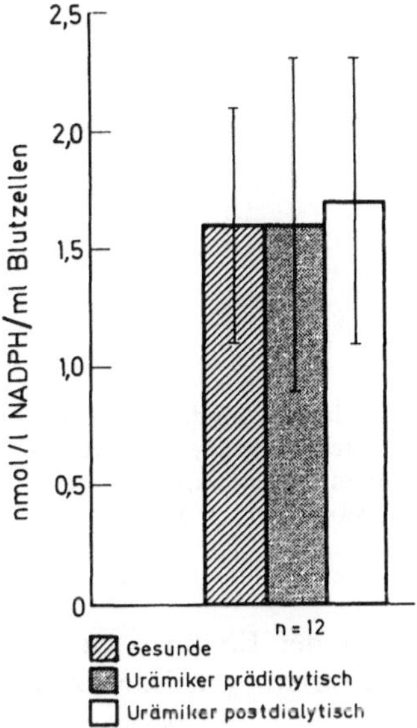

Abb. 2. Einfluß der Urämie auf die Aktivität der Glutathionperoxydase (nmol/l NADPH/ml Blutzellen × min)

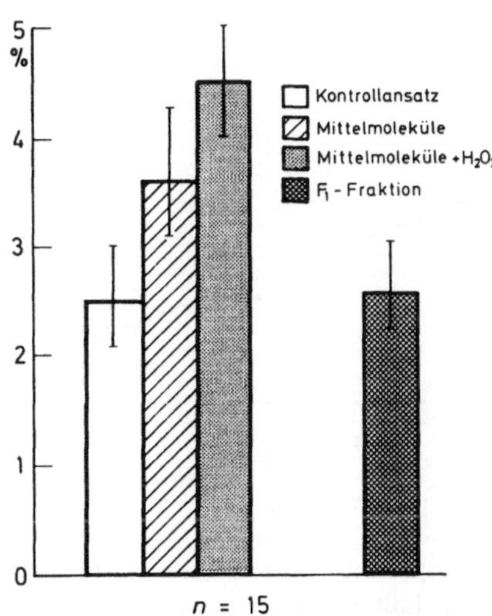

Abb. 3. Einfluß urämischer Mittelmoleküle auf die Hämolyserate gesunder Erythrozyten (F_1-Fraktion = unmittelbar vor Mittelmolekülfraktion eluiertes Material)

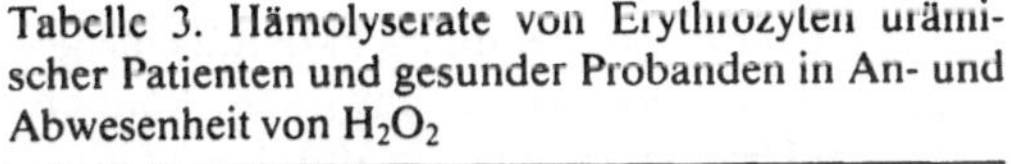
Tabelle 3. Hämolyserate von Erythrozyten urämischer Patienten und gesunder Probanden in An- und Abwesenheit von H_2O_2

	Gesunde	Urämische Patienten	
		prä-dialytisch	post-dialytisch
	n = 25	n = 25	n = 25
0,9% NaCl	~ 1%	~ 1%	~ 1%
H_2O_2	3,6 ± 1,1%	10,2 ± 2,1%	4,2 ± 1,3%

wurden deshalb normale Erythrozyten unter identischen Bedingungen mit bekannten, bei Urämie kumulierenden Substanzen in vitro inkubiert [12, 13].

Wie Abb. 3 erkennen läßt, werden normale Erythrozyten durch Mittelmoleküle aus Serumproben urämischer Patienten gegenüber oxydativen Einflüssen sensibilisiert. In Anwesenheit der urämischen Mittelmolekülfraktionen war eine gesteigerte oxydative Hämolyserate festzustellen. Mittelmolekülfraktionen bewirkten in Konzentrationen, wie sie im Serum urämischer Patienten vorgefunden werden, in normalen Zellen eine signifikante Hemmung der Katalaseaktivität (Abb. 4). Benachbarte, bei Isolierung der Mittelmoleküle gewonnene Fraktionen (F_1, Abb. 4) weisen diese Eigenschaft nicht auf.

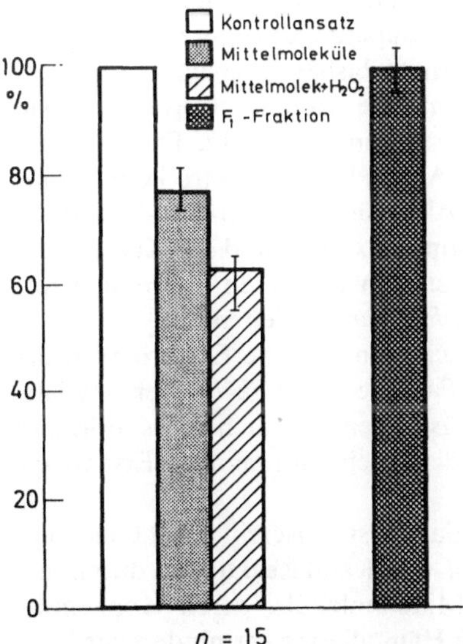

Abb. 4. Einfluß urämischer Mittelmoleküle auf die Katalaseaktivität gesunder Erythrozyten

Die gleichzeitige Messung der Hämolyserate und der Katalaseaktivität in normalen Erythrozyten in Anwesenheit von urämischen Mittelmolekülen und von H_2O_2 ergab eine signifikante inverse Korrelation zwischen Hämolyserate einerseits und der gemessenen Katalaseaktivität

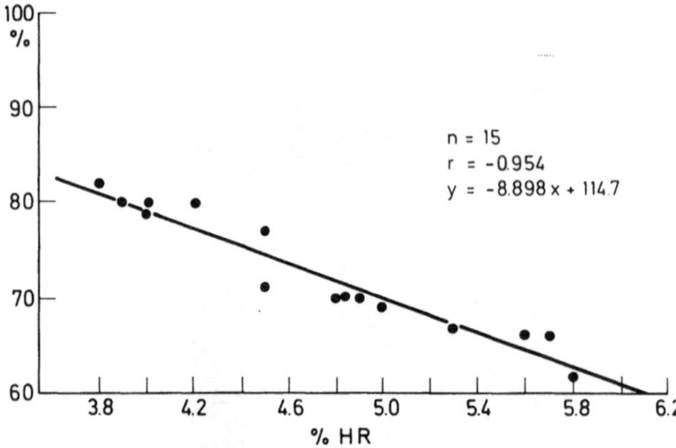

Abb. 5. Korrelation zwischen mittelmolekül-bedingter Hämolyserate (HR) und Katalaseaktivitätshemmung der gleichen Blutproben (Abb. 3, Abb. 4)

derselben Blutproben andererseits (Abb. 5). Dieser Befund läßt vermuten, daß die Hemmung der Katalaseaktivität durch urämische Mittelmoleküle für die in derselben Blutprobe auftretende Hämolyserate zumindest mitverantwortlich ist. Diese Annahme wird durch die Tatsache gestützt, daß urämische Mittelmoleküle weder die Aktivität der Glutathionperoxydase noch der Superoxyddismutase beeinflussen [13]. Bekannte, bisher untersuchte kleinmolekulare urämische Retentionsprodukte wie Harnstoff, Kreatinin, Guanidin, Phenole und aromatische Amine hatten in vitro keinen Einfluß auf die Aktivität der Superoxyddismutase, der Glutathionperoxydase und der Katalase.

Aus den erhobenen Befunden lassen sich folgende *Schlußfolgerungen* ziehen:

1. Prädialytisch entnommene Erythrozyten urämischer Patienten sind gegenüber oxydativen Einflüssen empfindlicher als normale oder postdialytisch entnommene Erythrozyten.
2. Ursache dafür ist unseres Erachtens eine Hemmung der Katalaseaktivität durch urämische Mittelmoleküle, deren Konzentration durch Hämodialyse vermindert wird.
3. Die Hemmung der Katalaseaktivität führt offensichtlich zu einer Kumulation von Wasserstoffperoxyd, wodurch die verstärkte Hämolyserate ausgelöst wird.
4. Wo überschüssiges, d.h. nicht abgebautes H_2O_2 angreift, ist unklar. Wahrscheinlich werden SH-Gruppen der Zellmembran und/oder SH-haltige intraerythrozytäre Enzyme beeinflußt. Die hierdurch verursachten Veränderungen haben möglicherweise eine Zunahme der Rigidität der Erythrozyten mit vermehrter Zellsequestrierung in der Milz zur Folge.
5. Änderungen des Peroxydstoffwechsels bei Urämie mit nachgewiesener, durch Mittelmoleküle bedingter Katalasehemmung, sind deshalb von Bedeutung, weil bestimmte häufig verabreichte Medikamente ebenfalls über eine Hemmung der Katalaseaktivität eine gesteigerte Hämolyserate bewirken können. Die bei Urämie bestehende, durch eine komplexe Hämatopoesestörung bedingte Anämie kann hierdurch intensiviert werden.

Literatur

1. Naets JP, Braumann H, Kraytman M: Étude de l'erythropoièse au cours de l'insuffisance rénale aigué et chronique. Acta Haemat 24: 169–185 (1960)
2. Ragen PA, Hagedorn AB, Owen ChA: Radioisotopic study of anemia in chronic renal disease. Arch Int Med 105: 518–523 (1960)
3. Loge JPh, Lange RD, Moore CV: Characterisation of the anaemia associated with chronic renal insufficiency. Am J Med 34: 4–18 (1958)
4. Emerson CP, Burrows BA: The mechanism of anemia and its influence on renal function in chronic uremia. J Clin Invest 28: 779 (1949)
5. Bock HE, Nieth H, Solth K: Anämie bei Niereninsuffizienz. Dtsch Med Wschr 87: 573–581 (1962)
6. Bock HE: Die Blutarmut der Nierenkranken. 6. Franz-Volhard-Gedächtnis-Vorlesung 4. 5. 1962. Schattauer, Stuttgart 1963
7. Blumberg A: Die renale Anämie. Huber, Bern 1972
8. Joske RA, McAlister JM, Polenkerd TAJ: Isotope investigation of red cell production and destruc-

tion in chronic renal disease. Clin Sci 15: 511 (1956)
9. Shaw AB: Haemolysis in chronic renal failure. Br Med J II: 213 (1967)
10. Koch KM, Patyna WD, Shaldon S, Werner E: Uremia of the regular hemodialysis patient and its treatment. Nephron 12: 405 (1974)
11. Fischer JW: Mechanism of the anemia of chronic renal failure. Nephron 25: 106 (1980)
12. Bengmark S, Henrikson H, Lindholm T, Maversten J, Thysell H, White T: Effect of splenectomy on anemia in patients on regular dialysis treatment. Scand. J Urol Nephrol 10: 63 (1976)
13. Carlson DJ, Shapiro F: Methemoglobin from well water nitrates. A complication of hemodialysis. Ann Int Med 73: 757 (1970)
14. Eaton JW, Kolpin CF, Kjellstrand CM, Jacob WS: Chlorinated urban water: A cause of dialysis induced hemolytic anemia. Science 181: 463 (1973)
15. Leber HW, Spiegelhalter R, Schütterle G: A new aspect concerning uraemic haemolysis increased susceptibility of erythrocytes to peroxydation. Proc Europ Dialysis Transpl Ass 15: 437 (1978)
16. Spiegelhalter R: Untersuchungen zum Peroxydstoffwechsel in Erythrozyten von chronisch urämischen Erythrozyten. Inauguraldissertation, Gießen 1980

Zur Frage der Behandlung einer hyperchromen Anämie mit Folsäure bei Patienten mit chronischer, dialysepflichtiger Niereninsuffizienz

H. Schmücker und H.-E. Franz*

Die meisten Patienten mit chronischer Niereninsuffizienz leiden an einer ausgeprägten Anämie. Diese beeinträchtigt das Wohlbefinden und Leistungsvermögen der Patienten in entscheidendem Maße, weshalb therapeutische Maßnahmen zur Besserung der nephrogenen Anämie wünschenswert sind [2, 11, 19].

Die Hämodialyse bei chronisch Niereninsuffizienten beseitigt die Anämie nicht, während Besserungen möglich sind.

Die Anämie bei chronischer Niereninsuffizienz wird als normozytär und normochrom [3, 7, 9, 12, 16, 18, 22, 26], von anderen Autoren [1, 14] als gelegentlich makrozytär und dabei normo- bis hyperchrom angegeben.

Eine nephrogene Anämie manifestiert sich bei chronischem Nierenparenchymschaden, wenn die glomeruläre Filtrationsrate auf 25–30% verringert und dementsprechend das Kreatinin im Serum auf mehr als 180–360 µmol/l (2–4 mg%) erhöht ist [3, 7. 12].

Bei der Pathogenese der renalen Anämie lassen sich die verschiedenen Faktoren entsprechend zellkinetischen Vorstellungen in Störungen der Erythrozytenbildung, Beeinträchtigung der Erythrozytenlebenszeit und einen erhöhten Erythrozytenverbrauch einteilen. Die verminderte Erythrozytenbildung [23] erklärt sich einmal dadurch, daß die Nieren mangels Parenchym nicht mehr in der Lage sind, dem Ausmaß der Anämie entsprechend vermehrt Erythropoetin zu bilden [3, 24], ferner dadurch, daß die Ansprechbarkeit des Knochenmarks auf Erythropoetin herabgesetzt zu sein scheint [11] oder Erythropoetin-Inhibitoren einwirken. Eine Verminderung erythropoetischer Stammzellen liegt vermutlich nicht vor [17]. Der vermehrte Erythrozytenbedarf kann durch vermehrten Erythrozytenabbau infolge Hämolyse zustande kommen: Die Überlebenszeit der Erythrozyten ist um die Hälfte verkürzt [7, 9, 11, 14, 20, 25], wenn der Blutharnstoff 33 mmol/l (200 mg%) überschreitet [7]. Da allerdings auch bei schwerer Urämie ein normaler Erythrozytenabbau gefunden wurde, sind nicht allein biochemische Veränderungen im Plasma chronisch niereninsuffizienter Patienten für die Hämolyse verantwortlich zu machen [3]. So können bei zunehmender Urämie auch mißgestaltete Erythrozyten beobachtet werden, die durch mechanische Läsion zustande kommen [3, 14]. Bei chronisch dialysierten Patienten tragen darüber hinaus

* Dem Personal des ambulanten Dialysezentrums der Sektion Nephrologie der Universität Ulm, Steinhövelstraße 1, D-7900 Ulm/Donau möchten wir für die Hilfe bei der technischen Durchführung der Untersuchungen danken

Fortschritte in der Inneren Medizin
Hrsg. Kommerell/Hahn/Kübler/Mörl/Weber

Blutverluste, z. B. im Dialysator oder bei diagnostischen Blutentnahmen, zum Eisenmangel bei, der jedoch eine hypochrome Anämie bedingt. Schließlich kann ein Vitamin-B_{12}- und/oder Folsäuremangel [10, 16] durch eine gestörte enterale Resorption oder durch Verlust in die Dialyseflüssigkeit auftreten [9, 15]. Hierdurch würde eine hyperchrome, makrozytäre oder eventuell sogar megaloblastische Anämie entstehen. Bei Dialysepatienten wurden erniedrigte Folsäurespiegel im Serum [7, 9, 15, 16, 26] gemessen, weshalb zur Verbesserung der renalen Anämie die Folsäuresubstitution empfohlen wird [9, 15, 22]. Dieses Argument wird bekräftigt durch die Tatsache, daß Niereninsuffiziente mit chronischer Peritonealdialyse bei normalen Folsäurespiegeln im Serum auch normale Hämoglobinwerte haben [13]. Bei einem großen Teil unserer niereninsuffizienten Patienten mit chronischer Hämodialyse fiel eine hyperchrome, makrozytäre Anämie auf. Ätiologisch wurde vordringlich an einen Folsäuremangel gedacht, da die andere naheliegende Möglichkeit, nämlich ein Vitamin-B_{12}-Mangel, nicht in Betracht kam wegen der routinemäßigen, intravenösen Substitution von Vitamin B_{12} am Ende einer jeden Dialyse (vgl. auch [14]).

Patientengut und Methodik

25 ambulante Patienten im Alter von 55–73 (durchschnittlich 62) Jahren wurden intermittierend einer Hämodialyse 2-bis 3mal pro Woche zwischen 4 und 6 h unterzogen. Die wichtigsten klinischen Daten und Blutbilder sind als Durchschnittswerte in Tabelle 1 verzeichnet. Die Hämodialysen wurden mit verschiedenen kommerziellen Dialysatoren und Dialyseflüssigkeiten unterschiedlicher Firmen durchgeführt. Zwei Patienten erhielten Hämodiafiltrationen. Am Ende jeder Dialyse hatten die Patienten bisher routinemäßig intravenös erhalten: Vitamin C 500 mg und Vitamin-B-Komplex, bestehend aus Aneurinhydrochlorid 10 mg, Vitamin B_2 4 mg, Pyridoxinhydrochlorid 5 mg, Cyanocobalamin 10 µg, Nicotinamid 40 mg und Calciumpanthothenat 6 mg.

Tabelle 1. Blutbildwerte vor und nach 12wöchiger, intravenöser Folsäuregabe: Durchschnittswerte (± Standardabweichung SD) von 25 Patienten mit chronisch dialysepflichtiger Niereninsuffizienz

		±SD
Alter (Jahre)	62,3	
Geschlecht (weiblich = w/männlich = m)	13 w/12 m	
Dialyse seit (Monate)	29,5	
Dialysezeit pro Woche (Stunden)	10,8	
Leukozyten/µl		
vor Folsäuregabe	7924	2142
nach 6 Wochen Folsäuregabe	7361	2396
nach 12 Wochen Folsäuregabe	7200	2811
Erythrozyten × 10^6/µl		
vor Folsäuregabe	2,4	0,5
nach 6 Wochen Folsäuregabe	2,4	0,5
nach 12 Wochen Folsäuregabe	2,4	0,5
Hämoglobin(G%)		
vor Folsäuregabe	7,6	1,5
nach 6 Wochen Folsäuregabe	7,4	1,3
nach 12 Wochen Folsäuregabe	7,4	1,3
Hämatokrit (Vol. %)		
vor Folsäuregabe	22,9	4,5
nach 6 Wochen Folsäuregabe	23,2	4,5
nach 12 Wochen Folsäuregabe	23,2	4,3
MCV (μ^3)		
vor Folsäuregabe	97,1	7,5
nach 6 Wochen Folsäuregabe	97,3	8,0
nach 12 Wochen Folsäuregabe	95,7	7,5
MCH (PG)		
vor Folsäuregabe	32,3	2,6
nach 6 Wochen Folsäuregabe	31,3	2,7
nach 12 Wochen Folsäuregabe	30,5	2,7
Retikulozyten/µl		
vor Folsäuregabe	31860	15140
nach 6 Wochen Folsäuregabe	–	–
nach 12 Wochen Folsäuregabe	36140	15072

Weiterhin wurde routinemäßig Eisen intravenös durchschnittlich 100 mg/Monat [21] gegeben.

Während der Untersuchungszeit von insgesamt 12 Wochen wurden außerdem 20 mg Folsäure[1] [22] intravenös nach jeder Dialyse injiziert, so daß jeder Patient 40–60 mg Folsäure pro Woche unter Kontrolle des medizinischen Personals erhielt. – Bluttransfusionen wurden vermieden und während der Beobachtungszeit insgesamt nur drei Beutel Erythrozytenkonzentrat an zwei verschiedene Patienten wegen entsprechender klinischer Symptomatik verabreicht.

1 Zur Verfügung gestellt von der Fa. Hever, D-6553 Sobernheim/Nahe, West-Germany

Blutbildkontrollen wurden 6 und 12 Wochen nach Beginn der Folsäuregabe vorgenommen. Die Proben wurden im Coulter Counter Model-S-plus gemessen.

Ergebnisse

Von den 25 chronisch dialysierten Patienten hatten vor den Folsäuregaben 10 eine hyperchrom-makrozytäre, 8 eine normochrom-makrozytäre und 7 eine normochrom-normozytäre Anämie.

Es fällt auf, daß keiner der 25 Patienten eine hypochrome Anämie hatte und demnach bei keinem eine Anämie durch Eisenmangel anzunehmen war. Die Serum-Ferritinspiegel lagen alle im Normbereich. Dieses ist sicherlich ein Erfolg der Eisensubstitution von etwa 100 mg pro Monat intravenös und den gering gehaltenen Blutverlusten unter Dialyse.

Die Blutbilder nach 12wöchiger Folsäuregabe haben sich nur in bezug auf den mittleren Hämoglobingehalt pro Erythyrozyt ($MCH = Hb_E$) geändert - im Sinne einer Normalisierung der Erythrozyten-Hämoglobinisierung. Von den 22 verbliebenen Hämodialysepatienten hatten nach 6 Wochen 10 eine hyperchrom-makrozytäre, 8 eine normochrom-makrozytäre und 4 eine normochrom-normozytäre Anämie; nach 12 Wochen hatten 2 eine hyperchrom-makrozytäre, 8 eine normochrom-makrozytäre und 12 eine normochrom-normozytäre Anämie. Die relative Retikulozytenzahl lag mit durchschnittlich 13 ‰ leicht oberhalb der Norm, absolut machten die durchschnittlich 31860 Retikulozyten/µl lediglich etwa die Hälfte der Norm aus. Die Anämie an sich zeigte keine Besserungstendenz, denn das Hämoglobin blieb bei 7,4 g% unverändert (vgl. [19]).

Insgesamt ergaben sich bei allen aufgeführten Blutwerten keine signifikanten Änderungen durch die intravenöse Folsäuregabe.

Diskussion

Die renale Anämie wird in der Regel als normochrom und normozytär beschrieben [7, 16, 18]. Bei 10 unserer 25 Patienten mit chronisch dialysepflichtiger Niereninsuffizienz lag jedoch eine makrozytäre und hyperchrome Anämie vor, was bei Dialysepatienten durch Mangel an Vitamin B_{12} (z. B. [14]) oder der dialysablen Folsäure [14, 15] zusätzlich zu einem (relativen) Erythropoetinmangel bedingt sein kann.

Ein Vitamin-B_{12}-Mangel kam bei den untersuchten Patienten als Ursache nicht in Frage, da sie Vitamin B_{12} intravenös am Ende einer jeden Dialyse regelmäßig substituiert erhalten hatten. Wenn Folsäuremangel eine bedeutende Ursache der makrozytär-hyperchromen Anämie ist, müßte eine ausreichende Langzeitsubstitution von Folsäure das Blutbild der Dialysepatienten verbessern oder sogar normalisieren. Um Unsicherheiten bei der intestinalen Resorption oral zugeführter Folsäure auszuschließen, wurde für die vorliegende Untersuchungsreihe Folsäure 20 mg - also in extrem hoher Dosierung [22] - intravenös am Ende einer jeden Dialyse unter Kontrolle des medizinischen Personals verabreicht.

Nach 6 und 12 Wochen veränderte sich im Blutbild nur unbedeutend der zunächst erhöhte Färbekoeffizient MCH ($= Hb_E$) von durchschnittlich 32,3 pg (bei 10 Patienten Hyperchromie mit Hämoglobin über 34 pg) auf 31,3 pg (bei 10 von 22 Patienten Hyperchromie) nach 6 Wochen bzw. 30,5 pg (2 von 22 Patienten Hyperchromie) nach 12wöchiger Folsäuresubstitution. Die Veränderung der Hyperchromie der Erythrozyten zur Normochromie bei einem Teil der Dialysepatienten könnte auf einen vorher bestandenen Folsäuremangel hinweisen. Das mittlere Zellvolumen der Erythrozyten (MCV) veränderte sich nur unbedeutend von 97,1 μ^3 vor Folsäuresubstitution auf 97,3 μ^3 nach 6 und auf 95,7 μ^3 nach 12 Wochen Folsäuresubstitution. Unverändert blieben die anderen Parameter der Anämie wie Hämoglobin, Hämatokrit und die relative sowie absolute Retikulozytenzahl.

Obwohl in den vorliegenden Untersuchungen keine Folsäurespiegel im Serum der Patienten gemessen wurden, hätte die intravenös applizierte Folsäuremenge in der hohen Dosierung von 40–60 mg pro Woche Mangelzustände beheben und die Anämie bei den Patienten mit chronischer Hämodialyse verbessern müssen. Obwohl in der Literatur deutlich erniedrigte Folsäurespiegel im Serum von Dialysepatienten berichtet wurden [7, 9, 15, 16, 26], müssen andere Faktoren, wie z. B. die Verminderung der folsäurebindenden Proteine [4, 7] oder verminderte Ansprechbarkeit der erythropoetischen

Stammzellen auf Erythropoetin bei an sich ausreichend vorhandenen Stammzellen [17] vermutet werden. Aufgrund unserer vorliegenden Untersuchungen kann man folgern, daß die vielfach empfohlene zusätzliche Folsäuresubstitution bei Dialysepatienten (zumindest bei mitteleuropäischer Ernährungsweise (vgl. [8]) keine Verbesserung der renalen Anämie bewirkt.

Zusammenfassung

Die renale Anämie ist in der Regel normochrom und normozytär. Bei 10 von 25 niereninsuffizienten Patienten mit chronischer, intermittierender Hämodialyse wurde jedoch eine hyperchrome, makrozytäre Anämie gefunden. Diese hyperchrome Anämie war nicht durch einen Vitamin-B_{12}-Mangel verursacht, da dieses Vitamin routinemäßig in sehr hoher Dosierung intravenös verabreicht wurde. Zusätzlich zu Vitamin B_{12} wurde 12 Wochen lang Folsäure intravenös injiziert. Die Anämie besserte sich nicht, noch änderte sich ihre Form oder ihr Färbekoeffizient signifikant.

Literatur

1. Begemann H: Klinische Hämatologie, S355-357. Thieme, Stuttgart 1975
2. Bock EL, Fülle HH, Heimpel H, Pribilla W: Die Wirkung von Mesterolon bei Panmyelopathien und renalen Anämien. Med Klin 71: 539-547 (1976)
3. Brech W, Piazolo P, Meyer-Hamme K, Franz HE, Freyberger H, Streicher E: Behandlung im Dialysestadium: In: Anämie, (Franz HE Hrsg), S236. Thieme, Stuttgart 1973
4. Colmann N, Herbert V: Folate binding proteins. In: Annual review of medicine (Creger WP ed) Vol31 p433, 1980
5. Dougherty JC: Anemia of uremia. In: Nephrology (Forland M ed) pp 170-174. Huber, Bern Stuttgart Wien 1977
6. Drings P, Fritsch H, Wohlenberg H: Hämatologische Erkrankungen: Erkrankungen des erythropoetischen Systems. In: Innere Medizin (Schettler G Hrsg), Bd II, S88-89. Thieme Stuttgart 1980
7. Erslev AJ, Shapiro SS: Hematologic aspects of renal failure. In: Strauss and Welt's diseases of the kidney (Earley LE, Gottschalk CW eds), pp277-306. Little-Brown & Comp. Boston 1979
8. Eschbach JW: Anemia: In: Clinical aspects of uremia and dialysis (Massry SG, Sellers AL eds), pp 146-178. Thomas, Springfield Ill. 1976
9. Eschbach JW: Hematologic problems of dialysis patients. In: Replacement of renal funktion by dialysis (Drukker W, Maher FM eds), pp557-570. Martinus Nijhoff Publ den Haag Boston London 1979
10. Eschbach JW: Anemia. In: Clinical aspects of uremia and dialysis (Massry SG, Sellers AL eds), p 162. Thomas, Springfield Ill. 1976
11. Fisher JW: Mechanism of the anemia of chronic renal failure. Nephron 25: 106-111 (1980)
12. Friedman EA: Strategy in renal failure, p57. Wiley, New York 1978
13. Goldsmith HJ, Forbes A, Gyde OHB, Summerfield G: Hematological aspects of continous ambulatory peritoneal dialysis. In: Continous ambulatory peritoneal dialysis, Proceedings of an international symposium Paris 1979 (Legrain M ed), pp302-308. Excerpta Medica, Amsterdam 1980
14. Halbhuber K-J, Unger J, Fröber R, Linss W, Stein G, Sperschneider H, Stoll W, Geyer G: Untersuchungen zur Pathogenese der Anämie bei Hämodialysepatienten. Folia Haematol 106 (4): 602-610 (1976)
15. Hampers CL, Streiff R, Nathan DG, Snyder D, Merrill JP: Megaloblastic hematopoiesis in uremia and in patients on long-term hemodialysis. N Engl J Med 276: 551-554 (1967)
16. Joist JH, Heller A, Lüttringhaus U, Walz A, Sieberth HG: Zur Frage der Entwicklung der Bedeutung eines Folsäuremangels bei fortgeschrittener, chronischer Niereninsuffizienz. Klin Wschr 47: 861-866 (1969)
17. Klehr HU, Hofmann S, Bell E, Frotscher U, Labedzki L: Bestimmung des Bestandes an Knochenmarkszellen bei Patienten mit terminaler Niereninsuffizienz. XIII. Symposium der Gesellschaft für Nephrologie, Berlin 7.-10. Oktober 1979 (Abstrakt in Nieren- und Hochdruckkrankheiten Heft 5, S233, 1979)
18. Kluthe R: Nephrologie in Klinik und Praxis, Bd. 2: Die Betreuung des chronisch Nierenkranken in der Praxis, S26 ff. Dustri-Verlag, München 1977
19. Kraft, D.: Langzeitbehandlung der renalen Anämie mit Mesterolon. (Abstrakt in Nieren- und Hochdruckkrankheiten, S. 236, 1979)
20. Leber HW, Spiegelhalter R: Untersuchungen zur Pathogenese der verkürzten Überlebenszeit von Erythrozyten chronisch urämischer Patienten: Störungen des Peroxydstoffwechsels. VII. Symposium über aktuelle Probleme der Dialyseverfahren und der Niereninsuffizienz. Innsbruck 1980
21. Mertz JI, Johnson WJ, Fairbanks VF: Iron therapy in maintenance hemodialysis. In: Abstracts, Vol 9, 25th annual meeting of the american society for artificial internal organs. p54, April 1980
22. Meyer G-J, Niedermayer W: Folsäuresubstitution bei terminaler Niereninsuffizienz. Med Klin 72: 988-992 (1977)

23. Müller-Wiefel DE, Swoboda S, Mehls O, Schärer K: Knochenmarkszellularität bei Kindern mit chronischer Niereninsuffizienz. VII. Symposium über aktuelle Probleme der Dialyseverfahren und der Niereninsuffizienz, Innsbruck 1980
24. Ortega JA, Malekzadeh MH, Dukes PP, Pennisi AV, Fine RN, Ma A, Shore NA: A beneficial effect of the in situ kidney on in vitro marrow erythropoiesis in chronic renal failure. Nephron 23: 169–173 (1979)
25. Rodriguez-Commes JL, Tabernero JM, Martin-Vasallo P, De Castro S, Battaner E: Metabolism of red blood cells in chronic renal failure. I. Glycolytic enzyme levels. Nephron 24: 21–24 (1979)
26. Zazgornik J, Druml W, Neumann E, Kopsa H, Schmidt P, Pils P, Balcke P: Serumfolsäure bei dialysierten und nierentransplantierten Patienten. VII. Symposium über aktuelle Probleme der Dialyseverfahren und der Niereninsuffizienz, Innsbruck 1980

Lokale Immunantwort bei Harnwegsinfekten – Experimentelle und klinische Untersuchungen

E. Ritz und G. Riedasch

1974 untersuchten Thomas et al. [1] 35 Patienten mit akuter Zystitis, d. h. mit Dysurie und Pyurie und 20 Patienten mit akuter Pyelitis, d. h. mit Flankenschmerz und Fieber. Die im Nativharn nachweisbaren Bakterien wurden mit Hilfe von Human-Immunglobulin-Antikörpern immunfluoreszenzmikroskopisch untersucht. Mit einer Ausnahme ließen sich bei allen Patienten mit akuter Pyelitis antikörperbedeckte Bakterien nachweisen, während antikörperbedeckte Bakterien bei Patienten mit akuter Zystitis nicht nachweisbar waren. Von dieser Beobachtung ausgehend wurde die Schlußfolgerung gezogen, daß der Nachweis antikörperbedeckter Bakterien ein klinisch wertvolles Hilfsmittel zur Unterscheidung zwischen unteren und oberen Harnwegsinfekten darstelle (Abb. 1). Diese Schlüsselarbeit warf jedoch eine Reihe von Fragen nach der Natur der lokalen Immunantwort bei Harnwegsinfekten und dem klinischen Stellenwert des Nachweises antikörperbedeckter Bakterien auf, denen wir [2–6] und eine Reihe anderer Autoren [7–13] sich in den folgenden Jahren zuwandten. Im folgenden soll ein kurzer Überblick über die einschlägigen Fragen vermittelt werden.

Zur Methodik des Nachweises antikörperbedeckter Bakterien im Urin

In Abb. 2 ist, in Anlehnung an Thomas, das Verfahren zum Nachweis antikörperbedeckter Bakterien wiedergegeben. Mittelstrahlharn wird wiederholt gewaschen und anschließend mit fluoresceinkonjugiertem Antihumanimmunglobulin inkubiert. Das Material wird anschließend wieder gewaschen, zentrifugiert und das Sediment fluoreszenzmikroskopisch untersucht. Bei unseren Untersuchungen wurden monospezifische Antihumanimmunglobuline vom Kaninchen nach Konjugation mit FITC verwandt (Behring-Werke, Marburg). Einige Befunde der Untersuchungsmethodik verdie-

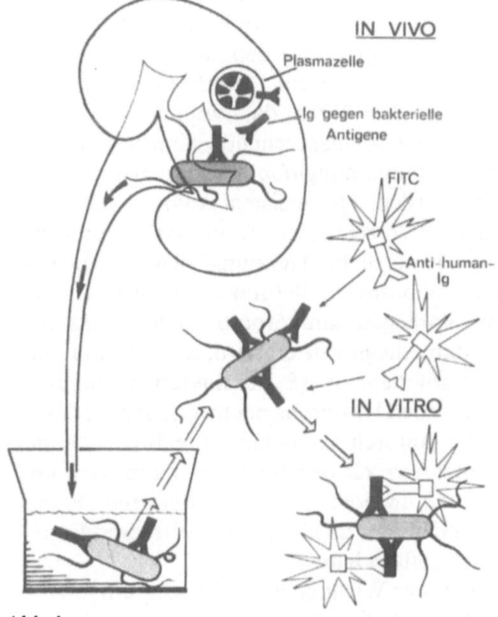

Abb. 1

Fortschritte in der Inneren Medizin
Hrsg. Kommerell/Hahn/Kübler/Mörl/Weber

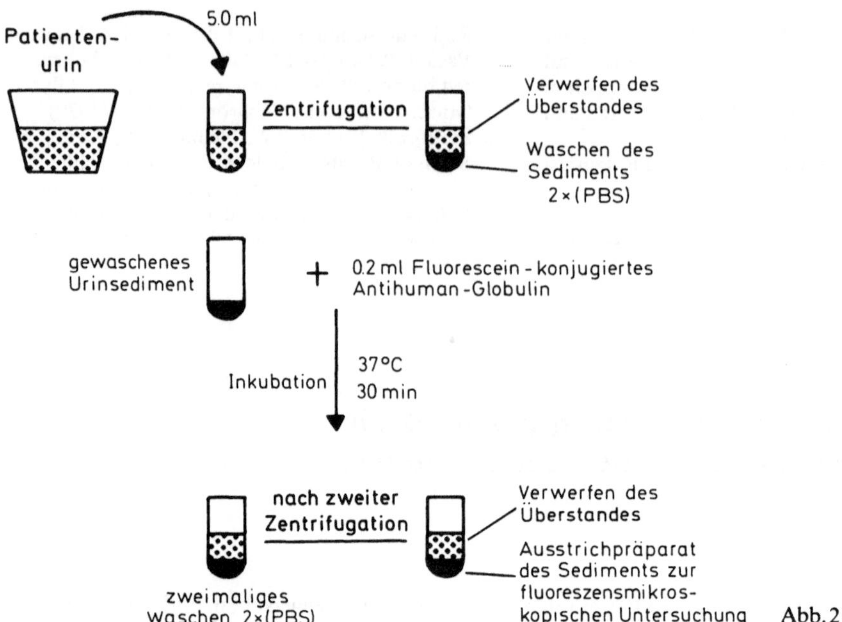

Abb. 2

nen diskutiert zu werden, da zahlreiche Widersprüche in der Literatur auf methodische Probleme zurückzuführen sind.

Ein wichtiger und vieldiskutierter Punkt ist das Problem, eine Grenze zwischen Normalbefund und positivem Nachweis antikörperbesetzter Bakterien festzulegen. Es ist merkwürdig und gegenwärtig ungeklärt, daß selbst im Spontanharn normaler Individuen ohne signifikante Bakteriurie vereinzelt antikörperbesetzte Bakterien nachgewiesen werden können. Dies ist sicherlich nicht auf ein Autofluoreszenzphänomen zurückzuführen, da – zumindest in unserem Labor – entsprechende Kontrollen ohne Antihumanimmunglobulin routinemäßig angesetzt werden. Die meisten Autoren schließen sich dem Vorschlag von Thomas [1] an, daß eine klinisch nützliche Trennung zwischen negativem und positivem Befund zu erzielen ist, wenn das Vorliegen antikörperbesetzter Bakterien nur dann diagnostiziert wird, wenn Immunglobulin auf mehr als 20% der Bakterien einer bakteriurischen Urinprobe nachweisbar sind. Zahlreiche Autoren versuchten, die Intensität der Fluoreszenz auf den Bakterien zu messen und zu quantifizieren, ohne daß derartige Bemühungen bislang zu klinisch verwertbaren Ergebnissen geführt hätten.

Von großer Wichtigkeit ist die sorgfältige Auswahl des Antihuman-Antikörpers. Zahlreiche Seren der Spezies, von denen Antihumanglobulin gewonnen wird, enhalten natürliche Antikörper gegen die üblichen Erreger von Harnwegsinfekten. Zum Ausschluß dieser Möglichkeit müssen stets Leerwertkontrollen mit Inkubation von Antihumanimmunglobulin mit in-vitro-Bakterienkulturen durchgeführt werden.

Der Mechanismus, der zur Antikörperbedekkung von Bakterien führt, ist in der Literatur umstritten. Eine naheliegende Möglichkeit wäre, daß Harnwegsinfekterreger passiv durch Plasmaimmunglobuline bedeckt würden, die sich im entzündlichen Exsudat befinden. In der Tat konnte von Braude [14] und uns [5] gezeigt werden, daß bei Inkubation von E. coli mit kommerziellen Humanimmunglobulin-Präparationen sich nicht selten antikörperbesetzte Bakterien nachweisen lassen. Dies ist vermutlich darauf zurückzuführen, daß die von freiwilligen Spendern erhaltenen Immunglobulin-Präparationen Anticoli-Antikörper enthalten.

Mehrere Argumente wurden in der Literatur gegen ein rein passives Adsorptionsphänomen als Ursache der Antikörperbedeckung von Harnwegsinfekterregern vorgebracht. Erstens konnte Thomas zeigen, daß bei mehreren Patienten mit nephrotischem Syndrom, die zufällig Harnwegsinfekte aufwiesen, antikörperbedeckte Bakterien nicht nachweisbar waren, obwohl im

Harn Immunglobuline in hoher Konzentration vorhanden waren [15]. Zweitens untersuchten Jodal et al. [16] mit der Hämagglutinationstechnik oder der hochempfindlichen ELISA-Technik das Plasma von Patienten mit Harnwegsinfekten auf E.-coli-Antikörper. Antikörperbedeckte Bakterien waren ausnahmslos nachweisbar, bevor im Serum E.-coli-Antikörper nachweisbar waren, oder in Einzelfällen sogar ohne daß im Serum derartige Antikörper auftraten. Schließlich konnten Smith u. Kaijser [7] tierexperimentell zeigen, daß die Mukosa der Harnwege lokal Antikörper gegen das O-Antigen des bakteriellen Erregers bildet.

Hingegen konnte in eigenen Untersuchungen gezeigt werden (Riedasch u. Ritz, in Vorbereitung), daß IgG-Immunglobuline, die aus bakteriurischem Harn durch Affinitäts-Chromatographie abgetrennt wurden, und Immunglobuline, die durch Säurebehandlung von antikörperbedeckten Bakterien abgesprengt werden konnten, nicht nur in spezifischer Weise zur Oberflächenbedeckung von Subkulturen des ursprünglichen Erregers, sondern zur Oberflächenbedeckung anderer Erreger wie Klebsiella, Proteus, Pseudomonas, Staphylokokken etc. und sogar von Latexpartikeln führen. Die Bindung an die bakterielle Oberfläche wurde durch verschiedene Monosaccharide teilweise gehemmt und durch Vorbehandlung der Bakterien mit Glukosidasen und Neuraminidase beeinflußt. Diese Befunde legen nahe, daß dem Phänomen der Antikörperbedeckung von Bakterien zumindest teilweise eine über Kohlenhydrate an der Bakterienoberfläche vermittelte passive Adsorption zugrundeliegt. Inwieweit daneben noch eine spezifische lokale Immunantwort eine Rolle spielt, wie dies von Thomas gefordert [1] und von Smith u. Kaijser [7] tierexperimentell nachgewiesen wurde, muß offen bleiben. Offensichtlich kommen bei Harnwegsinfekten sowohl spezifische lokale Antikörperbildung als auch unspezifische passive Immunglobulinadsorption an der Bakterienoberfläche vor.

Topographie der Harnwegsinfektion und Nachweis antikörperbedeckter Bakterien

Von Thomas [1] und zahlreichen späteren Untersuchern [13] wurde angenommen, daß der positive Nachweis antikörperbedeckter Bakterien auf einen oberen Harnwegsinfekt und der negative Nachweis antikörperbedeckter Bakterien mit einem unteren Harnwegsinfekt gleichzusetzen sei. Die Ergebnisse unserer eigenen Untersuchungen [2] sind mit einem derartigen Konzept nicht in Einklang zu bringen. Wir untersuchten 68 Patienten mit akuter oder chronischer Zystitis, 47 Patienten mit akuter oder chronischer Pyelitis und 20 Patienten mit Nephrostoma. Die Tabelle 1 zeigt eindeutig, daß Antikörperbedeckte Bakterien bei Patienten mit Pyelitis häufiger nachweisbar waren als bei Patienten mit Zystitis. Es bestand jedoch eine starke Überlappung als Hinweis auf die mangelnde Spezifität des Tests.

Besonders bemerkenswert ist der Befund, daß selbst bei 5 der 20 Nephrostomaträgern, dem Prototyp eines oberen Harnwegsinfektes, antikörperbedeckte Bakterien nicht nachweisbar waren.

Hingegen waren, wie Tabelle 2 zeigt, bei Patienten mit akuten symptomatischen Harnwegsinfekten und den Symptomen der akuten Pyelitis (Fieber, Flankenschmerz) mit einer Ausnahme stets antikörperbesetzte Bakterien nachweisbar. Bei dem einen Patienten, bei dem 10 Tage nach

Tabelle 1. Antikörperbedeckte Bakterien und Lokalisation von Harnwegsinfekten. (Nach Riedasch et al. [2]

	Antikörperbesetzte Bakterien	
	Nachweisbar	Nicht nachweisbar
Zystitis (n = 68)	n = 20	n = 48
Pyelitis (n = 47)	n = 35	n = 12
Nephrostoma (n = 20)	n = 15	n = 5

Tabelle 2. Antikörperbedeckte Bakterien bei symptomatischen Harnwegsinfekten. (Nach Riedasch et al. [2])

	Antikörperbesetzte Bakterien	
	Nachweisbar	Nicht nachweisbar
Aktue Zystitis (n = 45)	6	39
Akute Pyelitis (n = 10)	9	1

Beginn der akuten Symptomatik der Test negativ war, wurde der Test im weiteren Krankheitsverlauf positiv. Hingegen ließen sich bei über 80% der Patienten mit den Symptomen der akuten Zystitis keine antikörperbesetzten Bakterien nachweisen. Bei allen 6 Patienten mit akuter Zystitis, bei denen antikörperbesetzte Bakterien nachweisbar waren, bestand eine schwere fibrinös hämorrhagische Zystitis mit ausgedehnter Schädigung der Blasenwand.

Wie in Tabelle 3 gezeigt, hatten von den Patienten mit unterem Harnwegsinfekt (d.h. sterilem Ureterenharn bei Ureterenkatheterismus und signifikanter Bakteriurie im Mittelstrahlharn) alle die Patienten antikörperbedeckte Bakterien, bei denen eine zystoskopisch nachweisbare Läsion der Blasenwand bestand (z.B. Stein, Papillom, Karzinom oder fibrinös-hämorrhagische Zystitis). Aus dieser Beobachtung ziehen wir die Schlußfolgerung, daß für das Auftreten antikörperbesetzter Bakterien eine Störung der Mukosabarriere des Uroepithels Voraussetzung ist, gleichgültig, ob dies im oberen oder im unteren Harntrakt stattfindet. Diese Untersuchung wird gestützt durch kasuistische Beobachtungen mit Nachweis antikörperbedeckter Bakterien und Plasmazellnachweis in der Blasenmukosa bei eindeutig unterem Harnwegsinfekt (Abb. 3).

Tabelle 3. Antikörperbedeckte Bakterien bei Patienten mit akuter Zystitis. (Nach Riedasch et al. [2])

	Antikörperbesetzte Bakterien	
	Nachweisbar	Nicht nachweisbar
Ohne Läsion der Blasenwand (n = 45)	6[b]	39
Mit Läsion der Blasenwand (n = 17)[a]	16	1

[a] Stein, Papillom, Karzinom

[b] Alle 6 Patienten hatten eine fibrinös-hämorrhagische Zystitis

Tabelle 4. sIgA im Nativharn von Frauen – Untersuchung mit der ELISA-Technik

	Mittelwert (mg/l)	Bereich (mg/l)
Kontrollen (n = 22)	1,3	0,5–2,3
Patienten mit Harnwegsinfekten (n = 9)	1,8	0,3–5,5
Patienten mit Blasen-Dünndarm-Plastik (n = 3)	120	80–156

Lokale Antikörperantwort in der Blasenschleimhaut

Im menschlichen Harn lassen sich Immunglobuline nachweisen, wie erstmals von Bienenstock gezeigt [7] und später von Burdon et al. [8] bestätigt werden konnte. Täglich werden etwa 1 mg IgA ausgeschieden. Abgesehen von IgA, dessen Hauptanteil eine Sedimentationskonstante über 7 S aufweist, läßt sich auch freies „secretory piece" im Endharn oder im Blasenharn nachweisen. Burdon et al. [8] errechneten, daß IgA des Endharns zur Hälfte aus der Urethra und zur Hälfte aus höheren Etagen der ableitenden Harnwege stammt.

Mit Einführung der ELISA (enzyme linked immuno sorbent assay)-Technik konnten ohne Verluste durch Konzentrationsschritte in größerem Maßstab Immunglobuline im menschlichen Harn gemessen werden. Wir fanden mit der ELISA-Technik bei Patienten mit Harnwegsinfekten nicht unterschiedliche sIgA-Spiegel (Tabelle 4). Als Standard für sekretorisches IgA wurde bei diesen Messungen sIgA aus humanem Kolostrum verwandt.

Darwish et al. [19] und später Uehling et al. [20] konnten experimentell zeigen, daß in der Blasenschleimhaut bei ausschließlich im unteren Harntrakt lokalisierten Infekten eine lokale Sekretion von Immunglobulin stattfinden kann. Mit der Agar-Gel-Plaque-Technik nach Jerne fanden Uehling et al. [20], daß in der Blasenschleimhaut von Hunden mit experimentellen Blaseninfekten antikörpersezernierende Zellen nachweisbar sind. Diese Studie zeigt zwar, daß die Blasenschleimhaut Immunglobuline sezernieren kann, beweist jedoch noch nicht, daß die Blasenschleimhaut in der Lage ist, eine Antikörperbesetzung (oder genauer: Immunglobulinbesetzung) von Bakterien zu bewirken. In einer eigenen Untersuchung [3] lösten wir eine isolierte Blaseninfektion durch Einbringen eines Fremdkörpers (Polyvinylchloridkugel) in die

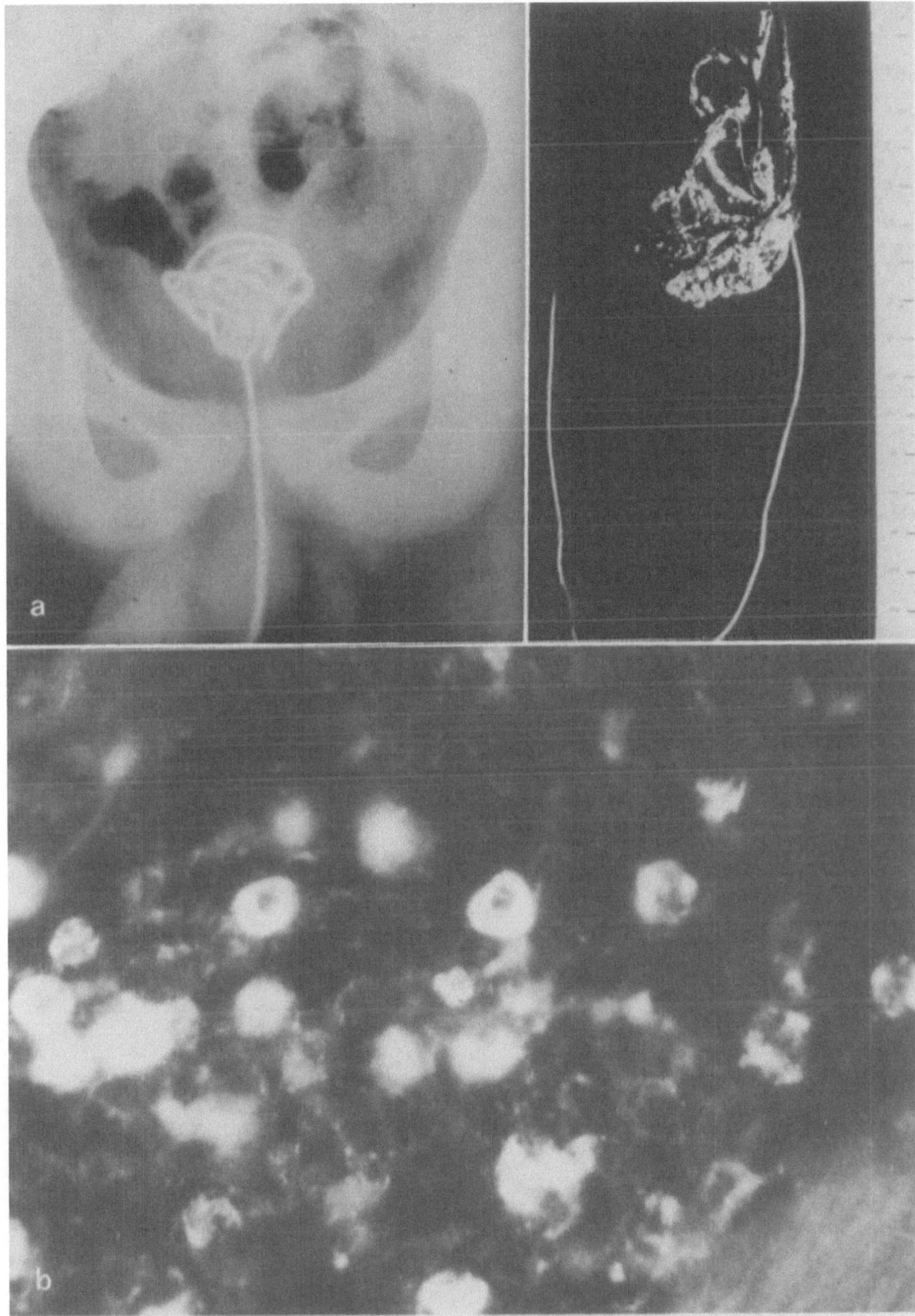

Abb. 3. (a) Beckenübersicht *(links)* und chirurgisch entfernter Fremdkörper *(rechts)* bei 16jähriger Patientin mit Zystitis und signifikanter Bakteriurie bei sterilem Ureterenharn (unterer Harninfekt). Im Urin waren antikörperbedeckte Bakterien nachweisbar. Entsprechend konnten immunhistologisch (b) in der Blasenschleimhaut mit Antihumanimmunglobulin Plasmazellen nachgewiesen werden

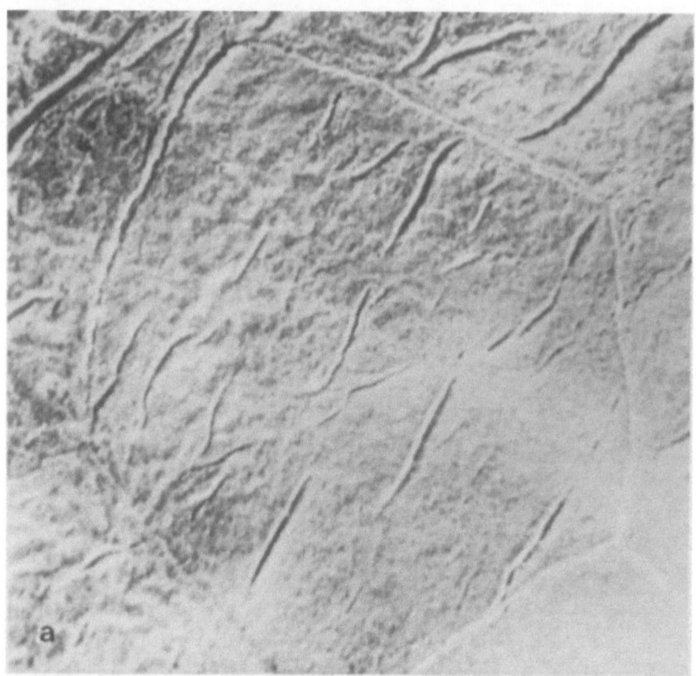

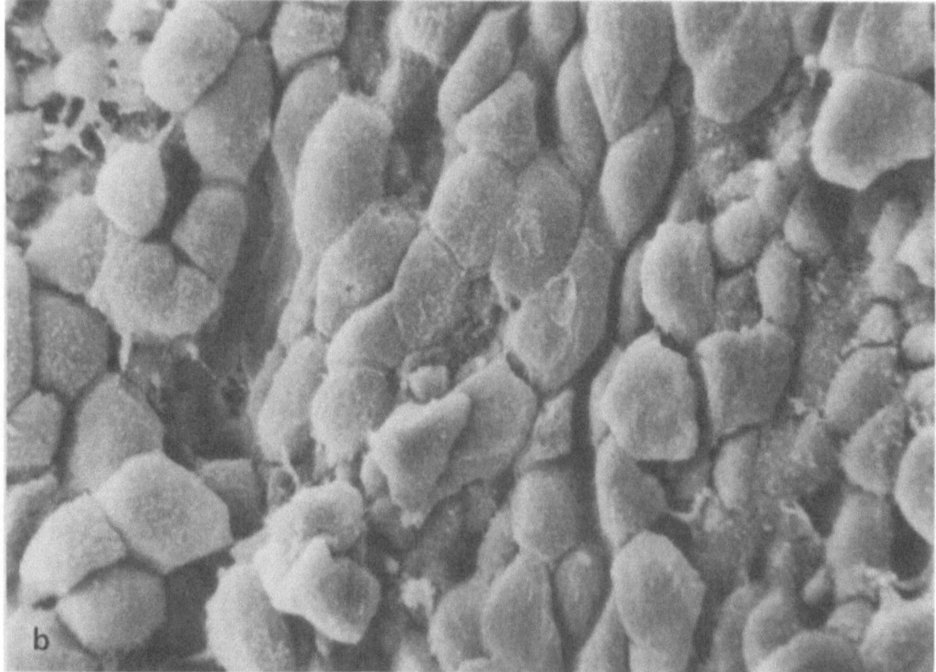

Abb. 4. Rasterelektronenmikroskopische Aufnahme der normalen Blasenschleimhaut (a) und der Blasenschleimhaut nach fremdkörperinduzierter Zystitis (b) bei weiblichen Ratten. Statt polygonaler flacher Epithelien Auftreten unregelmäßig geformter abgerundeter Zellen mit interzellulären Lücken. (Nach Riedasch et al. [3])

Blase aus. Zum Nachweis des Vorhandenseins eines isolierten unteren Harnwegsinfektes erfolgte bei allen Tieren eine bakteriologische Kontrolle des Nierenparenchyms. Abb. 4 zeigt rasterelektronenmikroskopisch die ausgedehnte Schädigung der Blasenmukosa bei Anwesenheit des Fremdkörpers.

Die Ergebnisse in Tabelle 5 belegen, daß bei Kontrolltieren ohne Einbringung von Bakterien in die Blase, oder bei Kontrolltieren mit alleiniger Injektion von Bakterien in die Blase ohne Einbringung eines Fremdkörpers, praktisch nie antikörperbesetzte Bakterien nachweisbar waren. Hingegen führte ein Fremdkörper in der Blase, mit oder ohne gleichzeitige Injektion von Bakterien in die Blase, stets zur signifikanten Bakteriurie und zum Auftreten antikörperbedeckter Bakterien.

Diese experimentelle Untersuchung stützt die obige Schlußfolgerung, daß der Nachweis antikörperbesetzter Bakterien nicht das Bestehen eines oberen Harnwegsinfektes, sondern lediglich die bakterielle Invasion der Mukosa der ableitenden Harnwege belegt. Inwieweit es sich hierbei um echte lokale Antigen-Antikörper-Reaktionen oder passive Adsorptionsphänomene von Plasma-Immunglobulinen an Bakterienoberfläche am Orte einer tiefen Gewebsentzündung handelt, kann sicherlich nicht prinzipiell entschieden werden. Der fast konstante Nachweis von sIgA auf Erregern menschlicher Harnwegsinfekte [2] spricht jedoch stark für eine lokale Antikörpersynthese in der Urothelmukosa.

Die Rolle von sIgA bei Mukosainfektion

Tabelle 6 belegt, daß bei bakteriurischen Patienten mit antikörperbesetzten Bakterien die überwiegende Majorität Antikörper der IgA- oder IgG-Klasse aufwiesen. Der Nachweis von „secretory piece" gelang wohl aus methodischen Gründen nur bei einem kleineren Teil der Patienten. Es ist bemerkenswert, daß bei Patienten, die sequentiell im Verlauf eines sich entwickelnden Harnwegsinfektes untersucht wurden, als erste Immunglobuline IgA und/oder IgG auf der Bakterienoberfläche aufwiesen (wie bei einer sekundären Immunantwort) und nicht IgM (wie bei einer primären Immunantwort).

Tabelle 5. Antikörperbedeckte Bakterien bei experimenteller Blaseninfektion weiblicher Ratten. (Nach Riedasch et al. [3])

	Bakteriurie	Antikörperbesetzte Bakterien
Kontrollen (n = 48)	17% der Versuchstiere	2% der Versuchstiere
Injektion von Bakterien (n = 15)	60%	20%
Fremdkörper mit Injektion von Bakterien (n = 21)	100%	100%

Tabelle 6. Immunglobulinklassen bei Antikörperbedeckten Bakterien. (Nach Riedasch et al. [2])

IgA	51 Patienten
IgG	57 Patienten
IgM	26 Patienten
Secretory piece	33 Patienten

Gesamtzahl von Patienten mit antikörperbesetzten Bakterien: 61 Patienten

Dieser Befund erscheint insofern von Interesse, als in den letzten Jahren die bedeutsame Rolle von sIgA bei der Verhütung von Mukosa-Infektionen des Darms aufgezeigt werden konnte. Wegen der engen Analogie zwischen den Mechanismen bakterieller Besiedelung des Intestinaltrakts und des Urogenitaltrakts sei hierauf kurz eingegangen. Bakterien kolonisieren Mukosa-Oberflächen durch Wechselwirkung zwischen Oberflächenstrukturen der Bakterien, sog. „Pili", und den Mukosaepithelien. Pili stellen Projektionen der bakteriellen Oberfläche dar, die über Kohlenhydrate mit lektin-ähnlichen Strukturen der Mukosazellen in Wechselwirkung treten. Für einen Typ der Pili von E. coli konnte gezeigt werden, daß Mannose den terminalen Zucker darstellt [21]. sIgA spielt eine Schlüsselrolle bei der Verhinderung der bakteriellen Kolonisation der intestinalen Oberfläche. Dies geht klar aus den Experimenten von Steele et al. [22] hervor, wo die Wirksamkeit von Antikörpern unterschiedlicher Immunglobulinklassen verglichen wurde (Tabelle 7).

Es zeigt sich, daß IgM-Antikörper hohe vibriozidale und opsonisierende Aktivität aufweisen; dennoch ist ihre Schutzwirkung gegenüber der

Tabelle 7. Biologische Eigenschaften von Antikörpern unterschiedlicher Immunglobulinklassen gegen V. cholerae 569 B. (Nach Steele et al. [22])

IgG-Klasse	Vibriozidale Aktivität µg Ab	Opsonisierende Aktivität µg Ab	PD_{50}[a] µg Ab
IgM	8000	17000	6,0
IgG	165	600	5,6
F(ab)^2	16	28	12
sIgA	30	90	12

[a] PD_{50}, protektive Dosis 50 (Dosis, die 50% der Tiere vor Exitus schützt)

Darmbesiedelung mit V. cholerae weitaus geringer als die einer gleichen Menge von sIgA mit vernachlässigbarer vibriozidaler und opsonisierender Aktivität.

In Übereinstimmung hiermit wurde gefunden, daß das Krankheitsbild der Ferkeldiarrhoe (welche in der Landwirtschaft Verluste in Millionenhöhe verursachte) sich völlig verhindern ließ durch Vakzinen, die sIgA-Antikörper gegen die Pili hervorrufen, während Vakzinen gegen das somatische O-Antigen völlig wirkungslos blieben [23].

Faktoren, die das wiederholte Auftreten von Harnwegsinfekten begünstigen

Die klinische Erfahrung zeigt, daß gewisse Individuen zu rezidivierenden Harnwegsinfekten neigen. Mehrere Untersuchungen belegen, daß eine genetische Komponente im Spiel sein muß. In einer früheren Untersuchung konnten wir zeigen, daß 24% der bakteriurischen Frauen, aber nur 9% der nichtbakteriurischen Frauen, weibliche Verwandte mit rezidivierenden Harnwegsinfekten aufwiesen [24]. Außerdem konnte kürzlich von Gillenwater et al. [25] ebenfalls ein genetisches Risiko nachgewiesen werden. Er untersuchte die Töchter von Frauen, die vor 20 Jahren als Schulmädchen wegen einer signifikanten Bakteriurie untersucht worden waren. Die Töchter von damals bakteriurischen Müttern hatten mehrfach häufiger Harnwegsinfekte als die Töchter damals nichtbakteriurischer Mütter.

Es ist gegenwärtig nicht zu entscheiden, ob die Prädisposition für Harnwegsinfekte auf einen Defekt der Epithelien zurückzuführen ist, welcher eine leichtere Besiedelung durch harnwegspathogene Kolonflora ermöglicht [26], ob sie auf eine defekte lokale Immunabwehr zurückzuführen ist [27], oder ob eine Kombination beider Faktoren vorliegt. Einige Untersucher fanden im Vaginalsekret oder im Urethraharn von Frauen mit rezidivierenden Harnwegsinfekten niedrigere sIgA-Spiegel. Ein entsprechender Befund konnte in vorläufigen Untersuchungen von uns nicht erhoben werden (Abb. 3).

Klinische Bedeutung des Nachweises antikörperbesetzter Bakterien

Wie oben ausgeführt, gestattet der Nachweis antikörperbesetzter Bakterien nicht, zwischen oberem und unterem Harnwegsinfekt zu unterscheiden [2]. Dennoch gibt dieses Verfahren zahlreiche klinisch-wertvolle Informationen.

Mehrere Autoren berichteten, daß die meisten, jedoch nicht alle, Harnwegsinfektionen durch eine einzige Dosis eines Antibiotikums eliminiert werden können [28, 29]. Fang et al. [19] zeigten, daß eine einzige 3-g-Dosis von Amoxicillin bei Patienten ohne antikörperbedeckte Bakterien den Harnwegsinfekt eliminierte, während dieselbe Behandlung bei Patienten mit antikörperbedeckten Bakterien häufig ineffektiv war. Der Nachweis antikörperbedeckter Bakterien gestattet daher eine Vorhersage über die Notwendigkeit einer intensiven und langdauernden antibiotischen Behandlung. Dieses Argument wird unterstrichen durch die Beobachtung von Smith et al. [30], der bei Männern mit rezidivierenden Harnwegsinfekten fand, daß eine 10tägige antibiotische Behandlung bei Männern mit antikörperbedeckten Bakterien ausnahmslos ineffektiv blieb.

Eine weitere wichtige Information vermittelt der Nachweis antikörperbesetzter Bakterien bei schwangeren Patientinnen mit Bakteriurie, bei denen sich röntgenologische Untersuchungsverfahren verbieten. Es konnte gezeigt werden, daß der Nachweis antikörperbesetzter Bakterien mit großer Treffsicherheit ein Versagen kurzfristiger antibiotischer Therapie und das Auftreten perinataler Komplikationen vorhersagte [8]. Der Nachweis antikörperbesetzter Bakterien ist ferner von Bedeutung bei der Identifizierung derjenigen bakteriurischen Patien-

ten, bei denen ein hohes Risiko besteht, daß urologische Anomalien der ableitenden Harnwege vorliegen. So konnten wir bei der Untersuchung von 95 bakteriurischen Kindern zeigen [5], daß das Vorhandensein von Anomalien im Ausscheidungsurogramm mit recht guter Treffsicherheit durch den Nachweis antikörperbesetzter Bakterien vorhergesagt wurde.
Eine weitere nützliche klinische Anwendung ergibt sich bei der Diagnose der bakteriellen Prostatitis. Es ist bekannt, daß bei Prostatitis ein falsch positiver Nachweis antikörperbedeckter Bakterien auftreten kann. Aus diesem methodischen Nachteil zogen wir insofern einen diagnostischen Nutzen, als es uns gelang zu zeigen, daß sich im Ejakulat von Patienten mit Prostatitis in einem hohen Prozentsatz antikörperbesetzte Bakterien nachweisen ließen [4], während der bakteriologische Nachweis von Erregern wegen der Kontamination durch Urethralkeime keinen Rückschluß auf das Vorliegen einer Prostatitis gestattete.

Schlußfolgerung

Der Nachweis antikörperbesetzter Bakterien im Harn gestattet keine Rückschlüsse auf die Lokalisation von Harnwegsinfekten, gibt jedoch klinisch nützliche Informationen, da er zwischen Infektionen mit und ohne Gewebe-Invasion zu unterscheiden gestattet. Dies hat wichtige Konsequenzen für Therapie und Prognose von Harnwegsinfekten.

Literatur

1. Thomas VT, Shelokov Al, Forland M: Antibody coated bacteria in the urine and the site of urinary tract infection. N Engl J Med 290: 855 (1974)
2. Riedasch G, Ritz E, Möhring K, Bommer J: Antibody coating of urinary bacteria: relation to site of infection and invasion of uroepithelium. Clin Nephrol 10: 239 (1978)
3. Riedasch G, Schneider E, Ritz E, Bersch W, Möhring K: Antibody coating of bacteria in experimental infection of the urinary bladder. Invest Urol 18: 247–250 (1981)
4. Riedasch G, Ritz E, Möhring K, Ikinger U: Antibody coated bacteria in the ejaculate: a test for prostatitis. J Urol 118: 787 (1977)
5. Riedasch G, Ritz E, Möhring K, Klare B: Antibody coating in bacteriuric children. In: Immunology of Urinary Tract Infection of Children (Schulte-Wissermann H Hrsg). Thieme, Stuttgart 1981 (im Druck)
6. Riedasch G, Ritz E, Dreikorn K, Andrassy K: Antibody coating of urinary bacteriuria in transplanted patients. Nephron 20: 267–272 (1978)
7. Smith JW, Jones StR, Kaijser B: Significance of antibody-coated bacteria in urinary sediment in experimental pyelonephritis. J Infect Dis 135: 577 (1977)
8. Harris RE, Thomas VL, Shelokov A: Asymptomatic bacteriuria in pregnancy. Antibody coated bacteria, renal function and intrauterine growth retardation. Am J Obstet Gynecol 126: 20 (1976)
9. Fries D, Krembel C, Delfraissy JF, Jacques L, Delavelle F, Arvis G: Étude en immunofluorescence de la bactériurie. Presse méd 4: 2179–2182 (1975)
10. Jones SR, Smith JW, Sanford JP: Localization of urinary-tract infections by detection of antibody-coated bacteria in urine sediment. N Engl J Med 290: 591–593 (1974)
11. Forsum U, Fritjofsson A, Fröden L, Hjelm E, Jonsell G: A clinical evaluation of a test for antibody-coated bacteria in the urine. Scand J Urol Nephrol 12: 45 (1978)
12. Rumans LW, Vosti KL: The relationship of antibody-coated bacteria to clinical syndromes. Arch Int Med 138: 1077 (1978)
13. Mundt KA, Polk BF: Identification of site of urinary-tract infections by antibody-coated bacteria assay. Lancet II: 1172–1175 (1979)
14. Braude R, Block C: Proteinuria and antibody coated bacteria in the urine. N Engl J Med 297: 617–618 (1977)
15. Thomas VL, Forland M, Shelokov A: Antibody coated bacteria in urinary tract infection. Kidney International (Suppl.) 8: 20 (1975)
16. Jodal U, Ahlstedt S, Carlsson B, Hanson LA, Lindberg U, Sohl A: Local antibodies in childhood urinary tract infection. Int Arch Allergy Appl Immunol 47: 537–546 (1974)
17. Bienenstock J, Tomasi TB: Secretory IgA in normal urine. J Clin Invest 47: 1162 (1968)
18. Burdon DW: Immunoglobulins of normal urine and urethral secretions. Immunology 21: 353 (1971)
19. Darwish ME, Staubitz WD, Scheuller EF, Rubin MI, Neter E: Antibody response of dogs to experimental infection of bladder pouch. Invest Urol 6: 66 (1968)
20. Uehling DT, Barnhart DD, Seastone CV: Antibody production in urinary bladder infection. Invest Urol 6: 211 (1968)
21. Ofek J, Beachey EH: Mannose binding and epithelial cell adherence of E. coli. Infect Immun Dis 22: 247–254 (1978)
22. Steele EJ, Chaicumpa W, Rowley D: Isolation and biological properties of three classes of rabbit antibody to vibrio cholerae. J Infect Dis 130: 93–103 (1974)
23. Jones GW, Rutter JM: Role of the K 88 antigen in the pathogenesis of neonatal diarrhea caused by E. coli piglets. Immun 6: 918–927 (1972)

24. Ritz E et al: Bakteriurie-Häufigkeit bei hormonaler Antikonzeption. Med Welt II: 1757–1759 (1976)
25. Gillenwater JY, Harrison RB, Junin CM: Natural history of bacteriuria in schoolgirls – A longterm casecontrol study. N Eng J Med 301: 396–399 (1979)
26. Fowler JE, Stamey TA: Studies of introital colonisation in women with recurrent urinary infection. VII. The role of bacterial adherence. J Urol 117: 472 (1977)
27. Tuttle JP, Sarvas H, Koistinen J: The role of vaginal immunoglobulin A in girls with recurrent urinary tract infections. J Urol 120: 742–744 (1978)
28. Bailey RS, Abbott GD: Treatment of urinary tract infection with single dose of amoxycillin. Nephron 18: 316 (1977)
29. Fang ST, Tolkoff-Rubin NE, Rubin RH: Efficacy of single dose and conventional amoxycillin therapy in urinary tract infection localised by the antibody coated bacteria technic. N Engl J Med 298: 413 (1978)
30. Smith IW et al: Recurrent urinary tract infections in men. Ann Int Med 91: 544 (1979)

Erworbene Nierenzysten – ein bisher verkanntes Krankheitsbild

J. Bommer, E. Ritz und G. van Kaick

Im Laufe der letzten 10 Jahre wurde durch die Lebensverlängerung chronisch niereninsuffizienter Patienten mittels der Hämodialysebehandlung eine Reihe von Krankheitsbildern erstmals beobachtet, die direkt auf die Lebensverlängerung der Patienten zurückgeführt werden müssen.

Beispiele für derartige, erst durch iatrogene Intervention beobachtete Krankheitsbilder stellen die Dialyseosteopathie [1], die Dialyseenzelopathie [2], sowie erworbene obliterierende Nierenarterienfibrose [3] und die de-novo-Bildung von Nierenmatrixsteinen [4] unter der chronischen Hämodialyse dar.

Im folgenden soll über ein weiteres, bislang unbekanntes Krankheitsbild berichtet werden, das bei Patienten mit chronischer Niereninsuffizienz, insbesondere unter der Langzeitdialyse, auftritt und zu gewichtigen klinischen Komplikationen Anlaß gibt, und dessen mögliche klinische Bedeutung als Präkanzerose im Augenblick noch nicht abzusehen ist. Das im folgenden beschriebene Krankheitsbild der erworbenen Nierenzysten wurde zwar bereits früher gelegentlich von Pathologen beobachtet [5], jedoch in seiner eigentlichen Bedeutung nicht gewürdigt. Erst in den letzten Jahren haben die Mitteilungen von Dunnill et al. [6], sowie unsere eigenen Untersuchungen [7], dieses neue und mit steigender Zahl langzeitdialysierter Patienten sicher an Bedeutung zunehmende Krankheitsbild näher charakterisiert.

Autoptischer Nachweis von erworbenen Nierenzysten

Im Jahre 1977 beschrieben Dunnill et al. [6] bei 14 von 30 in Cambridge autopsierten Fällen nach chronischer Hämodialysebehandlung multiple in Nierenrinde und Nierenmark gelegene und mit seröser oder hämorrhagischer Flüssigkeit gefüllte Nierenzysten. Bei diesen Patienten bestanden keine anamnestischen Hinweise auf das Vorliegen von Zystennieren (Polycystic disease). Die Autoren schlossen, daß es sich um eine im Verlauf der Dialysebehandlung erworbene spezifische Komplikation handelte. Ähnliche Autopsiebefunde wurden in der Folge von Mirahmadi u. Vaziri (15 von 32 Fällen) [8] und Bansal et al. (6 von 50 Fällen) [9] beschrieben. Entsprechende eigene in-vivo-Beobachtungen sind in Tabelle 1 wiedergegeben.

Sowohl bei den genannten Autoren als auch bei unseren Fällen waren die Nieren in der Regel von normaler Größe oder verkleinert. Nur in Ausnahmefällen (3 von 14 Fällen bei Dunnill [6] und 2 von 18 der eigenen beobachteten Fälle) waren die Nieren eindeutig vergrößert. Die Zysten kamen gelegentlich unilateral, in der Regel

Fortschritte in der Inneren Medizin
Hrsg. Kommerell/Hahn/Kübler/Mörl/Weber

Tabelle 1. Erworbene Nierenzysten bei urämischen Patienten mit und ohne chronische Dialysebehandlung oder nach Transplantation

	vor Dialyse	chron. Dialyse	Transplantiert
Geschlecht ♂	7	14	3
♀	6	0	1
Alter (Jahre)	34,7 (19–50)	40,6 (22–64)	39,5 (21–48)
Serumkreatinin (mg%)	9,6 (7,5–15)		
Dauer der Dialyse (Monate)		59,0 (16–96)	19,8 (10–30)
Dauer nach Transplantation (Monate)			31,3 (13–63)
Häufigkeit der Zysten			
solitäre Zysten	6/13	5/14	2/4
multiple Zysten	1/13	6/14	1/4
keine Zysten	6/13	3/14	1/4

Zahlenangaben als Mittelwert, Streubereich in Klammern

jedoch beiderseits, vor. Ihre Größe reichte bis zu 2 cm Durchmesser, jedoch wurden auch (bei 2 eigenen Patienten) Zysten bis zu 4 cm Durchmesser beobachtet.

Die Wand der Zysten (Abb. 1) bestand aus abgeflachtem Pflasterepithel, wobei kein wesentlicher Unterschied zwischen den marknahen und den kortikalen Zysten bestand. Der Zysteninhalt wies teilweise Koagel oder gelbliches, seröses, teilweise gelatinöses Material auf. In den Proteinmassen waren Oxalatkristalle eingelagert. Diese Beobachtungen stehen in Übereinstimmung mit den Mitteilungen anderer Autoren [6, 8, 9]. Von besonderem Interesse erscheint uns die teilweise lamellär geschichtete Struktur des in den Zysten eingelagerten Materials (Abb. 2), das in auffälliger Weise der lamellär geschichteten Struktur der von uns früher beschriebenen erworbenen Matrixsteine [4] hämodialysierter Patienten entspricht. Auf mögliche pathogenetische Gemeinsamkeiten ist weiter unten einzugehen.

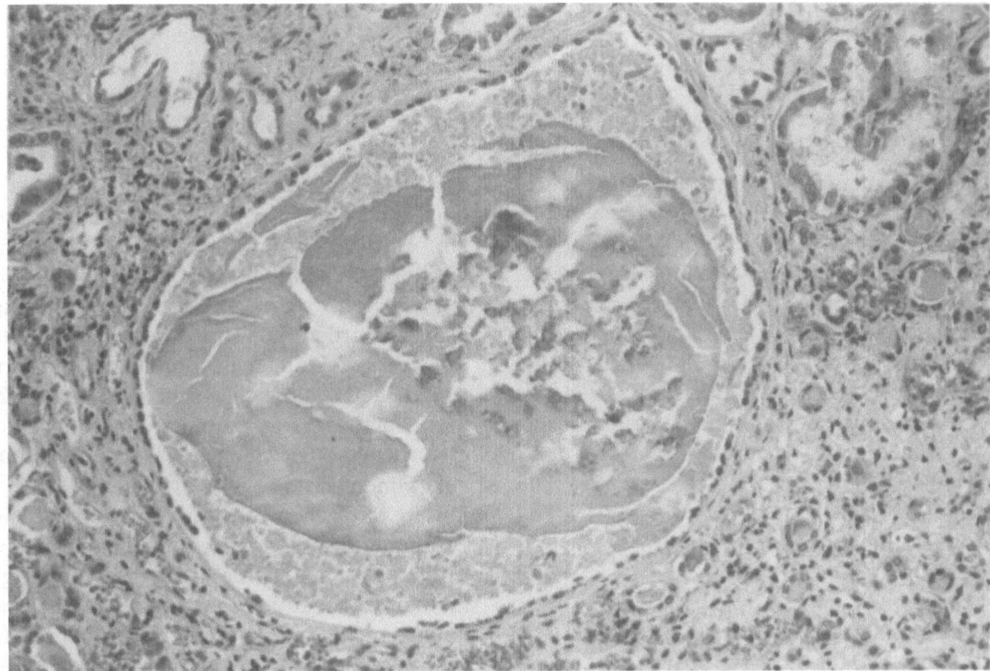

Abb. 1. 29jähriger Patient mit Glomerulonephritis. Hämodialysebehandlung 1977–1979. Mit regelmäßigem Pflasterepithel ausgekleidete Mikrozyste, die eine große Eiweißaggregation mit zentralen Oxalatkristallen enthält. (Vergrößerung 75 X, PAS-Färbung)

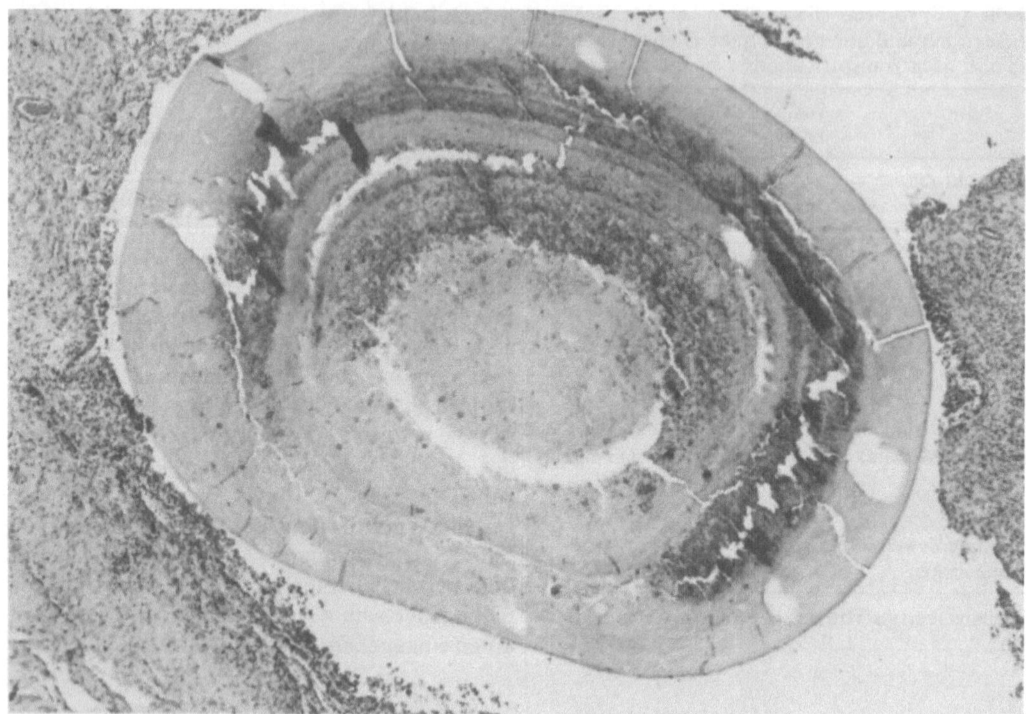

Abb. 2. Gleicher Patient wie in Abb. 1. Matrixstein in Nierenzyste, deutlich erkennbare lamelläre Struktur des Proteinsteins. (Vergrößerung 48 ×, HE-Färbung)

Das nach diesen Beobachtungen durchgeführte eingehende Literaturstudium zeigte, daß vereinzelt derartige Beobachtungen schon früher bei nichthämodialysierten chronisch urämischen Patienten gemacht wurden. So beschrieb schon 1894 Peipers [10] den Autopsiebefund multipler Zysten bei einem Patienten mit Schrumpfnierenbildung bei klinisch gesicherter Glomerulonephritis. In ähnlicher Weise berichteten auch Heptinstall [5], Powell et al. [11] und Uson u. Melicow [12] vereinzelt über das Auftreten isolierter oder auch multipler Zysten bei Patienten mit unterschiedlichen Nierengrunderkrankungen.

In-vivo-Nachweis erworbener Nierenzysten

Da diese Nierenzysten offensichtlich eine in ihrer Tragweite gegenwärtig noch nicht abzusehende klinische Bedeutung haben, bemühten wir uns in den letzten Jahren, derartige Zysten computertomographisch in vivo nachzuweisen. Mit Hilfe dieses erstmals von uns zu diesem Zweck angewandten Verfahrens gelang es, bei Patienten Zysten in einer Größe von > 0,5 cm Durchmesser deutlich nachzuweisen (Abb. 3). Das von uns hierfür verwandte Verfahren der Computertomographie war notwendig, da mit konventionellen Verfahren, speziell Leertomogramm, Niereninfusionsurogramm mit Schichten und Sonographie, die Zysten nicht nachgewiesen werden konnten. Neuere apparative Weiterentwicklungen der Sonographie lassen es jedoch heute möglich erscheinen, daß in Zukunft auch dem sonographischen Nachweis der erworbenen Nierenzysten größere Bedeutung zukommen wird.

Unsere klinischen Ergebnisse sind in Tabelle 1 zusammengefaßt. Insgesamt untersuchten wir 31 Patienten mit Niereninsuffizienz infolge glomerulärer Grunderkrankung. Nierenerkrankungen nichtglomerulärer Ursache wurden ausgeschlossen, um mögliche Artefakte durch Kelcherweiterung, Nierenzysten als Folge intrarenaler Obstruktionen etc., sicher auszuschließen. 14 der Patienten wurden chronisch

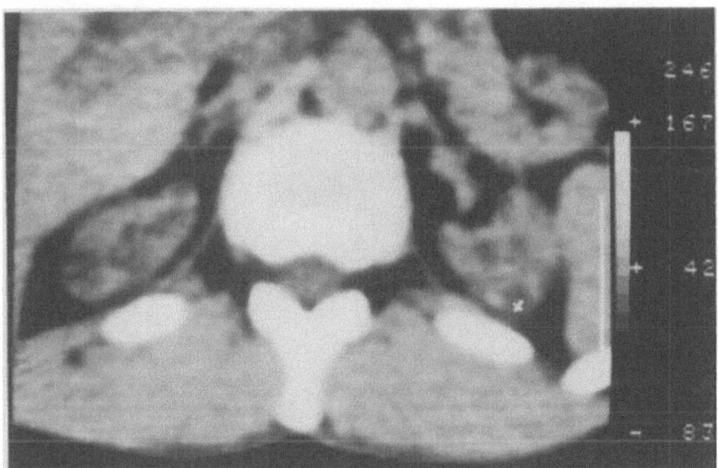

Abb. 3. Computertomogramm der Schrumpfnieren eines 34jährigen Patienten. Chronische Hämodialyse seit 1973. Beachte mehrere Mikrozysten von 0,5–1,1 cm Durchmesser bds

hämodialysiert. 13 Patienten befanden sich im Stadium der fortgeschrittenen Niereninsuffizienz, vor Dialysebehandlung. Außerdem wurden die Eigennieren von 4 Patienten nach erfolgreicher Transplantation untersucht.

Es bedarf der Erwähnung, daß bei 19 von 31 Patienten im Rahmen der Transplantationsvorbereitungen ein Miktionsurogramm durchgeführt worden war, bei dem sich kein Hinweis auf eine Verbreitung der Nierenkelche ergab, was eine mögliche Fehlerquelle bei der Interpretation des Computertomogramms hätte darstellen können.

Die Untersuchungen erfolgten mit einem Computertomograph Somatom (Fa. Siemens) mit einer Schichtdicke von 4–8 mm und einer Pixelgröße von 2 × 2 mm.

Im Stadium der fortgeschrittenen Niereninsuffizienz, jedoch vor Beginn der Dialysebehandlung, war bei ca. 50% der Fälle eine oder mehrere Zyste(n) im Bereich der Nierenrinde oder des Nierenmarks zu erkennen. Nur ein Patient dieser Gruppe hatte multiple Zysten. Hingegen fanden wir bei Patienten, die durchschnittlich 5 Jahre lang hämodialysiert worden waren, bei 11 von 14 Fällen, also bei ca. 80% der Patienten, Zysten. Bei Dialysepatienten war nicht nur die Häufigkeit, sondern auch die Zahl der Zysten gegenüber den Patienten vor der Dialyse erhöht. Während vor Dialysebehandlung nur ein Patient multiple Zysten aufwies, fanden sich bei Dialysepatienten in 6 von 11 Fällen multiple Zysten in beiden Nieren. Nach erfolgreicher Transplantation konnten Zysten sowohl solitär als auch multipel in den Eigennieren der Patienten nachgewiesen werden.

Von besonderer differentialdiagnostischer Bedeutung ist die Tatsache, daß in Extremfällen die gesamten Nieren von Zysten durchsetzt sein können, und die Nieren deutlich vergrößert sind, so daß weder computertomographisch noch autoptisch geklärt werden kann, ob es sich um erworbene Nierenzysten oder um familiäre Zystennieren (Polycystic disease) handelt. Wie in Abb. 4 dargestellt, konnte bei einem 49jährigen Patienten mit gesichertem nephritischem Syndrom und bioptisch nachgewiesener Glomerulonephritis nach 10jähriger chronischer Hämodialysebehandlung eine vollständige zystische Transformation der Nieren beiderseits beobachtet werden, die morphologisch, d. h. anhand der Computertomographie, nicht von familiären Zystennieren unterschieden werden kann.

Ergänzend zu den in Tabelle 1 niedergelegten Befunden konnten wir bereits bei geringfügiger Einschränkung der Nierenfunktion (Kreatinin 2–3 mg%) vereinzelt erworbene Nierenzysten in vivo nachweisen. Dies belegt eindeutig, daß die von Dunnill [6] vertretene Hypothese unhaltbar ist, daß derartige erworbene Nierenzysten eine dialysespezifische, während der Hämodialysebehandlung erworbene Komplikation darstellen. Ähnliche Befunde wurden zwischenzeitlich auch von anderen Autoren mit Hilfe der Computertomographie oder Sonographie erhoben [13].

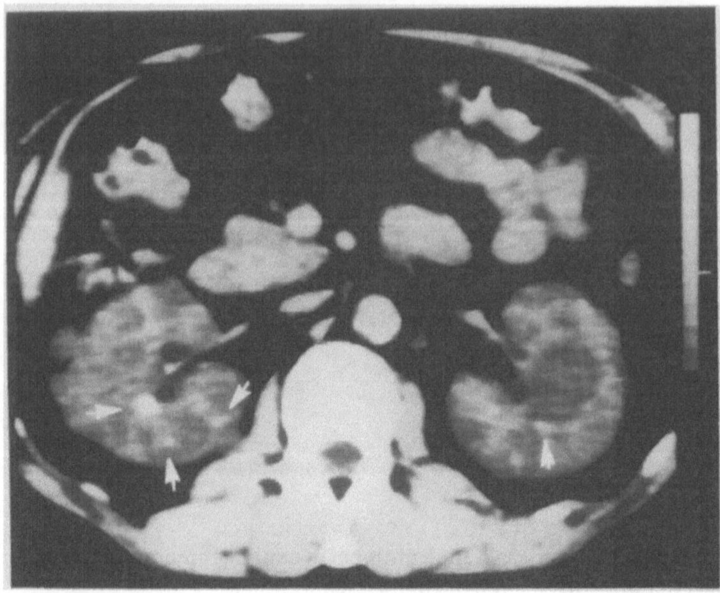

Abb. 4. Computertomogramm der Nieren eines 49jährigen Patienten, bei dem 1970 nierenbioptisch eine chronisch proliferative sklerosierende Glomerulonephritis nachgewiesen wurde. Seit 1972 chronische Hämodialysebehandlung, 1978 bds. vergrößerte Nieren, re. 14,5/7 cm, li. 16/8 cm, die von erworbenen Zysten durchsetzt sind. Daneben stellen sich einzelne, mineralhaltige Konkremente in den Zysten dar (↑). Familienanamnese und Sonographie der Nieren der Eltern (Vater 72 J., Mutter 69 J.) zeigen keinen Hinweis auf familiäre Zystennieren (Polycystic disease)

Mögliche klinische Folgen erworbener Nierenzysten

Dem von uns untersuchten Krankheitsbild erworbener Nierenzysten scheinen einige bedeutsame Komplikationen bei Hämodialysepatienten zuzuordnen zu sein. Obwohl in der Vergangenheit einzelne Autoren den Zusammenhang mit erworbenen Nierenzysten nicht feststellten oder falsch deuteten, scheinen sowohl retroperitoneale Hämatome [14, 15], z. T. mit tödlichem Ausgang, Hämaturie bei Zystenruptur [16], sowie intrarenale Hämatome [6] und Infektionen renaler Zysten vorzukommen.

Besonders beunruhigend ist die Beobachtung, daß in derartigen Zysten mehrfach Papillome [6] und z. T. hypernephroide Karzinome [6, 17] beschrieben wurden. Zwar wurde eingewandt, daß derartige Papillome in benignen Nierenzysten keineswegs eine Seltenheit darstellen. Dennoch muß bedacht werden, daß solche in Zysten gelegene Papillome ein malignes Potential aufweisen, da wir z. T. erhebliche Zellatypien in derartigen Strukturen fanden. In einem Fall unseres Patientengutes konnte ein rechtsseitiges, zystisches papilläres Hypernephrom bei einer Dialysepatientin erfolgreich chirurgisch entfernt werden.

Die Annahme, daß Hypernephrome bei Dialysepatienten überzufallsgemäß häufig auftreten, findet keine Stütze in den bislang von Jacob [18] erhobenen statistischen Untersuchungen über Karzinomhäufigkeit bei Dialysepatienten. Es ist jedoch in Rechnung zu stellen, daß bei diesen Untersuchungen die mittlere Dialysedauer relativ kurz war und das Langzeitpotential dieser Komplikationen hiermit nicht mit Sicherheit völlig abgeschätzt werden kann.

Differentialdiagnose der Nierenzysten

Die bereits besprochene Zahl und Größe der Nierenzysten sowie der mögliche Befund der Nierenvergrößerung können in der nephrologischen Diagnostik zu erheblichen differentialdiagnostischen Schwierigkeiten führen. In erster Linie stellt sich selbstverständlich die Frage der differentialdiagnostischen Abgrenzung zu den familiären Zystennieren (Polycystic kidney disease). Familiäre Zystennieren gehen regelmäßig mit einer Vergrößerung der Nieren einher, während im prädialytischen Stadium von uns in keinem einzigen Fall eine Vergrößerung der Nieren durch die Zysten beobachtet werden konnte, sind derartige Nierenvergrößerungen durch Zysten bei fortgeschrittener Niereninsuffizienz sowohl autoptisch [6], als auch von uns computertomographisch vereinzelt gesichert worden. Differentialdiagnostisch muß hier auch angeführt werden, daß die bei familiären Zystennieren häufigen Begleitbefunde, wie Leberzysten, Pankreaszysten und Milzzysten bei Patienten mit erworbenen Zysten bislang noch nie festgestellt worden sind. Auch die bei 15% der Patienten mit familiären Zystennieren des Erwachsenentyps auftretenden Aneurysmata an den Hirngefäßen konnten autoptisch weder von uns noch von anderen Autoren beobachtet werden. Eine Abgrenzung der von uns untersuchten, erworbenen Nierenzysten von anderen, bekannten Ursachen zystischer Veränderungen dürfte in der Regel klinisch weniger Schwierigkeiten bereiten. So treten kindliche Zystennieren schon im frühen Alter auf und sind rasch progredient. Zystische Dysplasie und Markschwammnieren bieten typische Röntgenbefunde. Veränderungen der Nierenkelche und der Papillen infolge von Obstruktion oder Papillennekrose weisen klinisch und röntgenologisch ein anderes Bild auf.

Vorstellungen zur Pathogenese

Bezüglich der Pathogenese von erworbenen Nierenzysten werden heute vor allem zwei Hypothesen diskutiert:

1. Eine vermehrte Nachgiebigkeit (verminderte Compliance) der tubulären Basalmembran, und/oder
2. eine intratubuläre Obstruktion.

Carone et al. [19] fanden tierexperimentell bei der Ratte nach Gabe von 2-Amino-4,5-diphenyldiazol-HCl intrarenale Zystenbildung bei unverändertem intratubulärem Druck und konstanter Flußrate. Er führte diese erworbenen Zysten auf eine pathochemische Änderung der Tubulusmembran zurück. Ein derartiger Mechanismus konnte in der Entstehung humaner Zysten bisher nie bestätigt werden. Demgegenüber fanden Evan et al. [20] in elektronenmikroskopischen Untersuchungen bei Patienten mit familiären Zysten (Polycystic disease) an unterschiedlichen Orten des distalen Nephrons lokale Epithelproliferate, die oft am aboralen Ende der Zysten gelegen waren. Diese Autoren deuteten das Auftreten von Nierenzysten als Folge eines intratubulären Abflußhindernisses. Die gleichen Autoren fanden in tierexperimentellen Untersuchungen nach Gabe von „nordihydroguaiaretic acid" die Bildung von kleinsten Papillomen intratubulär im Bereich der distalen Tubuli mit Anstieg des intratubulären Drucks [21].

Die bislang vorliegenden Untersuchungen gestatten aber keine eindeutige Aussage über die Genese der beschriebenen erworbenen Nierenzysten, insbesondere bei chronisch niereninsuffizienten Patienten; jedoch erschienen einige Beobachtungen geeignet, Arbeitshypothesen zu ihrer Entstehung zu formulieren.

Dunnill et al. [6] fanden intratubulär bei Patienten mit erworbenen Nierenzysten Oxalatkristalle und Proteinzylinder. Es ist nicht sicher, daß allein die Ablagerung von Proteinzylindern in nichtobstruierten Nephronen zu Zystenbildung führt. Steinhausen et al. [22] konnten zeigen, daß unter osmotischer Diurese derartige Eiweißzylinder aus dem Sammelrohr leicht auszuspülen sind, jedoch gelang es dieser Autorengruppe nicht, Eiweißzylinder durch osmotische Diurese aus den proximalen Abschnitten der Nephrone wegzuspülen. Wandständige Organisation von Zylindern und somit Fixierung der Zylinder an der Tubuluswand konnte weder von Dunnill noch von uns histologisch nachgewiesen werden. Jedoch muß ein obstruktives Abflußhindernis infolge der Eiweißzylinder bei der Entstehung der erworbenen Nierenzysten ernsthaft diskutiert werden, da im Stadium der fortgeschrittenen Niereninsuffizienz keine hohen Urinflußraten in den Tubuli bestehen, die sich bildende Eiweißzylinder wegspülen können.

Lokale Epithelproliferate als Ursache der Zysten, wie sie bei familiären Nierenzysten (Polycystic kidney disease) von Evan et al. [20] beobachtet wurden, konnten bislang bei Patienten mit erworbenen Nierenzysten noch nicht nachgewiesen werden. Entsprechende Untersuchungen werden derzeit von uns in Zusammenarbeit mit Professor Kritz (Anatomisches Institut Heidelberg) durchgeführt. Es ist bemerkenswert, daß auch an der Zystenwand erworbener Zysten Epithelunregelmäßigkeiten zu finden sind, so daß ein ähnlicher Entstehungsmechanismus der Zysten wie bei familiären Zystennieren denkbar ist. Möglicherweise handelt es sich auch um eine Kombination von Obstruktionen durch Eiweißzylinder im Tubulusbereich und Epithelproliferationen. Es kann offensichtlich bei Oligurie im Sammelrohr die Viskosität durch Beimengung von Tamm-Horsfall-Protein und ggf. auch von Strukturproteinen (Zytokeratine) der Tubulusepithelien außerordentlich stark erhöht sein, so daß bereits eine relativ geringe Einengung des Lumens durch Zellproliferate zur kritischen Behinderung des Urinflusses führen könnte.

Schlußbemerkung

Das von uns untersuchte Krankheitsbild der erworbenen Nierenzysten bei chronisch niereninsuffizienten Patienten belegt in eindrucksvoller Weise, wie die therapeutische Intervention bei chronisch kranken Patienten nicht nur klinische Probleme löst, sondern auch bislang unbekannte Probleme schafft. Das Krankheitsbild der erworbenen Nierenzysten wäre demnach zwar nicht als iatrogene Erkrankung, doch sicher als eine durch neue Therapieverfahren ermöglichte Spätkomplikation anzusehen. Vielleicht sind derartige Komplikationen der Preis, womit der medizinische Fortschritt erkauft werden muß.

Literatur

1. Ritz E, Malluche H, Bommer J, Mehls O, Krempien B: Metabolic bone disease in patients on maintenance hemodialysis. Nephron 12: 393–404 (1974
2. Drueke T: Dialysis osteomalacia and aluminium intoxication. Nephron 26 : 207–211 (1980)
3. Zobel H, Schiebeler A, Ries P, Bahlmann J: Die obliterative Intimafibrose der Nierenarterien unter Einfluß der Hämodialyse bei Patienten mit chronischer Niereninsuffizienz. Virchows Archiv 369: 131–141 (1975)
4. Bommer J, Ritz E, Tschöpe W, Waldherr R, Gebhardt M: Urinary matrix calculi consisting of microfibrillar protein in patients on maintenance hemodialysis. Kidney Intern. 16: 722–728 (1979)
5. Heptinstall RH: Pathology of the kidney, 2nd ed Vol I, p 101. Little Brown & Co., Boston 1974
6. Dunnill MS, Millart PR, Oliver D: Acquired cystic disease of the kidneys: a hazard of long-term intermittant maintenance hemodialysis. J Clin Path 30: 868 (1977)
7. Bommer J, Waldherr R, van Kaick G, Strauss L, Ritz E: Acquired renal cysts in uremic patients – in vivo demonstration by computed tomography. Clin Nephrol 14: 299–303 (1980)
8. Mirahmadi MK, Vaziri ND: Cystic transformation of end-stage kidneys in patients undergoing hemodialysis. Int J Artif Organs 3: 267–270 (1980)
9. Bansal VK, Ing TS, ChejfecGandhi VC, Said R, Geis WP, Hano JE: Dialysis-associated renal cystic degeneration. Kidney Intern. 11: 669 (1980)
10. Peipers A: Über eine besondere Form von Nierensteinen. Münch Med Wschr 27: 531–532 (1894)
11. Powell T, Achackman R, Johnson HD: Multinodular cysts of the kidney. Br J Urol 23: 142 (1951)
12. Uson AC, Melicow MM: Multilocular cysts of kidney with intrapelvic herniation of a „daughter" cyst: Report of four cases. U Urol 89: 341 (1963)
13. Kaga N, Nomusa G, Yamata Y, Kaga T: Ureteric pain in patients with chronic renal failure on hemodialysis – diagnostic approach with ultrasonography and computer tomography. (In press)
14. Milutinovitch J, Follete WC, Scribner BH: Spontaneous retroperitoneal bleeding in patients on chronic hemodialysis. JAMA 230: 1104 (1974)
15. Tsai SY, Shimizu AG: Spontaneous perirenal hemorrhage in patients on hemodialysis. Urology 5: 523 (1975)
16. Meyrier A, Verger C, Ang KS, Sraer JD, Kourilsky O, Jablonsky JP: Acute internal hemorrhage due to spontaneous visceral ruptures in hemodialysis patients (Abstr.). Kidney Intern. 16:97 (1979)
17. Miller RB, Gentile DE, Sigala JF: Cystic disease of the kidney acquired during long-term dialysis. Transact. Am Soc Nephrol 11: 29 (1978)
18. Jacobs C, Reach I, Degoulet P: Tumeurs et hémopathies malignes chez les patients 13traités par dialyse iterative. In: Séminaires D'Uro-Néphrologie (Küss R, Legrain M (eds), pp 197–215. Paris, Masson 1979
19. Carone FA, Rowland RG, Perlman SG, Canote EE: The pathogenesis of drug induced renal cystic disease. Kidney Intern. 5:411 (1974)
20. Evan AP, Gardner KD, jr, Bernstein J: Polypoid papillary epithelial hyperplasia: A potential cause of ductal obstruction in adult polycystic disease. Kidney Intern 16: 743–750 (1979)
21. Evan AP, Gardner KD: Nephron obstruction in nordihydroguaiaretic acid-induced renal cystic disease. Kidney Intern 15: 7–19 (1979)
22. Steinhausen M, Thederan H, Nolinski D: Further evidence of tubular blockage after acute ischemic renal failure in Tupaia belangeri and rats. Virchows Arch [Pathol Anat] 381: 13–34 (1978)

Die diabetische Nephropathie: Epidemiologie, Pathochemie, Klinik und Therapie des Krankheitsbildes

D. Deppermann

Die diabetische Nephropathie ist ein klinisches Syndrom, das als Folge eines langdauernden Erwachsenen- oder juvenilen Diabetes mellitus auftritt und sich im Regelfalle durch eine nichtselektive glomeruläre Proteinurie, Ödemneigung, Hypertonus und schließlich Niereninsuffizienz manifestiert. Pathologisch-anatomisch liegt diesem Krankheitsbild eine diffuse oder noduläre Glomerulosklerose (Kimmelstiel-Wilson-Läsion) zugrunde. Fast immer findet sich auch eine Arteriolosklerose oder - hyalinose der afferenten und charakteristischerweise auch der efferenten Arteriolen. Die diabetische Nephropathie ist ebenso wie die diabetische Retinopathie eine Manifestationsform der Mikroangiopathie des Diabetikers. Beide Krankheitsbilder stellen eine weitgehend diabetesspezifische Komplikation dar, und eine Nephropathie findet sich nur selten ohne Retinopathie.

Häufigkeit der diabetischen Nephropathie

Es ist schwierig, anhand der Literatur verläßliche und vor allen Dingen vergleichbare Zahlenangaben über die Häufigkeit der diabetischen Nephropathie zu machen. Die Patienten, die nierenbioptisch zur Feststellung einer diabetischen Glomerulosklerose untersucht wurden, waren kaum repräsentativ für die Population der Diabetiker. Häufig handelte es sich um Fälle, die wegen einer nephrologischen Symptomatik bei Diabetes mellitus zur Abklärung überwiesen wurden (Gellmann 1950; Hatch 1961). Bei den meisten Untersuchungen wurde auch nicht berücksichtigt, daß die „Gangarten" der diabetischen Glomerulosklerose unterschiedlich sein können, je nachdem, ob sie sich als Komplikation bei einem juvenilen Diabetes oder Erwachsenen-Diabetes findet. Nach einer Untersuchung von Yamauchi (1973) findet sich eine bioptisch gesicherte diabetische Glomerulosklerose in 28% nach Zufall ausgewählter Diabetiker bis zum 39. Lebensjahr. Unter Berücksichtigung der Diabetesdauer ergeben sich folgende Zahlen: Bei einer Diabetesdauer von 5 oder weniger Jahren liegt die Glomerulosklerosehäufigkeit in dieser Altersgruppe bei 18%; sie erhöht sich auf 50% bei einer Diabetesdauer von 5–10 Jahren und beträgt 100% wenn der Diabetes länger als 10 Jahre besteht. In der Altersgruppe von 40–59 Jahren sehen diese Zahlen anders aus: Bei einer Diabetesdauer von 5 oder weniger Jahren beträgt die Glomerulosklerosehäufigkeit jetzt 40% und steigt auf 76%, wenn der Diabetes seit 5–10 Jahren besteht. Bei mehr als 10jähriger Diabetesdauer sinkt sie wieder auf 64% ab. Die Gesamthäufigkeit in dieser Altersgruppe beträgt 51%. Bei über 60jährigen findet sich bei einer Diabetesdauer von 5 oder weniger Jahren eine Glomerulosklerosehäufigkeit von 56%. Bei einer Diabetesdauer von 5–10 bzw. 11 Jahren und mehr sind die entsprechenden Zahlen 63 bzw. 60%. Die Gesamthäufigkeit in dieser Altersgruppe beträgt 58%. Faßt man alle Fälle zusammen, so wurde bioptisch eine diabetische Glomerulosklerose in 45% gefunden. Eine noduläre Form ließ sich in 20% der Fälle nachweisen. Die größere Prävalenz der diabetischen Nephropathie in den höheren Altersgruppen erklärt sich zwangslos aus der Beobachtung, daß der Erwachsenendiabetes über Jahre hinaus wegen der nur geringen mit ihm verbundenen Beschwerden nicht diagnostiziert wird (Anderson, 1966).

Die klinische Bedeutung der diabetischen Nephropathie

Bei aller Vorsicht, mit der man den bislang vorgelegten Zahlen zu begegnen hat, machen sie doch klar, daß die diabetische Nephropathie eine häufige Komplikation des Diabetes mellitus ist. Ihre Bedeutung in der Klinik erhält sie dadurch, daß sie im Laufe der Zeit zu einer Einschränkung der Nierenfunktion führt und damit für den Diabetiker die Ursache zum Tode durch Urämie werden kann. 48% aller Diabetiker, bei denen sich die Erkrankung vor dem 20. Lebensjahr manifestierte, sterben aus renaler Ursache. Wenn das Manifestationsalter zwischen dem 20. und 39. Lebensjahr liegt, sind es immer noch 18%. Im höheren Lebensalter über-

Fortschritte in der Inneren Medizin
Hrsg. Kommerell/Hahn/Kübler/Mörl/Weber

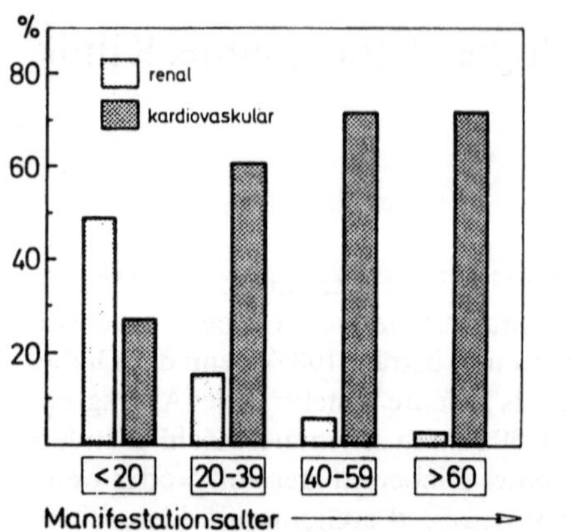

Abb. 1. Todesursache beim Diabetes mellitus in Abhängigkeit vom Manifestationsalter

wiegen dann die kardio- und zerebrovaskulären Komplikationen (Abb. 1). Der Anteil der diabetischen Nephropathie an den Ursachen einer terminalen Niereninsuffienz ist mit 14% sehr hoch; er ist damit fast 3mal so hoch wie der Anteil der Zystennieren (Abb. 2). Im Rahmen einer Studie, die von 1966–1971 in der schwedischen Stadt Gothenburg durchgeführt wurde, konnte Ahlmen (1975) zeigen, daß in der Altersgruppe zwischen 16 und 65 Jahren die diabetische Nephropathie mit 20 Fällen pro Jahr und 1 Million Einwohner die Ursache einer terminalen Niereninsuffizienz war. Die Diagnose konnte in 88% der Fälle durch autoptische Untersuchungen gesichert werden.

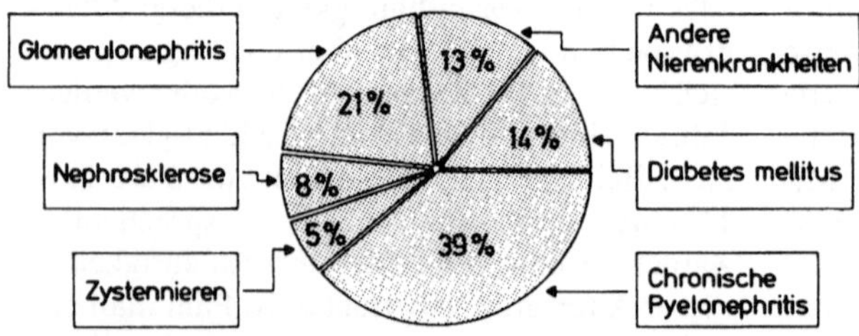

Abb. 2. Die relative Häufigkeit verschiedener Erkrankungen als Urämie-Ursache

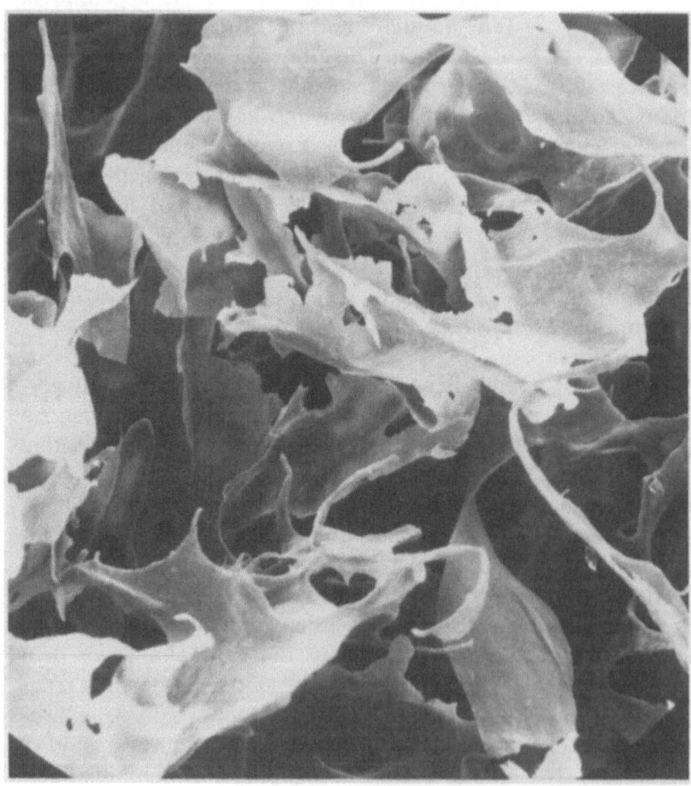

Abb. 3. Rasterelektronenmikroskopische Aufnahme isolierter menschlicher glomerulärer Basalmembranen

Pathologische Anatomie und Pathochemie der diabetischen Nephropathie

Bei der histologischen Untersuchung der Nieren eines Patienten mit diabetischer Nephropathie werden eine Reihe von Veränderungen angetroffen; definitionsgemäß ist die diffuse oder noduläre Glomerulosklerose sowie die Arteriolosklerose der afferenten und efferenten Arteriole der kennzeichnende Befund. Lichtmikroskopisch ist die diffuse Glomerulosklerose durch eine Mesangiumverbreiterung und verstärkte PAS-Anfärbbarkeit der glomerulären Kapillarwand und des Mesangiums gekennzeichnet. Darüber hinaus finden sich inkonstant subendotheliale Ablagerungen (sog. exsudative Veränderungen), selten auch Halbmondbildungen, sowie regelmäßig eine Arteriolosklerose der afferenten und auch der efferenten Arteriolen. Die noduläre Glomerulosklerose ist lichtmikroskopisch gekennzeichnet durch knötchenförmig angeordnete Ablagerungen von „Basalmembran-ähnlichem" Material innerhalb des Mesangiums (Ditscherlein 1969; Irmscher 1977).

Die lichtmikroskopischen Befunde der diffusen und nodulären Glomerulosklerose erfuhren Ende der 50er Jahre eine weitere Klärung. Bergstrand u. Bucht (1957) konnten durch elektronenmikroskopische Untersuchungen nachweisen, daß dem lichtmikroskopischen Bild der diffusen Glomerulosklerose eine Verdickung der glomerulären Basalmembran zugrunde lag. Dieser Befund stand in der Folgezeit immer wieder im Mittelpunkt des Interesses und konnte in vielen Nachuntersuchungen bestätigt werden (Østerby 1974). Die nachfolgenden elektronenmikroskopischen Untersuchungen brachten darüber hinaus die Erkenntnis, daß die von Kimmelstiel u. Wilson (1936) beschriebene diabetesspezifische „intercapillary glomerulosclerosis" der Endzustand einer Entwicklung ist, in deren Verlauf Veränderungen an den Basalmembranen und der Mesangiummatrix eine entscheidende Rolle spielen.

Durch Untersuchungen an der isolierten normalen und diabetischen glomerulären Basalmembran (Abb. 3) sowie durch Arbeiten an isolierten Glomerula wurde versucht, Art und Ursache der Basalmembranverbreiterung zu ergründen (Reddi 1978).

Die normale glomeruläre Basalmembran ist ein makromolekulares System, das sich aus einem Kollagen (Typ IV) und einem Glykoprotein zusammensetzt (Abb. 4). Beisswenger u. Spiro (1970) veröffentlichten den Befund einer in ihrer Primärsequenz veränderten Basalmembran bei Diabetes mellitus. Sie fanden eine vermehrte Hydroxylierung des Lysins zu Hydroxylysin und parallel dazu einen erhöhten Kohlenhydratgehalt (Glukose und Galaktose). Dieser Befund, der eine weitere Bestätigung der Spiroschen Hypothese vom vermehrten insulinunabhängigen Glukoseeinbau in Glykoproteine bei Diabetes mellitus zu sein schien, konnte jedoch von Nachuntersuchern nicht bestätigt werden (Deppermann 1981; Wahl u. Mitarb. 1981). Eine sichere Erklärung für diese divergierenden Befunde gibt es z. Z. nicht, so daß die Frage einer in ihrer Primärsequenz veränderten glomerulären Basalmembran bei Diabetes mellitus immer noch zur Diskussion steht; möglicherweise erklären eine unterschiedliche Auswahl des Untersuchungsgutes und z. T. abweichende Methoden bei der Isolierung der Basalmembran die Diskrepanz der Befunde (Spiro 1980; Brownlee u. Spiro 1979).

Von Siperstein u. Mitarb. (1977) wurde die Frage diskutiert, ob die Basalmembranveränderungen überhaupt ursächlich mit dem Diabetes mellitus verknüpft sind oder sich nicht, wie die Autoren glaubten feststellen zu können, unabhängig vom Diabetes entwickeln. Die Untersuchungen von Østerby (1974) an der Niere und von Siess u. Mitarb. (1979) an Muskelkapillaren haben jedoch zweifelsfrei nachgewiesen, daß eine Verdickung der Basalmembran erst nach Manifestation eines Diabetes mellitus und in Abhängigkeit von der Diabetesdauer auftritt. Diese Befunde konnten auch im Tierexperiment bestätigt werden; bei diesen Untersuchungen wurde darüber hinaus klar gezeigt, daß durch eine Therapie des experimentell gesetzten Diabetes mellitus die Ausbildung einer diabetischen Nephropathie praktisch verhindert werden konnte (Bloodworth u. Mitarb. 1980).

Klinik der diabetischen Nephropathie

Abgesehen von funktionellen Veränderungen, wie der Erhöhung der glomulären Filtrationsrate und der Filtrationsfraktion, ist das früheste faßbare Zeichen einer diabetischen Nephropa-

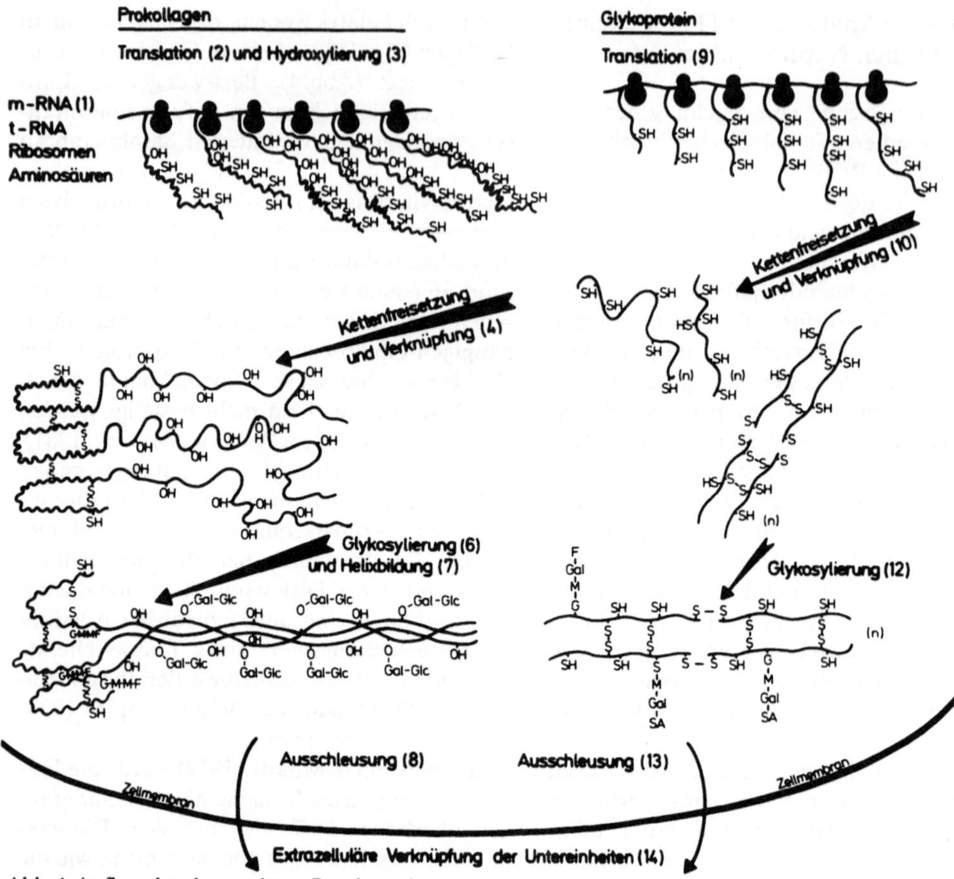

Abb. 4. Aufbau der glomerulären Basalmembran

thie die Proteinurie. Sie hat zunächst einen intermittierenden Charakter und ist nichtselektiv glomerulär. Während sich die ersten mit dem Elektronenmikroskop feststellbaren Veränderungen an der Basalmembran bereits 1–2 Jahre nach Manifestation des Diabetes mellitus entwickeln (Østerby 1974; Gundersen u. Mitarb. 1981) läßt sich mit den in der Klinik üblichen Methoden eine Proteinurie erst im Mittel nach 14jähriger Diabetesdauer feststellen. Nur 6% aller juvenilen Diabetiker entwickeln eine persistierende Proteinurie innerhalb der ersten 10 Jahre nach Manifestation des Diabetes (Dekkert u. Mitarb. 1981). Die Diabetesdauer scheint der wichtigste manifestationsfördernde Risikofaktor einer diabetischen Nephropathie zu sein (West 1978 und Abb. 5). Im weiteren Verlauf kann es zur Ausbildung eines nephrotischen Syndroms (Proteinurie über 3,5 g/24 h × 1,73 m^2) kommen, es tritt schließlich ein Hypertonus und eine Einschränkung der Nierenfunktion auf. Das Vorliegen einer diabetischen Nephropathie ist sehr wahrscheinlich, wenn eine Diabetesdauer von über 10 Jahren besteht, der Patient an einer diabetischen Retinopathie leidet und eine Proteinurie bzw. ein nephrotisches Syndrom vorhanden ist. Sichern ließe sich die Diagnose nur durch eine Nierenbiopsie, sie ist jedoch nur dort indiziert, wo differentialdiagnostische Probleme bestehen.

Nach neueren Untersuchungen von Mogensen (1981) kommt dem Hypertonus bei der diabetischen Nephropathie eine gewisse „Schrittmacherfunktion“ bei der Entwicklung der chronischen Niereninsuffizienz zu. Durch eine antihypertensive Therapie gelingt es, das Voranschreiten der diabetischen Nephropathie, gemessen an der Proteinausscheidung und der Ver-

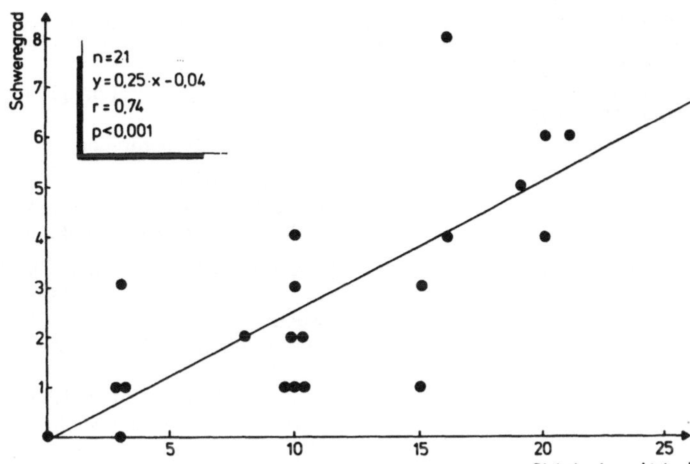

Abb. 5. Abhängigkeit des Schweregrads (0–8) der diabetischen Glomerulosklerose von der Diabetesdauer

schlechterung der Nierenfunktion, zu verlangsamen. Da der Hypertonus auch zu einer Verschlechterung der diabetischen Retinopathie und dabei zu nicht wieder gutzumachenden Schäden führt (Urrets-Zavalia 1977; De Venecia 1980), kommt seiner Behandlung eine vorrangige Bedeutung zu. Auf die Wichtigkeit der Lichtkoagulation der diabetischen Retinopathie soll an dieser Stelle nur hingewiesen werden (Meyer-Schwickerath u. Mitarb. 1980).

Eine Komplikation der diabetischen Nephropathie ist der sog. hyporeninämische Hypoaldosteronismus. Es handelt sich hierbei um eine Störung der Kaliumhomöostase, die ihre Ursache nicht in der eingeschränkten glomerulären Filtrationsrate hat (GFR über 10 ml/min), sondern auf eine Störung der Renin-Aldosteron-Achse zurückzuführen ist. Da gleichzeitig der beim Diabetes mellitus bestehende Insulinmangel die normale transzelluläre Kaliumverteilung behindert, muß immer wieder einmal mit unerwarteten und gelegentlich lebensbedrohenden Hyperkaliämien gerechnet werden (Perez u. Mitarb. 1977).

Im Hinblick auf die diabetische Stoffwechsellage ist bemerkenswert, daß der Insulinbedarf vieler Patienten mit zunehmender Niereninsuffizienz sinkt. Die wohl wichtigste Erklärung hierfür ist der verminderte Abbau des exogen zugeführten Insulins durch die Verminderung der Nierenparenchymmasse. Bei Patienten, die noch über endogene Insulinreserven verfügen und im Laufe ihrer Erkrankung nie insulinabhängig waren, kann es geschehen, daß wegen Fehlen der entsprechenden laborchemischen Parameter ein Diabetes mellitus übersehen wird.

Sofern es sich um einen Erwachsenendiabetes handelt, der mit oralen Antidiabetika therapiert wird, muß diese Behandlung im Hinblick auf die veränderte Pharmakokinetik dieser Substanzen mit zunehmender Niereninsuffizienz neu überdacht werden. Es sollte auf orale Antidiabetika zurückgegriffen werden, die nahezu vollständig zu inaktiven Metaboliten umgewandelt werden; hierzu zählen beispielsweise Sulfonylharnstoffe wie Glibenclamid und Gliquidon. Die Verwendung oraler Antidiabetika mit veränderter Eiweißbindung in der Urämie (z.B. Tolbutamid) oder solcher, die fast ausschließlich renal eliminiert werden (z.B. Chlorpropamid) bergen das Risiko unerwarteter hypoglykämischer Reaktionen in sich (Deppermann 1980).

Während im allgemeinen die Gabe von Kontrastmittel im Hinblick auf die Nephrotoxizität bei eingeschränkter Nierenfunktion lange Zeit als unbedenklich angesehen wurde, gilt dieses für die diabetische Nephropathie nicht (Robinson 1980). Nach Kontrastmitteluntersuchungen werden hier, abhängig von der Art der durchgeführten Untersuchung, in 0,2 bis über 90% akut-auf-chronische Nierenversagen beobachtet. Der Pathomechanismus ist unklar; die Häufigkeit einer Funktionsverschlechterung scheint jedoch abhängig von der Menge des verwandten Kontrastmittels zu sein.

Die wichtigsten therapeutischen Maßnahmen

Tabelle 1. Konservative Behandlung der diabetischen Nephropathie

Nephrotisches Syndrom (Proteinurie $>3,5\,g/24\,h \times 1,73\,m^2$)	Kochsalzrestriktion; eiweißreiche Ernährung abhängig vom Eiweißverlust; Diuretika; Behandlung der Hyperlipidämie
Hypertonie	Kochsalzrestriktion; β-Blocker (kardioselektiv); Diuretika. Cave: Kaliumsparende Diuretika, übliche Antihypertonika
Niereninsuffizienz	Normale kochsalzarme Diabetesdiät (keine eiweißarme Diät); meist Reduzierung der Insulindosis bzw. der oralen Antidiabetika; Verwendung nichtkumulierender Antidiabetika; keine Anwendung nephrotoxischer Medikamente (Antibiotika, Analgetika); Überprüfung des Kalzium- und Phosphathaushaltes, der PTH- und Vitamin-D-Spiegel; eventuell Therapie mit Phosphatbindern und Vitamin D; Behandlung von Harnwegsinfekten; keine Blasenkatheterisierung ohne zwingenden Grund; Venenpflege
Diabetische Retinopathie	Regelmäßige augenärztliche Kontrolle, großzügige Indikationsstellung zur Lichtkoagulation

in der konservativen Behandlung der diabetischen Nephropathie sind noch einmal in Tabelle 1 zusammengefaßt. Der zeitliche Abstand zwischen dem Auftreten der Proteinurie als erstes Zeichen einer diabetischen Nephropathie und der Urämie ist von Fall zu Fall sehr verschieden. Im Mittel vergehen 7 Jahre. Ist es jedoch erst einmal zu einer Einschränkung der Niernfunktion gekommen, so ist der weitere Verlauf rasch progredient. Bei einer Erhöhung des Serumkreatinins auf 442 µmol/l (5 mg/100 ml) beträgt die mittlere Lebenserwartung nur noch 6 Monate (Ahlmen 1975). Auf die Behandlung der terminalen Niereninsuffizienz als Folge einer diabetischen Nephropathie sind dieselben Verfahren anwendbar wie auf nichtdiabetesinduzierte Nierenerkrankungen (Deppermann u. Mitarb. 1979). Die initial schlechten Ergebnisse der Hämodialysebehandlung niereninsuffizienter Diabetiker sollten heute nicht mehr zur Richtschnur dafür gemacht werden, ob ein Diabetiker dialysiert werden soll oder nicht (Katirtzoglou u. Mitarb. 1980; Shapiro u. Comty 1980). Für den juvenilen Diabetiker ist die Nierentransplantation das Behandlungsverfahren der Wahl, insbesondere wenn ein Lebendspender zur Verfügung steht (Kjellstrand u. Mitarb. 1980; Najarian u. Mitarb. 1978). Die nichtkonservative Behandlung diabetischer Patienten mit Niereninsuffizienz ist sicherlich weniger erfolgreich und mit größeren Problemen behaftet als die nichtdiabetischer niereninsuffizienter Patienten. Dennoch sind die Behandlungsergebnisse in den letzten Jahren soweit verbessert worden, daß ein therapeutischer Nihilismus heute nicht mehr angebracht erscheint.

Literatur

1. Ahlmen J: Incidence of chronic renal failure. Acta Med Scand 198 (Suppl): 582 (1975)
2. Anderson TW: The duration of unrecognized diabetes mellitus. Diabetes 15: 160–163 (1966)
3. De Venecia G: The eye in accelerated hypertension. 3. Accelerated hypertension in patients with diabetic retinopathy. In: Friedman EA, L'Esperance jr, FA (eds): Diabetic renal-retinal syndrome, pp 83–101. Grune & Stratton, New York 1980
4. Beisswenger PJ, Spiro RG: Human glomerular basement membrane – Chemical alteration in diabetes mellitus. Science 168: 596–598 (1970)
5. Bergstrand A, Bucht U: Electron microscopic investigations on the glomerular lesions in diabetes mellitus (diabetic glomerulosclerosis). Lab Invest 6: 293 (1957)
6. Bloodworth jr, JMB, Engerman RL: Experimental diabetic glomerulosclerosis. In: Podolsky S, Viswanathan M (eds): Secondary Diabetes. The spectrum of the diabetic syndromes, pp 521–540. Raven Press, New York 1980

7. Brownlee M, Spiro RG: Biochemistry of the basement membrane in diabetes mellitus. Adv Exp Med Biol 124: 141–156 (1979)
8. Deckert T, Renard AA, Sandahl ChJ, Koch AJ: Course of diabetic nephropathy. Factors related to development. Acta Endocrinol 97 (Suppl) 242: 14–15 (1981)
9. Deppermann D, Ritz E, Wahl P: Hämodialyse und Transplantation bei urämischen Diabetikern. Dtsch Med Wschr 104: 197–200 (1979).
10. Deppermann D: Oral wirksame Antidiabetika bei Niereninsuffizienz. In: Heidland A, Wetzels E (Hrsg): Pharmakotherapie bei Niereninsuffizienz, S 50–57. Springer, Berlin Heidelberg New York 1980
11. Deppermann D: Biochemie der normalen und diabetischen Basalmembran des menschlichen Nierenglomerulum. Habilitationsschrift, Heidelberg 1981
12. Ditscherlein G: Nierenveränderungen bei Diabetikern. VEB Gustav Fischer, Jena 1969
13. Gellmann D, Pirani CL, Soothill JF, Muehrcke RC, Kark RM: Diabetic nephropathy-A clinical and pathologic study based on renal biopsies. Medicine 38: 321–367 (1959)
14. Gundersen HJG, Gøtzsche O, Hirose K, Kroustrup JP, Mogensen CE, Seyer-Hansen K, Østerby R: Early structural changes in glomerular capillaries and their relationship to longterm diabetic nephropathy. Acta Endocrinol 97 (Suppl) 242: 19–21 (1981)
15. Hatch FE, Watt MF, Kramer NC, Parrish AE, Howe JS: Diabetic Glomerulosclerosis. A longterm follow-up study based on renal biopsies. Am J Med 31: 216–230 (1961)
16. Irmscher K: Diabetes und Nieren. In: Schwiegk H (Hrsg): Handbuch der Inneren Medizin. Oberdisse K (Hrsg): Band 7, Stoffwechselkrankheiten, Teil 2 B, S 245–361, Diabetes mellitus. Springer, Berlin Heidelberg New York 1977
17. Katirtzoglou A, Izatt S, Oreopoulos DG, Dombros N, Blair GR, Chisholm L, Meema HE, Ogilvie R, Vas S, Leibel B, and McCreedy W: Chronic peritoneal dialysis in diabetics with end-stage renal failure. In: Friedman EA, L'Esperance jr, FA (eds): Diabetic renal-retinal syndrome, pp 317–331. Grune & Stratton, New York 1980
18. Kimmelstiel P, Wilson C: Intercapillary lesions in the glomeruli of the kidney. Am J Path 12: 83–97 (1936)
19. Kjellstrand CM, Goetz FC, Najarian JS: Transplantation and dialysis in diabetic patients. An update. In: Friedman EA, L'Esperance jr FA (eds): Diabetic renal-retinal syndrome, pp 345–351. Grune & Stratton, New York 1980
20. Meyer-Schwickerath G, Schöne U, Fried M: Photocoagulation in diabetic retinopathy: When to start? How many coagulations to perform? In: Waldhäusl WK (ed): Diabetes 1979, ICS 500, pp 780–783. Excerpta Medica, Amsterdam 1980
21. Mogensen CE: Long-term antihypertensive treatment (over six years) inhibiting the progression of diabetic nephropathy. Acta Endocrinol. 97 (Suppl) 242: 31–32 (1981)
22. Najarian JS, Sutherland DER, Simmons RL: Renal transplantation in diabetics: The facts. In: Friedman EA (ed): Strategy in renal failure, pp. 363–391. John Wiley & Sons, New York 1978
23. Østerby R: Early phases in the development of diabetic glomerulopathy. Acta Med Scand Suppl 574: 13–81 (1974)
24. Perez GO, Lespier L, Knowles R, Oster JR, Vaamonde CA: Potassium homeostasis in chronic diabetes mellitus. Arch. Intern. Med 137: 1018–1022 (1977)
25. Reddi AS: Diabetic microangiopathy. I. Current status of the chemistry and metabolism of the glomerular basement membrane. Metabolism 27: 107–124 (1978)
26. Robinson Th, Feinroth M, Sutton J: Contrast media induced renal failure. A clinical problem. In: Friedman EA, L'Esperance jr, FA (eds): Diabetic renal-retinal syndrome, pp 253–267. Grune & Stratton, New York 1980
27. Shapiro FL, Comty ChM: Hemodialysis in diabetics – 1979 update. In: Friedman EA, L'Esperance jr FA (eds): Diabetic renal-retinal syndrome pp 333–343. Grune & Stratton, New York 1980
28. Siess EA, Näthke HE, Dexel Th, Haslbeck M, Mehnert H, Wieland OH: Dependency of muscle capillary basement membrane thickness on the duration of diabetes. Diabetes Care 2: 472–478 (1979)
29. Siperstein MD, Baker M, Goodman JR: Diabetic microangiopathy. In: Alexander K, Cachovan M (Hrsg): Diabetische Angiopathien, S 61–65. Witzrock, Baden-Baden 1977
30. Spiro RG: Biochemistry of the glomerular basement membrane in relation to diabetic nephropathy. In: Waldhäusl WK (ed): Diabetes 1979, ICS 500, pp 707–712. Excerpta Medica, Amsterdam 1980
31. Urrets-Zavalia A (ed): Diabetic retinopathy, pp 87–89. Masson, Paris 1977
32. West KM: Epidemiology of Diabetes and Its Vascular Lesions. pp 402–436. Elsevier, New York 1978
33. Wahl P, Deppermann D, Hasslacher Ch: Biochemistry of the diabetic glomerular basement membrane. Kidney Int. (in press)
34. Yamauchi Y, Suzuki J: Onset and progress of diabetic glomerulosclerosis. Tohoku J Exp Med 109: 385–406 (1973)

Bedeutung von Disposition, Exposition und Lebensalter für die Karzinogenese

D. Schmähl, M. Habs und W. J. Zeller

In den letzten Jahren ist wiederholt und vielfach kontrovers über die möglichen Einflußgrößen diskutiert worden, die die Krebsentstehung maßgeblich bedingen [1]. Dabei haben sich zwei extreme Standpunkte herausgebildet. Der eine ist erstmalig von einer Expertenkommission der Weltgesundheitsorganisation im Jahre 1964 ausgedrückt worden [2], dahingehend, daß etwa 80% aller beim Menschen auftretenden malignen Tumoren auf exogene Ursachen vornehmlich chemischer oder physikalischer Natur zurückzuführen seien. Danach wäre Krebs das Endprodukt einer chronischen Vergiftung, die durch verschiedene exogene Noxen ausgelöst wird. Der gegenteilige Standpunkt wird in Deutschland vor allem von Oeser vertreten [3]. Er mißt den karzinogenen Umwelteinflüssen eine nur untergeordnete Bedeutung zu und faßt den Krebs als eine mehr oder weniger „physiologische Absterbekrankheit" auf, die im wesentlichen durch den Faktor „Alter" bestimmt wird. Zur Stützung seiner These führt er neben der „Konstanz" der Krebsgefährdung an, daß Krebs nicht nur beim Menschen vorkommt, sondern auch bei praktisch allen Tierarten und mit steigendem Alter auch an Häufigkeit zunimmt [4].

Einer von uns (D.S.) hat erstmalig [5] versucht, die wesentlichen Parameter, die der Krebsentstehung zugrundeliegen, in einer Art „Formel" auszudrücken. Diese Formel lautet:

$$C = f(D, E, A)$$

Cancer = f (Disposition, Exposition, Alter)

Krebs wird demnach als eine Funktion von Disposition, Exposition und Alter aufgefaßt. Bevor auf die Diskussion der einzelnen Formelglieder etwas ausführlicher eingegangen wird, soll einschränkend zur Interpretation dieser Formel folgendes festgestellt werden: Es erscheint schwierig, wenn nicht unmöglich, einen allgemeingültigen Entstehungsmodus für alle Krebsarten zu finden, denn die einzelnen Tumorformen unterscheiden sich hinsichtlich ihres klinischen Erscheinungsbildes, der Histologie, dem therapeutischen Vorgehen, der Prognose und auch der Ätiologie so erheblich voneinander, daß die verschiedenen Tumorformen als eigenständige Individuen betrachtet werden müssen. Dies impliziert, daß Krebs nicht gleich Krebs ist. Damit wird aber auch deutlich, daß je nach der vorliegenden Tumorart die einzelnen Formelglieder eine unterschiedliche Gewichtung bekommen müssen, die vom Tumortyp zu Tumortyp sehr unterschielich sein kann, ja sein muß. Trotz dieser Einschränkungen, die der Formel anhaften, erscheint es möglich, die drei in der Formel angegebenen unterschiedlichen Einflußgrößen zu besprechen, um so zu einer gedanklichen Analyse der Karzinogenese zu kommen.

Die Disposition zum Krebs kann genetisch vorgegeben sein oder durch das Leben erworben werden (Tabelle 1). Im ersteren Fall handelt es sich dnanach um Tumorformen, die bestimmten Erbgängen folgen. Die bekanntesten Beispiele dafür sind das Retinoblastom, die Neurofibromatose Recklinghausen oder auch die Polyposis intestinii als Präkanzerose für das Dickdarmkarzinom. Diese Tumorformen sind als schicksalsmäßig vorgegebene Erkrankungen aufzufassen. Daneben gibt es aber auch Erkran-

Fortschritte in der Inneren Medizin
Hrsg. Kommerell/Hahn/Kübler/Mörl/Weber

Tabelle 1. Beispiele für die Bedeutung von Disposition („D“) und Exposition („E“) bei der Entstehung bestimmter Tumorarten

„D“	„E“
a. *Ererbt*	a. *Umwelt*
Retinoblastom	UV-Licht (Sonne)
Neurofibromatose	Energiereiche Strahlung
Polyposis intestinalii	Tabakrauch
b. *Erworben*	Arsen
Gallensteinleiden	Alkylierende Zytostatika
Kryptorchismus	b. *Arbeitsplatz*
Laugenverätzung	Arsen
Billroth II	Aromatische Amine
Barrett-Syndrom	Vinylchlorid

kungen, die durch das Leben erworben werden und zu bestimmten Krebsarten disponieren. Hier wäre z. B. das Gallenblasenkarzinom zu nennen, das sich fast immer in einer chronisch entzündeten Steingallenblase findet. Das Gallensteinleiden disponiert also zum Gallenblasenkrebs, obwohl Gallensteine natürlich nicht als „kanzerogen“ aufzufassen sind. Weiter wären summarisch aufzuzählen: Laugenverätzungen der Speiseröhre als Ursache für einen späteren Speiseröhrenkrebs, das Barrett-Syndrom, der Kryptorchismus als Risikofaktor für die Entstehung des Hodenkrebses, die wegen eines gutartigen Magenleidens durchgeführte Operation nach Billroth II, die zum Magenstumpfkarzinom führen kann usw. Bestimmte nichtmaligne Erkrankungen können also zum späteren „Malignom“ disponieren. Eine Krebsprävention wäre bei diesen disponierenden Vorerkrankungen durch eine sachgerechte Behandlung möglich, z. B. durch rechtzeitige Entfernung einer chronisch entzündeten Steingallenblase oder durch rechtzeitige Einleitung des Descensus des Hodens. Gleichwohl ist aber einsichtig, daß eine wirksame Krebsprävention beim Faktor „Disposition“ nur in beschränktem Umfang effizient ist.

Neuere Untersuchungen zum Metabolismus von chemischen Kanzerogenen und zu den Reparaturvorgängen nach Genomschädigungen scheinen zu zeigen, daß das individuelle Krebsrisiko sowohl durch quantitativ verschiedene Verstoffwechselungen von Fremdstoffen als auch durch einen unterschiedlich wirkungsvollen Repair bedingt sein können [1]. Bei gleicher Belastung mit einem krebsauslösenden Agens wird es so verständlich, warum ein Individuum einen malignen Tumor entwickelt, ein anderes aber (aufgrund einer günstigeren Disposition) nicht.

Der Faktor „Exposition“ umfaßt alle exogenen kanzerogenen Noxen, seien sie chemischer, physikalischer oder viraler Natur. Einige Beispiele sind in Tabelle 1 aufgeführt. Die maßgebliche Bedeutung dieses Faktors für die Genese mancher Krebsarten wird besonders deutlich in der Ätiologie des Plattenepithelkarzinoms des Bronchus, das vorwiegend durch Inhalation von Tabakrauch oder von Bestandteilen der Luftverunreinigung ausgelöst wird. Andere Beispiele für „E“ sind Arsen als das älteste bekannte kanzerogene Arzneimittel, das zu malignen Tumoren der Haut, der Lunge und der Leber führen kann, aromatische Amine als blasenkrebsverursachende Substanzen oder das Sonnenlicht als physikalisches Kanzerogen als entscheidende Komponente für die Hautkrebsentstehung.

Es gibt zahlreiche Beispiele, die schon historischen Charakter tragen und die gezeigt haben, daß durch Ausschalten oder Reduzieren von Karzinogenen, z. B. am Arbeitsplatz, bestimmte Krebsarten völlig zu verhüten sind. Das, was am Arbeitsplatz möglich ist, sollte auch bei anderen kanzerogenen Risiken, die den Lebensstil betreffen, möglich sein, z. B. durch Reduktion der karzinogenen Bestandteile im Tabakrauch. Das Angebot „leichterer“ Zigaretten mit geringerem Kondensatgehalt scheint sich jetzt bereits dahingehend auszuwirken, daß die Lungenkrebsrate beim Mann nicht mehr im gleichen Maße ansteigt wie in den 50er und 60er Jahren, sondern daß sich im Gegenteil bereits ein Plateau oder gar eine Abnahme der Häufigkeit dieser Erkrankung andeutet [1]. Aus den soeben angeführten, längst nicht vollständigen Beispielen, wird die überragende Bedeutung des Faktors „E“ für eine mögliche Krebsprävention einzelner Tumorarten deutlich.

Mit Nachdruck muß aber betont werden, daß wir bei weitem nicht für alle Tumortypen exogene kanzerogene Noxen als Krebsursachen anschuldigen können. Beispielhaft seien hier das Mammakarzinom oder das Prostatakarzinom erwähnt, über deren Entstehungsmodus bezüglich der Ätiologie heute nur sehr spekulative Deutungen möglich sind. Das gleiche gilt, wenn auch in etwas abgeschwächter Form, für die

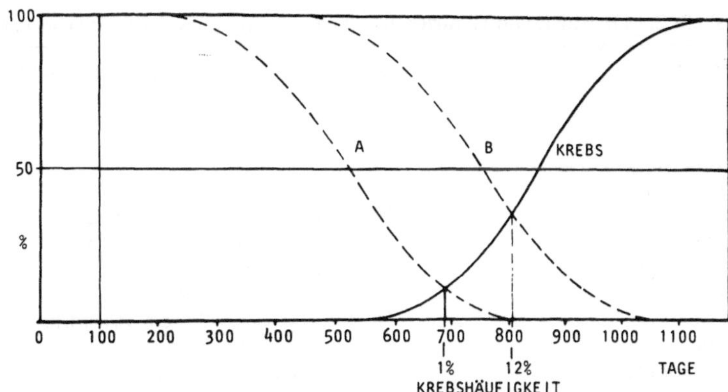

Abb. 1. Schema für die Zunahme der Krebshäufigkeit um das 12fache durch Zunahme der Lebenserwartung von A nach B. Beispiel für Leberkrebs bei Ratten nach Fütterung mit 4-Dimethylaminoazobenzol (1 mg/Tag). Beginn am 100. Lebenstag.

----- Absterbekurve für zwei verschiedene Populationen von Ratten
——— Krebsentstehung
Ordinate: Wahrscheinlichkeit in Prozent
Abszisse: Lebensalter in Tagen

Malignome des Verdauungstraktes, deren Entstehung nur durch den Einfluß einer Vielzahl von Faktoren zu deuten ist, von denen wohl nur einige unter „E" zu subsumieren sind.

Der Faktor „A" (Alter) wird in seiner Bedeutung deswegen immer schwergewichtiger, weil die mittlere Lebenserwartung in unseren Breiten sich im letzten Jahrhundert um etwa 30 Jahre vergrößert hat, so daß immer mehr Menschen in das eigentliche „Krebsalter" hineinkommen. Da Krebs aber eine Alterserkrankung ist (75% aller malignen Tumoren treten jenseits des 50. Lebensjahres auf), gewinnt der Faktor „A" in unserer Formel eine besondere Bedeutung. Im Gegensatz zu Oeser vertreten wir jedoch die Auffassung, daß nicht das Alter an sich als „kanzerogen" aufzufassen ist; es wird vielmehr als Expressionszeit benötigt für die kanzerogenen Einflüsse, die im Laufe eines Lebens auf den Menschen eingewirkt haben mögen, bis sich letzendlich die Tumorerkrankung klinisch manifestiert. Zudem lassen sich die Faktoren E und A gar nicht voneinander trennen, denn je länger ein Individuum lebt, desto häufiger und mehr ist es auch kanzerogenen Einflüssen ausgesetzt.

Diese Zusammenhänge lassen sich auch eindeutig experimentell belegen, wie die schematisierte Abb. 1 zeigt, aus der hervorgeht, daß sich Lebensalter und Karzinogeneinfluß im Hinblick auf die Krebsentstehung „potenzieren".

In Tabelle 2 ist weiterhin für einige Tierarten die bevorzugte Lokalisation der Spontantumoren und der Hinweis auf eine Zunahme der Tumorinzidenz mit steigendem Lebensalter dargestellt. Es wird deutlich, daß sich bei der Vielzahl von Tierarten, die naturgemäß über eine ganz andere Mikro- und Makroumwelt als der Mensch verfügen, diesem vergleichbar mit zunehmendem Alter ein Anstieg der Tumorhäufigkeit ergibt.

Betrachten wir die Aussagen, die durch die Formel gemacht werden können, so wird deutlich, daß, von Krebsart zu Krebsart unterschiedlich, die einzelnen Formelglieder eine maßgebliche Bedeutung haben. Fragt man nun vom Standpunkt der Toxikologie aus nach den Möglichkeiten, die zu einer effektiven Krebsprävention führen können, so bleibt lediglich das Formelglied „E" übrig, an dem eine Manipulation möglich erscheint. Es besteht die Hoffnung, die Resultante der Formel, nämlich „C", zumindest bei einigen Tumorformen zu verkleinern, wenn der Faktor „E" reduziert werden kann. Daß dies grundsätzlich möglich erscheint, deutet sich nicht nur in der angesprochenen Hoffnung auf Reduzierung der Lungenkrebshäufigkeit an, sondern hat sich bereits wiederholt in der Ausschaltung von Krebsgefahren am Arbeitsplatz und der damit bedingten Abnahme berufsbedingter Tumoren nachweisen lassen. Der weltweit beobachtete Rückgang an Magenkrebs

Tabelle 2. 15 Beispiele von Tierarten, bei denen das spontane Auftreten von Tumoren *bekannt ist*

Tierart	Bevorzugte Organotropie der Spontantumoren	Zunahme der Tumorhäufigkeit mit steigendem Lebensalter[a]
Säugetiere		
Hund	Haut und Unterhaut, Brustdrüse	+
Katze	Haut und Unterhaut, Brustdrüse	+
Pferd	Haut und Unterhaut, Genitale	+
Affe	Hämatopoetisches System	+
Ratte	Hämatopoetisches System, Brustdrüse	+
Maus	Hämatopoetisches System	+
Wüstenratte	Haut und Unterhaut, Genitaltrakt	+
Hase	Haut und Unterhaut	?
Kaninchen	Genitaltrakt	(+)
Fische	Haut, Mundhöhle	?
Geflügel und Vögel		
Huhn	Genitaltrakt	(+)
Wellensittich	Fettgewebe	(+)
Insekten		
Deutsche Schabe	Verdauungstrakt	+
Honigbiene	Dünndarm	?
Mollusken		
Austern und Muscheln	Mantelgewebe und -epithel	?

[a] +, gesichert
(+), deutliche Hinweise
?, bisher keine deutlichen Hinweise

könnte mit der in den meisten industrialisierten Ländern durchgeführten verschärften Lebensmittelüberwachung in Zusammenhang stehen – eine Überlegung, der wir als Toxikologen zuneigen, ohne jedoch den Beweis dafür antreten zu können.

Auf die Möglichkeiten, am Faktor „D“ zu manipulieren, wurde bereits hingewiesen. Es steht aber außer Frage, daß wir über die „Disposition“, die zum Krebs führen kann, noch viel zu wenig wissen. Es wird zweifellos eine wesentliche Forschungsaufgabe für die Zukunft sein, neben der weiteren Bearbeitung toxikologischer Probleme als Krebsursache (Faktor „E“) auch den Faktor „Disposition“ in seiner Bedeutung für die Ursache des menschlichen Krebses mit modernen Methoden zu untersuchen. Daß im Moment erhebliche methodische Probleme einer wirksamen Bearbeitung dieser Thematik im Wege stehen, ist jedem mit der Materie Vertrauten klar. Abschließend sei noch ein – prima vista – pessimistisch klingender Hinweis erlaubt. Die ärztliche Heilkunst ist darauf gerichtet, das Lebensalter zu verlängern. Es könnte sehr wohl der Fall eintreten, daß die Vergrößerung von „A“ unsere Bemühungen, durch die Reduktion von „E“ zu einer Verkleinerung der Resultante „C“ zu kommen, egalisiert. Dieser Eindruck könnte besonders dann entstehen, wenn man alle Krebsformen subsumiert und in toto betrachtet. Der Fehlschluß wird aber aufgedeckt, wenn man die Krebsarten nach ihrer Lokalisation gesondert und lebensalterstandardisiert aufschlüsselt. So wird sich (wie in der Vergangenheit wiederholt am Beispiel des Berufskrebses belegt) der Fortschritt der Krebsprävention beweisen lassen. Durch Reduzierung des Formelgliedes „E“ (und zukünftig vielleicht „D“) kommt es zu einer Abnahme des altersspezifischen Krebsrisikos „C“. Dies gilt selbst dann, wenn wegen einer verbesserten Lebenserwartung insgesamt mehr Menschen an Krebs erkranken, als dies in früheren Zeiten der Fall war.

Literatur

1. Schmähl D: Maligne Tumoren – Entstehung, Wachstum und Chemotherapie. 3. Aufl, Editio Cantor, Aulendorf 1981
2. World Health Organization: Prevention of Cancer. Techn Rep Ser 276: 1–53 (1964)
3. Oeser H: Krebs – Schicksal oder Verschulden. Thieme Stuttgart 1979
4. Habs H, Schmähl D, Habs M: Umschau 81: 437 (1981)
5. Schmähl D: Nachricht Chem Technik Laborat 28: 376 (1980)

Die adjuvante Chemotherapie des Mammakarzinoms

F. Kubli und M. Kaufmann

Allgemeines zur therapeutischen Situation beim Mammakarzinom

Die therapeutischen Konzepte beim Mammakarzinom sind z. Z. wenig einheitlich. Sie werden aber in zunehmendem Maße durch die folgenden, weitgehend durch wissenschaftliche Untersuchungen und Fakten abgesicherten Vorstellungen bestimmt:

1. In der Mehrzahl der Patientinnen befindet sich ein apparent loco-regionär begrenzter Tumor bereits im Stadium der Disseminierung. Die chirurgische oder kombiniert chirurgisch-radiologische Sanierung wirkt daher nur bei einem Teil der Patientinnen echt kurativ (Tabelle 1).
2. Prognose und Verlauf der Erkrankung an Mammakarzinom sind außerordentlich variabel in Abhängigkeit von der Wachstumsgeschwindigkeit bzw. der Aggressivität des Tumors einerseits und der Abwehrlage der Patientin andererseits. Hinweise auf die Prognose ergeben sich aus verschiedenen histopathologischen Tumorcharakteristika und labormäßig erfaßbaren funktionellen Tumormerkmalen. Zur Zeit ist unter den ersteren der metastatische Befall der axillären Lymphknoten und dessen quantitatives Ausmaß, (Tabelle 1) unter den letzteren der Steroidrezeptorgehalt des Tumors am wichtigsten.
3. Diese „biologische Heterogenität der Mammakarzinome“ [16] und die Möglichkeit ihrer approximativen Erfassung aufgrund von Risikomerkmalen bildet die Basis für eine Differenzierung der Therapie in Abhängigkeit von der jeweiligen Risikosituation – mithin einer „risikogerechten“ Behandlung.
4. Metastatisch befallene axilläre Lymphknoten sind weniger von Bedeutung als peripherste Station eines kontinuierlich sich zentrifugal ausbreitenden Tumorgeschehens, sondern vielmehr als Indikator einer besonderen Tumor-Wirtbeziehung, die das Angehen von Metastasen auch in anderen Organen begünstigt. Diese vor allem von Fisher vertretene und dem herkömmlichen Halstedschen Konzept gegenübergestellte Auffassung findet ihre empirische Bestätigung darin, daß die Radikalität der Sanierung der Axilla die Prognose quo ad vitam nicht beeinflußt [17].

Das Schicksal der Mammakarzinompatientin wird offensichtlich weniger im loco-regionären Bereich und durch das Ausmaß der Radikalität der loco-regionären Sanierung, sondern viel-

Tabelle 1. Einfluß des homolateralen axillären Lymphknotenbefalls auf die Rezidiv- und Überlebensrate beim primär „radikal“ operierten Mammakarzinom. (Nach Fisher et al. [16, 17])

Beobachtungsdauer (Jahre)	Rezidivrate %		Überlebensrate %	
	5	10	5	10
gesamt	40	50	64	46
N⊖	18	24	74	65
N⊕	65	76	46	25
n 1–3	50	64	62	38
n ≥ 4	79	86	32	13

N⊖, nodal negativ; N⊕, nodal positiv; n, Anzahl befallener Lymphknoten

Fortschritte in der Inneren Medizin
Hrsg. Kommerell/Hahn/Kübler/Mörl/Weber

mehr durch die Fernmetastasierung und die diese begünstigenden, zum großen Teil unbekannten biologischen Variablen bestimmt. Diese Erkenntnis hat im wesentlichen zwei Konsequenzen: 1) Einen weltweit zu beobachtenden Trend nachlassender Radikalität in der chirurgisch/radiologischen Primärbehandlung und 2) die Suche nach und den Einsatz von systemisch wirkenden adjuvanten Therapieformen.

Zu 1: Im chirurgischen Bereich hat sich diese Tendenz in einem weitgehenden Ersatz der klassischen Halstedschen Operation – von Ausnahmefällen abgesehen – durch die modifizierte Radikaloperation unter Erhaltung von beiden Musculi pectorales oder wenigstens dem großen Brustmuskel niedergeschlagen. Sie setzt sich fort in den Bestrebungen zur brusterhaltenden Therapie bei kleinen Tumoren, wo der chirurgische Eingriff auf eine Tumorektomie oder eine Teilresektion der Brust, in der Regel mit axillärer Lymphonodektomie, beschränkt wird. Die Stellung der Strahlentherapie in der Primärbehandlung des Mammakarzinoms ist in einem grundlegenden Wandel begriffen. Für die „adjuvante" Nachbestrahlung der axillären Lymphabflußgebiete und der Thoraxwand nach adäquater chirurgischer Sanierung gibt es kaum mehr rationale Gründe [32, 34]. Dagegen ist eine Zunahme der Bedeutung der Strahlentherapie im Rahmen der primär brusterhaltenden Therapie (Bestrahlung der Restbrust) mit Sicherheit zu erwarten. Die Einschränkung der Radikalität in der Primärbehandlung ist allerdings nicht problemlos; denn nach wie vor gehört zum vollen Therapieerfolg auch die Vermeidung des loco-regionären Rezidivs. Wir meinen daher, daß eine „adäquate" chirurgische Behandlung nach wie vor die zur Minimalisierung von Narbenrezidiven notwendigen Abstände des Hautresektionsrands zum Tumor beachten muß, und daß auch bei einer modifizierten Radikaloperation die Brustdrüse in ihrer ganzen Ausdehnung reseziert und das kaudal von der Vena axillaris liegende Lymphfettgewebe vollständig entfernt werden sollte [32], während die brusterhaltende Therapie z. Z. noch als experimentelle Behandlungsform gelten muß.

Zu 2: Adjuvante systemisch wirkende Therapieformen werden zusätzlich zu einer vollständigen Primärbehandlung im loco-regionären Bereich angewandt. Zur Diskussion stehen neben der zytotoxischen und endokrinen adjuvanten Therapie (s. unten) auch auf das Immunsystem stimulierend wirkende Behandlungen. Lacour u. a. berichteten 1980 über Erfolge mit der adjuvanten Applikation von Polyadenyl/Polyuridyl-Säure als Immunstimulans [33]; im übrigen verliefen bisher alle immunologischen adjuvanten Therapieversuche negativ [40].

Grundlagen der adjuvanten Chemotherapie

Adjuvante Chemotherapie bedeutet die Anwendung zytostatischer Medikamente mit kurativer Zielsetzung im Anschluß an die lokale, in der Regel operative Therapie des Pirmärtumors.

Theoretische Grundlagen

Das Konzept der adjuvanten Chemotherapie basiert theoretisch vor allem auf den tierexperimentellen Untersuchungen von Schabel u. Skipper [43, 46]. Danach kann bei minimalen Tumorzellzahlen (kritische Zahl um 10^6 Zellen) eine zytotoxische medikamentöse Therapie die gesamte Tumorzellpopulation vernichten und damit einen kurativen Effekt erzielen. Zu den biologischen Voraussetzungen für eine echt kurative Wirkung der adjuvanten Chemotherapie gehört neben der möglichst geringen Tumorzellzahl eine hohe primäre Chemosensibilität der Tumorzellen. Für das Mammakarzinom scheinen die notwendigen Voraussetzungen in hohem Maße zuzutreffen. Wie eingangs ausgeführt, dürfte beim primär operablen Brustkrebs eine bereits vorhandene okkulte Metastasierung wenn nicht die Regel, so doch außerordentlich häufig sein. Dabei handelt es sich um Mikrometastasen mit entsprechend relativ geringer Tumorzellzahl. Die primäre Chemosensibilität des Mammakarzinoms ist hoch, wie die objektiven Remissionsraten von 50–80% unter Chemotherapie beim manifest fernmetastasierten Brustkrebs zeigen [21].

Die relevanten klinischen Studien

Es gibt eine Vielzahl klinischer Studien mit z. T. divergenten Ergebnissen [10, 26]. Dabei zeigte sich, daß zunächst beobachtete Therapieerfolge mit zunehmender Beobachtungszeit ihre Signifikanz verlieren können, daß der Effekt je nach Risikosituation unterschiedlich sein und auch in Abhängigkeit vom Menopausenstatus variieren kann, schließlich weiterhin, daß Kontrollkollektive untereinander nur bedingt vergleichbar und historische Kontrollen nur von bedingtem Wert sind. Die Beantwortung der Frage nach der tatsächlichen Wirksamkeit einer adjuvanten Chemotherapie ist daher nur von prospektiv angelegten Studien zu erwarten, die folgenden Forderungen entsprechen:

- Ausreichend hohe Patientenzahlen,
- Ausreichend lange Beobachtungsdauer,
- Simultan randomisiertes Kontrollkollektiv ohne irgendwelche adjuvante Therapie,
- Möglichkeit der Aufschlüsselung in prognostisch relevante Untergruppen, in der Regel nach dem Ausmaß des Lymphknotenbefalls und dem Menopausenstatus.

Zur Zeit gibt es nur zwei Studien, die diesen Forderungen voll entsprechen, nämlich das National Surgical Adjuvant Breast Project (NSABP) Protokoll 05 (Fisher et al. [15]) und die CMF-Studien des Nationalen Tumorinstitutes Mailand (Bonadonna et al. [5]). Eine weitere NSABP-Studie, das Protokoll B-07, kann ebenfalls zu den relevanten Studien gezählt werden, entspricht aber mit bisher nur 4jähriger Beobachtungsdauer nicht ganz den oben angeführten Forderungen.

Die NSABP-Studien umfassen eine Kontrollgruppe mit radikaler Mastektomie ohne weitere Therapie von 505 nodal positiven Patientinnen (Beobachtungszeit 5 Jahre), eine Gruppe von 525 Patientinnen, die einer adjuvanten Monotherapie mit L-PAM = Alkeran über 2 Jahre unterzogen wurden (Beobachtungszeit 5 Jahre) und eine Gruppe von 687 Patientinnen mit adjuvanter Kombinationschemotherapie bestehend aus Alkeran + 5-Fluorouracil, ebenfalls für 2 Jahre (Beobachtungszeit 4 Jahre). Die Ergebnisse sind in Tabelle 2 zusammengefaßt [17].

Nach *Alkeranmonotherapie* ist sowohl die rezidivfreie wie die gesamte 5-Jahresüberlebensrate gegenüber den Kontrollen signifikant verbessert. Die Aufschlüsselung nach dem Menopausenstatus zeigt, daß dieser Effekt nur für prämenopausale Patientinnen zutrifft, und zwar für die rezidivfreie Überlebensrate sowohl bei 1 bis 3 wie auch bei ≥ 4 befallenen axillären Lymphknoten. Für die gesamte Überlebensrate findet sich ebenfalls eine signifikante Verbesserung in der prämenopausalen Gesamtpopulation, während in den Untergruppen (1–3 und ≥ 4 befallene Lymphknoten) die statistische Signifikanz nicht mehr gewahrt ist.

Tabelle 2. NSABP-Studie: 5-Jahres- bzw. 4-Jahresergebnisse seit Studienbeginn [1, 17]

Patienten-Untergruppe	Kontrolle vs. L-PAM[a] (5 Jahre) p-Wert	Kontrolle vs. L-PAM[a]/F (4 Jahre) p-Wert
	Rezidivfreie Überlebensrate:	
gesamt	*0,007*	*< 0,001*
≤ 49 J. (prä.)	< 0,001	< 0,001
n 1–3	0,01	< 0,001
n ≥ 4	0,032	< 0,001
≥ 50 J. (post.)	n.s.	< 0,001
n 1–3	n.s.	n.s.
n ≥ 4	n.s.	0,002
	Gesamte Überlebensrate:	
gesamt	*0,011*	*0,001*
≤ 49 J. (prä.)	0,005	0,001
n 1–3	0,065 n.s.	0,051
n ≥ 4	n.s.	0,036
≥ 50 J. (post.)	n.s.	< 0,001
n 1–3	n.s.	n.s.
n ≥ 4	n.s.	< 0,001

[a] Patienten von jeweils zwei Studienarmen zusammengefaßt. (Kontrolle n = 505, L-PAM n = 525, LPAM/F n = 687)
L-PAM, Alkeran; F, 5-Fluorouracil; prä, prämenopausal; post, postmenopausal; n, Anzahl befallene axilläre Lymphknoten

Nach *adjuvanter Kombinationstherapie* mit Alkeran/5-Fluorouracil ist die rezidivfreie 4-Jahresüberlebensrate für die Gesamtpopulation, die prämenopausalen Patientinnen mit ihren Untergruppen und die postmenopausale Gesamtpopulation signifikant verbessert. Postmenopausal war ein signifikanter Effekt jedoch nur in der Untergruppe mit mehr oder ≥ 4 befallenen Lymphknoten, nicht aber in der Gruppe mit 1 bis 3 befallenen Lymphknoten vorhanden. Die Verhältnisse sind identisch für die gesamte Überlebensrate.

In den von Bonadonna u. Mitarb. [5–7] geführten, seit 1973 laufenden Mailänder Studie wurden 179 Patientinnen nodal positiv mit radikaler Mastektomie ohne weitere Behandlung als

Tabelle 3. Mailand-Studie: 5-Jahresergebnisse seit Studienbeginn (Kontrolle vs. CMF 12 Zyklen) [6, 7]

Patienten-Untergruppe	Kontrolle	CMF 12	CMF 12 ⩾ 85% Dosis	p-Wert
	Rezidivfreie Überlebensrate: n Pat. (% rezidivfrei)			
gesamt	*179 (45)*$^{+}$	*449 (61)*$^{+}$	*78 (77)*	$^{+}$ *0,0001*
prä:	86 (43)$^{+\oplus}$	262 (64)$^{+}$	58 (79)$^{\oplus}$	$^{+}$ < 0,0001
				$^{\oplus}$ < 0,001
post:	93 (49)$^{+\oplus}$	187 (54)$^{+}$	20 (75)$^{\oplus}$	$^{+}$ 0,14 n.s.
				$^{\oplus}$ 0,03
n 1–3:	126 (48)$^{+\oplus}$	288 (70)$^{+}$	48 (85)$^{\oplus}$	$^{+}$sign.
				$^{\oplus}$sign.
n ⩾ 4:	53 (33)$^{+\oplus}$	161 (35)$^{+}$	30 (62)$^{\oplus}$	$^{+}$ n.s.
				$^{\oplus}$sign.
	Gesamte Überlebensrate: n Pat. (% rezidivfrei)			
gesamt	*179 (66)*$^{+}$	*449 (70)*	*78 (80)*$^{+}$	$^{+}$ 0,05
prä:	86 (65)$^{+}$	262 (77)	58 (81)$^{+}$	$^{+}$ 0,05
post:	93 (71)$^{+}$	187 (66)	20 (77)$^{+}$	$^{+}$ n.s.
n 1–3:	126 (72)$^{+}$	288 (79)	48 (87)$^{+}$	$^{+}$ 0,05
n ⩾ 4:	53 (56)$^{+}$	161 (57)	30 (67)$^{+}$	$^{+}$ n.s.

Neueste Ergebnisse (Br. Med. J. 282: 1427, 1981) der CMF-Originalstudie (1975–1978) mit 179 Patientinnen mit radikaler Mastektomie und 207 Patientinnen mit radikaler Mastektomie und adjuvanter Chemotherapie zeigen tendentiell gleichartige Erfolgsraten. Im einzelnen ergeben sich zahlenmäßige Abweichungen gegenüber den in der Tabelle aufgeführten Ergebnisse bezüglich der 5-Jahresergebnisse:
a) Rezidivfreie Überlebensraten: Kontrollgruppe gesamt 44,6%, n ⩾ 4 = 33,0%; CMF-Gruppe gesamt 59,5%, n ⩾ 4 = 40,5%; p gesamt = 0,0005
b) Gesamtüberlebensrate: Kontrollgruppe 66,2%, CMF-Gruppe 78,4%; p = 0,04. In der letzten Auswertung der 6-Jahresergebnisse sind die Unterschiede in der Gesamtüberlebensrate statistisch nicht mehr signifikant

Kontrollgruppe verglichen mit 449 Patientinnen, die über 12 Monate einer adjuvanten *Kombinationschemotherapie mit Cyclophosphamid (= Endoxan)/Methotrexat/5-Fluorouracil (CMF)* unterzogen worden waren (Tabelle 3). Nach 5 Jahren unterscheidet sich die *rezidivfreie Überlebensrate* für die adjuvant behandelte Gruppe mit 61% signifikant von der der Kontrollgruppe mit 45%. Diese Verbesserung der Überlebensrate ist mit einem Unterschied von 21% (43% gegenüber 64%) hoch signifikant bei prämenopausalen Patientinnen; er ist aber mit 54% gegenüber 49% in der postmenopausalen Population nicht mehr signifikant. In den nach dem Ausmaß des Lymphknotenbefalls aufgeschlüsselten Untergruppen wird eine statistische Signifikanz der Verbesserung der rezidivfreien Überlebensrate nur für die Gruppe mit 1 bis 3, nicht aber für die Gruppe mit 4 oder mehr befallenen Lymphknoten erreicht. Die Unterschiede zur Kontrollgruppe sind allerdings deutlich geringer für die *gesamte Überlebensrate* und lediglich für die Gesamtpopulation der prämenopausalen Patientinnen mit 77% gegenüber 65% noch in nennenswerter Größenordnung.

Mit diesen Studien ist der Effekt einer adjuvanten Chemotherapie auf die rezidivfreie 5-Jahresüberlebensrate bei prämenopausalen Patientinnen erwiesen. Er ist offensichtlich vorhanden sowohl für Monotherapie wie für Kombinationstherapie. Der Effekt auf die gesamte Überlebensrate erscheint allerdings deutlich geringer. Bei *postmenopausalen Patientinnen* ist die Wirkung nicht eindeutig gesichert und lediglich in der NSABP-Studie mit Kombinationstherapie nach 4jähriger Beobachtungszeit für die Untergruppe mit Befall von 4 Lymphknoten oder mehr nachgewiesen.

Sonstige klinische Studien

Aus den zahlreichen im Gang befindlichen klinischen Studien lassen sich Teilinformationen gewinnen, doch fehlt ihnen in der Regel die grundlegende Relevanz, sei es infolge fehlender unbehandelter Kontrollkollektive, zu geringer Patientenzahlen oder zu kurzer Beobachtungsdauer. Daher werden hier nur einige mehr oder weniger willkürlich ausgewählte Beispiele wiedergegeben.

Die Heidelberger kooperative Studie

Von 10/1976 bis 6/1979 wurden Patientinnen unter 65 Jahren mit primärem nodal positivem Mammakarzinom (T 1 bis 3 a, N 1 bis 2, MO) in einer prospektiv randomisierten Studie der Region Heidelberg untersucht [29]. Die Primärbehandlung bestand in einer radikalen oder modifiziert radikalen Mastektomie mit nachfolgender regionaler Strahlentherapie (45–55 Gy ohne Thoraxwandbestrahlung). Anschließend erfolgte die Randomisation in 2 Arme: Weiter Beobachtung oder adjuvante Chemotherapie mit Chlorambuzil (Leukeran) 5–7,5 mg peroral Tag 1–14 und 5-Fluorouracil 500–750 mg peroral, Tag 1, 8, 15) mit 4wöchigen Intervallen für insgesamt 2 Jahre. Diese orale Kombinationschemotherapie war einfach zu handhaben, bei geringer Toxizität und subjektiven Nebenwirkungen.

Auswertbar waren insgesamt 124 Patientinnen. 44 Monate nach Studienbeginn (mittlere Beobachtungsdauer 21 Monate) wurden in der Beobachtungsgruppe 41,3% (26/63) Rezidive beobachtet gegenüber 27,9% (17/61) in der adjuvanten Chemotherapiegruppe ($p = 0{,}05$). Ein signifikanter Unterschied der Rezidivhäufigkeit mit 57,6% in der Kontrollgruppe und 29,7% in der Chemotherapiegruppe ($p = 0{,}03$) fand sich für prämenopausale Patientinnen, während postmenopausal die Unterschiede nicht signifikant waren.

Diese präliminären Ergebnisse stimmen mit der Beobachtung aus der NSABP-Studie überein, wonach bei prämenopausalen Patientinnen eine Verbesserung der rezidivfreien Überlebensrate auch mit weniger aggressiven adjuvanten Chemotherapieformen möglich sind.

Studien ohne unbehandelte Kontrollen

In Tabelle 4 sind einige größere klinische Studien mit z. T. längerer Beobachtungsdauer, denen aber das Fehlen einer eigentlichen, unbehandelten Kontrollgruppe gemeinsam ist, zusammengestellt. Dabei scheint die Überlegenheit der Kombinationschemotherapie gegenüber der Monotherapie offensichtlich, wobei signifikante Effekte auch bei postmenopausalen Patientinnen beobachtet werden. Möglicherweise sind aggressivere Therapieformen mit Adriamycin dem CMF-Schema überlegen [24]. Eine unspezifische Immuntherapie oder Strahlentherapie ergibt im allgemeinen keine besseren Ergebnisse, mit Ausnahme der Reduzierung der Lokalrezidivrate in der Untergruppe mit 1–3 befallenen Lymphknoten der Adriamycin/Cyclophosphamid-Studie von Salmon et al. [3, 42].

Intra- und perioperative adjuvante Chemotherapie

Nissen-Meyer [37 a] führte eine adjuvante Monotherapie durch, die intraoperativ begonnen und kurze Zeit über die perioperative Phase fortgesetzt wurde. Nach 15 Jahren besteht unverändert ein signifikanter Unterschied von 10% in der Überlebensrate zwischen den behandelten Patientinnen und den unbehandelten Kontrollen. Die Studie entspricht bezüglich Stratifizierbarkeit in Untergruppen nicht ganz den eingangs angeführten Forderungen; erneute Untersuchungen zur Bedeutung des Zeitpunktes adjuvanter Therapie erscheinen zum mindesten angezeigt.

Steroidrezeptoren und adjuvante hormonale Therapie

Patientinnen mit im Primärtumor nachgewiesenen Östrogenrezeptoren weisen einen signifikant günstigeren Verlauf als Patientinnen mit östrogenrezeptor-negativen Tumoren auf [2, 4, 20, 30, 48]. In Übereinstimmung mit Ergebnissen von Pichon [39] zeigen eigene Untersuchungen einen signifikanten Unterschied in der Prognose zwischen progesteronrezeptor-negativen und -positiven Primärtumoren [28]. Nodal negative, aber gleichzeitig östrogenrezeptor-negative Tumoren sind mit einem den nodal positiven Tumoren entsprechenden erhöhten Rezidivrisiko belastet [12]. Patientinnen mit nodal negativen und östrogenrezeptor-negativen Tumoren bilden demnach eine Untergruppe mit hohem Rezidivrisiko, bei welcher der Effekt einer adjuvanten zytotoxischen Therapie zu prüfen ist.

Tabelle 4. Übersicht größerer Studien einer adjuvanten postoperativen Chemotherapie beim Mammakarzinom (N +) ohne eigentliche Kontrollgruppe

Studie	Literatur	Therapiearm	Studiendauer (Mon.)	Schlußfolgerungen
SWOG, USA	[41]	L-PAM CMFVP	60	CMFVP besser als L-PAM bei prä. u. postm. Pat., v. a. bei n ⩾ 4
C. W. Reserve, USA	[23]	n ⩾ 4 CMF CMFT CMFT-BCG	45	CMFT v. a. bei ER ⊕ Pat. von Nutzen
ALGB, USA	[47]	CMVP CMF	48	CMFVP gegenüber CMF überlegen, für RFÜ v. a. bei postm. Pat. CMFVP besser, je größer lokoreg. Tumorausdehnung
SAKK, Schweiz	[25]	LMF 6 LMF 12	48	kein Unterschied beider Therapiearme, gegenüber CMF-Mailand unterlegen
M. D. Anderson, USA	[9]	histor. Kontrolle RT FAC-BCG	60	RT oder BCG ohne zusätzliche Wirkung auf Überlebensraten. prä: n 1–3 entspricht CMF-Mailand. prä.: n ⩾ 4; postm.: n 1–3 und n ⩾ 4 gegenüber CMF-Mailand überlegen
Arizona, USA	[3]	histor. Kontrolle AC AC, RT	84	bei prä. u. postm. Pat. RFÜ verbessert, n ⩾ 4: RT kein Einfluß, n 1-3: RT sign. besser, da Lokalrezidivrate niedriger

L-PAM, Alkeran; C, Cyclophosphamid; M, Methotrexat; F, 5-Fluorouracil; V, Vincristin; P, Prednison; L, Leukeran; A, Adriamycin; BCG, Bacillus Calmette Guerin; RT, Strahlentherapie; RÜF, rezidivfreie Überlebensrate; T, Tamoxifen

Für eine *adjuvante hormonale Therapie* werden heute fast ausschließlich Antiöstrogene, in der Regel Tamoxifen (Nolvadex®) verwendet [38]. Nach vorläufigen Ergebnissen mehrerer laufender Studien, u. a. auch der NSABP und des Mailänder Tumorinstituts bringt die Kombination von zytostatischer Therapie mit Antiöstrogenen eine deutliche Verbesserung der Ergebnisse bei rezeptorpositiven Patientinnen, und zwar weitgehend unabhängig vom Menopausenstatus [1, 7, 23, 31].

Erste Ergebnisse[1] nach 2 Jahren Beobachtung der beiden Therapien PF[2] und PFT[3] zeigen eine signifikante Überlegenheit von PFT (rezidivfreie Überlebensraten: PF = 70% gegenüber PFT = 93%). Der Effekt war am ausgeprägtesten bei Frauen über 50 Jahren mit Befall von mehr als 3 Lymphknoten, wobei eine direkte Abhängigkeit von der Höhe des Östrogenrezeptorengehalts besteht [1, 31].

Diese Ergebnisse sind vielversprechend, vor allem auch mit Rücksicht auf die relativ geringen Nebenwirkungen und (bei prämenopausalen Patientinnen) die potentielle Reversibilität der Antiöstrogentherapie. Definitive Aussagen auf der Basis einer mindestens 5jährigen Beobachtungsdauer stehen z. Z. aber noch aus.

1 In einem NSABP-Protokoll
2 PF, Alkeran plus 5-Fluorouracil
3 PFT, Alkeran; 5-Fluorouracil plus Tamoxifen

Probleme und offene Fragen

Zahlreiche Fragen sind offen, und wenige sind eindeutig beantwortet. Selbst die sicherste Aussage, nämlich die über die *Wirksamkeit der adjuvanten Chemotherapie bei prämenopausalen Patientinnen,* wird in ihrer Wertigkeit verschieden beurteilt (NIH-Konsensus Meeting [37] Editorial Lancet [13], Carter [11]). Insbesondere ist nach wie vor unklar, ob tatsächlich eine signifikante Langzeitverbesserung der Gesamtüberlebensrate (overall survival) erzielt wird. Für die Kurzzeitanalyse bis zu 5 Jahren scheint die Nutzen-Riskoanalyse für nodal positive Patientinnen mit hohem Rezidivrisiko positiv auszufallen. Allerdings sind die z. T. extreme, wenn auch vorübergehende, Beeinträchtigung der Lebensqualität, die psychologischen Probleme, die Störungen im psychosozialen Umfeld der Familie und des Berufslebens, und die damit verbundenen ökonomischen Kosten bisher wenig berücksichtigt worden, wohl auch schwer quantitativ faßbar. Persönlich sind wir beeindruckt durch die subjektiv ausgesprochen schlechte Verträglichkeit einer aggressiven adjuvanten Chemotherapie, was wohl weitgehend mitbedingt ist durch die Tatsache, daß ein faßbarer positiver Therapieeffekt fehlt und im Gegenteil das Verdikt einer adjuvanten Chemotherapie gleichbedeutend ist mit dem Omen einer schlechten Prognose. Neben der eigentlichen Toxizität muß diese Belastung abgewogen werden gegen die Verbesserung der Gesamtüberlebensrate, die etwa nach 5 Jahren bei prämenopausalen nodal positiven Patientinnen in der Studie von Bonadonna 12% beträgt [6].

Die Frage nach der Langzeittoxizität ist nach wie vor nicht endgültig beantwortet, auch wenn bisher keine negativen Auswirkungen und insbesondere auch keine Vermehrung von Zweittumoren beobachtet worden sind.

Bei *nodal positiven postmenopausalen Patientinnen* erscheint eine Verbesserung der Prognose mit adjuvanter Kombinationstherapie wahrscheinlich, ist aber weniger eindeutig gesichert. In diesem Zusammenhang wird heute die Frage der Bedeutung der *applizierten Dosis* intensiv diskutiert. Bonadonna u. Mitarb. zeigten in einer retrospektiven Studie (Tabelle 3), daß signifikante Effekte auch bei postmenopausalen Patientinnen dann erzielt wurden, wenn mehr als 85% der geplanten Dosis appliziert worden waren [6]. Bei Patientinnen mit weniger als 65% der vollen Dosis waren die Ergebnisse nur wenig besser als in der Kontrollgruppe. Bei dieser Auswertung handelte es sich um eine retrospektive Analyse, welche zusätzlich durch eine ungleiche Besetzung der prä- und postmenopausalen Patientinnen in der Kontroll- und CMF-Gruppe und durch kleine Zahlen in gewissen Untergruppen in ihrer Bedeutung reduziert wird. Auch steht zur Diskussion, wie weit Patientinnen, welche die volle Dosis tolerieren, eine Selektion mit günstiger Prognose darstellen. Fisher u. Mitarb. fanden diese dosisabhängigen Beziehungen nicht [1].

Die Rolle der applizierten Dosis für den endgültigen Therapieeffekt bleibt vorläufig ungeklärt. Für die Praxis wird jedoch empfohlen, bei akuter Toxizität nicht die Dosis zu reduzieren, sondern die Intervalle zwischen den Chemotherapiestößen bis zur vollständigen Erholung zu verlängern.

Über die optimale *Dauer* einer adjuvanten Chemotherapie gibt es ebenfalls keine endgültigen Aussagen. Da keine Unterschiede zwischen 6monatiger und 12monatiger CMF-Behandlung gefunden wurden [6], wird mit aggressiveren Kombinationschemotherapien heute in der Regel über 6 Monate behandelt.

In einzelnen Studien [8, 44] wurde mit adjuvanter Chemotherapie auch eine Verbesserung der Prognose bei *nodal negativen* Patientinnen gefunden. Die 5-Jahresrezidivfreiheit nach alleiniger locoregionärer Therapie liegt in dieser Gruppe jedoch bei 80% oder höher (Tabelle 1) [37]. Damit erscheint der mögliche Nutzen einer adjuvanten Chemotherapie zu gering gegenüber den Toxizitätsrisiken und den Belastungen der Therapie. Es besteht auch weitgehende Einigkeit darüber [11, 37], daß eine adjuvante Chemotherapie bei nodal negativen Patientinnen z. Z. nicht indiziert ist. Therapieversuche bei östrogenrezeptornegativen Tumoren in dieser Gruppe sollten auf alle Fälle prospektiven kontrollierten Studien vorbehalten bleiben.

Die Wirkung einer *Kombination* von adjuvanter Chemotherapie und *zusätzlicher Strahlentherapie* ist z. Z. unklar. Einzelne Untersuchungen [8] zeigen eine Verbesserung der Ergebnisse infolge einer Verminderung der Zahl loco-regionärer Rezidive. Andererseits gibt es vorläufige Mitteilungen nach kurzer medianer (24 Monate) Beobachtungszeit [36] und retrospektive Analysen [22], die auf eine mögliche Verschlechterung der Situation infolge vermehrter Fernmetastasierung in der Bestrahlungsgruppe hinweisen. Für eine Verbesserung der Überlebensrate gibt es bisher aus keiner Studie irgendwelche Hinweise; aufgrund theoretischer Überlegungen erscheint dies auch nicht wahrscheinlich.

Empfehlung für die Praxis

Die Gültigkeit der vorliegenden Ergebnisse und damit die Bedeutung einer adjuvanten Chemotherapie für die Praxis wird unterschiedlich beurteilt. Während etwa im NIH-Konsensus-Meeting 1980 [37] unter dem Eindruck der vorliegenden positiven 5-Jahresergebnisse eine adjuvante Chemotherapie für prämenopausale Patientinnen mit histologischem Befall der Lymphknoten grundsätzlich für indiziert gehalten wird, äußert sich eine kürzliche Stellungnahme von britischer Seite (Editorial Lancet) 1981 [13] sehr viel zurückhaltender und betrachtet – mit Rücksicht auf die Unsicherheit des Langzeiteffekts bezüglich Überlebensrate und des Gewichts der Nebenwirkungen – die adjuvante Chemotherapie nach wie vor als im experimentellen Stadium befindlich.

Verbindliche Empfehlungen zu den Fragen, wer behandeln soll, wer behandelt werden soll und in welcher Weise, kann es daher z. Z. nicht geben.

Angesichts der vielen ungelösten Fragen sind weitere prospektiv angelegte wissenschaftliche Studien unbedingt notwendig. Es besteht weitgehende Einigkeit darüber, daß adjuvante Therapiemaßnahmen mit Vorteil *innerhalb solcher Studien* durchgeführt werden. Allerdings dürfte es heute kaum mehr haltbar sein, eine adjuvante Chemotherapie nur und ausschließlich auf diese Situation zu beschränken. Für die adjuvante Chemotherapie *außerhalb kontrollierter wissenschaftlicher Studien* sind u. E. aber folgende *Voraussetzungen* unabdingbar:

- Eindeutige Festlegung des individuellen Risikos, soweit dies heute möglich ist. Dies bedingt 1) eine eindeutige quantitative Aussage über den histologisch nachgewiesenen axillären Lymphknotenbefall. 2) Berücksichtigung des Menopausenalters und 3) Bestimmung des Östrogenrezeptorgehalts im Primärtumor.
- Ausreichende Erfahrung des oder der Therapeuten mit zytotoxischer Therapie,
- Sicherung regelmäßiger Kontrollen zur Erkennung und Vermeidung bzw. Behandlung toxischer Nebenwirkungen,
- Sicherung – mit der für diese Dinge möglichen Gültigkeit – einer einwandfreien Langzeitdokumentation.

Einem funktionierenden flächendeckenden Netz von Tumorzentren käme gerade für den letzten Punkt – nämlich Dokumentation, daneben auch allgemeine Therapieanweisung, nicht unbedingt aber deren Durchführung – entscheidende Bedeutung zu, doch dürfte solches bis auf weiteres aus finanziellen Gründen nicht realisierbar sein.

Außerhalb prospektiver wissenschaftlicher Studien dürfte heute eine adjuvante Chemotherapie um so eher indiziert sein, je schlechter die Prognose der individuellen Patientin ist, in erster Linie also bei *prämenopausaler Patientin mit massivem* ($\geqslant$ 4) axillären Lymph*knotenbefall* und *negativen Östrogenrezeptoren*.

Im allgemeinen hat sich die *Kombinationschemotherapie* gegenüber der Monotherapie durchgesetzt; bei der Behandlung postmenopausaler Patientinnen ist sie unerläßlich. Am häufigsten wird das CMF-Schema verwendet, seltener das AC-Schema. Zur Zeit besteht ein Trend zur möglichst integralen parenteralen Applikation der Medikamente. Wir verwenden z. Z. das CMF-Schema in folgender Dosierung über 6 Monate:

C: 500 mg/m^2 i. v. Tag 1 und 8
M: 40 mg/m^2 i. v. Tag 1 und 8
F: 600 mg/m^2 i. v. Tag 1 und 8

Wiederholung des Schemas am Tag 29.

Das AC-Schema wird ebenfalls über 6 Monate appliziert, und zwar in folgender Dosierung:

A: 30 mg/m^2 i. v. Tag 1
C: 300 mg/m^2 i. v. Tag 1 und 8

Wiederholung des Schemas am Tag 22.

Für eine *hormonale Zusatzbehandlung* gibt es noch keine gesicherte wissenschaftliche Basis (NIH-Konsensus-Report [37]). Dennoch wird es bei den günstigen vorläufigen Ergebnissen der laufenden wissenschaftlichen Studien und bei der großen Toleranzbreite der Antiöstrogene nicht ganz zu vermeiden sein, daß auch außerhalb wissenschaftlicher Studien bereits jetzt Tamoxifen als adjuvante Therapie bei rezeptorpositiven Tumoren gegeben wird; es ist auch nicht anzunehmen, daß damit Schaden angerichtet wird.

An der Universitäts-Frauenklinik Heidelberg wird die adjuvante Therapie z. Z. im Rahmen einer prospektiv randomisierten kollaborativ mit anderen Frauenkliniken geführten Studie durchgeführt, mit der wissenschaftlichen Fragestellung nach dem Wert der Zusatzbehandlung mit Antiöstrogenen. Unabhängig vom Menopausenstatus werden die nodal positiven Patientinnen in eine „low risk"- und eine „high risk"-Gruppe eingeteilt, wobei ein rezeptorpositiver Tumor mit Befall von 3 oder weniger Lymphknoten Zuordnung zur „low risk"-Gruppe, ein rezeptornegativer Tumor oder Befall von 4 und mehr Lymphknoten bei rezeptorpositivem Tumor die Zuordnung zur „high risk"-Gruppe bedeutet. In der „low risk"-Situation wird CMF gegen alleinige Antiöstrogentherapie randomisiert, in der „high risk"-Gruppe Adriamycin/Cyclophosphamid mit Tamoxifen gegen Adriamycin/Cyclophosphamid allein.

Perspektiven

Die Tatsache, daß 80–90% der Patientinnen, die einer adjuvanten Chemotherapie unterzogen werden, in ihrer Rezidiv- und Überlebensrate sich von der unbehandelten Kontrollgruppe nicht unterscheiden, läßt die *bessere Identifikation von Untergruppen*, die tatsächlich von zytotoxischer adjuvanter Chemotherapie profitieren, als vordringliches Problem erscheinen. Neben der Erfassung des Lymphknotenbefalls und des Steroidrezeptorgehalts des Tumors kommt dabei möglicherweise der prätherapeutischen Testung der Tumorkinetik eine Bedeutung zu. Dies ist labormäßig mit dem Thymidin-Markierungsindex [16, 45] und dem Chemosensibilitätskurzzeittest [27] möglich. Einen indirekten Hinweis auf die Kinetik und Aggressivität des Tumors gibt auch der histologische Differenzierungsgrad. So konnten Beziehungen zwischen Östrogenrezeptorstatus, Thymidin-Markierungsindex und histologischer Differenzierung gefunden werden [14, 18, 35]. Hohe Proliferation ist mit geringer histologischer Differenzierung und fehlendem Östrogenrezeptorgehalt assoziiert. Mit Hilfe des Chemosensibilitätskurzzeittestes konnten wir analog eine negative In-vitro-Beziehung zwischen Tumorkinetik einerseits und Östrogen- sowie Progesteronrezeptorgehalt andererseits nachweisen [27]. Das Prinzip der Heterogenität gilt offensichtlich nicht nur für die Mammakarzinome als Tumorgruppe, sondern auch innerhalb des einzelnen Tumors, der sich aus heterogenen Zellpopulationen, die auch verschiedene Chemosensibilität aufweisen können, zusammensetzen [16, 19] kann.

Heterogenität des Tumors und *Bildung von sekundärer Chemoresistenz* sind mögliche Ursachen von Therapieversagern. In einer Weiterführung der bisherigen Studien wird gegen diesen Hintergrund z. Z. von der Mailänder Studiengruppe die Wirksamkeit zweier nicht kreuzresistenter, aufeinanderfolgender Kombinationschemotherapien (CMF 6 Zyklen, dann AC 4 Zyklen) in steigender Dosierung gegen dasselbe Schema in voller Dosierung ab Therapiebeginn geprüft. Die vorläufigen 2-Jahresergebnisse zeigen eine signifikante Überlegenheit des Schemas mit initial voller Dosis gegenüber der ansteigenden Dosierung (rezidivfreie Überlebensrate 87% gegen 65%).

Für die Zukunft sind demnach Fortschritte durch die bessere Identifikation der von adjuvanter Chemotherapie profitierenden Patientinnen, durch die zusätzliche Anwendung von Antiöstrogenen und die Intensivierung der zytotoxischen Therapie durch Verwendung nichtkreuzresistenter Kombinationen denkbar.

Literatur

1. All Participating NSABP Investigators and Bernard Fisher, Breast Cancer Studies of the NSABP. Abstract – 3rd Int Conf Adj Therapy Cancer, Tucson/Arizona, 1981
2. Allegra JC, Lippman ME, Simon R, Thompson EB, Barlock A, Green L, Huff KK, Do HMT, Aitken SC, Warren R: Association between steroid hormone receptor status and disease-free interval in breast cancer. Cancer Treat Rep 63: 1271 (1979)
3. Allen H, Brooks R, Chase E, Jones S, Heusinkveld R, Giordano GF, Ketchel S, Jackson R, Davis S, Moon T, Salmon S: Adjuvant treatment of node positive breast cancer with adriamycin-cyclophosphamide (AC) ± radiation therapy (XRT). Abstract – 3rd Int Conf Adj Therapy Cancer, Tucson/Arizona 1981
4. Bishop HM, Blamey RW, Elston CW, Haybittle JL: Relationship of oestrogen-receptor status to survival in breast cancer. Lancet II: 283 (1979)
5. Bonadonna G, Brusamolino E, Valagussa P, Rossi A, Brugnatelli L, Brambilla C, DeLena M, Tancini G, Bajetta E, Musumeci R, Veronesi V: Combination chemotherapy as an adjuvant treatment in operable breast cancer. N Engl J Med 294: 405 (1976)
6. Bonadonna G, Valagussa P: Dose-response of adjuvant chemotherapy in breast cancer. N Engl J Med 304: 10 (1981)

7. Bonadonna G, Rossi A, Tancini G, Brambilla C, Marchini S, Valagussa P, Veronesi U: Adjuvant treatment for breast cancer. The Milan institute experience. Abstract - 3rd Int Conf Adj Therapy of Cancer. Tucson/Arizona 1981
8. Brooks R, Allen H, Chase E, Jones S, Salmon S, Davis S, Moon T: Adjuvant use of adriamycin and cyclophosphamide in node negative carcinoma of the breast. Abstract - 3rd Int Conf Adj Therapy Cancer. Tucson/Arizona 1981
9. Buzdar AU, Blumenschein GR, Hortobagyi GN, Yap, HY, Smith TL: Adjuvant chemotherapy with fluorouracil, doxorubicin and cyclophosphamide (FAC) in stage II or III breast cancer-5 year results. Abstract - 3rd Int Conf Adj Therapy Cancer. Tucson/Arizona 1981
10. Carter SK: Surgery plus adjuvant chemotherapy - A review of therapeutic implications. I. Breast Cancer. Cancer Chemother. Pharmocol 4: 147 (1980)
11. Carter SK: Adjuvant chemotherapy of breast cancer. N Engl J Med 304:45 (1981)
12. Cooke T, George D, Shields R, Maynard PV, Griffiths K,: Estrogen receptors in early breast cancer. In: Breast Cancer. Experimental and Clinical Aspects (Mouridsen HT, Palshof T, eds). Pergamon Press, Oxford New York 1980
13. Editorial Lancet: Breast cancer adjuvant chemotherapy. Lancet I: 761 (1981)
14. Elston CW, Balmey RW, Johnson J, Bishop HM, Haybittle JL, Griffiths K: The relationship of oestradiol receptor (ER) and histological tumor differentiation with prognosis in human primary breast carcinoma. In: Breast Cancer. Experimental and Clinical Aspects (Mouridsen HT, Palshof T, eds). Pergamon Press, Oxford New York 1980
15. Fisher BF, Carbone P, Economou S (and other cooperating investigators): 1-Phenylalanine mustard (L-PAM) in the management of primary breast cancer. N Engl J Med 292: 117 (1975)
16. Fisher B: Laboratory and clinical research in breast cancer - A personal adventure: The DA Karnofsky memorial lecture. Cancer Res. 40: 3863 (1980)
17. Fisher B, Redmond C, Fisher ER, and participating NSABP investigators: The contribution of recent NSABP clinical trials of primary breast cancer therapy to an understanding of tumor biology - An overview of findings. Cancer 46: 1009 (1980)
18. Fisher ER, Redmond CK, Liu H, Rockette H, Fisher B: Correlation of estrogen receptor and pathologic characteristics of invasive breast cancer. Cancer 45: 349 (1980)
19. Goldi JH, Coldman AJ: A mathematic model for relating the drug sensitivity of tumors to their spontaneous mutation rate. Cancer Treat Rep 63: 1727 (1979)
20. Hähnel R, Woodings T, Vivian AB: Prognostic value of estrogen receptor in primary breast cancer. Cancer 44: 671 (1979)
21. Henderson C, Canellos GP: Cancer of the breast - the past decade. New Engl J Med 302: 77 (1980)
22. Holland JF, Glidewell O, Cooper RG: Adverse effect of radiotherapy on adjuvant chemotherapy for carcinoma of the breast. Surg Gynecol Obstet 150: 817 (1980)
23. Hubay CA, Pearson OH, Marshall JS, Rhodes RS, Debanne SM, Mansour EG, Hermann RE, Jones JC, Flynn WJ, Eckert C, McGuire WL, and 27 Participating: Adjuvant chemotherapy, anti-estrogen therapy and immunotherapy for stage II breast cancer. In: Breast Cancer Experimental and Clinical Aspects (Mouris den HT, Palshof T, eds). Pergamon Press, Oxford New York 1980
24. Jones SE, Moon TE, Davis SL, Bonadonna G, Valagussa P, Powles T, Rivkin S, Gehan E, Allen HB, Brooks R: Comparison of selected adjuvant trials based on precise knowledge of prognostic factors. Abstract - 3rd Int Conf Adj Therapy Cancer. Tucson/Arizona 1981
25. Jungi F, Alberto P, Brunner K, Cavalli F, Martz G, Barrelet L, Senn HJ for Swiss Oncology Group (SAKK): Short or long-term adjuvant chemotherapy for breast cancer. In: Adjuvant Therapy of Cancer III (Salmon SE, Jones SE, eds). Grune & Stratton, New York 1981
26. Kaufmann M, Kubli F, Drings P, Lammers G: Zur adjuvanten (prophylaktischen) postoperativen Chemotherapie beim Mammakarzinom. Dtsch Med Wschr 103: 1881 (1978)
27. Kaufmann M, Klinga K, Runnebaum B, Kubli F: In vitro adriamycin sensitivity test and hormonal receptors in primary breast cancer. Europ J Cancer 16: 1609 (1980)
28. Kaufmann M, Klinga K, Runnebaum B, Kubli F: Progesteron (PR)- und Östrogen (ER)-Rezeptoren als prognostische Faktoren beim primären Mammakarzinom und lokoregionalen Rezidiv. Vortrag Symposium: Steroidhormonrezeptoren im Carcinomgewebe, Bremen 1980
29. Kaufmann M, Drings P, Kubli F, Blobel R, Edler L, Fournier Dv, Henningsen B, Heep J, Kuttig H, Lochbühler H, Nedden R, Nessler A, Pfuhl PJ, Queisser W, Sievers H, Staib J, Thüre D, Wöllgens P, Wysoki S: Adjuvant treatment of breast cancer with radiotherapy ± chlorambucil (CLB) and 5-fluorouracil. (5-FU). (Cooperative study group Heidelberg). Abstract - 3rd Int Conf Adj Therapy Cancer. Tucson/Arizona 1981
30. Kaufmann M, Klinga K, Runnebaum B, Kubli F: Steroid-Rezeptor - Status und Prognose beim primären Mammakarzinom. In: International Congress on Senology (Frischbier JJ, Hrsg). Thieme (im Druck)
31. Knight WA III, Osborne CK, Clark GM, Mc Guire WL: The therapeutic implications of estrogen receptor in stage I and II breast cancer. Abstract - 3rd Int Conf Adj Therapy Cancer. Tucson/Arizona 1981
32. Kubli F, Fournier Dv.: Stellenwert von Operation und Bestrahlung in der Behandlungsstrategie des

Mammakarzinoms. In: Kombinierte chirurgische und radiologische Therapie maligner Tumoren (Wannenmacher M, Hrsg.) Urban u. Schwarzenberg 1981
33. Lacour J, Spira A, Petit J-Y, Sarrazin D, Lacour F, Michelson M, Delage G, Contesse G: Adjuvant treatment with polyadenylic-polyuridylic acid (Poly A Poly U) in operable breast cancer. Lancet II: 161 (1980)
34. Lipsett MB: Postoperative radiation for women with cancer of the breast and positive axillary lymph nodes. N Engl J Med 304: 112 (1981)
35. Meyer JS, Lee JY: Relationship of S-phase fraction of breast carcinoma in relapse to duration of remission, estrogen receptor content, therapeutic responsiveness, and duration of survival. Cancer Res 40: 1890 (1980)
36. Muss H, Cooper MR, Ferre C, Richards F, Stuart J, White D, Rhyne L, Spurr C: A randomized adjuvant study of CMF with and without radiation therapy for Stage II breast cancer. Proc Am Soc Clin Oncol 21: 399 (1980)
37. NIH Consensus-Development Panel. NIH Consensus-Development Statement: Adjuvant chemotherapy of breast cancer. N Engl J Med 303: 831 (1980)
37a. Nissen-Meyer R, Kjellgren K, Malmio K, Månsson B, Norin T: Surgical adjuvant chemotherapy. Results of one short course with cyclophosphamide after mastectomy for breast cancer. Cancer 41: 2088 (1978)
38. Palshof T, Mouridsen HT, Daehnfeldt JL: Adjuvant endocrine therapy of primary operable breast cancer. Report on the Copenhagen breast cancer trials. In: Breast Cancer Experimental and Clinical Aspects. (Mouris den HT, Palshof T, eds). Pergamon Press, Oxford New York 1980
39. Pichon MF, Pallud C, Brunet M, Milgrom E: Relationship of presence of progesterone receptors to prognosis in early breast cancer. Cancer Res 40: 3357 (1980)
40. Pusztai-Markos M: In: Kubli F: Moderatorenbericht des Arbeitskreises über adjuvante Therapie beim Mammakarzinom. Arch Gynäk (im Druck)
41. Rivkin S, Glucksberg H, Rasmussen S: Adjuvant chemotherapy in stage II Breast Cancer. Abstract - 3rd Int Conf Adj Therapy Cancer, Tucson/Arizona 1981
42. Salmon SE, Jones SE: Studies of the combination of adriamycin and cyclophosphamide (alone or with other agents) for the treatment of breast cancer. Oncology 36: 40 (1979)
43. Schabel jr, FM: Concepts for systemic treatment of micrometastases. Cancer 35: 15 (1975)
44. Senn HJ, Amgwerd R, Jungi WF (OSAKO-group): Adjuvant chemo (Immuno) therapy with LMF + BCG in node-negative and node-positive breast cancer. 5-year results of a randomized study. Abstract - 3rd Int Conf Adj Therapy Cancer. Tucson/Arizona 1981
45. Silvestrini R, Daidone MG, Di Fronzo G: Relationship between proliferative activity and estrogen receptors in breast cancer. Cancer 44: 665 (1979)
46. Skipper HE, Schabel jr, FM: Quantitative and cytokinetic studies in experimental tumor models. In: Cancer Medicine, (Holland J, Frei E, eds), 3rd ed. Lea & Febiger, Philadelphia 1973
47. Tormey D, Holland JF, Weinberg V, Weiss R, Falkson G, Glidewell O, Leone L, Perloff M: 5-Drug. vs. 3-drug ± MER postoperative chemotherapy for mammary carcinoma. Abstract - 3rd Int Conf Adj Therapy Cancer. Tucson/Arizona 1981
48. Valagussa P, Di Fronzo G, Bignami P, Buzzoni R, Bonadonna G, Veronesi U: Prognostic importance of estrogen receptors (ER) to select node negative (N-) patients for adjuvant chemotherapy. Abstract - 3rd Int Conf Adj Therapy Cancer. Tucson/Arizona 1981

Zur Frühdiagnose des Mammakarzinoms: Ergebnisse einer prospektiven Studie mit Leukozyten-Adhärenz-Inhibitions(LAI)-testen

D. Fritze, M. Kaufmann, D. von Fournier und G. Fedra

Das Mammakarzinom ist in den westlichen Industriestaaten der häufigste bösartige Tumor der Frau. Bei Frauen mittleren Alters gilt das Mammakarzinom als häufigste Todesursache. Bei jüngeren Frauen besteht eine Tendenz zur Zunahme der Erkrankung. Trotz Verbesserungen im Bereich der operativen und radiologischen Therapie haben sich die Spätergebnisse in den letzten Jahrzehnten nicht wesentlich verbessert. Wahrscheinlich werden gegenwärtig nur weniger als ⅓ aller Frauen definitiv geheilt. Man erklärt das damit, daß das Mammakarzi-

Fortschritte in der Inneren Medizin
Hrsg. Kommerell/Hahn/Kübler/Mörl/Weber

nom in der Phase der ersten klinischen Manifestation bei den meisten Frauen keine lokalisierte, sondern eine generalisierte Erkrankung ist. Lokal angreifende Therapieverfahren, wie Operation und Strahlentherapie, können daher nur bei einem Teil der Patientinnen kurativ wirken. Eine Verbesserung der Therapieresultate erwartet man von den ermutigenden Ergebnissen der adjuvanten Hormon- und Chemotherapie (evtl. in Kombination mit Immuntherapie) sowie durch eine frühzeitigere Diagnose des okkulten Mammakarzinoms.

Neben der Kenntnis epidemiologischer Risikofaktoren könnte vor allem die Einbeziehung individueller Risikoindikatoren die Frühdiagnostik verbessern. Risikoindikatoren sind individuelle Meßwerte, die selbst keine pathogenetische Wirkung entfalten, aber eine Gefahr signalisieren (Stegner 1979). Dazu zählt z. B. eine familiäre Belastung, die in ungünstigen Fällen das Erkrankungsrisiko bei Verwandten I. Grades auf über 50% ansteigen läßt. Die Mammographie ist das derzeit konkurrenzlos beste Verfahren zur Früherkennung des Mammakarzinoms. Der mammographische Nachweis einer Mikrokalzifikation gilt als der wichtigste Risikoindikator in der Frühdiagnose des Mammakarzinoms. Je nach mammographischer Technik und Indikationsstellung zur Biopsie beträgt der Anteil histologisch gesicherter Karzinome bei suspekter Mikrokalzifikation ca. 25–30%. Etwa 3–4 negative Biopsien sind somit der Preis für die Entdeckung eines Karzinoms im präklinischen Stadium (Stegner 1979).

Gegen den Einsatz der Mammographie als Screening-Verfahren wird unter anderem vorgebracht, daß das Verfahren technisch relativ aufwendig und teuer sei, die wiederholte Strahlenexposition kanzerogen wirke und besondere Maßnahmen zur Qualitätskontrolle erforderlich seien.

Bei der Suche nach weiteren wirksamen und harmlosen Screening-Verfahren werden auch immundiagnostischen Methoden Erfolgschancen eingeräumt. Die Immundiagnose des Karzinoms zielt auf den Nachweis von tumorassoziierten Antigenen oder von Stoffwechselprodukten der Tumorzelle. In die klinische Erprobung einbezogen wurden u.a. bisher das karzinoembryonale Antigen, das α_1-Feto-Protein, das Choriongonadotropin, das plazentare Lactogen und bestimmte mausvirus-assoziierte Antigene. Bisher erfüllt keines der immunologischen Verfahren zum Nachweis der genannten Antigene bzw. Hormone die Voraussetzungen für eine Frühdiagnose des Mammakarzinoms, nämlich eine hohe Spezifität (wenig falsch positive Ergebnisse) und hohe Sensitivität (wenig falsch negative Ergebnisse). Als immunologische Indikatoren für ein sich entwickelndes oder okkultes Mammakarzinom könnten jedoch der Nachweis des karzino-embryonalen Antigens im Biopsiematerial (von Kleist 1980) und der Nachweis des T-Antigens, das von Thomson u. Friedenreich 1927 als Kryptantigen beschrieben wurde, praktische Bedeutung gewinnen (Springer et al. 1980).

Neben den genannten immundiagnostischen Ansätzen weist eine Fülle weiterer Beobachtungen darauf hin, daß zelluläre und humorale Immunphänomene bei Patientinnen mit Brustkrebs vorkommen können. Neuerdings versucht man mit monoklonalen Antikörpern die Antigene auf Mammakarzinomzellen zu definieren, gegen die sich die zelluläre und humorale Immunantwort richten könnte. Neben Leukozyten-Migrations-Inhibitionstesten wurden vor allem Leukozyten-Adhärenz-Inhibitionstests zum Nachweis einer zellulären Sensibilisierung gegen tumor-assoziierte Antigene in vitro verwendet.

Leukozyten-Adhärenz-Inhibitionstests basieren auf der Beobachtung, daß die mononukleären Zellen einer spezifisch sensibilisierten Person in Gegenwart des entsprechenden Antigens ihre natürliche Haftneigung an Glas- oder Plastikoberflächen verlieren. Seit 1972 liegen umfangreiche Erfahrungen mit diesem Testverfahren vor, und in letzter Zeit wurden verschiedene Modifikationen entwickelt, die eine relativ einfache und standardisierte Auswertung gestatten (Intern. Workshop 1979).

Im folgenden berichten wir über die Ergebnisse einer prospektiven Studie, die bei Patientinnen mit biopsie-erforderndem Mammakarzinomverdacht und Patientinnen aus der Mammographie-Sprechstunde, jeweils ohne bzw. vor Kenntnis der klinischen Diagnose erhoben wurden. Dabei wurde diese Studie so angelegt, daß die isolierten Blutlymphozyten dieser Patientinnen gleichzeitig sowohl mit Extrakten aus Tumoren histologisch bekannter Pathologie als auch mit Extrakten aus Geweben unbekannter Mammapathologie getestet wurden.

Patienten und Methoden

Gruppe I betraf 83 hospitalisierte Patientinnen (29–76 Jahre alt) aus der Universitäts-Frauenklinik, bei denen wegen Mammakarzinomverdachts eine bioptische Klärung erforderlich war.
Gruppe II umfaßte 50 ambulante Patientinnen aus der Mammographie-Sprechstunde. Alle Patientinnen wurden ohne Kenntnis der bioptischen oder mammographischen Befunde mit dem LAI-Test untersucht. Außerdem wurden 37 überwiegend gesunde Frauen in die Untersuchungen miteinbezogen, um unspezifisch toxische Effekte der Extrakte erfassen zu können (Gruppe III).

Extrakte

Alle Extrakte wurden nach der 3 mol/l KCL-Methode hergestellt, und zwar aus insgesamt 10 primären Mammakarzinomen und 5 malignen Kontrolltumoren (ein Weichteilsarkom, ein Knochensarkom, zwei Kolonkarzinome, ein Ovarialkarzinom). Diese Extrakte waren bereits in früheren Studien verwendet worden (Fritze et al. 1978, 1979). Außerdem wurden 14 neue Extrakte aus Gewebeproben unbekannter Mammapathologie hergestellt, bei denen es sich nach Abschluß der Studie herausstellte, daß sie von 9 Mammakarzinomen, 3 Fibroadenomen, 1 Fibroadenoma phylloides und einer fibrozystischen Mastopathie stammten.

LAI-Test

Der Test wurde in den Löchern von Microtestplatten durchgeführt, wie zuvor beschrieben (Fritze et al. 1978, 1979, 1981). 100000 isolierte Blutlymphozyten wurden zusammen mit Gewebsextrakt (300 μg/ml) in 0,25 ml Kulturmedium 2 h lang bei 37 °C inkubiert und danach der Anteil der nichtadhärenten Zellen im Coulter gezählt. Der prozentuale Anteil der adhärenten Zellen aus Dreifachansätzen wurde bestimmt. Das Ausmaß der Leukozyten-Adhärenz-Inhibition wurde nach der Formel kalkuliert:

$$\%\text{LAI} = \frac{\%\text{ Adhärenz im Medium} - \%\text{ Adhärenz im Medium} + \text{Extrakt}}{\%\text{ Adhärenz im Medium}} \times 100$$

Auf Grund früherer Untersuchungen (Fritze et al. 1979) wurde ein LAI-Wert über 30% als positiv, ein solcher unter 30% als negativ gewertet. Die statistische Analyse wurde mit dem Chi-Quadrat-Test nach Yatesscher Korrektur durchgeführt.

Ergebnisse

Die Ergebnisse sind in Tabelle 1 zusammengestellt. Bei den 83 Patientinnen der Gruppe I wurden Karzinome histologisch häufiger gesichert, nämlich bei 74 Patientinnen (89%), als bei den 50 mammographierten Patientinnen der Gruppe II (12%). Der LAI-Test war bei 73% der Patientinnen der Gruppe I und 26% der Gruppe II gegenüber 0% der Kontrollgruppe III positiv ($p < 0{,}01$). Die Tumorspezifität wirkte jedoch enttäuschend. Der LAI-Test war bei 72% der Mammakarzinompatientinnen der Gruppe I richtig positiv, jedoch bei 8 der 9 übrigen Patientinnen mit histologisch gesicherten benignen Brustdrüsenveränderungen falsch positiv. Unter letzteren fanden sich auch 2 Fälle mit Fibroadenoma phylloides.
Von den 18 biopsierten Patientinnen aus der Gruppe II der 50 mammographierten Frauen wurden histologisch gesicherte Karzinome bei 3 von 6 Patientinnen durch den LAI-Test richtig erfaßt und bei 11 der restlichen 12 biopsierten Patientinnen richtig ausgeschlossen. Jedoch reagierten 28% der 32 mammographierten Patientinnen, bei denen entweder eine bioptische Klärung unterblieb, oder nicht indiziert erschien, offenbar falsch positiv im LAI-Test. Fast alle diese LAI-falsch-positiven Patientinnen zeigten mammographische Veränderungen im Sinne einer fibrozystischen Mastopathie.
Während die Extrakte aus 5 malignen Kontrolltumoren immer richtig negative LAI-Ergebnisse lieferten, induzierten die 5 Extrakte aus benignen Brusttumoren (zunächst nichtbekannter Pathologie) etwa genauso häufig wie Mammakarzinomextrakte (bekannter und zunächst nichtbekannter Pathologie) positive LAI-Ergebnisse bei den Testpersonen der Gruppe I und II, nicht aber der Gruppe III.

Diskussion

Die Ergebnisse dieser prospektiven Studie bezogen erstmals Extrakte aus Mammatumoren

Tabelle 1. Anzahl positiver Leukozyten-Adhärenz-Inhibitionstests (LAI > 30%) bei 83 Patientinnen mit biopsie-erforderndem Mammakarzinomverdacht (Gruppe I), 50 Patientinnen aus der Mammographie-Sprechstunde (Gruppe II) und 37 überwiegend gesunden Frauen (Gruppe III)

		Gewebsextrakte hergestellt aus:		
		Mamma-CA	Benigne Mammatumoren	Maligne Kontrolltumoren
	n	n = 19	n = 5	n = 5
I. Gruppe				
Pat. *mit* Mamma-CA				
Stadium I–III	65	50	55	0
Stadium IV	9	3	4	0
Pat. *ohne* Mamma-CA	9	8	8	0
Summe	83	61 (73%)	67 (81%)	0
II. Gruppe				
Pat. *mit* Mamma-CA	6	3	0	0
Pat. *ohne* Mamma-CA	12	1	1	0
Pat. ohne Biopsie	32	9	7	0
Summe	50	13 (26%)	8 (16%)	0
III. Gruppe				
Gesunde	37	0 (0%)	2 (5%)	0

bekannter und nichtbekannter Histologie in die Untersuchungen mit ein. Die hospitalisierten Patientinnen wurden ohne Kenntnis der bioptischen, die mammographierten Patientinnen ohne Kenntnis der mammographischen und bioptischen Befunde untersucht. Wir fanden, daß eine Gruppe hospitalisierter Patientinnen mit biopsie-erforderndem Mammakarzinomverdacht gegenüber einer Gruppe von mammographierten Frauen aus der ambulanten Sprechstunde ein höheres Risiko für den histologischen Nachweis der Erkrankung hatten. Dies läßt sich natürlich damit erklären, daß Patientinnen, die zur Biopsie stationär aufgenommen werden mußten, hinreichend verdächtige palpatorische und/oder mammographische Befunde haben mußten. Der LAI-Test war bei 73% dieser hospitalisierten Patientinnen der Gruppe I gegenüber nur 26% der ambulanten Patientinnen der Gruppe II positiv ($p < 0{,}01$). In der Kontrollgruppe überwiegend gesunder Frauen fiel der Test jedoch stets negativ aus. Wenngleich somit zwischen dem Risiko ein Mammakarzinom zu entdecken und dem Ergebnis der LAI-Untersuchungen eine Korrelation gefunden wurde, so fielen in unserer Studie die Ergebnisse nicht tumorspezifisch aus. Dies widerspricht den Ergebnissen zahlreicher anderer Autoren, denen mit Hilfe des LAI-Tests bei Mammakarzinomverdacht ein relativ spezifischer Tumornachweis gelang (Flores et al. 1977; Lopez et al. 1978; Tsang et al. 1980).

In Übereinstimmung mit diesen genannten Autoren fanden wir, daß Mammakarzinompatientinnen der Stadien I–III in über ¾ der Fälle richtig positive Testergebnisse hatten, im Gegensatz zu Patientinnen mit dann nachgewiesener Fernmetastasierung (Stadium IV). Im Widerspruch zu anderen Autoren fanden wir jedoch, daß Patientinnen mit histologisch gesicherten benignen Mammatumoren etwa genauso häufig positive Tests hatten wie Patientinnen mit Mammakarzinom. Dazu paßt, daß Extrakte aus benignen Mammatumoren zunächst nicht bekannter Histologie eine den Extrakten aus Mammakarzinomen vergleichbare LAI-Reaktivität entfalteten. Statt der im Schrifttum überwiegend mitgeteilten Tumorspezifität fanden wir in dieser Studie somit Hinweise auf LAI-Kreuzreaktionen zwischen benignen und malignen Mammatumoren. Diesen Kreuzreaktionen scheint eine Organspezifität zugrunde zu liegen, da Extrakte aus malignen Primärtumoren anderer und unterschiedlicher Organlokalisation weit geringere LAI-Reaktivität zeigten als Extrakte aus benignen und malignen Mammatumoren. Darüber hinaus ließen gesunde Frauen ebenso wie Patientinnen mit malignen gynäkologischen Tumoren (Fritze et al. 1979) eine den Mammakarzinompatientinnen vergleichbare LAI-Reaktivität mit Mammakarzinomextrakten vermissen. Wir vermuten daher, daß sich in unseren und anderen Studien (Thomson et al. 1979; Sanner et al. 1979; Halliday et al. 1980) die LAI-Reaktivität zumindest gegen Antigene richtete, die auf benignen und malignen Mammatumoren gemeinsam vorkommen. Solche gemeinsamen tumorassoziierten Antigene sind offenbar an das β_2-Mikroglobulin benigner und maligner Tumoren gebunden (Thomson et al. 1979; Vose et al. 1979; Malley et al. 1979). Auch mit anderen Methoden fand man, daß die sog. benignen Dysplasien der Brustdrüse und das Mammakarzinomgewebe eine Reihe von Gemeinsamkeiten zeigen, die Kreuzreaktionen verständlich machen (Fritze et al. 1979). Zumindest Mastopathien mit exzessiver und atypischer Proliferation des ductoalveolären Epithels gelten als prädisponierende Erkrankungen. Ihr relativer Anteil am Gesamtkontingent der Mastopathien schwankt im Material der Pathologen zwischen 10 und 60% (Stegner 1979).

Wir glauben, daß eine genauere Analyse der Beziehungen zwischen benignen Dysplasien und Mammakarzinomen unter Einbeziehung humoraler und zellulärer Immunfaktoren notwendig ist. Es ist vorstellbar, wenngleich unbewiesen, daß die „falsch positiven" Ergebnisse zellulärer und humoraler Immuntests auf besondere Krankheitsdisposition hinweisen, die eine spätere bioptische Klärung notwendig macht. Untersuchungen mit dem LAI-Test könnten dabei eine Rolle spielen, zumal wenn sich die Tumorspezifität durch Verwendung spezifischerer Tumorantigenpräparationen steigern ließe.

Zusammenfassung

Außer der regelmäßigen Selbstuntersuchung ist die Mammographie das derzeit beste Verfahren zur Früherkennung des Mammakarzinoms. Bei der Suche nach weiteren wirksamen und harmlosen Screening-Verfahren haben wir in einer prospektiven Studie den Leukozyten-Adhärenz-Inhibitionstest als immundiagnostische Methode bei 83 Patientinnen mit biopsie-erforderndem Mammakarzinomverdacht, 50 Frauen aus der Mammographie-Sprechstunde und 37 überwiegend gesunden Frauen „blind" angewendet. Bei einer Sensitivität des LAI-Tests von 77% für den Nachweis eines Mammakarzinoms im loco-regionalen Stadium ergaben sich eindeutige Hinweise auf LAI-Kreuzreaktivität zwischen benignen und malignen Mammatumoren. Deren immundiagnostische Bedeutung für die mammographische Frühdiagnose des Mammakarzinoms wird diskutiert.

Literatur

1. Fritze D, Schulte-Uentrop C, Kaufmann C: Leukocyte adherence inhibition test in breast cancer. Lancet II: 742–743 (1978)
2. Fritze D, Schulte-Uentrop C, Kaufmann M: Leukocyte adherence inhibition (LAI) tests in patients clinically suspected of having breast cancer using a panel of breast carcinoma extracts. Europ J Cancer 15: 1491–1496 (1979)
3. Fritze D, Grunze M, Kaufmann M: The cellular mechanisms involved in leukocyte adherence inhibition (LAI) tests of patients with breast cancer. Immunology Letters 2: 225–230 (1981)
4. Flores M, Marti JH, Grosser N, MacFarlane JR, Thomson DMP: An Overview: Antitumor immunity in breast cancer assayed by tube leukocyte adherence inhibition. Cancer 39: 494–505 (1977)
5. Goldrosen MH, Howell JH: International Workshop on leukocyte adherence inhibition. Cancer Res 39: 555–662 (1979)
6. Halliday WJ, Koppi TA, Khan JM, Davis NS: Leukocyte adherence inhibition: Tumor specificity of cellular and serum-blocking reactions in human melanoma, breast cancer and colorectal cancer. J Natl Cancer Inst 65: 327–335 (1980)
7. Kleist von, S: Tumordiagnostik mit Hilfe tumorassoziierter Antigene. Dtsch Med Wschr 105: 1557–1558 (1980)
8. Lopez MJ, O'Connor R, MacFarlane JK, Thomson DMP: Natural history of anti-tumor immunity in human breast cancer assayed by tube leukocyte adherence inhibition. Br J Cancer 38: 660–673 (1978)
9. Malley A, Burger DR, Vandenbark AA, Frikke M, Finke P, Begley D, Acott K, Black J, Vetto RM: Association of melanoma tumor antigen activity with β_2-Microglobulin. Cancer Res 39: 619–623 (1979)
10. Sanner T, Brennhovd I, Christensen I, Jørgensen O, Kvaløy S: Cellular antitumor immune response in women with risk factors for breast cancer. Cancer Res 39: 654–657 (1979)
11. Springer GF, Murthy MS, Desai PR, Scanlon EF: Breast cancer patient's cell-mediated immune re-

sponse to Thomsen-Friedenreich (T) Antigen. Cancer 45: 2949–2954 (1980)
12. Stegner HE: Screening beim Mammakarzinom? Dtsch Med Wschr 104: 1655–1658 (1979)
13. Thomson DMP, Tataryn DN, O'Connor R, Rauch J, Friedlander P, Gold P, Shuster J: Evidence for the expression of human tumor-specific antigens associated with β_2-microglobulin in human cancer and in some colon adenomas and benign breast lesions. Cancer Res 39: 604–611 (1979)
14. Tsang PH, Tangnavarad K, Lesnick G, Perloff M, Holland JF, Bekesi JG: Radioisotopic ^{51}Cr-Leukocyte adherence inhibition (LAI) assay. I. Demonstration of antitumor immunity in patients with breast carcinoma. J Immunolog Methods 36: 119–135 (1980)
15. Vose BM, Hughes R, Bazill GW: Failure of leukocyte-adherence inhibition assays to discriminate between benign and malignant breast diseases Br J Cancer 40: 954–956 (1979)

Antineoplastische Chemotherapie gastrointestinaler Karzinome

H. Fritsch

Einleitung

Die Karzinome des Gastrointestinaltrakts stehen unter den malignen Neoplasien an erster Stelle, wobei in absteigender Reihenfolge Kolon und Rektum, Magen und Pankreas betroffen sind. Trotz ihrer Häufigkeit ist bis heute kein wesentlicher Erfolg bei der kurativen Behandlung dieser Tumoren erzielt worden, so daß höchstens 35% aller Patienten, die an einem gastrointestinalen (g.i.) Neoplasma erkranken, 5 Jahre überleben. Nur bei zufällig entdeckten nichtinvasiven Frühneoplasien des Magens beträgt die operativ erzielte Heilungsrate 85–92% [18].

Die Negativeigenschaften der g.i. Karzinome sind durch folgende Aspekte gekennzeichnet:

- Erschwerte Früherkennung infolge uncharakteristischer, den Patienten wenig beeinträchtigender Symptome,
- bei der Diagnose bereits meist inoperables oder palliativ operables Stadium,
- nur geringe Wirkung der Radio- oder Chemotherapie bei fortgeschrittenen Tumoren.

Hieraus sind folgende Schlüsse zu ziehen:

1. Alle bisher möglichen Methoden einer Früherkennung müssen intensiviert werden, um die nur im Frühstadium erreichbare kurative, d.h. aber operative Behandlung zu ermöglichen.
2. Die Suche nach palliativen Therapieformen sollte forciert werden.

Gastrointestinale Tumoren, zumeist Adenokarzinome, haben eine geringe „growth-fraction", sind also wenig zytostatikasensibel, wenngleich Ansprechraten mit objektiven Remissionen bis zu 40% beschrieben wurden [45]. Daher sind für die Anwendung von Zytostatika bei diesen Tumoren die von Brunner u. Nagel [10] angegebenen Kriterien für eine palliative Chemotherapie zu beachten:

1. Beschwerden, die symptomatisch nicht zu beheben sind.
2. Rasches Fortschreiten des Tumors bei gutem körperlichen Zustand des Patienten.
3. Drohende Gefahr tumorbedingter Komplikationen (Ileus, Ikterus).
4. Therapiewunsch des Patienten.
5. Jugendliches Alter, soziale Situation.

Inwieweit die bisherige palliative Chemotherapie bei den häufigsten g.i. Karzinomen zu einer Verbesserung der Remissionsrate und der Überlebenszeit geführt hat, soll im folgenden dargestellt werden.

Kolorektale Karzinome

In den westlichen Ländern und den USA wird eine zunehmende Inzidenz kolorektaler Karzinome beobachtet [26]. Mehr als 50% der g.i. Karzinome sind in Kolon und Rektum lokalisiert.

Das Dickdarmkarzinom steht in den USA an zweiter Stelle der Karzinomtodesfälle [27, 39].

Fortschritte in der Inneren Medizin
Hrsg. Kommerell/Hahn/Kübler/Mörl/Weber

In der Bundesrepublik Deutschland [80] erkranken jährlich ca. 30000 Menschen an malignen Dickdarmgeschwülsten, wobei die Karzinome ca. 95% ausmachen. Damit ist der Dickdarmkrebs mit 43 Neuerkrankungen pro 100000 Menschen die häufigste maligne Erkrankung. Eine kurative Behandlung der kolorektalen Karzinome ist nur operativ möglich. Entscheidend für die 5-Jahresüberlebenszeit ist das Stadium der Erkrankung bei der Diagnosestellung, d.h. der Ausdehnungsgrad des Tumors in der Darmwand und seine Ausbreitung in die Umgebung bzw. die Fernmetastasierung (Tabelle 1). Je früher die Diagnose eines Dickdarmkarzinoms erfolgt, desto günstiger sind die Heilungsaussichten. Dickdarmkarzinome als langsam proliferierende Adenokarzinome mit kleiner Wachstumsfraktion sind für eine zytostatische Behandlung primär wenig geeignet. Dessen ungeachtet wurden viele Versuche unternommen, in Form einer Mono- oder Polychemotherapie eine zumindest palliative Beeinflussung metastasierter inkurabler Dickdarmkarzinome zu erreichen.

Infolge der heterogenen Bedingungen der einzelnen Studien (Tumorstadium, -art, Patientenstatus) sind die gewonnenen Ergebnisse sehr unterschiedlich, widersprüchlich und meist nicht miteinander vergleichbar [15, 18]. Für die zytostatische Monotherapie werden mit verschiedenen Verbindungen zeitlich begrenzte Remissionen bis zu 20% angegeben (Tabelle 2). Trotz aller Neueinführungen gibt es kein Zytostatikum, das dem seit 20 Jahren verwendeten 5-Fluorouracil (5-FU) in der Monotherapie überlegen ist.

Durch die Kombination verschiedener Zytostatika wurden in randomisierten Studien in der Mitte der 70er Jahre höhere Remissionsraten als mit der Monotherapie erreicht [3, 4, 22, 23, 57, 61]; leider erwiesen größere randomisierte Studien, die zu einem späteren Zeitpunkt u.a. von der SWOG und der ECOG durchgeführt wurden [6, 7, 9, 12, 19, 39, 48], daß die optimistische Beurteilung der Polychemotherapie sich nicht aufrechterhalten ließ. Eindeutig höhere Remissionsraten konnten nicht nachgewiesen werden, eine Verlängerung der mittleren Überlebenszeit ließ sich allenfalls als Trend erkennen (Tabelle 4). Ein guter Allgemeinzustand des Patienten, fehlende Lebermetastasen und Gewichtskonstanz scheinen ein besseres Ansprechen auf die

Tabelle 1. Beziehung der klinischen Stadieneinteilung der Kolonkarzinome (Nach Dukes [20], modifiziert nach Astler u. Coller [2]), zur 5-Jahresüberlebenszeit [45, 70]

Stadium	Ausbreitung	5-Jahresüberlebenszeit in %
A	Befall oberflächlicher Mukosaschichten	61–81
B_1	Muscularis-mucosa-Infiltration	25–64
B_2	Infiltration der Darmwand und der Umgebung	25–64
C	Darmwandinfiltration, Befall regionärer Lymphknoten	6–28
D	Nichtresezierbarer Tumor oder Fernmetastasen	< 5

Tabelle 2. Ergebnisse der zytostatischen Monotherapie bei metastasierten Kolonkarzinomen

Zytostatikum	Remissionsraten in %	Autor
5 FU	8–85	18
Methotrexat	17	14
Leukeran	13,5	15
Endoxan	27	15
Mitomycin C	16	15
BCNU	12,5	49, 50
me CCNU	12	19

Tabelle 3. Chemotherapie-Möglichkeiten beim metastasierten Kolonkarzinom

5 Fluorouracil i.v. 500 mg/m²/Woche.

oder

5 Fluorouracil	325 mg/m² i.v.	Tag 1–5[a]
+ Vincristin	1,0 mg/m² i.v.	Tag 1[a]
+ Methyl CCNU	150 mg/m² oral	Tag 1[a]

[a] Wiederholung ab 36. Tag ohne Methyl CCNU

Chemotherapie zu bewirken [9, 39]. Insbesondere die großen Studien der SWOG und ECOG zeigten, daß auch mit der Polychemotherapie die Remissionsraten nur um 20% lagen und die mittlere Überlebenszeit nicht wesentlich länger als 10 Monate war. Aus fast allen Studien geht jedoch hervor, daß Patienten, die auf die Che-

Tabelle 4. Ergebnisse randomisierter Studien zur Mono- und Polychemotherapie metastasierter kolorektaler Tumoren

Zytostatikum	Remissionsraten in %	Mittlere Überlebenszeit in Monaten	Patientenzahl	Autor
5 FU	25	?	25	22
↕				
5 FU/DTIC/VCR/BCNU	42	?		
5 FU	22	6,5	91	23
↕				
me CCNU/5 FU/VCR	37	7,8		
5 FU	19,5	?	80	57
↕				
5 FU/meCCNU/VCR	43,5	?		
5 FU	9,5	?	294	4
↕				
5 FU/meCCNU	31,8	?		
5 FU i.v.	15	7,5	39	
↕				
5 FU oral	18	8,2	28	
↕				
5 FU/Endoxan	5	7,2	87	
↕				
5 FU/6 TG	10	6,8	78	
↕				
meCCNU	15	6,8	87	
↕				39
5 FU/meCCNU	9	6,8	112	
↕				
5 FU/meCCNU/VCR	11	7,2	103	
↕				
5 FU/meCCNU/DTIC	16	10	114	
↕				
5 FU/Hydroxyurea	21	8,7	94	
↕				
5 FU/meCCNU/DTIC/VCR	11	7,2	99	
5 FU/meCCNU/VCR Tag 1	20	7	29	
↕				35
5 FU/meCCNU/VCR Tag 1-5	33	7	33	
5 FU/Mito-C	18	11	136	
↕				11
5 FU/meCCNU	16	11	133	
5 FU/MTX	10		12	
↕				
5 FU/MTX/Levamisol	10		11	
↕		10		7
5 FU/BAF	10		8	
↕				
5 FU/BAF/Levamisol	10		8	

Abkürzungen. 5 FU, 5 Fluorouracil; DTIC, Dacarbazin; VCR, Vincristin; BCNU, Bichloräthyl-Nitroso-Urea; meCCNU, Methylchloräthyl-Cyclohexyl-Nitroso-Urea; 6 TG, 6 Thioguanin; MitoC, Mitromycin C; MTX, Methotrexat; BAF, Bakers Antifol

motherapie ansprechen, länger überleben als „non responder“ [7, 48, 76].

Da bisher keine effektive Therapie für das fortgeschrittene Dickdarmkarzinom existiert, muß es, wie Buroker [12] formuliert, eine zukünftige Aufgabe sein, in Phase-II-Studien wirksame neue Zytostatika zu suchen.

Zum gegenwärtigen Zeitpunkt hat beim metastasierten Kolonkarzinom 5-FU oder die Dreierkombination 5 Fluorouracil/Vincristin/Methyl-CCNU die besten Erfolgschancen (Tabelle 3).

Adjuvante Chemotherapie

Bereits zum Zeitpunkt der Operation werden bei kolorektalen Karzinomen in 10–20% Metastasen in der Leber festgestellt. Mit nicht erkennbaren Mikrometastasen muß jedoch in weitaus höherem Prozentsatz gerechnet werden [71].

Es sind daher von den Erfolgen im Tiermodell ausgehend [75], wo eine postoperative Zytostatika-Anwendung zu Heilungen führt, mit Recht entsprechende Erwartungen in analoge Maßnahmen bei scheinbar kurativ resezierten Tumoren des Menschen gesetzt worden. Besondere Anstrengungen wurden unternommen, um bei Dickdarmkarzinomen der Dukes-Stadien B und C in kontrollierten und später kontrollierten und randomisierten Studien die Effizienz einer adjuvanten Chemotherapie zu untersuchen [5, 13].

Während in nichtrandomisierten Studien ohne Kontrollgruppen [41, 43, 63] mit 5 FU eine Verlängerung der Überlebenszeit und des tumorfreien Intervalls nachgewiesen wurde, ließen sich diese Ergebnisse in kontrollierten randomisierten Studien nicht bestätigen.

Eine Studie der Veterans Administration Surgical Adjuvant Group (VASAG) [31], die eine Verbesserung der 8-Jahresüberlebenszeit von Patienten mit Dickdarmkarzinomen der Dukes-Stadien C mit 18monatiger postoperativer Behandlung mit 5 FU mit 32,9% gegen 25,8% der nichtbehandelten behauptet, wird als statistisch nicht signifikant betrachtet [13, 62].

Die Gabe von 5 FU + Levamisol erbrachte im Vergleich zur alleinigen Gabe von 5 FU und zu einer Kontrollgruppe [5] bei kolorektalem Karzinom des Dukes-C-Stadium nach 6 Monaten

Tabelle 5. Ergebnisse adjuvanter Chemotherapie kolorektaler Karzinome bei prospektiven randomisierten Studien

Zytostatikum	Patientenzahl	Verlängerung der 5-Jahresüberlebensdauer	Autor	Jahr
Thio-TEPA	117	0	32	1967
FU DR	735	0	21	1973
5-FU (2 Zyklen)	308	0	30	1976
5-FU (wiederholte Zyklen)	532	0	30	1976
5-FU (intraluminal)	487	0	25	1977
5-FU	337	0	24	1977
5 FU	203	0	40	1978

keine Unterschiede in den Behandlungsgruppen.

Keine der bisher vorliegenden prospektiven randomisierten Studien (Tabelle 5) konnte eine Verlängerung der 5-Jahresüberlebensraten bei adjuvanter Monochemotherapie nachweisen. Angesichts der Ineffizienz der bisher vorliegenden Monochemotherapie-Studien bleibt abzuwarten, ob eine adjuvante Polychemotherapie zur Verbesserung der Überlebensraten bei kolorektalen Karzinomen führen wird; entsprechende Studien sind angelaufen, derzeit jedoch noch nicht auswertbar [70].

Magenkarzinom

Ungeachtet einer abnehmenden Inzidienz in den westlichen Ländern [27, 29] ist das Magenkarzinom neben dem Bronchialkarzinom einer der häufigsten Tumoren. In Japan, Chile und der UdSSR [47] steht das Magenkarzinom an erster Stelle der krebsbedingten Todesursachen. In der BRD ist pro anno mit 40 Neuerkrankungen/100000 Einwohner zu rechnen [65].

Eine kurative Behandlung ist nur durch eine Operation möglich. Aber bereits bei der Diagnosestellung können 50–60% der Magenkarzinome nicht mehr bzw. nicht komplett reseziert werden [70].

Nur beim auf die Mukosa beschränkten Frühkarzinom ist mit einer 5-Jahresüberlebensrate von 90% zu rechnen [33], während bei regionä-

Tabelle 6. Remissionsraten bei zytostatischer Monotherapie des Magenkarzinoms [45]

5-Fluorouracil	23%
BCNU	18%
Adriblastin	12%
Mitomycin C	30%
Methyl-CCNU	8–20%

Tabelle 7. Kombinationschemotherapie des fortgeschrittenen Magenkarzinoms nach Kovach et al. [37]; Wiederholung in Abständen von 6 Wochen

5-Fluorouracil	i.v. 10 mg/kg	Tag 1–5
BCNU	i.v. 40 mg/m²	Tag 1–5

Tabelle 8. FAM-Schema zur Kombinationschemotherapie des fortgeschrittenen Magenkarzinoms; Wiederholung in Abständen von 9 Wochen [46, 47]

5 Fluorouracil	600 mg/m² i.v.	Tag 1, 8, 28, 55
Adriamycin	30 mg/m² i.v.	Tag 1 28
Mitomycin C	10 mg/m² i.v.	Tag 1

Tabelle 9. Remissionsraten bei zytostatischer Polychemotherapie des fortgeschrittenen Magenkarzinoms

Kombinationen	Remissionsraten in %	Mittlere Überlebensraten in Monaten	Autor
BCNU + 5 FU	41,3	7,7	37
5 FU + meCCNU	40–52	26	54, 56
5 FU + MitoC + ADM = FAM	55	10	46
5 FU/MitoC/ADM	42	12,5	47
Ftorafur/MitoC/ADM	20	?	82
FU/MTX/Cyclophosphamid	56	10,8	66
Ftorafur/MTX/meCCNU	47	13	76
Ftorafur/MTX/Bakersantifol	34	11	76

ren Metastasen nur noch 5% der operierten 5 Jahre überleben.

Für das Gesamtkollektiv der am Magenkarzinom erkrankten ergibt sich daher eine 5-Jahresüberlebensrate von nur 5–15%.

Zahlreiche, teils unkontrollierte, teils kontrollierte prospektive randomisierte Studien wurden unternommen, um die Effektivität einer zytostatischen Monotherapie [27, 37, 54, 56, 68, 79] oder Kombinationstherapie [17, 37, 46, 47, 54, 56, 66, 68, 76, 82] beim fortgeschrittenen Magenkarzinom zu prüfen.

Mit einer Monotherapie sind bis zu 30% Remissionen erzielt worden. Für 5-FU werden je nach Art der Applikation bis zu 23% Remissionen beobachtet; ähnliche Remissionsraten liegen für Studien mit Mitomycin C, BCNU und Methyl-CCNU vor (Tabelle 6).

Die Kombination mehrerer Zytostatika führt zu höheren Remissionsraten. Mit der 2er-Kombination 5-FU + BCNU [37] wurden 41,3% Remissionen (Tabelle 7), mit der Kombination 5-FU + meCCNU 40–52% Remissionen [54, 56] und mit der 3er-Kombination 5-FU/Mitomycin C/Adriamycin, dem sog. FAM-Schema (Tabelle 8) 52–55% Remissionen erreicht [46, 47].

Mit den Kombinationen werden unterschiedliche mittlere Überlebenszeiten angegeben.

Bei BCNU + 5-FU [37] betrug die mediane Überlebenszeit 7,7 Monate, beim FAM-Schema [46, 47] 10–12,5 Monate. Die längsten mittleren Überlebenszeiten wurden mit 5-FU/meCCNU [56] mit 26 Monaten erreicht (Tabelle 9).

Bisher ist allerdings nicht hinreichend geklärt, ob die Kombinationschemotherapie tatsächlich zu längeren Überlebenszeiten führt.

Auf Grund der nur wenigen prospektiven randomisierten Studien, die mit genügend großer Patientenzahl zum Vergleich einer Mono- und Polychemotherapie durchgeführt wurden [37, 53, 54], sind noch keine endgültigen Aussagen möglich.

So fanden Kovach et al. [37] mit BCNU + 5-FU zwar Remissionsraten von 41,3% im Vergleich zu 5-FU mit 28,6% und BCNU von 17,4%, jedoch bei der mittleren Überlebenszeit zeigten 5-FU/BCNU und 5-FU keine Differenz; auch Moertel et al. [53] stellten in einer vergleichenden Studie mit 5-FU gegen 5-FU/meCCNU; 5-FU/Testolacton und 5-FU/me-CCNU/Testolacton keine Unterschiede in der mittleren Überlebenszeit von 30 Wochen fest (Tabelle 10).

Moertel u. Hanley [54] kamen jedoch mit der Kombination 5-FU/me-CCNU bei einer Remissionsrate von 52% zu einer mittleren Überlebenszeit von 26 Monaten gegenüber der Monotherapie mit me-CCNU, die zu 11% Remis-

sionen und 12 Monaten mittlerer Überlebenszeit führte.
Die mitgeteilten Ergebnisse über die Remissionsraten bei der zytostatischen Mono- oder Polychemotherapie lassen den Schluß zu, daß die Polychemotherapie der Monotherapie überlegen ist.
Insbesondere Studien, in denen randomisiert verschiedene Therapieverfahren geprüft wurden, erwiesen die höhere Effektivität der Kombinationschemotherapie [37, 54].
Eine Verlängerung der mittleren Überlebenszeit durch die Polychemotherapie ist allerdings bisher nicht bewiesen worden; von entscheidender Bedeutung für die Länge der mittleren Überlebenszeit ist das *Ansprechen* auf die Chemotherapie.
Hier ergeben sich signifikante Unterschiede zwischen Respondern und Non-respondern [46, 47].

Adjuvante Chemotherapie

Über die adjuvante postoperative zytostatische Therapie beim Magenkarzinom liegen eine Reihe teils randomisierter kontrollierter [8, 38, 42, 44, 58, 59, 64, 72] und nichtrandomisierter [28, 34, 60] Studien vor.
Während Thio Tepa [38, 42, 77] und Fluorodesoxyuridin (FUDR) [72] im Vergleich zur unbehandelten Kontrollgruppe zu keiner Verlängerung der Überlebenszeiten führte, sind mit 5-FU [8, 64] und Mitomycin C [58, 59] Überlebenszeitverlängerungen beschrieben worden. Auch Iscador soll nach einer randomisierten Studie [64] zur Verlängerung der Überlebenszeit führen. Mit der Kombination 5-FU (10 mg/kg) i.v. an den Tagen 1–5 und BCNU (40 mg/kg) am 52.–56. Tag nach kurativer Operation eines Magenkarzinoms mit 8wöchentlichen Wiederholungen wurden von Mayer et al. [44] unter 22 Patienten nur ein Rezidiv im Vergleich zu neun Rezidiven bei 36 Patienten ohne diese Therapie beobachtet.
Nach einer kooperativen japanischen Studie [59] führte die i.v. Gabe von Mitomycin C (0,08 mg/kg 2mal wöchentlich über 5 Tage, beginnend am Operationstag) zu einer statistisch signifikanten höheren 5-Jahresüberlebensrate von 14,1%; außerdem schien Mitomycin C hämatogene Lebermetastasen zu verhindern, wenn intraoperativ keine Beteiligung der Serosa vorlag.

Tabelle 10. Ergebnisse prospektiver randomisierter Studien von Mono- und Kombinationschemotherapie beim fortgeschrittenen Magenkarzinom

Zytostatikum	Remissionsrate in %	Mittlere Überlebenszeit in Monaten	Autor
BCNU	17,4	3,5	
↕			
FU	28,6	7,4	37
↕			
BCNU + 5 FU	41,3	7,7	
me CCNU	11	12	
↕			54
me CCNU + 5-FU	52	26	

Tabelle 11. Kontrollierte randomisierte Studien zur adjuvanten Chemotherapie des Magenkarzinoms

Zytostatikum	Überlebenszeit-Verlängerung	Autoren
Thio TEPA	keine	78
Thio TEPA	keine	42
Fluorodesoxyuridin	keine	72
Thio TEPA	keine	38
Mitomycin C	?	38
Fluorouracil	ja (?)	8
5 FU-oral	?	60
Mitomycin C	ja	58
5 FU	ja	64
Iscador	ja	64
5 FU + BCNU	?	44
Mitomycin C	ja	59

Interesse verdient eine noch nicht abgeschlossene Untersuchung über die präoperative orale Applikation von 5-FU-Fettemulsionen [60]; hierbei wurden in 62% der Fälle Nekrosen der regionären Lymphknoten, besonders bei gut differenzierten Magenkarzinomen beobachtet.
Die Zusammenstellung der bisher vorliegenden Ergebnisse einer adjuvanten Chemotherapie verschiedener kooperativer randomisierter Studien ergibt keine eindeutigen Hinweise für die Effektivität einer solchen Behandlung. Ein Trend zur Verlängerung der Überlebenszeit scheint allerdings vorhanden (Tabelle 11).
So muß durch weitere mit größeren Patientenzahlen durchgeführte Studien evtl. mit Zytosta-

tikakombinationen oder neuen Zytostatika entschieden werden, inwieweit eine adjuvante Chemotherapie beim Magenkarzinom zur Verbesserung der Prognose führen wird.

Pankreaskarzinom

Das Pankreaskarzinom zeigt eine steigende Inzidenz; es ist mit 22000 Neuerkrankungen pro Jahr der vierthäufigste maligne Tumor in den USA.

Fast alle Patienten überleben das erste Jahr nach der Diagnosestellung nicht [74]; nur 10–20% sind radikal operabel. Auch von den kurativ operierten Patienten überleben weniger als 4% 5 Jahre.

Obwohl eine große Zahl von Mitteilungen über eine zytostatische Mono- oder Polychemotherapie des Pankreaskarzinoms vorliegt [36, 69, 74], sind die Resultate derart unterschiedlich, daß hieraus keine sicheren Therapie-Empfehlungen abzuleiten sind.

Sehr kleine Patientenzahlen, unterschiedliche Ausgangssituationen, nicht meßbare Tumorparameter, fehlende Kontrollen und randomisierte prospektive Studien machen die Aussage über den wirklichen Effekt einer Chemotherapie nahezu unmöglich.

Mit der Monotherapie werden bei größeren Studien Remissionsraten zwischen 9 und 28% angegeben [74] (Tabelle 12).

Die Kombination von Radio- und Chemotherapie führt zu signifikant längeren Überlebenszeiten als die alleinige Radiotherapie.

Bei Gabe von 15 mg 5-FU i.v. an den ersten 3 Tagen einer Strahlentherapie mit einer Gesamtdosis von 35–40 Gy konnte eine signifikante Steigerung der Überlebenszeit auf 10,4 statt 6,3 Monate ohne 5-FU erreicht werden [55].

Diese Ergebnisse wurden in einer weiteren Studie untermauert [51].

Die Polychemotherapie führt nach einer prospektiven randomisierten Studie von Kovach et al. [37] zu höheren Remissionsraten: 5-FU (13 mg/kg) an 5 Tagen erbrachte 16%, 5-FU (10 mg/kg) an 5 Tagen + BCNU 40 mg/m² an 5 Tagen 33,3% Remissionen bei gleicher mittlerer Überlebenszeit von 6 Monaten.

Besonders hohe Remissionsraten von 31–43% wurden mit der Kombination Streptozotocin/Mitomycin C/5-FU [1, 81] und der Kombination 5-FU/Adriamycin/Mitomycin C mit 40% erreicht (Tabelle 13 u. 14).

Aber auch andere Kombinationsprogramme haben sich bewährt (Tabelle 15), und führen zu zeitlich limitierten Remissionen, wobei die Remissionszeiten bei den Respondern verlängert sind.

Weitere Studien sind dringend erforderlich, um eine bessere Information über die Möglichkeiten der Chemotherapie beim Pankreaskarzinom zu vermitteln.

Tabelle 12. Ergebnisse der zytostatischen Monotherapie beim Pankreaskarzinom

Zytostatikum	Pat.-Zahl	Remissionsrate in %	Autor
5 FU	212	28	16
Mitomycin C	44	27	16
Streptozotocin	22	36	16
Adriamycin	15	13	67

Tabelle 13. FAM-Schema zur Behandlung des fortgeschrittenen Pankreaskarzinoms [73]; Wiederholung in Abständen von 9 Wochen

5 FU	600 mg/m² i.v.	Tag 1, 8, 36, 43
Adriamycin	30 mg/m² i.v.	Tag 1, 36
Mitomycin C	10 mg/m² i.v.	Tag 1

Tabelle 14. SMF-Schema nach Wiggans et al. [81] zur Behandlung des Pankreas-Ca.; 43% Remissionen. Wiederholung in Abständen von 8 Wochen

Streptozotocin	1 g/m² i.v.	Tag 1
Mitomycin C	10 mg/m² i.v.	Tag 1
5-Fluorouracil	600 mg/m² i.v.	Tag 1, 8, 36, 43

Zusammenfassung

Die g.i. Karzinome als ranghäufigste maligne Neoplasien sind trotz Verbesserung der diagnostischen und operativen Methoden nach wie vor zum Zeitpunkt der Diagnose meist inkurabel. Höchstens 35% der an einem g.i. Karzinom operierten Patienten überleben 5 Jahre.

Die bisher unternommenen Versuche mittels einer zytostatischen Mono- oder Polychemotherapie bei den langsam proliferierenden Karzinomen des g.i. Traktes Remissionen bei inku-

Tabelle 15. Chemotherapie-Protokolle beim metastasierten Pankreaskarzinom (kontrollierte Studien)

Zytostatikum	Remissionsrate in %	Patientenzahl	Autor	Jahr
5-FU	16	31		
↕				
BCNU	0	21	37	1974
↕				
5 FU/BCNU	33,3	30		
5 FU/me CCNU	20	?	3	1975
5 FU/Streptozotocin	12	51		
↕			52	1977
Cyclophosphamid/Streptozotocin	12	51		
Streptozotocin/Mito C/5 FU	43	23	81	1977
Streptozotocin/Mito C/5 FU	31	16	1	1977
5 FU/me CCNU	17			
↕		144	11	1978
5 FU/Mito C	30			
5 FU/Adriamycin/Mito C	40	25	73	1979

rabler Situation zu erzielen, haben nur bescheidenen Erfolg gezeigt.

Mit einer Polychemotherapie sind beim Magen- und Dickdarmkarzinom etwas höhere Remissionsraten im Vergleich zur Monotherapie erreicht worden.

Hinsichtlich einer Verlängerung der mittleren Überlebenszeit ist lediglich der Trend zur Verlängerung durch eine Polychemotherapie erkennbar.

Die Häufigkeit der Karzinome des Magen-Darm-Traktes impliziert eine Verbesserung der Früherkennung und damit zur allein operativ möglichen Heilung. Da dieses Ziel schwer erreichbar ist, müssen große randomisierte prospektive Studien bei den verschiedenen Tumoren mit neuen Zytostatika und Zytostatikakombinationen zur Verbesserung der palliativen Behandlung der gastrointestinalen Karzinome durchgeführt werden.

Literatur

1. Abderhalden RT, Bukowski RM, Groppe CW, Hewell JS, Weick JK: Streptozotocin (STZ) and 5-Fluorouracil (5 FU) with and without mitomycin-C (Mito) in the treatment of pancreatic adenocarcinoma. Proc ASCO 18: 301 (1977)
2. Astler VB, Coller FA: The prognostic significance of direct extension of carcinoma of the colon and rectum. Ann Surg 139: 346 (1954)
3. Baker LH, Matter R, Talley R, Vaitkevicius V: 5-FU vs 5-FU and me-CCNU in gastrointestinal cancers. A phase III study of the South West Oncology Group. Proc Am Soc Clin Oncol 16: 229 (1975)
4. Baker LH, Talley RW, Matter R, Lahane DE, Ruffner BW, Jones SE, Morrison FS, Stephens RL, Gehan EA, Vaitkevicius VK: Phase III comparison of the treatment of advanced gastrointestinal cancer with bolus weekly 5-FU vs Methyl-CCNU plus bolus weekly 5 FU. Cancer (Philad) 38: 1 (1976)
5. Bancewicz J, Calman KC, Macpherson SG, Mc Ardle CS, Mc Vie JG, Sonkop M: Adjuvant-chemotherapy and immunotherapy for colorectal cancer, preliminary communication. J Roy Soc Med 73: 197 (1980)
6. Bedikian AY, Valdivieso M, Maroun J, Guttermann JU, Hershand EM, Bodey GP: Evaluation of Vindesine and MER in Colorectal Cancer. Cancer 46: 463 (1980)
7. Bedikian AY, Valdivieso M, Mavligit GM, Burgess MA, Rodriguez V, Bodey GP: Sequential Chemoimmunotherapy of colorectal Cancer Evaluation of Methotrexate Baker's. Antifol and Levamisol. Cancer 42: 2169 (1978)
8. Blokhina NG, Garin AM, Moroz LU: Treatment with 5-fluorouracil in prophylaxis or relapses and metastases of stomach cancer, Neoplasma 19: 351 (1972)
9. Bonomi PD, Chandra G, Rossof AH, Klaassen D: Mitomycin C, Methyl-CCNU and 5-Fluorouracil

in the Treatment of Metastatic Colorectal Carcinoma. Cancer Chemother Pharmacol 5: 39 (1980)
10. Brunner KW, Nagel GA: Internistische Krebstherapie, S 331. Springer, Berlin Heidelberg New York 1976
11. Buroker T, Kim PN, Heilbrun L: 5-FU infusion with mitomycin-C (MMC) vs 5-FU infusion with methyl CCNU (Me) in the treatment of advanced upper gastrointestinal cancer. Proc ASCO 19: 310 (1978)
12. Buroker Th, Kim PN, Groppe C, Mc Cracklin J, Bryan RO, Panettiere F, Bonnet J, Thigpeu T, Vaitkevicius VK, Hoogstraten B, Heilbrun L: 5 FU-Infusion with Methyl-CCNU in the Treatment of Advanced Colon Cancer. A Southwest Oncology Group Study. Cancer 42: 1228 (1978)
13. Carter SK: 5-Fluorouracil as Adjuvant Chemotherapy for Large Bowel Cancer. Is it appropriate for Routine Community Use? Cancer Chemother. Pharmacole 2: 81 (1979)
14. Carter SK, Friedmann M: Integration of chemotherapy into combined modality treatment of solid tumors. II: Large bowel cancer. Cancer Treat Rev 1: 111 (1974)
15. Carter SK, Friedmann M: Integration of chemotherapy into combined modality treatment of solid tumors. Cancer Treat Rev 1: 221 (1974)
16. Comis RI, Carter SK: Adenocarcinoma of the Pancreas, Prognostic Variables, and Criteria of Response in Cancer Therapy: Prognostic Factors and Criteria of Response in Cancer Therapy. In: Prognostic Factors and Criteria of Response (Staquet MJ ed), p 237. New York, Raven Press 1975
17. Dejager RI, Magill GB, Golbey RB, Krakoff IH: Combination chemotherapy with mitomycin C 5-fluorouracil and cytosine arabinoside in gastrointestinal cancer. Cancer Treat Rep 60: 1373 (1976)
18. Diehl V: Chemotherapie gastrointestinaler Karzinome. Leber Magen Darm 7: 328 (1977)
19. Douglass HO, Lavin PT, Woll J, Conroy JF, Carbone P: Chemotherapy of advanced measurable Colon and rectal carcinoma with oral 5-flurouracil, alone or in combination with cyclophosphamide or 6-thioguanine, with intravenous 5-fluorouracil or beta-2-deoxythioguanosine or with oral 3-(4-methyl-cyclohexyl)-1-(2-chlorethyl)-I-nitrosourea. A phase II-III study of the Eastern Cooperative Oncology Group (EST 4273). Cancer (Philad) 42: 2538 (1978)
20. Dukes CE: The classifikation of cancer of the colon and rectum. J Pathol 35: 323 (1932)
21. Dwight RW, Humphrey EW, Higgins GA et al.: 5-fluorodesoxyuridine as an adjuvant to surgery in cancer of the large bowel. J Surg Oncol 5: 243 (1973)
22. Falkson G, Van Eden EB, Falkson HC: Fluorouracil, imidazol-carboxamide-dimethyl-triazeno, vincristine and bis-chloroethyl-nitrosourea in colon cancer. Cancer (Philad) 33: 1207 (1974)
23. Falkson G, Falkson HC: Fluorouracil, methyl-CCNU and vincristine in cancer of the colon. Cancer (Philad) 38: 1468 (1976)
24. Grage TB, Metter GE, Cornell JN: Adjuvant chemotherapy with 5-fluorouracil after surgical resection of colorectal carcinoma (COA Protocol 7041): A Preliminary report. Am J Surg 133: 59 (1977)
25. Grossi CE, Wolff WI, Nealon TF, Rousselot LM: Intraluminal fluorouracil chemotherapy adjunct to surgical procedures for resectable carcinoma of the colon and rectum. Surg Gynecol Obstet 145: 549 (1977)
26. Hartwich G, Neidhardt B: Chemotherapie kolorektaler Karzinome. Dtsch Med Wschr 103: 1463 (1978)
27. Hartmann D, Obrecht JP: Stand der Therapie bei gastrointestinalen Tumoren. Schweiz Med Wschr 108: 1373 (1978)
28. Hattori T, Ito I, Hirato K: Results of combined treatment in patients with cancer of the stomach: Palliative Gastrectomy, large dose mitomycin C, and bone marrow transplantation. Gann 57: 441 (1966)
29. Higgins GA: Chemotherapy in Advanced Gastric Cancer. In: Gastric Cancer (Herfarth CH, Schlag P, eds), p 361. Springer, Berlin Heidelberg New York 1979
30. Higgins GA, Humphrey E, Juler GI et al.: Adjuvant chemotherapy in the surgical treatment of large bowel cancer. Cancer 38: 1461 (1976)
31. Higgins GA, Lee LE, Dwight RW, Keelu RW: The case for adjuvant 5-fluorouracil in colorectal cancer. Cancer Clin Trials 1: 35 (1978)
32. Holden WO, Dixon WJ, Kuzma JW: Use of triethylene thiophosphamide as an adjuvant to the surgical treatment of colorectal carcinoma. Ann. Surg 165: 481 (1967)
33. Illiger HJ, Naubereit M: Zur Problematik der adjuvanten Chemotherapie des operierten Magen-Karzinoms. Akt Gastrol 7: 489 (1978)
34. Karrer K: Importance of dose schedules in adjuvant chemotherapy. Cancer Chemother. Rep 56: 35 (1972)
35. Kemeny N, Yagoda A, Bramyr D, Golbey R: A Randomised Study of two Different Scheduls of Methyl CCNU, 5 FU and Vincristin for metastatic colorectal Carcinoma. Cancer 43: 78 (1979)
36. Klapdor R: Ergebnisse und Überlegungen zur Chemotherapie des Pankreaskarzinoms. Med Welt 31: 1853 (1980)
37. Kovach JS, Moertel CG, Schutt AJ, Hahn RG, Reitemeier RJ: A controlled study of combined 1.3- bis -(2-chloroethyl)-1-nitrosourea and 5-fluorouracil therapy for advanced gastric and pancreatic cancer. Cancer (Philad) 33: 563 (1974)
38. Koyama Y, Kimura T, Takemasa Y: Chemotherapy as an adjuvant to surgery in stomach cancer. Prog Antimicrob Anticancer Chemother 2: 242 (1970)
39. Lavin P, Mittelmann A, Douglass jr H, Engström P, Klaassen D: Survival and Response to Chemo-

therapy for Advanced Colorectal Adenocarcinoma. An Eastern Cooperative Oncology Group Report. Cancer 46: 1536 (1980)

40. Lawrence W, Terz JJ, Horsley JS, Brown PW, Romero C: Chemotherapy as an adjuvant to surgery for colorectal cancer. Arch Surg 113: 164 (1978)
41. Li MC, Ross ST: Chemoprophylaxis for patients with colorectal cancer. Prospective study with five year follow-up. JAMA 235: 2825 (1976)
42. Longmire WP, Kuzma J, Dixon WJ: The use of triethylene thiophosphamide as an adjuvant to the surgical treatment of gastric carcinoma. Ann Surg 167: 293 (1968)
43. Mavligit GM, Gutterman JU, Bürgess MA et al.: Prolongation of postoperative diseasefree interval and survival in human colorectal cancer by BCG or BCG plus 5-fluorouracil. Lancet I: 871 (1976)
44. Mayer M, Linder M, Schreml W, Schlag P, Queißer W: A Controlled Prospektive Study of adjuvant 5-Fluorouracil and BCNU Therapy in Stomach-Carcinoma. In: Gastric Cancer (Herfarth CH, Schlag P, eds), p357. Springer, Berlin Heidelberg New York 1979
45. Mayr AC: Chemotherapie gastrointestinaler Tumoren (Literaturübersicht). Onkologie 1: 248 (1978)
46. McDonald JS, Schein PS, Ueno W: 5-Fluorouracil (5-FU), mitomycin-C (MMC) and adriamycin (ADR)-FAM: A new combination chemotherapy programm for advanced gastric carcinoma. Proc Am Soc Clin Oncol 17: 264 (1976)
47. McDonald JS, Wooley PV, Smythe T, Ueno W, Hoth D, Schein PS: 5-Fluorouracil, Adriamycin and Mitomycin-C (FAM) Combination Chemotherapy in the Treatment of advanced Gastric Cancer. Cancer 44: 42 (1979)
48. Moayeri H, Dibenedetto jr J, Mittelman A: Metastatic Colorectal Cancer. N Y State J Med 1220 (1980)
49. Moertel CG: Clinical management of advanced gastrointestinal cancer. Chemother. Treat 3: 55 (1973)
50. Moertel CG: Clinical management of advanced gastrointestinal cancer. Cancer 36: 675 (1975)
51. Moertel CG, Childs DS jr, Reitemeier RJ, Colby MJ jr, Holbrook MA: Combined 5-fluorouracil and supervoltage radiation therapy of locally unresectable gastrointestinal cancer. Lancet: 865 (1969)
52. Moertel CG, Douglas HO, Hanley JA, Carbone PP: Treatment of advanced adenocarcinoma of the pancreas with combinations of streptozotocin plus 5-fluorouracil and streptozotocin plus cyclophosphamide. Cancer (Philad) 40: 605 (1977)
53. Moertel CG, Engstrom P, Lavin PT, Gelber RD, Carbone PP: Chemotherapy of gastric and pancreatic carcinoma. A controlled evaluation of combinations of 5-fluorouracil with nitrosoureas and lactones. Surgery 85: 509 (1979)
54. Moertel CG, Hanley JA: Phase II–III studies in chemotherapy of advanced gastric cancer. Proc Am Ass Cancer Res 16: 260 (1975)
55. Moertel CG, Lokich JJ, Childs DS, Schein PS: An evaluation of high dose radiation and combined radiation and 5-fluorouracil (5-FU) therapy for locally unresectable pancreatic carcinoma. Proc Am Ass Cancer Res 17: 244 (1976)
56. Moertel CG, Mittelman JA, Bakemeier RR, Engstrom P, Hanley J: Sequential and combination chemotherapy of advanced gastric cancer. Cancer (Philad) 38: 678 (1976)
57. Moertel CG, Schutt AJ, Hahn RG, Reitemeier RJ: Therapy of advanced colorectal cancer with a combination of 5-fluorouracil, methyl-1,3-cis (2-chloroethyl)-1-nitroso-urea and vincristine. J Natl Cancer Inst 54: 69 (1975)
58. Nakajima T, Fukami A, Ohashi I, Kajitani T: Long-term follow-up study of gastric cancer patients treated with surgery and adjuvant chemotherapy with mitomycin C. Int J Clin Pharmacol 16: 209 (1978)
59. Nakazato H, Imanaga H: Results of surgery for Gastric Cancer and Effect of Adjuvant Chemotherapy. In: Gastric Cancer (Herfarth CH, Schlag P, eds), p344. Springer, Berlin Heidelberg New York 1979
60. Nishioka B, Watanabe S, Fuita Y, Majina S, Takahaslu T: Clinical and Experimental Studies of oral 5-FU Emulsion as an Adjuvant to the Surgical Treatment of Gastric Cancer. World J Surg 2: 533 (1978)
61. Priestman TJ: Recent advances in cytotoxic therapy for gastrointestinal carcinoma, a review. J Roy Soc Med 71: 195 (1978)
62. Rossi A, Bonadonna GB: General Review Current Impact of Adjuvant Chemotherapy in Resectable Cancer. Cancer Chemother Pharmacol 3: 7 (1979)
63. Rousselot LM, Cole DR, Grossi CE et al.: Adjuvant chemotherapy with 5-fluorouracil in surgery for colorectal cancer. Eight year progress report. Dis Col Rect 15: 169 (1972)
64. Salzer L, Denck H: Randomisierte Studie über medikamentöse Rezidivprophylaxe mit 5-Fluorouracil und Iscador beim resezierten Magenkarzinom – Ergebnisse einer Zwischenauswertung. Krebsgeschehen 130 (1979)
65. Sauer H, Wilmanns W: Internistische Therapie maligner Erkrankungen. Urban & Schwarzenberg, München Wien Baltimore 1980
66. Scanni A, Tomirotti M, Margulis A, Biragluand M, Vurtarelli G: Cyclophosphamide, methotrexate, 5-fluorouracil (CMF) in advanced gastrointestinal cancer. Tumori 65: 111 (1979)
67. Schein PS, Lavin PT, Moertel CG, Frytak S et al.: Randomised Phase II Clinical Trial of Adriamycin, Methotrexate and Actinomycin-D in Advanced measurable pancreatic Carcinoma. A Gastrointestinal Tumor Study group Report. Cancer 42: 19 (1978)

68. Schein PS, Macdonald JS, Hoth D, Wooley PV: Mitomycin C: Experience in the United States, with Emphasis on Gastric Cancer. Cancer Chemother Pharmacol 1: 73 (1978)
69. Schein PS, Moertel CG, Carter SK: Gastrointestinal tumor study group. Phase III trial of adriamycin, methotrexate and actinomycin D in advanced measurable pancreatic cancer. Proc Am Clin Oncol 17: 283 (1976)
70. Schmidt M, Gropp C, Martini GA: Was ist gesichert in der Chemo- oder Immuntherapie gastrointestinaler Tumoren? Internist 19: 692 (1978)
71. Seifart W: Über die Häufigkeit und Prognose von Fernmetastasen bei Kolon- und Rektumkarzinomen. Arch Geschwulstforsch 49: 266 (1979)
72. Serlin O, Wolkoff JS, Amadeo JM et al.: Use of 5-fluorodeoxyuridine (FUDR) as an adjuvant to the surgical management of carcinoma of the stomach. Cancer 24: 223 (1969)
73. Smith FP, McDonald JS, Woolley PV: Phase II, evaluation of FAM in advanced pancreatic cancer. Proc ASCO 20: 415 (1979)
74. Smith FP, Schein PS: Chemotherapy of Pancreatic Cancer. Sem Oncol 6: 368 (1979)
75. Skipper HE: Adjuvant Chemotherapy. Cancer 41: 936 (1978)
76. Valdivieso M, Bedikian A, Burgess MA, Rodriguez V, Hesh EM, Bodey GP, Mavligit FM: Chemoimmunotherapy of metastatic large bowel cancer. Nonspecific stimulation with BCG and levamisole. Cancer (Philad) 40: 2731 (1977)
77. Veterans Administration Surgical Adjuvant Cancer Chemotherapy Group: Adjuvant use of HN_2 and Thio-TEPA-progress report. Cancer Chemother Rep 44: 27 (1965)
78. Veterans Administration Surgical Adjuvant Study Group: Use of Thio-TEPA as an adjuvant to the surgical management of carcinoma of the stomach. Cancer 18: 291 (1965)
79. Wasserman TH, Comis RL, Goldsmith M, Handelsman H, Penta JS, Slavik M, Soper WT, Carter SK: Tabular analysis of the clinical chemotherapy of solid tumors. Cancer Chemotherap Rep 6: 399 (1975)
80. Wienbeck M: Neue Gesichtspunkte bei malignen Dickdarmerkrankungen. Med Welt 30: 1108 (1979)
81. Wiggans G, Smythe T, Ueno W, Macdonald J, Schein P, Flannery E: Streptozotocin, mitomycin, and 5-fluorouracil, SMF, chemotherapy for advanced pancreatic carcinoma: Phase II trial Proc Am Soc Clin Oncol 18: 304 (1977)
82. Woolley PV. III, Macdonald JS, Smythe T, Haller DG, Hoth DF, Rosenhoff S, Schein PS: A Phase II trial of Ftorafur, Adriamycin and Mitomycin-C (FAM II) in Advanced Gastric Adenocarcinoma. Cancer 44: 1211 (1979)

Fortschritte in der Chemotherapie des nicht-kleinzelligen Bronchialkarzinoms durch die Einführung neuer Zytostatika

P. Drings, H.-P. Dirks, V. Grimm, M. Kleckow und H.-G. Manke

Die Entscheidung zur Behandlung wird beim Bronchialkarzinom vom histologischen Typ des Tumors, seinem klinischen Ausbreitungsstadium und dem Allgemeinzustand des Patienten bestimmt. Die histologische Klassifikation, die sowohl therapeutische als auch prognostische Konsequenzen beinhaltet, erfolgt nach einem Vorschlag der WHO. Die wegen ihrer kurzen Regenerationszeit und frühzeitigen Tendenz zur hämatogenen Metastasierung bisher prognostisch besonders ungünstigen kleinzelligen und anaplastischen Karzinome repräsentieren etwa 20% aller Bronchialkarzinome. Am häufigsten sind mit 40–50% die Plattenepithelkarzinome. Die großzelligen und Adenokarzinome sind mit 15–20% etwa gleich stark vertreten. Wegen ihrer unterschiedlichen Prognose und des dadurch bedingten differenten Behandlungskonzeptes hat sich eine klinische Unterscheidung in die Gruppe der kleinzelligen-anaplastischen und die der nicht-kleinzelligen Karzinome eingebürgert.

Die Prognose eines Patienten mit einem Bronchialkarzinom ist, wenn eine spezifische Therapie nicht vorgenommen werden kann, außerordentlich ungünstig. Es werden mittlere Überlebenszeiten von 4,3 Monaten bei lokoregional ausgedehnten und 2,1 Monaten bei generalisierten Karzinomen in der Literatur angegeben [10].

Im Gegensatz zum kleinzelligen Bronchialkarzinom, dessen Therapiekonzept im letzten Jahr-

Fortschritte in der Inneren Medizin
Hrsg. Kommerell/Hahn/Kübler/Mörl/Weber

zehnt einen grundlegenden Wandel erfuhr, sind beim nichtkleinzelligen Bronchialkarzinom die therapeutischen Möglichkeiten gegenwärtig noch begrenzt. Es gilt deshalb außerhalb klinisch kontrollierter Studien eine abwartende Haltung zur Chemotherapie allgemein als berechtigt, wenn der Patient noch beschwerdefrei ist. Man ist der Meinung, daß ihm eine therapeutische Chance nicht vorenthalten würde, wenn man mit der Behandlung bis zum Auftreten klinischer Symptome abwartet. Im symptomatischen Stadium dieses Karzinoms wird man sich, wenn keine Kontraindikationen vorliegen, zu einer Chemotherapie entscheiden. Ihr Ziel ist aber vorläufig nur ein zeitlich begrenzter palliativer Effekt [18].

Nach den bisher vorliegenden Erfahrungen sprechen auf die Kombinationen der gebräuchlichsten Zytostatika im Durchschnitt 10–30% der Patienten an [1, 12, 19]. Eine Verbesserung der therapeutischen Ergebnisse ist von der Einführung neuer Substanzen sowie der Kombination der Radiotherapie mit der Chemotherapie zu erwarten. Nach Auffassung von Livingston [6] wird in der Behandlung dieser Tumoren die Chemotherapie fest etabliert sein, wenn reproduzierbare Remissionsraten von 40–50% inclusive 10% kompletter Remissionen erzielt werden.

In den letzten Jahren wurden neben dem Adriamycin und Vindesin die neuen Zytostatika Ifosfamid und Cisplatin in verschiedenen Kombinationen zur Behandlung des Bronchialkarzinoms eingesetzt.

Das Ifosfamid, ein Oxazaphosphorinderivat, zeigte gegenüber dem ihm verwandten Cyclophosphamid und anderen Alkylanzien in präklinischen Studien einige Vorteile, die sich besonders in der stärkeren Kumulation der kurativen als der toxischen Komponente [3, 7] ausdrückten. In der klinischen Prüfung erwies sich die Gabe von 50–60 mg pro Kilogramm Körpergewicht als Einzeldosis, appliziert an fünf aufeinanderfolgenden Tagen, als besonders günstig. In verschiedenen klinischen Studien mit allerdings begrenzten Patientenzahlen konnten beim nicht-kleinzelligen Bronchialkarzinom mit Ifosfamid partielle und gelegentlich auch komplette Remissionen bei einem Drittel bis der Hälfte der Patienten [3, 7] erreicht werden.

Die anorganische Platinverbindung cis-Diaminodichloroplatin fand in den letzten Jahren eine besonders starke Beachtung. Dieses Zytostatikum hat ein breites klinisches Wirkungsspektrum, welches Hodentumoren, Blasen-, Ovarial-, Bronchialkarzinome, Plattenepithelkarzinome des Hals-Nasen-Ohren-Gebietes und Sarkome [15, 20] einschließt. Als Dosis limitierend erwies sich die Nephrotoxizität dieser Substanz [8], welche eine besondere supportive Therapie erfordert.

Das Cisplatin wurde in mehreren Kombinationen mit anderen Zytostatika beim nicht-kleinzelligen Bronchialkarzinom verwendet [2, 4, 11, 21]. In ihrer Wirkung waren sie den bisher bekannten Verfahren teilweise überlegen. Als besonders wirksam erwies sich die am Memorial Sloan Kettering Cancer Center entwickelte Kombination aus Cisplatin und Vindesin [9], mit der bei 36 von 83 Patienten, die an einem nicht-kleinzelligen Bronchialkarzinom litten, partielle Remissionen erzielt werden konnten, die zur Lebensverlängerung der Patienten führten.

Aufgrund tierexperimenteller Daten ist zwischen dem Ifosfamid und dem Cisplatin ein synergistischer Effekt anzunehmen. Er wird mit einer Verlängerung der Verweildauer des Ifosfamid und seiner Metaboliten bei gleichzeitiger Applikation des Cisplatin erklärt [7]. Inzwischen konnte er auch klinisch durch die Kombination beider Substanzen beim Melanosarkom bewiesen werden [16].

Vor diesem Hintergrund schien es interessant und gerechtfertigt zu prüfen, ob die Kombination Cisplatin – Ifosfamid auf das nicht-kleinzellige Bronchialkarzinom einen deutlichen antineoplastischen Effekt entwickelt und ob die Toxizität dieser Kombination für die Patienten tolerabel ist. Die Prüfung dieser Fragestellungen erfolgte in einer klinischen Phase-II-Studie.

Studienplan (Patienten und Therapieverfahren)

Als Aufnahmekriterien galten: eine regionale oder diffuse Metastasierung eines histologisch oder zytologisch gesicherten nicht-kleinzelligen Bronchialkarzinoms, der Nachweis von objektiv meßbaren Tumorparametern, eine zu erwartende Lebensdauer von noch wenigstens 8 Wochen, ein Alter unter 70 Jahren, ein Karnofsky-Index über 60% und das Fehlen von Zweit-

krankheiten, die als Kontraindikationen für eine zytostatische Therapie zu werten sind.
Die Patienten erhielten Ifosfamid 2 g/m² per infusionem an fünf aufeinanderfolgenden Tagen und Cisplatin 75 mg/m² per infusionem (Dauer der Infusion 30 min) am ersten Tag. Nach einem therapiefreien Intervall von 3 Wochen wurde die Behandlung wiederholt. Die Erfolgsbeurteilung, die sich an den internationalen Kriterien orientiert, erfolgte 8 Wochen nach Therapiebeginn. Wenn nach zwei vollständigen Therapiezyklen kein Erfolg erkennbar war, wurde die Therapie wegen Versagens abgebrochen. Im Falle einer partiellen Remission wurde die Behandlung in Abhängigkeit von der Toxizität fortgesetzt, um die Chance für eine komplette Remission noch zu wahren.
Wegen der möglichen Nephrotoxizität des Cisplatin und Ifosfamid wurde ein umfangreiches Programm supportiver Maßnahmen aufgestellt. Es bestand in einer Hydratation von 4 l/m² (Glukoselösung und Ringer-Kochsalzlösung je zur Hälfte) an den Tagen 1–3 und 1,5 l/m² an den Tagen 4–5. Die Patienten erhielten am Tage vor der Verabreichung des Cisplatin sowie direkt im Anschluß an die Cisplatin-Infusion am ersten Tag jeweils 250 ml Mannit 10%ig. Eine 12stündige Flüssigkeitsbilanzierung und tägliche Überwachung des Elektrolythaushaltes erwiesen sich als notwendig. Einer Flüssigkeitsretention wurde mit Furosemid begegnet.
Zur Reduktion der Urotoxizität des Ifosfamid erhielten die Patienten das Präparat Mesna in einer Dosis von 20% der jeweiligen Ifosfamid-Dosis zu den Zeitpunkten Null (Gabe des Zytostatikums), 4 h und 8 h nach Beginn der Ifosfamid-Infusion langsam intravenös. Die erhebliche Übelkeit konnte mit Levomepromazin 15 mg 3mal täglich sehr günstig beeinflußt werden.

Tabelle 1. Übersicht der Patienten

	Aufgenommen	Auswertbar
Plattenepithelkarzinom	35	31
Adenokarzinom	16	15
Alveolarzellkarzinom	1	1
Großzelliges Karzinom	6	4
	58	51

Tabelle 2. Ergebnisse der Chemotherapie

	Gesamt	KR	PR	NC	Progr.
Plattenepithelkarzinom	31	1	7	6	17
Adenokarzinom	15	1	2	2	10
Alveolarzellkarzinom	1	–	–	–	1
Großzelliges Karzinom	4	–	–	3	1
	51	2	9	11	29

KR, komplette Remission; PR, partielle Remission; NC, keine Änderung; Progr., Progredienz

Ergebnisse

In der Zeit von November 1979 bis März 1981 wurden 58 Patienten (4 Frauen und 54 Männer) mit einem histologisch gesicherten inoperablen nicht-kleinzelligen Bronchialkarzinom in die Studie aufgenommen. Bei allen Patienten war aufgrund der Metastasierung eine Heilung nicht möglich. Das Durchschnittsalter der Patienten betrug 55 Jahre (33–70 Jahre), ihr Kanofsky-Index lag über 60%. Alle Patienten hatten eine normale Nieren- und Knochenmarkfunktion. Bei keinem der Patienten war vorher eine antineoplastische Therapie durchgeführt worden. Eine gleichzeitige Strahlentherapie erfolgte nicht.
Von den 58 Patienten litten 35 an einem Plattenepithelkarzinom, 16 an einem Adenokarzinom, einer an einem Alveolarzellkarzinom und 6 an einem großzelligen Karzinom (Tabelle 1). Bei 7 Patienten war wegen zu kurzer Behandlungsdauer (2 Patienten) oder einer Therapieverweigerung (5 Patienten) eine Auswertung nicht möglich. Um ein repräsentatives Ergebnis zu erreichen, wurden die Patienten, welche in den ersten 4 Wochen verstarben (Frühtodesfälle) oder eine rasche Verschlechterung des Krankheitsbildes aufwiesen, die eine weitere Therapie nicht gestattete, nicht von der Auswertung ausgeschlossen, obwohl sie eine ausreichende Therapie nicht erhalten hatten. Diese Patienten wurden der Gruppe der Progression zugeordnet.
Ein Antitumoreffekt wurde bei 22 von 51 Patienten (43%) beobachtet (Tabelle 2). Bei 29 Pa-

tienten erwies sich das Tumorleiden unter der Behandlung als progredient. Die mittleren Remissionsdauern betrugen für alle histologischen Typen 6 Monate.

Nur 33 der 51 Patienten mit einem auswertbaren Krankheitsverlauf erhielten zwei und mehr Therapiezyklen. Bei 18 Patienten konnte wegen einer raschen Progredienz des Tumors mit entsprechender Verschlechterung des Allgemeinzustandes des Patienten (12 Patienten) oder wegen eines Frühtodesfalles als Folge der Tumorerkrankung (6 Patienten) nur ein Behandlungszyklus appliziert werden. Von diesen 33 effektiv behandelten Patienten (Tabelle 3) zeigten 22 (66%) einen objektiv meßbaren Therapieeffekt. Eine Myelosuppression oder eine eingeschränkte Nierenfunktion erwiesen sich als dosislimitierend bei diesem Therapieprogramm. Alle Nebenwirkungen waren reversibel. Die meisten Patienten litten unter einer allgemeinen Abgeschlagenheit, Übelkeit, Erbrechen und Appetitlosigkeit. Gelegentlich war es schwierig, diese Beschwerden von Tumorsymptomen zu differenzieren. Bei allen Patienten, die länger als 4 Wochen lebten, kam es zur Alopezie. Eine vorübergehende und geringgradige Einschränkung der Kreatinin-Clearance wurde bei 12 von 58 Patienten beobachtet. Eine Makrohämaturie, die typische Nebenwirkung der Oxazaphosphorine, entwickelte sich nur bei 4 von 58 Patienten. Auch diese Komplikation war nach symptomatischer Therapie reversibel. Eine Neurotoxizität wurde bei 12 von 58 Patienten beobachtet. Sie äußerte sich in vorübergehenden Verwirrtheitszuständen, einer mäßigen Ototoxizität und einer peripheren Neurotoxizität.

Diskussion

Die bisher vorliegenden Ergebnisse lassen erkennen, daß die Kombination Cisplatin – Ifosfamid für die Patienten tolerabel ist, wenn die gewählten supportiven Maßnahmen eingehalten und die notwendigen Ausschlußkriterien beachtet werden. Bezüglich seines antineoplastischen Effektes ist dieses Therapieverfahren mit einer Remissionsrate von 22%, die unter Ausschluß der nicht mit effektiver Dosis behandelbaren Patienten sogar mit 33% errechnet werden kann, den Ergebnissen anderer Arbeitsgruppen, welche die gleiche Kombination, jedoch mit etwas anderer Dosierung angewendet haben, vergleichbar [13, 14] (Tabelle 4). Unter Berücksichtigung der Patienten, welche auf die Behandlung zwar nicht mit einer Remission aber doch einem Wachstumstillstand des Tumors reagierten, ist eine Ansprechrate von 43% für alle 51 verwertbaren Patienten und von 66% für die effektiv behandelten Patienten erreicht worden.

Die Kombination Cisplatin – Ifosfamid ist den Kombinationen des Cisplatin mit anderen Zytostatika wie Vindesin, VP-16, Vincristin, Adriamycin und Cyclophosphamid in der Wirksamkeit wahrscheinlich gleichzusetzen (Tabelle 4). Unterschiede in den Remissionsraten sind mit der sehr differenten Auswahl der Patienten zur Therapie und den oft noch kleinen Fallzahlen zu erklären. In der vorliegenden eigenen Serie

Tabelle 3. Patienten mit zwei oder mehr Therapiezyklen

	Gesamt	KR	PR	NC	Progr.
Plattenepithelkarzinom	21	1	7	6	7
Adenokarzinom	8	1	2	2	3
Alveolarzellkarzinom	–	–	–	–	–
Großzelliges Karzinom	4	–	–	3	1
	33	2	9	11	11

Tabelle 4. Ergebnisse von Kombinationen des Cisplatin mit anderen Zytostatika bei nicht-kleinzelligen Bronchialkarzinomen

Kombination	Remissionsrate (KR + PR)	Referenz
Cisplatin + Vindesin	43% (36/83)	9
Cisplatin + VP-16	45% (7/18)	6
Cisplatin + Vincristin + Adriamycin	62% (8/13)	17
Cisplatin + Adriamycin + Cyclophosphamid	48% (20/42)	5
Cisplatin + Ifosfamid	25% (3/12)	14
Cisplatin + Ifosfamid	28% (5/18)	13
Cisplatin + Ifosfamid		eigene Ergebnisse
alle Patienten	22% (11/51)	
effektiv behandelte Pat.	33% (11/33)	

wurden auch noch Patienten mit einem Karnofsky-Index von 60 und 70% behandelt, die von anderen Autoren oft für eine derartige Behandlung bereits ausgeschlossen werden.

Diese Kombination Cisplatin – Ifosfamid stellt für eine kleine, scharf zu definierende Gruppe der an einem nicht-kleinzelligen Bronchialkarzinom erkrankten Patienten eine therapeutische Bereicherung dar. Ansprechraten von 43 bzw. 66% lassen für diese Patientengruppe die Indikation zur aggressiven Chemotherapie bereits in einem früheren Stadium stellen, in dem zwar bereits die Inoperabilität des Tumors besteht, der Tumor jedoch noch nicht soweit fortgeschritten ist, daß er den Patienten durch heftige Beschwerden belastet. Selbst wenn diese Therapieform auch unter den genannten Bedingungen bisher nur eine palliative Zielsetzung haben kann, bewirkt sie doch für den Patienten eine Verlängerung des Lebens in einem akzeptablen Zustand. Wenn sich diese Ergebnisse durch Bestätigungen von anderen Arbeitsgruppen mit größeren Patientenkollektiven konsolidieren, ist auch eine Indikation zur adjuvanten Anwendung dieser Zytostatikakombination zu diskutieren.

Zusammenfassung

Die Chemotherapie der nicht-kleinzelligen Bronchialkarzinome hat bisher nur eine rein palliative Zielsetzung. Bei Remissionsraten von 10–30% galt beim beschwerdefreien Patienten eine abwartende Haltung zur Chemotherapie allgemein als berechtigt. Durch die Einführung neuer Zytostatika wie des Cisplatin, Ifosfamid, Vindesin, VP-16 und Adriamycin konnte die Rate der Remissionen, die in der Regel nur partiell sind, erhöht werden. Dies wirkte sich zusätzlich in einer Verlängerung der Überlebensdauer der Patienten aus.

Es werden die Ergebnisse einer Phase-II-Studie bei 58 Patienten mit metastasiertem, histologisch gesichertem nicht-kleinzelligen Bronchialkarzinom mitgeteilt, die mit der Kombination Ifosfamid (2 g/m² an den Tagen 1–5) und Cisplatin (75 mg/m² am Tag 1) zytostatisch behandelt wurden. Die Auswertung nach 2 Monaten bzw. zwei Therapiezyklen ergab einen zytostatischen Effekt bei 22 von 51 Patienten (2 komplette Remissionen, 9 partielle Remissionen und 11 mal ein stationäres Verhalten des Tumors). Trotz der aggressiven zytostatischen Therapie kam es bei 29 Patienten zu einer Progression des Tumorleidens. Unter einer supportiven Therapie mit Flüssigkeitszufuhr, forcierter Diurese und Applikation von Mesna und Levopromacin erwies sich diese aggressive Therapie als tolerabel. Ihre therapeutische Wirksamkeit ist verglichen mit anderen Zytostatikakombinationen bei diesen Tumoren als gut zu beurteilen.

Literatur

1. Alberto P, Brunner KW: Das Bronchialkarzinom. In: Brunner KW, Nagel GA (Hrsg) Internistische Krebstherapie, S 377. Springer, Berlin Heidelberg New York 1979
2. Britell JA, Eagan RT, Ingle JN, Creagan ET, Rubin J, Frytak S: Cis-dichlordiammineplatinum (II) alone followed by adriamycin plus cyclophosphamide at progression versus cis-dichlorodiammine-platinum (II), adriamycin, and cyclophosphamide in combination for adenocarcinoma of the lung. Cancer Treat Rep 63: 29 (1979)
3. Constanzi JJ, Gagliano R, Loukas D, Panettiere FJ, Hokanson JA: Ifosfamide in the treatment of recurrent or disseminated lung cancer. A phase-II study of two dose schedules. Cancer 41: 1715 (1978)
4. Eagan RT, Ingle JN, Frytak St, Rubin J, Kvols LK, Carr DT, Coles DT, O'Fallon JR: Platinum-based polychemotherapy versus dianhydrogalactilol in advanced non-small cell lung cancer. Cancer Treat Rep 61: 1339 (1977)
5. Eagan RT, Frytak S, Creagan ET, Ingle JN, Kvols LK, Coles DT: Phase II study of cyclophosphamide, adriamycin, and cis-dichlorodiammineplatinum (II) by infusion in patients with adenocarcinoma and large cell carcinoma of the lung. Cancer Treat Rep 63: 1589 (1979)
6. Goldhirsch A, Joss RA, Cavalli F, Kaplan S, Sonntag RW, Brunner KW: Cis-Dichlorodiammineplatinum (II) and VP 16–213 combination chemotherapy for non-small cell lung cancer. Vortrag: II. World Conference on Lung Cancer. Kopenhagen 1980
7. Goldin A, Venditti JM, Kline J, Wodinsky J, Little AD jr, Schabel FM jr: Preclinical investigations with ifosfamide in relation to cyclophosphamide. In: Burkert H, Voigt HC (eds): Proceeding Internat. Holoxan Symposium Düsseldorf, Asta-Werke AG 1977
8. Gonzales-Vitale JC, Hayes DM, Cvitkovic E, Sternberg StS: The renal pathology in clinical trials of cisplatinum (II) diaminedichloride. Cancer 39: 1362 (1977)

9. Gralla RJ, Casper ES, Kelsen DF, Golbey RB, Young CW: Vindesine single-agent therapy and in combination for non-small cell lung cancer (NSCLC). Vindesine-Symposium, Washington DC 1979
10. Hyde L, Yee J, Wilson R, Patno ME: Cell type and the natural history of lung cancer. JAMA 193: 140 (1965)
11. Issel BF, Valdivieso M, Bodey GP: Chemotherapy for adenocarcinoma and large cell anaplastic carcinoma of the lung with ftorafur, adriamycin and cis-dichlorodiamminoplatinum (II). Cancer Treat Rep 62: 1089 (1978)
12. Livingston RB: Combination chemotherapy of bronchogenic carcinoma. I. non coat cell. Cancer Treat Rev 4: 153 (1977)
13. Papermaster-Bender G, Laufman LR, File J, Guy JT: Cis-platin and ifosfamide in refractory lung cancer. Proc Amer Ass Cancer Res & Amer Soc Clin Oncol 21 (1980), ASCO Abstr C - 522
14. Rainey JM, Morgan LR: Ifosfamide - Cisplatin chemotherapy for non-resectable epidermoid carcinoma of the lung. Proc Amer Ass Cancer Res & Amer Soc Clin Oncol 21 (1980), ASCO Abstr C - 562
15. Rozencweig M, von Hoff DD, Slavik M, Muggia FM: Cis-Diamminechlorplatinum (II). A new anticancer drug. Ann Intern Med 86:803 (1977)
16. Schmidt CG, Becher R: Kombinierte Chemotherapie des metastasierenden Melanosarkoms mit Ifosfamid- und cis-Diaminodichloroplatin (II). Dtsch Med Wschr 104: 872 (1979)
17. Seeber S, Higi M: Zur kombinierten Chemotherapie des nicht-kleinzelligen Bronchialkarzinoms. In: Cisplatin - derzeitiger Stand und neue Entwicklungen in der Chemotherapie maligner Neoplasien (Seeber S, Schmidt CG, Nagel G, Achterrath W, Hrsg), S 163. Karger Basel München Paris London New York - Sydney 1980
18. Senn HJ: Chemotherapeutische Möglichkeiten bei Bronchialkarzinomen. Referat im Rahmen der wissenschaftlichen Tagung „Bronchialkarzinome" zur 50-jährigen Jubiläumsfeier der Thoraxchirurgischen Spezialklinik am Krankenhaus Heidelberg-Rohrbach vom 1.6.1978. Therapiewoche 29: 8784 (1979)
19. Selawry OS: The role of chemotherapy in the treatment of lung cancer. Sem Oncol 1: 259 (1974)
20. Sonntag RW: Cis-Diaminodichlorplatin (II). Eine neue Art von Zytostatikum. Onkologie 2: 129 (1979)
21. Takita H, Marabella RC, Edgerton F, Ruzzo D: Cis-Dichlorodiammineplatinum (II), adriamycin, cyclophosphamide, CCNU, and vincristine in non-small cell lung carcinoma: a preliminary report. Cancer Treat Rep 63: 29 (1979)

Fortschritte in der Isolierung und Bestimmung des karzinoembryonalen Antigens (CEA)

L. Gao, R. Britsch, R. Spang und H. Schmidt-Gayk*

Einleitung

Die Bestimmung von karzino-embryonalem Antigen (CEA) gewinnt zunehmend an Interesse in der Nachsorge von Patienten mit kolorektalen Karzinomen. Dafür werden Radioimmunoassays zur Bestimmung von CEA im Serum der Patienten eingesetzt. Die Bestimmung von CEA im Serum ist jedoch nicht einfach durchzuführen, da zum einen kreuzreagierende Substanzen (z. B. NCA = normal cross reacting antigen) vorhanden sind und auch die Herstellung des radioaktiv markierten CEA Probleme bereitet. Voraussetzung für die Entwicklung eines eigenen Nachweises zur Bestimmung von CEA ist die Isolierung von CEA, da dieses nicht kommerziell erhältlich ist.

* Mit Unterstützung des Tumorzentrums Heidelberg/Mannheim

Struktur

CEA ist ein Glukoprotein mit einem Molekulargewicht von etwa 200000 und einem isoelektrischen Punkt, der zwischen 3 und 4,8 liegt. CEA wandert in der Immunelektrophorese in Agargel bei einem pH von 8,6 in der β-Globulinfraktion. Der Sedimentationskoeffizient von CEA liegt bei 7–8 S, je nach untersuchtem Gewebe. CEA ist relativ hitzestabil, unlöslich in Ethanol, aber löslich in Wasser und 50% gesättigtem Ammoniumsulfat und 0,6 M Perchlor-

Fortschritte in der Inneren Medizin
Hrsg. Kommerell/Hahn/Kübler/Mörl/Weber

säure. Die Löslichkeit in Perchlorsäure dieser Molarität wird für die Isolierung von CEA ausgenutzt, da durch diese Konzentration die Masse anderer Proteine präzipitiert wird. Die Löslichkeit in 0,6 M Perchlorsäure ist auf den hohen Kohlenhydratgehalt zurückzuführen, der mindestens 50% des Molekulargewichts ausmacht. Das bedeutendste Kohlenhydrat im CEA stellt N-Acetyl-Glucosamin dar, das ungefähr 50% des Kohlenhydratanteils ausmacht und auch für die Tumorantigenität verantwortlich ist. Galaktose-, Mannose-, Fukose- und Sialsäuregehalt schwanken je nach Art des Tumors. Daher ist es zu erklären, daß verschiedene CEA in der Literatur beschrieben sind. CEA besteht nach Ansicht von Vrba et al. [1] aus einer Familie von Isoantigenen mit vielfältigen antigenen Determinanten. Daher ist bei der Entwicklung von Radioimmunoassays die Spezifität und die Charakterisierung der Spezifität der verwendeten Antiseren von großer Bedeutung.

Klinische Bedeutung

Thomson u. Mitarb. [2] stellten mit ihrem Radioimmunoassay die erste quantitative Untersuchung von CEA im Serum von Patienten an. Von 36 Patienten mit Adenokarzinom des Kolons oder Rektums stellten sie bei 35 eine CEA-Konzentration im Serum fest, die größer als 2,5 ng/ml war. Bei gesunden Personen fanden sie keine CEA-Spiegel, die über diesem Wert lagen. Daraufhin wurden in die Bestimmung des CEA große Erwartungen als diagnostisches Mittel gelegt. Spätere Berichte konnten diese gute Trennung zwischen Gesunden und Kranken jedoch nicht bestätigen, und in einer ausführlichen Übersicht von Wagner u. Breuer [3] wiesen nur 72% von 543 Patienten mit kolorektalem Krebs einen CEA-Spiegel über 2,5 ng/ml auf. Ein besonders hoher Prozentsatz von Patienten mit einem erhöhten Serumspiegel an CEA ist bei Patienten mit Pankreaskarzinomen zu beobachten: hier wird in etwa 90% der Fälle ein erhöhtes CEA im Serum gemessen. Es wird heute im allgemeinen gefordert, Patienten mit kolorektalen Karzinomen präoperativ und postoperativ alle 3 Monate auf ihre Serum-CEA-Spiegel hin zu untersuchen, um ein Tumorrezidiv oder eine Metastasierung rechtzeitig zu erkennen. Im allgemeinen geht ein Anstieg der Serum-CEA-Werte einer klinisch erkennbaren Metastasierung voraus.

Bisherige Isolierung von CEA

Im allgemeinen wird die Methode von Krupey u. Mitarb. [4] verwendet. Diese Autoren führten eine Homogenisation von primären Adenokarzinomen des Kolons und von Lebermetastasen, die von Kolonkarzinomen ausgingen, durch. Nach erfolgter Homogenisierung wurde Perchlorsäure zugefügt, so daß eine Endkonzentration von 0,6 M Perchlorsäure resultierte. Nach Präzipitation der Proteine erfolgte eine Dialyse zur Entfernung der Perchlorsäure und anschließend eine chromatographische Reinigung auf Sepharose 4 B und anschließend auf Sephadex G 200. Danach war das CEA nach Ansicht der Autoren weitgehend rein, so daß eine weitere Reinigung mittels Elektrophorese unnötig erschien [5].

Fragestellung

Für die Entwicklung eines eigenen Radioimmunoassay für karzino-embryonales Antigen sollte die HPLC mit der Proteintrennsäule I-125 eingesetzt werden, um die jeweiligen Reinigungsschritte genau zu überprüfen. Bei einer unzureichenden Reinigung der Sepharose 4 B oder Sephadex-G-200-Chromatographie sollte versucht werden, mit Hilfe der HPLC die reine CEA-Fraktion zu isolieren. Mit dem gereinigten CEA sollten Kaninchen immunisiert werden, zur Erzeugung von Antikörpern. Außerdem sollte CEA mit ^{125}I markiert und ein Radioimmunoassay für die Messung von CEA im Serum oder Stuhl entwickelt werden.

Material und Methoden

CEA-RIA: Firma Abbott, 6070 Langen; Protein-Assay: Bio-Rad Laboratories GmbH, 8 München 50; Ultra-Turrax: Janke & Kunkel; Sorvall-Zentrifuge: Modell RC-2B und Rotor HS-4, Firma DuPont, Bad Nauheim; Dialysierschlauch: Visking/32, Firma Serva, 6900 Heidelberg; Polyethylenglycol: Firma Serva, s. o.; Einmalfilterhalter: 0,45 μm und 0,2 μm, Firma Schleicher und Schüll GmbH, 3354 Dassel; Sepharose 4 B: Firma Pharmacia, Uppsala,

Schweden; Sephadex G200, Partikelgröße 40–120 μm, Firma Pharmacia, s.o.; Fraktionssammler: LKB 7000, LKB-Instruments GmbH, 8 München; 125-Jod für Eiweißmarkierung: Firma Amersham Buchler, 6 Frankfurt; andere Chemikalien: Reinheitsgrad pro analysi, Firma Merck, 61 Darmstadt.

2 verschiedene Verfahren wurden von uns zur Isolierung von CEA angewandt, 1 Verfahren nach der angegebenen Originalarbeit [5], und eine Weiterentwicklung. Die Verfahren sind in Tabelle 1 aufgeführt.

Auf der linken Hälfte wurde das zuerst angewandte Verfahren durchgeführt, dieses konnte später rationalisiert werden (anstelle der Lyophilisierungen eine Konzentrierung mittels Polyethylenglycol, das dem Dialyseschlauch Wasser entzieht). Die chromatographische Reinigung des extrahierten CEA auf einer Sepharose-4-B-Säule (5 cm × 100 cm) ist in Abb. 1 wiedergegeben.

Tabelle 1. Isolation of CEA

homogenize colon-cancer tissue (500 g)	
add PCA	
centrifuge, discard sediment	
dialyse	
centrifuge, discard sediment	
~~lyophilize~~	concentrate (PEG)
~~reconstitute~~ (150 ml), filter (0,22 μ)	
gel filtration (Sepharose 4 B)	
pool CEA-fractions, dialyse	
~~lyophilize~~	concentrate (PEG)
gel filtration (Sephadex G 200)	

Abbildung 1 zeigt, daß das hochmolekulare CEA zuerst eluiert, es erscheint etwa ab Fraktion 290. Der Bereich der CEA-enthaltenden Fraktionen von 290–360 wurde gepoolt und dialysiert und mittels Polyethylenglycol wieder eingeengt, so daß eine zweite Chromatographie auf Sephadex G 200 erfolgen konnte. Das Resultat ist in Abb. 2 wiedergegeben.

Dargestellt ist die optische Dichte (Punkte) und der CEA-Gehalt in μg/ml (Dreiecke). Wie aus der Abb. 2 und aus anderen Chromatogrammen zu entnehmen war, ist auch nach Sephadex G 200 das isolierte CEA noch nicht frei von Kontaminationen. Mittels der HPLC und zwei I-125-Säulen wurde bei einem Phosphatpuffer pH 5,5 und einem Fluß von 1 ml/min der jeweilige Isolierungsschritt überprüft. Das Resultat ist in Abb. 3 wiedergegeben.

Die Abb. 3 zeigt, daß durch Auffangen des 1. Peaks, der CEA darstellt (durch RIA nachgewiesen), eine weitgehende Abtrennung der erheblichen Kontamination stattfindet. Mit dem gereinigten CEA wurden Kaninchen immunisiert, in etwa monatlichen Abständen, und ca. 2 Wochen nach der Immunisierung wurde jeweils Blut aus einer Ohrvene entnommen zur Testung auf Antikörper. Außerdem wurden Meerschweinchen immunisiert.

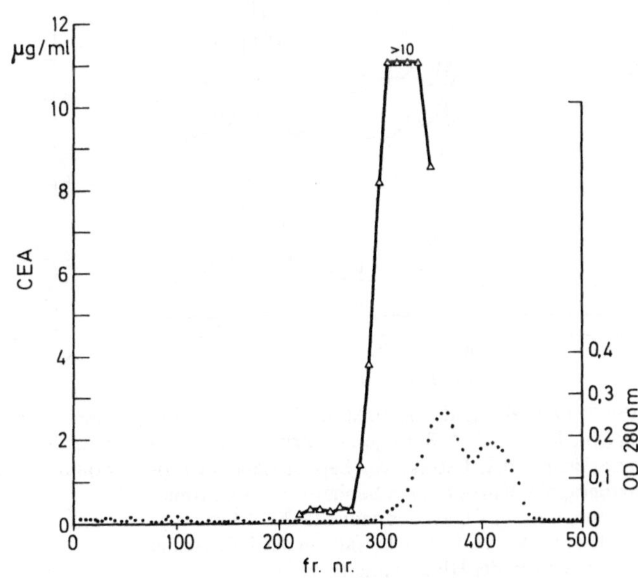

Abb. 1. Gelfiltration über die Sepharose-4B-Säule. Bestimmung der optischen Dichte bei 280 nm *(Punkte)* und des CEA-Gehalts der einzelnen Fraktionen in μg/ml *(Dreiecke)*

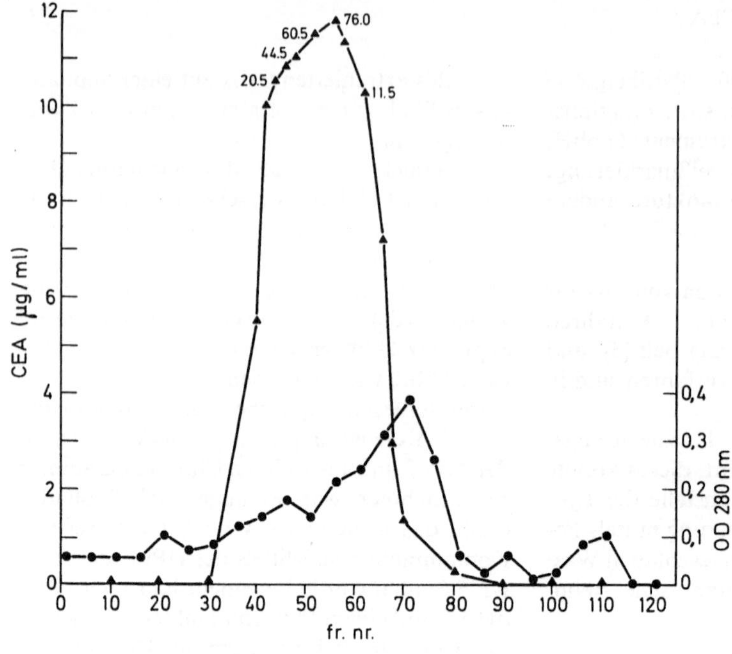

Abb. 2. Sephadex-G-200-Chromatographie der vorgereinigten Sepharose-4-B-CEA-Fraktionen

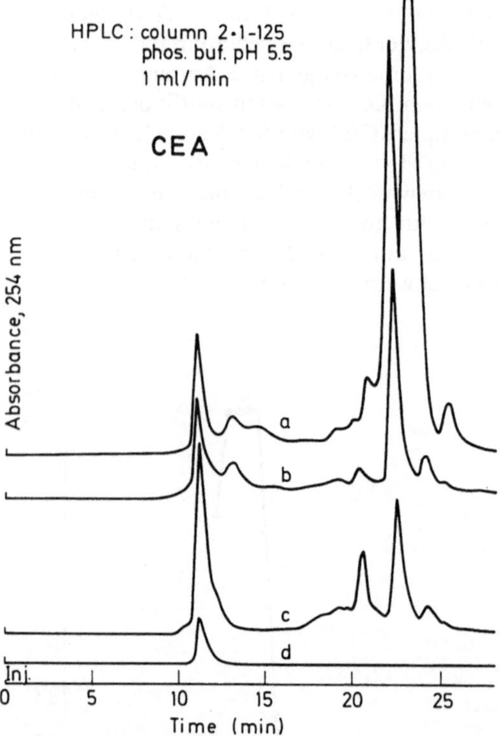

Abb. 3. Darstellung der Extinktion (bei 254 nm) der verschiedenen CEA-Reinigungsschritte. Kurve a kennzeichnet den Extrakt vor Sepharose-4-B-Chromatographie, Kurve b nach Sepharose-4-B-Chromatographie, Kurve c nach Sephadex-G-200-Chromatographie und Kurve d nach Auffangen des 1. Peaks bei 11 min, der von der HPLC eluierte

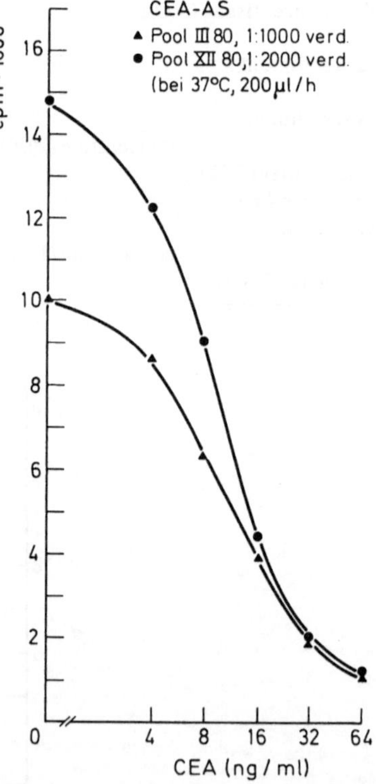

Abb. 4. Darstellung der Empfindlichkeit der Antiseren, die zu verschiedenen Zeiten den Kaninchen entnommen waren

Abbildung 4 zeigt die Zunahme der Affinität (steigende Empfindlichkeit der verwendeten Antiseren) nach mehrfacher Boosterung der Kaninchen.

Die Abb. 4 zeigt die Zunahme der Empfindlichkeit im niedrigen Meßbereich (0–8 ng/ml), dieser ist besonders für die Unterscheidung zwischen Gesunden und Tumorpatienten wichtig.

Radioaktive Markierung von CEA

1 mCi ^{125}I wird zu 3,3 µg CEA gegeben und mit 10 µl Chloramin T über 30 min unter gelegentlicher Durchmischung inkubiert. Durch Chloramin T findet eine Oxidation statt, bei der ein Einbau des Jodatoms in die Aminosäure Tyrosin, evtl. auch noch in Histidinreste des CEA, stattfindet. Die Reaktion wird mit Natriummetabisulfit, 50 µg, beendet. Danach folgt auf einer Gelfiltrationssäule die Abtrennung des nicht eingebauten ^{125}I von dem jodierten CEA. Es lassen sich spezifische Aktivitäten bis zu 50 µCi/µg erzielen.

Radioimmunoassay für CEA

Verschiedene Sättigungsverfahren wurden untersucht: zum einen das sog. Equilibriumsverfahren, bei dem markiertes und nichtmarkiertes Antigen von Anfang an um die Bindungsstellen des Antikörpers konkurrieren und die sog. sequentielle Sättigung, bei der nach einer Vorinkubation von Antigen und Antiserum ^{125}I-markiertes CEA zugesetzt wird, das nur noch die freien Bindungsstellen am Antiserum belegen kann. Es zeigte sich, daß die sequentielle Sättigung eine erheblich höhere Empfindlichkeit aufwies und daß dieses Sättigungsverfahren notwendig war, um die CEA-Spiegel bei Gesunden schon erfassen zu können.

Die mit diesem Nachweis erhaltenen Normalwerte liegen zwischen 0 und 5 µg/l, der Normalbereich deckt sich mit vielen in der Literatur beschriebenen Nachweisen (Tabelle 2).

Die Tabelle 2 zeigt, daß der von uns ermittelte Normalbereich bis 5 µg/l sich mit den meisten anderen Autoren deckt. Einige Nachweise haben niedrigere Normalbereiche. Es ist jedoch festzuhalten, daß die meisten dieser Nachweise eine Behandlung des Serums vornehmen, bei der auch CEA verloren gehen kann. Wir konnten nachweisen, daß durch Hitzebehandlung, wie sie beim kommerziellen Testkit vorgenommen wird, die CEA-Werte im Stuhl deutlich abfallen und daß die Trennung zwischen Gesunden und Patienten mit Kolonkarzinomen schlechter wird. Daraus geht hervor, daß nicht nur kreuzreagierende Substanzen durch die Hitzebehandlung zerstört werden können, sondern daß auch CEA durch die Hitzebehandlung zerstört werden muß. Entsprechende Resultate wurden auch bei CEA-Messungen im Serum erhoben. Daraus erklärt sich der etwas höhere

Tabelle 2. CEA-RIA: obere Grenze der Norm [6, 8]

Autor	Jahr	Extraktion	Trennung	ng/ml
Thomson	1969	PCA	Ammoniumsulfat	2,5
Khoo	1973	–	keine Angabe	5,0
Searle	1974	–	Doppelantikörper	2,5
Hansen/McCarthney	1974	PCA	Zirkonylphosphat	3,0
Boenisch	1975	PCA	Ammoniumsulfat	10,0
Das	1976	–	Doppelantikörper	8,0
Lamerz/Kruis	1977	–	Doppelantikörper	3,0
Hansen/Auer	1977	PCA	Zirkonylphosphat	5,0
Egan/Hine	1978	–	Doppelantikörper	20,0
Gropp	1978	–	Doppelantikörper	15,0
Laurence/Stanford	1978	–	Doppelantikörper	20,0
RCK/Azzolina	1978	–	Zirkonylphosphat	2,5
ICK/Azzolina	1978	–	Doppelantikörper	5,0
SCK/Azzolina	1978	PCA	Doppelantikörper	10,0
Brooks	1979	keine Angabe	keine Angabe	10,0 (CEA) 14,0 (CEA-S)

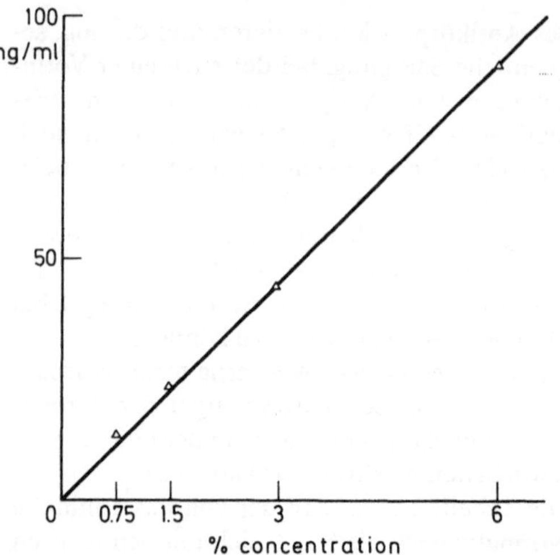

Abb. 5. Messung von CEA in verschiedenen Verdünnungen eines Stuhlextraktes. Die Abb. zeigt, daß bei zunehmender Verdünnung niedrigere Werte gefunden werden, die Linearität ist gegeben

Normalbereich bei denjenigen Nachweisen, die keine Vorbehandlung des Serums ausführen.

Linearität

Durch verschiedene Verdünnungen eines Stuhlextraktes (16fach, 32fach, 64fach und 128fach) wurde die Linearität des eigenen RIA überprüft. Das Resultat ist in der Abb. 5 wiedergegeben.
In zwei Versuchen wurde die Korrelation der im eigenen RIA ermittelten Serum-CEA-Werte mit denen des RIA der Firma Abbott berechnet. Es ergaben sich Korrelationskoeffizienten von 0,98 und 0,95, d. h. eine relativ gute Übereinstimmung.

Messung von Stuhl-CEA

Über die Messung von CEA im Stuhl liegen bisher nur wenige Untersuchungen vor [7]. Daher wurde Stuhl mit Phosphatpuffer pH 7,4 verdünnt, homogenisiert und zentrifugiert. Im Überstand wurde CEA gemessen. Die ersten Resultate, erhoben an Stuhlüberständen von 29 Gesunden und 5 Patienten mit gesichertem Kolonkarzinom sind in Abb. 6 wiedergegeben.

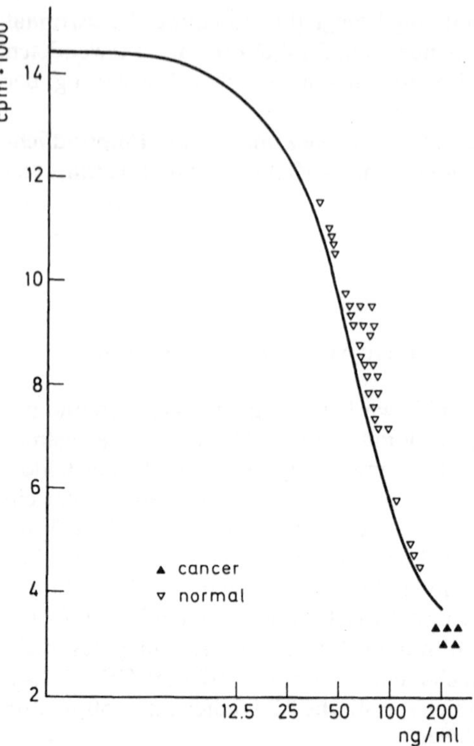

Abb. 6. Auf der y-Achse ist die gebundene Menge an radioaktivem CEA aufgetragen, auf der x-Achse die Konzentration von nichtmarkiertem CEA. Zusätzlich sind als offene Dreiecke die CEA-Konzentrationen von Normalpersonen und als geschlossene Dreiecke diejenigen von Patienten mit Kolonkarzinomen eingetragen (Messungen in Stuhlüberständen)

Abbildung 6 zeigt, daß Patienten mit Kolonkarzinomen höhere Stuhl-CEA-Werte aufweisen als Gesunde. Allerdings stellte sich später heraus, daß auch bei entzündlichen Darmerkrankungen und nach Einnahme von Abführmitteln erhebliche Veränderungen der Stuhl-CEA-Werte auftraten, so daß die Brauchbarkeit des Nachweises dadurch eingeschränkt wird. Es ist jedoch denkbar, daß dieser Nachweis für die Erkennung des Kolonkarzinoms bei asymptomatischen Personen eingesetzt werden kann.

Zusammenfassung

Karzino-embryonales Antigen (CEA) wurde gereinigt auf Sepharose-4-B- und Sephadex-G-200-Chromatographiesäulen und über das Proteintrennsystem (Hochdruckflüssigkeitschromatographie, High-Performance-Liquid-Chromatography, HPLC) mit 2 Proteintrennsäulen I-125 nachgereinigt. Gereinigtes CEA wurde mit ^{125}I markiert, spezifische Aktivitäten bis 50 μCi/μg wurden erhalten. Kaninchen wurden mit gereinigtem CEA immunisiert und entwickelten Antikörper von hoher Spezifität. Ein Radioimmunoassay zur Messung von CEA in Serum und Stuhl wurde entwickelt, und die Eigenschaften des Nachweises werden dargestellt. Aufgrund der erhaltenen Reinheit des Antigens und der Spezifität des Antiserums kann gezeigt werden, daß eine Extraktion von CEA aus Serum oder Stuhl nicht erforderlich ist.

Literatur

1. Vrba R, Alpert E, Isselbacher KJ: Carcinoembryonic antigen: evidence for multiple antigenic determinants and isoantigens. Proc Natl Acad Sci USA 72: 4602–4606 (1975)
2. Thomson DMP, Krupey J, Freedman SO, Gold P: The radioimmunoassay of circulating carcinoembryonic antigen of the human digestive system. Proc Natl Acad Sci USA 64: 161–167 (1969)
3. Wagener C, Breuer H: Diagnostic significance and clinical application of tumour-associated antigens in man with special reference to the carcinoembryonic antigen. J Clin Chem Clin Biochem 15: 529–543 (1977)
4. Krupey J, Wilson T, Freedman SO, Gold P: The preparation of purified carcinoembryonic antigen of the human digestive system from large quantities of tumor tissue. Immunochemistry 9: 617–622 (1972)
5. Krupey J, Gold P, Freedman S: Purification and characterization of carcinoembryonic antigens of the human digestive system. Nature 215: 67–68 (1967)
6. Herberman RB (Ed): Compendium of assays for immunodiagnosis of human cancer. Vol 8, Elsevier/North-Holland, Amsterdam 1979
7. Fujimoto S, Kitsukawa Y, Itoh K: Carcinoembryonic antigen (CEA) in gastric juice or feces as an aid in the diagnosis of gastrointestinal cancer. Ann Surg 189: 34–38 (1979)
8. Gao LK: Promotionsarbeit, Heidelberg 1981

Ist das Osteosarkom heilbar? Neuere Aspekte der Chemotherapie

R. Bühner

Chemotherapie des Osteosarkoms

Durch die modernen diagnostischen Methoden wie Szintigraphie, Angiographie und Computertomographie gelang es, das Osteosarkom weitgehend im Frühstadium zu erfassen und somit die 5-Jahresüberlebensrate von 5% auf etwa 20% zu erhöhen.

Die 10-Jahresüberlebenszeit lag vor der Ära der neueren Chemotherapie noch bei 10–15%. Eine Heilungschance bestand, wenn in den ersten drei Jahren nach chirurgischer Behandlung keine Metastasen aufgetreten waren.

50% der Patienten jedoch starben innerhalb des ersten Jahres nach Diagnosestellung, weitere 30% im zweiten Jahr.

Nach dem Auftreten von Lungenmetastasen – die Lungen sind meist erster Metastasierungsort – beträgt die mittlere Überlebenszeit nur noch 6 Monate.

Durch den Einsatz äußerst effektiver Zytostatika hat die Prognose beim Osteosarkom eine entscheidende Änderung erfahren.

Bestand noch vor 1968 die Therapie aus Amputation und prä- bzw. postoperativer Chemotherapie, so wurde erstmals zwischen 1968 und 1972 neben radikaler Operation und Strahlentherapie ein Versuch mit den Zytostatika Vincristin und Cyclophosphamid durchgeführt. Nach dem Auftreten von Fernmetastasen erfolgte lediglich eine Palliativbehandlung.

Im Jahre 1970 begann mit dem Zytostatikum Adriamycin eine neue Ära in der Chemotherapie des Osteosarkoms. Ließen sich durch Cyclophosphamid allein 4 von 28 Patienten in eine Teilremission bringen, so konnte nun durch dieses neue Zytostatikum bei 21 von 52 Patienten eine Remission des metastasierten Osteosarkoms erzielt werden. In etwa zum gleichen Zeitpunkt wurde das Medikament Amethopterin

Fortschritte in der Inneren Medizin
Hrsg. Kommerell/Hahn/Kübler/Mörl/Weber

(Methotrexat) in Dosen zwischen 100–200 mg/kg Körpergewicht bei der Therapie des Osteosarkoms eingesetzt. Nach Gabe des Zytostatikums wurde die hochtoxische Substanz durch Citrovorum-Faktor als Antidot unschädlich gemacht. Ziel dieser Strategie war das Erreichen eines über mehrere Stunden extrem hohen Wirkspiegels des Methotrexates, der dann durch Citrovorum-Faktor (Leucovorin) in nicht mehr toxische Bereiche reduziert wurde.
Mit einer Kombination der beiden Zytostatica Adriamycin und Amethopterin wurde in 7 von 13 Fällen eine Teilremission mit einer mittleren Überlebensdauer von 15 Monaten erreicht. Dieses Therapieschema wurde noch durch den Einbau von Cyclophosphamid und Vincristin erweitert.

Adjuvante Chemotherapie sofort nach Operation

Das frühzeitige Auftreten von pulmonalen Metastasen kurz nach aggressiver ablativer Chirurgie und/oder Radiotherapie ließ den Verdacht aufkommen, daß bereits zum Zeitpunkt der Initialtherapie Mikrometastasen in der Lunge vorhanden sein müßten, die sich lediglich aufgrund ihrer Größe noch den diagnostischen Maßnahmen entziehen würden. Als Konsequenz hieraus begann man sofort nach der Operation eine „adjuvante" Chemotherapie auch ohne Nachweis manifester Metastasen.
Zunächst wurde 3 Wochen nach Chirurgie Amethopterin/Citrovorum-Faktor in einer Dosis von 1500–7500 mg/m² Körperoberfläche appliziert. Diese Therapie wurde alle 3 Wochen für insgesamt 2 Jahre durchgeführt. Daneben wurde noch Adriamycin als Adjuvans unmittelbar nach Abheilung der Operationswunde (ca. 2 Wochen) eingesetzt. Die Chemotherapieschemata Conpadri I und Conpadri II waren die konsequenten Weiterentwicklungen dieser Therapieplanung. Die Remissionsrate unter diesen Schemata betrug 65%, das rezidivfreie Intervall zwischen 12 und 26 Monaten (im Mittel 19 Monate).
Bezüglich der Wirksamkeit von Adriamycin in der Remission gelten die Raten zwischen 10 und 40% als allgemein gesichert. Die Wirksamkeit von hochdosiertem Methotrexat und Citrovorum-Faktor (HDMTX/CF) wurde jedoch von verschiedenen Autoren kritisch beurteilt. Durch neuere Untersuchungen (Rosen, Rosenberg) konnten die bestehenden Zweifel jedoch ausgeräumt werden. Dies gilt insbesondere für eine präoperative reine HDMTX-CF-Behandlung. Die in der Literatur angegebenen Mißerfolge lassen sich am ehesten mit einer zu geringen Dosierung des Methotrexates erklären. Die kritische Grenze, unterhalb der ein Erfolg zweifelhaft erscheint, liegt bei 200 mg/kg.
Wie entscheidend die Höhe des Blutspiegels von Methotrexat ist, geht aus Untersuchungen hervor, bei denen im Gegensatz zu Erwachsenen bei Kindern deutlich schlechtere Ergebnisse erreicht worden sind. Das hängt wohl damit zusammen, daß jüngere Kinder eine höhere renale MTX-Clearance als Erwachsene haben und somit bei gleicher Dosis nur geringere Spiegel im Blut erreichen.
Die besten in der Literatur angegebenen Erfolge in der adjuvanten Chemotherapie des Osteosarkoms stammen aus der Studie T-7 von Rosen (Abb. 1). Dieses Protokoll enthält neben Adriamycin und HDMTX noch Vincristin, Bleomycin, Cyclophosphamid und Dactinomycin (BCD). Die Wirksamkeit liegt in einer Ansprechrate zwischen 40 und 60%.
Dieses T-7-Protokoll war eine Weiterentwicklung des T-5-Protokolls von Rosen (HDMTX und Adriamycin), das präoperativ gegeben wurde und das bis 5 Monate postoperativ Cyclophosphamid einschloß (Abb. 2). Im „follow-up" von 30–52 Monaten waren noch 23 von 31 Patienten (75%) am Leben, darunter 21 von 23 rezidivfrei.
Durch Einbeziehen der Zytostatika Bleomycin, Dactinomycin sowie einer Dosiserhöhung des Methotrexats konnte die Ansprechrate bei T-7 auf 40–60% erhöht werden.
Gemeinsame Arbeitsausschüsse der „Interdisziplinären Arbeitsgemeinschaft Knochen-Tumoren", der „Gesellschaft für Pädiatrische Onkologie" und der „Deutschen Arbeitsgemeinschaft für Leukämie-Forschung und -Behandlung im Kindesalter" erstellten ein Therapieprotokoll (COSS-77) das Vincristin, HDMTX und Adriamycin sowie Cyclophosphamid einsetzte (Tabelle 1).
Die nach der Studie COSS-77 errechneten rezidivfreien Überlebensraten lagen nach 27 Monaten bei 59%, entsprachen also den Ergebnissen des T-5-Protokolls von Rosen, erreichten je-

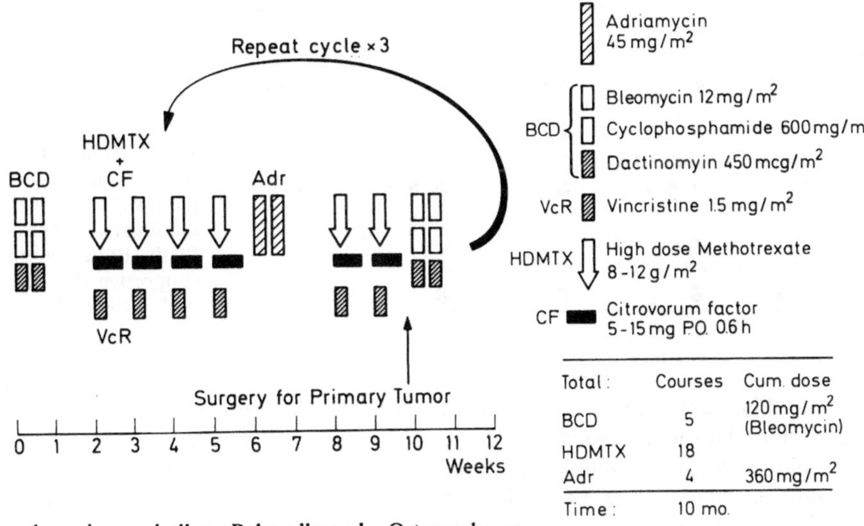

Abb. 1. T-7-Chemotherapieprotokoll zur Behandlung des Osteosarkoms

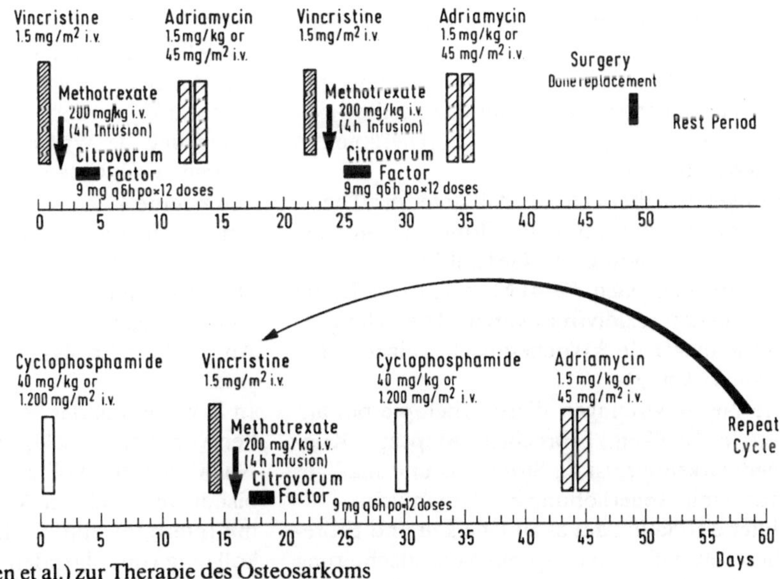

Abb. 2. T-5-Protokoll (Rosen et al.) zur Therapie des Osteosarkoms

doch nicht die Zahlen des T-7-Protokolls. Die wesentlichen Unterschiede lagen in der höheren Dosierung von MTX von 8–12 g/m² bei T-7 im Vergleich zu 6 g/m² bei COSS 77 und dem Ersatz von Cyclophosphamid allein durch Bleomycin, Cyclophosphamid und Dactinomycin (BCD).

In der letzten Zeit haben zwei weitere Medikamente erhebliche Bedeutung in der Therapie des Osteosarkoms erhalten: Cis-Platin und Interferon.

Tabelle 1. COSS-77-Protokoll zur Therapie des Osteosarkoms

Medikament	Behandlungswoche
ADR 2×	1, 6, 10, 18, 26
VCR-MTX-HD-CF	4, 5, 8, 9, 12, 13, 16, 20, 24, 28, 32, 34, 38, 40, 44, 46, 50, 52
END	14, 22, 30, 36, 42, 48

ADR, Adriamycin; VCR, Vincristin; MTX-HD-CF, Methotrexat-hochdosiert mit Citrovorum-Faktor; END, Cyclophosphamid

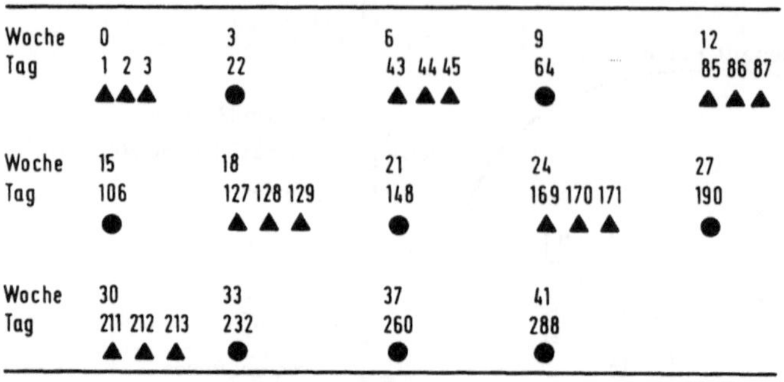

Woche	0	3	6	9	12
Tag	1 2 3	22	43 44 45	64	85 86 87
	▲▲▲	●	▲▲▲	●	▲▲▲
Woche	15	18	21	24	27
Tag	106	127 128 129	148	169 170 171	190
	●	▲▲▲	●	▲▲▲	●
Woche	30	33	37	41	
Tag	211 212 213	232	260	288	
	▲▲▲	●	●	●	

Abb. 3. Adjuvante Chemotherapie mit Adriamycin und cis-Platin (Ettinger et al.). Pfeile: Adriamycin, 30 mg/m²/Tag i.v. 3 Tage lang. Kreise: cis-Platin, 100 mg/m² Infusion, über 4 h supportive Therapie mit Mannitol und Furosemid

Cis-Platin (Platinex), ein Schwermetallkomplex (cis-Diamindichlorplatin) weist biochemische Eigenschaften wie die Alkylantien auf, indem es intra- und intermolekulare Verbindungen mit der DNA eingeht. Neben seiner Verwendung bei Osteosarkomen wird es noch bei metastasierten Hodentumoren und Ovarialtumoren eingesetzt. Dosislimitierend ist vor allem seine Nephrotoxizität.

Eine Kombination dieses Zytostatikums mit Adriamycin und vor allem mit HD-Methotrexat erscheint vielversprechend in der Therapie des Osteosarkoms zu werden.

Ettinger et al. berichteten, daß unter der Therapie von Adriamycin (450–550 mg/m²) und cis-Platin (180–260 mg/m² Gesamtdosis) 10 von 12 Patienten nach 12–41 Monaten (im Mittel 23 Monate) rezidivfrei waren. Die Therapie wurde innerhalb 3 Wochen nach Chirurgie begonnen (Abb. 3).

Die Nebenwirkungen dieser Therapie bestanden in Übelkeit, Erbrechen, Alopezie, Knochenmarksuppression, Stomatitis und mäßiger Transaminasenerhöhung bei Adriamycin.

Unter cis-Platin kam es zu Übelkeit und Erbrechen sowie einer passageren Verschlechterung der Kreatinin-Clearance und einer Erhöhung der Harnsäurewerte. Ebenfalls flüchtiger Anstieg der Transaminasen. Weiterhin war es zu einer Hörschädigung im hohen Frequenzbereich gekommen. Diese Veränderungen waren jedoch reversibel.

Interferon

Über die Therapie mit Interferon bei Osteosarkomen liegen Mitteilungen von Strander vor, aus denen bei adjuvanter Anwendung eine deutlich verbesserte Rate an Langzeitremissionen hervorgeht, die in der Größenordnung von 65% 2,5 Jahre rezidivfrei Überlebender liegt.

Verständlicherweise ist das Interesse an Interferon sehr hoch, da es sich im Gegensatz zu den üblicherweise bei Tumoren eingesetzten Medikamenten um einen natürlichen Abwehrstoff handelt. Trotz der überzeugenden Wirksamkeit an Zellkulturen von Osteosarkomzellen in vitro und der Berichte von Strander muß jedoch eingeschränkt werden, daß bis jetzt noch keine überzeugende Wirksamkeit des Interferon bei Patienten mit Osteosarkom nachgewiesen werden konnte.

Um so wichtiger ist daher die Frage, inwieweit durch gewichteten Einsatz der bisher in der Osteosarkomtherapie verwendeten Medikamente zusätzlich zum Interferon bei adjuvanter Anwendung Erfolgsverbesserungen zu erzielen sind.

In Erweiterung der Studie COSS 77 wurde daher von der Projektgruppe Osteosarkom ein Nachfolgeprotokoll erstellt (COSS 80), das die bisher verwendeten Medikamente zusammen mit Interferon einsetzt. Dieses Nachfolgeprotokoll ging von folgenden Tatsachen aus:

1. COSS 77 zeigte nach 26 Monaten eine rezidivfreie Überlebensrate von etwa 50%. Dies ist, verglichen mit früheren Studien, sicher ein Erfolg, kann sich jedoch nicht mit den Ergebnissen von Rosen messen.
2. Die Wirksamkeit von HD-MTX-CF, insbesondere durch jüngste Ergebnisse von Rosen bei reiner HD-MTX-Vorbehandlung im Rahmen der Studie T-10 (20/30 klinisch Voll- und Teilremission, 17/23 histologisch Grad III und IV Response; 15/19 Normalisierung der alkalischen Phosphatase) ist unbestritten.

3. Die Dosis von HD-MTX bei COSS 77 war suboptimal.
4. Die Wirksamkeit von cis-Platin beim Osteosarkom mit einer Ansprechrate von gut 30% ist belegt. Ein Risiko stellen die Nebenwirkungen dar, die eine intensive supportive Therapie erforderlich machen. Dies gilt insbesondere für die Kombination mit HD-MTX.
5. Einer Überprüfung bedürfen die Thesen, daß die rezidivfreie Überlebenszeit beim Osteosarkom *ohne* Chemotherapie im Laufe der Jahre angestiegen sei. Dies soll mit einer Verbesserung der operativen Möglichkeiten erklärbar sein.
   Auch daß eine Monotherapie von Adriamycin ebenso wirksam sei wie die Kombination von Adriamycin und HD-MTX ist strittig, da die bei dieser Studie (ALGB) verwendete Dosis von HD-MTX im suboptimalen Bereich von nur 200 mg/m^2 lag.
6. Einer Überprüfung bedarf es noch, daß nach Strander mit Interferon alleine eine 5 Jahre rezidivfreie Überlebenszeit von etwa 50% erreichbar sei.

Aus diesen Rahmenbedingungen wurde daher die Studie COSS 80 formuliert.

1. Einschluß von Adriamycin und HD-MTX.
2. Erhöhung der HD-MTX-Dosis auf 8–12 g/m^2.
3. Ersatz von Cyclophosphamid durch die Tripelkombination BCD (Bleomycin [12 mg/m^2], Actinomycin-D 450 µg/m^2, Cyclophosphamid 600 mg/m^2) an zwei aufeinanderfolgenden Tagen.
4. Kontrollierte Erprobung von Interferon zusätzlich zur Chemotherapie.
5. Im operativen Bereich verstärkter Einsatz einer extremitätenerhaltenden Resektionsbehandlung vor routinemäßiger Amputation, unter gleichzeitiger protektiver Wirkung einer Zytostatikakombination.

En-bloc-Resektion bei Osteosarkom

Markove u. Rosen berichteten 1980 von 66 Patienten, bei denen im Gegensatz zu der bislang durchgeführten radikalen Amputation eine extremitätenerhaltende En-bloc-Resektion vorgenommen wurde. Das Ziel dieser Studie war, festzustellen, ob die En-bloc-Resektion unter gleichzeitigem Schutz einer intensiven Chemotherapie eine realistische Alternative zur Amputation darstellt. Von den 66 Patienten dieser Studie waren bei einer mittleren Überlebenszeit von 44 Monaten 74% rezidivfrei.

Das Problem bei dieser Maßnahme ist jedoch, daß die Erhaltung der Extremität nicht zu Lasten der Radikalität des operativen Eingriffs gehen darf. Durch eine intensive und höchst effektive präoperative Chemotherapie ist eine wichtige Voraussetzung geschaffen worden. Mittels dieser Strategie wird Zeit für eine sorgfältige Indikationsstellung gewonnen, infolge Tumorregression unter Chemotherapie der operative Eingriff erleichtert sowie durch Analyse des Tumorresektates eine Erkenntnis über die präoperative Chemotherapie gewonnen.

COSS-80

Aufgrund der bisher bekannten Ergebnisse der operativen und zytostatischen Therapie des Osteosarkoms wurde das Nachfolgeprotokoll COSS 80 erstellt (Winkler).

Die Chemotherapie beginnt hierbei mit Adriamycin am Tage der Probeexzision bzw. sobald keine Zweifel an der Malignität des Krankheitsprozesses bestehen.

Die weitere Behandlung besteht aus insgesamt 7 Blöcken mit jeweils 2 HD-MTX-CF-Gaben in wöchentlichen Abständen, gefolgt in der 3. Woche von cis-Platin gegen BCD in alternierendem Wechsel mit Adriamycin. 2 Wochen nach Ende des Blocks mit Adriamycin bzw. 3 Wochen nach Ende des Blocks mit BCD oder cis-Platin folgt der nächste Block, beginnend mit HD-MTX.

Die operative Therapie soll wahlweise an einem der Tage durchgeführt werden, an welchem Adriamycin verabreicht wird.

In den Studienarmen, die Interferon enthalten, wird die Interferon-Therapie 3 Wochen vor dem Regeloperationstermin mit 2mal wöchentlichen Gaben begonnen. Nach 3 Wochen, also in der Regel unmittelbar postoperativ, wird über 4 Wochen täglich appliziert, dann wieder 2mal wöchentlich. Diese Behandlung wird bis einschließlich der 36. Woche fortgesetzt (Abb. 4).

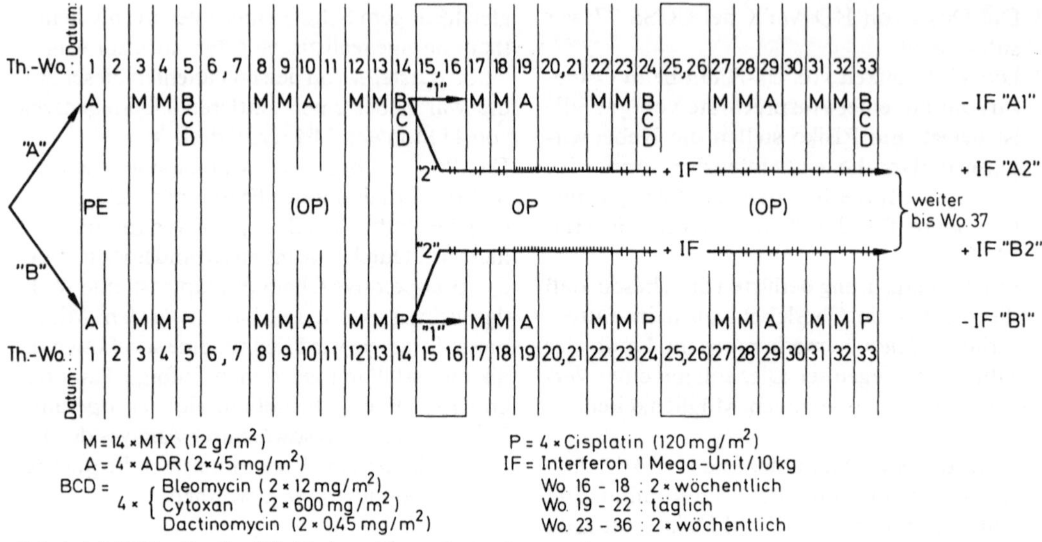

Abb. 4. COSS 80 – Studie (Winkler) zur Therapie des Osteosarkoms

Behandlungszeitplan

Adriamycin	Woche 1: Tag 1 + 2; Woche 10: Tag 1 + 2, Woche 19 Tag 1 + 2; Woche 29: Tag 1 + 2
HD-MTX	Woche 3, 4, 8, 9, 12, 13, 17, 18, 22, 23, 27, 28, 31, 32.
BCD bzw. cis-Platin	Woche 5, 14, 24, 33
Interferon	Woche 16–18: 2mal wöchentlich Woche 19–22: täglich Woche 23–36: 2mal wöchentlich

Zusammenfassung

Durch interdisziplinäre Zusammenarbeit von Orthopäden, Pathologen, Strahlentherapeuten und internistischen bzw. pädiatrischen Onkologen sind in den vergangenen Jahren erhebliche Fortschritte in der Therapie maligner Knochentumoren erzielt worden.

Teil- und Vollremissionen ließen sich entscheidend verbessern. Eine „kurative" Behandlung ist realisierbarer geworden. Dies ist Verdienst sowohl einer optimierten Früherkennung als auch einer neuen Strategie in der Therapie, die präoperative Chemotherapie, wenn möglich eine „en-bloc-Resektion" des Tumors sowie eine intensive Nachbehandlung unter Einsatz effektivster Zytostatika, die Adriamycin, Methotrexat-Citrovorum-rescue-Faktor, cis-Platin und Interferon umfaßt.

Literatur

1. Bleyer WA: Methotrexate: clinical pharmacology, current status and therapeutic guidelines. Cancer Treat Rev 4 (2): 87–101 (1977)
2. Bleyer WA: The clinical pharmacology of methotrexate. New application of an old drug. Cancer 41: 36–51 (1978)
3. Cortes EP, Necheles TF, Holland JF, Glidewell O: Adriamycin alone versus adriamycin and high dose methotrexate citrovorum factor rescue as adjuvant to operable primary osteosarcoma: a randomized study by cancer and leukemia group B (CALGB). Proc Am Soc Clin Oncol 20: 412 (1979)
4. Ettinger LJ, Douglas HO, Higby DJ, Bjornson S, Mindell ER, Freeman AI: Adjuvant adriamycin and cis-disammine dichloplatinum in primary osteogenic sarcoma. Proc Am Soc Clin Oncol 19: 323 (1978)
5. Gilchrist GS, Ivins JC, Ritts RE jr, Pritchard DJ, Taylor WF, Edmonson JM: Adjuvant Therapy for Nonmetastatic Osteogenic Sarcoma: An Evaluation of Transfer Factor Versus Combination Chemotherapy. Cancer Treat Rep 62 (2): 289–294 (1978)

6. Greenberg L, Gaynon P, Krivit W, Hammond D: Use of cis-platinum disammine dichloride (CPDD) in osteogenic sarcoma in children. Proc Am Soc Clin Oncol 19: 385 (1978)
7. Hoff DD von, Rosencweig M, Louie AC, Bender RA, Muggia FM: „Single"-Agent Activity of High-Dose Methotrexate with Citrovorum Factor Rescue. Cancer Treat Rep 62(2): 233–235 (1978)
8. Howell SB, Carmody J: Changes in Glomerular Filtration Rate Associated with High-Dose Methotrexate in Adults. Cancer Treat Rep 61(7): 1389–1391 (1977)
9. Jaffe N, Watts H, Fellows KE, Vawter G: Local En Bloc Resection for Limb Preservation. Cancer Treat Rep 62(2): 217–223 (1978)
10. Marcove RC: En Bloc Resections for Osteogenic Sarcoma. Cancer Treat Rep 62(2): 225–231 (1978)
11. Mosende C, Gutierrez M, Caparros B, Rosen G: Combination Chemotherapy with Bleomycin, Cyclophosphamid and Dactinomycin for the Treatment of Osteogenic Sarcoma. Cancer 40: 2779–86 (1977)
12. Muggia FA, Louie AC: Five Years of Adjuvant Treatment of Osteosarcoma: More Questions than Answers. Cancer Treat Rep 62(2): 301–305 (1978)
13. Ochs JJ, Freeman AI, Douglas HO jr, Highy DS, Mindell ER, Sinks LF: cis-Dichlorodiamminc-platinum (II) in Advanced Osteogenic Sarcoma. Cancer Treat Rep 62(2): 239–245 (1978)
14. Prestayko AW, D'Aoust JC, Issell BF, Crooke ST: Cisplatin (cis-diamminedichloroplatinum II). Cancer Treat Rev 6(1): 17–39 (1979)
15. Priestman TJ: Interferon: an anti-cancer agent? Cancer Treat Rev 6: 223–238 (1979)
16. Rosen G, Murphy ML, Huvos AG, Gutierrez M, Marcove RC: Chemotherapy en bloc resection and prosthetic bone replacement in the treatment of osteogenic sarcoma. Cancer 37: 1–11 (1976)
17. Rosen G, Nirenberg A, Jürgens H, Tan C: Phase II trial of cis-platinum in osteogenic sarcoma. Proc Am Soc Clin Oncol 20: 363 (1979)
18. Rosen G, Marcove RC, Caparros B, Nirenberg A, Kosloff C, Huvos A: Primary osteogenic sarcoma. The rationale for preoperative chemotherapy and delayed surgery. Cancer 43: 2163–77 (1979)
19. Rosenberg StA, Chabner BA, Young RC, Seipp CA, Levine AS, Costa J, Hanson ThA, Head GC, Simon RM: Treatment of Osteogenic Sarcoma. I. Effect of Adjuvant High-Dose Methotrexate after Amputation. Cancer Treat Rep 63: 739–751 (1979)
20. Rosenczweig M, von Hoff DD, Louie AC, Penta JS, Muggia FM: Cooperative Clinical Trials with High-Dose Methotrexate. Chemotherapia oncologica, Anno II, No 4, pp 183–190. Proc of an Intern Workshop, Firenze 1978
21. Sim FH, Ivins JC, Pritchard DJ: Surgical Treatment of Osteogenic Sarcoma at the Mayo Clinic. Cancer Treat Rep 62(2): 205–211 (1978)
22. Strander H, Einhorn S: Effect of human leukocyte interferon in the growth of human osteosarcoma cells in tissue culture. Int. J. Cancer 19: 468–473 (1977)
23. Strander H, Cantell K, Ingimarsson S, Jakobsson PA, Nilsonne U, Söderberg G: Interferon Treatment of Osteogenic Sarcoma – A Clinical Trial Fogarty Intern Center Proc, US Government Printing office, Washington DC 28: 377–381 (1977)
24. Wang Y-M, Sutow WW, Romsdahl MM, Perez C: Age-Related Pharmacokinetics of High-Dose Methotrexate in Patients with Osteosarcoma. Cancer Treat Rep 63: 405–410 (1979)
25. Winkler K, Landbeck G: Die Chemotherapie des Ewing-Sarkoms und des Osteosarkoms. Z Kinderchir 21: 1–20 (1977)
26. Winkler K, Grosch-Wörner I, Luy-Harm I, Marsmann G, Müller J, Landbeck G: Zur adjuvanten Chemotherapie des Osteosarkoms. 3 Jahre Erfahrung mit hochdosiertem Methotrexat/Citrovorum Faktor Rescue, Adriablastin und Endoxan. Z Kinderchir 26: 293–304 (1979)
27. Winkler K: Zwischenbericht über die Ergebnisse der adjuvanten Osteosarkom-Chemotherapie. Studie COSS-77. Vortrag auf der 29. Tgg der Deutschen Arbeitsgemeinschaft für Leukämie-Forschung und -Behandlung im Kindesalter e V am 8. Dez 1979

Leberhistologie bei 43 Patienten mit Hämophilie A, B und Faktor-VII-Mangel – Ergebnisse von 50 Biopsien

Kl. Schimpf, K. Zimmermann, P. Zeltsch, P. Rothmann, U. Bleyl und G. Döhnert

Das Risiko, an einer Posttransfusionshepatitis zu erkranken (PTH) steigt mit der Zahl der verabfolgten Bluttransfusionen. Prospektive Studien zeigten, daß das Risiko nach mehr als 10 Transfusionen bereits bei 30% liegt [1], wobei 15% auf ikterische und 15% auf anikterische Hepatitiden entfallen.

Vollbluttransfusionen zur Therapie von Hämostasestörungen sind heute überholt. Auch Gesamtplasma wird nur noch selten übertragen. Jedoch spielt die Therapie mit Konzentraten aus Plasma eine immer größere Rolle. Je mehr allerdings die gewünschte Konzentrierung von Gerinnungsfaktoren in immer kleineren Volumina gelang, desto mehr wuchs die Gefahr der Hepatitisübertragung. Denn die Konzentrierung machte gepooltes Ausgangsmaterial notwendig. Die Durchseuchungsrate mit Hepatitis B-Virus liegt denn auch bei Verabfolgung von unter 3000 Einheiten Faktorenkonzentraten und Jahr bereits bei 70%, bei 3–10000 E bei 92% und bei über 10000 E bei 100% [2]. Bei Hämophilie-Kindern entspricht die Verabreichung von 3000 E der Behandlung von 2–12 Blutungen, bei Erwachsenen von 1–3 Blutungen.

Die hohen Blutungsfrequenzen von Patienten mit schweren und mittelschweren Hämophilieformen (10–40 pro Jahr) und die damit notwendigen häufigen und regelmäßigen Konzentratsubstitutionen bedeuten, daß die Patienten zusätzlich durch Reinfektionen gefährdet sind, sei es mit Hepatitis B-, sei es mit Hepatitis Non A-Non B-Viren [9]. Da die durch sie hervorgerufenen Hepatitiden zu chronischen Verläufen neigen und die akuten Erkrankungen häufig inapperent erscheinen, muß man sich fragen, ob die möglichen Reinfektionen eine höhere Zahl von chronischen Hepatitiden verursacht haben als es nach einmaligen Infektionen bekannt ist, zumal viele Hämophile trotz klinisch unauffälligen Befindens ständig oder wechselnd erhöhte Transaminasen aufweisen. Das Ausmaß der möglichen Leberschädigungen kann nur durch histologische Untersuchungen festgestellt werden.

Aus diesem Grund hatten wir die Leberbiopsie ab 1972 in die Diagnostik unserer Hämophiliepatienten einbezogen [7]. Damals war das Bewußtsein der Gefahr einer PTH als Nebenwirkung der Substitutionstherapie noch nicht in dem Maße ausgeprägt wie heute.

Methodik

Leberbiopsien wurden jedoch nur vorgenommen, wenn folgende beide Kriterien erfüllt waren:

1. Die Zustimmung des Patienten, nachdem er über den Zweck des Eingriffs aufgeklärt war.
2. Die Notwendigkeit einer hochdosierten Substitutionstherapie von längerer Dauer aus anderen Gründen (meist Operationen).

Auf diese Weise wurden unsere Patienten nicht in Richtung auf positive klinische oder serologische Zeichen einer vorbestehenden Leberschädigung selektiert.

Bis jetzt haben wir 50 histologische Ergebnisse von 43 Patienten erhalten. Bei 18 (42%) konnte eine Hepatitis in der Anamnese eruiert werden. Bei 1 Patienten war 1 Biopsie kurz vor der Einlieferung zu uns in einem anderen Krankenhaus vorgenommen worden. Bei den verbleibenden 42 Patienten wurden 49 Biopsien durchgeführt. 3 davon erfolgten bei Autopsien, wobei 1 eine Erstuntersuchung, 2 dagegen Kontrolluntersuchungen darstellten. Das nichtautoptische Material wurde 39mal durch Blindpunktion, 6mal bei Laparoskopien und 2mal während abdomineller Operationen gewonnen. Es handelte sich um 30 Patienten mit Hämophilie A (35 Biopsien), 12 mit Hämophilie B (14 Biopsien) und 1 mit schwerem Faktor-VII-Mangel (1 Biopsie). Vor der histologischen Untersuchung hatten die Patienten 4 oder mehr Jahre unter Substitutionstherapie gestanden. Bei 2 Patienten war es nicht möglich, die Dauer der vorausgegangenen Therapie mit Blutderivaten sicher zu eruieren.

Eine Komplikation ereignete sich nur in einem Fall: Eine sekundäre Verbrauchskoagulopathie

Fortschritte in der Inneren Medizin
Hrsg. Kommerell/Hahn/Kübler/Mörl/Weber

bei ausreichender Substitutionstherapie mußte durch die entsprechende spezifische Zusatztherapie, eine Dauerinfusion mit 30000 E Heparin/24h behandelt werden. Die durch die Verbrauchskoagulopathie verursachte sekundäre Blutung aus der Operationswunde konnte dadurch zum Verschwinden gebracht werden [6].

Ergebnisse

Die Ergebnisse der lichtmikroskopischen Untersuchungen des Biopsiematerials zeigt Tabelle 1. Dabei fanden sich bei 65% der Patienten Zeichen einer chronischen Hepatitis. 7 Patienten wurden kontrollbiopsiert (Tabelle 2).

Immunhistologische Untersuchungen wurden bei 21 Patienten durchgeführt (Tabelle 3)[1]. Die Ergebnisse reichen noch nicht aus, um sie mit den lichtmikroskopischen zu korrelieren. Einer der Fälle mit immunhistologischen Ergebnissen gleicht einem Fall von Spero et al. (1978), bei dem Gewebs-HBs-Ag und -HBc-Ag gleichzeitig mit positivem Anti-HBs- und Anti-HBc-Befund im Serum auftraten.

Antinukleäre Antikörper, Antikörper gegen glatte Muskelzellen und Antimitochondrien-Antikörper haben wir bei keinem unserer biopsierten Patienten gefunden.

Es ist interessant, die Werte der Serumtransaminasen im Zeitraum der Leberbiopsie mit den histologischen Ergebnissen zu korrelieren. Tabelle 4, die einer früheren Publikation entnommen ist [8], erlaubt dies. Es ist augenscheinlich, daß höhere Durchschnittswerte der Transaminasen mit größerer Wahrscheinlichkeit eine chronische Hepatitisform vermuten lassen, obgleich die Einzelwerte der Transaminasen die Normalbereiche (GOT bis 15, GPT bis 17, γ-GT bis 28) berühren oder sich mit ihnen überlappen.

Diskussion

Unsere Ergebnisse zeigen einen sehr hohen Prozentsatz an chronischen Hepatitiden bei Patienten, die kontinuierlich mit Gerinnungsfaktorenkonzentraten behandelt werden müssen. Er liegt bei 65%. Da die Prozentsätze in der Literatur für einen Übergang der Hepatitis B oder

1 Für die Ausführung dieser Untersuchungen danken wir Herrn H. P. Seelig, Karlsruhe

Tabelle 1. Histologische Leberbefunde bei 43 Patienten mit Hämophilie

Histologische Diagnose	Zahl der Patienten	%		
AD	1	(2)		
CHO	2	(5)		
FL	2	(5)		
SH	10	(23)		
CLH	2	(5)	33	65
CPH	12	(28)		
CAH IIa	9	(21)	32	
CAH IIb	1	(2)		
CI	4	(9)		

AD, akute Dystrophie; CHO, Cholansitis; FL, Fettleber; SH, abgeklungene Hepatitis; CLH, chron. lobuläre Hepatitis; CPH, chron. persistierende Hepatitis; CAH, chron. aggressive Hepatitis; CI, Lebercirrhose

Tabelle 2. Histologische Leberbefunde bei Kontrollbiopsien (Jahr der Biopsie und histologische Diagnose) – (Bezeichnungen wie Tabelle 1)

1975	SH	1978	SH
1975	SH	1978	SH
1972	CPH	1979	SH
1975	CPH	1979	SH
1980	CPH	1980	CPH
1973	CAH IIa	1976	CAH IIa (clin. CI)
1976	CAH IIb	1980	CI

Tabelle 3. Gegenüberstellung von immunhistologischen und lichtmikroskopischen Befunden – (Bezeichnung der lichtmikroskopischen Diagnosen wie in Tabelle 1)

Immunhistologischer Befund	Lichtmikroskopische Diagnose	
HBsAg ∅ HBcAg ∅	1 CI 4 CAH 5 CPH	1 CLH 5 SH 2 FL
HBsAg + <5% HBcAg ∅	1 CPH	
HBsAg + <5% HBcAg + 10–15%	1 CAH	
HBsAg + 10% HBcAg + >50%	1 CPH	

Tabelle 4. Korrelation zwischen histologischer Diagnose, Serumtransaminasen[a] und Serumgesamtbilirubin bei leberbiopsierten Hämophiliepatienten

Patienten	Tests pro Patient	Histologische Diagnose	GOT (E/l)	GPT (E/l)	γ-GT (E/l)	Bilirubin (mg/dl)
9	10	SH	24 (8– 38)	45 (9– 97)	27 (7– 78)	0,6 (0,3–0,9)
10	12	CPH	28 (17– 54)	75 (34–229)	49 (15– 92)	0,9 (0,4–2,3)
9	12	CAH	49 (15–102)	94 (26–252)	75 (17–246)	0,7 (0,3–1,2)

[a] Mittelwert und Schwankungsbereiche der Serumtransaminasen. Beobachtungszeitraum 2 Jahre
SH, abgeklungene Hepatitis; CPH, chronisch persistierende Hepatitis; CAH, chronisch aggressive Hepatitis

Non-A-non-B-Hepatitis in eine chronische Verlaufsform sehr viel niedriger angegeben werden, liegt die Vermutung nahe, daß die höhere Rate bei Hämophilen auf Re-Infektionen durch die wiederholten Konzentratinjektionen bedingt sind. Andererseits ist es interessant, daß 23% unserer Patienten, obgleich sie alle unter kontinuierlicher Substitutionstherapie stehen, histologisch nur Zeichen einer abgeklungenen Hepatitis aufweisen. Da sich bei den restlichen 2% eine akute Dystrophie, bei 5% eine Fettleber und bei 5% eine Cholangitis nachweisen ließen, bedeutet dies, daß 100% unserer Patienten Zeichen einer floriden oder zumindest einer durchgemachten Lebererkrankung aufwiesen.

Zwischen 1973 und 1978 war in der Literatur über insgesamt 38 zusätzliche Leberbiopsien bei Hämophiliepatienten von 4 weiteren Arbeitsgruppen berichtet worden [3, 4, 5, 11].

Die Biopsien waren bei Patienten vorgenommen worden, die nach folgenden Gesichtspunkten selektiert worden waren: Entweder hatten sie in den 6 vorausgegangenen Monaten stets erhöhte Transaminasen gehabt oder sie hatten in den jährlichen Untersuchungen der letzten 3 Jahre vor der Biopsie jedesmal erhöhte Transaminasen gehabt. Bei diesen Patienten fanden sich in 95% chronische Hepatitiden (50% chronisch persistierende Hepatitiden, 37% chronisch aktive Hepatitiden, 8% Leberzirrhosen).

Die erschreckend hohe Rate chronischer Hepatitiden bei behandelten Patienten mit Hämophilie verlangt es, dem Problem alle Aufmerksamkeit zuzuwenden. Nach unserer Meinung wird die Lösung in der Anwendung von solchen Gerinnungsfaktorenpräparaten liegen, welche eine größere Sicherheit in bezug auf die Hepatitisübertragung bieten als die bisherigen [10, 12].

Solche so genannten hepatitissicheren Präparate sind seit kurzer Zeit verfügbar, aber noch in zu geringer Menge, da die Ausbeute an Gerinnungsfaktorenaktivität aus dem Ausgangsplasma bei ihnen niedriger liegt als bei den bisher üblichen Konzentraten.

Zusammenfassung

Bei Patienten mit schweren hämorrhagischen Diathesen, die wiederholt mit Gerinnungsfaktorenkonzentraten substituiert werden müssen, liegt die Gefahr einer Hepatitisübertragung bei 100%. Zwischen 1972 und 1981 wurden bei 43 unserer Patienten mit Hämophilie A, B oder schwerem Faktor-VII-Mangel, die vorher mindestens 4 Jahre unter Substitutionstherapie mit Gerinnungsfaktorenkonzentraten gestanden hatten, 50 Leberbiopsien durchgeführt. Die Patienten waren in bezug auf Leberfunktionsstörungen oder vorausgegangene Lebererkrankungen nicht selektiert. Lichtmikroskopisch zeigten 65% der Patienten chronische Hepatitiden (33% chronisch persistierende, 23% chronisch aktive, 9% chronisch aktive Hepatitiden mit Zeichen von Leberzirrhose). Von den restlichen Patienten hatten 23% Zeichen einer abgeklungenen Hepatitis, 5% eine Fettleber, 5% eine Cholangitis und 2% histologisch eine akute Dystrophie aufzuweisen. Damit konnten bei 100% der Patienten histologische Zeichen einer Leberalteration gefunden werden. Die Eliminierung dieser Nebenwirkung erscheint mit sogenannten hepatitissicheren Konzentraten möglich.

Literatur

1. Creutzfeld W, Severidt HJ, Schmitt H, Gallasch E, Arndt HJ, Brachmann H, Schmidt G, Tschaepe U: Untersuchungen über Häufigkeit und Verlauf der ikterischen und anikterischen Transfusionshepatitis. Dtsch Med Wschr 91: 1813–1820 (1966)
2. Klose HJ: Hepatitis als Schicksal des Hämophiliepatienten. In: Frösner G, Lasch H-G, Lechler E (eds) Plasmaproteine und Virushepatitis pp. 24–32. Springer, Berlin Heidelberg New York 1982
3. Lesnesne HR, Morgan JE, Blatt PM, Webster WB, Roberts HR: Liverbiopsy in hemophilia A. Ann Intern Med 86: 703–707 (1977)
4. Mannucci PM, Ronchi G, Rota L, Colombo M: A clinicopathological study of liver disease in haemophilias. J Clin Path 31: 779–783 (1978)
5. Preston FE, Underwood JCE, Mitchell VE, Triger DR, Bardhan G, Stewart RM, Blackborn EK: Percoutaneous liver biopsy and chronic liver disease in haemophilias. Lancet II: 592–594 (1978)
6. Schimpf Kl, Zimmermann K, Kömpf B: DIC and postoperative wound bleeding under Factor IX substitution therapy in a case of hemophilia B. Successful treatment with heparin. Thromb Res 8: 65–70 (1976)
7. Schimpf Kl, Zimmermann K, Rüdel J, Thamer B, Zeltsch P: Results of liver biopsies, rate of icteric hepatitis, and frequency of anti-HBs and HBs-antigen in patients of the Heidelberg hemophilia center. Thrombosis and Hemostasis 38: 340 (1977)
8. Schimpf Kl, Zimmermann K, Bleyl U, Döhnert J: Liver biopsy findings in hemophilia. In: Seligsohn U, Rimon A, Horoszowski H (eds) Haemophilia. Based on Symposia held during the XIIIth Congress of the World Federation of Hemophilia, Tel-Aviv, Israel 1979, pp 149–153. Castle House Publ Ltd, London 1981
9. Schimpf Kl: Hämophilie und Hepatitis. Die gelben Hefte 20: 159–164 (1980)
10. Heimburger N, Schwinn H, Kumpe G, Mauler R, Kröniger A, Kehnen B, Rothmann P, Schimpf Kl: Hepatitissicheres Faktor VIII-Konzentrat. Blut 42: 129 (1981)
11. Spero JA, Lewis JH, van Thiel DH, Hasiba U, Rabin BS: Asymptomatic structural liver disease in hemophilia. N Engl J Med 298: 1373–1378 (1978)
12. Stephan W, Kotitschke R: Prothrombinkomplexkonzentrat aus kaltsterilisiertem Plasma. Forschungsergebn Transfusionsmed Immunhämatol 4: 72–75 (1977)

Die Bedeutung des Serumferritins in der Hypoferrämiediagnostik

H. Wohlenberg

Die Serumeisenbestimmung ist heute in Klinik und Praxis fester Bestandteil der meisten mit Hilfe von Mehrkanalanalysengeräten ermittelten biochemischen Laborprofile. Dabei sind erniedrigte Serumeisenwerte ein relativ häufiger und immer wieder zu Fehlinterpretationen verleitender Befund, denn vielfach wird ein erniedrigtes Serumeisen als Beweis eines Eisenmangels angesehen und automatisch mit Eisenpräparaten behandelt. Die flüchtige Gleichsetzung von niedrigem Serumeisen und Eisenmangel ist jedoch nicht unproblematisch, denn zumindest Hämatologen ist seit langem geläufig, daß eine Hypoferrämie mehrere Ursachen haben kann und nicht nur bei Eisenmangel, sondern beispielsweise auch bei chronisch-entzündlichen Prozessen und konsumierenden Erkrankungen angetroffen wird. Auch ist zu bedenken, daß die Serumeisenbestimmung ein störanfälliger Test ist. Es kommen nicht nur falsch zu hoch, sondern etwa ebenso häufig falsch zu niedrig gemessene Werte vor [22]. Hinzu kommt, daß das Serumeisen von Tag zu Tag um etwa 30% schwanken kann, und diurnale Unterschiede bis zu 32% vorkommen [21]. Demnach hat ein einmalig erniedrigt gefundener Serumeisenwert diagnostisch nur geringe Bedeutung. Erst reproduzierbare Werte bedürfen weiterer differentialdiagnostischer Überlegungen mit dem Ziel, eine Hypoferrämie infolge eines echten Eisenmangels gegenüber einer reaktiven Hypoferrämie aufgrund einer Eisenutilisationsstörung oder Eisenverteilungsstörung zwischen Erythrozytopoese und retikulohistozytärem System bei chronisch-entzündlichen Prozessen und anderweitigen konsumierenden Erkrankungen abzugrenzen.

Eine derartige Unterscheidung ist ohne diagno-

Fortschritte in der Inneren Medizin
Hrsg. Kommerell/Hahn/Kübler/Mörl/Weber

stische Einbeziehung der Körpereisenreserven nicht möglich. Für deren Beurteilung stehen verschiedene direkte und indirekte Untersuchungsmethoden zur Verfügung. Direkte semiquantitative Gewebseisenanalysen mit Hilfe der Berliner-Blau-Reaktion an Gewebsproben aus Leber und Knochenmark, wo etwa 40% des Gesamtkörpereisens gespeichert werden, sind für die Belange der Routinediagnostik gut geeignet [5]. Ihrer breiten routinemäßigen Anwendung steht jedoch entgegen, daß Gewebsentnahmen erforderlich sind, die von den betroffenen Patienten immer wieder als sehr belastend empfunden werden. Als indirektes Verfahren zur Bestimmung der Körpereisenreserven wird von einzelnen Arbeitskreisen die Messung der intestinalen Radioeisenabsorption propagiert [6]. Jedoch kommt diese Untersuchung als Routinemethode wegen ihres zu hohen und dazu kostenintensiven apparativen Aufwands und der damit verbundenen nicht geringen Strahlenbelastung nicht in Frage. Ebenfalls zu den indirekten Methoden gehört als ein in der Routinediagnostik weit verbreiteter Test die Bestimmung der Eisenbindungskapazität, die jedoch als Parameter des Transporteisenkompartiments keine direkte Aussage über den Füllungszustand der Eisenspeicher erlaubt. Schließlich ist in diesem Zusammenhang die desferrioxamin-induzierte Eisenausscheidung über den Urin (Desferal-Test) zu erwähnen.

Im Vergleich mit den genannten Untersuchungsmethoden eröffnet die erst in jüngster Zeit entwickelte Serumferritinbestimmung [9] insofern eine neue Dimension in der Eisenstoffwechsel-Diagnostik, als es mit Hilfe dieses Tests erstmals möglich ist, das für den Organismus wichtigste eisenspeichernde Protein mit Hilfe empfindlicher immun-radiometrischer Verfahren direkt im Serum zu messen. Die bisherigen Erfahrungen haben gezeigt, daß zwischen Serumferritinkonzentration und Körpereisenreserven eine direkte Korrelation besteht, wonach das Serumferritin bei Eisenmangel erniedrigt und bei Eisenüberladung erhöht ist [8, 12, 16].

Im Rahmen eigener Untersuchungen über die Bedeutung des Serumferritins bei Patienten mit reproduzierbarer Hypoferrämie konnten wir zeigen, daß die Serumferritinbestimmung mit Hilfe eines handelsüblichen Assays (RIA-Gnost-Ferritin) eine zuverlässige Trennung zwischen reaktiver Hypoferrämie einerseits und Eisenmangelhypoferrämie andererseits erlaubt [23]. Insbesondere in der Gruppe der Patienten mit verschiedenen Infekten und chronisch-entzündlichen und neoplastischen Erkrankungen ergab sich zwischen der simiquantitativen Analyse des Eisengehalts im Knochenmark und dem Verhalten des Serumferritins eine gute Übereinstimmung. Dem in diesen Fällen nachgewiesenen gesteigerten Gehalt an Knochenmarksspeichereisen bei niedrigem Sideroblastenindex als Hinweis auf eine reaktive Eisenverteilungsstörung zwischen Erythrozytopoese und RHS entsprach immer ein normales oder meistens erhöhtes Serumferritin, während sich die latente Eisenbindungskapazität uneinheitlich verhielt. Bei keinem dieser Patienten wäre ein behandlungsbedürftiger Eisenmangel übersehen worden, wenn zur Klärung der Hypoferrämie lediglich die Serumferritinbestimmung durchgeführt worden wäre. Dieser Befund deckt sich mit den Beobachtungen anderer Autoren [2–4, 8, 9, 12, 16, 20], wonach eine Verschiebung des Eisens vom Transport- und Erythrozytopoesekompartiment in den Speicherpool einen Anstieg der Serumferritinkonzentration zur Folge hat. Erhöhte und überproportional hohe Ferritinwerte werden nach Mitteilungen aus der Literatur bei akuten und chronischen Lebererkrankungen [19], bei denen Ferritin aus den zugrundegehenden Hepatozyten freigesetzt wird, bei der idiopathischen Hämochromatose [1, 8, 12, 16, 19] und bei einigen malignen Erkrankungen, wie akuten Leukämien [11, 24], Morbus Hodgkin [11, 18], Lungen- und Ovarialkarzinomen [15] sowie bei Mammakarzinomen [10, 17] gefunden. Bei den neoplastischen Erkrankungen wird z. T. eine gesteigerte Ferritinbiosynthese in den Tumorzellen selbst vermutet [24]. In diesem Zusammenhang bleibt abzuwarten, inwieweit sich das Ferritin auch als Tumormarker eignet.

Bei unseren Patienten mit dem morphologischen Befund eines Eisenmangels im Knochenmark (erniedrigter Sideroblastenindex und fehlendes Speichereisen) war ebenfalls eine gute Übereinstimmung mit den gemessenen Serumferritinkonzentrationen zu erkennen. Bei Patienten mit niedrig-normalen Ferritinwerten ließen sich immer bekannte Störfaktoren wie aktive Lebererkrankungen und vorausgegangene Eisen- oder Transfusionsbehandlung eruieren. In den wenigen Fällen mit erhöhter Blutsen-

Tabelle 1. Indikationen für die Serumferritinbestimmung

1. Folgediagnostik bei Hypoferrämie und Hyperferrämie
2. Diagnostik des Eisenmangels und der Eisenüberladung
3. Überwachung von Dialysepatienten und Blutspendern
4. Differentialdiagnostische Abgrenzung der chronischen Infekt- und Tumoranämie
5. Überwachung bei Therapie des Eisenmangels und der Eisenüberladung

Tabelle 2. Störfaktoren der quantitativen Beziehung zwischen Serumferritin und Speichereisen

I. Gesteigerte Ferritinfreisetzung
   1. Manifeste und latente Infekte
   2. Akute und chronische Entzündungen
   3. Lebererkrankungen

II. Gesteigerte Ferritinbiosynthese
   1. Proliferierende maligne Erkrankungen (akute Leukämien, Morbus Hodgkin, solide Tumoren)
   2. Eisentherapie
   3. Bluttransfusion

kungsreaktion als Hinweis auf eine anderweitige Begleiterkrankung war das Serumferritin immer erniedrigt. Somit bestätigte sich auch hier das aus der Literatur bekannte positiv korrelierte Verhalten von Speichereisenpool und Serumferritinkonzentration [8, 9, 12, 14, 16].

Von einigen Autoren wird hervorgehoben, daß die Serumferritinbestimmung empfindlicher ist als die morphologische Eisenanalyse im Knochenmark, und daß Patienten mit negativem Knochenmarkseisen durchaus normale Serumferritinkonzentrationen aufweisen können [2]. Hinsichtlich des klinischen Anwendungsbereichs der Serumferritinbestimmung ergeben sich nach den bisherigen Erfahrungen die in Tabelle 1 zusammengestellten Indikationen [1–4, 7–9, 12–14, 16, 19, 20, 23]. Der praktische Gewinn dieser neuen Methode liegt darin, daß es sich um ein nichtinvasives Untersuchungsverfahren handelt, das aus einer geringen Serummenge durchführbar ist und ohne Belästigung für die Patienten beliebig oft wiederholt werden kann. Bei der differentialdiagnostischen Klärung von reproduzierbaren Hypoferrämien ist es durchaus gerechtfertigt, in größerem Umfang von der Serumferritinbestimmung Gebrauch zu machen, und stattdessen auf bisherige Untersuchungsmethoden wie die Bestimmung der latenten Eisenbindungskapazität und die morphologische Analyse des Eisengehalts im Knochenmark zu verzichten. Differentialdiagnostische Schwierigkeiten sind nur dann zu erwarten (Tabelle 2), wenn die direkte quantitative Beziehung zwischen Serumferritin und Füllungszustand der Körpereisenspeicher gestört ist [3, 4, 9–11, 13, 15, 17–19, 23].

Literatur

1. Batey RG, Hussein S, Sherlock S, Hoffbrand AV: The role of serum ferritin in the management of idiopathic haemochromatosis. Scand J Gastroent 13: 953 (1978)
2. Bentley DP, Williams P: Serum ferritin concentration as an index of storage iron in rheumatoid arthritis. J Clin Path 27: 786 (1974)
3. Birgegard G, Hällgren R, Killander A, Strömberg A, Venge P: Serum ferritin during infection. Scand J Haemat 21: 333 (1978)
4. Frenkel EP, Sheehan RG, Newton MJ: Diagnostic value of serum ferritin in the anemia of chronic disease. In: Kaltwasser JP, Werner E (Hrsg) Serumferritin, S211. Springer, Berlin Heidelberg New York 1980
5. Hausmann K, Kuse R: Morphological types of non-heme iron in bone marrow squash preparations and intestinal iron absorption. In: Hallberg L, Harwerth HG, Vannotti A (Eds) Iron deficiency, p297. Academic Press, London New York 1970
6. Heinrich HC: Intestinal iron absorption in man. Methods of measurement, dose relationship, diagnostic and therapeutic applications. In: Hallberg L, Harwerth H-G, Vannotti A (Eds) Iron deficiency, p213. Academic Press, London New York 1970
7. Hussein S, Prieto J, O'Shea M, Hoffbrand AV, Baillod RA, Moorhead JF: Serum ferritin assay and iron status in chronic renal failure and haemodialysis. Br Med J 1: 546 (1975)
8. Jacobs A, Miller F, Worwood M, Beamish MR, Wardrop CA: Ferritin in serum of normal subjects and patients with iron deficiency and iron overload. Br Med J 4: 206 (1972)
9. Jacobs A, Worwood M: The biochemistry of ferritin and its clinical implications. Progr Hemat 9: 1 (1975)
10. Jacobs A, Jones B, Ricketts C, Bulbrook RD, Wang DY: Serum ferritin concentration in early breast cancer. Br J Cancer 34: 286 (1976)
11. Jones PAE, Miller FM, Worwood M, Jacobs A: Ferritinaemia in leukaemia and Hodgkin's disease. Br J Cancer 27: 212 (1973)

12. Kaltwasser JP, Werner E: Die radioimmunologische Messung von Ferritin im Serum und ihre klinische Bedeutung. Klin Wschr 55: 1103 (1977)
13. Kaltwasser JP, Werner E, Becker HJ: Serumferritin als Kontrollparameter bei oraler Eisentherapie. Dtsch Med Wschr 102: 1150 (1977)
14. Kaltwasser JP, Werner E, Seidl S: Eisenmangel durch Blutspenden? Die Beurteilung der Eisenreserven bei Dauerblutspendern mit Hilfe des Serumferritins. Verh Dtsch Ges Inn Med 84: 117 (1978)
15. Lamerz R: Ferritinbestimmung bei Lungen- und Ovarialtumoren. In: Kaltwasser JP, Werner E (Hrsg) Serumferritin, S 233. Springer, Berlin Heidelberg New York 1980
16. Lipschitz DA, Cook JD, Finch CA: A clinical evaluation of serum ferritin. N Engl J Med 290: 1213 (1974)
17. Marcus DM, Zinberg N: Measurement of serum ferritin by radioimmunoassay. Results in normal individuals and patients with breast cancer. J Natl Cancer Inst 55: 791 (1975)
18. Oertel J, Schultz E, Korinth E, Heilhecker A: Die Ferritinkonzentration im Serum bei Patienten mit malignen Lymphomen. Klin Wschr 55: 1109 (1977)
19. Prieto J, Barry M, Sherlock S: Serum ferritin in patients with iron overload and with acute and chronic liver diseases. Gastroenterology 68: 525 (1975)
20. Seiler MW jr, Alfrey P, Whitley CE: Differentiation of iron deficiency from anemia of chronic disorders. Use of serum ferritin assay. NUC Compact 9: 160 (1978)
21. Statland BE, Winkel P, Bokelund H: Variation of serum iron concentration in young healthy men: within-day and day-to-day changes. Clin Biochem 9: 26 (1976)
22. Thomas L: Labor und Diagnose, S 245. Medizinische Verlagsgesellschaft, Marburg 1978
23. Wohlenberg H, Panitz N, Wacheck W: Hypoferrämie und Serumferritin. Dtsch Med Wschr 105: 1527 (1980)
24. Worwood M, Summers M, Miller F, Jacobs A, Whittacker JA: Ferritin in blood cells from normal subjects and patients with leukaemia. Br J Haemat 28: 27 (1974)

The Scientific and Ethical Basis of the Clinical Evaluation of Medicines

H. J. Dengler

Einleitung

Ethische Probleme im Zusammenhang mit der patientenbezogenen Forschung in der Medizin bedürfen sorgfältiger Überlegung. In letzter Zeit ist insbesondere die therapeutische Forschung Zielpunkt von Angriffen gewesen, die bis zur Behauptung führten, diese würde z. T. gegen geltendes Recht verstoßen. Da andererseits die Entwicklung und Prüfung von Arzneimitteln bei der auf vielen Gebieten noch bestehenden therapeutischen Aporie unerläßlich sind, kann die generelle Verurteilung des kontrollierten klinischen Versuchs nicht unwidersprochen bleiben. Deshalb traf sich eine Gruppe von Wissenschaftlern zu einer Ditchley-Konferenz[1] (Chairmen H. J. Dengler u. D. Laurence), um ihre gegenteilige Einstellung zu dem zur Diskussion stehenden Fragekomplex darzutun. Da auf die Formulierung des Textes, mit dem sich alle Teilnehmer identifizierten, sehr viel Mühe verwendet wurde, wird nachfolgend die autorisierte englische Version desselben wiedergegeben.

Summary

The scientific basis of the clinical evaluation of medicines is well established, and clinical investigators have also given considerable attention to the ethical problems. But of recent years there has been increasing concern with and criticism of the ethics of these procedures. Lawyers, medical doctors and others have expressed the opinion that the randomised controlled therapeutic trial subordinates the rights of the individual to the advantage of society to a degree that can even be "criminal". Clinical investigators must respond to such criticism, even if it stems only from a few individuals. Therefore, a conference was convened on this topic. The scientific basis of evaluation of medicines in man was reviewed and found to be in accord with the best ethical standards. The objections that have been advanced were considered and were found to be both misconceived and liable to lead to the proliferation of medicines inadequately evaluated for efficacy and safety, to the disadvantage of society.

Introduction

The therapeutic successes of modern medicines are widely recognized. Despite this there is growing criticism by a vocal minority of the ways these medicines are tested in man. Because of unreal expectations that modern science would inevitably improve society without at the same time introducing any serious problems some people have become resentful or disillusioned and others have developed biased, and even antiscientific, attitudes. Such attitudes could lead to a proliferation of treatments of undefined efficacy and safety, and to a decline in the socially desirable search for new and better medicines.

In an extreme manifestation of an antiscientific stance, combined with a rigid legalistic ap-

1 The meeting was made possible by a grant from Sandoz Ltd, Basle, Switzerland

Fortschritte in der Inneren Medizin
Hrsg. Kommerell/Hahn/Kübler/Mörl/Weber

proach, it has even been asked, "are randomised clinical trials criminal?" [1]. The thesis is that in such trials "statistically significant results cannot be obtained if individual ethics are consistently applied" [1], because the investigator must have at the outset, or acquire during the trial, beliefs or opinions as to the relative merits of the medicines being compared. These beliefs, it is asserted, provide a valid basis for treating the individual. To initiate or continue a trial once the doctor has formed an opinion is to subordinate the interest of the individual to that of society.

This view has been strikingly expressed: "physicians are not allowed to retreat to a position of scientific ignorance. What counts in the legal sense is their personal estimation of the value of drugs". The only way in which the difficulty of subordinating "individual ethics" to "collective ethics" can be resolved is to make a formal "contract for experimentation" with the patient, in which it will be made explicit "that he is participating in a study in which he may receive a treatment which the doctor judges to be inferior to another treatment and that, where mortality is the criterion for efficacy, he might die for this reason" [1].

The medical community takes the view that the controlled therapeutic trial is one of the major medical advances of this century, allowing medicines to be evaluated on a firmer basis than clinical impressions, and that despite undoubted ethical problems this approach is compatible with the highest standards of patient care. It is therefore striking to see the contrary so brusquely asserted.

Those who argue as above seriously misunderstand the process of evaluating treatments. There is seldom a single step from uncertainty to certainty. Rather, there is a prolonged and sometimes contentious period of evaluation. Physicians are commonly in genuine doubt as to the balance of benefits and risks of new treatments, though they naturally have some hopes or ideas, or they would not propose to make a trial at all. In the case of new drugs these ideas may derive from experiments in animals or from pilot studies in man. In the case of old treatments, they may stem from a situation in which responsible physicians advocate different treatments of the same disease. The assertion that, as clinicians compare their experiences, "those with wrong judgements will be in the minority, and they can correct their judgements when confronted with the results of other clinicians" [1], expresses an optimism that belies past experience. Scientific evaluation minimizes the risk that ineffective or dangerous treatments will become widely adopted.

It is primarily in the interest of patients, and of the general public as potential patients, that criticisms of the type currently being made should be publicly examined.

When a Controlled Therapeutic Trial is Scientifically Justified

The discovery and development of new medicines proceed in two stages. First, a new chemical entity is studied in animals for potentially useful activity and for toxicity. Second, these activities are tested in man. Predictability from animals to man is limited in that tests in animals may miss activity that would be useful in man or may imply useful activity that does not occur in man.

In developing new medicines, ethical, scientific and economic aspects are interdependent. Expensive resources (time, money, scientific manpower) must not be wasted; the smallest possible number of patients or healthy volunteers should be exposed to substances which prove to be ineffictive or to have untoward effects.

Much harm can follow flawed or premature judgements about the efficacy or safety of a new treatment. When uncertainty exists about either new or old drugs, it is scientifically and ethically imperative to resolve doubts efficiently by controlled trials. Admittedly, uncontrolled clinical observation has indentified drugs that have dramatic effects in welldefined diseases (malaria, septicaemia, reduction of blood pressure and blood sugar). But such major advances in treatment are rare; most therapeutic advance occurs in modest steps, and here clinical opinions have all too often been in error and sometimes only discovered to be so after decades.

Numerous examples attest to strong beliefs being held widely and for long periods both for and against the same treatment (e.g. anticoagulants in myocardial infarction), and forms of treatment which were considered as effective on grounds of clinical impression, have turned out to be ineffective or even harmful (e.g. corticosteroid therapy in acute polyneuropathy, severe viral hepatitis and acute stroke, and anticoagulant therapy for cerebral thrombosis).

By contrast, scientifically designed trials of drugs in tuberculosis have allowed precise evaluations of benefits and risks and provided the physician with reliable data for the choice of drug and drug combinations, including safer and cheaper intermittent therapy.

The decision to mount a formal trial depends on there being genuine doubt as to whether there is a true difference between two treatments; or where there is no existing treatment, whether the treatment proposed has any efficacy. The theoretical basis for the study is to test the *null hypothesis*, i. e. that the regimens to be compared are equally effective. Where it is genuinely reasonable to propose the null hypothesis then a study is ethical, and indeed necessary.

The Scientific Basis of the Controlled Therapeutic Trial

On the rare occasions where the effect of a new treatment is dramatic, direct before and after appraisal in a few patients can be conclusive. But usually the results are less obvious and it is necessary to find out what happens in substantial groups if we are to be sure that we have an improvement. This means we must use *statistical methods*.

The fundamental concept of the controlled therapeutic trial is *comparison* of one treatment with an alternative treatment.

Sometimes the natural history of the disease is so consistent and well documented that the control for the new treatment can be patients treated in the past, as it was with malignant arterial hypertension, and with insulin and penicillin.

But generally the new treatment should be compared with patients treated *concurrently* (at the same time) or *concomitantly* (at the same time and in the same place) to eliminate the confounding effect of variables such as changes in diagnostic criteria, use of ancillary treatments, etc.

Where statistical methods based on probability theory are to be used, then patients should be allocated at *random* to the treatments under comparison.

Other techniques to eliminate bias include; (a) the *double blind* technique where assessments depend on subjective opinions of patient or doctor, and (b) the use of dummy or *placebo* medication as a control for patient and doctor anticipation, expectation, enthusiasm and reassurance. Both the double blind technique and the use of placebo pose ethical problems, but they are not inherently unethical.

The formal controlled trial tells what can be accomplished with a medicine under restricted conditions. It does not necessarily predict the results that will be obtained when the medicine passes into general use in less supervised or "naturalistic" conditions. Nevertheless it sets a standard to which the physician and the patient can aspire, it provides background knowledge which the physician can adapt to the individual patient who seeks his aid, and it is an invaluable step in determining whether a new treatment deserves to go into general use.

It is not contended that the classic randomised controlled trial is the only valid technique, and indeed not all treatments are susceptible of such evaluation (e. g. comparison of drugs versus surgery), but the method is often indispensable. Valid *other types of therapeutic studies* include the use of historical controls as described above, and also *surveillance studies, case-control studies* and *individual case reports*. These cannot be discussed here.

Ethical Objections to Randomised Controlled Trials

Objections, raised chiefly by physicians, lawyers, consumer organisations and the mass media, are mainly directed at, (1) use of the null hypothesis, which, it is stated, is virtually never valid, (2) the double-blind technique, (3) random allocation to treatments, and (4) the use of placebos.

It is contended that such trials must involve deliberate deception by the investigator and thus infringe patient rights as well as being ethically degrading to both parties.

It is also asserted that patients in the control group will get inferior treatment. However, this criticism can only be sustained if the two substances being compared are not only different in their efficacy and/or safety but are also *known* to be so by the investigator. For example, if a placebo and a substance of unknown therapeutic efficacy are compared in a disease for which there is no known effective therapy, then the participants are not deceived. Further, if the test substance does indeed turn out to be effective, then the treated group will have got an advantage, but the control group will be in a position no different from that of all other patients suffering from the same disease and therefore cannot be regarded as having been disadvantaged. If two substances are compared, both already *known* to be effective remedies, then again a comparison can be conducted without unethical deception. The situations outlined above are those that exist in all properly conducted therapeutic trials, i.e. a valid null hypothesis can be proposed. The fact that an investigator may, after a trial has disproved the null hypothesis, wish he had known the outcome in advance so that he could have treated all the patients may be evidence of a warm heart but is not otherwise relevant, for had he known he would not have embarked on the trial in the first place.

We also reject the implication that participation in clinical trials offers patients a less satisfactory therapeutic situation. We believe that those who conduct research on human subjects, whether healthy volunteers or patients, enjoy a privilege rather than claim a right, and that this privilege brings with it duties. When investigators discharge their ethical responsibilities they give not only the same solicitous care as any physician, but often have in addition more time to devote to the patients and above average laboratory support. As a result patients in therapeutic trials commonly receive more attention than other patients. If some trials do not meet these standards it is a criticism, not of the basis of the therapeutic trial, but of those particular trials.

Ethical and scientific issues are not confined to the planning and initiation of clinical studies but also arise in decisions on *when to stop*. It is well understood that ethical problems become more critical the closer a trial comes to the predetermined acceptable degree of probability (i.e. statistical significance). Therefore significance levels for recognizing differences, positive and negative, must be considered with careful attention to the fact that if they are too strict a greater number of patients in the trial will receive the inferior treatment, and that if they are too loose, wrong conclusions may be drawn so that patients in general will be wrongly treated. It was for this purpose that *sequential analysis*, for example, was introduced into medical research.

Modern technical developments that improve efficiency illustrate how ethical demands can be met by scientific skills, e.g. designs in which the proportion of patients recruited to the treatment that is showing itself to be the better increases as the trial proceeds (e.g. skew plans or "play the winner" in sequential techniques [2, 3]); and designs in which patients who are not benefiting may be removed.

The *large-scale multi-clinic trials* which are increasingly employed to study the treatment and prevention of important chronic diseases present special problems. These include, sheer size with its inevitable complexity of organization, of data collection and precessing, protection of patients' privacy, and the interpretation of findings, especially of issues that arise during the trial and that were unforeseen at the outset; all these are liable to increase with time. The cost of such studies can be enormous and must increasingly influence decisions to embark on them. Also trials of this sort cannot readily be repeated for confirmation of results. For all these reasons, alternative surveillance techniques which allow reliable evaluation to be made under conditions closer to ordinary medical practice need to be developed.

Ethics of the Individual and of the Community in Therapeutic Trials

It has been said that the controlled therapeutic trial favours "collective" ethics over "individual" ethics, that the statistical imperatives of the trial override the physician's judgement which would otherwise be directed to obtaining benefit for individual patients. But there is no precise conceptual distinction between individual and collective ethics. In most human activities issues of good to the individual and to society are inextricably intertwined. In modern medical care the development of safe and effective drug therapy, which is the objective of controlled therapeutic trials, is compatible with the provision of the best care to the sick individual. The competence of physicians in diagnosing and treating disease is sustained in great part by the continual careful evaluation of the drugs which become available in ever increasing variety. The ethics of Medicine obliges physicians to devote themselves to seeking the welfare of those who come to them as patients; it is unethical for physicians to subordinate their patients' good to social goals, although "authorities" may, with the support of the community, do so in certain clearly defined situations, e.g. compulsory vaccination or quarantine. The ethical problem of therapeutic trials represents a particular example of the general problem and must be analysed in its own terms rather than in generalities.

An analysis of the ethical problems of therapeutic trials might begin with a question long familiar to moral philosophy: what is the nature and degree of certitude required for an ethical decision? More precisely, is there any ethically relevant difference between the use of statistical methods and the use of other ways of knowing, such as experience, common sense, guessing, etc? When decisions are to be made in uncertainty, is it more or less ethical to choose and abide by statistical methods of defining "certitude" than to be guided by one's hunch or striking experience? These questions are raised by the assertion that it is ethically imperative to conclude a clinical trial when a "trend" appears. We have argued that the choice of statistical methods can constitute in many circumstances an acceptable ethical approach to the problem of decision in uncertainty.

As physician-investigators seek knowledge about safety and efficacy of medicines, which is a social good, the dignity of individuals must not be overridden. The ethical principles of research, viz. informed and voluntary participation of subjects, and assessment of risks and benefits and protection of subjects by ethical review boards, must be rigorously applied, for indeed there are serious ethical considerations. But in well designed therapeutic trials these ethical principles of responsibility to the individual are preserved.

Sometimes, therapeutic trials may be necessary in special categories of patients, e.g. those who are critically ill, children, the mentally retarded, or the mentally disturbed. These special groups are rightly the subject of special discussion. In general, the principles mentioned above also apply to these special groups, although details may differ, most particularly with regard to the procedures for obtaining consent[1], whether it be from the patient or a surrogate.

Different research methods should be used in accordance with different research problems, always favouring those methods which pose the least risk to subjects. In addition, experimental design and statistical methods must provide for ascertaining and implementing the needs and wishes of individual subjects. When it becomes clear that continued inclusion in a therapeutic trial may be to the disadvantage of patients, the ethical researcher will withdraw the patients or even terminate the whole study. The therapeutic trial is both ethically required for the social good of more effective medical care and is capable of being designed in ways which respect the well-being and rights of individual participants.

Considerations in Offical Drug Regulation

Drug regulatory agencies play an increasingly important role in determining what research is done and how it is done, as well as which drugs shall be available to physicians, and there is general assent to the need for regulation of drugs. But the personnel of such agencies are under great pressure to demand more and more preclinical and clinical data prior to licensing a drug in the honest but mistaken belief, held inside as well as outside drug regulatory agencies, that the public safety can be assured by such demands. Unfortunately this is not so since there is a limit to our ability to predict the performance of a drug in man from experiments in animals, and the necessarily limited clinical experience prior to allowing general availability (marketing) is insufficient to discover everything that is important.

In addition, it is unscientific to replicate, over and over, either animal toxicology studies or controlled clinical trials. Properly done experiments in one country are unlikely to be invalidated, though results may be modified, by properly done experiments in other countries, and it is unethical to expose animals and humans to needless risk for unscientific or chauvinistic reasons.

1 Problems of individual consent are not discussed here. They are a paramount issue in therapeutic research but are not immediately relevant to the scientific/ethical issues considered by the Conference

Similarly, drug regulatory agencies must avoid making demands that force drug sponsors or investigators to perform unethical experiments in order to obtain official approval of a drug, e.g. official agencies should not demand placebo treated groups, or even randomized trials, in *all* instances, or demand the evaluation of a drug for all possible indications or on all possible population groups (e.g. children, pregnant women) before registration for any clinical use. In addition, as long as a drug is judged to be effective and acceptably safe, to ask the question of whether it is "better" than existing drugs is generally inappropriate. To do so is to ignore the fact that drugs which on average are similar in efficacy may differ in their spectrum of toxicity and may perform differently in individuals. Furthermore, the logical extension of such a policy would be to remove from the market all drugs judged to be inferior to a newly approved medicine. This would eliminate drugs that were not "first-line", but which can be of great importance to certain individuals (e.g. these with epilepsy or cancer). In many countries there is no *legal* basis for demanding evidence of superiority as a prerequisite to marketing, and this should remain, for to demand otherwise is unworkable.

One of the most important problems facing regulatory agencies in some countries is the question of how to deal with the large group of medicines for which safety is probably acceptable out of long experience, but no formal trials for efficacy have ever been conducted. This group includes many herbal medicines, homoeopathic remedies, anthroposophic treatments, etc. It is paradoxical that, at a time when standards for introducing new drugs are rising, these standards should not be applied to existing medicines.

But such treatments seem to serve a genuine need of certain populations and will surely continue to exist whatever attitude health authorities take, and regardless of the drain on economic resources of the production and use of ineffective medicines. One possible way to cope with this problem is to create two different kinds of registered medicines: a) those whose relative safety *and* efficacy are attested by the regulatory agency, b) those for which safety but *not* efficacy is attested by the regulatory agency.

Such a distinction would require that the two categories be clearly recognizable by their label, to the doctor as well as to the patient. It would be entirely appropriate for a given drug to move from one category to the other on presentation of new evidence.

Such a system could allow registration of some drugs with acceptable safety, but doubtful efficacy. It would provide means to maintain some control over medicines other than those whose merits can be scientifically established. It would be undesirable, in most instances, to licence drugs of unproven value for the treatment of *serious* disease, at least when drugs of proven merit are available, for this would be to expose patients to a double hazard, inefficacy and toxicity.

Thus it may be said that, not only are scientific therapeutic trials compatible with the most rigorous ethical standards, but that it is also unethical to licence drugs for serious disease without such scientific evaluation.

Conclusion

The public welfare is threatened by extremist points of view about drug evaluation. At one pole are those who propose to take us back to the prescientific era when only the most dramatically effective treatments could be *reliably* identified, and ineffective treatments proliferated, for this is the consequence of the demand, made in some countries, that clinical opinion alone should be sufficient for a medicine to be officially registered. The objective must surely be, if not to eliminate ineffective medicines, at least to identify them.

At the other pole, ultracautious elements (including some drug regulators) are demanding excessive extension and duplication of studies and imposing on the scientific evaluation of medicines rigid approaches that cannot be defended on either intellectual or ethical grounds. The result is to delay the development of new medicines, to focus research and development on some medical problems to the neglect of others and to divert resources from the fundamental research that is so important for new ideas in the management of disease.

Fortunately, the evaluation of medicines which is most in the public interest is that which is both scientific and ethical. In this case, an Aristotelian Golden Mean harmonizes good science, high quality medical care and morality.

References

1. Burkhardt R, Kienle G: Controlled clinical trials and medical ethics. Lancet 2: 1356–1359 (1978)
2. Editorial Controlled trials: planned deception? Lancet 1: 534–535 (1979)
3. Armitage P: Sequential medical trials. Oxford, p70 (1975)

Participants

B. Berde, Head of Research and Development. Sandoz Ltd., Basle, Switzerland
Sir Douglas Black, President of the Royal College of Physicians of London, UK
J. W. Black, Director of Therapeutic Research. The Wellcome Research Laboratories, Beckenham, UK
H. J. Dengler, Professor of Medicine, Head of the Medizinische Universitätsklinik, Bonn-Venusberg, Federal Republic of Germany (Co-Chairman)
U. S. von Euler, Professor Emeritus, Department of Physiology, Karolinska Institute, Stockholm, Sweden
A. Feinstein, Professor of Medicine and Epidemiology, Yale University, New Haven, USA
F. Gross, Professor of Pharmacology, Chairman of the Department of Pharmacology, University of Heidelberg, Federal Republic of Germany
G. Hennemann, Professor of Medicine, Department of Internal Medicine III/Endocrinology, Academisch Ziekenhuis, Rotterdam/Dijkzigt, Netherlands
H. Hippius, Professor of Psychiatry, Head of the Psychiatrische Klinik and Poliklinik, University of Munich, Federal Republic of Germany
A. R. Jonsen, Professor of Ethics in Medicine, Health Policy Program, University of California, San Francisco, USA
L. Lasagna, Professor of Pharmacology, Chairman of the Department of Pharmacology and Toxicology, University of Rochester, School of Medicine and Dentistry, USA
D. R. Laurence, Professor of Pharmacology and Therapeutics, School of Medicine, University College London, UK (Co-Chairman)
M. J. Mattila, Professor of Pharmacology, University of Helsinki, Finland
J. F. Mustard, Professor, Dean, Faculty of Health Sciences, McMaster University, Hamilton, Canada
H. Studer, Professor of Medicine, Head of the Medizinische Universitätsklinik, Berne, Switzerland
N. Tygstrup, Professor of Medicine, Head of the Medical Department A, Rigshospitalet, Copenhagen, Denmark
A. de Vries, Professor of Medicine, Tel-Aviv University Medical School & Director of Research and Development at Teva Pharmaceutical Industries Ltd., Israel
C. Wilhelmsson, Senior Lecturer, Department of Medicine, University of Göteborg, Sweden
A. Zanchetti, Professor of Medicine, University of Milano, Italy

Unerwünschte Wirkungen nach Pyrazolonderivaten und Acetylsalicylsäure*

E. Weber, B. Czechanowski, U. Gundert-Remy, E. Walter, R. Ding, J. Harenberg, C. Piper, O. Schmidlin, U. Spohr, C. Staiger, R. Baumann, H. Fricke, G. von Kaiz-Welle, H. von Kenne, I. Mayer, M. Meuth, K. U. Oh, D. O. Schaefer, R. Schumacher und C. Yakpo-Wempe

Angesichts der limitierten Patientenzahlen in den klinischen Prüfungen der Phasen II und III sind weder die bei breiter Anwendung unter den verschiedensten Bedingungen auftretenden, noch die Inzidenz seltener Nebenwirkungen zum Zeitpunkt der Zulassung eines Arzneimittels bekannt.

Das seit 10 Jahren in unserem Haus geübte Verfahren zur aktiven Erfassung von unerwünschten Arzneimittelwirkungen (UAW) bei stationären Patienten soll dazu beitragen, fehlende Informationen dieser Art bereitzustellen und so die Arzneimittelsicherheit zu fördern. Diese Tätigkeit ist auch im Hinblick auf den §62 AMG

* Bericht über einen Beobachtungszeitraum von 10 Jahren in einer Medizinischen Universitätsklinik

Fortschritte in der Inneren Medizin
Hrsg. Kommerell/Hahn/Kübler/Mörl/Weber

76 zu sehen, nach dem die bei der Anwendung von Arzneimitteln auftretenden Risiken von der zuständigen Bundesbehörde zentral zu erfassen und auszuwerten sind.

Aktueller Anlaß, die hier vorgelegten Daten über UAW nach Metamizol, Aminophenazon bzw. Propyphenazon sowie Acetylsalicylsäure (ASS) aus dem bisher gesammelten Material herauszusuchen, war der vor kurzem geäußerte Verdacht, daß es nach Gabe von Metamizol vermehrt zu „protrahiertem Schock" komme (Zekorn u. Pola 1981).

Die Gründe, die es notwendig machen, die mitgeteilten Zahlen mit verfahrensbedingten Einschränkungen zu bewerten, werden in der Diskussion besprochen.

Bemerkungen zur Methode

Umfang der Beobachtung

Die Zahl der stationären Aufenthalte in der Medizinischen Universitätsklinik Heidelberg im Zeitraum 1971 bis einschließlich 1980 betrug rund 63000. Darin sind Mehrfachaufenthalte mit einbezogen, so daß die Zahl der Einzelpatienten um rund ein Fünftel geringer ist. Die wiederholten Klinikaufenthalte im Zusammenhang mit chronischer Dialyse sind ausgeklammert. Die rund 30 Patienten mit gesicherter Analgetikanephropathie, die im Beobachtungszeitraum stationär behandelt wurden, blieben unberücksichtigt, auch wenn die angeschuldigten Präparate ASS oder Pyrazolonderivate enthielten.

Erfassung und Dokumentation der UAW

Jeweils ein Arzt der Abteilung Klinische Pharmakologie ging 2mal pro Woche durch die Stationen des Hauses und fragte nach Phänomenen, die bei Patienten während des stationären Aufenthalts aufgetreten waren und von den behandelnden Ärzten einem (oder mehreren) Arzneimitteln angelastet wurden. Patienten, die wegen einer UAW eingewiesen worden waren, wurden zusätzlich erfaßt.

Die Dokumentation erfolgte 1971 bis einschließlich April 1978 auf vorgedruckten DIN-A-5-Karten (Weber et al. 1972) – in den ersten 4 Jahren von Ärzten, später von pharmazeutisch-technischen Assistentinnen ausgefüllt. Ab Mai 1978 wurden die in dem vom BMFT geförderten Projekt DVM 308 entwickelten EDV-gerechten Fragebögen eingesetzt und die Daten im RAMIS-Datenbanksystem gespeichert (Fricke et al. 1981).

Verordnungshäufigkeiten

Die Verordnungshäufigkeit der Analgetika in den Jahren 1971–1978 wurde durch Zählen der Klinikaufenthalte ermittelt, in denen das betreffende Präparat mindestens 1mal verordnet worden war. Jede weitere Verordnung sowie die Dosis und die Verabreichungsdauer blieben unberücksichtigt. Für Mai bis Dezember 1978 liegt eine detaillierte Analyse des Verordnungsmusters nach Dauer und Dosis vor. Für 1979 und 1980 wurden Schätzungen vorgenommen.

Über den Arzneimittelverbrauch der Patienten außerhalb der Klinik können keine Angaben gemacht werden.

Ergebnisse

UAW bei stationären Patienten

Im Beobachtungszeitraum wurden 11300 als UAW eingestufte Phänomene registriert. Mit Propyphenazon bzw. Aminophenazol, Metamizol und ASS in Zusammenhang gebrachte UAW wurden bei 101 Patienten (54 Männer und 47 Frauen) gefunden und verteilen sich auf die drei Substanzen, wie in Tabelle 1 aufgeführt. Bezogen auf die Gesamtzahl aller erfaßten UAW machten diese zusammen, jeweils pro Jahr berechnet, zwischen 0,9% und 2,2% aus. Nur 1973 betrug der Anteil 4,0%. Eine Aufschlüsselung der UAW geht aus Abb. 1 hervor. Unter „Sonstiges" wurden folgende Symptomatiken eingeordnet: Lungenödem, Hypothermie, Schwitzen (6 Fälle), Somnolenz und Venenreizung nach Metamizol, eine Somnolenz nach Propyphenazon sowie Kopfschmerzen, Schwindel und verlängerte Blutungszeit (je 2 Fälle), Lidödem, positiver Coombs-Test und ein Serom nach ASS.

3 Patienten entwickelten lebensbedrohliche Zustände: Eine 54jährige Frau mit Polycythaemia

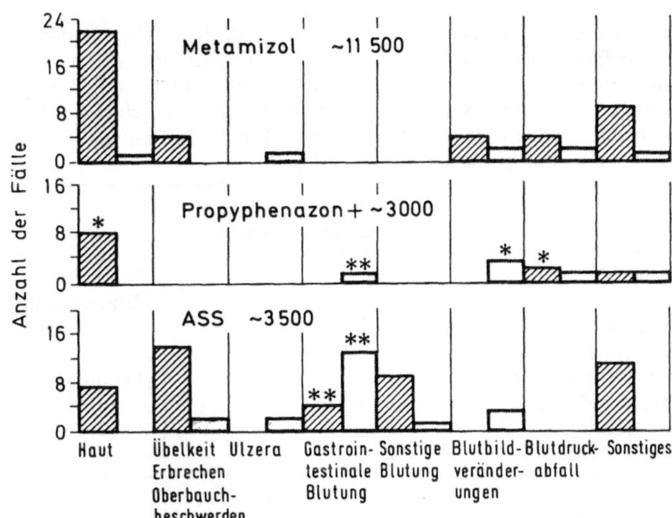

Abb. 1. Übersicht über die Anzahl verschiedener UAW, die im Beobachtungszeitraum 1971–1980 mit der Gabe der angegebenen Analgetika in Zusammenhang gebracht wurden. Neben jedem Wirkstoff ist angegeben bei wie vielen Krankenhausaufenthalten er verwendet wurde. Fälle, die mehrere der Analgetika erhielten, sind, der Schwierigkeiten der Zuordnung wegen, nicht dargestellt.

Anzahl der Krankenhausaufenthalte, bei denen mindestens einmal die angegebene Substanz verordnet wurde

UAW, die während eines stationären Aufenthaltes auftraten

Patienten, die wegen bestehender UAW eingewiesen wurden

\+ bzw. Aminophenazon

* Unter „Haut" wurde Aminophenazon 5mal, unter „Blutbildveränderungen" und „Blutdruckabfall" je zweimal angeschuldigt

** Bei Propyphenazon handelte es sich um ein blutendes Ulkus; nach ASS lagen in der linken Spalte bei 2 der 4, in der rechten Spalte bei 9 der 13 Fälle ebenfalls blutende Ulzera vor

vera erlitt eine gastrointestinale Blutung mit einem Abfall des Hb-Werts auf 6,3 g/100 ml unter Colfarit. Eine 66jährige Patientin, ebenfalls unter Colfarit stehend, mußte wegen einer massiven Blutung aus einem Duodenalulkus zur Notoperation in die Chirurgische Universitätsklinik überwiesen werden. Bei einem 42jährigen Mann mit Epilepsie trat im Anschluß an eine Implantation einer Starr-Edwards-Klappe wegen Mitralinsuffizienz Stadium III eine Agranulozytose auf, die von einer Sepsis begleitet wurde und zum Tode führte. Neben Pyramidon und Novalgin kommen als auslösende Ursache für die Agranulozytose jedoch auch Zentropil und Omsat in Frage.

Tabelle 1. Übersicht über die Anzahl registrierter unerwünschter Phänomene, die bei stationär behandelten Patienten im Zusammenhang mit der Gabe von Metamizol, Aminophenazon bzw. Propyphenazon oder Acetylsalicylsäure bzw. Kombinationen aus diesen Stoffen im Zeitraum 1971–1980 beobachtet wurden

	n
Metamizol	43
Aminophenazon (n = 7), Propyphenazon (n = 4)	11
Acetylsalicylsäure	45
Metamizol- und propyphenazonhaltige Kombination	1
Kombinationspräparat mit Metamizol, Aminophenazon und Acetylsalicylsäure	1
	101

Stationäre Aufnahme wegen einer UAW

Es wurden 37 Patienten (24 Männer und 13 Frauen) im Beobachtungszeitraum stationär in die Klinik aufgenommen, bei denen die zur Einweisung führende Symptomatik von den behandelnden Ärzten als (mit)bedingt durch eines der hier besprochenen Analgetika beurteilt wurde

Tabelle 2. Übersicht über die Krankheitsbilder, die bei 37 Patienten im Zeitraum 1971–1980 zur stationären Aufnahme führten und mit der Einnahme eines Analgetikums in Zusammenhang stehen könnten. In der rechten Zahlenkolonne ist jeweils angegeben, in wie vielen Fällen pro Zeile die UAW möglicherweise in Interaktion mit einem oder mehreren anderen Medikament(en) oder durch diese allein verursacht sind. Die angeschuldigten Wirkstoffe sind in Tabelle 2a Metamizol, in Tabelle 2b Propyphenazon, in Tabelle 2c Acetylsalicylsäure und in Tabelle 2d die angegebenen Kombinationen

a	Fälle insgesamt	siehe Legende
Lungenödem	1	1
Ulcus ventriculi	1	1
Agranulozytose	1	1
Hämolyse mit Nierenversagen	1	1
Lyell-Syndrom	1	1
Schockzustand	1	1
Blutdruckabfall	1	
	7	6

b	Fälle insgesamt	siehe Legende
Blutendes Ulcus ventriculi	1	
Panmyelophthise	1[a]	1
Panzytopenie	1	
Agranulozytose	1[a]	
Anaphylaktischer Schock	1	
Status asthmaticus	1	
	6	1

c	Fälle insgesamt	siehe Legende
Oberbauchbeschwerden	2	
Ulcus ventr./duod.	2	1
Blutende Ulzera	9	3
Gastrointestinale Blutungen o. Ulzera	4	1
Panzytopenie	1	1
Angranulozytose	1	1
Thrombozytopenie	1	
Makrohämaturie	1	
	21	7

d	Fälle insgesamt	siehe Legende
a+b		
Panmyelophthise	1	
a+c		
Thrombopenie	1	
b+c		
Blutendes Ulcus ventr.	1	1
	3	1

[a] In diesen Fällen enthält das Präparat Aminophenazon statt Propyphenazon

(Tabelle 2a–d). Allerdings geht aus den jeweiligen rechten Zahlenkolonnen der Tabelle 2a–d hervor, daß bei einer nicht unbeträchtlichen Zahl von Fällen eine Interaktion vorliegen oder ein anderes Medikament alleinige Ursache der UAW sein könnte. Diese Einschränkung gilt speziell für die als Notfälle eingewiesenen Patienten sowie die tödlichen Krankheitsverläufe, die mit Erläuterungen in Tabelle 3 und 4 zusammengestellt sind.

Bei knapp einem Viertel der Einweisungen lagen Blutbildveränderungen vor, deren Anteil bei den Pyrazolonderivaten mit 5 von 13 Fällen größer war als bei den ASS-haltigen Präparaten, wo er 3 von 21 Fällen ausmachte (Tabelle 2a–c). Symptome von seiten des Magen-Darm-Kanals führten bei 19 Patienten, also gut der Hälfte aller wegen einer UAW eingewiesenen Fälle, zur stationären Aufnahme. Der überwiegende Anteil mit 17 Fällen wurde auf die Einnahme von ASS zurückgeführt (Tabelle 2a–c).

In Teil (d) der Tabelle 2 sind die Fälle aufgeführt, die zwei oder mehrere der hier untersuchten Stoffe erhalten hatten.

Blutdruckabfall nach Gabe von Pyrazolonderivaten

Im Beobachtungszeitraum traten 10 Fälle mit einem Blutdruckabfall auf, der von den behandelnden Ärzten auf die Gabe eines sog. kleinen Analgetikums zurückgeführt wurde. Es handelte sich dabei ausschließlich um Pyrazolonderivate als verursachende Medikamente. Die Beobachtungen lassen sich zwei Gruppen zuordnen:

Tabelle 3. Übersicht über die zur stationären Behandlung als Notfälle eingewiesenen Patienten. Diese Tabelle ist zu ergänzen durch die Fälle 4–6 aus Tabelle 4

Lfd. Nr.		Alter[a]	Krankheitsbild und Bemerkungen	Angeschuldigte Medikamente
1.	♀	37/1976	Lyell → †	Novalgin, Tanderil, Hostacyclin, Beriglobin
2.	♀	29/1971	Panmyelophthise → † im Rechtsherzversagen bei Colisepsis	Cibalen, Spasmo-Cibalgin, Ovalgin S, Octadon, Furadantin, Homobion, Delta-Demoplas
3.	♂	42/1979	Panmyelophthise → † Verdacht auf Lungenembolie	Novalgin-Tropfen (mehrfach innerhalb 2–3 Monaten wegen Zahnschmerzen), in auswärtigem Krankenhaus Novalgin und Optalidon
4.	♂	18/1975	Akutes Nierenversagen bei massiver Hämolyse → Hämodialyse über 8 Tage notwendig	Novalgin, Eusaprim (wegen Infekts)
5.	♂	57/1977	Lungenödem Grundkrankheit: schwere koronare Drei-Gefäßerkrankung und eingeschränkte Ventrikelfunktion, alter Myokardinfarkt	Buscopan i. v. (wegen Nierenkolik)
6.	♀	63/1976	Akutes Abdomen → verlegt in die Chir. Univ.-Klinik, wo ein perforiertes Magenulkus übernäht wurde	Colfarit: 3mal 0,5 g Ultralan oral 2–1–½ Tabl./die
7.	♂	26/1980	Bluterbrechen, Blutung aus Mund und Rachen. Grundkrankheit: Hämophilie A	Acetylsalicylsäure und Penicillin wegen Infekts

[a] Neben dem Lebensalter ist der Jahrgang, in dem das beschriebene Ereignis stattfand, angegeben

Gruppe I umfaßt diejenigen Patienten, bei denen eine geringfügige oder kurzfristige klinisch bedeutungslose Blutdrucksenkung zustande kam (< 40 mm Hg systolisch) und auf die nicht weiter eingegangen wird.

Der Gruppe II wurden die Fälle zugeordnet, bei denen ein deutlicher (> 40 mm Hg systolisch) über Stunden anhaltender Blutdruckabfall beobachtet wurde. Angeschuldigt wurde in 5 Fällen ein metamizolhaltiges Präparat, einmal zusammen mit einem Aminophenazon-Suppositorium gegeben, in einem weiteren Prophyphenazon. Einzelheiten sind der Tabelle 4 zu entnehmen. Sie zeigt, daß es sich bis auf einen Fall um schwerstkranke, an einer Sepsis leidende Patienten handelte. Metamizol wurde ihnen zur Fiebersenkung verordnet. Eine weitere Patientin hatte einen anaphylaktischen Schock erlitten. Der Blutdruckabfall war bei keinem der Patienten mit nachweisbaren weiteren oder irreversiblen Folgen verbunden.

Diskussion

Soweit in dieser Übersicht Zahlen mitgeteilt werden, die sich auf die Beobachtung der 63 000 stationären Aufenthalte im Zeitraum 1971–1980 beziehen, dürfen sie nur mit den folgenden Einschränkungen betrachtet werden: Die mittlere Liegezeit der Patienten betrug z. B. 1975 in unserem Haus 13,9 Tage, 1978 nur noch 12,1 Tage. Daraus folgt, daß selbst bei wiederholter, auch täglicher Gabe, die UAW der untersuchten Analgetika nur unter sehr kurzfristiger Anwendung erfaßt wurden, nach den Erhebungen des Jahres 1978 auch nach in der Regel niedrigen Tagesdosen (Tabelle 5). Die mitgeteilten quantitativen Angaben zu den UAW sind nur unter diesen Voraussetzungen gültig und z. B. nicht ohne weiteres auf die Verhältnisse bei ambulanten Patienten übertragbar.

Der Vergleich der beobachteten absoluten Zahlen von Krankenhausaufenthalten, bei denen die untersuchten Analgetika zu einer UAW ge-

Tabelle 4. Übersicht über die im Zusammenhang mit der Gabe eines Pyrazolonderivates stehenden Blutdruckabfälle der Gruppe II (s. Text) bei stationär aufgenommenen Patienten (Fall 1–3) sowie bei Patienten, die als Notfall mit erniedrigtem Blutdruck eingewiesen wurden (Fall 4–6)

Lfd. Nr.	Alter	Diagnose	Angeschuldigte Medikamente	Befunde und Bemerkungen
1	♂ 48	Colisepsis	Novalgin 20 Tr. Novalgin 15 Tr.	Ausgangswert: 130/80; Abfall auf 90/60, etwa 6 h anhaltend Ausgangswert: 135/80; Abfall auf 105/70, etwa 12 h anhaltend
2	♂ 59	Sepsis, Pankreatitis, Diabetes, Alkoholabusus	Novalgin 20 Tr. Pyramidon-Supp.	Ausgangswert: 120/70; Abfall auf 80/60, mehrere h anhaltend; Temperatur von 40 °C auf 37,8 °C abgefallen
3	♂ 60	Sepsis, Glioblastoma multiforme	Novalgin 20 Tr.	Ausgangswert: 150/90; Abfall auf 60/40, nach 12 h 110/70
4	♂ 47	Urosepsis, Z.n. Meningitis bzw. Enzephalitis	Novalgin 2 ml iv.	Ausgangswert: unbekannt; Abfall auf 90/65, 12 h anhaltend
5	♂ 79	Sepsis nach Harnwegsinfekt	Novalgin 5 ml iv Praxin i. m.	etwa 1 h nach Verabreichung der beiden Medikamente Schweißausbruch, kleinfleckiges Exanthem; Bewußtlosigkeit nach 1½ h; RR 60/0 Dopamininfusionen über 3 Tage erforderlich
6	♀ 31	Anaphylaktischer Schock	Spasmo-Cibalgin 2 Supp.	Wegen „Magenschmerzen" 1 Supp. eingeführt, daraufhin Durchfall; nach 2 Supp. nach 1 h Übelkeit und Erbrechen, ubiquitäres, stark juckendes Exanthem, Bewußtlosigkeit; RR 50/0, 6 h

Tabelle 5. Mittlere Tagesdosen und Angaben zur Verordnungsdauer dreier „kleiner Analgetika", errechnet aus den Verordnungsdaten Mai 1978 bis Dezember 1978

	Mittlere Tagesdosen (g)	Verordnungsdauer (Tage)	
		Mittel	Range
Metamizol	0,820	3	Min: 2 Max: 32
Aminophenazon	0,222	3	Min: 2 Max: 54
Acetylsalicylsäure	1,059	6	Min: 2 Max: 41

führt hatten, zeigt, daß, bezogen auf die Verordnungshäufigkeit, ASS die Pyrazolderivate übertrifft (Abb. 1). Der Schwerpunkt liegt für ASS erwartungsgemäß bei Symptomen des Gastrointestinaltraks, bei Pyrazolonderivaten in erster Linie in Hauterscheinungen, mit Abstand gefolgt von Blutbildveränderungen.

Rechnet man – unter den oben skizzierten Vorbehalten – Nebenwirkungsquoten, d. h. setzt man die Anzahl der UAW ins Verhältnis zur Anzahl der Krankenhausaufenthalte, bei denen das entsprechende Präparat mindestens einmal verordnet wurde, so ergeben sich für Metamizol und Propyphenazol/Aminophenazon jeweils 0,3% bei ca. 11 500 bzw. 3000 Verordnungen, für zwei Monopräparate von ASS 1,3 bzw. 0,8% bei ca. 800 bzw. 2600 Verordnungen. Die Nebenwirkungsquoten bei Kombinationspräparaten lagen bei Verordnungshäufigkeiten zwischen 300 und 2700 in den gleichen Größenordnungen wie die der zugehörigen Hauptbestandteile.

Bei den in Tabelle 4 aufgeführten Patienten mit deutlichem Blutdruckabfall nach Verabreichung von Metamizol erlaubt es der schwerkranke Zustand der fiebernden Patienten mit Sepsis, die außerdem unter einer zusätzlichen intensiven medikamentösen Therapie standen, nicht, für die beobachteten Blutdruckabfälle allein die Gabe von Metamizol mit der sich anschließenden Entfieberung verantwortlich zu machen. Es ist bemerkenswert, daß bei keinem Patienten, der wegen einer anderen Indikation außer der Antipyrexie Metamizol erhielt, ein starker Blutdruckabfall registriert wurde. Lediglich bei der Patientin mit dem anaphylaktischen Schock erscheint die Auslösung durch Spasmo-Cibalgin-Suppositorien hinreichend gesichert.

Die in der vorgelegten Übersicht zitierten Fälle zeigen durchweg auf, wie schwer es ist, angesichts zusätzlich verabreichter Medikamente und oft auch der Art der Grundkrankheit wegen, eine gesicherte Zuordnung zwischen beobachtetem Phänomen und der Gabe eines Arzneimittels vorzunehmen.

Zusammenfassung

Bei 101 der rund 63000 stationären Aufenthalte in der Medizinischen Universitätsklinik Heidelberg im Zeitraum 1971–1980 wurden unerwünschte Arzneiwirkungen (UAW) registriert, die mit der Gabe von Metimazol, Aminophenazon bzw. Propyphenazon und/oder Acetylsalicylsäure (ASS) in Zusammenhang gebracht wurden.

Im gleichen Zeitraum wurden 37 Patienten wegen einer UAW stationär eingewiesen, die u.a. auf eines der genannten Analgetika zurückgeführt wurde.

Ein Blutdruckabfall > 40 mm Hg systolisch im Zusammenhang mit der Gabe eines Pyrazolonderivates wurde in 6 Fällen registriert. 5mal handelte es sich um Patienten mit Sepsis, in 1 Fall lag ein anaphylaktischer Schock vor.

Literatur

1. Fricke H, Mayer I, Meuth M, Oh K-U, Schaefer DO, Ding R, Gemmecke B, Gundert-Remy U, Harenberg J, Kempmann E, v. Kenne H, Koppenhöfer Ch, Nador K, Piper C, Reindell K, Schuhmacher R, Spohr U, Staiger C, Walter E: Informationssystem zur Arzneimittelüberwachung – Schwerpunkt unerwünschte Arzneiwirkungen. Bericht über das Forschungsvorhaben DVM 308 des Bundesministeriums für Forschung und Technologie BPT Reihe (im Druck)
2. Weber E, Gundert-Remy U, Hahn K-J, Schaumann E, Walter E, Nebel E, Didier G, Deynet G: Zur Erfassung von Arzneimittelnebenwirkungen in einer Medizinischen Universitätsklinik. Verh Dtsch Ges Inn Med 78: 1574–1577 (1972)
3. Zekorn D, Pola W: Streit um Pyrazolon-Derivate. Münch Med Wschr 123: 401 (1981)

Ethische, rechtliche und methodologische Aspekte der biomedizinischen Forschung am Menschen

K.-J. Hahn

Der medizinische Fortschritt und der Versuch am Menschen

Die Fortschritte der Medizin in der Vergangenheit und Zukunft waren und sind ohne Forschung am Menschen, besonders am Kranken, nicht denkbar. Die empirische Heilkunde hätte sich nicht ohne Anwendung von Methodologie und Wahrscheinlichkeitsmathematik zur wissenschaftlichen Medizin wandeln können.

Das gilt in hohem Maße für den therapeutischen Fortschritt. Methodologisch einwandfreie klinische Therapiestudien schaffen mit ihren unangreifbaren Ergebnissen die wissenschaftliche Basis für die ärztliche Entscheidung, d.h. für die Abwägung von Nutzen und Risiko einer (medikamentösen) Behandlung. Natürlich muß die Entscheidung im Einzelfall einer bestimmten Irrtumswahrscheinlichkeit unterliegen, die sich aus der im Therapieversuch ermittelten Erfolgsquote und Nebenwirkungsinzidenz sowie der „Signifikanz" des Ergebnisses ergibt. Nicht für alle Therapiebereiche besteht schon eine ausreichend breite Entscheidungs-

Fortschritte in der Inneren Medizin
Hrsg. Kommerell/Hahn/Kübler/Mörl/Weber

basis. Die Auswirkung einer Behandlung von Risikofaktoren auf die Lebenserwartung kann nur durch epidemiologische Langzeitstudien abgeklärt werden, die ebenfalls nur aussagekräftig sind, wenn sie methodologisch einwandfrei und wahrscheinlichkeitsmathematisch abgesichert sind. Auch biomedizinische Grundlagenforschung, besonders bezüglich der Pathogenese von Krankheiten, ist ohne Einbeziehung des Versuches am Menschen nur mit starker Einschränkung möglich.

Der Fortschritt im Bereich der medizinischen Diagnostik beruht nicht nur auf der rasanten technologischen Entwicklung, sondern auch auf der systematischen Erforschung der Wertigkeit einzelner Verfahren durch vergleichende Untersuchungen über Spezifität, Sensivität und prognostische Aussagekraft. Auch diese Kenntnisse sind nur durch Erprobung und kontrollierte vergleichende Anwendung neuer Verfahren am Patienten zu erlangen. Das gilt auch uneingeschränkt für die Bewertung von Verfahren, die im Rahmen der Vorsorgeuntersuchungen eingesetzt werden. Die Basis für eine sichere Abschätzung von Nutzen einerseits gegen Risiko, Aufwand und Kosten andererseits muß noch erheblich verbreitert werden. Hier eilt die soziale Gesetzgebung medizinischer Kenntnis voraus.

Die Einbeziehung größerer Patientenkollektive in klinische Studien und ein sich wandelndes Umfeld mit wachsendem Rechtsbewußtsein hat die Untersuchung am Menschen in die öffentliche Diskussion gerückt, die teilweise extrem geführt wird. Es kann sich aber dabei nicht um die Abschaffung des Versuches am Menschen handeln, sondern um seine ethisch akzeptierte, rechtlich abgesicherte und methodologisch einwandfreie Durchführung. Auch auf diesen Gebieten haben sich Fortschritte ergeben; und diese Entwicklung ist noch nicht abgeschlossen. Die dazu relevanten Aspekte sollen kurz angesprochen werden.

Ethische Aspekte

Schon im Eid des Hippokrates aus dem 3. Jahrhundert, den jeder Arzt bei seiner Bestallung als ärztliches Gelöbnis ablegt, heißt es u. a., daß der Arzt seine Kunst nach bestem Wissen und Können zum Heil des Kranken anwendet, dagegen nie zu seinem Verderben und Schaden. Da einige Ärzte im nationalsozialistischen Deutschland in politischer Verblendung dieses Gelöbnis nicht einhielten, wurde aus Anlaß des Nürnberger Prozesses 1947 der Nürnberger Kodex als Grundlage für die Ethik in der Medizin aufgestellt. 1976 erließ der Weltärztebund im Genfer Gelöbnis ethische Normen für die medizinische Forschung. In der Deklaration von Helsinki wurden von ihm 1964 Richtlinien für die biomedizinische Forschung und die Arzneimittelerprobung am Menschen und Patienten erlassen und entsprechend dem Fortschritt auf diesem Gebiet 1975 in Tokio ergänzt.

Die Deklaration von Helsinki in der revidierten Fassung von Tokio enthält detaillierte Empfehlungen für die Durchführung von Versuchen am Menschen, die jeder wissenschaftlich tätige Arzt sich bei der Planung und Forschung vergegenwärtigen sollte. Der Kürze wegen können nur einige Kernpunkte aufgezeigt werden. Der erste Abschnitt befaßt sich mit grundsätzlichen Prinzipien, die das Vorhandensein einer wissenschaftlichen Basis, einer sorgfältigen Abklärung möglicher Risiken und der Abwägung der Verhältnismäßigkeit zwischen erwarteter Aussage und der Versuchsbelastung darlegen. Der zweite Teil bezieht sich auf Untersuchungen im Rahmen der Behandlung. Da die hierunter fallenden Arzneimittelprüfungen im Arzneimittelgesetz (AMG) weitergehend geregelt sind, wird im nächsten Kapitel darauf eingegangen werden. Der dritte Abschnitt befaßt sich mit der reinen wissenschaftlichen Forschung am Menschen. Hier werden Aufklärung und schriftliche Einwilligung bei freier Willensentscheidung, wobei die Verantwortung beim Arzt verbleibt, gefordert. Auf die strafrechtliche Bedeutung einer Nichteinhaltung dieser Empfehlungen wird später eingegangen werden.

In Erkenntnis der Tatsache, daß ein begeisterter Forscher nicht immer in der Lage ist, die Verhältnismäßigkeit objektiv zu überprüfen, wurden in den letzten Jahren in einer wachsenden Anzahl von Ländern Kommissionen zur Überwachung wissenschaftlicher und ethischer Normen bei der Forschung am Menschen gesetzlich verankert. Die am weitestgehende Regelung besteht in den USA, wo im Juli 1981 nach langjähriger Diskussion Verordnungen über Zusammensetzung, Arbeitsweise, Kontrolle und Disqualifikation der „Institutional review boards“

(IRB) in Kraft getreten sind. In der Bundesrepublik Deutschland haben die Landesärztekammern ethische Kommissionen gebildet, die bei Bedarf von ihren Mitgliedern angerufen werden können. Das Arzneimittelgesetz der Bundesrepublik verlangt für Arzneimittelprüfungen mit nicht zugelassenen Prüfpräparaten für den Probanden eine Abschätzung der Risiken, gemessen an der voraussichtlichen Bedeutung des Arzneimittels für die Heilkunde, überträgt diese Abschätzung aber nicht einer ethischen Kommission. Neuerdings vertreten die Bundesministerien für Jugend, Familie und Gesundheit sowie für Justiz die Rechtsauffassung – der allerdings widersprochen wurde – daß das AMG u. a. die Ermächtigung für eine Überprüfung der Einhaltung dieser und anderer Vorschriften durch die Landesbehörden enthält. Entsprechende Verwaltungsvorschriften, die zur Überprüfung dieser Fragestellung ethische Kommissionen vorsehen, werden z. Z. erarbeitet.

Zwar bestehen bereits in der Bundesrepublik an vielen Universitätskliniken und großen Krankenanstalten überwiegend ärztlich zusammengesetzte Gremien zur Genehmigung von Forschung am Menschen, doch fehlt es an einer einheitlichen umfassenden Regelung, die geeignet ist, die Besorgnis in der Öffentlichkeit über die mangelhafte Einhaltung ethischer Grundsätze zu zerstreuen und gleichzeitig die Qualität der medizinisch-ethischen Überwachung bei möglichst geringem bürokratischem Aufwand sicherzustellen.

Rechtliche Aspekte

Bekanntlich stellt nach deutschem Recht jeder Eingriff in die Unversehrtheit des Menschen den strafrechtlichen Tatbestand der Körperverletzung dar. Eine Strafbarkeit wird nur durch die Einwilligung des Patienten nach erschöpfender Aufklärung aufgehoben, wenn der Vorgang nicht gegen die guten Sitten verstößt. Die Forschung am Menschen mit invasiven Methoden und bei nichtinvasiven Untersuchungen bei Auftreten von Komplikationen, z. B. bei Nebenwirkungen bei Arzneimittelprüfungen sind nur dann nicht strafbar, wenn die Einwilligung vorliegt und die ethischen Normen erfüllt sind. Somit ist bei biomedizinischer Forschung besonders auf Aufklärung, Einwilligung und Einhaltung der Deklaration von Helsinki und Tokio zu achten.

Die klinische Prüfung von nicht zugelassenen Arzneimitteln ist im Arzneimittelgesetz der Bundesrepublik von 1976 weitgehend geregelt. Wie alle fortschrittlichen Arzneimittelgesetze steht auch das AMG voll auf dem Boden der Deklaration von Helsinki und den diesbezüglichen Empfehlungen der Weltgesundheitsorganisation. Die Bundesregierung hatte zum Gesetzentwurf deutlich gemacht, daß auf die klinische Prüfung als Voraussetzung für die Zulassung eines Arzneimittels nicht verzichtet werden kann, da nur die nachgewiesene Wirkung am Menschen die erfolgreiche Anwendung im Krankheitsfall erlaube. Da der medizinische Fortschritt mit dem Risiko bei der Erprobung erkauft werden muß, gebührt den Personen, die sich für klinische Prüfungen zur Verfügung stellen, ein rechtlich umfassend abgesicherter Schutz, der in den §40–41 des AMG festgelegt ist.

Der Kürze wegen kann nur auf einige wenige Bestimmungen dieser Paragraphen, die bezeichnenderweise mit „Schutz des Menschen bei der klinischen Prüfung" überschrieben sind, eingegangen werden. §40 nennt 8 wichtige Voraussetzungen für das Durchführen klinischer Prüfungen an gesunden und kranken Probanden. Im §41 sind einige Sonderregelungen für die Erprobung am Kranken abweichend geregelt. Die Risiken für die an der klinischen Prüfung teilnehmenden Personen müssen, gemessen an der voraussichtlichen Bedeutung des Arzneimittels, ärztlich vertretbar sein. Die Einwilligung der betreffenden Person muß nach entsprechender Aufklärung über Wesen, Bedeutung und Tragweite der klinischen Prüfung persönlich und schriftlich erteilt sein. Sie ist nur gültig bei Geschäftsfähigkeit, Einsichtigkeit und freier Entscheidung und ist jederzeit widerrufbar. Die klinische Prüfung an Minderjährigen ist speziellen Einschränkungen unterworfen. Personen, die sich auf gerichtliche oder behördliche Einweisung in einer Anstalt befinden, dürfen nicht in die klinische Prüfung einbezogen werden. Die klinischen Prüfungen dürfen nur von einem Arzt mit 2jähriger Erfahrung auf diesem Gebiet geleitet werden. Natürlich ist eine Delegation von Teilaufgaben an weniger Erfahrene im Rahmen der üblichen ärztlichen Routine möglich. Eine bedeutsame und bisher einmalige Regelung stellt die Vorschrift dar, die an der klinischen Prüfung teilnehmenden Probanden/Patienten für den Fall der Verletzung an Körper oder Gesundheit zu versichern. Voraussetzung für die Prüfung am Kranken ist die Behandlungsindikation. Von seiten des Patienten reicht auch eine mündliche Einwilligung, wenn diese unter Zeugen abgegeben wird. So ist die Prüfung am geschäftsfähigen oder bedingt geschäftsfähigen Kranken möglich, sofern der gesetzliche Vertreter nach Aufklärung durch einen Arzt eine jederzeit widerrufliche Einwilligung gegeben hat. Soweit der Geschäftsunfähige zur Einsicht und Willensäußerung fähig ist, ist auch seine Einwilligung erforderlich. Schließlich sind in besonders schweren Fällen Aufklärung und Einwilligung entbehrlich, wenn dadurch der Behandlungserfolg gefährdet wird und ein entgegenstehender Wille des Kranken nicht erkennbar ist.

Methodologische Aspekte

Obwohl erste Ansätze weiter zurückreichen, hat die Methodologie klinischer Prüfungen seit den 30er Jahren eine zunehmend rasche Weiterentwicklung erfahren, die noch nicht abgeschlossen ist. Eng verknüpft damit ist ein paralleler Fortschritt auf dem Gebiet der Biometrie und Statistik. Dieser Entwicklung wurde von seiten der Hochschulen durch Einführung eines entsprechenden Lehrfachs in die Ausbildungsordnung Rechnung getragen.

Wie bei jedem naturwissenschaftlichen Experiment soll auch bei der klinischen Prüfung aus einer beschränkten Anzahl von Einzelbeobachtungen eine möglichst allgemeingültige Aussage gewonnen werden. Durch Wiederholungen läßt sich die Reproduzierbarkeit eines Ereignisses feststellen und mit statistischen Verfahren die Wahrscheinlichkeit der Allgemeingültigkeit errechnen. Deshalb müssen klinische Prüfungen nach medizin-statistischen Gesichtspunkten geplant und ausgewertet werden.

Grundlage klinischer Prüfungen ist der therapeutische Vergleich. Voraussetzung für die Anwendung der mathematischen Wahrscheinlichkeitsrechnung ist die zufällige Zuteilung der Patienten zu den zu vergleichenden Therapieformen (Randomisation). Die Präzision der Aussage wird durch Ausschluß von Faktoren, die das Ergebnis des therapeutischen Vergleichs in unkontrollierter Weise beeinflussen könnten, erhöht. Neben der Randomisation lassen sich Störfaktoren durch Homogenisierung der Vergleichsgruppen mit Hilfe von Einschluß- und Ausschlußkriterien oder durch Schichtung und Blockbildung ausschalten.

Die Beurteilung eines neuen Arzneimittels beruht immer auf einem therapeutischen Vergleich. Verglichen werden kann eine neue Therapie in bestimmten Fällen auch mit dem spontanen Krankheitsverlauf oder mit früheren therapeutischen Erfahrungen. Wahrscheinlichkeitsmathematisch abgesicherte Ergebnisse lassen sich nur gewinnen, wenn gleichzeitig zwei vergleichbare Patientenkollektive beobachtet werden, die sich nur in der Therapieform unterscheiden (interindividueller Vergleich). Um die Vergleichbarkeit zu erhöhen, wird möglichst eine Überkreuzverabreichung der zu vergleichenden Therapie (Crossover-Technik) angewendet, d.h. ein Überwechseln zur Alternativtherapie in der gleichen Gruppe (intraindividueller Vergleich). Um subjektive Einflüsse des Patienten auszuschließen, werden beide Präparate in einer äußerlich identischen Form verabreicht oder die Double-dummy-Technik angewendet, so daß der Therapiewechsel dem Patienten verborgen bleibt (Einfach-blind-Technik). Bei der Doppel-blind-Technik bleibt auch dem beurteilenden Arzt die den Patientengruppen verabreichte Therapieform unbekannt, wodurch subjektive Einflüsse ausgeschaltet werden.

Um eine Therapie gegen den Spontanverlauf der Krankheit zu vergleichen, was nur bei banalen Erkrankungen oder geringfügigen Symptomen ethisch vertretbar ist, verwendet man ein dem wirksamen Präparat äußerlich identisches Schein- oder Leerpräparat (Plazebo) ohne Wirkstoff. Meist steht in diesen Fällen ein bekanntlich wirksames Medikament im Bedarfsfall zur Verfügung, dessen Anwendungshäufigkeit als weiterer Wirksamkeitsparameter verwendet werden kann. Welche der hier aufgezeigten grundsätzlichen Methoden zur Anwendung kommt, hängt von dem Prüfpräparat, der Indikation und der Fragestellung ab.

Die Durchführung klinischer Prüfungen bringt zahlreiche logistische Probleme mit sich. Nicht immer klären die kontrollierten klinischen Versuche die Fragen, zu deren Lösung sie herangezogen wurden. Diese Schwierigkeiten schmälern aber nicht den Beitrag, den die Anwendung dieser Methoden für den medizinischen Fortschritt erbracht haben, sondern sollten Anlaß sein, die Methodologie zu verbessern und den Bedingungen in Klinik und Praxis besser anzupassen. Verbesserungen in Versuchsdurchführung und Dokumentation sind anzustreben, schon aus der Verpflichtung gegenüber der Versuchsperson. In den USA befindet sich ein Gesetzesentwurf, „Good Clinical Practice" genannt, in der abschließenden Diskussion, der über eine detaillierte Regelung der Durchführung und Überwachung klinischer Prüfungen einen hohen wissenschaftlichen Standard garantieren soll. Diese Vorschriften werden zweifellos internationale Ausstrahlung haben.

Zusammenfassung

Es sollte dargestellt werden, daß medizinischer Fortschritt ohne den Versuch am Menschen nicht möglich ist. In den letzten Jahrzehnten wurden zum Schutze der Versuchspersonen ethische Normen entwickelt und verbessert, versicherungsrechtliche Lösungen gefunden und gesetzlich verankert und auf dem Gebiet der Methodologie Fortschritte erzielt. Es wurde aufgezeigt, daß die Entwicklung auf diesen Gebieten noch in Fluß ist.

Patienten-Compliance als pharmakotherapeutischer Gesichtspunkt

U. Gundert-Remy

Die Schwierigkeit, Patienten zur Mitarbeit zu bewegen, ist ein altes Problem der Therapie. Von diesem Problem Kenntnis zu haben, bedeutet jedoch noch nicht, es in seiner Wichtigkeit für die Behandlung einschätzen zu können. In den Jahren nach 1950 begann man systematische Untersuchungen auszuführen, um herauszufinden, ob ambulante Patienten mit einer tuberkulostatischen bzw. antipsychotischen Therapie die ihnen verordnete Medikation einnehmen. In späteren Studien, die größtenteils im angelsächsischen Sprachraum ausgeführt wurden, wurde die Befolgung ärztlicher therapeutischer Ratschläge auch bei Patienten mit anderen Krankheitsbildern untersucht. Die Untersuchungen wurden danach auf stationäre Patienten ausgedehnt.

Die Befolgung ärztlicher Anordnung wurde mit dem Begriff „Compliance" belegt, ein Begriff, der aus dem Angelsächsischen übernommen wurde und, wenn auch nicht unumstritten, als Terminus technicus verwendet wird. Mit „Non-Compliance" wird das Verhalten eines Patienten bezeichnet, der den ärztlich empfohlenen Maßnahmen nicht nachkommt.

Neben einem ausbleibenden Therapieerfolg hat die Non-Compliance auch ökonomische Konsequenzen: zum einen entstehen Ausgaben für nicht verbrauchte Arzneimittel und zum anderen entstehen Folgekosten auf Grund ausbleibender oder verzögerter Wiederherstellung der Gesundheit bzw. auf Grund des Eintretens von Komplikationen und vermeidbarer Folgen einer behandelbaren Erkrankung, wie Hypertonus oder Diabetes mellitus.

Ein weiterer Aspekt wird sichtbar, wenn man klinische Untersuchungen zur Feststellung der therapeutischen Wirkung eines Arzneimittels beurteilt. Es besteht kein Zweifel, daß ungenügende Compliance die Aussagen einer solchen Studie verfälschen kann. Es kann sowohl eine fehlende Wirkung vorgetäuscht werden wie andererseits auch eine geringe Häufigkeit von unerwünschten Arzneimittelwirkungen.

Ausmaß von Non-Compliance

Die Anzahl der bis heute ausgeführten Studien beträgt ungefähr 1000. Die mitgeteilten Ergebnisse weisen eine Gemeinsamkeit auf: in jeder

Fortschritte in der Inneren Medizin
Hrsg. Kommerell/Hahn/Kübler/Mörl/Weber

der untersuchten Patientengruppen gab es Patienten, die die ärztlich verordneten Maßnahmen nicht einhielten. Hinsichtlich der Häufigkeit solcher Patienten jedoch variieren die Angaben erheblich.

So gibt Davies [2] in einer Übersicht über 31 Originalarbeiten an, daß 86% der Patienten 30% und mehr der verordneten Arzneimittel nicht einnahmen. Marston [6] fand eine mittlere Anzahl von 34,5% Patienten aus 43 Studien, die als non-compliant eingestuft worden waren. 1972 wurde von Blackwell [1] eine Zahl zwischen 25 und 50% aus 50 Arbeiten zusammenfassend als Anteil an Non-Compliance-Patienten ermittelt. Haynes [4] gab 1976 in einer der größten Übersichtsarbeiten Werte zwischen 4 und 77% für Patienten an, die sich als non-compliant herausgestellt hatten.

Da die Untersuchungen unterschiedlich angelegt waren, sind die divergierenden Angaben nicht erstaunlich. Als wesentliche Determinante für die Häufigkeit von Non-Compliance muß die zur Beurteilung verwendete Untersuchungsmethode und - damit verbunden - die Definition des Patienten, der als compliant oder noncompliant eingestuft wird, angesehen werden. In eigenen Untersuchungen wurden stationäre Patienten über 10 Tage hin darauf beobachtet, ob sie ein verordnetes Medikament regelmäßig einnahmen. Nimmt man als non-compliant denjenigen Patienten, der die Hälfte und mehr des unter Beobachtung stehenden Medikaments nicht eingenommen hat, so resultieren 17% der 306 untersuchten Patienten als noncompliant. Definiert man als non-compliant den Patienten, der mindestens 1mal die Medikation nicht eingenommen hat, so fallen 66% der Patienten unter diese Definition [3].

Zusammenfassend kann man feststellen, daß die Häufigkeit, mit der Patienten die ihnen empfohlenen therapeutischen Maßnahmen nicht einhalten, sicher höher ist als allgemein angenommen wird.

Wertigkeit der Non-Compliance für die Therapie

Besteht hinsichtlich der Häufigkeit von Non-Compliance bereits eine große Variabilität, so ist die Frage danach, welche Auswirkungen Non-Compliance beim einzelnen Patienten nach sich zieht, ebenso schwer zu beantworten. Betrachtet man jedoch andere Faktoren, die den gewünschten therapeutischen Effekt beeinflussen, so wird sich zumindest in der Größenordnung das Problem der Non-Compliance einkreisen lassen.

Plasmaspiegel nach Gabe eines Arzneimittels per os können auf Grund von unterschiedlicher Bioverfügbarkeit variieren. Eine 4fache Variabilität bei besonders problematisch hinsichtlich der Bioverfügbarkeit anzusehenden Präparationen von Digoxin wurde von Lindenbaum [5] berichtet. Die Unterschiede der Bioverfügbarkeit anderer als problematisch angesehener Präparate bewegen sich in der gleichen Größenordnung [7]. Ein weiterer Faktor für die Variabilität der Höhe des Plasmaspiegels stellt die interindividuell unterschiedliche Geschwindigkeit der Ausscheidung von Arzneimitteln dar. Bei Patienten mit Niereninsuffizienz wird die Halbwertszeit von Arzneimitteln, die überwiegend renal ausgeschieden werden, verlängert gefunden. Als Extrembeispiel kann das Verhalten von Streptomycin angeführt werden: bei anurischen Patienten ist die Halbwertszeit auf 52-100 gegenüber 2-3 h beim Nierengesunden verlängert [7]. Arzneimittel, die im wesentlichen metabolisiert werden, können eine interindividuelle Variabilität um den Faktor 10 aufweisen (z. B. Dicumarol 7-74 h) [7].

Für die Therapie am einzelnen Patienten jedoch ist das Ausmaß der Bioverfügbarkeit des verwendeten Präparats relativ konstant. Eine Einschränkung der Nierenfunktion ist im allgemeinen bekannt. Außer bei Einwirkung zusätzlicher den Metabolismus induzierender oder hemmender Arzneimittel oder der Umstellung der Lebensgewohnheiten variiert die individuelle Halbwertszeit nur innerhalb enger Grenzen von etwa 20%.

Bei den zitierten Untersuchungen an stationären Patienten [3] stellte sich heraus, daß 34% der Patienten konstant die unter Beobachtung stehende Medikation einnahmen und daß 4% konstant die Medikation während des Beobachtungszeitraums verweigerten. Dies bedeutet, daß 40% der Patienten sich konstant hinsichtlich der Einnahmegewohnheit verhielten, jedoch 60% in ihrem Verhalten variierten.

Somit wird durch Unregelmäßigkeit der Einnahme eine Variabilität erzeugt, die größenordnungsmäßig durchaus in den Bereich der durch

Tabelle 1. Ursachen der *inter*individuellen Variabilität von Plasmaspiegeln

	Variabilität um den Faktor
Bioverfügbarkeit	4
Metabolisierungsrate	10
Renale Exkretion der unveränderten Substanz	25
Non-Compliance	100

Tabelle 2. Ursachen der *intra*individuellen Variabilität von Plasmaspiegeln

	Schwankungsbreite
Bioverfügbarkeit (beim gleichen Präparat)	10%
Metabolisierungsrate (ohne Induktion)	20%
Renale Exkretion der unveränderten Substanz	10%
Non-Compliance	bis zu 100%

die aufgeführten anderen Faktoren verursachten Variabilität liegt. Für den einzelnen Patienten gesehen, ist eine Unregelmäßigkeit der Einnahme sicherlich der größte Faktor für Variabilitäten des Plasmaspiegels.

Faktoren, die die Non-Compliance bestimmen

Bereits in den ersten Arbeiten, die sich mit dem Problem der Compliance beschäftigten, wurde versucht, die Faktoren, die die Compliance beeinflussen können, ausfindig zu machen. Haynes [4] hat 853 Arbeiten daraufhin analysiert, ob sich Faktoren herausfinden lassen, die mit Compliance in Beziehung stehen. Die überwiegende Anzahl der untersuchten Faktoren scheint nicht mit Compliance korreliert. Zu diesen gehören die Art der Erkrankung, allgemeine Charakteristika der Patienten, wie beispielsweise Kenntnis über die vorliegende Krankheit und ihre Therapie, Intelligenzgrad, Ausbildungsstand, Einkommen, Familienstand, Rasse, ethnischer Hintergrund, Religion, Alter und Geschlecht. In wechselndem Maß waren verschiedene psycho-soziale und psychologische Parameter mit der Compliance korreliert, jedoch nicht durchgehend. Positiv korreliert das Ausmaß der Compliance mit einer günstigen Arzt-Patienten-Beziehung. Vorwiegend negative Zusammenhänge fanden sich zwischen Compliance und Art der Therapie.

Therapieplanung mit Berücksichtigung des Einflusses der Therapie auf die Compliance

Zumindest die letztgenannte Beziehung zwischen Compliance und Art der Therapie machen es möglich, einen gewissen Einfluß auf die Compliance durch die Planung einer Therapie zu gewinnen. Es läßt sich nämlich nachweisen, daß die Compliance mit der Zahl der gleichzeitig verordneten Arzneimittel und auch mit der Zahl der über den Tag verteilten Dosen abnimmt.

Will man diesen Befund bei der Therapieplanung berücksichtigen, so sollte man bei jedem Medikament, das man verordnen möchte, die Indikationsstellung genau prüfen. Soweit es sich verantworten läßt, müssen Schwerpunkte in der Therapie gesetzt werden, d.h. unter Umständen symptomatische Behandlung unterbleiben, wenn kausale Behandlungen bereits angesetzt worden waren. Des weiteren muß überlegt werden, ob eine entsprechende galenische Zubereitung verordnet werden kann, die eine gleichmäßige Wirkstofffreisetzung über den Tag verteilt ermöglicht. Eine andere Möglichkeit, die Zahl der über den Tag verteilten Dosen einzuschränken, besteht darin, bei der Wahl zwischen Arzneimitteln der gleichen Klasse dasjenige auszusuchen, welches die längste Halbwertszeit aufweist. Bereits diese Strategien machen es möglich, die Zahl der gleichzeitig verordneten Arzneimittel und auch die Zahl der über den Tag verteilten Dosen einzuschränken und somit die Compliance des Patienten günstig zu beeinflussen.

Auf der anderen Seite ist es sicherlich notwendig, Untersuchungen zu fördern, die sich mit dem Zusammenhang zwischen psychosozialen und psychologischen Faktoren und Compliance beschäftigen.

Literatur

1. Blackwell B: Commentary – The drug defaulter. Clin Pharm Ther 13: 841 (1972)
2. Davies MS: Variations in patient's compliance with doctors' orders: Analysis of congruence between survey responses and results of empirical investigations. J Med Educ 41: 1037 (1966)
3. Gundert-Remy U, Möntmann V, Weber E: Studien zur Regelmäßigkeit der Einnahme verordneter Medikamente bei stationären Patienten. I. Methodik und Basisdaten. Inn Med 5: 27 (1978)
4. Haynes RB, Taylor DW, Snow JC, Sackett DL: Anostated and Indexed Bibliography on Compliance with Therapeutic and Preventive Regimens. In: Compliance in Health Care (Haynes RB, Taylor DW, Sackett DL (eds), pp 337–474. The John Hopkins University Press, Baltimore London 1979
5. Lindenbaum J, Mellow MH, Blackestone MO, Butler VP: Variation in biologic availability of digoxin from four preparations. N Engl J Med 285: 1344 (1970)
6. Marston MV: Compliance with medical regimens: A review of the literature. Nurs Res 19: 312 (1970)
7. Sjöqvist F, Borga D, Orme MLE: Interindividual differences in pharmacokinetics. In: Drug treatment (Avery GS ed, pp 28–40. Adis Press, Sydney New York 1980

Amyloid und Haut

U. W. Schnyder und Ch. Sigg

Geschichte

Im Jahre 1842 beschrieb Rokitansky Fälle von Tuberkulose, Syphilis und Rickettsiosen, denen in auffallender Weise eine speckige Degeneration der Leber gemein war. 1854 übertrug Virchow den Begriff „Amyloid" - den der Botaniker Schleiden (1804-1881) prägte, der damit die stärkeartige Konsistenz von Pflanzen meinte - aufgrund des färberischen Verhaltens gegenüber Jod und Schwefelsäure auf diese wachsartigen Einlagerungen in der Leber, in der Meinung, es handle sich um Stärke oder Zellulose. Nur wenige Jahre später glaubte Budd diese Veränderungen eher Eiweißablagerungen denn einer fettigen Degeneration anlasten zu können. Dieser Auffassung schlossen sich Friedrich u. Kekulé an, die 1859 einwandfrei die Eiweißnatur dieser inzwischen in Leber, Milz, Nieren, Aorta und Intestinalwänden gefundenen Substanz erkannten.

Obschon bereits 1856 von Wilks vermutlich eine sog. primäre Amyloidose beschrieben wurde, dauerte es bis 1929, als Lubarsch drei eindeutige Fälle von primärer Ausprägung präsentierte und gleichzeitig Kriterien postulierte, die eine Differenzierung in primäre und sekundäre Formen erlauben sollten [20]. Das einzige Merkmal aber, das sich im Laufe der Zeit als relevant erwies, ist die Abwesenheit von prä- oder koexistenten Erkrankungen bei den primären (idiopathischen) Amyloidosen.

Milz, Leber, Nieren und Rektalschleimhaut sind die regelmäßig befallenen Organe bei der „klassischen" sekundären Form (sog. Begleitamyloidose) wogegen Zunge, Myokard, Pankreas und gelegentlich auch die Haut und Nerven bei der primären (= idiopathischen) Amyloidose betroffen werden. Dieser auffälligen, bereits makroskopisch erkennbaren Ablagerungstendenz entspricht weitgehend eine 1953 von Missmahl in polarisationsoptischen Untersuchungen erkannte periretikuläre Ablagerung bei den sekundären bzw. perikollagenen Depots bei der primären Amyloidose [21]. Obgleich diese Trennung nach dem modernen Wissensstand nicht mehr in jedem Fall aufrecht erhalten werden kann, hat sich diese Unterteilung in der deutschen Literatur etabliert [27].

Verwirrung in den zahlreich im Laufe der Jahrzehnte vorgeschlagenen Einteilungsschemata der Amyloidosen stifteten die Beobachtungen einerseits von *familiären Formen* und andererseits von lediglich auf ein Organ oder Organsystem *beschränkten Amyloidablagerungen*. Als separater und wegen seiner offenbar geringen klinischen Relevanz wenig beachteter Typ galt schon früh die sog. Tumorform, die sich isoliert an Haut und Schleimhäuten, aber auch in Lymphknoten und Skelett präsentieren kann.

1959 gelang Cohen und Calkins der Nachweis, daß das lichtmikroskopisch strukturlose Amyloid elektronenoptisch zur Hauptsache aus starren, unverzweigten Fibrillen besteht, deren Durchmesser unterschiedlich angegeben wird und zwischen 50 und 150 Å variiert. In den letzten Jahren zeitigten die submikroskopischen und vor allem die biochemischen Untersuchungen große Fortschritte, so daß die Natur des Amyloids heute wenigstens teilweise als erkannt gelten darf.

Es ist erwiesen, daß Amyloidablagerungen nicht die Folge eines einzelnen Krankheitsgeschehens sind, noch daß die Amyloidose eine

Fortschritte in der Inneren Medizin
Hrsg. Kommerell/Hahn/Kübler/Mörl/Weber

nosologische Einheit darstellt. Unter dem Begriff „Amyloidose" wird heute eine Vielfalt von Krankheiten oder Krankheitsgeschehen zusammengefaßt, die auf noch weitgehend unbekanntem Wege zu Ablagerungen von Amyloidfibrillen führen, denen allen eine sog. β-Helixkonfiguration der Eiweißketten gemein ist [10, 11]. Unterschiedliche pathogenetische Mechanismen dürften der Fibrillenbildung aus verschiedenen Proteinen zugrunde liegen.

Klassifizierung

Die zunächst beobachteten und beschriebenen sog. *sekundären Amyloidosen* (Begleitamyloidosen) bei bekanntem Grundmorbus (meist im Rahmen chronisch entzündlicher Prozesse) mit Ablagerungen bevorzugt in Leber, Milz und Nieren wurden einer anderen Form gegenübergestellt, die kein Grundleiden erkennen ließ und ein abweichendes Verteilungsmuster der Depots beinhaltete [21]. Diese Formen wurden als *primäre* oder *idiopathische Amyloidosen* bezeichnet. Missmahl postulierte 1953 ein komplexeres und nach wie vor anwendbares Einteilungsschema, das neben den bekannten primären und sekundären Formen eine Unterteilung anhand der Lokalisation im Gewebe in periretikuläre und perikollagene Ablagerungen vorsieht. Von beiden Arten wird eine hereditäre, eine idiopathische (= primäre) und eine erworbene Form (= sekundäre Form) unterschieden. Von jeder dieser drei Formen werden wiederum generalisierte (= systematisierte) und lokalisierte Typen abgegrenzt. Zu berücksichtigen ist, daß die periretikuläre Ablagerungsart immer generalisiert auftritt, wogegen die perikollagene auch umschrieben vorkommen kann.
Aufgrund der neuen immunologischen Erkenntnisse drängt sich nun eine weitere Klassifizierung auf, wie sie die Amyloidforschung propagiert [9]. Dabei wird nicht mehr von Amyloidosen, sondern weit treffender von „β-Fibrillosen" gesprochen, die sich sowohl optisch, färberisch als auch im ultrastrukturellen Bild wie Amyloid verhalten [10, 11]. Man unterscheidet: a) familiäre β-Fibrillosen, b) idiopathische β-Fibrillosen und c) β-Fibrillosen assoziiert mit einer Grundkrankheit.

Morphologische Nachweismethoden

Die histologischen Untersuchungen einer Hautbiopsie geben auf einfache und zuverlässige Weise Aufschluß: mit der Hämatoxylin-Eosin-Methode färben sich die Ablagerungen dabei blaßrosa, mit der Van-Gieson-Methode graugelb und in der PAS-Reaktion rot. Als besonders charakteristisch gelten die Rotfärbung, d.h. Metachromasie auf Methyl- und Kresylechtviolett sowie die Rotfärbung mit Kongorot. Dieser Farbstoff verstärkt die natürliche Doppelbrechung des Amyloids, das sich dann polarisationsoptisch als grün aufleuchtende Masse präsentiert. Keine dieser Nachweismethoden gilt jedoch als pathognomonisch, auch der fluoreszenzmikroskopische Nachweis mittels Thioflavin-T nicht.
Elektronenoptisch finden sich Fibrillen von unterschiedlichem Kaliber. Seitdem aber bekannt ist, daß die Dicke der β-Helix von der Zahl der Aminosäuren zwischen zwei Faltungen abhängig ist und daß eine beachtliche Zahl von Proteinen existiert, aus denen sich solche Ketten bilden lassen, erstaunen weder die ultrastrukturell ermittelten Kaliberschwankungen noch die übrigen morphologischen Unterschiede der Amyloidfibrillen besonders.

Hautamyloidosen

Das Interesse der Dermatologen an der Amyloidforschung war lange Zeit gering. Diese Tatsache mag nicht weiter erstaunen im Lichte der damaligen Auffassung, die Haut gehöre zu denjenigen Organen, die stets von Amyloid freiblieben. Noch um die Jahrhundertwende folgerte Schmidt, daß einzig das gefäßtragende Bindegewebe „amyloid" erkranken könne, das Bindegewebe mit „besonderer Funktion" wie Dura, Faszie und Kutis hingegen unbeteiligt bliebe. Erst ausführliche Berichte namhafter Autoren wie Juliusberg 1923 [19] und Freudenthal 1930 [8] bewiesen endgültig die Existenz von Hautveränderungen, die durch Amyloid bedingt sind.
Auch von dermatologischer Seite her unterscheidet man zweckmäßigerweise ebenfalls primäre (idiopathische) und sekundäre Amyloidosen (sog. Begleitamyloidosen). Von beiden Formen gibt es nichthereditäre und hereditäre Varianten.

Primäre systematisierte Amyloidosen

Die primäre systematisierte Amyloidose zeigt in bis zu 25% der Fälle eine Hautmitbeteiligung. Die einzeln- oder dichtstehenden, kleinen bis mittelgroßen, hautfarben bis rötlich glänzenden Papeln finden sich in Gesicht, Nasen-Mund-Region, Halsbereich, Axillen und Anogenitalbereich. Befall der Augenlider ist recht häufig und wird sogar als wichtiges, diagnostisch wegweisendes Symptom aufgefaßt [7]. Zusätzlich sind auch teils subkutan gelegene Depots beobachtet worden, die die Haut fahlgelb verfärben und bis zu sklerodermieartigen Veränderungen führen können. Vor allem in Assoziation mit multiplen Myelomen finden sich purpuriforme Bilder, da der Gefäßbefall zu Blutungen in die Papeln führt, wobei wiederum vorwiegend Gesicht und/oder Augenlider betroffen sind. Alopezien, Nagelveränderungen wie auch bullöse Läsionen sind ebenso beschrieben worden [3]. Insgesamt sind die bei der primären systematisierten Amyloidose anzutreffenden Hautveränderungen vielfältig und recht uncharakteristisch, und daraus resultierende diagnostische Schwierigkeiten sind fast immer erst durch die Biopsie zu lösen.
Im Rahmen der systematisierten Amyloidosen sind für den Dermatologen insbesondere die mit Urtikaria, Nephropathie und Taubheit einhergehende hereditäre Form [22] sowie die familiäre Amyloidose mit Polyneuropathie von Interesse [6].

Primäre lokalisierte Amyloidosen der Haut

Vor mehr als einem halben Jahrhundert wurden bereits hautbeschränkte Amyloidosen herausgestellt, die zu den primären Formen gehören und nie generalisieren. Gutmann nannte 1928 dieses Krankheitsbild „Amyloidosis cutis nodularis et disseminata“ und 1930 prägte dann Freudenthal den Begriff des Lichen amyloidosus [8]. Diese Form unterscheidet sich von der 1952 durch Palitz u. Peck [23] erstmals abgegrenzten makulösen und pigmentierten Hautamyloidose. Im Gegensatz zu den primären systematisierten Amyloidosen sind die Hautveränderungen bei den lokalisierten Ausprägungen recht charakteristisch, und eine Diagnose ist prima vista möglich.

Lichen amyloidosus (LA).
Der weitaus häufigste Vertreter dieser Hautamyloidose stellt der Lichen amyloidosus dar [2, 29]. Es finden sich dabei derbe, durchscheinende, hautfarben bis gelblichbraune Papeln von Stecknadelkopf- bis Erbsgröße. Prädilektionsstellen sind die Streckseiten der Unterschenkel, aber auch Oberschenkel, Waden, Fußrücken und Unterarme werden als befallen beschrieben. Ausgespart bleiben einzig das Gesicht und die Anogenitalregion. Stehen diese Papeln sehr dicht, so können sie zu größeren Plaques konfluieren. Ein starker Juckreiz ist beim LA fast obligat. Mitbefall innerer Organe fehlt definitionsgemäß. Frauen scheinen insgesamt häufiger betroffen zu sein als Männer. In einzelnen Fällen ist der LA auch familiär [24]. Differentialdiagnostisch müssen insbesondere ein Lichen ruber, ein Lichen myxoedematosus, ein Lichen simplex chronicus und die Prurigo nodularis ausgeschlossen werden.

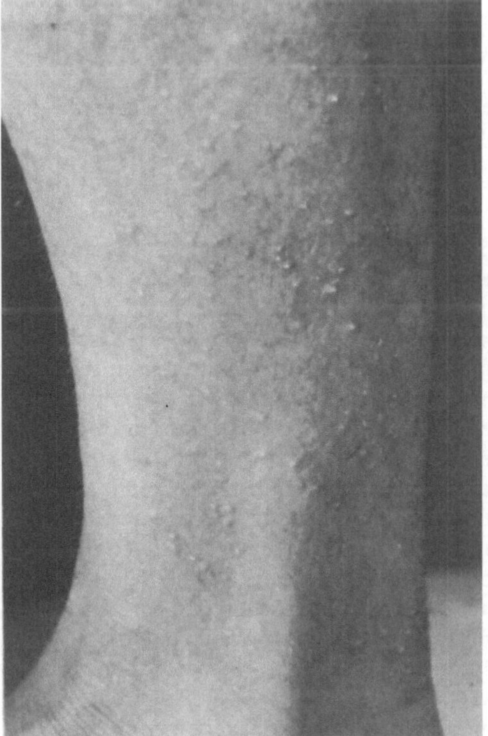

Abb. 1. Lichen amyloidosus: disseminierte, derbe, stecknadelkopfgroße, weißlich glänzende Papeln am medialen Unterschenkel

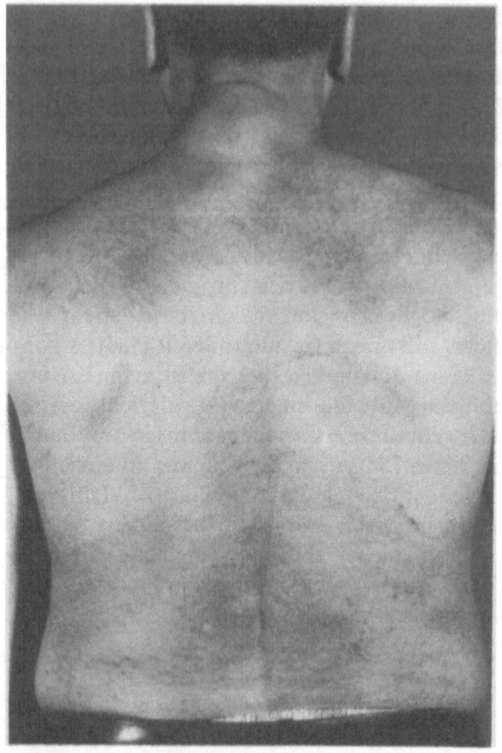

Abb. 2. Makulös-pigmentierte Amyloidose: symmetrisch am Rücken angeordnete, flächige, unscharf begrenzte, schmutzigbraune Pigmentierungen mit Kratzspuren

Histologisch zeichnet sich der LA durch Ablagerungen vornehmlich in den Papillarkörpern aus, wobei eine schmale, scheinbar unalterierte Zone zwischen den Depots und der Basalmembran die Regel sein soll. Nur gelegentlich reichen die Ablagerungen bis an die Epidermis heran, die regelmäßig eine Akanthose und Hyperkeratose aufweist. Wesentliche Störungen des Pigmentsystems sind nicht erkennbar.

Submikroskopisch bestehen diese membranlosen Depots aus wahllos angeordneten Fibrillen von 50–150 Å Durchmesser, die hie und da in eine amorphe Grundsubstanz eingebettet zu sein scheinen [10, 11]. In Übereinstimmung mit Missmahl finden wir in eigenen Fällen von LA (wie auch der makulös-pigmentierten Form) eine durchwegs perikollagene Anordnung der Amyloidmassen. In bemerkenswerter Häufigkeit lassen sich Fibroblastenfortsätze in Amyloidnähe beobachten [26]. Zellen der basalen Epidermislagen weisen vereinzelt Kern- wie auch Zytoplasmaveränderungen auf [15].

Auch intensiven therapeutischen Versuchen trotzt der Lichen amyloidosus. Kortikosteroide, topisch oder subläsional, zeigten keinen wesentlichen Erfolg und Pruritus wie auch das klinische Bild sind wenig zu beeinflussen. Umschriebene lichenoide Hautareale wurden früher wiederholt chirurgisch exzidiert. Die Zukunft wird zeigen, ob die Dermabrasio mit hochtouriger Schleifung einen therapeutischen Fortschritt bringt.

Makulös-pigmentierte Hautamyloidose (MPA). Bei der von Palitz u. Peck [23] 1952 erstmals abgegrenzten makulös-pigmentierten Form der kutanen lokalisierten Amyloidosen (MPA) finden sich, fast immer bilateral, ovale, 2–8 mm große, nicht unbedingt scharf begrenzte graubraune Flecken in gelegentlich symmetrischer Anordnung. Betroffen sind vor allem die Interskapulärregion, Arme und Brust, während Läsionen an den Extremitäten seltener beschrieben werden. Die unterschiedlich großen Herde können konfluieren und weisen hie und da eine perifollikuläre Depigmentierung auf. Der Pruritus ist weniger ausgeprägt und weniger konstant als bei der lichenoiden Form. Auch diese Hautamyloidose wird bei Frauen häufiger beobachtet als bei Männern; zudem findet sich eine geographische Häufung: die MPA, in Europa selten, gilt im Mittleren Osten, Asien und Südamerika keineswegs als Rarität. In der Regel ist die MPA sporadisch, jedoch sind auch familiäre Fälle beobachtet worden.

Histologisch finden sich wiederum in den Papillarkörpern gelegene amorphe Amyloidmassen. Eine Verbreiterung der Epidermis oder eine Hyperkeratose fehlen weitgehend, dagegen zeigt sich eine ausgeprägte Vermehrung des Pigmentgehalts und eine auffällige Pigmentinkontinenz. Ultrastrukturell zeigen die membranlosen Depots die klassische Amyloidmorphologie mit Fibrillen von rund 150 Å Durchmesser und kaum verifizierbarer Länge. Häufig sind der Basalmembran direkt anliegende herdförmige Ablagerungen erkennbar. Während Keratinozytenalterationen denjenigen beim LA entsprechen, präsentieren sich Basalmembranzerstörungen und Pigmentinkontinenz weit ausgeprägter.

Differentialdiagnostisch müssen praktisch alle Leukomelanodermien miteinbezogen werden. Zwischen den polaren Formen des LA und der MPA sind in der Literatur wiederholt fließende Übergänge beschrieben worden. Treten nebeneinander sowohl lichenoide wie auch makulöspigmentierte Läsionen auf, spricht man von bipolaren oder biphasischen kutan-lokalisierten Hautamyloidosen [5]. Die makulöse Amyloidose als frühes Stadium bei Übergangsformen wurde vor allem bei Kranken aus China beobachtet. Die Regel des vorwiegend sporadischen Auftretens dieser Formen findet auch hier ihre Ausnahme in seltenen Berichten über familiäre Häufung [28].

Zu den biphasischen Formen gehören wahrscheinlich auch die von uns kürzlich beschriebenen Fälle von Papillomatose papuleuse confluente et réticulée Gougerot-Carteaud mit Amyloidose [14].

Amyloidosis cutis nodularis atrophicans.
Als seltene Sonderform der primären kutanlokalisierten Amyloidosen findet sich die Amyloidosis cutis nodularis atrophicans, die 1950 von Gottron herausgestellt wurde [13]. Diese ebenfalls vornehmlich bei Frauen und an den unteren Extremitäten vorkommende Erkrankung besteht aus multiplen, bis pflaumengroßen, hautfarben oder bräunlichen wachsartigen und beinahe durchscheinenden Knoten, die mit einer auffälligen Anetodermie der Haut vergesellschaftet sind [25]. Histologisch findet sich um die Amyloidmassen herum eine vorwiegend plasmazelluläre Infiltration mit Fremdkörperriesenzellen.

Amyloidtumoren.
Mit der Amyloidosis cutis nodularis atrophicans nicht zu verwechseln sind meist isolierte, selten auch disseminierte Amyloidknoten der Haut ohne anetodermatische Veränderungen. Sie sind fast immer im Gesicht lokalisiert und können auch plattenartig ausgebildet sein. Beide knotige Formen, die Amyloidosis cutis nodularis atrophicans wie die Amyloidtumoren lassen differentialdiagnostisch unter anderem an ein malignes Lymphom denken. Die Therapie der Wahl besteht bei beiden Formen in der chirurgischen Exzision der Knoten [12].

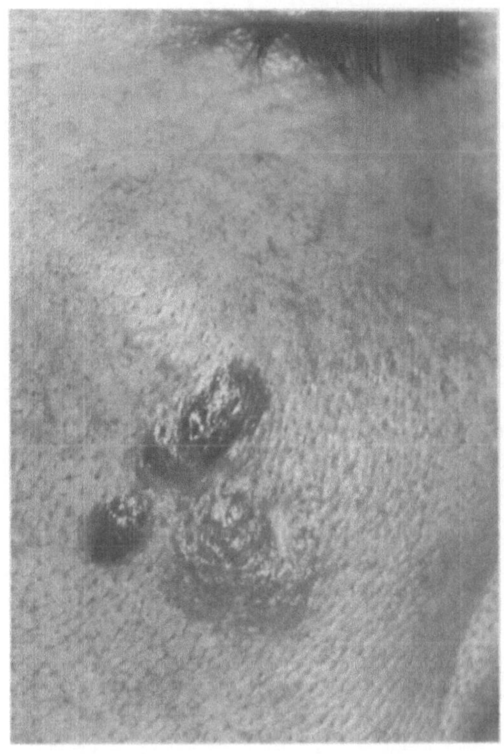

Abb. 3. Amyloidtumoren: an der Wange lokalisierte, unterschiedlich große, derbe, blaßrosa glänzende Knoten

Systematisierte sekundäre Amyloidosen

Wenig bekannt ist, daß auch chronisch-entzündliche Dermatosen und Lymphome eine systematisierte sekundäre Amyloidose auslösen können [4, 7]. Die dabei beobachtbaren Hauterscheinungen sind wie diejenigen bei der primären systematisierten Amyloidose relativ uncharakteristisch. Es handelt sich im wesentlichen um:

- Acne conglobata,
- Dermatomyositis,
- Epidermolysis bullosa dystrophica,
- Hidradenitis suppurativa,
- Lepra,
- Lupus erythematodes systematicus,
- Morbus Reiter,
- Mycosis fungoides,
- Psoriasis,
- Syphilis,
- Ulcera crurum.

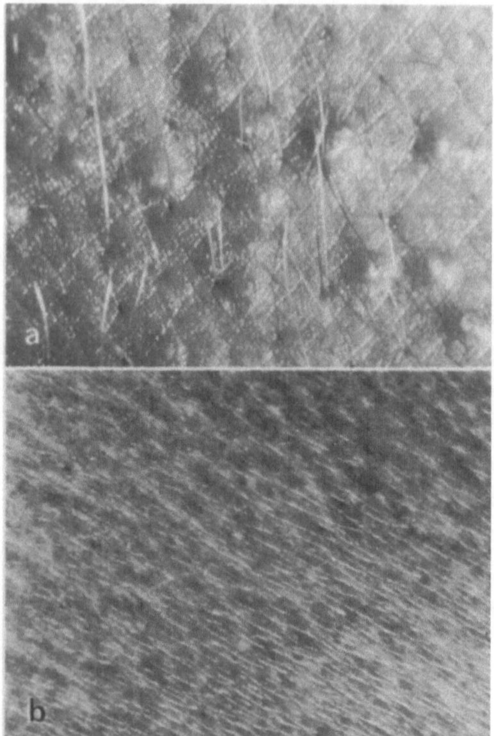

Abb. 4. Nahaufnahmen der papulösen Veränderungen beim Lichen amyloidosus (a) bzw. der makulös-hyperpigmentierten Läsionen bei der MPA (b)

Sekundäre lokalisierte Amyloidablagerungen in der Haut

Interessant ist nun auch, daß gewisse Hauttumoren mit sekundärer, lokalisierter Amyloidablagerung im Tumorbereich einhergehen können [2, 16, 17]. In den letzten Jahren wurden solche Depots beschrieben bei:

- Aktinischen Keratosen,
- Basaliom,
- Morbus Bowen,
- Pilomatrixom,
- seborrhoischen Warzen,
- Verruca vulgaris.

Diskussion

Der Aymloidablagerung und -entstehung gilt heute nach wie vor ein großes Interesse. In den letzten Jahren ist es gelungen, den Beweis zu erbringen, daß Amyloid wenigstens teilweise aus pathologischen Immunoglobulinen entsteht [10, 11].

Die klinischen Erscheinungsformen der Amyloidose sind mannigfach, betreffen in unterschiedlichen Kombinationen einzelne Organsysteme, können aber auch auf ein System beschränkt bleiben. Die primären, nur in der Haut zu findenden Amyloidosen beeinträchtigen zwar wegen des starken Pruritus die Lebensqualität, nicht aber die Prognose quoad vitam. Ihr Bild ist vielfältig und reicht von lichenoiden über makulöse Veränderungen bis hin zu Amyloidtumoren. Zwischen diesen klassischen Ausprägungen finden sich aber auch fließende Übergänge.

Die neueren morphologischen Befunde bei den primären, kutan-lokalisierten Amyloidosen geben Anlaß zu folgenden Hypothesen über die Amyloidentstehung:

Im Zentrum der Diskussion steht die Frage, welche Bedeutung der Epidermis in der Pathogenese der Amyloidose zukommt. Hashimoto u. Brownstein konnten experimentell darlegen, daß eine intakte Epidermis Voraussetzung für die Amyloidablagerung in der Kutis ist. Die auffallende biochemische Verwandtschaft zwischen Amyloidfibrillen und Teilen der Keratinozyten (Tonofilamente) haben den Schluß zugelassen, bereits in der Entstehung umgewandelte Tonofilamente könnten auf drei Wegen zu Amyloidablagerungen im Korium führen [18]:

- Durch intrazelluläre Amyloidgenese und spätere Ablagerungen der Fibrillen im Korium,
- durch Umwandlung ganzer Zellen in Amyloid und Ausschleusung ins Korium
- oder aber, indem ausgestoßene degenerierende Zellen ganz oder teilweise durch Fibroblasten in β-Helixkonfiguration umgebaut werden.

Ob eine intakte Basalmembran Voraussetzung für die in der Epidermis sich abspielenden (möglicherweise amyloidgenetischen) Vorgänge ist, bleibt noch zu klären. Eventuell haben sog. hyaline oder kolloide Körperchen (Civatte bodies), die man bei den verschiedensten Hautkrankheiten findet, auch für die Amyloidgenese Modellcharakter [1].

Histologische und ultrastrukturelle Befunde erlauben es auch, Hypothesen über die morphologischen Diskrepanzen zwischen den beiden

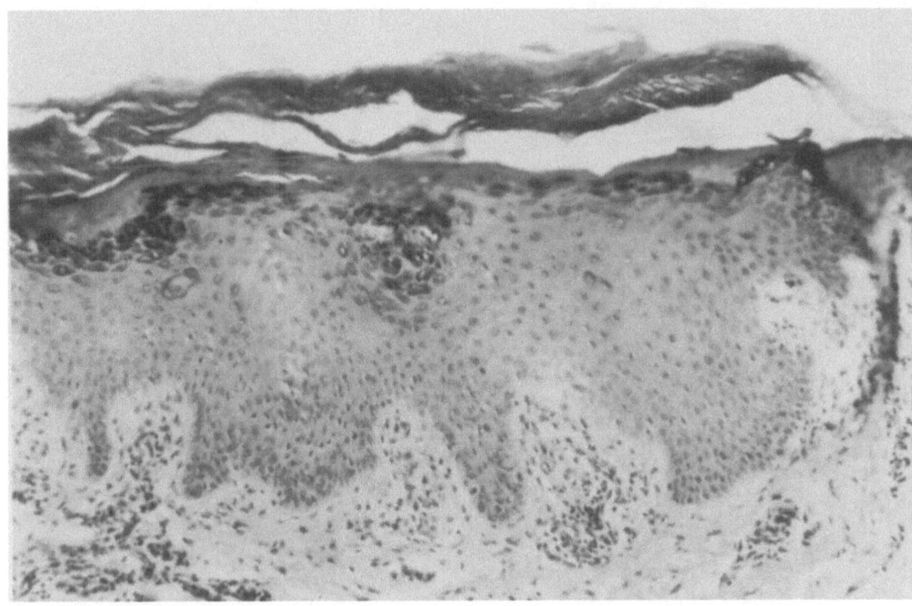

Abb. 5. Histologisches Bild beim Lichen amyloidosus: Hyperkeratose und Akanthose der Epidermis. Homogen-schollige Amyloidablagerungen in den teils kolbig aufgetriebenen Papillarkörpern. Diskretes, vorwiegend perivaskuläres lymphohistiozytäres entzündliches Infiltrat im korialen Bindegewebe (100fach vergrößert)

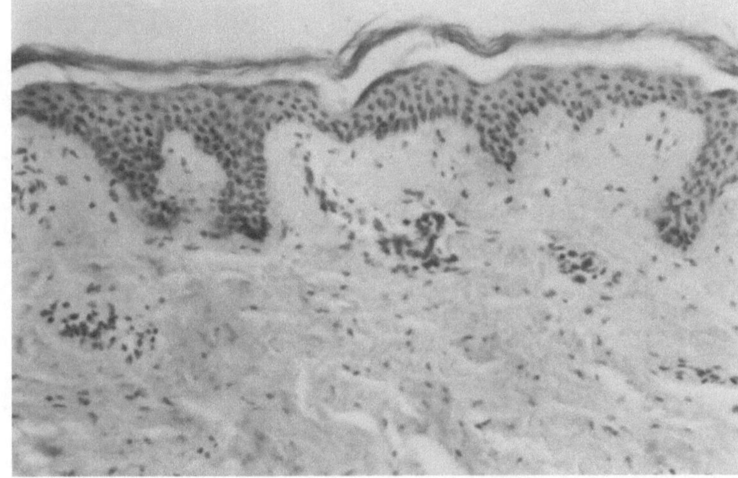

Abb. 6. Unverbreiterte und in den basalen Anteilen hyperpigmentierte Epidermis bei der MPA. Aufgetriebene und mit strukturlosem Amyloid angeschoppte Papillarkörper (180fach vergrößert)

Hauptvertretern der primären kutanen lokalisierten Amyloidosen, der MPA und dem LA, aufzustellen:

Die bei der lichenoiden Form ausgeprägten Keratinozytenalterationen könnten den Stimulus für die epidermale Reaktion in Form von Akanthose und Hyperkeratose darstellen, während Basalmembranveränderungen mindestens als Mitursache der Pigmentinkontinenz bei der makulös-pigmentierten Form wahrscheinlich sind. Lokale Faktoren könnten aber ebenso zum unterschiedlichen klinischen Erscheinungsbild beitragen, da die Haut offenbar nicht an allen Körperstellen auf ein und denselben Reiz in

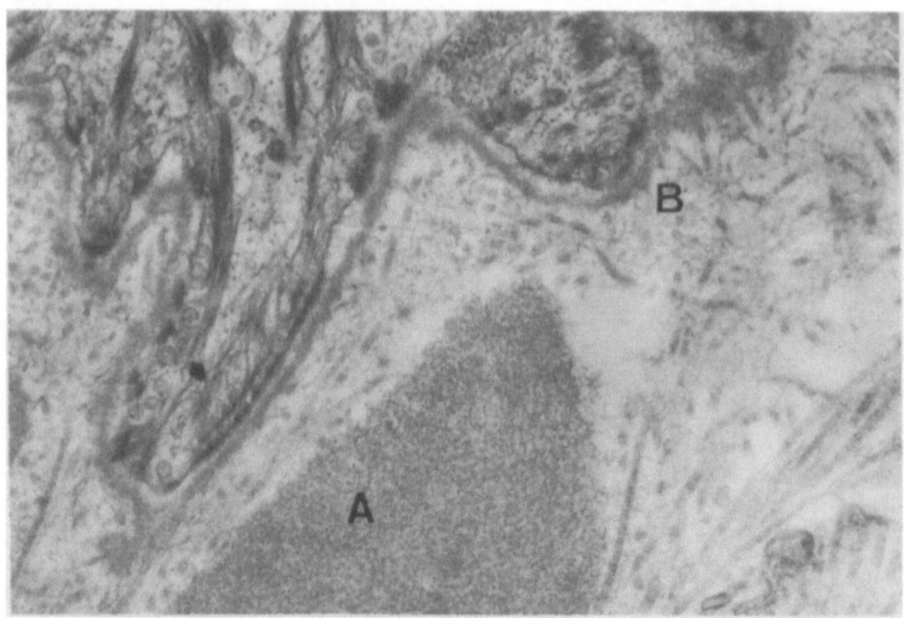

Abb. 7. Membranloses, aus wahllos gelagerten Fibrillen gebildetes Amyloiddepot *(A)*, durch einen feinen Saum kollagenen Bindegewebes von der unveränderten Basalmembran *(B)* der Epidermis abgegrenzt (Fall eines LA; 30 100fach vergrößert)

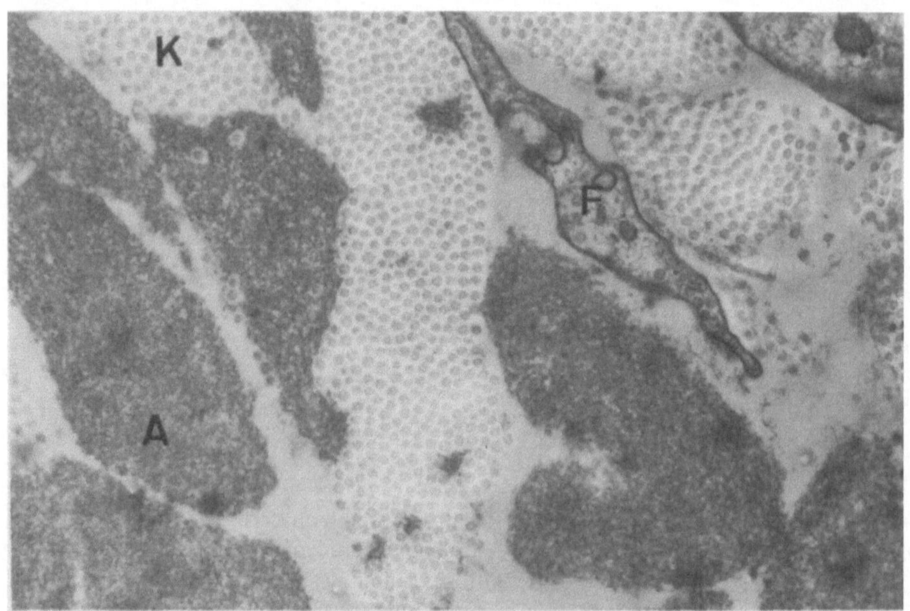

Abb. 8. Mehrere polymorphe, membranlose Amyloidablagerungen *(A)* zwischen kollagenen Fasern *(K)*, an einer Stelle in unmittelbarer Nachbarschaft eines Fibroblastenfortsatzes *(F)* (Fall eines LA; 20 750fach vergrößert)

derselben Weise reagiert. Beim Lichen ruber und der Neurodermitis beispielsweise ist die Epidermis an den Unterschenkeln nicht selten massiver verbreitert, d.h. lichenifizierter als z.B. am Stamm. Tatsächlich findet sich nun die MPA in klassischer Weise am Rücken, der LA jedoch an den Unterschenkeln. Befällt die makulös-pigmentierte Form jedoch die Unterschenkel, so soll sie eine hypertrophische Komponente zeigen. Verstärkt, wenn nicht sogar ausgelöst, könnte diese Diskrepanz in der epidermalen Ausprägung auch noch durch exogene Faktoren werden, wie sie die mechanische Reizung beim Kratzen darstellt. Verschiedentlich wird der beim Lichen amyloidosus ausgesprochen quälende Pruritus bei der makulös-pigmentierten Amyloidose als nur mäßig bezeichnet.

Im Rahmen der primären kutanen Amyloidosen wurden aber auch Formen beschrieben, die nebeneinander sowohl lichenoide wie auch makulös-pigmentierte Läsionen aufwiesen. Auch ein Übergang der einen in die andere Form wurde mehrfach beobachtet. In diese Zwischenform müssen möglicherweise auch die kürzlich von uns beobachteten Fälle von Papillomatose papuleuse confluente et réticulée Gougerot-Carteaud eingereiht werden, die mit einem amyloidotischen Grundprozeß einhergehen [14].

Eine scharfe klinische Trennung der beiden Hauptvertreter der primären lokalisierten kutanen Amyloidosen (MPA und LA) scheint heute zunehmend in Frage gestellt. Neuere (teils eigene) Untersuchungen deuten auf einen gemeinsamen Basisprozeß mit lokal, exogen oder auch immunologisch bedingter unterschiedlicher Ausprägung des Krankheitsbildes.

Bei den sekundären systematisierten Amyloidosen hingegen wird der Dermatologe nur dann zugezogen, wenn solche Fälle mit Hauterscheinungen einhergehen. Die sekundären lokalisierten Hautformen schließlich, die bisher nur die Aufmerksamkeit der Hautärzte gefunden haben, könnten erkenntnistheoretisch für die Entstehung von Amyloid unter Umständen sogar Modellcharakter haben. So soll der vorliegende Beitrag überhaupt dazu mithelfen, die Bedeutung des Integuments für die Amyloidforschung herauszustellen.

Literatur

1. Anton-Lamprecht I, Tilgen W: Zur Entstehung und Tonofibrillennatur der fibrillären Körper (sog. hyaline oder kolloide Körperchen). Arch. Derm Forsch 246: 317-327 (1923)
2. Brownstein MH, Helwig EB.: The cutaneous amyloidosis. I. Localized forms. Arch Derm Syph (Chicago) 102: 8-19 (1970a)
3. Brownstein MH, Helwig EB: The cutaneous amyloidosis. II. Systemic forms. Arch Derm Syph (Chicago) 102: 20-28 (1970b)
4. Brownstein MH, Helwig EB: Systemic amyloidosis complicating dermatoses. Arch Derm Syph (Chicago) 102: 1-7 (1970c)
5. Brownstein MH, Hashimoto K, Greenwald G: Biphasic amyloidosis: link between macular and lichenoid forms. Br J Derm 88: 25-29 (1973)
6. Cabré J: Familiäre Amyloidneuropathie vom portugiesischen Typ. In: Korting GW (Hrsg) Dermatologie in Praxis und Klinik, Bd. III, S 38.44-38.47 Thieme, Stuttgart 1976
7. Franklin EC: Amyloid and Amyloidosis of the skin. J Invest Derm 67: 451-456 (1976)
8. Freudenthal W: Amyloid der Haut. Arch Derm Syph 162: 40-94 (1930)
9. Glenner GG: Guidelines for nomenclature. In: Glenner GG, Pinho P e Costa, Falcao de Freitas A (eds) Amyloid and Amyloidosis. Proceedings of the Third International Symposium on Amyloidosis, pp 3-13. Excerpta Medica, Amsterdam Oxford Princeton 1979
10. Glenner GG: Amyloid deposits and Amyloidosis. The β-fibrillosis. Part I. N Engl J Med 302: 1283-1293 (1980)
11. Glenner GG: Amyloid deposits and amyloidosis. The β-fibrillosis. Part II. N Engl J Med 302: 1333-1343 (1980)
12. Goerttler E, Anton-Lamprecht I, Kotzur B: Amyloidosis cutis nodularis. Klinische, histopathologische und ultrastrukturelle Befunde. Hautarzt 27: 16-25 (1976)
13. Gottron HA: Amyloidosis cutis nodularis atrophicans diabetica. Dtsch Med Wschr 75: 19-24 (1950)
14. Groh V, Schnyder UW, Sigg Chr: Papillomatose papuleuse confluente et réticulée Gougerot-Carteaud - a further form of skin amyloidosis? Dermatologica 162: 118-123 (1981)
15. Hashimoto K, Onn LLY: Lichen amyloidosus. Electron microscopic study of a typical case and a review. Arch Derm Syph (Chicago) 104: 648-667 (1971)
16. Hashimoto K, Brownstein MH: Localized amyloidosis in basal cell epitheliomas. Acta Derm (Stockh) 53: 331-339 (1973)
17. Hashimoto K, King LE: Secondary localized cutaneous amyloidosis associated with actinic keratosis. J Invest Derm 61: 293-299 (1973)
18. Hashimoto K, Kobayashi S: Amyloidgenesis in primary skin amyloidosis. In: Glenner GG, Pinho

P e Costa, Falcao de Freitas A (eds.) Amyloid and Amyloidosis. Proceedings of the Third International Symposium on Amyloidosis, pp 426–435. Excerpta Medica, Amsterdam-Oxford-Princeton 1979
19. Juliusberg F: Zur Kenntnis der Amyloidosis der Haut. Dermatol. Z 39: 153–154 (1923)
20. Lubarsch O: Zur Kenntnis ungewöhnlicher Amyloidablagerungen. Virch Arch Pathol Anat 271: 867–868 (1929)
21. Missmahl HP: Ablagerungsdermatosen: Amyloidablagerungen in der Haut. Arch klin Exp Derm 237: 90–99 (1970)
22. Muckle TJ, Wells M: Urticaria, deafness and amyloidosis: a new heredofamilial syndrome. Quart J Med 31: 235–248 (1962)
23. Palitz LL, Peck S: Amyloidosis cutis: a macular variant. Arch Derm 65: 451–457 (1952)
24. Rajagopalan K, Tay CH: Familial lichen amyloidosus. Report of 19 cases in 4 generations of a Chinese family in Malaysia. Br J Derm 87: 123–129 (1972)
25. Rodermund OE: Zur Amyloidosis cutis nodularis atrophicans (Gottron 1950). Gleichzeitig ein Beitrag zur Einteilung der Amyloidosen. Arch. Klin Exp Derm 220: 393–416 (1964)
26. Rodermund OE, Klingmüller G: Zur submikroskopischen Struktur des Amyloides. Arch Klin Exp Derm 236: 147–160 (1970)
27. Rodermund OE: Ablagerungskrankheiten. In: Korting GW (Hrsg) Dermatologie in Praxis und Klinik, Bd III, S 38.1–38.7. Thieme, Stuttgart 1979
28. Sagher F, Shannon J: Amyloidosis cutis. Familial occurrence in three generations. Arch Derm 87: 171–175 (1963)
29. Schneider W, Missmahl HP: Lichen amyloidosus als Beispiel der perikollagenen, primären, hautbeschränkten und vorwiegend umschriebenen Amyloidose. Arch Klin Exp Derm 224: 235–347 (1966)

Naturwissenschaft und Technik in der Medizin – Herausforderung und integrierende Aufgabe für die Radiologie*

K. zum Winkel

Definition

Für den klinischen Radiologen ist es reizvoll, die Berührung von Naturwissenschaft und Technik mit der Medizin aus der Sicht der eigenen Disziplin aufzuzeigen. Ziele sind dabei
oft emotional gefärbte Agitationen abzubauen, das Verständnis des Mediziners für naturwissenschaftliche Konzeptionen und Belange sowie, vice versa, das Verständnis des Naturwissenschaftlers und des Technikers für die Eigenheiten der Medizin zu wecken und
gemeinsame Arbeit in erfolgversprechende Bahnen zu lenken.

Radiologie ist die Anwendung von ionisierenden Strahlen in der Medizin, d. h. in Diagnostik, Therapie und medizinischer Forschung. Auf dem diagnostischen Sektor hat sich das Fachgebiet in den letzten Jahren ausgeweitet auf das „medical imaging", d. h. auf bildgebende Verfahren wie:
konventionelle Röntgendiagnostik unter Einschluß von Schichtuntersuchung (Tomographie) und Gefäßdarstellung (Angiographie),
Computertomographie,
statische und Sequenzszintigraphie mit elektronischer Datenverarbeitung und
Ultraschalldiagnostik.

In der Strahlentherapie kommt der Onkologie als Lehre von den Geschwulstkrankheiten überragende Bedeutung zu, denn 33% der Krebskranken werden geheilt, davon etwa 50% durch Chirurgie und etwa 50% durch Radiotherapie, aber nur 0,5–2% durch Chemotherapie; 22% sind lokal nicht kurabel und 45% sterben an Metastasierung (Horst 1978).

Entwicklung der Radiologie

Nach Peter Bamm begann mit dem Fin de siècle der Untergang zweier Weltherrschaften, nämlich des europäischen Imperialismus und der

* Vortrag vor der Medizinischen Gesellschaft der Medizinischen Fakultät der Rhein.-Westf. Techn. Hochschule Aachen am 23. 6. 1981

Fortschritte in der Inneren Medizin
Hrsg. Kommerell/Hahn/Kübler/Mörl/Weber

klassischen Physik. Bamm fährt fort „noch 1920 aber waren Schimmelpilze keinen Nobelpreis wert und nach dem Uran-235 krähte kein Hahn".

Als partes pro toto für die historische Entwicklung der Strahlenphysik können die Entdeckungen von zwei Nobelpreisträgern gelten.

Innerhalb von 6 Wochen hat Ende 1895 Röntgen in Würzburg die X-Strahlen so eingehend erforscht, daß auf dem physikalischen Bereich während langer Jahrzehnte Wesentliches kaum hinzuzufügen war. Mit einer erstaunlichen Schnelligkeit trat seine Entdeckung einen Siegeszug um die Welt an. Schon wenige Wochen später bestätigten ausländische Physiker Röntgens Forschungen. Dessauer nannte die Anwendung der Röntgenstrahlen das schönste Geschenk, das je die Physik der Medizin gemacht hatte (Schinz).

Nach dem Nachweis von Radiothor, Mesothorium und Protactinium stellte Hahn zusammen mit Strassmann 1938 in Berlin unter Neutronenbeschuß die Spaltung von Uran in zwei ungefähr gleichgroße Atomhälften fest. Überschüssige Neutronen traten auf, die ihrerseits weitere Spaltungen hervorrufen, und Kernenergie wurde freigesetzt. Hahn war in der Lage, die Spaltprodukte – insbesondere Barium – in subtiler Form chemisch zu analysieren. Auf seiner Entdeckung basiert die Herstellung von künstlichen Radionukliden, die in der Medizin zu diagnostischen und therapeutischen Zwecken genutzt werden.

Beispielhaft für den technisch-apparativen Ausbau in der Radiologie sind zwei Wissenschaftler anzuführen.

Anger entwickelte abseits voreiliger Publizistik während eines Jahrzehnts die klinisch anwendbare Form der nach ihm benannten Szintillationskamera, die radioaktiv markierte Substanzen lokalisieren läßt und durch Sequenzszintigramme wie durch Integralkurven über interessierenden Körperregionen auch funktionelle Hinweise vermittelt zur Anreicherung und Abgabe dieser Substanzen in bestimmten Organen, Organsystemen oder krankhaften Prozessen.

Hounsfield schuf die Computertomographie; die Konzeption hatten zwar andere ebenfalls beschrieben, jedoch nicht realisieren können. Mit der bildlichen Aufzeichnung von extrem geringen Dichteunterschieden in Körpergeweben verwirklichte er den bedeutendsten physikalisch-technischen Fortschritt in der Röntgendiagnostik seit der Entdeckung der X-Strahlen. 1979 erhielt er für seine Forschungsarbeit den Nobelpreis für Medizin.

Merkmale von Physik und Technik in der Medizin

Was ist zu den Charakteristika von Physik und Technik in der Medizin zu sagen?

Die von Casimir aufgestellten Prämissen der Physik (Tabelle 1) gestatten, quantitativ reproduzierbare Ergebnisse zu erstellen; sie schaffen Möglichkeiten für eine quantitative mathematische Theorie.

Die methodischen Voraussetzungen der Physik haben aber für die Medizin nur in beschränktem Umfange Gültigkeit, denn

1. Versuche lassen sich in der Medizin nicht beliebig wiederholen, jedenfalls nicht am gleichen Objekt,
2. zwei Menschen gleichen einander nie völlig, weder bezüglich der genetischen Determination noch bezüglich der Umwelteinflüsse, und
3. isolieren kann man den Menschen nur vorübergehend; der Einfluß der Umwelt läßt sich nicht ausschalten und das Untersuchungsobjekt nicht beliebig vereinfachen.

Der Mediziner beobachtet stets ein komplexes Ganzes. Im Prinzip ist das Beobachtungsgut immer einmalig; gerade deshalb ist die Medizin nicht nur angewandte Wissenschaft. Wissenschaftliche Medizin wird ermöglicht, weil die Krankheiten hinreichend genau definiert sind. Andererseits erscheint der menschliche Körper sowohl hinsichtlich der Morphologie als auch in besonderem Maße hinsichtlich der Funktion

Tabelle 1. Charakteristika der Physik (Casimir)

1. Die beliebig häufige Wiederholbarkeit eines Versuches,
2. Die Möglichkeit, den Gegenstand der Untersuchung so genau zu definieren, daß verschiedene Exemplare hinsichtlich ihrer physikalischen Eigenschaften einander völlig gleichen und
3. Die Möglichkeit, ein System von seiner Umgebung zu isolieren.

als ein der exakten wissenschaftlichen Untersuchung nur wenig zugängliches Organ.
In der Medizin müssen dennoch Physik und Technik als wichtige Hilfswissenschaften anerkannt werden.
In der Diagnostik dient die Röntgentechnik dazu, die geometrische Verteilung von absorbierendem Material festzustellen. Vordringliche Aufgaben der Radiodiagnostik der kommenden Jahre sind die Ausschöpfung der bildgebenden Verfahren nach ihren physikalisch-technischen und biologisch-pharmakologischen Voraussetzungen und die Überprüfung der Indikationen. Der Physiker kann dem Mediziner Grundlagen und Details des Imaging erläutern. Doch muß der Arzt bestimmen, welches Verfahren im gegebenen Einzelfall voraussichtlich ein Optimum an Informationen garantiert. Lissner folgend hängt die Qualität in der Röntgendiagnostik ab von der angewandten Technik und von der fachärztlichen Kompetenz.
Das Studium der physikalischen Gesetze der Dosisverteilung, der spezifischen Absorption und der Streuung der im Gewebe erzeugten Ionisation ist für den Radiotherapeuten unerläßlich, die enge Zusammenarbeit mit dem Strahlenphysiker unverzichtbare Voraussetzung für eine erfolgreiche Strahlentherapie (Tabelle 2).
Chemiker leisten wertvolle Dienste bei der Präparation und bei der Qualitätssicherung radioaktiver Substanzen sowie bei der Entwicklung von Kontrastmitteln für die Röntgendiagnostik unter Einschluß der Computertomographie.
Seit einiger Zeit wird vielerorts über die „Entmenschlichung durch Naturwissenschaft und Technik“ geklagt, doch sind beide aus der Medizin nicht mehr zu eliminieren. Viele Erfolge beruhen eindeutig auf naturwissenschaftlicher Methodik und naturwissenschaftlicher Erkenntnis. Physiker, Chemiker, Biologen, Mathematiker, Techniker und Informatiker sind heute in der Medizin nicht zu entbehren. Ihnen verdanken wir großartige und weiterführende

Tabelle 2. Aufgaben des Physikers in der Strahlentherapie

1. Berechnung der Dosisverteilung im Körper,
2. Überwachung des Strahlenschutzes,
3. Kontrolle der Hochleistungsapparaturen (Beschleuniger, Telegammageräte).

Verfahren. Ihrer verständnisvollen Mitarbeit kommt in vielen Bereichen entscheidende Bedeutung zu. Mit ihnen muß eine gleichberechtigte Zusammenarbeit angestrebt werden; das impliziert die Schaffung entsprechender Positionen im klinischen Bereich.
Generell zwingt der Naturwissenschaftler den Mediziner zur Standortbestimmung und zur Definition von Grundprinzipien. Doch macht Gross die Einschränkung, daß Naturwissenschaft und Technik eine notwendige, aber keine hinreichende Bedingung der Medizin sind.
So hat der Radiotherapeut - nach modernem Sprachgebrauch der Radioonkologe - und nicht der Physiker die Indikation zur und die Verantwortung für die Strahlenbehandlung zu übernehmen. Ähnliches hat Gültigkeit für die Nuklearmedizin: Dem Mediziner fällt die Verantwortung für die Applikation einer radioaktiven Substanz zu, aber auch die Beurteilung der erzielten Ergebnisse.
Nach Kuhrt bleibt die Technik ein Hilfsmittel in der Hand des Arztes, dabei fallen ihr die Aufgaben zu,
die Diagnose noch zuverlässiger und die Therapie noch wirkungsvoller zu machen,
den Arzt bei seiner Arbeit zu entlasten und Nebentätigkeiten wie Routinearbeiten von ihm fernzuhalten,
den Patienten bei der Untersuchung und Behandlung in hohem Maße zu schonen und
den Untersuchungs- und Behandlungsvorgang möglichst wirtschaftlich zu gestalten.
Gemäß Kuhrt hat die Medizintechnik nur Hilfsfunktion und solange man sich dessen bewußt ist, ist das modische Unbehagen an ihr unbegründet.

Umformung naturwissenschaftlich-technischer Grundlagen in der Medizin

Physikalisch-technische Prinzipien und Erkenntnisse werden von der Medizin keineswegs einfach übernommen, sondern oft modifiziert. So illustriert der Titel des seit 1910 in 12 Auflagen erschienenen Lehrbuches von Alban Köhler „Grenzen des Normalen und Anfänge des Pathologischen im Röntgenbilde des Skelettes“ die Interpretationsschwierigkeiten, die sich täglich in der Strahlendiagnostik ergeben. Das Typisch-Normale ist relativ einfach zu diagnostizieren, ebenso wie ausgesprochene, leicht als pathologisch erkennbare Erkrankungen. Die richtige, oft auf Erfahrung basierende Deutung von kaum sichtbaren Veränderungen ist aber eine medizinische Aufgabe, ebenso wie die Erkennung eines zufällig in die Gegend der Beschwerden projizierten, zwar nicht physiologischen, aber harmlosen Gebildes.

Erkennen und Deuten ist dem Arzt überlassen! Er übt somit eine Tätigkeit aus, die das rein naturwissenschaftliche Denken überschreitet, und wird Goethes Spruch im Gedächtnis behalten müssen:

Was ist das Schwerste von allem?
Was dir das Leichteste dünket:
Mit den Augen zu sehen,
was vor den Augen dir liegt.

Neue technische Entwicklungen können aber auch bei Medizinern eine unglaubliche Faszination bewirken. Die Computertomographie – im englischen Sprachgebrauch noch vor wenigen Jahren als CAT (computerized axial tomography) bezeichnet – weckte geradezu märchenhafte Erwartungen. Shapiro u. Wyman beschrieben als Folge einer abnormen, fast hysterischen Reaktion im Jahre 1976 das CAT-Fieber (Tabelle 3) und teilten eine entsprechende Symptomatik mit. Ihren anschließenden, durchaus ernsten Feststellungen nach sind

die Kosten-Effektivität-Relation,
die Empfindlichkeit,
die Spezifität und
die Bedarfsfrage noch nicht genügend geklärt.

Zur Zeit können aber

die Sensitivität als Prozentsatz der tatsächlichen positiven Diagnosen,
die Spezifität als Prozentsatz der tatsächlichen negativen Diagnosen und
die Genauigkeit als Prozentsatz der korrekten, d. h. echt positiven und echt negativen Diagnosen

der CT bei Hirntumoren mit über 80% als ungewöhnlich hoch eingestuft werden (Kazner).

Naturwissenschaftliche und medizinische Mentalität

Naturwissenschaftliche Denkweise hat die Medizin außerordentlich befruchtet.

Bereits Plato forderte jeden Staatsmann auf, Geometrie zu lernen, um Gegenwärtiges im Hinblick auf die Zukunft zu betrachten (Lorenzen).

Naturwissenschaft arbeitet im Sinne von Kant:
Natur ist das Dasein der Dinge,
sofern es nach allgemeinen Gesetzen bestimmt ist (Doerr).

Als exemplarisch für die Auffassung des Naturwissenschaftlers kann das Glaubensbekenntnis von Albert Einstein angesehen werden (Tabelle 4). Es offenbart eine bewundernswerte Konzeption, die sich dennoch von der der Medizin in gewisser Hinsicht unterscheidet. Der Mediziner wird auch den Ausspruch von Naunyn „die Medizin wird Wissenschaft sein oder sie wird nicht sein" als einseitig ansehen. Nachdenklich mag ihn die Sentenz von Goethe stimmen:

Die Mathematik vermag kein Vorurteil wegzuheben,

Tabelle 3. Cat Fever (Shapiro, S. H., Wyman, S. M.: New Engl. J. Med. 954, 1976)

Definition. Neue nosologische Einheit mit breitem klinischem Spektrum.

Symptome. Vorherrschend ist ein fiebernder Trieb, all das in sich aufzunehmen, in Gang zu setzen, auszuwerten oder zu beschreiben, was Computertomographie genannt wird.

Epidemiologie. Progrediente Ausbreitung unter Ärzten, Herstellern, Unternehmern und öffentlichen Behördenangestellten.

Virulenz. Vorwiegend literarisch, besonders in radiologischen und neurologischen Zeitschriften (schon bei flüchtiger Durchsicht leicht erkennbar).

Diagnostische Ergebnisse. Computertomographie ohne pathologische Veränderungen.

Tabelle 4. Glaubensbekenntnis von A. Einstein (Herneck, Naturwissensch. 53, 198, 1966)

Zu den Menschen zu gehören, die ihre besten Kräfte der Betrachtung und Erforschung objektiver, nicht zeitgebundener Dinge widmen dürfen und können, bedeutet eine besondere Gnade. Das Schönste und Tiefste, was der Mensch erleben kann, ist das Gefühl des Geheimnisvollen. Es liegt der Religion sowie allem tieferen Streben in Kunst und Wissenschaft zugrunde. Es ist mir genug, diese Geheimnisse staunend zu ahnen und zu versuchen, von der erhabenen Struktur des Seienden in Demut ein knappes Abbild geistig zu erfassen.

sie kann den Eigensinn nicht lindern,
den Parteigeist nicht beschwichtigen,
nichts von allem Sittlichen vermag sie (Schipperges 1980)!

Die andere, nicht naturwissenschaftliche Seite des Januskopfes der Medizin ist die Berücksichtigung der Individualität jedes Patienten durch den Arzt, die Anwendung naturwissenschaftlicher Gesetze auf den Einzelfall. Der Dualismus der Medizin zwischen der Gesamtheit des kranken Individuums, also einer medizinischen Anthropologie, und der Klassifikation von Teilen oder Krankheitsbegriffen wird nach der Auffassung von Gross (1980) fortbestehen. Beide Seiten schließen sich nicht aus, sie ergänzen sich vielmehr.

Buchborn meint, die Entwicklung zur anthropologischen Medizin bedeutet keineswegs den Verzicht auf die naturwissenschaftlichen Grundlagen. Eine anthropologische Medizin sei noch nicht zwangsläufig eine humane Medizin. Der kranke Mensch käme zum Arzt, weil er Hilfe und Beistand sucht. Der Begriff Therapeut beinhalte nicht nur „Pflegen“ und „Sorgen“, sondern zuerst „zu Diensten sein“.

So kann und darf der Arzt nicht den Erfolg versprechen, sondern nur den Dienst nach besten Kräften (Laufs).

Interdisziplinäre Zusammenarbeit

Die moderne Wissenschaft unterliegt notwendigerweise dem Gesetz der Spezialisierung; damit ergibt sich aber auch das Bedürfnis nach umfassender Kooperation. In der klinischen Forschung ist gemäß Buchborn die fortschreitende Spezialisierung unumstritten; bei der Krankenversorgung bleibt sie jedoch fragwürdig, denn sie führt unvermeidlich zum Verlust an Übersicht und an Querverbindungen und damit auch zum Verlust an diagnostisch-therapeutischer Kompetenz.

Die interdisziplinäre Zusammenarbeit in der Onkologie gewährleistet, daß der einzelne Patient aus der Sicht verschiedener Fachgebiete behandelt wird. Die Kooperation der medizinischen Fachdisziplinen erscheint dabei weit sinnvoller als die Gründung einer neuen, recht heterogenen Fachdisziplin „Onkologie“. Darüber hinaus benötigt jedoch der Krebskranke langfristig den verantwortungsbereiten Arzt seines Vertrauens. Die Gefahr der Entindividualisierung ist in onkologischen Zentren gegeben, evtl. wird der gesamtmenschliche Aspekt vernachlässigt (Fiebig).

Strahlendiagnostik und Strahlentherapie wurden in einigen Staaten streng voneinander getrennt; in der Bundesrepublik wird die Autonomie der beiden Fachgebiete angestrebt. Mit der Anfertigung von Körperquerschnitten vermittelt die Computertomographie einzigartige Hinweise für den Strahlentherapeuten zur Konzentration der ionisierenden Strahlen auf den Geschwulstbereich bei Schonung der Risikoorgane (Hermann). Wenn aber der Röntgendiagnostiker die Computertomographie nur zur Krankheitserkennung benutzt und der Strahlentherapeut dieses Verfahren aufgrund seiner Ausbildung gar nicht einzuschätzen weiß, kommt es zu einer erstaunlichen Diskrepanz. So wurde im angelsächsischen Schrifttum der vergangenen Jahre ungewöhnlich wenig über die Anwendung der Computertomographie in der Strahlentherapie publiziert. Offenbar war der Informationsfluß aus den eng benachbarten Disziplinen der diagnostischen und der therapeutischen Anwendung von ionisierenden Strahlen unzureichend.

Selbstverständlich ist auch der strahlentherapeutische Effekt bzw. die Rückbildung eines Tumors unter Strahlenbehandlung gut und überzeugend durch CT zu belegen.

Meiner Auffassung nach sollte auch zukünftig die Weiterbildung in beiden Fachgebieten, d.h. sowohl in der diagnostischen wie in der therapeutischen Radiologie erfolgen.

Der auseinandertreibenden Spezialisierung der Forschung muß also entgegengewirkt werden. Der Eintritt in eine wissenschaftliche Institution wie in die Universität bedeutet nach Gadamer die Einladung zu interdisziplinärem Austausch und nicht selten auch die Inangriffnahme von interdisziplinären Aufgaben durch gemeinsame Arbeit mit anderen Forschern. Beispielhaft seien hier die Entwicklungen der röntgenologischen und nuklearmedizinischen Diagnostik aufgeführt, die ohne enge Kooperation mit vielen klinischen Fachdisziplinen und eingehende pathologisch-anatomische Kontrollen niemals ihren heutigen Stand erreicht hätten.

Interdisziplinäre Kontakte sind unverzichtbare Voraussetzungen für die erfolgreiche Arbeit in der diagnostischen und therapeutischen Radio-

logie (Frik), die dabei als Methodenfach ähnlich der Chirurgie fungiert.
Es darf noch einmal festgestellt werden: Naturwissenschaft konfrontiert mit Teilgebieten, aber nicht mit der Gesamtmedizin. Nach Schipperges (1971) schult wissenschaftliche Tätigkeit einzelne Funktionen, aber sie macht keine gebildete Persönlichkeit; sie, die Wissenschaft bildet keinen Arzt!
Der Arzt wird gebildet durch Humanitas und Naturwissenschaft, aber auch durch ständige Kritik, ständige Selbstkritik und ständigen Zweifel. Kritik und Selbstkritik in ihren Auswirkungen zu begreifen, lehrt uns die Naturwissenschaft. Das naturwissenschaftliche Denken stellt also eine conditio sine qua non dar, um den humanitären Auftrag der Medizin erfassen zu können und wirksam werden zu lassen.

Ärztliche Pflichten

Ärztliche Aufgabe ist Sorgen und Heilen und Zuwendung zur Eigenheit des Patienten. Laufs führt aus, daß die Tat des praktizierenden Arztes im Eingriff besteht: mit dem Wort, dem Medikament, mit Stahl und Strahl. Den Eingriff begleitet das Risiko, die Möglichkeit des Miß- oder Fehlgriffs.
Bereits vor einer Diagnostik mit ionisierenden Strahlen muß der Radiologe den möglichen Nutzen und das Risiko der Untersuchung abwägen (Lange). Das Risiko der Strahlenexposition ist in der Röntgendiagnostik insgesamt gering, doch gemittelt auf die Gesamtbevölkerung der Bundesrepublik werden jährlich 1700 Röntgenuntersuchungen pro 1000 Einwohner durchgeführt (Tabelle 5). Die Strahlenbelastung der Allgemeinheit durch die Röntgendiagnostik erreicht mit 30 mrem pro Jahr bereits ⅓ der natürlichen Belastung. Das Risiko der Kontrastmitteluntersuchung muß als relativ hoch angesehen werden.
Insbesondere weist die Angiographie als invasives diagnostisches Verfahren eine nicht zu vernachlässigende Komplikationsrate auf (Tabelle 6). Der Arzt sollte beim Abwägen des Nutzens und Risikos einer diagnostischen Maßnahme vielleicht zunächst so entscheiden, als ob er selbst der Betroffene wäre, in die endgültige Entscheidung aber die Persönlichkeit des Patienten miteinbeziehen.

Tabelle 5. Frequenz einzelner röntgendiagnostischer Untersuchungen in der Bundesrepublik Deutschland. Gesamtzahl 1700 Röntgenuntersuchungen pro 1000 Personen und Jahr

Thorax, Lunge, Herz	43,3%
Hand, Arm, Schulter	12,7%
Fuß, Unterschenkel, Knie	11,6%
Schädel	5,4%
Magen, Darm	5,0%
Lenden-Wirbel-Säule, Sakrum	4,6%
i.v. Pyelographie/Urographie	3,4%
Cholezystographie	2,9%
Becken	2,6%
Sonstige	8,5%
	100,0%

Tabelle 6. Komplikationen bei Angiographien (Femoraliskatheter) (Umfrageergebnis in 519 Hospitälern, USA, Lange 1981)

Fallzahl	83068
Herz-Kreislauf	0,29%
Neurologisch	0,23%
Exitus	0,03%

Tabelle 7. Alltägliche Probleme für den Radioonkologen

Hat die Lebenserhaltung Vorrang vor dem Bewahren der Lebensqualität?
Ist das Heil oder der Wunsch des Kranken oberstes Gebot (salus aegroti aut voluntas aegroti suprema lex)?
Hat das Recht des Kranken auf Hoffnung Vorrecht vor der Pflicht des Arztes zur Wahrheit?

Zur ärztlichen Behandlung gehören die Erfassung der individuellen Situation unter Würdigung der familiären und sozialen Umwelt und deren Berücksichtigung im Therapieplan. Der Arzt hat die Rechte des Kranken zu wahren und muß bestrebt sein, seine Gesamtpersönlichkeit wie seine Umwelt zu erfassen. Es muß die Aktivität des Patienten zur Überwindung der Krankheit, mindestens aber der Auswirkungen der Erkrankung wecken und ihn neu oder wieder eingliedern in ein menschenwürdiges Dasein.
Für den Radioonkologen stellen sich in der Betreuung von Krebskranken täglich schwerwiegende Probleme (Tabelle 7).

In fortgeschrittenen Tumorstadien muß eine intensive Behandlung vermieden werden, die nur einen Zeitgewinn, eventuell unter Verlängerung des Siechtums, erzielen läßt. Die Willensentscheidung des Kranken ist zu respektieren.
Durch zahlreiche unerwartete Krankheitsverläufe haben wir jedoch gelernt, zurückhaltend mit Äußerungen über die Prognose zu sein, Hoffnung als fundamental in der Behandlung von Krebskranken anzusehen (Rundtischgespräch 1980) und zu erkennen, wie schwierig, ja fast unmöglich es sein kann, den Tumorkranken zur eigenen Entscheidung aufzurufen.
Den Krebskranken schonungslos aufzuklären, halte ich für inhuman, ihn anzulügen ist aber abzulehnen, weil er das Vertrauen zu den Ärzten, zu dem medizinisch-technischen und zum Pflegepersonal verlieren wird. Entsprechend Sauter-Servaes mag die dosierte Wahrheit dem Patienten helfen, seine Dinge zu ordnen und in Frieden zu sterben.
Die skizzierten Aufgaben sind dem Radiologen wie jedem Arzt bei der Betreuung von Krebskranken gestellt. Mehr Menschen und mehr Mittel im Gesundheitsbereich bewirken nicht zwangsläufig mehr Zuwendung zum Patienten. Es stellen sich die Fragen: ist Humanitas lehrbar? Ist der Patient noch der Mittelpunkt des Krankenhauses wenn die beruflichen Belange der Ärzte, des Pflegepersonals und der anderen Krankenhausbediensteten etwa gleichrangig gewertet werden? Arbeitszeitverkürzung mit entsprechender Personalvermehrung zwingt den ruhebedürftigen Kranken mit immer mehr Menschen in Kontakt. Zeitmangel des Arztes infolge Sitzungen, bürokratische Belastungen und der „Apparatemedizin" schränken den Dialog am Krankenbett ein (Epping).
Vorbildlich muß ärztliche Haltung den aus- und weiterzubildenden Mitarbeitern vermittelt werden. Die Weitergabe allein von medizinischem Wissen reicht nicht aus. Es bedarf des persönlichen Beispiels am Krankenbett.
Ein kritischer Kommentar sei erlaubt zu randomisierten Studien in der Krebstherapie. Die zufällige Einstufung des Kranken läßt statistisch die aussichtsreichere unter zwei unterschiedlichen Heilverfahren feststellen. Da in der Krebsforschung die meisten Behandlungsarten eine relativ geringe Wirksamkeit und hohe Toxizität aufweisen, ist die prospektive kontrollierte klinische Studie als Methode der Wahl anzusehen (Ohmann), sie befreit den Arzt jedoch nicht von der erforderlichen Fürsorge für den Patienten. Die in der Bundesrepublik geplante randomisierte Therapiestudie von Patientinnen mit kleinem Brustkrebs ($T_1N_0M_0$) mit der Einteilung in eine Gruppe, die unter Brusterhaltung Strahlentherapie bekommen soll, oder in die 2. Gruppe mit Mastektomie führt zu unüberwindlichen ethischen und juristischen Schwierigkeiten, wenn die Patientin nicht in den Entscheidungsprozeß einbezogen wird (Rauschecker).
Freireich behauptet, daß auch randomisierte Studien keine Garantie bieten für eindeutige Aussagen zur Überlegenheit einer Therapie. Gelegentlich widersprächen sich die Ergebnisse sogar erheblich. Das liege nicht an durchaus vermeidbaren methodischen Fehlern in der Anlage der fraglichen Studien, sondern in der nicht zu realisierenden Ausschaltung vor Störgrößen. Die Technik der randomisierten Studien sei nur eine unter anderen.
Schließlich sei darauf verwiesen, wie die Einbeziehung in ein therapeutisches Programm ärztliche Überlegungen notwendig macht, ob die Sozialethik vor der Individualethik rangiert, weil das Programm vorwiegend zukünftigen Kranken, nicht aber dem Patienten selbst helfen wird. Der engagierte Arzt wird sich wohl für die Individualethik entscheiden.

Ärztliche Prinzipien

Humane Medizin bedeutet neben der Hinwendung zum anderen auch persönliche Anteilnahme jenseits aller Wissenschaft (Engelhardt). Mit Humanität allein kann aber dem Kranken nicht geholfen werden. Gross (1978) spricht deshalb vom Dilemma der Medizin zwischen dem naturwissenschaftlichen Erkennen, Einordnen und Abstrahieren einerseits und der Zuwendung zum leidenden Kranken andererseits, mit der Betonung seiner Subjektivität und Einmaligkeit.
Ein bekannter Radiologe, gefragt, mit welchem der zur Verfügung stehenden hochkomplizierten Bestrahlungsgerät er sich selbst bestrahlen lassen würde, antwortete: „Schicken Sie mich zum besseren Radiologen" (Heilmann 1971).
Wie alle Ärzte hat sich auch der Radiotherapeut nach dem nil nocere zu richten und seine Behandlung entsprechend zu planen. In Abände-

rung des Gebots des nil nocere bleibt aber festzuhalten, daß die meisten bösartigen Geschwulsterkrankungen sich ausgesprochen aggressiv verhalten und nur mit recht aggressiven Verfahren behandelt werden können. Daher findet sich nicht selten eine deutliche Beeinträchtigung des Krebskranken durch die Behandlung, z. B. nach Strahlen- und/oder Chemotherapie. So erfordert die kurative Radiotherapie maligner Tumoren häufig hohe Strahlendosen. Der Strahlentherapeut hat das Risiko der physikalischen Schädigung gesunden Gewebes in Rechnung zu stellen und den Patienten über die Gefahren aufzuklären. Ihm aber nach langer Überlebenszeit schuldhaftes Verhalten anzulasten, heißt, die Ausgangslage der unmittelbaren Lebensbedrohung ins Gegenteil verdrehen.

Die Abstimmung von technischen Möglichkeiten mit den Grundsätzen ärztlicher Ethik schafft laut Wachsmuth das, was wir als ärztliche Kunst bezeichnen. Sie erfaßt den Menschen als eine untrennbare Einheit von Körper und Geist.

In diesem Zusammenhang ist auch Gesundheit zu definieren (Tabelle 8). Laufs meint, die Formulierung der Weltgesundheitsorganisation wecke unerfüllte Ansprüche und dämpfe die Bereitschaft zur Selbsthilfe. Rössler definiert meiner Auffassung nach sehr zutreffend: „Gesundheit ist nicht die Abwesenheit von Störungen. Gesundheit ist die Kraft, mit ihnen zu leben."

Krankenversorgung, Lehre und Forschung an der Universität

Wie sind nun diese Prinzipien auf die Aufgaben der Universität in Krankenversorgung, Lehre und Forschung zu beziehen?

Die Universität muß eine „Schule des Zweifels" (Bamm) sein, ein Ort der Kritik und Selbstkritik. Schonungslose Beurteilung eigener Ansichten und Ergebnisse, Toleranz gegenüber anderen Meinungen und ständiges Umlernen wie Hinzulernen sind im klinischen Bereich, also in der Krankenversorgung der Universität unverzichtbar. „Ich halte den für einen Toren, der in Erfahrungssachen seine Meinung zu ändern nicht geneigt ist" sagte Albrecht Thaer, Leibarzt von Georg III., König von England, und Professor der Landwirtschaft an der Berliner Universität Anfang des 19. Jahrhunderts (Henneberg).

Tabelle 8. WHO: Definition der Gesundheit

Health is a state of complete physical, mental and social well-being and not merely the absence of disease or infirmity (zit. n. Laufs).

Die Freiheit der Forschung mit den selbstverständlichen Grenzen, die die Würde, die Gesundheit, das Leben des Menschen oder das Recht setzen, werden laut Seibold die Wissenschaftler nur bewahren können, wenn sie dauernd dafür kämpfen. Zentrales und unbedingtes Postulat jedes wissenschaftlichen Arbeitens ist das Bemühen um Erkenntnis. Ewige Wahrheiten kann der Wissenschaftler wohl nie aufspüren, bestenfalls wird seine Arbeit Beiträge zur Verminderung unseres Nicht-Wissens liefern. Beispielhaft führte 1955 und 1956 Georg Taplin sorgfältig vorbereitete und experimentell fundierte klinische Radioisotopenstudien durch über die Funktion des biliären Systems und die Nierenfunktion. Später entwickelte er die routinemäßig in breitem Umfang angewendeten Isotopenverfahren zum Nachweis der Lungenembolie. Seine Arbeiten sind charakterisiert durch Originalität, klinische Relevanz, optimale pharmakologisch-biologische Grundlagen, tierexperimentelle Basis und kritische Schlußfolgerungen.

Wohl zu keiner Zeit wurde in der Medizin soviel über Wissenschaft und Forschung gesprochen und geschrieben. Unter welch primitiven Umständen große Forschung betrieben wurde, machen der im Deutschen Museum in München aufgestellte Untersuchungstisch von Hahn oder der Lebenslauf von Madame Curie, Nobelpreisträgerin in Physik und Chemie, deutlich.

Bewußte Planung und Steuerung in Wissenschaft und Forschung hält Gadamer für unentbehrlich. Nachdem die Forschungsplanung aber weitgehend bürokratisiert wurde, muß heute der Forschungswillige auf Unmengen von genau auszufüllenden Fragebögen erörtern, was er in den nächsten Monaten bzw. Jahren erforschen wird.

Gerok definiert, daß klinische Forschung unser Wissen über die Pathogenese, Diagnostik und Behandlung von Krankheiten erweitern und vertiefen soll. Primär habe sie die Aufklärung eines biologischen Phänomens im Bereich der Krankheit zum Ziel.

Sicher dient in vielen Fällen die klinische Forschung der Ergründung, gelegentlich auch der Erklärung von medizinisch angetroffenen Auffälligkeiten. Die Mühen sind groß; oft müssen sie neben der Krankenversorgung aufgebracht werden. Nur selten werden umwälzende Resultate erzielt. Vorausplanen läßt sich diese Forschung jedoch nur in beschränktem Umfange. Ihr Reiz liegt gerade in den unerwarteten Ergebnissen. Sicher bedarf der Forschungswillige dringend der Förderung. So steht die Deutsche Forschungsgemeinschaft der Vergabe von Ausbildungsstipendien für jüngere Nachwuchskräfte aufgeschlossen gegenüber. Wie sollte der Mediziner sonst die erforderliche Neugier aufbringen und die Genugtuung empfinden, die bei der Gewinnung neuer wissenschaftlicher Ergebnisse so entscheidend sind! Dabei muß in der klinischen Forschung im Vordergrund stehen, exakte und nachprüfbare Resultate zu erzielen; Theorien sind dem Zeitgeist und damit dem Wechsel unterworfen.

Der studentische Unterricht basiert im wesentlichen auf der Vermittlung naturwissenschaftlicher Ergebnisse. In der Erziehung zum Arzt kann jedoch auf die Patientenvorstellung und auf die Schilderung der subjektiven Situation des Kranken nicht verzichtet werden.

Der radiologische Hochschullehrer muß im Unterricht voller Engagement und Enthusiasmus typische Bilder und Kurven demonstrieren und analysieren; er muß beweiskräftig die Gründe erläutern, die zur Diagnose geführt haben.

In der Radiodiagnostik spielt der eidetisch Begabte eine wesentliche Rolle. Trotz gewisser Resignation ist Doerr beizupflichten, der die Studierenden, aber auch die jugendlichen wissenschaftlichen Mitarbeiter in 3 Gruppen einteilt

1. die große Zahl derer, die das nicht sehen und in sich verarbeiten, was man ihnen zeigt,
2. die verhältnismäßig geringe Zahl derer, die das können und
3. die sehr kleine Zahl derer, die etwas sehen, was ihnen nicht gezeigt worden ist.

Eine kritische Bemerkung sei gestattet zur heutigen Vergabe und Lokalisation von radiologischen Großgeräten in der Bundesrepublik. Es fällt auf, wie regellos, oft abseits fachlicher Kompetenz und abseits ökonomischen Aspekten die Zuteilung von Computertomographiegeräten, Szintillationskameras und Linearbeschleunigern erfolgt. Nach Baumgarten fehlen klare Zuständigkeits- und Verantwortlichkeitsregelungen. Zwischen Bund, Ländern, Krankenkassen und Krankenhäusern herrsche Kompetenzgerangel und über die Anschaffung würden Bürokraten und Technokraten ohne finanzielles Risiko entscheiden. Unzulänglichkeiten sollten endlich durch ökonomisch vernünftige und praktikable Regelungen abgelöst werden. Mehr als bisher muß Fachkompetenz Berücksichtigung finden. Der häufig zu beobachtende Weg in die Öffentlichkeit ist aber nur selten geeignet, die Problematik abzustellen.

Zukünftige Aufgaben der Naturwissenschaft in der Medizin

Mit Elan und weitgesteckten Zielen wird die zukünftige Tendenz der Naturwissenschaft in der Medizin abgesteckt.

So hat sich der Forschungsplan der amerikanischen Radioonkologie für das nächste Dezennium zahlreiche Probleme vorgenommen, aus denen die interdisziplinäre Zusammenarbeit mit vielen naturwissenschaftlichen und medizinischen Disziplinen deutlich wird (Tabelle 9). Doch wird sich die Radioonkologie auch auf bewährte strahlentherapeutische Methoden besinnen und besondere Anstrengungen zur Kombination mit der Chemotherapie unternehmen müssen.

Im diagnostischen Bereich bahnen sich beachtliche technische Entwicklungen an (Tabelle 10) mit der digitalen Radiographie, die mittels Subtraktion und Bildverstärkung verbesserte Röntgenbildanalyse und eine arterielle Gefäßabbildung nach intravenöser Kontrastmittelzufuhr gestattet. Auch im Ultraschall sind verbesserte Detailerkennbarkeit und räumliche Darstellung zu erwarten. Höchste Aufmerksamkeit verdienen in der Nuklearmedizin die Entwicklung der Emissions-Computertomographie und von lokalisierten Perfusions- und Funktionsstudien mit Positronen emittierenden Radionukliden. Bildgebende Verfahren auf Basis der Kernspinresonanz lassen Schnittbilder des Körpers ohne ionisierende Strahlung herstellen (Ganssen). Es können sowohl die Dichte als auch die kernmagnetischen Relaxationszeiten der Wasserprotonen in Geweben oder Flüssigkeiten dargestellt werden. Die endgültige Beurteilung

der kernmagnetischen Resonanz (NMR = nuclear magnetic resonance) bedarf noch umfangreicher klinischer Studien, doch erscheint die räumlich zugeordnete Messung physiologischer Größen bestechend.
Im „medical imaging" dürften sich aber die wesentlichen Forschungsrichtungen der Zukunft aus dem Vergleich der gewonnenen Informationen, des Kostenanfalls, der Wertigkeit der Verfahren und der Entscheidungsbeeinflussung im klinischen Einzelfall ergeben.
Sicher lassen sich mit den verschiedenen Verfahren eindrucksvolle Befunde und Bilder dokumentieren. Wir müssen aber unterscheiden, was im Einzelfall bereits ausreichende Befunde vermittelte, von dem, was nur zusätzliche, aber nicht ausschlaggebende Informationen lieferte. Ein fast unlösbares Problem bleibt die Kostensteigerung in der Medizintechnik. Aber die Akzente erscheinen nicht selten verzerrt. Vom Krankenhausgesamtumsatz entfallen über 70% auf Personalkosten und nur etwa 1% auf die elektromedizinische und strahlentechnische Geräteindustrie. Einige Fakten über die Computertomographie als derzeit teuerstem Untersuchungsverfahren sind hervorzuheben (Tabelle 11). Bemerkenswert sind dabei die Verbesserung der Diagnose und der Einfluß der Ergebnisse auf die Therapie.
Zwangsläufig werden wir uns in Zukunft mehr und mehr mit der Effektivität befassen müssen. Schaefer definiert Effektivität als das Verhältnis zwischen dem, was eine Maßnahme zu bewirken vorgibt, und dem was sie von dieser Vorgabe tatsächlich erreicht. Er versteht unter Effizienz das Verhältnis der Effektivität zu ihren Kosten.
Wirtschaftlich interessanter muß auch das ärztliche Gespräch mit dem Kranken werden, es darf unter keinen Umständen auf ein Minimum beschränkt bleiben.
Verursacht durch die Kostensteigerung, Strahlen- und Umweltbelastung wird auch bei der medizinischen Anwendung von ionisierenden Strahlen der Zwang zur Zusammenarbeit stärker werden. Das spricht nicht gegen die in vielen Gebieten erfolgreiche Spezialisierung. Radiologen und Nuklearmediziner müssen aber mehr als bisher um Rat gefragt werden über die erlangbaren Informationen und die zu erwartende Strahlenbelastung vor der Anwendung von Röntgenstrahlen oder radioaktiven Substanzen zu diagnostischen oder therapeutischen Zwekken. Von ihnen sollte ferner Auskunft verlangt werden über das voraussichtlich optimale Vorgehen im gegebenen Einzelfall. Schließlich gilt es, Doppeluntersuchungen auf ein Minimum zu reduzieren.

Tabelle 9. Forschungsgebiete der amerikanischen Radioonkologie für das kommende Jahrzehnt (Cancer 37, April 1976)

1. Tumorlokalisation
2. Strahlentoleranz der gesunden Gewebe
3. Fraktionierung der Strahlentherapie
4. Strahlensensibilisierende Substanzen
5. Strahlentherapie mit schweren Teilchen
6. Strahlentherapie unter Hyperthermie
7. Beziehungen zu Chirurgie, Chemotherapie und Immuntherapie
8. Ganzkörperbestrahlung
9. Ausbildung

Tabelle 10. Medical Imaging – zukünftige Entwicklung

1. Vergleich der Informationen aus
   a) konventioneller Röntgendiagnostik einschl. Tomographie und Angiographie
   b) digitaler Radiographie
   c) Computertomographie einschl. Kontrastmittelgabe (Bolusinjektion)
   d) statischer und Sequenzszintigraphie einschl. Datenverarbeitung
   e) Ultraschall
2. Wertigkeit der Verfahren in der klinischen Diagnostik: Sensibilität und Spezifität
3. Kosten-Nutzen-Relation der Verfahren
4. Relevanz und Entscheidungsbeeinflussung der Verfahren im klinischen Einzelfall

Tabelle 11. Studie am Massachusetts General Hospital über die Bedeutung der Computertomographie (Info Dtsch. Röntgenges. 2/80)

Diagnose		
CT	lieferte wesentliche Beiträge zur Diagnose:	45%
	führte allein zur Diagnose:	6%
	lieferte Fehldiagnosen:	8%
Therapie		
CT	führte zur Änderung der Behandlung:	14%
	bestätigte die Treffsicherheit (correctness) der vorgesehenen Therapie:	51%
	hatte keinen Einfluß auf die Therapie:	34%
	führte zu unnötigen chirurgischen Eingriffen:	1%

Voraussichtlich bedingt die zukünftige technische Entwicklung eine verstärkte Integration. So wird in der Speichertechnologie nicht nur wesentlich platzsparender, sondern auch billiger archiviert werden. Die Information der Ärzte untereinander wird erheblich verbessert durch den Dialog mittels Schreiblesesystem.
Allerdings erscheint die Kunst, mit den unbedingt nötigen Daten zu einer rationellen Diagnostik und Therapie zu kommen (Gross), noch weitgehend ungenutzt. Sisson vertritt die Auffassung, daß die Medizin eine ungenaue Wissenschaft bleibt und ein Übermaß an Informationen zu unerwünschten Ergebnissen bzw. Folgerungen führen kann. Nur die sehr kritische Analyse der Leistungsfähigkeit diagnostischer Verfahren kann uns weiterhelfen; es gilt Überflüssiges zu vermeiden!

Schlußfolgerungen

Einige Schlußfolgerungen liegen nahe. Trotz des rasanten wissenschaftlichen Fortschritts müssen Klinik und Arztpraxis die Zuflucht des Humanismus bleiben. Eine persönliche und vertrauensvolle Arzt-Patienten-Beziehung kann sich nur entfalten, wenn es gelingt, eine einseitig naturwissenschaftlich-technische Ausrichtung der Medizin zu verhindern (Ungeheuer).
Andererseits muß der Radiologe einseitigen Verzicht auf naturwissenschaftliche Erkenntnisse und moderne Technologien strikt ablehnen, da wesentliche Fortschritte dem Patienten nicht mehr zugute kämen. Er muß seine Erfolge kritisch betrachten und Neues sorgfältig abwägen, es aber unter der Folgerung akzeptieren können, ständig um- und hinzulernen zu müssen. Leitsatz für medizinisch engagierte Naturwissenschaftler und Techniker ist, was gewinnbringend für das Wohl des Kranken angewendet werden kann. Arzt und Naturwissenschaftler müssen sich um Erkenntnis bemühen, gemäß du Bois-Reymond „ignoramus, ignorabimus, dubitemus", wir wissen nichts – wir werden nichts wissen – wir sollten zweifeln!
Zur Bewältigung dieser Aufgaben sind Alternativen von Naturwissenschaft und Technik einerseits und von Medizin andererseits abzulehnen.
Gegenseitiges Verständnis, Integration, Zusammenarbeit, Fairneß und Toleranz von Medizin, Naturwissenschaft und Technik erscheint dringend geboten. Dann wird der Weg frei sein zur humanitären Aufgabe des Arztes: sich um den Kranken zu sorgen und ihm nach besten Kräften zu helfen. Dann werden auch gemeinsam Kräfte freigesetzt mit dem Ziel, Krankheiten zu überwinden und Kranke gesund zu machen.

Literatur

1. Anger HO: Scintillation camera. Rev Sci Instrum. 29:27 (1958)
2. Bamm P: Eines Menschen Zeit. München-Zürich 1972
3. Baumgarten J: Gegen behördliche Verplanung. Dtsch Ärztebl 78:415–419 (1981)
4. Biefang S, Köpke W, Schreiber MA: Manual für die Planung und Durchführung von Therapiestudien. Springer, Berlin Heidelberg New York 1979
5. Du Bois-Reymond E: Über die Grenzen des Naturerkennens. Leipzig 1916
6. Buchborn E: Plädoyer für eine neue Medizin. Eröffnung Kongr. Dtsch Ges f Inn Med Wiesbaden 1980
7. Casimir HBG: Physik und Arzt. Festvortrag zur Eröffnung des Jahreskongr der Dtsch Röntgenges, Baden-Baden 1974
8. Curie E: Madame Curie (New York 1937). Köln 1980
9. Doerr W: Wandlungen eines Faches, kritische Bemerkungen zur aktuellen Pathologie. Ärztebl Baden-Württemberg 12:750–755 (1980)
10. Engelhardt K: Vergegenständlichen und Teilnehmen. Z Klin Psychol Psychother 23: 294–302 (1975)
11. Epping H: Ist Humanitas am Krankenbett lehrbar? Vortr bei Sitzg der Gesellschaft für Natur- und Heilkunde in Berlin, Mai 1980
12. Fiebig U: Perspektiven für die Gesundheitspolitik der achtziger Jahre Dtsch Ärztebl 77: 2069–2072 (1980)
13. Freireich EJ: s. Biefang und Mitarb.
14. Frik W: Die interdisziplinären Aufgaben der Radiologie. Radiologe 20: 2–5 (1980)
15. Gadamer HG: Schlußbericht. In: Gadamer-Vogler Bd 7, S. 374
16. Gadamer HG, Vogler P (Hrsg): Neue Anthropologie, Bd 1–7. Stuttgart 1973
17. Ganssen A, Loeffler W, Oppelt A, Schmidt F: Kernspin-Tomographie. Computertomographie 1:2–10 (1981)
18. Gerok W: Zur Lage und Verbesserung der klinischen Forschung in der Bundesrepublik Deutschland. Dtsch Forschungsgem Boppard 1979
19. Gore SM, Jones IG, Rytter EC: Misure of statistical methods: critical assessement of articles im BMJ from January to March 1976. Br Med J I: 85 (1977)

20. Gross R: Der Arzt zwischen Naturwissenschaft und Humanität. Verh Dtsch Ges Inn Med 84: 40 (1978)
21. Gross R: Diagnostik und Therapie mit Vernunft. Verh Dtsch Ges Inn Med 84: 210 (1978)
22. Gross R: Zur Gewinnung von Erkenntnissen in der Medizin Dtsch Ärztebl 76: 2571 (1979)
23. Gross R: Hat die Medizin-Philosophie ausgedient? Med Welt 31: 1221-1224 (1980)
24. Hahn O: Von den natürlichen Umwandlungen des Urans zu seiner künstlichen Zerspaltung. Festvortrag anläßlich der Nobelpreis-Verleihung, Stockholm 13.12.1946. In: Hahn O: Mein Leben. Bruckmann-Verlag, München 1968
25. Hahn O, Strassmann F: Über den Nachweis und das Verhalten der bei der Bestrahlung des Urans mittels Neutronen entstehenden Erdalkalimetalle. Naturwissenschaften 27: 11-15 (1939)
26. Heilmann HP: Individuelle Bestrahlungsplanung als Voraussetzung für die Anwendung komplizierter Techniken in der Megavolttherapie. Röntgenpraxis 24: 60 (1971)
27. Henneberg G: Festrede über Albrecht Thaer. Gesellschaft für Natur- und Heilkunde in Berlin, Februar 1981
28. Hermann HJ: Computertomographie in der Planung und Kontrolle der Strahlentherapie. Habilitationsschrift, Univ Heidelberg 1978
29. Herneck F: Albert Einstein's gesprochenes Glaubensbekenntnis. Naturwissenschaften 53: 198 (1966)
30. Horst W: Persönliche Mitteilung
31. Hounsfield GN: Computerized transvere axial Scanning (tomography): Part I, description of system. Br J Radiol 46: 1016 (1973)
32. Kazner E, Steinhoff H: Aspect of rare intracranial tumors in the CT scan. In: Total Body Computerized Tomography (Gerhardt P, van Kaick G eds). Thieme, Stuttgart 1979
33. Köhler A: Vorwort zur ersten Auflage. In: Grenzen des Normalen und Anfänge des Pathologischen im Röntgenbild des Skeletts. Stuttgart 1910
34. Kuhrt F: Zur Situation der Medizintechnik. Electro medica 47: 83 (1979)
35. Lange S: Die Zumutbarkeit röntgendiagnostischer Maßnahmen In: Haftpflichtfragen im ärztlichen Alltag. Dtsch Ärzte-Verlag, Köln 1981
36. Laufs A: Grundlagen des Arztrechts. In: Privatanatomie, Eigentum und Verantwortung (Ehmann H, Hefermehl W, Laufs A, Hrsg). Duncker u. Humblot, Berlin 1980
37. Lissner J: Stand der Vorbereitung einer Qualitätssicherung in der Röntgendiagnostik. 134. Heidelberger Röntgenkolloquium 12.12.1980
38. Lorenzen P: Das menschliche Fundament der Mathematik. In: Gadamer-Vogler, Bd.7, S.2260
39. Naunyn B: zit. nach Gross
40. Öffentlichkeitsarbeit des American College of Radiology: Die Bedeutung der Röntgen-Computertomographie (CT) Informationen der Dtsch Röntgenges 2: 14 (1980)
41. Ohmann C, Lorenz W: Prospektive, kontrollierte klinische Studien in der Krebsforschung. Krebsmedizin 1: 110-112 (1980)
42. Rauschecker H: Behandlung des kleinen Mammakarzinoms. Multizentrische Therapiestudie beim BMFT, 1980
43. Research Plan for Radiation Oncology: Cancer 37, April 1976
44. Röntgen W: Über eine neue Art von Strahlen. Würzburg, Sitzgs Ber Physik-Med Ges 132 (1895)
45. Rössler D: zit. nach Wachsmuth
46. Rundtisch-Gespräch während d Dtsch Krebskongr, München, 11.-15.3.1980. Praxis-Kurier 25: 34 (1980)
47. Sauter-Servaes H: Der katholische Arzt heute. Dtsch Ärztebl 77: 2497-2499 (1980)
48. Schaefer H: Klärung der Grundbegriffe: Effektivität und Effizienz. (Im Druck)
49. Schinz HR: 60 Jahre medizinische Radiologie. Stuttgart 1959
50. Schipperges H: Anthropologien in der Geschichte der Medizin. In: Ausbildung zum Arzt von morgen. Stuttgart 1971
51. Schipperges H: Von der Entdeckung der Röntgenstrahlen bis zur modernen Computertomographie. Vortrag vor Krankenhaus Apothekern, Okt 1980
52. Schipperges H: Suche nach Prioritäten - Setzen von Prioritäten. Vorlesungsreihe Schering, Heft 7. Berlin und Bergkamen 1980
53. Seibold E: Wissen und Gewissen. Mitteilungen der DFG 1/81
54. Sisson IC, Schoomaker EB, Ross IC: Clinical decision analysis. The hazard of using additional data. JAMA 236: 1259 (1976)
55. Spohn K: Eröffnung des 98. Chirurgen-Kongresses. München 1981
56. Ungeheuer E: Bekenntnis der ärztlichen Verantwortung. In: Die Information, Bericht und Meinung. 28. Intern Fortbildungskongr, Bundesärztekammer, Davos, März 1980. Dtsch Ärztebl 77: 12 (1980)
57. Wachsmuth W: Jenseits allen Fortschritts - das Feld des Unerforschlichen. Vortr Polytechn Gesellsch, Frankfurt 1980
58. zum Winkel K: Neue Bildsysteme in der radiologischen Diagnostik und Strahlentherapie. Therapiewoche 27: 1982-2007 (1977)
59. zum Winkel K: Naturwissenschaft und Technik in der Medizin, Festvortrag aus Anlaß der feierlichen Promotion der medizinischen Gesamtfakultät Heidelberg, Juli 1980
60. zum Winkel K: Naturwissenschaft und Technik in der Medizin am Beispiel der Radiologie. Medizinische Gesellschaft der Medizinischen Fakultät der Rhein-Westf Techn Hochschule Aachen, 23.6.1981

Klinische Erfahrungen mit der CO_2-Laser-Chirurgie in Rachen und Kehlkopf

H.-G. Boenninghaus

Technik

Der CO_2-Laser (*L*ight *a*mplifikation by *s*timulated *e*mission of *r*adiation) wurde 1972 von Strong u. Jako [9] in den USA erstmals bei Kehlkopferkrankungen eingesetzt. Der Laserstrahl verläßt den optischen Resonator durch eine fokussierende Linse. Er wird durch einen in allen Ebenen beweglichen Spiegel in die Blickachse des Operationsmikroskops gebracht. Ein Mikromanipulator erlaubt die Führung des Laserstrahls. Mit einem koaxial justierten sichtbaren Helium-Neon-Rotlicht-Laser als Zielstrahl wird vorher exakt der Ort der Einwirkung des unsichtbaren CO_2-Laserstrahls eingestellt.
Der CO_2-Laserstrahl (Wellenlänge 10,6 μ) entwickelt seine Energie an der Gewebeoberfläche. Die Eindringtiefe ist gering. Bis 0,1 mm Tiefe ist 90% der Energie absorbiert. Explosionsartig verdampft das Zellwasser beim Auftreffen des Laserstrahls. Es kommt zu einer Vaporisation der Zellen und einer Zerreißung des Gewebes im Zentrum des Zielgebiets unter Bildung eines kleinen Kraters. Die angrenzenden Zellen verkohlen. Blutgefäße bis zu einem Durchmesser von 0,5 mm werden verschlossen.
Das der Universitäts-Hals-Nasen-Ohrenklinik Heidelberg seit Anfang 1980 zur Verfügung stehende CO_2-Lasergerät mit einer Leistung bis 30 Watt ist für verschieden lang dauernde Lasereinzelimpulse und für eine Dauerapplikation eingerichtet. Der Brennfleckdurchmesser beträgt 0,4 mm bei einem Arbeitsabstand zwischen Mikroskop und Gewebsoberfläche von 40 cm. Dieses CO_2-Laserverfahren eignet sich nach den technischen Daten und den physikalischen Eigenschaften zum Einsatz für Weichteiloperationen in Mundhöhle, Rachen und Kehlkopf.

Klinische Anwendung

Die Laserchirurgie wird von uns vorwiegend bei Kehlkopferkrankungen durchgeführt. In Intubationsnarkose wird der Kehlkopf mit dem starren Stützlaryngoskop direkt eingestellt. Das Gesicht des Patienten und die Umgebung des Rohreingangs werden mit nassen Tüchern abgedeckt. Die Trachea muß subglottisch mit armierten feuchten Wattetupfern abtamponiert werden, um Schleimhautläsionen in der Tiefe durch den Laserstrahl zu vermeiden. Der Narkosetubus wird zu seinem Schutz im Kehlkopfbereich mit Aluminiumfolie umwickelt. Das im Operationssaal anwesende Personal hat Schutzbrillen zu tragen. Glas absorbiert das eventuell reflektierte Laserlicht.
Durch die Vergrößerung der Befunde im Operationsmikroskop und durch die absolute Ruhigstellung des Kehlkopfs in Narkose und Relaxation läßt sich sicher und exakt mit dem Laserstrahl arbeiten. Die Sicht auf das Operationsfeld ist nicht behindert, weil im allgemeinen keine zusätzlichen Instrumente benötigt werden. Während der Arbeit mit dem Laser ist der entstehende Dampf ständig abzusaugen. Soll die Unterseite der Stimmbänder erreicht werden, kann der Laserstrahl durch einen kleinen Begleitspiegel reflektiert werden.

Klinische Erfahrungen

Nach Vorversuchen setzten wir das Lasergerät zunächst bei kleineren pathologischen Veränderungen der Kehlkopfweichteile ein. *Kehlkopfpolypen* wurden mit Lasereinzelimpulsen schrittweise verdampft, bis das Niveau normalen Gewebes erreicht war. Dieses Vorgehen ist freilich nur angezeigt, wenn mit Sicherheit angenommen werden kann, daß keine Malignität besteht. Im Zweifel müssen Probeexzisionen vor der Laserverdampfung vorgenommen werden, um unter Umständen erforderliche weitergehende therapeutische Maßnahmen zu planen und durchzuführen. Entsprechend den Erfahrungen anderer Autoren erwies sich das Operationsgebiet als absolut blutfrei. Das ist von besonderem Vorteil bei blutreichen (teleangiektatischen) Polypen. Da der Laserstrahl Gefäße nur bis zu 0,5 mm versiegelt, müssen stärkerkalibrige Gefäße in konventioneller Weise mit

Fortschritte in der Inneren Medizin
Hrsg. Kommerell/Hahn/Kübler/Mörl/Weber

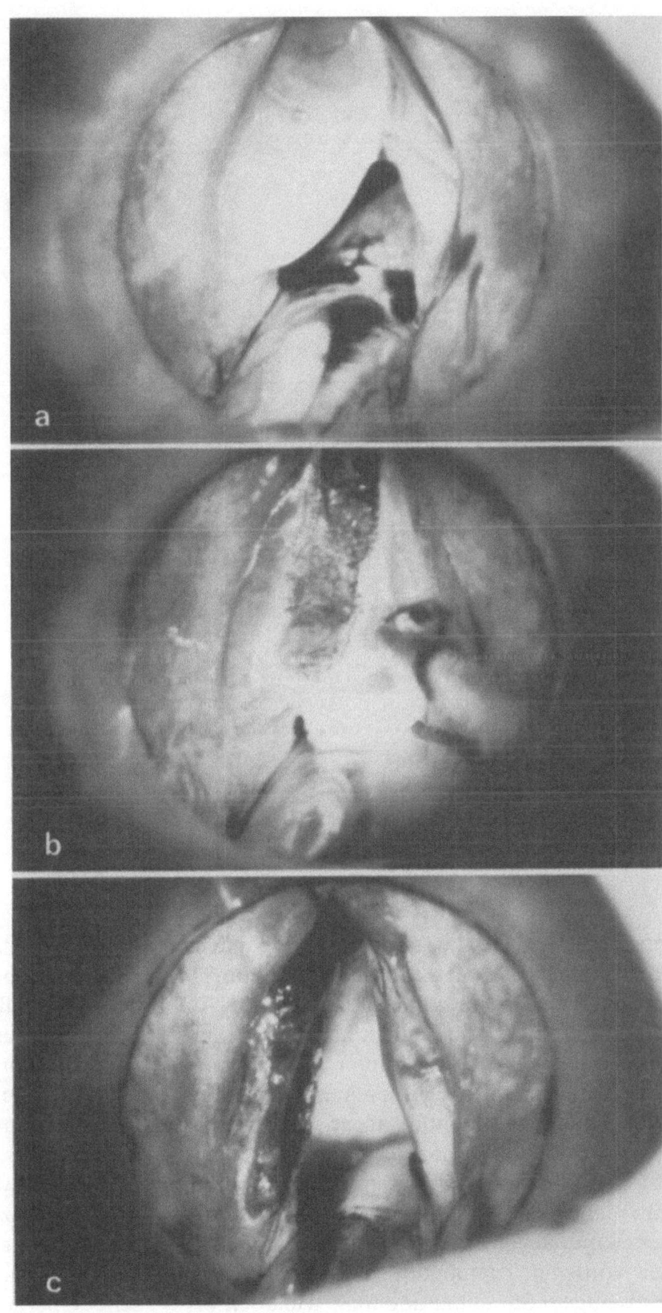

Abb. 1. (a) Reinke-Ödem links stärker als rechts, (b) Laserschnitt auf der Oberseite des Stimmbandes links, (c) Zustand nach laserchirurgischer Abtragung des Stimmbandödems links

Klemmen gefaßt und unterbunden bzw. verkocht werden. Darauf muß bei der Laserbehandlung von Hämangiomen geachtet werden. Das *Reinke-Ödem* der Stimmbänder (Abb. 1 a) verdampfen wir dagegen nicht mit Einzelimpulsen, der Laserstrahl wird vielmehr als Dauerimpuls wie ein chirurgisches Messer verwandt. Dabei ist zu beachten, daß die Schnittbreite eines Skalpells geringer ist als die Breite des Laserstrahls. Letztere wird von Steiner u. Mitarb. [8] mit 1–2 mm angegeben. Mit einer feinen Faßzange läßt sich das ödematöse Stimmband nach

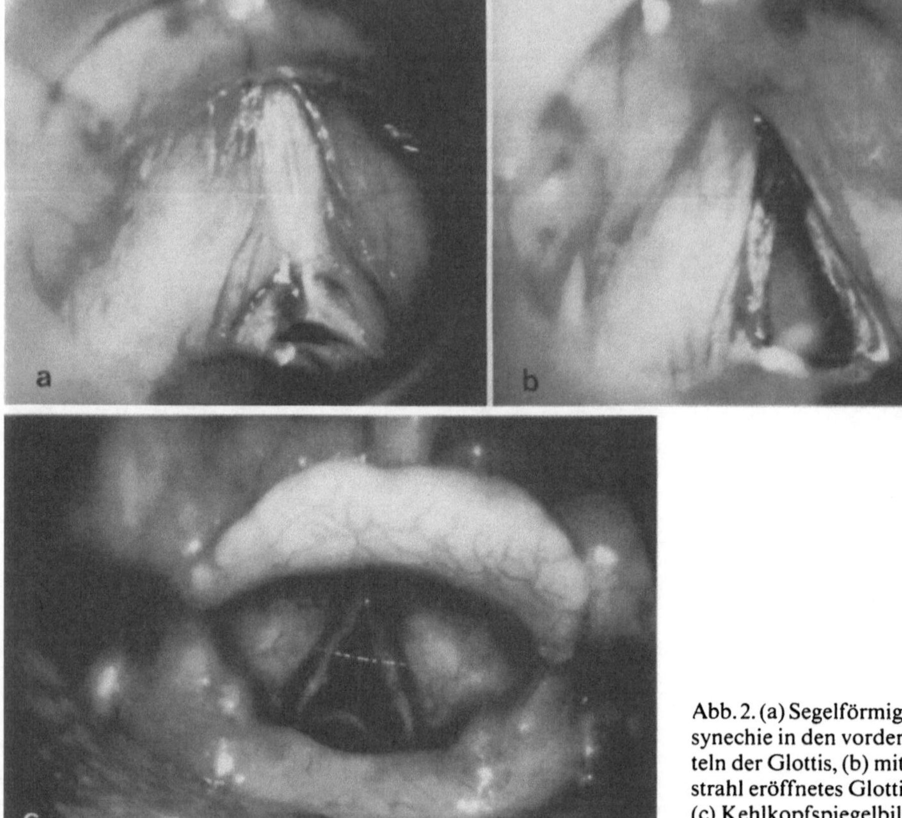

Abb. 2. (a) Segelförmige Stimmbandsynechie in den vorderen zwei Dritteln der Glottis, (b) mit dem Laserstrahl eröffnetes Glottislumen, (c) Kehlkopfspiegelbild 12 Tage nach Laserchirurgie

medial ziehen. Der Laserschnitt wird zunächst an der Oberseite des Stimmbandes (Abb. 1 b) und dann an der Unterseite entlanggeführt. Auf diese Weise kann die Schleimhaut der Stimmbänder schonend bei absoluter Blutleere und ohne Verletzung der Ligamenta und der darunterliegenden Muskulatur abgetragen werden (Abb. 1 c). Entgegen unserer Erwartung waren die sich bildenden Fibrinschorfe postoperativ nur mäßig ausgeprägt, und die Überhäutung der Wundflächen erfolgte rascher als üblich. In der vorderen Kommissur entfernen wir bei beidseitigem Stimmbandödem – wie auch bisher bei der mikrochirurgischen Abtragung mit Messerchen und Scheren – das Epithel zunächst nur auf einer Seite, um auf keinen Fall durch gegenüberliegende Wundflächen eine narbige Verwachsung (Synechie) in der vorderen Kommissur zu setzen.

Ist dagegen eine *Synechie* (Abb. 2 a) zwischen den vorderen Abschnitten beider Stimmbänder durch Verletzungen oder durch Operationen entstanden oder besteht eine angeborene Synechie, so läßt sich mit dem Laserstrahl eine Durchtrennung dieser Synechie schonend und wirksam vornehmen (Abb. 2 b). Die geringe Wundreaktion und rasche Epithelisierung führt zu einer dauerhaften Erweiterung der Glottis (Abb. 2 c). Dieser Effekt ist jedoch nur bei Segelbildungen zwischen den Stimmbändern oder in der Trachea zu erwarten, dagegen nicht bei breiten und engen narbigen Trachealstenosen, die meiner Ansicht nach, wie bisher, durch plastische Operationsmethoden (geschlossene Behandlung nach Tracheotomie, offene Rinnenbehandlung oder Querresektion) behoben werden müssen.

Granulationspolypen, die als Folge einer Intubation oder auf entzündlicher Grundlage gern am Processus vocalis des Aryknorpels auftreten und Heiserkeit verursachen, bilden sich nach scharfer Abtragung häufig erneut, weil es schneller zum Aufschießen frischer Granulationen aus dem über den Knorpel gespannten Wundgrund kommt als zur Epithelisierung. Die nach der Abtragung der Intubationsgranulome mit dem Laserstrahl zu beobachtende geringe Reaktion des Gewebes und damit auch mäßige Granulationstendenz, dafür aber relativ rasche Überhäutung der Wundfläche läßt den Einsatz des Lasergeräts bei diesem Krankheitsbild als besonders geeignet erscheinen. Wir konnten uns von der günstigen Wirkung der Laserbehandlung in einigen Fällen überzeugen.

Nicht so günstig ist die Laserchirurgie bei den oft nur winzigen *Schreiknötchen* am freien Rand der Stimmbänder, weil der Durchmesser des Laserbrennflecks nicht selten größer ist als das Knötchen selbst.

Besonders große Hoffnungen wurden bei Einführung der Laserchirurgie in eine verbesserte Therapie der rezidivierenden kindlichen *Larynxpapillome* gesetzt. Bei der bisher üblichen scharfen Abtragung der Papillome mit Doppellöffeln und Zängelchen, bei der es zu Blutungen aus dem Tumorgewebe mit einem unübersichtlichen Operationsfeld und zu zusätzlichen Schleimhautläsionen kam, konnten leicht an bis dahin nicht betroffenen Schleimhautanteilen neue Absiedelungen entstehen. Meist traten auch nach relativ kurzer Zeit an der Abtragungsstelle wieder Papillomrasen auf. Zumindest war zu erwarten, daß es nach der Lasertherapie seltener zu neu aufschießenden Absiedelungen und zu weniger häufigen Rezidiven kommen würde. Es war nach der Natur dieses virusbedingten Leidens allerdings nicht damit zu rechnen, daß die Papillomatose nach der Verdampfung in der Mehrzahl der Fälle ausgeheilt werden konnte [5, 6]. Das blutleere Operieren und die geringen postoperativen Gewebsreaktionen, Granulations- und Narbenbildungen nach der Lasertherapie ließen aber hoffen, daß früher gelegentlich notwendige Tracheotomien bei Papillomträgern zu umgehen sein würden.

Bei einer Reihe von Papillomoperationen, die mit Lasereinzelimpulsen durchgeführt wurden, erwies sich zunächst, daß die Operationsdauer erheblich gegenüber dem „blutigen" Vorgehen mit Instrumenten verlängert war. Die Laserpunkte mußten einzeln nebeneinander gesetzt werden, um das Papillomgewebe sowohl seitlich als auch zur Tiefe hin punktförmig und schrittweise zu verdampfen. Bei ausgedehnten Papillomen, die den gesamten Kehlkopf ausfüllten, war die Laseroperation für uns zeitlich sehr aufwendig. Darauf hat schon früher Grossenbacher [2] hingewiesen. Ausgeglichen wurde dieser Nachteil allerdings dadurch daß durch die Blutleere die Abtragung so lange fortgeführt werden konnte, bis das Kehlkopflumen frei war und das Niveau gesunden Gewebes an den Seitenwänden des Kehlkopfs und an den Stimmbändern erreicht schien. Früher war der Operateur nicht selten gezwungen, sich wegen der Blutung und der dann unübersichtlich werdenden Verhältnisse zunächst mit Teilabtragungen zu begnügen, die nach einigen Tagen fortgeführt werden mußten. Ödembildung oder Schwellungszustände sahen wir bei der Laserbehandlung kaum, postoperative Tracheotomien waren bisher bei uns nicht erforderlich. Gleiche Erfahrungen wurden von Miehlke u. Vollrath [6] mitgeteilt.

Bei den ersten von uns behandelten Papillomen mit Laser sind wir, wie sich herausgestellt hat, etwas zu zaghaft und vorsichtig vorgegangen und haben die Papillome wohl nicht bis auf den Grund, d.h. bis ins gesunde Gewebe vernichtet. Dadurch blieben Rezidive nicht aus. Größere Erfahrungen ergaben dann aber eine Verlängerung der sonst gewohnten rezidivfreien Zeit. Wir beobachten unterdessen Patienten, bei denen in den abgelaufenen Monaten kein neues Papillomwachstum festzustellen war. Die postoperative Heilungsphase erschien uns zeitlich gegenüber der Methode der mikrochirurgischen Abtragung nicht verändert. Auffallend waren aber die geringen postoperativen Beschwerden auch bei ausgedehnten Eingriffen mit dem Laser.

Bei einer Patientin mit dem seltenen Befund einer ausgedehnten flächenhaften – histologisch gesicherten – Papillomatose im Bereich des weichen Gaumens einschließlich des Zäpfchens (Abb. 3a) konnten wir sehr viel eleganter als es mit scharfen Instrumenten möglich gewesen wäre, laserchirurgisch erfolgreich behandeln (Abb. 3b und 3c). Nach unseren bisherigen Erfahrungen ist die Therapie der Papillome mit dem Laserstrahl eine echte Bereicherung der bisherigen Behandlungsmöglichkeiten dieser nur schwer zu beeinflussenden Erkrankung.

Es bleibt die Therapie der *Epithelhyperplasien* einschließlich der Übergänge in ein Carcinoma

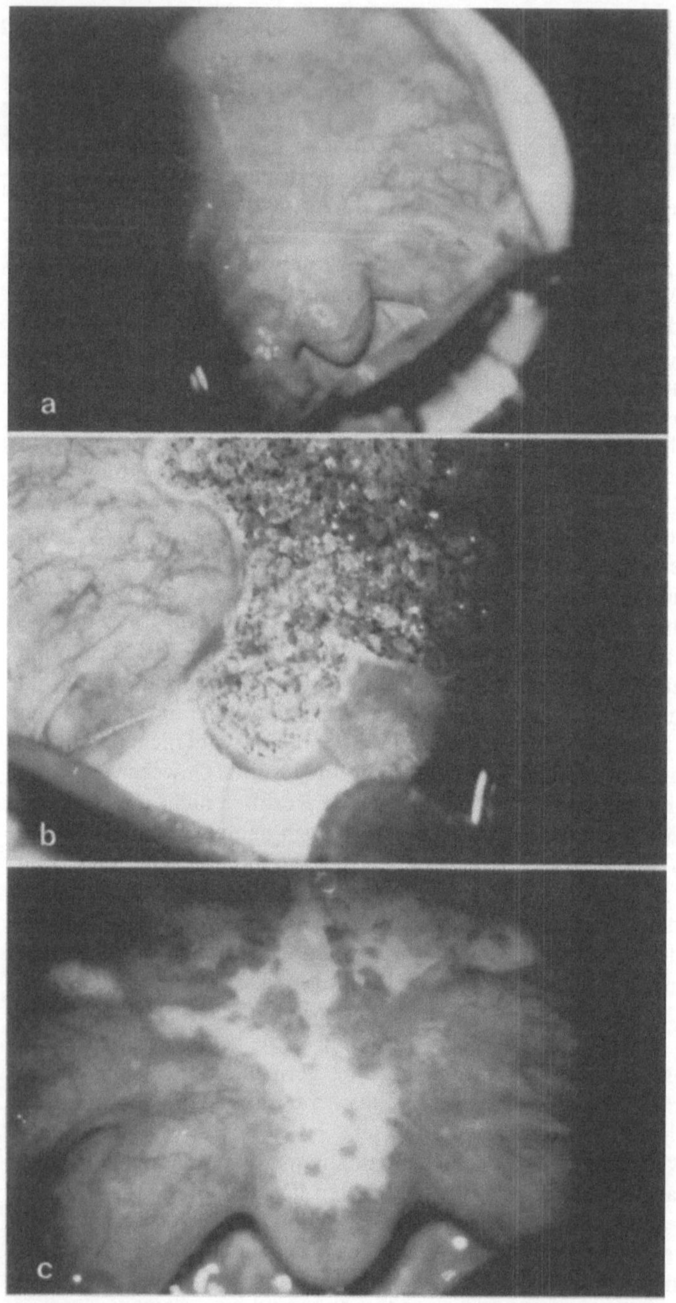

Abb. 3. (a) Flächenhaftes Papillom am weichen Gaumen, (b) Zustand nach Verdampfung des Papilloms durch Lasereinzelimpulse, (c) Zustand 4 Tage nach Laserchirurgie

in situ und die Therapie der *Kehlkopfkarzinome* mit dem Laserstrahl zu diskutieren. Anderenorts sind erste Therapieversuche durchgeführt und vorläufige Ergebnisse bekannt gegeben worden [1, 3, 4, 5]. Es wird von Karduck u. Mitarb. bei Verwendung eines Neodym-Yag-Lasers darauf hingewiesen, daß sich die „Versiegelung“ der Lymphbahnen beim Absetzen des Karzinoms mit dem Laserstrahl günstig zur Bekämpfung einer Tumorverschleppung bei der Operation auswirken könnte. Endgültige Aussagen über diese Art einer Karzinomtherapie sind freilich erst in einigen Jahren zu machen. Wir konnten uns bisher noch nicht dazu überwinden, Leukoplakien und Keratosen zu verdampfen, weil eine histologische Untersuchung des Gewebes und die Aussage über eine Malignität dann nicht möglich ist. Ähnliches gilt für Exzisionen krebsig befallener Stimmbänder, die im Gesunden mit dem Laserstrahl zu umschneiden wären. Auch hier bei der kurativen Karzinomtherapie macht die histologische Aufarbeitung des Exzisionspräparats in den Randpartien Schwierigkeiten wegen der Verkohlungs- und Koagulationszone, die – wie Pesch [7] festgestellt hat – 0,1–1 mm breit ist. Gerade auf diese sog. Randhistologie kommt es uns aber in der Krebstherapie bei Kehlkopfteilresektionen an, weil aus Raumgründen im Kehlkopf nicht beliebig weit im Gesunden abgesetzt werden kann. Keine Bedenken hätte ich bei Palliativoperationen, falls beabsichtigt ist, ein im Rachen-Kehlkopf-Bereich oder am Zungengrund operativ von vornherein nicht im Gesunden zu entfernendes Karzinom zu verkleinern. Das gleiche gilt, falls der Allgemeinzustand des Patienten eine totale Entfernung des Krebses nicht erlaubt. Eine Tumorverkleinerung mit dem Laserstrahl oder eine Probeexzision aus dem Tumor, bei der es nicht auf die Randhistologie ankommt, halte ich schon wegen der geringen Blutung und des schonenden Verfahrens für sinnvoll. Größere Gefäße müßten aber auch hier in konventioneller Weise versorgt werden. Weitere Erfahrungen werden lehren, ob mit der Laserchirurgie ein echter und den Patienten durch Rezidiv- oder Resttumoren nicht gefährdender Fortschritt in der Karzinomtherapie zu erzielen ist. Sollte sich die Vernarbung nach Laserexzision von Stimmbandkarzinomen und die postoperativen Verwachsungen der Kehlkopfweichteile gegenüber der Exzision mit Skalpell und Schere als geringer erweisen, so könnte darin auch ein Gewinn für die postoperative Stimmbildung liegen. Ein positiver Aspekt, der als nicht unwichtig einzuschätzen wäre.

Zusammenfassend ist zu sagen, daß die CO_2-Laserchirurgie nach unserem Eindruck eine Bereicherung unserer therapeutischen Möglichkeiten bei Kehlkopferkrankungen darstellt. Als Vorteile gegenüber der konventionellen Chirurgie sind zu nennen die gute und nicht durch Instrumente behinderte Aufsicht auf die krankhaften Veränderungen, die Blutleere des Operationsfelds, die geringe postoperative Gewebsreaktion (kaum Ödem, dünner Fibrinschorf, wenig Granulationen) und die dadurch bedingte relativ rasche Wundepithelisierung und günstige Narbenbildung. Es treten wenig postoperative Schmerzen auf. Nachteile sind die verlängerte Operationsdauer beim Verdampfen ausgedehnter pathologischer Veränderungen und die noch hohen Kosten des Lasergeräts. Bisher wurden eigene Erfahrungen bei der Abtragung von Kehlkopfpolypen, Intubationsgranulomen, Reinke-Ödemen und rezidivierenden Papillomen gesammelt. Gegen eine kurative Malignomtherapie werden zunächst noch Einwände vorgebracht, die vor allem auf der Schwierigkeit beruhen, wie bisher aussagekräftige histologische Ergebnisse aus den Tumorrandgebieten zu erhalten.

Literatur

1. Burian K, Höfler H: Zur mikrochirurgischen Therapie von Stimmbandcarcinomen mit dem CO_2-Laser. Laryng Rhinol 58: 551 (1979)
2. Grossenbacher R: Erfahrungen mit der CO_2-Laserchirurgie in der Otorhinolaryngologie. HNO 27: 403 (1979)
3. Kaplan I, Gassner S, Hindel Y: Carbon-dioxide laser in head and neck surgery. Am J Surg 128: 543 (1974)
4. Karduck A, Richter H-G, Blank M: Laserchirurgie des Stimmbandes. Laryng Rhinol 57: 419 (1978)
5. Miehlke A, Chilla R, Vollrath M: Die Kryo- und Laserchirurgie zur Behandlung maligner und benigner Kehlkopfprozesse. HNO 28: 357 (1980)
6. Miehlke A, Vollrath M: Mikroskopische Laserchirurgie im Kehlkopfbereich. Dtsch Ärztebl 77: 177 (1980)
7. Pesch H-J: Histomorphologische Veränderungen im Larynx nach CO_2-Laseranwendung. (Zitiert bei Steiner und Mitarb)
8. Steiner W, Jaumann MP, Wigand ME: Laserendoskopie in Pharynx, Larynx und Trachea. Arch Oto-Rhino-Laryngol 227: 586 (1980)
9. Strong MS, Jako GJ: Lasersurgery in the larynx. Ann Otol Rhinol Laryngol 81: 781 (1972)

Intrazelluläre Wirkung von Thymuspeptiden bei der Regulation eines Differenzierungsmarkers in der Membran menschlicher T-Lymphozyten

H.-G. Manke, S. Neuhauser, P. Drings, C. Königs, C. Birr und H.-P. Geisen

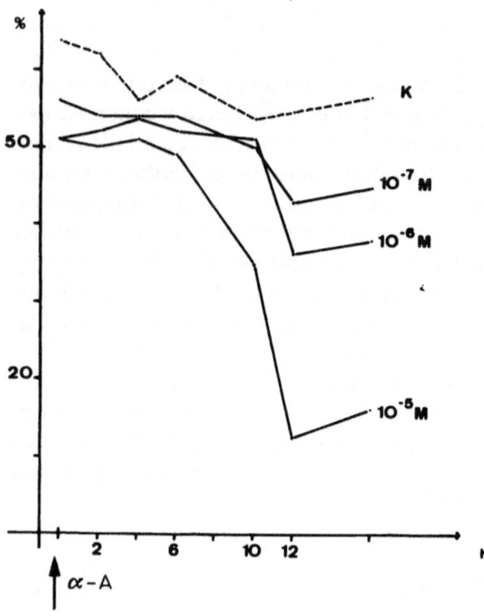

Abb. 1. Menschliche periphere Lymphozyten (5 Millionen Zellen pro ml) werden mit 10^{-5} bis 10^{-7} M α-Amanitin inkubiert. Binnen 12 h fällt die Zahl der E-Rosettenbildenden Zellen ab

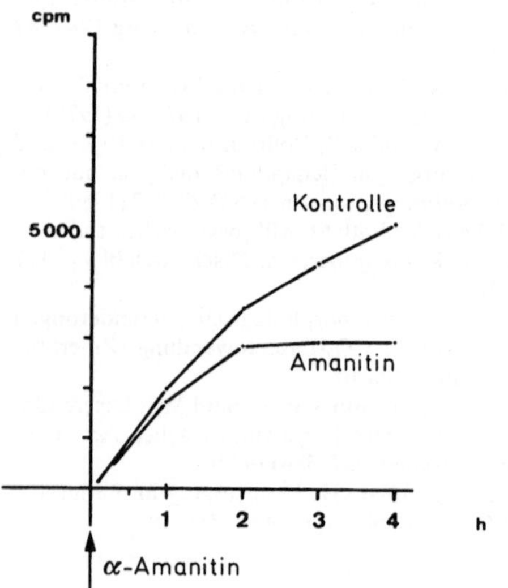

Die E-Rossettenbildung menschlicher T-Lymphozyten [1, 2] hängt von Synthese und Bildung eines 60000 dalton Glykoproteins ab, das kürzlich von Owen u. Fanger [3, 4] und Gürtler [5, 6] charakterisiert wurde. Die Bildung von E-Rossetten wird während der in-vitro-Blockade der Proteinsynthese der T-Lymphozyten durch Puromycin binnen 10–15 min gehemmt. Dies weist darauf hin, daß das Glykoprotein in der Membran in der Mehrzahl eine kurze Halbwertszeit hat.

Werden Lymphozyten aus Normalpersonen, die die Fähigkeit haben E-Rossetten zu bilden,

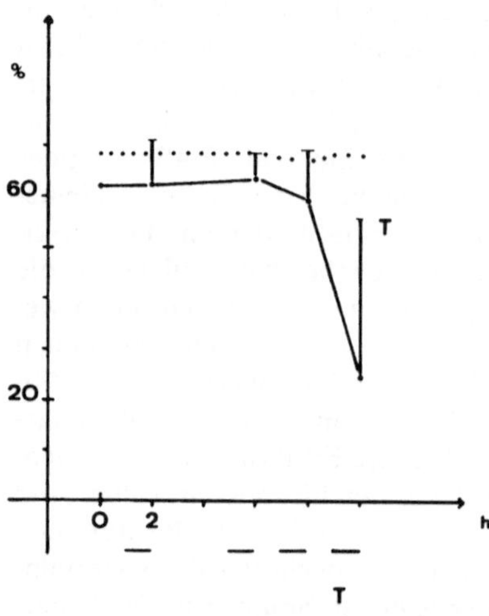

Abb. 3. Induktion der E-Rosettenbildung in gleichzeitig mit α-Amanitin behandelten Lymphozyten durch Thymuspeptide (T). T (präpariert nach der Methode von Hooper) wurde 60 min lang zu peripheren menschlichen Lymphozyten (5 Mill. pro ml) gegeben, die mit 10^{-5} M α-Amanitin von Stunde 0 an kultiviert wurden

◀ Abb. 2. α-Amanitin blockiert die H^3-Uridin-Aufnahme von peripheren menschlichen Lymphozyten. Vierfachansätze wurden in vitro mit 10^{-5} M α-Amanitin (A) inkubiert. Die RNA-de-novo-Synthese ist nach 2 h blockiert (Methode nach Scholtissek)

Fortschritte in der Inneren Medizin
Hrsg. Kommerell/Hahn/Kübler/Mörl/Weber

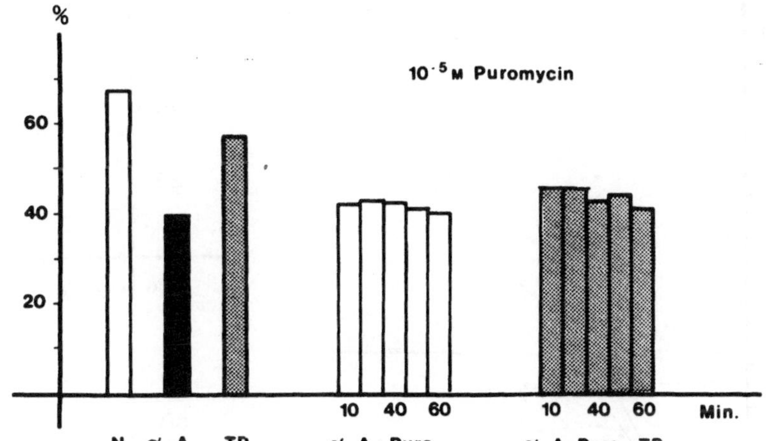

Abb. 4. 10^{-5} M Puromycin (Serva) blockiert die E-Rosetten-induzierende Aktion von Thymuspeptiden in α-Amanitin-vorbehandelten Lymphozyten, d. h., für diese Induktion ist intakte Proteinsynthese notwendig

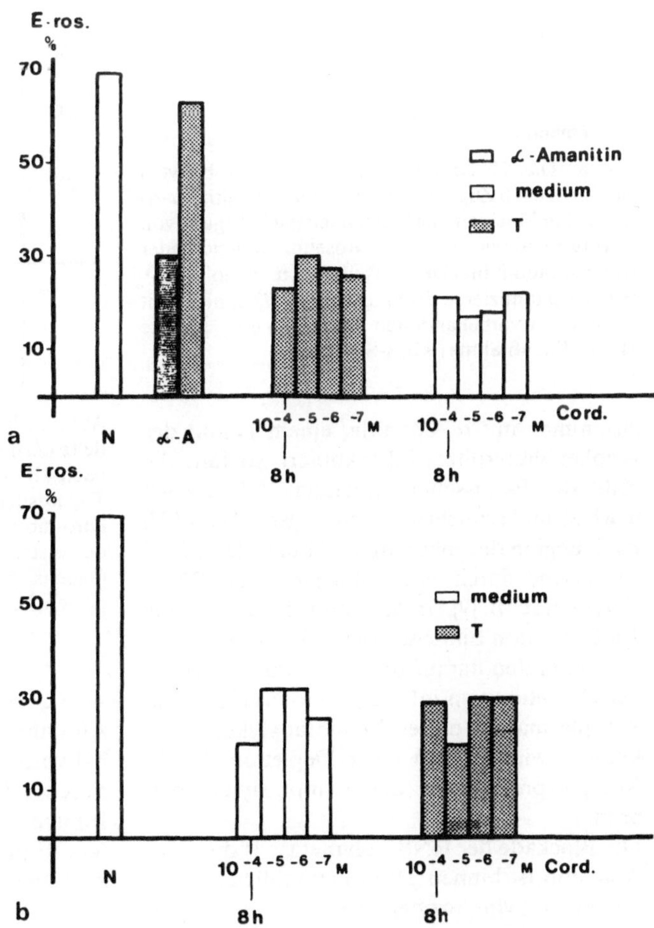

Abb. 5a, b. 3′-Desoxyadenosin (Cordycepin) inhibiert die E-Rosetten-induzierende Aktion von Thymuspeptiden (T) durch Blockade des nukleo-zytoplasmalen mRNS-Transfers. Die Zellen (5 Mill. pro ml periphere menschliche Lymphozyten) wurden mit 10^{-5} M α-Amanitin (a) bei 37 °C für 8 h oder nur mit Medium (b) inkubiert. Cordycepin inhibiert die Wirkung von Thymuspeptiden sowohl in unbehandelten (b) als auch in α-Amanitin-vorbehandelten (a) Zellen

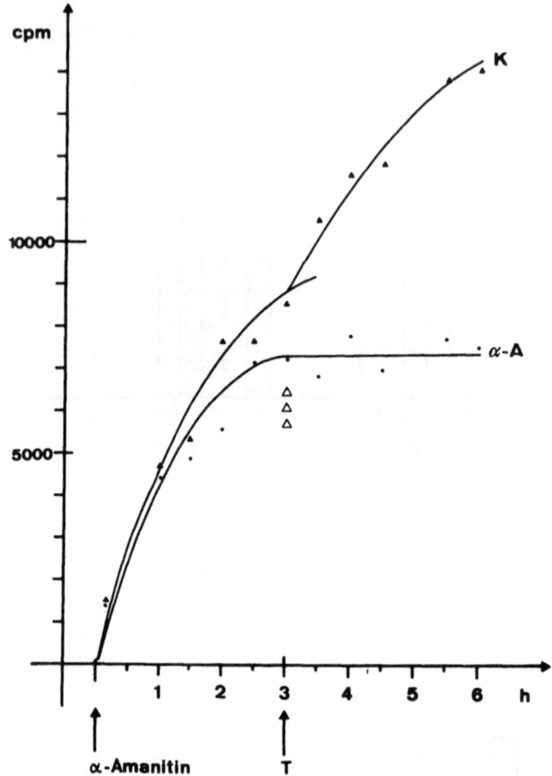

Abb. 6. Die H^3-Uridinaufnahme in Lymphozyten wird 2½ h nach Zugabe von 10^{-5} M α-Amanitin (α-A) zur Kultur blockiert. Sie bleibt auch nach Zugabe von Thymuspeptiden *(T)* in E-Rosetten-induzierender Konzentration blockiert (Methode n. Scholtissek). Hingegen induzieren Thymuspeptide *(T)* in nicht mit α-Amanitin vorbehandelten Zellen *(K)* eine erhöhte H^3-Uridinaufnahme (RNA-Synthese)

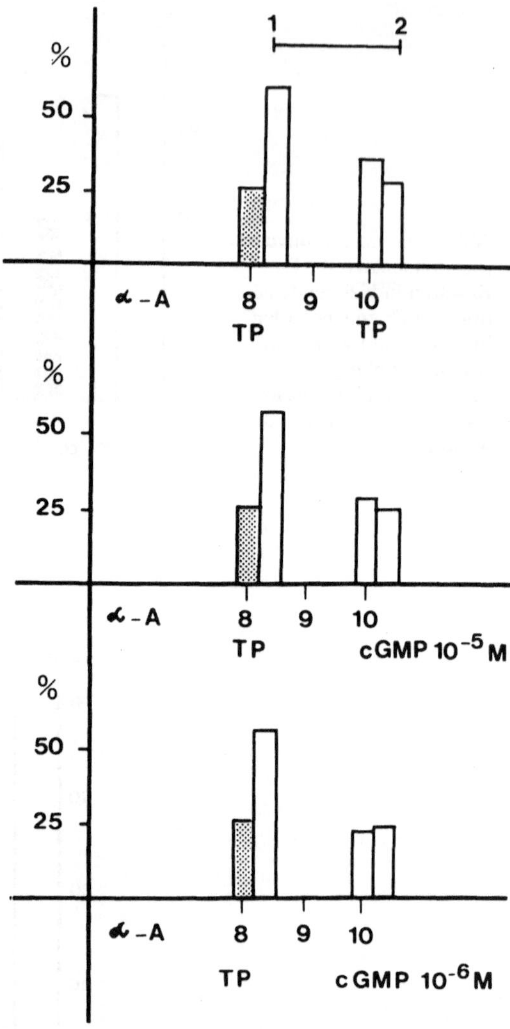

Abb. 7. 8 h lang mit α-Amanitin (10^{-5} M) vorbehandelte periphere menschliche T-Lymphozyten wurden nach 8 h und nach weiteren 2 h zum zweiten Mal mit Thymuspeptiden *(TP)* oder 10^{-5} M und 10^{-6} M 8bro-mo-cGMP inkubiert. E-Rosetten werden nur bei der ersten TP-Gabe induziert. Bei der zweiten TP-Gabe ist der mRNS-Pool, der für das E-Rezeptorenprotein kodiert, erschöpft

zusammen mit α-Amanitin, einem Peptid des Knollenblätterpilzes [8] inkubiert, so fällt die Zahl der E-Rossetten-bildenden Zellen nach 6–8 h ab und erreicht ihren niedrigsten Wert 12 h nach Beginn der Inkubation (Abb. 1). Dies wird verursacht durch eine Blockade der RNA-Polymerase B [9]. α-Amanitin bindet an die 100000 dalton Einheiten dieses Enzyms, und es kommt in den darauffolgenden Stunden zu einer Depletion von mRNS, die in Nukleus und Zytoplasma für dieses Membranglykoprotein kodiert, wie auch zu einer Depletion des E-Rezeptorproteins in der Lymphozytenmembran.

Die Blockade der RNS-Polymerase B durch α-Amanitin ist binnen 2 h in menschlichen peripheren T-Lymphozyten komplett, wie es in Abb. 2 durch das Systieren der H^3-Uridin-Aufnahme gezeigt wird.

T-Lymphozyten, die binnen einer 12 h-Kultur durch α-Amanitin blockiert wurden, sind durch Inkubation mit Thymuspeptiden für 30 oder 60 min in der Lage ihre Fähigkeit E-Rossetten zu bilden wiederzugewinnen (Abb. 3); wobei die α-Amanitinblockade nicht unterbrochen

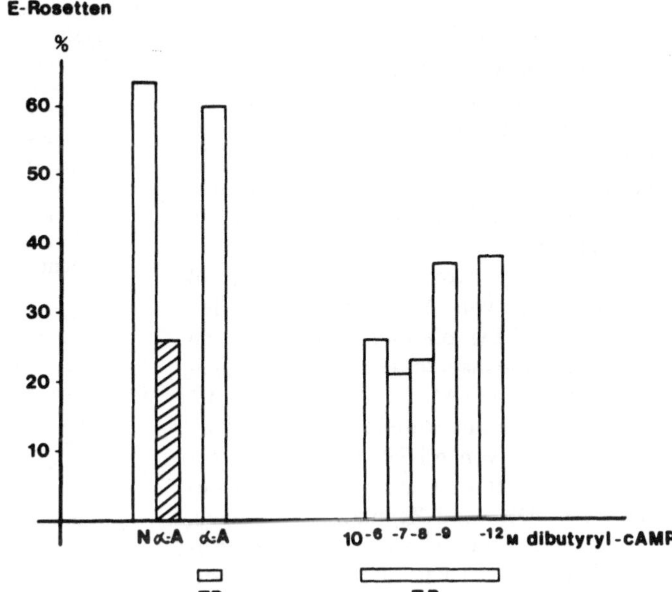

Abb. 8. Lymphozyten, die mit α-Amanitin und Dibutyryl-cAMP (Hemmung der Proteinsynthese) inkubiert wurden, sind nicht mehr durch Thymuspeptide *(TP)* zur E-Rosettenbildung induzierbar. *N*, Normale E-Rosetten-bildende Lymphozyten; *α-A*, Zellen 8 h mit α-Amanitin vorbehandelt; *α-A + TP*, α-Amanitin-vorbehandelte Zellen, die mit Thymuspeptiden 60 min lang behandelt wurden

wird. Diese Induktion durch Thymuspeptide (Thymosinfraktion 5 und 7 und synthetisches α-Thymosin [10, 11]) wird durch Puromycin inhibiert (Abb. 4).

Sie wird ebenfalls inhibiert, wenn man den nukleozytoplasmalen Transfer von mRNS mit Hilfe von 3-Desoxyadenosin (Cordycepin) (Abb. 5) [12, 13, 14] inhibiert. Die Induktion der Synthese des E-Rezeptorproteins durch Thymuspeptide wird, wie Abb. 6 zeigt, nicht durch eine Aufhebung der α-Amanitinblockade verursacht.

Aus diesen Untersuchungen schließen wir, daß Thymuspeptide und synthetisches α_1-Thymosin einen sequestrierten Pool von mRNS im Kern der T-Lymphozyten freisetzen. Der mRNS-Pool ist erschöpfbar (Abb. 7). Wird er erschöpft und die α-Amanitinblockade aufgehoben, so kommt es binnen Stunden (2–4 h) zu seiner Wiederauffüllung.

Verfahren, die zu einer Vernetzung von hnRNS führen, können an lebenden Zellen durchgeführt werden [15] und haben in unserem System zur Folge, daß der mRNS-Pool für das E-Rezeptorprotein nicht mehr abrufbar ist. Alle diese Befunde charakterisieren den mRNS-Pool als mRNS, die wahrscheinlich als nicht oder wenig polyadenylierte mRNS im Kern vorliegt, und dort im Kompartiment der heterogenen nukleären Ribonukleoproteine (hn RNP).

Das Vorliegen eines solchen nukleären mRNS-Pools, der für ein Membranprotein in wohldifferenzierten peripheren, menschlichen T-Lymphozyten kodiert, ist für eukaryote Zellen erstaunlich und hilft die schnelle in-vitro-Aktion von Thymuspeptiden in Lymphozyten aus Patienten mit Immundefizienzen und niedrigen E-Rossetten zu erklären. Die T-Lymphozyten dieser Patienten enthalten in gleicher Weise wie Lymphozyten aus Normalpersonen einen nukleären mRNS-Pool, der durch Thymuspeptide in ähnlicher Weise wie in normalen Lymphozyten freigesetzt werden kann. Für die Expression des o. g. Pools ist intakte Proteinsynthese notwendig. Hohe intrazelluläre cAMP-Spiegel (Abb. 8) hemmen die Wirkung von Thymuspeptiden. Es ist bekannt, daß erhöhte cAMP-Spiegel cAMP-abhängige Proteinkinasen aktivieren [16], die über eine Phosphorylierung von Initiationsfaktoren und ribosomalen Proteinen [17] die Proteinsynthese stark vermindern oder unmöglich machen. Thymuspeptide können dann nicht mehr wirken.

Die Funktion der T-Lymphozyten des Menschen wie des Tieres hängt von intakten Rezeptorstrukturen in der Membran des Lymphozyten ab, die das Erkennen und die Lyse von (durch Virusantigene oder tumorassoziierte Antigene) modulierten HLA-Antigenmuster auf der Zelloberfläche ermöglichen. Sie hängt weiterhin von der Synthese von Intermediatorsubstanzen, den Lymphokinen, ab, die für die volle Ausbildung der zellulären Immunreaktionen notwendig sind.

Unsere Untersuchungen weisen darauf hin, daß die Expression von Membranbestandteilen menschlicher T-Lymphozyten einmal durch Störung der Proteinsynthese (in unserem Beispiel durch erhöhte cAMP-Spiegel) zum anderen durch bisher unbekannte Veränderungen im „Processing" von mRNS und im nukleozytoplasmalen mRNS-Transfer zustande kommen können. Dies sind Regulationsstörungen, die bisher nicht bekannt waren. Die Untersuchungen zeigen, daß natürliche und synthetische Thymuspeptide solche Störungen wieder aufheben können.

Literatur

1. Froland SS: Binding of sheep erythrocytes to human lymphocytes. A probable marker of T-lymphocytes. Scand J Immunol 1: 269–280 (1972)
2. Jondal H, Hohn G, Wigzell H: Surface markers on human T- and B-lymphocytes. I. A large population of lymphocytes forming non immune rosettes with sheep blood cells. J Exp Med 136: 172 (1972)
3. Owen FC, Fanger MW: Studies on the human T-lymphocyte population 4. The isolation of T-lymphocyte antigens from peripheral lymphocytes. J Immunochem 13: 121–127 (1976)
4. Owen FL, Fanger MW: Studies on the human T-lymphocyte population. II. The use of a T-cell specific antibody in the partial isolation and characterization of the human lymphocyte receptor for sheep blood cells. J Immunol 113: 1138–1144 (1974)
5. Gürtler LG, Yeboa DA, Cleve H: The lectin binding sites of the erythrocyte membrane components of horse, swine and sheep. Hoppe Seyler's Z Physiol Chem 360: 421–428 (1979)
6. Gürtler LG, Sramota B, Cleve H: The lectin binding sites on the plasma membrane components of human lymphoblastoid cell lines. Hoppe Seyler's Z Physiol Chem 360: 1819–1828 (1979)
7. Gürtler LG, Lefranc SM, Cleve H: The lectin binding sites on the membranes of the nuclear envelope, mitochondria and the cell surface of human lymphoblastoid cells. Hoppe Seyler's Z Physiol Chem 360: 1829–1835 (1979)
8. Wieland T: Poisonous principles of mushrooms of the genus amanita. Science 159: 946 (1969)
9. Cochet-Meilhac M, Chambon P: Aminal DNA-dependent RNA polymerases. 11. Mechanisms of the inhibition of RNA polymerases by amatoxins. Biochem Biophys Acta 353: 160–184 (1974)
10. Birr Ch, Stollenwerk U: Synthese von Thymosin alpha 1, einem Polypeptid des Thymus. Angew Chemie 91: 422–423 (1979)
11. Birr Ch, Stollenwerk U, Brodner O, Manke H-G: Totalsynthetisches Thymosin α-1, ein lymphocytenstimulierendes Polypeptid des Thymus. Hoppe Seyler's Z Physiol Chem 360: 1129 (1979)
12. Shafritz DA: Evidence for non-translated messenger ribonucleic acid in membrane-bound and free polysomes of rabbit liver. J Biol Chem 249: 89–93 (1974)
13. Müller WEG, Seibert G, Beyer R, Breter HJ, Maidhof A, Zahn RK: Effect of cordycepin on nucleic acid metabolism in Ly 51 78 y cells and on nucleic acid-synthesizing enzyme systems. Cancer Res 37: 3824–3833 (1977)
14. Noguchi T, Diesterhaft M, Granner D: Dibutyryl cyclic AMP increases the amount of functional messenger RNA coding for thyrosine amino transferase in rat liver. J Biol Chem 253: 1332–1335 (1978)
15. Calvet JP, Pederson T: Heterogenous nuclear RNA double stranded regions probed in living HeLa-cells by crosslinking with the psoralen derivative aminomethyltrioxalen. Proc Natl Acad Sci USA 76: 755–759 (1979)
16. Datta A, DeHaro C, Sierra JM, Ochoa S: Role of 3′:5′-cyclic-AMP-dependent protein kinase in regulation of protein synthesis in reticulocyte lysates. Proc Natl Acad Sci USA 74: 1463–1467 (1977)
17. Kramer G, Henderson AB, Pinphanichakarn P, Wallis MH, Hardesty B: Partial reaction of peptide initiation inhibited by phosphorylation of either initiation factor eIF-2 or 40 S ribosomal proteins. Proc Natl Acad Sci USA 74: 1445–1449 (1977)

Fortschritte in der Klinischen Psychosomatik – Aus der Behandlung einer schwerkranken Patientin mit einem Lupus erythematodes

W. Kämmerer, F. Kröger, E. Petzold und W. Rapp

Voraussetzung dieser Arbeit war die Institutionalisierung der Klinischen Psychosomatik an der Medizinischen Universitätsklinik Heidelberg. Auf dem Boden der langjährigen Tradition einer personal verstandenen Medizin, die bis in die Zeit von L. Krehl, V. v. Weizsäcker und R. Siebeck zurückreicht, wurde in der Medizinischen Klinik unter der Ägide von P. Christian und G. Schettler das von Hahn u. Mitarb. beschriebene Heidelberger Drei-Stufen-Modell realisiert. Mit diesem Modell stellt sich die integrierte Form der Klinischen Psychosomatik vor (Hahn 1979). Für die vorliegende Arbeit sind zwei Schwerpunkte dieses Modells wichtig: Die allgemein-klinische Station vom Typ A, die der akuten Krankenversorgung mit integrierter psychosomatischer Unterstützung dient und die klinisch-psychosomatische Station vom Typ B, auf der in erster Linie psychotherapeutische Arbeit geleistet wird[1]. Die folgende Kasuistik zeigt, wie durch die Zusammenarbeit dieser Stationen ein therapeutischer Weg für eine schwerkranke Patientin mit einem Lupus erythematodes gefunden wurde, die zunächst ohne ein so hochdifferenziertes internistisch-psychotherapeutisches Instrumentarium auch kurzfristig eine sehr schlechte Prognose gehabt hätte.

Zum Krankheitsbild des SLE

Der L. e. kann in rein kutaner Form als discoider L. e. (DLE) mit einem Übergang von ca. 2–20% in den systemischen L. e. (SLE) auftreten. Ätiologisch diskutiert man eine genetische Präposition, eine Virusgenese und eine Verbindung zu den weiblichen Sexualhormonen aufgrund der Häufung des L. e. bei geschlechtsreifen Frauen und während der Gravidität. Dem Pathomechanismus liegt eine nekrotisierende Immunkomplexvaskulitis zugrunde. Man vermutet ein verändertes Gleichgewicht zwischen T- und B-Lymphozyten. Das humorale Immunsystem ist beim SLE gekennzeichnet durch eine zahlenmäßige Vermehrung der B-Lymphozyten und eine verminderte T-Zellaktivität. Der Nachweis von antinukleären Faktoren gilt ebenso als Ausdruck einer veränderten Immunitätslage, da er nicht spezifisch für bestimmte Erkrankungen ist. Zirkulierende Antikörper besonders gegen Doppelstrang-DNA und andere Zellkernantigene assoziieren mit den frei zirkulierenden Antigenen und präzipitieren unter Komplementverbrauch. Die Komplementaktivierung führt zur Freisetzung von chemotaktischen und anaphylaktischen Substanzen und zur Ausbildung einer fibrinoiden Entzündung vor allem an der Synovia, Haut, Nieren, Gehirn, Leber, Herz, Milz und den serösen Häuten.

Durch UV-Licht und bestimmte Medikamente, wie Procainamid, Hydralazin, Isoniazid, Diphenylhydantoin kann ein lupusähnliches Krankheitsbild ausgelöst werden, das sich nach Expositionsende vollständig zurückbilden kann.

Die klinische Diagnose wird laborchemisch abgesichert durch den Nachweis von: Anti-Doppelstrang-DNA-Antikörper und Anti-SM-Antikörper, sog. Markerantibodies. Immunhistologische Untersuchungen belichteter und unbelichteter Haut mit dem Nachweis von IgG, IgM, Komplement und Fibrinablagerungen im Bereich der Basalmembranen geben ebenso wie die Biopsie bei Nierenbeteiligung prognostisch wichtige Hinweise (Tuffanelli 1981).

Titer und Verbrauch von Komplement (C 3, C 4, C 5) sind geeignete Laborparameter, um den Verlauf der Krankheit zu verfolgen.

Da eine kausale Therapie nicht möglich ist, behandelt man symptomatisch mit:

1 Die Typeneinteilung A und B folgt den Vorschlägen der Enquete-Kommission über die psychiatrische und psychosomatische psychotherapeutische Situation in der BRD (1975)

Fortschritte in der Inneren Medizin
Hrsg. Kommerell/Hahn/Kübler/Mörl/Weber

- Steroiden bis zu höchsten Dosen zur Hemmung der Lymphozytenproliferation und Zellmembranstabilisierung.
- Nichtsteroidale Antiphlogistika zur Hemmung der Prostaglandinsynthese.
- Immunsuppressiva und Antimetabolite zur Hemmung der Lymphozytenproliferation und DNA-Synthesehemmung.
- Plasmapherese bei hohen Blutspiegeln von zirkulierenden Immunkomplexen.

Neben somatischen Symptomen und Befunden werden mit unterschiedlicher Häufigkeit auch psychiatrische Symptome angegeben, durchschnittlich 21% (Schwankungsbreite je nach Beobachtungsgut – Hautklinik, Innere Medizin, Psychiatrie – zwischen 3 und 65%). Die Art der psychiatrischen Symptomatik reicht von neurotischer Depression, Angst, innerer Unruhe, Spannung und Zwängen bis hin zu floriden Symptomen aus dem schizophrenen Formenkreis wie Halluzinationen, Wahnvorstellungen, Desorientiertheit und völligem Fehlen einer Krankheitseinsicht (Gurland et al. 1972).
Die psychodynamischen Abwehrmechanismen wurden folgendermaßen beschrieben: Bagatellisierung des Verlustes von nahestehenden Personen (z. B. Mutter), Ablehnung auftauchender infantiler Wünsche nach Passivität und Geborgenheit, überkompensatorische Selbständigkeit und Hyperaktivität, aggressives Verhalten – z. T. aufgrund abgewehrter Schuldgefühle (McClary et al. 1955).
Die psychiatrischen Behandlungsmethoden der psychischen Symptome des L. e. sind bislang nicht differenziert. Einzelbeobachtungen reichen von erfolgreicher Elektroschockbehandlung (Allen et al. 1978) bis hin zur langjährigen Psychotherapie in einem begleitenden Setting und enger internistischer Kooperation (Schöttler 1981). Die psychoorganischen Symptome erfordern eine intensive medikamentöse Therapie, einschließlich hoher Dosen von Steroiden.

Zur Kasuistik

Die 22jährige Patientin wurde uns mit anhaltenden septischen Temperaturen schwerkrank von einem auswärtigen Kreiskrankenhaus im März 1980 überwiesen. Die therapeutischen Möglichkeiten schienen ausgeschöpft. Die Prognose war äußerst ungünstig. Angestrebt wurde nun eine Behandlung mit zusätzlichen psychosomatisch-psychotherapeutischen Maßnahmen, in der Hoffnung, dadurch das negativistische, unkooperative Verhalten der Patientin zu verändern.
Es bestanden seit 1974 Gelenk- und vor allen Dingen Knieschmerzen. Die Diagnose eines SLE war 1976 nach der ersten Geburt durch die Biopsie der Nieren in der Medizinischen Universitätsklinik Straßburg gestellt worden, nachdem eine Nephritis mit nephrotischem Syndrom aufgetreten war. Im Abstand von oft nur wenigen Wochen erfolgte in den Jahren 1976–1980 ein Krankenhausaufenthalt auf den anderen, u. a. mehrere Monate in einem Psychiatrischen Landeskrankenhaus nach dem zweiten Suizidversuch. Ab 1978 traten Synkopen mit dem Verdacht auf Krampfanfälle auf. Im EEG fand sich ein diffuses, dysrhythmisches, unregelmäßiges Strombild ohne Herdzeichen. Die EEG-Kontrollen bei uns zeigten ebenfalls typische epileptische Potentiale in Form von Polyspikes.
Der internistische Untersuchungsbefund ergab: Typisches schmetterlingsförmiges Gesichtserythem mit periorbitalen Ödemen, diffuse Alopezie, orale Ulzerationen, Raynaud-Symptomatik, ausgeprägte Pharyngitis und Laryngitis, atemabhängige Schmerzen im Bereich des linken, unteren Thorax, Sinusbradykardie mit einer Frequenz um 36/min. Die gynäkologische Untersuchung ergab: Adnexitis bds., Endometritis und Soorkolpitis.

Laboruntersuchungen

BKS 65/130 mm Hg, normochrome Anämie mit 2,63 Mill. Erythrozyten, Hb 8,2 g%, Leukopenie mit 1120 Leukozyten und Linksverschiebung. Im quantitativen Urinsediment 111 000 Erythrozyten und 21 000 Leukozyten pro ml. Proteinurie mit 2,4 g/24 h. Der ANF-Titer war mit 1 : 400 bis 1 : 800 immunfluoreszenz-positiv. Die Antikörper gegen DS – DNA waren mit 6900 E/ml signifikant erhöht. Die gemessenen Komplementsysteme (C 3, C 4, C 5) waren dagegen signifikant erniedrigt.

Aus der biographischen Anamnese

Die Patientin wurde 1958 als 10. Kind geboren. Die Mutter war damals 39, der Vater 42 Jahre alt. 1½ Jahre nach ihr wurde noch ein Bruder geboren. Der Vater war Maurer, soll häufig betrunken und jähzornig gewesen sein. Er litt an einem Diabetes mellitus. Ab 1968, die Patientin war 10 Jahre alt, kränkelte die Mutter zunehmend und mußte wiederholt behandelt werden, bis sie 1971 an den Folgen eines Herzinfarktes starb (fremdanamnestische Angabe). Die Patientin gibt bis heute an, die genaue Todesursache der Mutter nicht zu kennen. Sie war damals 13 Jahre alt und hatte die Mutter bis zuletzt gepflegt. Die übrigen Geschwister und der Vater kümmerten sich nicht um sie. Wichtig für die eigene Krankheitsgeschichte der Patientin ist, daß die Mutter 2 Tage vor einer in Aussicht gestellten Entlassung aus dem Krankenhaus plötzlich verstarb. Dieses Erlebnis scheint der Anfang des tiefen Mißtrauens der Patientin gegen Ärzte und Krankenhäuser zu sein.

Mit 16 Jahren lernte sie einen 4 Jahre älteren Franzosen kennen, von dem sie sagt, daß sie ihn aus der „Gosse gezogen" hätte. Im selben Jahr traten die o.g. Gelenkbeschwerden auf. Die Schwangerschaft, 2 Jahre später, schien unproblematisch verlaufen zu sein, aber die Geburt wurde als außerordentlich einschneidend erlebt. Die Patientin sagte, sie habe das Kind nicht haben wollen und habe deswegen bei den Wehen nicht mitgearbeitet. Dadurch sei es zu einer Zangenentbindung gekommen, die sie als sehr gewalttätig erlebt hatte. Sie habe damals nicht mehr leben wollen und das Kind auch nicht annehmen können. Die Krankheit wurde noch im Wochenbett manifest.

Die Ehe der Patientin verschlechterte sich danach zunehmend. Der Ehemann wurde ihr gegenüber gewalttätig und nahm Beziehungen zu anderen Frauen auf. Die Patientin reichte die Scheidung ein, zog sie wieder zurück, um sie erneut einzureichen.

Beobachtungen und Entwicklungen auf der allgemein-medizinsichen Station (Typ A)

Zu Beginn der stationären Behandlung ist die Patientin sehr zurückhaltend, oft abweisend, aggressiv. Sie antwortet kaum. Sie ist völlig hoffnungslos, da man ihr ärztlicherseits vor einiger Zeit eröffnet habe, daß sie mit dieser Erkrankung eine Lebenserwartung von etwa 5 Jahren nach der Diagnosestellung hätte. Sie stellt sich vor, daß sie höchstens noch 1 Jahr zu leben hat. Sie erlebte die Überweisung zu uns entsprechend als Abschieben und willigte nur deshalb ein, damit ihr niemand vorwerfen könne, sie hätte eine Behandlungsmöglichkeit ausgelassen. An Zusammenarbeit ist zunächst nicht zu denken. Sie manipuliert die Medikamenteneinnahme. Die Beziehung zu den Ärzten bleibt von Mißtrauen geprägt. Typisch war, daß sie sich zur Wand drehte, wenn die Visite kam.

Mit einigen Schwestern, die sich bei der Körperpflege besonders geduldig um sie bemühten, sprach sie eher, beispielsweise über die Krankheit, den Ehemann, ihre Tochter und deren Pflegeeltern. Im Kontrast dazu standen die häufigen trotzigen Verweigerungen oder auch das Erbrechen der Medikamente und des Essens. In den Stationsteam-Besprechungen wurde dies reflektiert und das weitere Vorgehen geplant. Es gelang allmählich durch gezielten Einsatz supportiver und verstehender Verfahren das Vertrauen der Patientin zu finden und soviel Einsicht in ihre Krankheit zu wecken, daß die fast abgelaufene 5-Jahresfrist ihres Lebensplans nicht mehr ganz so fatalistisch gesehen werden mußte. Den Vorschlag, ihre Behandlung mit intensiverer Psychotherapie auf der dafür geeigneten Station (Typ B) fortzusetzen, lehnte sie dennoch zunächst ab, da sie sich Trennung und Abschied nur als Abschieben vorstellen konnte. Schließlich aber willigte sie doch in eine derartige Behandlung ein. Von besonderer Bedeutung war hierbei, daß die internistisch-immunologische und im gewissen Sinne auch die psychotherapeutische Behandlung seitens der erstbehandelnden Ärzte und des Pflegeteams simultan weitergehen konnte (formell-instituionell abgesichert durch eine gemeinsame Supervisionsgruppe.)

Bericht von der Behandlung auf der klinisch-psychosomatischen Station (Typ B)

Im folgenden sollen einige spezielle Fragestellungen dargestellt werden, die in der psychotherapeutischen Arbeit mit dieser schwerkranken

Patientin wichtig waren und von daher exemplarisch für den Umgang mit somatisch schwerkranken Patienten sein können.

Dabei werden die Erfahrungen aus den Einzel- und Gruppentherapien und auch den begleitenden Therapieformen der Mal- und Gestaltungstherapie zusammengefaßt. Auf die außerordentlich wichtigen Interaktionen im Behandlungsteam selbst, die durch die Patientin ausgelöst wurden, kann hier nur verwiesen werden, gleichsam als Hinweis, diesen Gesichtspunkt in der klinisch-psychosomatischen Behandlung von somatisch schwerkranken Patienten nicht zu übersehen und Raum für deren Bewältigung zu geben (Mickisch u. Weber 1977; Kämmerer u. Petzold 1981).

Krankheitseinstellung, Krankheitsverhalten

Krankheitseinstellung und Krankheitsverhalten stellen einen Schlüssel zum Verständnis der Patientin, aber auch des Krankheitsverlaufs mit seinen häufigen stationären Aufnahmen dar. Die Patientin empfand die Erkrankung nicht als etwas, was es in ihren Alltag zu integrieren galt, sondern als etwas Fremdes, Lästiges, das ihre alltäglichen Pflichten unterbrach. Mag dies zu Beginn einer Erkrankung nicht ungewöhnlich sein, so ändert es sich im allgemeinen im Laufe der Zeit. Nicht so bei der Patientin. Sie erlebte die Erkrankung nicht als Krise und sah auch nicht die Notwendigkeit, sich mit den Konsequenzen der Erkrankung auseinanderzusetzen, etwa mit einer regelmäßigen Medikamenteneinnahme. Eine erneute stationäre Aufnahme war die Folge. Dabei hatten die Wege in und aus dem Krankenhaus eine für sie besondere Bedeutung. Ohne es selbst recht zu wissen, führte der Weg ins Krankenhaus die Patientin in einen Raum, in dem sie mehr Geborgenheit und Fürsorge bekam als sonst in ihrem Leben. Erst die Erkrankung ermöglichte es ihr dies als Zuwendung auch anzunehmen. Gesund fühlte sie sich selbst offensichtlich nur, wenn es ihr gelang, in eine Helferrolle zu schlüpfen, etwa ihrer Mutter oder später ihrem Mann gegenüber, oder dann auch auf der Station in der Beziehung zu anderen Patienten. Auch wenn das keine befriedigende Lösung war, so war es doch das einzig sichere Verhalten, das der Patientin in schwierigen Lebenssituationen verfügbar zu sein schien. Sie beklagte sich, daß sie im Krankenhaus zwar versorgt wurde, aber nie jemand mit ihr gesprochen hatte. Sie erzwang die Wiederholung von Aufnahmen, neuer Medikamenteneinstellung und Entlassung, indem sie ihre Medikamente wegließ, während die Ärzte sie nur wieder neu verordneten.

Zu einem Wendepunkt in dieser „Entwicklung zum Tode“ kam es erst auf der Station vom Typ A. Wieder hatte sich die Patientin die Zuwendung einer Krankenhausaufnahme durch das Weglassen der Medikamente erkauft. Ein Team von Schwestern und Ärzten begegnete ihr dort, das über die internistische Behandlung hinaus versuchte, mit ihr zu sprechen und zwar nicht nur über ihre Krisen und ihre begrenzten Möglichkeiten sondern mit zunehmendem Vertrauen auch mehr über die Schwierigkeiten, die einer erfolgreichen Behandlung entgegenstehen könnten.

Auffallend war, daß es bei der Patientin an sehr bestimmten Punkten zu den Krisen kam und zwar immer dort, wo es um das Weiterleben und um das Infragestellen der verbliebenen Galgenfrist ging. Die Krisen markierten im klassischen Sinne die Wende von der Resignation und Hoffnungslosigkeit zu neuen Aufgaben und Perspektiven. Rückblickend scheint schon der Schritt auf die klinisch-psychosomatische Station wie ein Schritt auf das Leben zu, der allerdings nur gewagt werden konnte, weil die bisher Verantwortlichen auch weiterhin bereit waren, die Verantwortung für sie zu übernehmen. (Vgl. Simultantherapie) Wurde dadurch die Veränderung des im Grunde verzweifelten Lebensgrundgefühls, überflüssig und nicht gewollt zu sein und eben auch schuldig am Tode der Mutter, erreicht? Diese Grundgefühle sind oft so tief in der Persönlichkeit verankert, daß eine Wirkliche Umstellung oft wie ein Wunder erscheint.

Trennung

Gefühle der Verlassenheit und Trennung erlebten wir als besonders kritische Momente für die Patientin, die sehr unmittelbar zu einer psychischen Krise mit der Folge einer Selbstgefährdung durch das Weglassen von Medikamenten oder dem Aussetzen intensiver Sonnenbestrahlung führen konnte. Die Lebensgeschichte der

Patientin war reich an unverarbeiteter Trennung und Verlassenheit. Das begann im Elternhaus, dessen Atmosphäre sie wegen dem ständigen Kommen und Gehen mit einem Bahnhof verglich. Das setzte sich fort in der plötzlichen Trennung von der Mutter, später in der vom Kind und vom Mann. Verständlich wird auf diesem Hintergrund der unverarbeiteten Trennungen, daß die Patientin Nähe als schmerzhaft empfand, weil darauf ja immer gewaltsame Trennung und Verlassenheit zu folgen schienen. Eine weitere Beobachtung während der stationären Zeit verdeutlicht den Vorgang der Trennung – und Abspaltung – innerhalb der Person der Patientin: Ihr eigenes schuldhaft, mitunter sogar boshaft, empfundenes Verhalten projizierte sie auf Mitpatienten, insbesondere auf solche, die ihr nahe waren. Diesen entfremdete sie sich durch die aggressiven Projcktionen.
Etwas Ähnliches entwickelte sie in bezug auf den Lupus erythematodes selbst: Die böse Erkrankung (Lupus = Wolf) trennte sie von sich selbst ab und verlieh ihr eine Eigendynamik, mit dem einzigen Ziel, die diese Dynamik hätte, nämlich sie als Person zu zerstören. Damit soll verdeutlicht werden, wie stark die Verwirrung zwischen Innen und Außen, zwischen Eigenem und Fremdem geworden war möglicherweise verstärkt durch das Fehlen einer wirklich zuverlässigen Bezugsperson.

Abschied

Die Entlassung wurde auf diesem Erfahrungshintergrund zu einem besonders kritischen Punkt. Zwar war die Aktivierung der Umschulungsverfahren, die Versorgung des Kindes, die Beziehung zum Ehemann schon vom Beginn der Therapie an auch auf Station A ins Auge gefaßt, aber auch die Gefahr des Trennungstraumas, indem ja die Wiederholung früherer Situationen lag. Um dieser Gefahr zu begegnen und auch der Gefahr der Hospitalisierung, wurde zum frühestmöglichen Zeitpunkt von der Station B ein Arbeitsversuch unternommen und dann die Umschulungsmaßnahmen in Zusammenarbeit mit dem Sozialarbeiter eingeleitet. Auch die Versorgung ihres Kindes, die Beziehung zu ihrem Ehemann und die Wohnraumfrage wurden geklärt, ebenso die Arbeitsmöglichkeit bis zum Beginn der Umschulung. Dies waren die Voraussetzungen für den Abschied von der Station, der sich in einem langen Prozeß vollzog. Anfangs hatte sie gesagt: „Schmeißt mich auch hier raus, nur dann kann ich gehen!" Das Gegenangebot von unserer Seite war: „Entscheiden Sie selbst über Ihren Entlassungstermin und sprechen Sie mit uns darüber. Sagen Sie uns die Wünsche über weitere Kontakte, die Sie in bezug auf die Station nach der Entlassung haben." So gelang es der Patientin schließlich ihren Abschied von der Station zu planen und durchzuführen.
Diese Art von Trennung war in ihrem Leben bislang noch nicht vorgekommen. Abschied hatte sie bisher nur als Wegrennen oder Fallengelassen erfahren. Mit dem „neuen Abschied" von der Station wurden auch die früheren verunglückten Abschiede verwandelt und dem Wiederholungszwang entzogen. Seit der Entlassung (Katamnese 8 Monate) klagt sie keinerlei somatische Beschwerden mehr. Das Krankheitsbild ist in eine inaktive Phase getreten. Medikamentös ist sie mit kleinen Dosen von Decortin (5–10 mg/die) eingestellt.

Zusammenfassung

Ausgehend von dem systemisch-somatischen Krankheitsbild des SLE wurden anhand einer Kasuistik emotional-affektive Faktoren erarbeitet, die in der persönlichen Entwicklungsgeschichte der Patientin begründet lagen und die sowohl die Genese der Erkrankung selbst beeinflußt zu haben schienen als auch die Krankheitsausgestaltung und damit ihren Verlauf. Hingewiesen wurde auf die psychotherapeutischen Einflußmöglichkeiten in der akuten Erkrankungsphase und die spätere Bearbeitung auf einer klinisch-psychosomatischen Station.

Literatur

1. Allen RE, Pitts FN: ECT for depressed patients with lupus erythematosus. Am J Psychiat. 135: 367–368 (1978)
2. Gurland B, Hoff G, Fleiss JL, Zubin J: The study of the Psychiatric Symptoms of Systemic Lupus Erythematosus. Psychosom Med 34 (3): 199–206 (1972)
3. Hahn P: Allgemein klinische und psychosomatische Medizin – Entwicklung und Standort. Antrittsvorlesung, Heidelberg, 1979. Heidelberger

Jahrbücher, Bd 24. Springer, Berlin Heidelberg New York 1980
4. Kämmerer W, Petzold E: Skizzen zur Arbeit auf einer Station für Allgemeine, Klinische und Psychosomatische Medizin. Z Gruppenther Gruppendyn 16: 289–303 (1981)
5. McClary AR, Meyer E, Weitzmann EL: Observation on the Role of the Mechanism of Depression in some Patients with Dissiminated Lupus Erythematodes. Psychosom Med 17: 311–321 (1955)
6. Mickisch R, Weber G: Gedanken zur „Balint-Arbeit" auf einer klinisch-psychosomatischen Station. Therapiewoche 27: 7011 (1977)
7. Petzold E, Reindell A: Klinische Psychosomatik. UTB 911. Quelle & Meyer, Heidelberg 1980
8. Schöttler Ch: Zur Behandlungstechnik bei psychosomatisch schwer gestörten Patienten. Psyche 35 (2): 111–141 (1981)
9. Tuffanelli DL: Lupus erythematosus. Am Acad Dermatol 2: 127–142 (1981)

Obstruktive Atemwegserkrankungen – Möglichkeiten und Grenzen der medikamentösen Therapie

L. S. Geisler

Die Atemwegserkrankungen (Asthma bronchiale, chronische Bronchitis, Lungenemphysem) sind wegen ihrer weiten Verbreitung und ihrer enormen sozialmedizinischen Bedeutung als echte „Volkskrankheiten" anzusehen.

Der Umfang des Problems läßt sich mit wenigen Zahlen verdeutlichen: 3–5% der Allgemeinbevölkerung leiden manifest an einer Atemwegserkrankung. Die Erkrankungen der Atemwege stehen im Ursachenkatalog der Arbeitsunfähigkeit mit jährlich etwa 30–33 Millionen Arbeitsunfähigkeitstagen in der Bundesrepublik an erster Stelle. Die finanziellen Belastungen durch Verdienstminderung, Aufwendungen für Rehabilitationsverfahren, vorzeitige Berentungen etc. betragen jährlich etwa 10–15 Milliarden (!) DM. Die Zahl der Todesfälle an Atemwegserkrankungen reicht fast an die der Todesfälle durch bösartige Erkrankungen der Atemwege heran: Nach Angaben des Statistischen Bundesamtes verstarben 1976 22633 Menschen an Atemwegserkrankungen, 24393 an malignen Tumoren der Atemwege.

Diese Zahlen verdeutlichen zwar den sozialmedizinischen Stellenwert der Atemwegserkrankungen, sagen jedoch nur wenig über den Leidensdruck aus, dem diese Kranken, zumindest in den Spätstadien in hohem Maße ausgesetzt sind.

Die Obstruktion der Atemwege stellt das Kernsymptom der Atemwegserkrankungen dar. Die Schwere der Atemwegsobstruktion ist ausschlaggebend für die kardiorespiratorischen Auswirkungen und damit für Leistungsfähigkeit, Befinden und Prognose der Betroffenen. Neuere Untersuchungen haben gezeigt, daß eine effektive Behandlung der Atemwegsobstruktion nicht nur zu einer Verbesserung der Lebensqualität führt, sondern auch in der Lage ist, die Manifestation eines chronischen Cor pulmonale hinauszuschieben und die Lebenserwartung zu verlängern.

Die Atemwegsobstruktion wird international als teilweise oder vollständige Verlegung von Atemwegen definiert. Sie kann bedingt sein durch Materialansammlung im Lumen, Verdikkung der Schleimhaut, Bronchospasmus, Verminderung der Lungenretraktionskraft und/oder Kompression von Atemwegen.

Vor Therapiebeginn sollte die Atemwegsobstruktion objektiviert werden, um die Wirksamkeit der Behandlung kontrollieren und den Krankheitsverlauf besser beurteilen zu können.

Mittel der ersten Wahl zur Behandlung von Atemwegsobstruktionen sind Bronchospasmolytika. Die zusätzliche Gabe von Antibiotika, Kortikosteroiden, reinen Prophylaktika (z. B. Dinatrium cromoglicicum, Intal oder Ketotifen, Zaditen) und Expektorantien hängt von Ätiologie, Dauer und Schwere des Krankheitsbildes ab.

Bronchospasmolytika, Antibiotika und Kortikosteroide bilden die Grundpfeiler der medikamentösen antiobstruktiven Therapie.

Fortschritte in der Inneren Medizin
Hrsg. Kommerell/Hahn/Kübler/Mörl/Weber

Tabelle 1. Übersicht über die wichtigsten Bronchospasmolytika

Eigenname	Präparate Handelsname	Hersteller	Substanzmenge 1 Hub Dosier-Aerosol	1 Tablette	1 Tablette Retardform
β_2-Sympathikomimetika:					
Salbutamol	Sultanol (retard)	Glaxo	0,10 mg	2,00 mg	8,0 mg
Terbutalin	Bricanyl (Duriles)	Astra	0,25 mg	2,50 mg	7,5 mg
Fenoterol	Berotec	Boehringer Ing.	0,20 mg	2,50 mg	
Hexoprenalin	Etoscol	Byk Gulden	0,20 mg	0,50 mg	
Reproterol	Bronchospasmin	Homburg	0,50 mg	20,00 mg	
Clenbuterol	Spiropent	Thomae	–	0,02 mg	
Methylxanthinderivate:					
Theophyllinäthylendiamin	Euphyllin retard	Byk Gulden	–	350 mg	
	Aminophyllin retard	Promonta	–	350 mg	
	Phyllotemp retard	Mundipharma	–	225 mg	
Cholintheophyllinat	Euspirax	Asche	–	200 mg	
Proxyphyllin	Spantin retard	Pharmacia	–	300 mg	
Diproxyphyllin	Diprophyllin	Chemipharm	–	150 mg	
(Kombination)	Neobiphyllin retard	Trommsdorff	–	300 mg	
Parasympathikolytika:					
Ipratropiumbromid	Atrovent	Boehringer Ing.	0,02 mg	–	
Ipratropiumbromid + Fenoterol	Berodual	Boehringer Ing.	0,02 mg 0,05 mg	–	

Bronchospasmolytika (Tabelle 1)

Die Bronchialmuskulatur weist vier verschiedene Rezeptortypen auf: β-adrenerge, α-adrenerge, cholinerge und histaminerge. Die Stimulation des β-adrenergen Rezeptors führt zu einer Bronchodilatation, die Stimulation der übrigen Rezeptoren zu einer Bronchokonstriktion.

In praxi ergeben sich daher zwei therapeutische Ansatzpunkte auf Rezeptorebene, um den Tonus der Bronchialmuskulatur zu beeinflussen: In erster Linie die Stimulation der β-Rezeptoren (β-Sympathikomimetika), zweitens die Anwendung von anticholinerg wirkenden Substanzen. α-Rezeptorenblocker haben bislang als Bronchodilatatoren keinen überzeugenden Eingang in die Therapie gefunden.

Die intrazelluläre Relation von cAMP zu cGMP ist für den Tonus der glatten Bronchialmuskulatur bestimmend. Zyklisches Adenosinmonophosphat (cAMP) bewirkt über die „Kalziumpumpe" eine Muskelerschlaffung, zyklisches Guanosinmonophosphat (cGMP) eine Kontraktion der Muskulatur. Eine Sympathikusaktivierung bewirkt über eine Adenylzyklasestimulierung die Umwandlung von Adenosintriphosphat (ATP) in cAMP. Die Umwandlung von cAMP zu Adenosinmonophosphat erfolgt durch eine Phosphodiesterase, die beispielsweise durch Methylxanthine gehemmt werden kann.

Als Bronchospasmolytika kommen daher drei Substanzgruppen in Frage:

1. β-Sympathikomimetika,
2. Methylxanthine,
3. Parasympathikolytika (Anticholinergika).

Die drei Substanzgruppen können miteinander kombiniert werden. Sie sind bei Atemwegsobstruktionen auch prophylaktisch wirksam.

Für die Behandlung der Atemwegsobstruktion ist ausschließlich die Stimulierung der (bronchialen) β_2-Rezeptoren wünschenswert, weil die Stimulation der (kardialen) β_1-Rezeptoren zu Nebenwirkungen wie Tachykardie und erhöhtem myokardialen Sauerstoffverbrauch führt. Es sollten daher nur noch β_2-Sympathikomimetika eingesetzt werden. Neben ihrer bronchospasmolytischen und prophylaktischen Wirkung fördern β-Sympathikomimetika auch den mukoziliaren Reinigungsmechanismus.

Die praktisch wichtigste Nebenwirkung ist der Tremor, der durch die Stimulierung der β_2-Rezeptoren in der Skelettmuskulatur zustande kommt. Tachykardie, Zunahme des myokardialen Sauerstoffverbrauchs, Herzrhythmusstörungen oder umschriebene Muskelkrämpfe (sehr selten) werden fast nur bei überhöhten Dosen festgestellt. Bei normaler Dosierung ist die Entwicklung einer Tachyphylaxie nicht zu erwarten. Die abgeschwächte oder fehlende Wirkung von inhalierten β_2-Sympathikomimetika im Status asthmaticus ist vorwiegend darauf zurückzuführen, daß die Substanz den Wirkort nicht mehr in ausreichender Menge erreicht. Als (relative) Kontraindikation für die Behandlung mit β_2-Sympathikomimetika gelten: Schilddrüsenüberfunktion, Tachykardie, frischer Herzinfarkt und hypertrophe obstruktive Kardiomyopathie.

Das Verhältnis von tremorogenem Effekt und bronchospasmolytischer Wirkung ist bei den modernen β_2-Sympathikomimetika im wesentlichen gleich. Es ist wichtig, den Patienten darauf hinzuweisen, daß der tremorogene Effekt innerhalb von Wochen nachläßt. Bei Schwangeren muß bedacht werden, daß β_2-Sympathikomimetika in höheren Dosen uterusrelaxierend wirken. Diesen Effekt macht man sich therapeutisch bei der Tokolyse zunutze.

Die Applikationsform der β-Sympathikomimetika (Dosier-Aerosol oder Tablette) kann nicht einseitig zugunsten der einen oder anderen Darreichungsweise entschieden werden. Dosier-Aerosole haben den Vorteil einer guten, rasch einsetzenden bronchospasmolytischen Wirkung bei relativ niedriger Medikamentendosis und geringer systemischer Wirkung. Die Wirkungsdauer ist jedoch kürzer als bei oraler Gabe und die Gefahr der Überdosierung größer. Da sich nicht selten Schwierigkeiten in der praktischen Handhabung des Dosier-Aerosols ergeben, ist es außerordentlich wichtig, den Patienten in der Anwendung eingehend zu instruieren und auch zu kontrollieren. Alle Aerosole können eine unspezifische, jedoch meist flüchtige und klinisch unbedeutende Obstruktion auslösen.

Tabletten eignen sich besonders gut für die Basistherapie sowie für längere Dosierungsintervalle, insbesondere in Retardform, beispielsweise um die Nachtzeit zu überbrücken. Die Gefahr der Überdosierung ist geringer, die praktische Handhabung bietet keine nennenswerten Probleme, allerdings sind die erforderlichen Dosen höher, so daß häufiger Nebenwirkungen auftreten können.

Methylxanthine wirken durch Hemmung einer Phosphodiesterase, die cAMP zu Adenosinmonophosphat umwandelt, bronchospasmolytisch. Methylxanthine wirken ebenfalls prophylaktisch, außerdem senken sie den Druck im kleinen Kreislauf. Die zentral atemstimulierende Wirkung muß nicht immer erwünscht sein. Die Domäne für parenteral applizierte Methylxanthine sind der schwere Asthmaanfall bzw. der Status asthmaticus.

Dosisabhängig können vielfältige Nebenwirkungen auftreten: Kopfschmerzen, Tachykardie, Hypotonie, Abfall des arteriellen Sauerstoffdrucks, zentralnervöse Störungen, Magen-Darm-Beschwerden, Übelkeit, Erbrechen und Durchfälle. Als relative Kontraindikationen gelten: Schilddrüsenüberfunktion, Epilepsie, Tachykardie, frischer Herzinfarkt und hypertrophe obstruktive Kardiomyopathie.

Die Dosierung der Methylxanthine ist nicht unproblematisch, weil der therapeutische Blutspiegel von 10–20 µg/ml relativ schmal ist und durch zahlreiche, nur schwer kalkulierbare Faktoren beeinflußt werden kann. Auf Grund unterschiedlicher Metabolisierungsraten in der Leber muß bei Herzinsuffizienz und Lebererkrankungen niedriger, bei Kindern und Rauchern höher dosiert werden. Als Dosierungsrichtwert gelten 10–20 mg/kg Körpergewicht pro Tag. Bei intravenöser Injektion sollte initial eine Dosis von 6 mg/kg Körpergewicht über 20 min appliziert werden, der sich eine Infusion von 0,9 mg/kg Körpergewicht pro Stunde anschließt. Die Dosierung wird wesentlich erleichtert, sofern eine Möglichkeit zu Plasmaspiegelbestimmungen (enzymimmunologische Methoden oder RIA) zur Verfügung stehen. Die Wirkung oraler Theophyllingaben, insbesondere retardierter Formen, wird uneinheitlich beurteilt. Der Effekt ist stark von der Galenik abhängig, nicht selten werden nur subtherapeutische Blutspiegel erreicht. Dennoch kann bei Kenntnis und Berücksichtigung dieser Faktoren die orale Theophyllintherapie als Basismedikation in der Langzeitbehandlung erfolgreich eingesetzt werden.

Als Parasympathikolytikum zur Behandlung von Atemwegsobstruktionen kommt heute ausschließlich Ipratropiumbromid (Atrovent) in Betracht. Die Verwendung von Atropin zur Behandlung einer Atemwegsobstruktion ist wegen der unerwünschten Nebenwirkungen (Eindikkung des Bronchialsekrets, Hemmung des mukoziliaren Reinigungsmechanismus, Tachykardie) als obsolet anzusehen.

Ipratropiumbromid weist in therapeutischen Dosen, abgesehen von gelegentlicher Mundtrockenheit bei inhalativer Anwendung, keine Nebenwirkungen auf, insbesondere fehlen atropinähnliche Effekte. Ipratropiumbromid steht nur zur Inhalation als Dosier-Aerosol bzw. Lösung zur Verfügung. Die Substanz eignet sich besonders gut zur Behandlung und Vorbeugung der Reflexbronchokonstriktion, die über den Vagus vermittelt wird. Das individuelle Ansprechen sollte durch einen Broncholysetest gesichert werden. Als Indikation kommt in erster Linie die Dauerbehandlung des Intrinsic-Asthma und anderer chronischer Formen der Atemwegsobstruktion in Frage. Die Kombination von Ipratropiumbromid mit Fenoterol als Dosier-Aerosol (0,02 bzw. 0,05 mg pro Hub; Präparat Berodual) basiert auf der Vorstellung, die Sofortwirkung des β-Sympathikomimetikums zu nutzen, bis der später und langsamer einsetzende Effekt des Parasympathikolytikums wirksam wird.

Andere Kombinationspräparate sind wegen der Unberechenbarkeit der Wirkung sowie des Fehlens der individuellen Dosierbarkeit nicht zu empfehlen, abgesehen davon, daß häufig Komponenten enthalten sind, die nicht antiobstruktiv wirken oder sogar potentiell Asthmaanfälle auslösen können (Analgetika!). Die „Rote Liste" enthält über 120 Bronchospasmolytika als Kombinationspräparate. Meist handelt es sich um Kombinationen von Methylxanthinen mit Analgetika, Antibiotika, Kortikoiden, Ephedrin, Papaverin, Sedativa oder Hypnotika.

Antibiotika (Tabelle 2)

Antibiotika sollten bei Atemwegserkrankungen nur eingesetzt werden, wenn ein bakterieller Infekt gesichert oder zumindest wahrscheinlich ist. Die Mehrzahl der akuten Tracheal- und Bronchialinfektionen wird primär durch Viren (Parainfluenza-Viren, RS-Viren, Rhino-Viren und ECHO-Viren) hervorgerufen. Eine sekundäre bakterielle Infektion ist jedoch häufig. Infektionen des Bronchialsystems sind häufig Ursache der Auslösung oder Verschlechterung einer Atemwegsobstruktion.

Die wichtigsten bakteriellen Erreger sind Streptococcus pneumoniae, Haemophilus influenzae, Streptokokken unterschiedlicher serologischer Gruppen, Staphylococcus aureus und Branhamella catarrhalis (bisher Neisseria catarrhalis). Da Bronchialinfektionen in den meisten Fällen durch einen oder mehrere dieser Erreger hervorgerufen werden, kann zunächst ohne mikrobiologische Diagnostik mit Antibiotika oder Chemotherapeutika behandelt werden. Für die Wahl der antibakteriellen Chemotherapie sind die Häufigkeit der zu erwartenden Erreger, deren Empfindlichkeit, die biologische Verfügbarkeit und Verträglichkeit ausschlaggebend. Bei gleichwertigen Arzneimitteln sollten auch die Kosten berücksichtigt werden.

Folgende Antibiotika und Chemotherapeutika kommen bei bakteriellen Atemwegsinfektionen in Betracht:

1. Aminopenicilline (Ampicillin-Ester, Amoxycillin, Azidocillin)
2. Tetracycline (kontraindiziert während der Schwangerschaft und bei Kindern bis zum 7. Lebensjahr)
3. Trimethoprim/Sulfonamid-Kombinationen (kontraindiziert während der Schwangerschaft)
4. Erythromycin
5. Cephalosporine.

Erythromycin und Cephalosporine eignen sich vorzugsweise für Säuglinge und Kleinkinder.

Eine bakteriologische Diagnostik mit Antibiogramm, die eine gezielte Therapie nach Resistenztestung erlaubt, muß durchgeführt werden, wenn die Antibiotikatherapie nach 3–5 Tagen zu keinem Erfolg führt, akute Schübe sich häufen, bereits früher andere Erreger als die häufig vorkommenden nachgewiesen wurden oder aus der Anamnese bekannt ist, daß Antibiotika früher häufig nicht zum Erfolg führten.

Für mikrobiologische Untersuchungen kann Material durch Expektoration (Sputum), Katheterisierung über Trachealkanüle oder -tubus, Bronchoskopie, transtracheale Aspiration und in ausgewählten Fällen durch transbronchiale Lungenbiopsie oder gezielte Lungenpunktion gewonnen werden.

Tabelle 2. Verzeichnis der bei bakteriellen Atemwegsinfektionen empfohlenen Antibiotika und Chemotherapeutika

Gruppenbezeichnung	Freiname	Handelsnamen (Auswahl)	Dosierung			Kontraindikationen
				Erwachsene	Kinder	
Aminopenicilline						
Ampicillin-Ester	Bacampicillin	Penglobe		3 × 800 mg	3 × 20 mg/kg	
(Proampicilline)	Pivampicillin	Berocillin Maxifen		3 × 700 mg	3 × 20 mg/kg	
Hydroxyampicilline	Amoxycillin	Clamoxyl Amoxypen	 bzw.	3 × 750 mg 3 × 1000 mg	3 × 20 mg/kg	Penicillin-Allergie
	Azidocillin	Syncillin Nalpen	 bzw.	3 × 750 mg 3 × 1000 mg	3 × 20 mg/kg	
Tetracycline	Doxycyclin	Vibramycin Doxitard	 oder	1 × 200 mg 2 × 100 mg	1 × 4 mg/kg	
	Minocyclin	Klinomycin	 oder	1 × 200 mg 2 × 100 mg	1 × 4 mg/kg	Schwangerschaft
	Tetracyclin	Achromycin Hostacyclin u. andere		3 × 500 mg	3 × 20 mg/kg	Lebensalter < 7 Jahre
	Oxytetracyclin	Macocyn Terramycin		3 × 500 mg	3 × 20 mg/kg	
Trimethoprim-Sulfonamid-Kombinationen	Co-Trimoxazol	Bactrim Eusaprim u. andere		2 × täglich 2 Tabletten (s. Beipackzettel)		Schwangerschaft
	Co-Trifamol Co-Trimazin	Supristol Triglobe				
Cephalosporine	Cefaclor	Panoral		3 × 1000 mg	3 × 30 mg/kg	
	Cefadroxil[a]	Bidocef		2 × 2000 mg	2 × 40 mg/kg	
	Cefalexin[a]	Oracef Ceporexin		3 × 1000 mg	3 × 30 mg/kg	Cephalosporin-Allergie
	Cefradin[a]	Sefril Eskacef		3 × 1000 mg	3 × 30 mg/kg	
Erythromycine	Erythromycin	Erythrocin (Äthylsuccinat) oder Paediathrocin		3 × 500 mg 2 × 1000 mg	3 × 20 mg/kg	

[a] Diese Präparate sind für die *ungezielte* Behandlung der Bronchitis wenig geeignet, da Haemophilus influenzae schlecht gehemmt wird

Das Material muß möglichst rasch (innerhalb von 3–4 h) verarbeitet werden, anderenfalls ist nach Entnahme Kühlung (+ 4° C) und Transport in Isolierbehältern ohne Unterbrechung der Kühlkette notwendig. Schließlich ist die richtige Interpretation bakteriologischer Befunde wesentlich: So sind beispielsweise Candida albicans oder vergrünende Streptokokken nur ausnahmsweise als signifikante Erreger zu bewerten.

Kortikosteroide

Kortikosteroide zählen zu den stärksten antiobstruktiv wirkenden Substanzen. Im Status asthmaticus können sie lebensrettend wirken, wobei kurzfristig auch hohe Dosen appliziert werden können und müssen. Der Einsatz in der Dauertherapie bei obstruktiven Atemwegserkrankungen bedarf wegen der vielfältigen Nebenwirkungen, insbesondere der Wachstumshemmung bei Kindern sowie der Osteoporoseförderung bei Erwachsenen, insbesondere älteren Menschen, einer kritischen Indikationsstellung. Unsere Kenntnisse über den Wirkungsmechanismus der Kortikosteroide sind noch unvollständig. Neben der substanzeigenen antiobstruktiven Wirkung spielt zweifelsohne ein sog. permissiver Effekt gegenüber β-Sympathikomimetika eine Rolle. Darüber hinaus entfalten die Kortikosteroide neben antiphlogistischen, antiödematösen und immunsuppressorischen Effekten auch eine protektive Wirkung. Insbesondere beim notfallmäßigen Einsatz muß die Latenzzeit bis zum Wirkungseintritt von mindestens ½ h berücksichtigt werden.

Der experimentelle Beweis, daß bestimmte synthetische Glukokortikoide in äquivalenten Dosen gegenüber anderen eine stärkere antiobstruktive Wirkung besitzen, steht bislang aus, wenngleich der klinische Eindruck dem entgegenstehen kann.

Etwa 15–20% der Patienten mit chronischen Atemwegserkrankungen bedürfen einer Dauerbehandlung mit Kortikosteroiden. Die niedrigstmögliche Dosis ist dabei individuell auszutesten. Das unbegründete Absetzen einer Steroidtherapie bei kortikoid-bedürftigen Patienten ist nicht ungefährlich und kann einen Status asthmaticus auslösen.

Auch in der Therapie der obstruktiven Atemwegserkrankungen sollten Kortikoide in Anpassung an die zirkadianen Schwankungen der endogenen Cortisolproduktion, d.h. möglichst in einer morgendlichen Dosis verabreicht werden. In Ausnahmefällen mit besonders starken nächtlichen Asthmaattacken ist eine zusätzliche kleinere abendliche Dosis gelegentlich nützlich.

Die topische Kortikoid-Applikation mit Dosier-Aerosolen, die Beclometason enthalten (z.B. Sanasthmyl oder Viarox), kann eine Reduktion der systemisch applizierten Steroiddosis ermöglichen, erlaubt jedoch nur selten ein völliges Absetzen.

Die zahlreichen Kortikosteroid-Nebenwirkungen besitzen klinisch eine unterschiedliche Relevanz. Sie sind z.T. voll reversibel (z.B. Verschlechterung der Glukosetoleranz, Blutdruckanstieg, Hypokaliämie); andere Nebenwirkungen, wie die Auslösung eines Steroidulcus oder die Reaktivierung einer Tuberkulose sind seltener als allgemein angenommen.

Kortikosteroid-Depotinjektionen erlauben keine Anpassung an den individuellen Bedarf und die endogene Cortisolausschüttung. Sie können ferner zu lokalen, kosmetisch erheblich störenden irreversiblen Gewebsveränderungen führen. Eine ACTH-Therapie, die durchaus effektiv sein kann, kommt nur kurzfristig, d.h. für wenige Tage, in Betracht. Es sollten nur noch synthetische ACTH-Zubereitungen, wie beispielsweise Tetracosactid (Synacthen) Verwendung finden. Mit folgenden Nebenwirkungen ist zu rechnen: Natrium- und Flüssigkeitsretention, periphere Ödeme, Blutdruckanstieg, Hypokaliämie und Hyperpigmentierung der Haut.

Frei atmen zu können, ist die biologische Grundlage unserer Existenz. Jede Behinderung der Atmung führt zu einer erheblichen Beeinträchtigung des Befindens und der Leistungsfähigkeit des Betroffenen. Die klinische Erfahrung des Therapeuten, die Berücksichtigung individueller Faktoren sowie die genaue Kenntnis pathophysiologischer Zusammenhänge und pharmakologischer Effekte antiobstruktiv wirkender Substanzen sind Voraussetzungen einer erfolgreichen Therapie der Atemwegsobstruktion. Neuere Untersuchungen haben gezeigt, daß die moderne Pharmakotherapie der obstruktiven Atemwegserkrankungen nicht nur imstande ist, den Leidensdruck der Patienten erheblich zu mindern, sondern auch Komplikationen und Folgeschäden zu vermeiden oder zu verringern und damit Leistungsfähigkeit und Lebensqualität zu verbessern und die Lebenserwartung zu verlängern.

Wer über eine ausgedehnte Erfahrung in der Behandlung von obstruktiven Atemwegserkrankungen verfügt, weiß allerdings auch, daß die medikamentöse Therapie nicht unerhebliche Schattenseiten aufweist und gelegentlich trotz sorgfältigster Indikationsstellung nur zu unbefriedigenden Resultaten führt. Die medikamentöse Therapie muß auch eingebunden sein in das übrige Spektrum der therapeutischen Maßnahmen, die von einer gezielten Atemgymnastik bis zur Psychotherapie reichen können. Die Persönlichkeit des Arztes, seine Erfahrung, eine große Geduld bei langwierigen und schwierigen Einzelverläufen sowie ein beträchtliches Einfühlungsvermögen in die Situation des Patienten sind für den Erfolg in der Behandlung der obstruktiven Atemwegserkrankungen von nicht zu unterschätzender Bedeutung.

Literatur

1. Geisler LS: Empfehlungen zur Behandlung von akuten und chronischen Atemwegsobstruktionen mit Bronchospasmolytika in der Praxis. Dtsch Med Wschr 105: 1189–1191 (1980)
2. Geisler LS: Empfehlungen zur Antibiotikatherapie bei infektiösen Bronchialerkrankungen für die Praxis. Dtsch Med Wschr 105: 1581–1584 (1980)
3. Geisler LS: Bronchospasmolytika. Prax Pneumol (im Druck)
4. Kaik G: Bronchospasmolytika und ihre klinische Pharmakologie. Urban & Schwarzenberg, München Wien Baltimore 1980
5. Nolte D: Asthma – das Krankheitsbild, der Asthmapatient, die Therapie. Urban & Schwarzenberg, München Wien Baltimore 1980

Asthma bronchiale und Analgetika-Intoleranz

F. W. Rieben

Kurz nach Synthese der Acetylsalicylsäure (ASS) aus Salicylsäure und Essigsäure durch Hoffmann im Jahre 1897 und erfolgreicher klinischer Prüfung (1899) an Patienten mit Gelenkrheumatismus durch Whittauer, veröffentlichte im Jahre 1902 Hirschberg [34] in der Deutschen Medizinischen Wochenschrift die erste Mitteilung über Nebenwirkungen der Substanz. 1911 berichtete Gilbert [27] über einen Asthmapatienten, bei dem nach Einnahme von Aspirin eine Urtikaria und ein angioneurotisches Ödem auftraten. 1914 wurde von Reed [58] mitgeteilt, daß ein Patient auf Aspirin ein angioneurotisches Ödem und einen Asthma-Anfall bekam. 1919 veröffentlichte Cooke [14] die Ergebnisse klinischer Provokationsteste mit ASS. Von 15 Patienten mit bekannter ASS-Unverträglichkeit bekamen 9 nach Einnahme dieser Substanz einen Asthma-Anfall. Weltweit berühmt wurden die Untersuchungen von van Leeuwen [41] aus dem Jahre 1928, der unter 100 Patienten mit schwerem Asthma bronchiale durch orale Provokation mit ASS in 16% einen Asthma-Anfall auslösen konnte. Verschiedene Publikationen machten auf die Gefährlichkeit der oralen Provokationstestung bei entsprechender Anamnese aufmerksam. So sind in diesem Zusammenhang bislang 10 Todesfälle beschrieben [5, 18, 25, 40, 74, 92, 100], ein Asthmatiker verstarb nach der Gabe von nur 5 mg ASS [18]. Bereits 1922 vermuteten Widal u. Mitarb. [103], daß eine enge Beziehung zwischen Asthma bronchiale, Polyposis nasi und Aspirinintoleranz besteht. 1968 bezeichneten Samter u. Beers [64] die Trias Polyposis nasi, Asthma bronchiale und lebensbedrohliche Reaktionen auf Aspirin sogar als eine „Krankheitsentität“.

Häufigkeit

Über die Häufigkeit der ASS-Intoleranz unter Asthmatikern liegen unterschiedliche Angaben vor. Die Häufigkeitsangaben schwanken um den Faktor 10, je nachdem welche Kollektive befragt bzw. durch orale Provokation getestet wurden. Bei anamnestischen Befragungen der Normalbevölkerung wird eine ASS-Intoleranz von 0,2–0,9% [55, 69] angegeben. Unter Asthmatikern aller Altersgruppen und beiderlei Geschlechts wird in 2,3–4,3% [11, 55, 69, 101] über ASS-Intoleranz geklagt. Bei anamnestischen Erhebungen unter 1298 Kindern und Jugendlichen zwischen dem 6. und 16. Lebensjahr fand Falliers [20] nur in 1,93% eine ASS-Intoleranz, wobei in 80% Mädchen betroffen waren, obgleich diese nur 28% des Gesamtkollektivs ausmachten. Im Gegensatz hierzu wurde durch orale Provokation unter Kindern mit chronischem Asthma bronchiale in 28% [57] bzw. 13% [96] eine ASS-Intoleranz gefunden. Stenius u. Lemola [79] beobachteten bei 122 Frauen mit einem mittleren Alter von 40–50 Jahren in etwa 25% eine bronchospastische Reaktion nach oraler Provokation mit ASS. Unter 282 erwachsenen Asthmapatienten fanden McDonald u. Mitarb. [48] anamnestisch in 8% eine Analgetika-Intoleranz während sich bei der oralen Pro-

Fortschritte in der Inneren Medizin
Hrsg. Kommerell/Hahn/Kübler/Mörl/Weber

vokation 16,6% der Patienten mit unsicherer Anamnese als positiv erwiesen. Die Häufigkeit der Analgetika-Intoleranz unter erwachsenen Asthmatikern wird von diesen Autoren [48] deshalb auf 10–16% geschätzt. Nach Stenius u. Lemola [79] wissen jedoch nur etwa 35% der betroffenen Asthmatiker von ihrer Analgetika-Intoleranz, dies wird auch von anderen Atuoren bestätigt [21, 48, 64]. Demnach sind die durch Anamnese gefundenen Angaben zur Häufigkeit zu tief und müssen mit dem Faktor 2–3 multipliziert werden um näherungsweise die Zahl der ASS-Intoleranz bei Asthmatikern zu erfassen. Die Zahl von etwa 10% dürfte realistisch sein.

Intoleranzreaktionen auf ASS

Bei oraler Provokation mit ASS reagierten von 777 Patienten aus 12 Studien [11, 22, 28, 31, 56, 64, 68–70, 86, 101, 105] etwa 78% mit Asthma bronchiale, etwa 18% mit Urtikaria/Angioödem und etwa 4% mit beiden. Eine Rhinitis wurde in etwa 10% beobachtet [11], wobei Rhinitis und Urtikaria häufiger zusammen auftraten [11, 69, 86]. Im folgenden wird nur auf die Intoleranzreaktion des Asthma bronchiale eingegangen.

Phänomenologie des Analgetika-Asthma

Beginn der ASS-Intoleranz

Aus den Zahlen zur Häufigkeit ist zu erkennen, daß die Inzidenz der ASS-Intoleranz mit dem Alter zunimmt. Vor dem 16.–20. Lebensjahr wird sie bei Asthmatikern nur in 1,4–1,9% [11, 20] beobachtet, nach dem 50. Lebensjahr hingegen ist sie bei bis 6,3% [11] der Patienten anzutreffen. Im allgemeinen liegt der Intoleranzbeginn zwischen dem 30.–50. Lebensjahr [13, 26, 28, 31, 56, 63, 64, 68–70, 101, 105]. Bei Frauen liegt der Krankheitsbeginn meist früher als bei Männern [20, 28]. Das Asthma bronchiale kann zusammen mit der ASS-Intoleranz auftreten, häufig geht das Asthma bronchiale der ASS-Intoleranz um etwa 3–4 Jahre [28] voraus.

Geschlechtsverhältnis

Die ASS-Intoleranz wird häufiger bei Frauen als bei Männern beobachtet. 15 Studien zwischen 1937 und 1977 [11, 13, 22, 26, 28, 31, 48, 56, 64, 68–70, 86, 101, 105] mit insgesamt 900 Patienten zeigen ein Geschlechtsverhältnis von 63,3% Frauen zu 36,7% Männer.

ASS-Intoleranz und Polyposis nasi

Unter den 900 Patienten aus 15 Studien [11, 13, 22, 26, 28, 31, 48, 56, 64, 68–70, 86, 101, 105] wiesen 46% der Patienten chronische Nasenpolypen auf.

Atopiehäufigkeit bei Patienten mit Asthma bronchiale und ASS-Intoleranz

Bei insgesamt 635 Patienten aus 11 Studien [20, 22, 26, 28, 48, 55, 61, 64, 79, 86, 100] ließ sich nur in 30% eine atopische Genese bzw. Komponente des zugrundeliegenden Asthma bronchiale nachweisen. Dies deckt sich mit anderen Autoren [11], die bei 6,8% der Asthmatiker mit negativen Hauttests und bei 3,5% der Asthmatiker mit positiven Hauttests eine ASS-Intoleranz beobachten konnten.

Familienanamnese einer Atopie

Die Familienanamnese einer Atopie (Urtikaria, Asthma bronchiale, Rhinitis allergica, atopische Dermatitis) ist bei Patienten mit ASS-Intoleranz und Asthma bronchiale etwas häufiger. In 10 Studien [13, 20, 22, 26, 28, 56, 64, 86, 100, 101] mit insgesamt 567 Patienten fand sich in 43,5% eine positive Familienanamnese einer Atopie.

Kortikoidbedürftigkeit

Auf die Kortikoidbedürftigkeit der Asthma-bronchiale-Patienten mit ASS-Intoleranz wird häufig hingewiesen [20, 28, 48, 64, 97, 105]. Exakte Angaben finden sich jedoch nur in 4 Studien [28, 48, 97, 105] mit insgesamt 149 Patienten. Demnach wären 87% der Patienten unter Kortikoiddauertherapie.

Bluteosinophilie

Die Bluteosinophilie wird nur in wenigen Studien erwähnt. In 3 Studien [28, 97, 105] mit insgesamt 123 Patienten werden genaue prozentuale Angaben gemacht. Demnach wäre in etwa 65% eine Bluteosinophilie zu erwarten.

Alkoholunverträglichkeit

Die Anamnese einer Alkoholunverträglichkeit wird von manchen Autoren [74, 97] besonders betont. Virchow [97] gibt an, daß bei Patienten mit Analgetika-Intoleranz in 53% alkoholische Getränke verschiedenster Art zu Fließschnupfen, Schleimhautschwellungen, Husten, Verschleimung, migränoidem Kopfweh, extremer Rötung des Kopfes, Schwellung von Lippen und Händen und zu leichter Atembeklemmung führten. Bei 23% traten nach Alkoholgenuß asthmatische Beschwerden auf.

Entsprechend der dargelegten Literaturübersicht läßt sich die Phänomenologie des Analgetika-Asthma folgendermaßen typisieren:

Frauen/Männer	63/37%
Asthmabeginn	30.–50. LJ
Polyposis nasi	~ 46%
Atopienachweis	~ 30%
Familienanamnese einer Atopie	~ 43,5%
„Kortikoidbedürftigkeit"	~ 87%
Bluteosinophilie	~ 65%
„Alkoholunverträglichkeit"	~ 53%
Asthma nach Alkohol	~ 23%

Eine familiäre Häufung von Asthma und Analgetika-Intoleranz wurde erstmals 1971 von Miller [49] beschrieben und von anderen Autoren [43, 47, 70] bestätigt. Es wird vermutet, daß es sich um einen autosomal-rezessiven Erbgang handelt [43]. Virchow u. Mitarb. [98] konnten zeigen, daß bei Patienten mit „Intrinsic-Asthma" und Analgetika-Intoleranz das HLA-B8 mit 26,7% deutlich erhöht und das HLA-Antigen Cw3 mit 10% signifikant gegenüber den Kontrollen erniedrigt ist.

Ätiopathogenese

Die Ursache der ASS- bzw. Analgetika-Intoleranz mit bronchospastischer Reaktionsform ist bislang nicht sicher geklärt. Fast alle Forschungsergebnisse sprechen gegen allergische Mechanismen [23, 26, 28, 29, 46, 47, 63, 64, 68, 80–89, 97, 101, 105]. Die Tatsache, daß bei entsprechender Empfindlichkeit Analgetika, die chemisch und strukturell nicht verwandt sind, Asthma-Anfälle auslösen, weist ebenfalls auf ein nichtimmunologisches Geschehen hin.

Zur Pathogenese der Analgetika-Intoleranz wurden in den letzten 14 Jahren mehrere nichtimmunologische Mechanismen angegeben. Samter u. Beers [63, 64] diskutieren eine Störung der Kinin-Chemo-Rezeptoren der Lunge und Kapillaren. Bei den betroffenen Patienten führt eine paradoxe Reaktion dieser Rezeptoren auf ASS und andere Analgetika anstatt zur Hemmung zu einer Stimulation mit Bronchokonstriktion und Vasodilatation. Yurchak u. Mitarb. [105] vermuten, daß bei entsprechender Intoleranz die ASS das Komplementsystem direkt aktivieren könnte. Die hierbei entstehenden „Anaphylatoxine" führen ihrerseits zu Histaminfreisetzung. Verschiedene Arbeiten der letzten Jahre [2, 99, 104] stützen diese Hypothese. Nach einer anderen Vorstellung von Yurchak u. Mitarb. [105] könnte die Analgetika-Intoleranz Folge eines bislang unbekannten Enzym-Inhibitor-Mangels sein.

Seit 1971 ist die Ansicht von Vane [93] weitgehend anerkannt, daß durch ASS und andere nichtsteroide Antiphlogistika die endogene Biosynthese der Prostaglandine (PG) gehemmt wird [12, 38, 77, 80–89, 90, 91, 106]. Die Zyklo-Oxygenase-hemmenden Analgetika, die die Bildung von PG, Thromboxane A_2 und Prostazyklin in vitro hemmen, sind in der Lage bei entsprechend empfindlichen Asthmatikern eine Bronchokonstriktion zu erzeugen [35, 69, 80–83, 85–89, 91]. Nach den grundlegenden und umfangreichen Untersuchungen der Krakauer Arbeitsgruppe um Szczeklik [80–89] besteht eine gute Korrelation zwischen der Fähigkeit bestimmter Analgetika die Zyklo-Oxygenierung der Arachidonsäure in vitro zu hemmen und der Eigenschaft bei bestimmten Asthmatikern eine Bronchokonstriktion hervorzurufen.

Die Aufgabe der PG der Lunge und des Bronchialsystems besteht darin, normale physiologische Reaktionen zu modulieren [3, 19, 50, 71, 76]. Wahrscheinlich werden das PGE_2 und $PGF_{2\alpha}$ in der Lunge de novo synthetisiert [91], das PGE_2 überwiegend im Bronchialgewebe, $PGF_{2\alpha}$ im Lungenparenchym [30, 71, 87, 91].

Während das PGE_2 bronchodilatatorisch wirksam ist, besitzt das $PGF_{2\alpha}$ einen bronchokonstriktorischen Effekt [3, 35, 87]. Daß ein Mangel an PGE_2 die Freisetzung von Histamin aus den Mastzellen beschleunigt, ist bewiesen [42, 51, 86, 89].

Die Hemmung der Zyklo-Oxygenase durch entsprechende Analgetika bewirkt einerseits eine Verarmung des Bronchialsystems an bronchodilatorisch wirksamen PGE_2 mit konsekutiver Freisetzung von Histamin. Andererseits führt die Zyklo-Oxygenase-Inhibition wahrscheinlich zu einer Verschiebung des Arachidonsäuremetabolismus in Richtung der Lipoxygenaseprodukte. Diese jedoch beschleunigen entweder die Freisetzung von Mediatorsubstanzen [1, 9] oder sind selbst potente bronchokonstriktorisch wirksame Substanzen wie das SRS-A [7, 53].

Analgetika und nichtsteroide Antiphlogistika

Folgende Verbindungsklassen von Analgetika können bei entsprechender Intoleranz zu lebensbedrohlichen bronchospastischen Reaktionen führen:

1. *Amphiphile Säuren*
   Acetylsalicylsäure; Ketoprofen [80]; Ibuprofen [80, 86, 88, 97]; Fenoprofen [80, 86, 88, 97]; Naproxen [80, 86, 87].
2. *Indolderivate*
   Indometacin [28, 37, 39, 44, 59, 63, 64, 68, 75, 80, 85, 86, 94, 97].
3. *Anthranilsäurederivate*
   Mefenaminsäure [80, 85, 86]; Flufenaminsäure [80, 85, 86]; Diclofenac [80, 86, 87]; Glafenin [59].
4. *Pyrazolderivate*
   Phenazon [63, 72–74, 97];
   Aminophenazon [63, 72, 73, 97]; Prophyphenazon [59, 74, 97]; Noramidopyrin = Metamizol [59, 63, 74, 80, 86, 97]; Phenylbutazon [59, 80, 85, 86, 97].

Auch die p-Aminophenolderivate, wie Paracetamol [16, 59, 74, 75, 80] und Phenacetin [80], können bei ASS-Intoleranz vereinzelt bronchospastische Reaktionen hervorrufen. Dasselbe gilt auch für morphinartige Analgetika wie das Dextropropoxyphen [59, 75] sowie Morphinderivate und Codein [28, 64].

Andere Salicylate wie das Natriumsalicylat [6, 14, 28, 31–33, 46, 48, 56, 63, 64, 100, 103] und das Salicylamid [72, 73, 85, 86] rufen bis auf wenige Ausnahmen [97] keine brochospastischen Reaktionen hervor.

Die ASS-empfindlichen Asthmatiker weisen nicht nur hinsichtlich der Dosiswirkung der Einzelsubstanzen eine unterschiedlich starke Bronchokonstriktion auf, sonder sie zeigen auch ein individuelles Reaktionsmuster auf die verschiedenen Substanzen gleicher oder unterschiedlicher Verbindungsklassen von Analgetika [59, 74, 83, 86–88, 97].

Analgetika- Intoleranz und Kreuzreaktion auf Tartrazin

Seit 1959 ist bekannt, daß Farbzusätze in Lebensmitteln bei Kindern Asthma-Anfälle auszulösen vermögen. Dies wurde später auch bei Asthmatikern mit Analgetika-Intoleranz nach Einnahme von Nahrungsfarbstoffen, insbesondere Tartrazin, beschrieben [10, 59, 63, 64, 70, 79]. Tartrazin wird als rötlich-gelblicher Farbstoff (FD and C Yellow Dye Nr. 5, EG-Nr. E 102) nach dem European Dyes Index verschiedenen Nahrungsmitteln, Getränken, Medikamenten und Kosmetika zugesetzt [36, 79, 96]. Die Häufigkeit von Kreuzreaktionen mit Tartrazin bei Analgetika-Intoleranz wird mit 7,5–44% angegeben [62, 64, 79, 80]. In einer Doppelblindstudie wurde eine Häufigkeit von 15% festgestellt [70]. Auch wurden selten Kreuzreaktionen auf Konservierungsmittel wie z. B. Benzoesäure angegeben [36, 104]. Bei diesen Substanzen handelt es sich nicht um Hemmer der PG-Biosynthese [47, 95].

Orale Provokationsteste

Eine Indikation zur oralen Testung mit Analgetika ist gegeben, wenn anamnestisch eine Analgetika-Intoleranz gesichert ist bzw. nicht ausgeschlossen werden kann. Eine orale Provokation darf nur mit Einverständnis des Patienten durchgeführt werden. Vorausgehen muß stets eine eingehende Aufklärung über die Gesamtproblematik der Analgetika-Intoleranz sowie über die Gefahren der Exposition. Nach unseren Erfahrungen sollten Expositionen nur

durchgeführt werden, wenn sowohl personell als auch apparativ die Voraussetzungen zur Intensivmedizin gegeben sind. Weiter sind Expositionsversuche nur sinnvoll, wenn ein beschwerdefreies Intervall des Asthma bronchiale vorliegt (R_{aw} < 5 cm H_2O/ (1/s) oder FEV-1 > 65% der VK). Wenn möglich sollten die Atemwegswiderstände mit einem Bodyplethysmographen oder oszillometrisch gemessen werden, da die forcierte Exspiration bei der spirometrischen Testung eine Atemwegsobstruktion hervorrufen kann [52].
In Anlehnung an verschiedene Arbeitsgruppen [48, 64, 70, 75, 79, 85] hat sich bei uns folgende Testvorbereitung bewährt: 2 Tage vor Testbeginn müssen Medikamente, die zu falsch negativen Ergebnissen führen, abgesetzt werden. Hierzu zählen Dinatrium cromoglicicum und Ketotifen, wohingegen Kortikoide weiter verabreicht werden dürfen. Am Testtage ist ab 24.00 Uhr eine Nahrungs- und Medikamentenkarenz einzuhalten. Der Testbeginn wird auf 8.00 Uhr festgelegt. Getestet wird stets nur eine Substanz. Atemwegswiderstandsmessungen werden zunächst ½-stündlich, nach 2 h stündlich durchgeführt. Die Testdauer wird auf 6 h begrenzt, da Spätreaktionen nicht bekannt sind.
Wir werten eine Provokation als positiv, wenn gegenüber dem Ausgangswert ein Resistance-Anstieg von mehr als 100% bzw. ein Abfall des FEV-1 um mehr als 20% zu beobachten ist. Eine typische Intoleranzreaktion beginnt 15–20 min nach Einnahme der Substanz. Innerhalb weniger Minuten entwickeln sich wäßrige Rhinitis, konjunktivale Injektion, Rötung des Kopfes und der oberen Körperhälfte. Nach kurzem Reizhusten beginnt ein mehr oder weniger starkes Asthma bronchiale. Die Reaktion kann bis zu 2 h verzögert auftreten. Übelkeit, Erbrechen sowie Kreislaufkollaps [28] insbesondere bei Pyrazolonderivaten [86] sind selten. Bei zunehmender Bronchospastik brechen wir nach bodyplethysmographischer Dokumentation des Befundes die Testung ab und therapieren mit üblichen Bronchospasmolytika (β_2-Adrenergika inhalativ, Euphyllin 0,24 g i. v., eventuell Prednisolon 150 mg i. v.).
Die einzelnen *Testsubstanzen* richten sich nach den anamnestischen Angaben. Ist eine Analgetika-Intoleranz bekannt, so testen wir nur Ausweichanalgetika, von denen erfahrungsgemäß nur selten bzw. keine Intoleranzreaktionen zu erwarten sind: Tilidin, Pentazocin, Phenacetin, Dextropropoxyphen, Salicylamid, Benzydamin, Codein, Tartrazin, Plazebo.
Wird eine Analgetika-Intoleranz vermutet, so werden folgende Substanzen in der aufgeführten Reihenfolge getestet:
Paracetamol 10, 100, 300 mg; Phenylbutazon 10, 50, 100, 200 mg; Novaminsulfon 20, 80, 200, 400 mg; Indometacin 5, 25, 50 mg; Acetylsalicylsäure 10, 50, 100, 500 mg.
Ist einer der Teste positiv, brechen wir die Testreihe ab und testen die unter Ausweichanalgetika aufgeführten Substanzen.

Therapie und Prävention

Das aufklärende Gespräch ist das erste und wichtigste therapeutische Prinzip bei der Analgetika-Intoleranz. Der Patient muß sehr ausführlich über seine Erkrankung sowie insbesondere über die möglichen Intoleranzreaktionen unterrichtet werden. Es genügt nach unseren Erfahrungen nicht, dem Patienten alle in Frage kommenden Substanzen mit „generic names" aufzulisten, sondern es ist unablässig die durch Testung als verträglich erwiesenen Medikamente als „Spezialitäten" zu rezeptieren (z. B. Salizell, Valoron N, Fortral, Tantum, eventuell auch Develin retard). Man muß den Patienten instruieren, nicht nur den ausgestellten Intoleranzausweis, sondern auch einige Analgetikatabletten stets mit sich zu führen. Nach positiver Testung auf Tartrazin ist auch eine diätetische Beratung nötig. Insbesondere sind gelb-rötlich gefärbte Nahrungsmittel, z. B. Süßigkeiten, Yoghurt, Packet-Suppen, kommerzielle Obstsäfte zu meiden, dies betrifft auch gelb-rötlich gefärbte Tabletten, Dragees und Kapseln.
Entsprechend den genannten pathogenetischen Mechanismen sind zwei Substanzen in der Lage Intoleranzreaktionen des Bronchialsystems auf Analgetika zu verhindern oder zu mildern: Dinatrium cromoglicicum [4, 17, 44, 54, 104] und Ketotifen [15, 82, 102, 104]. Das Dinatrium cromoglicicum (DNCG) muß hierbei 4mal in einer Dosis von 20 mg inhaliert werden, das Ketotifen (Zaditen) wird als Tablette (1 mg) morgens und abends eingenommen. Da Ketotifen über eine Mastzellstabilisation hinaus noch als Antihistaminikum wirksam ist, scheint es bei der Analgetika-Intoleranz wirksamer zu sein als das

DNCG [104]. Hingegen kann möglicherweise eine beginnende Intoleranz-Reaktion durch Inhalation von DNCG in wenigen Minuten inhibiert werden [44], da bei diesem Prozeß möglicherweise die Mediatorsubstanzen sukzessive aus den Mastzellen freigesetzt werden [44, 45]. Dieser Effekt ist auch durch Inhalation β-adrenerger Aerosole zu erreichen.

Polyposis Nasi und Polypektomie

Zu der von Samter u. Beers [64] als „Krankheitsentität" bezeichneten Trias gehören neben dem Asthma bronchiale und der Analgetika-Intoleranz auch die Polyposis nasi. Diese wirft erhebliche therapeutische Probleme auf. Es fehlt nicht an Arbeiten, die eine Polypektomie mit dem Asthmabeginn oder mit einer Verschlimmerung des Asthma bronchiale zeitlich und/oder ursächlich in Zusammenhang bringen [24, 56, 60, 64, 65, 67, 78]. Andere Autoren [8, 48, 66] lehnen diesen Zusammenhang jedoch ab. Die Problematik ist vielschichtig. Einerseits ist bei entsprechenden Patienten mit Polyposis nasi in 50% die Diagnose eines Asthma bronchiale zum Zeitpunkt der Polypektomie noch nicht bekannt [67]. Andererseits leiden unter Patienten mit Polyposis nasi 20% an Asthma bronchiale, 11% an Asthma bronchiale und Analgetika-Intoleranz [8]. Durch zusätzliche diagnostische Untersuchungen, eventuell durch Analgetika- und/oder Acetylcholinprovokation können die Patienten mit noch latentem Asthma bronchiale erfaßt werden. Liegt die erwähnte Trias vor, sollten die nasalen Polypen zunächst möglichst konservativ behandelt werden [67]. Da die kontinuierliche Mundatmung nicht nur subjektiv den Patienten belästigt, sondern sich auch ungünstig auf das Asthma bronchiale auswirkt, ist bei schwerer nasaler Obstruktion ein operatives Vorgehen indiziert. Die operative Intervention darf jedoch nur stationär und unter entsprechender Therapie vorgenommen werden [8, 67], wobei neben Bronchospasmolytika auch Steroide eingesetzt werden müssen.

Literatur

1. Adcock JJ, Garland LG, Moncada S, Salmon JA: The mechanism of enhancement by fatty acid hydroperoxides of anaphylactic mediator release. Prostaglandins 16: 179 (1978)
2. Arrogave CM, Stevenson DD, Vaughan JH, Tan EM: Plasma complement changes during bronchospasm provoked in asthmatic patients. Clin Allergy 7: 173 (1977)
3. Austen KF, Orange RP: Bronchial asthma. The possible role of the clinical mediators of immediate hypersensitivity in the pathogenesis of subacute chronic disease. Am Rev Resp Dis 112: 423 (1925)
4. Basomba A, Romar A, Pelaez A, Villamanzo JG, Campos A: The effect of sodium cromoglycate in preventing aspirin-induced bronchospasm. Clin Allergy 6: 269 (1976)
5. Benson RL: Discussion on aspirin. J Allergy 5: 77 (1933)
6. Blamoutier P: Allergie à l'aspirine. Sem Hôp Paris 22: 1386 (1960)
7. Borgeat, P, Samuellson B: Arachidonic acid metabolism in polymorphonuclear leukocytes. 3. Effects of ionophore – A 23 187. Proc Natl Acad Sci USA 76: 2148 (1979)
8. Brown BL, Harner SG, van Dellen RG: Nasal polypectomy in patients with asthma and sensitivity of aspirin. Arch Otolaryngol. 105: 413 (1979)
9. Burka JF, Flower RJ: Effects of modulators of arachidonic acid metabolism on the synthesis and release of slow-reacting substance of anaphylaxis. Br J Pharmacol 65: 35 (1979)
10. Chafee FH, Settipane GA: Asthma caused by FD & C approved dyes. J Allergy 40: 65 (1967)
11. Chafee FH, Settipane GA: Aspirin intolerance. 1. Frequency in an allergic population. J Allergy Clin Immunol 53: 193 (1974)
12. Collier JG, Flower RJ: Effect of aspirin on human seminal prostaglandins. Lancet 852 (1971)
13. Coke F: Asthma, 2nd ed, p 237. Williams Wood Co, Baltimore 1939
14. Cooke RA: Allergy in drug idiosyncrasy. JAMA 73: 759 (1919)
15. Czerniawska-Mysik G, Szczeklik A, Serwonska M, Kuklinski P: Inhibition of adverse reactions to aspirin by ketotifen. Intern Congress on Resp Dis Basel 1975
16. Delaney JC: The diagnosis of aspirin idiosyncrasy by analgesic challenge. Clin Allergy 6: 177 (1976)
17. Delaney JC: The effect of sodium chromoglycate on analgesic-induced reaction. Clin Allergy 6: 365 (1976)
18. Dysart BR: Death following ingestion of five grains of acetylsalicylic acid. JAMA 101: 446 (1933)
19. Editorial: Non-allergic provocation of asthma. Lancet 691 (1975)
20. Falliers CJ: Aspirin and subtypes of asthma: Risk factor analysis. J Allergy Clin Immunol 52: 141 (1973)
21. Farr RS: Presidential message: The need to re-evaluate acetylsalicylic acid. J Allergy 45: 321 (1970)

22. Feinberg MS: Allergy in practice, 2nd ed, p. 330. Yearbook Publ Chicago 1946
23. Feinberg AR, Malkiel S: Aspirin sensitivity – Experimental studies. J Allergy 22: 74 (1951)
24. Francis C: The prognosis of operation for removed of nasal polypi in cases of asthma. Practitioner 123: 272 (1929)
25. Francis N, Ghent OT, Bullen SS: Death from ten grains of aspirin. J Allergy 6: 504 (1935)
26. Friedländer S, Feinberg SM: Aspirin allergy: Its relationship to chronic intractable asthma. Ann Intern Med 26: 734 (1947)
27. Gilbert GB: Unusual idiosyncrasy to aspirin. JAMA 56: 1262 (1911)
28. Giraldo B, Blumenthal MN, Spink WW: Aspirin intolerance and asthma. A clinical and immunological study. Ann Intern Med 71: 479 (1969)
29. Girard JP, Hildebrandt F, Favre H: Hypersensitivity to aspirin: Clinical and immunological studies. Helv Med Acta 35: 86 (1969/70)
30. Gryglewski RJ, Szczeklik A, Nizankowska E: In: Velo G (ed) NATO advances study institute/ Series A – Life Sci. Vol 13, p 191. Plenum Press, New York 1977
31. Halpern B, Dubois de Montreynaud JM: Une allergie réduotable: l'asthme à l'aspirine. Acquis Med Rec 5: 14 (1965)
32. Hansen-Pruss OC: Studies of drug sensitivity. Ann Allergy 7: 219 (1949)
33. Hanzlick PJ: Actions and uses of salicylates and cinchophen in medicine, p 172. Williams & Wilkins, Baltimore 1927
34. Hirschberg G: Mitteilung über einen Fall von Nebenwirkungen des Aspirin. Dtsch Med Wschr 28: 416 (1902)
35. Hyman AL, Spannhake EW, Kadowitz PJ: Prostaglandins and the lung. Am Rev Resp Dis 117: 11 (1978)
36. Juhlin L, Michaelsson G, Zetterstrom O: Urticaria and asthma induced by food and drug additives in patients with aspirin hypersentivity. J. Allerg Clin Immunol 50: 92 (1972)
37. Koger ELW, Klaassen CHL: Asthma bronchiale, een bijwerking van indometacin, die kan worden vermeden. Ned T Geneesk 117: 854 (1973)
38. Ku EC, Wasvary JS, Court RH, Wasvary JM: Properties of bovine brain prostaglandin-synthetase and its susceptibility to inhibition by nonsteroidal anti-inflammatory agents. Fed. Proc. (Abstracts) 33: 590 (1974)
39. Lampe F: Aspirin intolerance can start after age 30. JAMA 229: 1704 (1974)
40. Lamson RW, Thomas R: Some untoward effects of acetylsalicylic acid. JAMA 99: 107 (1932)
41. Leeuwen van Storm W: Pathognomonische Bedeutung der Überempfindlichkeit gegen Aspirin bei Asthmatikern. Münch Med Wschr 37: 1588 (1928)
42. Lichtenstein LM, De Bernado R: The immediate allergic response: In vitro action of cyclic AMP-active and other drugs on the two stages of histamine release. J Immunol 107: 1131 (1971)
43. Lockey RF, Rucknagel DL, Vanselow NA: Familial occurrence of asthma, nasal polyps and aspirin intolerance. Ann Intern Med 78: 57 (1973)
44. Martelli NA: Bronchial and intravenous provocation tests with indomethacin in aspirin-sensitive asthmatics. Am Rev Resp Dis 120: 1073 (1979)
45. Martelli NA, Usandivaras G: Inhibition of aspirin-induced bronchoconstriction by sodium chromoglycate inhalation. Thorax 32: 684 (1977)
46. Mathews KP, Lovell RG, Sheldon JM: The problems of aspirin allergy with a report on skin testing with salicylate-containing human sera. J Lab Clin Med 36: 416 (1950)
47. Maur KV, Adkinson F, v Metre ThE, Marsh DG, Norman PhS: Aspirin intolerance in a family. J Allergy Clin Immunol 54: 380 (1974)
48. McDonald JR, Mathison DA, Stevenson DO: Aspirin intolerance in asthma. Detection by oral challenge. J Allergy Clin Immunol. 50: 198 (1972)
49. Miller FF: Aspirin-induced bronchial asthma in sisters. Ann Allergy 29: 263 (1971)
50. Nature: Prostaglandins and their intermediates 256:14 (1975)
51. Okazaki T, Ilea VS, Rosario NA, Reisman RE, Arbesman CE, Lee JB, Middleton E jr: Regulatory role of prostaglandin E in allergic histamine release with observations on the responsiveness of basophil leucocytes and the effect of acetylsalicylic acid. J Allergy Clin Immunol 60: 360 (1977)
52. Orehek J, Gayrard P, Grimaud C, Charpin J: Effect of maximal respiratory manoeuvres on bronchial sensitivity of asthmatic patients as compared to normal people. Brit Med J I: 123 (1975)
53. Parker ChW: Prostaglandins and SRS-A J Allergy Clin Immunol 63: 1 (1979)
54. Pasargiklian M, Bianco S, Allegra L, Moavero NE, Petrigni G, Robushi M, Grugni A: Aspects of bronchial reactivity to prostaglandins and aspirin in asthmatic patients. Respiration 34: 79 (1977)
55. Pearson RSB: Hypersensitivity to aspirin. In: Dixon AStJ, Martin KB (eds) Salicylates p 170. An international Symposium. Little, Brown & Comp Boston 1963
56. Prickman LE, Buchstein HF: Hypersensitivity to acetylsalicylic acid (aspirin). JAMA 108: 445 (1937)
57. Rachelefsky GS, Carlson A, Siegel CS, Steehm ER: Aspirin intolerance in chronic childhood asthma detected by oral challenge. Pediatrics 56: 443 (1975)
58. Reed EN: Idiosyncrasy to aspirin. JAMA 62: 773 (1914)
59. Rieben FW: „Analgetika-Asthma“ nach oraler Provokation mit dem Anthranilsäurederivat Gla-

fenin (Glifanan®) sowie Dextropropoxyphen-HCL (Develin retard®) bei Acetylsalicylsäure-empfindlichen Asthmatikern. Inn Med 7: 290 (1979)

60. Saberman MN, Ross JC: Aspirin intolerance and nasal polyposis. Trans. Am Acad Ophthalmol Otolaryngol 77: 30 (1973)
61. Salen BE, Arner B: Some views on the aspirin-hypersensitive allergy group. Acta Allergol (Kbh) 1: 47 (1948)
62. Samter M: Intolerance to aspirin. Hosp Pract 8: 85 (1973)
63. Samter M, Beers RF, Jr: Concerning the nature of intolerance to aspirin. J Allergy 40: 281 (1967)
64. Samter M, Beers RF, Jr: Intolerance to aspirin: Clinical studies and consideration of its pathogenesis. Ann Intern Med 68: 975 (1968)
65. Samter M, Lederer FL: Nasal polyps: Their relationship to allergy, particularly to bronchial asthma. Med Clin North Am 42: 175 (1958)
66. Schenck NL: Nasal polypectomie in the aspirin-sensitive asthmatic. Trans. Am Acad Ophthalmol. Otolaryngol 78: 109 (1974)
67. Scherrer M, Zeller C: Nasal polypectomie in asthma. Lung 155: 161 (1978)
68. Schlumberger HD, Löbbecke EA, Kallos P: Acetylsalicylic acid intolerance. Acta Med Scand 196: 451 (1974)
69. Settipane GA, Chafee FH, Klein DE: Aspirin intolerance. II. A prospective study in an atopic and normal population. J Allergy Clin Immunol 53: 200 (1974)
70. Settipane GA, Pudupakkam RK: Aspirin intolerance. III. Subtypes, familial occurrence and cross-reactivity with tartrazine. J Allergy Clin Immunol 56: 215 (1975)
71. Shaw JO, Moser KM: The current status of prostaglandins and the lungs. Chest 68: 75 (1975)
72. Slapke J, Hummel S, Jäger L: Salizylamid – eine mögliche Schmerzmittelalternative beim Analgetica-Asthma-Syndrom. Z Ges Inn Med 34: 698 (1979)
73. Slapke J, Jäger L: Untersuchungen zum Analgetica-Asthma. Ber Ges inn Med 11: 78 (1978)
74. Slapke J, Meister W: Bemerkungen zum „Analgetica-Asthma-Syndrom". Dtsch Gesundh-Wesen 33: 2341 (1978)
75. Smith AP: Response of aspirin-allergic patients to challenge by some analgesics in common use. Br Med J 2: 494 (1971)
76. Smith AP: Lungs. In: Ranewell PW (ed) The Prostaglandins. Vol 1, p 203. Plenum Press, London New York 1973
77. Smith JB, Willis AL: Aspirin selectivity inhibits prostaglandin production in human platelets. Nature New Biol 231: 235 (1971)
78. Snyder RD, Siegal GL: An asthma triad. Ann Allergy 25: 377 (1967)
79. Stenius BSM, Lemola M: Hypersensitivity to acetylsalicylic acid (ASA) and tartrazine in patients with asthma. Clin Allergy 6: 119 (1976)
80. Szczeklik A: Analgesics, allergy and asthma. Br J Clin Pharmacol 10 (Suppl 2): 401 (1980)
81. Szczeklik A, Czerniawska-Mysik G: Prostaglandins and aspirin-induced asthma. Lancet I: 488 (1976)
82. Szczeklik A, Czerniawska-Mysik G, Serwonska M, Kublinski P: Inhibition of idiosyncratic reactions to aspirin by Ketotifen. Respiration 39 (Suppl): 24 (1980)
83. Szczeklik A, Gryglewski RJ: Prostaglandins and aspirin-sensitive asthma. Am Rev Resp Dis 118: 799 (1978)
84. Szczeklik A, Gryglewski RJ, Czerniawska-Mysik G: Abstracts of IXth Europ. Congress of Allergy and Clin Immunol, p 32. London 1974
85. Szczeklik A, Gryglewski RJ, Czerniawska-Mysik G: Relationship of inhibition of prostaglandin biosynthesis by analgesics to asthma attacks in aspirin-sensitive patients. Br Med J I: 67 (1975)
86. Szczeklik A, Gryglewski RJ, Czerniawska-Mysik G: Clinical patterns of hypersensitivity to non-steroidal anti-inflammatory drugs and their pathogenesis. J Allergy Clin Immunol 60: 276 (1977)
87. Szczeklik A, Gryglewski RJ, Cerniawska-Mysik G, Pieton R: Asthmatic attacks induced in aspirin-sensitive patients by diclofenac and naproxen. Br Med J II: 231 (1977)
88. Szczeklik A, Gryglewski RJ, Czerniawska-Mysik G, Zmuda A: Aspirin-induced asthma: Hypersensitivity fo fenoprofen and ibuprofen in relation to their inhibitory action on prostaglandin generation by different microsomal enzymic preparations. J Allergy Clin Immunol 58: 10 (1976)
89. Szczeklik A, Nizankowska E, Nizankowska R: Bronchial reactivity to prostaglandins F_2a, E_2 and histamine in different types of asthma. Respiration 34: 323 (1977)
90. Tomlinson RV, Ringold HJ, Qureshi MC, Forchielli E: Relationship between inhibition of prostaglandin synthesis and drug efficacy: Support for the current theory on mode of action of aspirin-like drugs. Biochem Biophys Res Commun 46: 552 (1972)
91. Toogood JH: Aspirin intolerance, asthma, prostaglandins and cromolyn sodium. Chest 72: 135 (1977)
92. Veer A, van der Jr: The asthma problem. NY Med J 112: 392 (1920)
93. Vane JR: Inhibition of prostaglandin synthesis as a mechanism of action for aspirin-like drugs. Nature New Biol 231: 232 (1971)
94. Vanselow, NA, Smith JR: Bronchial asthma induced by indomethacin. Ann Intern Med: 66: 568 (1967)
95. Vargaftig BB, Bessot JC, Pauli G: Is tartracine-induced asthma related to inhibition of prostaglandin biosynthesis? Respiration 39: 276 (1980)
96. Vedenthan PK, Menon MM, Bell TB, Bergin D: Aspirin and tartracine oral challenge: incidence of adverse response in chronic childhood asthma. J Allergy Clin Immunol 60: 8 (1977)

97. Virchow C: Analgetica-Intoleranz bei Asthmatikern. Prax Pneumol 30:684 (1976)
98. Virchow C, Lenhard V, Fischer E: HLA-Antigene bei Patienten mit „Intrinsic"-Asthma und Analgetica-Intoleranz. (Abstract) Allergologie 1: 186 (1978)
99. Voigtländer V, Hänsch GM, Rother U: Effect of aspirin on complement in vivo. Int Arch Allergy Appl Immun 61: 145 (1980)
100. Walton CHA, Bottomley HW: Allergy to aspirin. Canad Med Ass J 64: 186 (1951)
101. Walton CHA, Randle DL: Aspirin allergy. Canad Med Ass J 76: 1016 (1957)
102. Wichert Pv: Ketotifen, an anti-allergic drug: Pharmacological figures and clinical experience. Prog Resp Res, Vol 14, p 181. Karger, Basel 1980
103. Widal MF, Abrami P, Lermoyez J: Anapylaxie et idiosyncrasie. Presse Méd 30: 189 (1922)
104. Wüthrich B: Protective effect of ketotifen and disodium cromoglycate against bronchoconstrition induced by aspirin, benzoic acid or tartracine in intolerant asthmatics. Respiration 37: 224 (1979)
105. Yurchak AM, Wicher K, Arbesman CE: Immunologic studies on aspirin: Clinical studies with aspiryl-protein conjugates. J Allergy 46: 245 (1970)
106. Ziel R, Krupp P: The significance of inhibition of prostaglandin synthesis in the selection of non-steroidal anti-inflammatory agents. Int J Clin Pharmacol 12: 186 (1975)